"十二五"普通高等教育本科国家级规划教材

"十四五"普通高等教育本科规划教材

供基础、临床、护理、预防、口腔、中医、药学、医学技术类等专业用

# 医学微生物学

## Medical Microbiology

### 第5版

主　编　钟照华　鲁凤民　林　旭

副主编　庄　敏　李波清　李晓霞　陈　廷　包丽丽

编　委（按姓名汉语拼音排序）

| | |
|---|---|
| 安　静（首都医科大学基础医学院） | 强　华（福建医科大学基础医学院） |
| 包丽丽（内蒙古医科大学基础医学院） | 佘俊萍（西南医科大学基础医学院） |
| 陈　廷（济宁医学院基础医学院） | 沈　弢（北京大学医学部基础医学院） |
| 陈婉南（福建医科大学基础医学院） | 谭　潇（邵阳学院普爱医学院） |
| 陈香梅（北京大学医学部基础医学院） | 王国庆（吉林大学基础医学院） |
| 陈心春（深圳大学医学部基础医学院） | 王培刚（首都医科大学基础医学院） |
| 陈峥宏（贵州医科大学基础医学院） | 杨恩策（北京大学医学部基础医学院） |
| 程红兵（长治医学院基础医学部） | 杨　帆（新乡医学院基础医学院） |
| 方艳辉（承德医学院基础医学院） | 杨延辉（宁夏医科大学基础医学院） |
| 高　翔（青海大学医学院） | 姚淑娟（齐齐哈尔医学院医学技术学院） |
| 韩　俭（兰州大学基础医学院） | 张凤民（哈尔滨医科大学基础医学院） |
| 贾娴娴（河北医科大学基础医学院） | 张　昆（佳木斯大学基础医学院） |
| 李波清（滨州医学院基础医学院） | 张雄鹰（长治医学院基础医学部） |
| 李晓霞（天津医科大学基础医学院） | 张增峰（广西医科大学基础医学院） |
| 林　旭（福建医科大学基础医学院） | 赵英会（山东第一医科大学临床与基础医学院） |
| 凌　虹（哈尔滨医科大学基础医学院） | 钟秀丽（哈尔滨医科大学大庆校区） |
| 刘光焱（沈阳医学院研究生院） | 钟照华（哈尔滨医科大学基础医学院） |
| 刘延菊（河北工程大学医学院） | 朱　帆（武汉大学基础医学院） |
| 鲁凤民（北京大学医学部基础医学院） | 庄　敏（哈尔滨医科大学基础医学院） |

编写秘书　朱　帆　韩　俭

北京大学医学出版社

YIXUE WEISHENGWUXUE

图书在版编目（CIP）数据

医学微生物学 / 钟照华，鲁凤民，林旭主编.
5版. -- 北京 : 北京大学医学出版社, 2024.8.
ISBN 978-7-5659-3246-5

Ⅰ．R37

中国国家版本馆CIP数据核字第202444XH62号

### 医学微生物学（第5版）

主　　编：钟照华　鲁凤民　林　旭
出版发行：北京大学医学出版社
地　　址：（100191）北京市海淀区学院路38号　北京大学医学部院内
电　　话：发行部 010-82802230；图书邮购 010-82802495
网　　址：http://www.pumpress.com.cn
E-mail：booksale@bjmu.edu.cn
印　　刷：北京信彩瑞禾印刷厂
经　　销：新华书店
责任编辑：毛淑静　　责任校对：靳新强　　责任印制：李　啸
开　　本：850 mm×1168 mm　1/16　印张：28.25　字数：812千字
版　　次：2003年2月第1版　2024年8月第5版　2024年8月第1次印刷
书　　号：ISBN 978-7-5659-3246-5
定　　价：75.00元

版权所有，违者必究

（凡属质量问题请与本社发行部联系退换）

# 第 5 轮修订说明

国务院办公厅印发的《关于加快医学教育创新发展的指导意见》提出以新理念谋划医学发展、以新定位推进医学教育发展、以新内涵强化医学生培养、以新医科统领医学教育创新，要求全力提升院校医学人才培养质量，培养仁心仁术的医学人才，发挥课程思政作用，着力培养医学生救死扶伤精神。《教育部关于深化本科教育教学改革全面提高人才培养质量的意见》要求严格教学管理，把思想政治教育贯穿人才培养全过程，全面提高课程建设质量，推动高水平教材编写使用，推动教材体系向教学体系转化。《普通高等学校教材管理办法》要求全面加强党的领导，落实国家事权，加强普通高等学校教材管理，打造精品教材。以上这些重要文件都对医学人才培养及教材建设提出了更高的要求，因此新时代本科临床医学教材建设面临更大的挑战。

北京大学医学出版社出版的本科临床医学专业教材，从 2001 年第 1 轮建设起始，历经多轮修订，高比例入选了教育部"十五""十一五""十二五"普通高等教育国家级规划教材。本套教材因骨干建设院校覆盖广，编委队伍水平高，教材体系种类完备，教材内容实用、衔接合理，编写体例符合人才培养需求，实现了由纸质教材向"纸质+数字"的新形态教材转变，得到了广大院校师生的好评，为我国高等医学教育人才培养做出了积极贡献。

为深入贯彻党的二十大精神，落实立德树人根本任务，更好地支持新时代高等医学教育事业发展，服务于我国本科临床医学专业人才培养，北京大学医学出版社有选择性地组织各地院校申报，通过广泛调研、综合论证，启动了第 5 轮教材建设，共计 53 种教材。

第 5 轮教材建设延续研究型与教学型院校相结合的特点，注重不同地区的院校代表性，调整优化编写队伍，遴选教学经验丰富的学院教师与临床教师参编，为教材的实用性、权威性、院校普适性奠定了基础。第 5 轮教材主要做了如下修订：

1. 更新知识体系

继续以"符合人才培养需求、体现教育改革成果、教材形式新颖创新"为指导思想，坚持"三基、五性、三特定"原则，对照教育部本科临床医学类专业教学质量国家标准，密切结合国家执业医师资格考试、全国硕士研究生入学考试大纲，结合各地院校教学实际更新教材知识体系，更新已有定论的理论及临床实践知识，力求使教材既符合多数院校教学现状，又适度引领教学改革。

2. 创新编写特色

以深化岗位胜任力培养为导向，坚持引入案例，使教材贴近情境式学习、基于案例的学习、问题导向学习，促进学生的临床评判性思维能力培养；部分医学基础课教材设置"临床联系"模块，临床专业课教材设置"基础回顾"模块，探索知识整合，体现学科交叉；启发创新思维，促进"新医科"人才培养；适当加入"知识拓展"模块，引导学生自学，探索学习目标设计。

3. 融入课程思政

将思政元素、党的二十大精神潜移默化地融入教材中，着力培养学生"敬佑生命、救死扶伤、甘于奉献、大爱无疆"的医者精神，引导学生始终把人民群众生命安全和身体健康放在首位。

4. 优化数字内容

在第4轮教材与二维码技术结合，实现融媒体新形态教材建设的基础上，改进二维码技术，优化激活及使用形式，按章（或节）设置一个数字资源二维码，融知识拓展、案例解析、微课、视频等于一体。

为便于教师教学、学生自学，编写了与教材配套的PPT课件。PPT课件统一制作成压缩包，用微信"扫一扫"扫描教材封底激活码，即可激活教材正文二维码，导出PPT课件。

第5轮教材主要供本科临床医学类专业使用，也可供基础、护理、预防、口腔、中医、药学、医学技术类等开设相同课程的专业使用，临床专业课教材同时可作为住院医师规范化培训辅导教材使用。希望广大师生多提宝贵意见，反馈使用信息，以便我们逐步完善教材内容，提高教材质量。

# 序

医学关乎人类生命的存在与繁衍，医学卫生事业的发展涉及国家安全、经济发展、社会文明和人民福祉。医者德为先，能为重，技为精。医学教育应既科学、严谨、规范，又充满温情与关怀。"健康中国"的美好愿景与目标，激励着医务工作者为之奋斗。医学教育要坚守为国育才、立德树人的根本任务，落实《关于深化新时代学校思想政治理论课改革创新的若干意见》《高等学校课程思政建设指导纲要》《教育部关于深化本科教育教学改革全面提高人才培养质量的意见》《关于深化医教协同进一步推进医学教育改革与发展的意见》《关于加快医学教育创新发展的指导意见》等文件精神，以适应我国"大医学、大卫生、大健康"的发展需求，为"健康中国"筑牢人才基础。

近年来，高等院校探索新医科建设，推进现代医学教育教学新模式，坚持以人和健康为中心，建立健全覆盖生命全周期和健康全过程、"促防诊控治康"一体化的人才培养体系，高度重视身心、社会、环境等要素，融通医工理文学科，提升新时代医学生的整体素养；运用现代数字信息技术，增强情境化教学，加强临床实践教学，有效地提高了学生专业胜任力。同时，高等院校深化落实党和国家关于加强大学生思想政治教育的指示精神，将思想政治教育贯穿于人才培养体系和课程教学，使习近平新时代中国特色社会主义思想进课堂、入头脑，培养人民群众满意的、医术精湛的社会主义卫生健康事业接班人。

北京大学是经历过百年洗礼的老校，为我国建设和发展做出了杰出贡献，与全国医学教育界的同道们共同努力，在医学教育教学研究、教师培养、教材建设、实践教学规范等多方面不断改革创新。北京大学医学出版社秉承医学教育宗旨，落实党和国家对教材建设的要求和任务，立足北大医学，服务全国高等医学教育，与各院校教师一起不懈努力，打造精品教材，以高质量完成课程教学活动的"最后一公里"。本套本科临床医学专业教材是在教育及卫生健康部门领导的关心指导下，由医学教育专家顶层设计，北京大学医学部携手全国各兄弟院校群策群力、共同建设的成果。本套教材多年来与高等医学教育改革相伴而行，与时俱进，历经多轮修订，体系日趋完善，符合专业要求，编写队伍与院校构成合理，编写体例不断优化创新，实现了纸质教材与数字教学资源结合的精品新形态教材建设。实践证明，这套教材满足本科医学教育的专业标准要求，在适应多数院校的教学能力与资源的情况下，能很好地引导、深化专业教学，已成为本科医学人才培养的精品教材，为我国高等医学教育事业发展做出了突出贡献。

第5轮教材建设坚持以习近平新时代中国特色社会主义思想为指引，积极探索思政元素融入教材，落实立德树人根本任务，坚持现代医学教育理念，体现生命全周期、健康全覆盖的整体要求，与相关学科恰当融合，全面更新了医学知识和能力体系，体现了《中国本科医学教育标准—临床医学专业（2022）》的要求，配合教学模式与方法的改革，吸收"金课程"建设经验，优化教材体例，融入医学文化，重视中华医学文明，强调适用、实用，行稳致远，开创新局，锤炼精品。

在第5轮教材出版之际，欣为之序。相信第5轮教材的高质量建设一定会为我国新时代高等医学教育人才培养和健康中国事业发展做出更大贡献。

# 前　言

不知不觉，《医学微生物学》已经出版 20 余年。无数学子通过本书，掌握了病原微生物的生物学特性、致病规律、诊断技术和防治策略，并运用所学知识解除患者痛苦或从事前沿研究。本书第一版由 15 所高校的专家学者编写，于 2003 年出版，入选普通高等教育"十五"国家级规划教材。此后，第二版（2009 年）、第三版（2013 年）、第四版（2018）入选普通高等教育"十一五""十二五"国家级规划教材，编写单位增至 25 所高校。本次改版是来自 28 所高校 38 位专家学者共同努力的结果。

医学微生物学作为基础向临床过渡的桥梁学科，是生物学和医学的交叉学科。微生物学作为微小生命体的科学，底层理论基础是生物化学、分子生物学、细胞生物学。微生物又与人类健康和疾病关系密切，医学微生物学是临床医学和微生物学的交叉学科。由于与人类关系密切的微生物种类繁多，而学科知识跨度又大，使得医学微生物学有知识碎片化的表象。本书面向医学高等院校本科临床医学、基础医学及其他医学相关专业，强调在病原微生物的生物学基础和临床应用之间保持平衡，精选生物学知识要点，突出临床应用重点，强调"三基五性"，力求简明扼要。本书在医学微生物学基础部分（即总论）始终采用细菌与病毒混编方式，目的是帮助学生建立微生物、人体和感染的整体观，树立科学的临床思维。本书在附录中以表格形式简明罗列了重要病原微生物与疾病的对应关系，目的是帮助学生快速把握知识框架，避免碎片化。

自本书第 4 版出版以来，医学微生物学领域又有许多重大进展。新发传染病、组学研究、大数据与人工智能等正在重塑医学微生物学。本次改版介绍了与医学相关的重要进展。第五章"人体微生物群"是本版新增章节。人体微生物群的相关知识以前只在有关正常菌群的生理作用中有所涉及。近年的微生物组学研究极大地增加了我们对人体微生物群的认识，因此，第五章从"微生物群"和"微生物组"的宏观层面介绍了人体微生物群与人类共生和疾病的关系。类似的是，由于微生物全基因组测序已经积累大量数据，基因型差异在微生物分类中的作用越来越显著，由此导致许多医学相关微生物的分类发生了变化。例如，病毒以往最高分类层次是目（order），2016 年扩展到域（realm）。再如，原归类于梭菌属的艰难梭菌目前的分类是拟梭菌属；呼吸道合胞病毒、人偏肺病毒分类至肺病毒科；发热伴血小板减少综合征病毒分类至白蛉纤细病毒科班达病毒属，因此更名为大别班达病毒。本书更新了病原微生物的分类情况，部分微生物的章节编排也做了相应调整。第二十六章"呼吸道病毒"做了较大调整。2019 冠状病毒病（COVID-19）深刻影响了全球社会和经济，本版增加了严重急性呼吸综合征冠状病毒 2（SARS-CoV-2）的介绍。第三十五章"朊粒"的致病性也有变化，将以往分列的几种人类朊粒病归为克雅病的不同类型。所有章节都有不同程度的更新。

本书各论部分采用兼顾生物学分类和临床疾病编排，以使教材更贴近临床实践。考虑到知识的系统性，本书在部分重要微生物中适当加强了生物学知识的介绍，一方面是帮助学生更好理解，另一方面也帮助学生培养科研思维，同时也可以为考研复习提供支持。建议教师讲授和学生学习本书时根据专业性质适当把握精读与泛读的取舍。

本书继续坚持少而精的原则，通过大量图表归纳，提高可读性。与以往各版不同的是，本版在每章增加了一些微文字框，内容包括典型病例、知识拓展、联系临床等，章后还增加了思考题。每章的小结部分本版统一放到数字资源，数字资源还包括课件、微课视频、复习题、图表和拓展知识等辅助学习资源。

在第 5 版交付出版之际，我们要特别感谢哈尔滨医科大学谷鸿喜教授和天津医科大学陈锦英教授为本教材的编写打下坚实基础。我们衷心感谢北京大学医学出版社为本书出版提供了周到细致的编辑服务，哈尔滨医科大学微生物学教研室和病原生物学实验教学中心在本书的审校和数字资源建设中做了大量支持工作，在此一并致谢。

由于医学微生物学知识繁浩且发展迅速，加之编写团队的学识所限，疏漏和不足之处在所难免，请各位专家、读者给予批评和指正，以便在后续改版时纠正和完善。

钟照华　鲁凤民　林　旭

# 目 录

绪 论 …………………………………… 1

## 第一章 细菌的形态与结构………… 10
第一节 细菌的大小与形态 ………… 10
第二节 细菌的结构 ………………… 11

## 第二章 细菌的生理……………… 22
第一节 细菌的理化性状 …………… 22
第二节 细菌的营养 ………………… 23
第三节 细菌的新陈代谢 …………… 24
第四节 细菌的生长与繁殖 ………… 30
第五节 细菌的人工培养 …………… 33
第六节 细菌的分类 ………………… 36

## 第三章 细菌遗传与变异………… 39
第一节 细菌遗传相关物质 ………… 39
第二节 细菌的变异现象 …………… 42
第三节 细菌变异的机制 …………… 43
第四节 细菌遗传学在医学中的应用 ………………………… 48

## 第四章 病毒的基本性状………… 49
第一节 病毒的形态、结构与化学组成 ………………………… 49
第二节 病毒的增殖 ………………… 53
第三节 病毒的遗传与变异 ………… 58
第四节 理化因素对病毒的影响 …… 61
第五节 病毒的分类和命名法 ……… 62

## 第五章 人体微生物群…………… 65
第一节 微生物群与微生物组 ……… 65
第二节 人体微生物群的组成 ……… 65
第三节 人体微生物群的生理作用…… 67
第四节 机会致病菌与微生态失调…… 68

## 第六章 细菌与病毒的致病机制………………………………… 69
第一节 细菌的致病机制 …………… 69
第二节 病毒的致病机制 …………… 76
第三节 感染途径、传播方式及感染类型 ……………………… 81

## 第七章 抗感染免疫……………… 87
第一节 固有免疫 …………………… 87
第二节 适应性免疫 ………………… 98
第三节 免疫病理损伤 ……………… 102

## 第八章 消毒、灭菌与生物安全……………………………… 106
第一节 物理消毒灭菌法 …………… 106
第二节 化学消毒灭菌法 …………… 108
第三节 生物安全 …………………… 110

## 第九章 细菌与病毒感染的病原学检查法………………………… 112
第一节 病原学检查相关技术 ……… 112
第二节 细菌感染的微生物学检查法 ………………………… 115

第三节 病毒感染的微生物学
检查法 …………… 120

## 第十章 细菌与病毒感染的预防原则 …………… 125
第一节 细菌与病毒感染的
特异性预防 ………… 126
第二节 计划免疫 …………… 130
第三节 医院感染与控制 …………… 130

## 第十一章 细菌和病毒的耐药性 …………… 133
第一节 抗菌药物与细菌的耐药性 …… 133
第二节 抗病毒药物与病毒的
耐药性 …………… 137

## 第十二章 球菌 …………… 140
第一节 葡萄球菌属 …………… 140
第二节 链球菌属 …………… 146
第三节 肠球菌属 …………… 152
第四节 奈瑟菌属 …………… 154

## 第十三章 肠道杆菌 …………… 159
第一节 埃希菌属 …………… 160
第二节 志贺菌属 …………… 166
第三节 沙门菌属 …………… 169
第四节 其他肠道杆菌 …………… 174

## 第十四章 弧菌属 …………… 177
第一节 霍乱弧菌 …………… 177
第二节 副溶血性弧菌 …………… 181

## 第十五章 螺杆菌属和弯曲菌属 …………… 183
第一节 螺杆菌属 …………… 183
第二节 弯曲菌属 …………… 186

## 第十六章 分枝杆菌属 …………… 188
第一节 结核分枝杆菌 …………… 188
第二节 牛分枝杆菌 …………… 195
第三节 麻风分枝杆菌 …………… 195
第四节 非结核分枝杆菌 …………… 196

## 第十七章 棒状杆菌属 …………… 199
第一节 白喉棒状杆菌 …………… 199
第二节 其他棒状杆菌 …………… 201

## 第十八章 厌氧性细菌 …………… 203
第一节 梭菌属 …………… 203
第二节 拟梭菌属 …………… 209
第三节 无芽孢厌氧菌 …………… 210

## 第十九章 动物源性细菌 …………… 214
第一节 芽孢杆菌属 …………… 214
第二节 布鲁氏菌属 …………… 218
第三节 耶尔森菌属 …………… 221
第四节 柯克斯体属 …………… 225
第五节 巴尔通体属 …………… 226
第六节 弗朗西丝菌属 …………… 227
第七节 巴斯德菌属 …………… 228

## 第二十章 其他致病细菌 …………… 229
第一节 军团菌属 …………… 229
第二节 假单胞菌属 …………… 231
第三节 鲍特菌属 …………… 233
第四节 沙雷菌属 …………… 235
第五节 嗜血杆菌属 …………… 235
第六节 不动杆菌属 …………… 237
第七节 莫拉菌属 …………… 238
第八节 气单胞菌属 …………… 238

第九节　窄食单胞菌属 …………… 239
第十节　李斯特菌属 ……………… 239

## 第二十一章　放线菌属与诺卡菌属 ………… 241
第一节　放线菌属 ………………… 242
第二节　诺卡菌属 ………………… 244

## 第二十二章　支原体 …………… 246
第一节　支原体属 ………………… 248
第二节　脲原体属 ………………… 249

## 第二十三章　立克次体 ………… 252
第一节　立克次体属 ……………… 253
第二节　东方体属 ………………… 255
第三节　埃里希体属和无形体属 …… 256

## 第二十四章　螺旋体 …………… 258
第一节　钩端螺旋体 ……………… 258
第二节　梅毒螺旋体 ……………… 261
第三节　伯氏疏螺旋体 …………… 263
第四节　回归热螺旋体 …………… 265

## 第二十五章　衣原体 …………… 267
第一节　概述 ……………………… 267
第二节　沙眼衣原体 ……………… 269
第三节　肺炎衣原体 ……………… 272
第四节　鹦鹉热衣原体 …………… 273

## 第二十六章　呼吸道病毒 ……… 275
第一节　正黏病毒 ………………… 275
第二节　副黏病毒 ………………… 280
第三节　肺病毒 …………………… 283
第四节　冠状病毒 ………………… 285
第五节　其他呼吸道病毒 ………… 289

## 第二十七章　胃肠道感染病毒 … 294
第一节　肠道病毒属 ……………… 294
第二节　急性胃肠炎病毒 ………… 299

## 第二十八章　肝炎病毒 ………… 305
第一节　甲型肝炎病毒 …………… 305
第二节　乙型肝炎病毒 …………… 308
第三节　丙型肝炎病毒 …………… 316
第四节　丁型肝炎病毒 …………… 319
第五节　戊型肝炎病毒 …………… 320

## 第二十九章　逆转录病毒 ……… 325
第一节　逆转录病毒的生物学特性 … 325
第二节　人类免疫缺陷病毒 ……… 328
第三节　人类嗜T细胞病毒 ……… 336
第四节　内源性逆转录病毒 ……… 338

## 第三十章　虫媒病毒 …………… 341
第一节　流行性乙型脑炎病毒 …… 342
第二节　登革病毒 ………………… 346
第三节　森林脑炎病毒 …………… 348
第四节　寨卡病毒 ………………… 349
第五节　黄热病毒 ………………… 350
第六节　西尼罗病毒 ……………… 352
第七节　大别班达病毒 …………… 353
第八节　基孔肯雅病毒 …………… 354

## 第三十一章　出血热病毒 ……… 356
第一节　汉坦病毒 ………………… 357
第二节　克里米亚-刚果出血热病毒 ……………………… 360
第三节　埃博拉病毒 ……………… 362

## 第三十二章　疱疹病毒 ………… 365
第一节　单纯疱疹病毒 …………… 367

第二节　水痘-带状疱疹病毒 ……… 369
第三节　巨细胞病毒 …………… 370
第四节　EB 病毒 ………………… 372
第五节　新发现的人类疱疹病毒 …… 375

## 第三十三章　乳头瘤病毒 ……… 378

## 第三十四章　其他病毒 ………… 382
第一节　狂犬病病毒 …………… 382
第二节　细小病毒 ……………… 385
第三节　痘病毒 ………………… 386
第四节　博尔纳病病毒 ………… 388

## 第三十五章　朊粒 ……………… 390

## 第三十六章　真菌的基本性状 … 394
第一节　真菌的形态和结构 …… 394
第二节　真菌的生长、繁殖与
　　　　培养 …………………… 398

第三节　真菌的致病性与免疫性 …… 400
第四节　真菌感染的微生物学
　　　　检查法 ………………… 402
第五节　真菌感染的防治原则 ……… 404

## 第三十七章　主要病原性真菌 … 406
第一节　皮肤感染真菌 ………… 406
第二节　皮下组织感染真菌 …… 407
第三节　深部感染真菌 ………… 409

## 附录　病原微生物的传播途径分类 …… 416

## 主要参考文献 …………………… 423

## 中英文专业词汇索引 …………… 425

# 绪 论

绪论数字资源

微生物（microorganism，microbe）是一类体积微小、结构简单、直接用肉眼看不见而必须用光学显微镜（简称光镜）或者电子显微镜（简称电镜）放大后才能看见的微小生物的总称。微生物种类繁多，在自然界中广泛分布，存在于土壤、空气、江河、湖泊，也存在于动物与人的体表及其与外界相通的腔道内，如消化道、呼吸道，甚至以分子形式存在于宿主组织、血液或细胞基因组中。微生物形态结构、新陈代谢、生长繁殖及遗传变异等具有多样性。

## 一、微生物的种类

根据微生物的结构特点、遗传特性及生化组成不同可将其分为以下三大类。

**1. 原核细胞型微生物（prokaryotic microorganism）** 此类微生物细胞分化程度低，仅有染色质组成的拟核，无核仁和核膜。胞质内除有核糖体外，无其他细胞器。原核细胞型微生物包括古菌（archaea）和细菌（bacterium），二者差异巨大，分属不同生物域（domain）或界（kingdom）。古菌可在高温、高盐、酸性等环境中生存，如嗜盐菌和嗜热嗜酸菌，至今未发现对人有致病性。古菌结构虽简单，但基因组有内含子（intron）序列。物种起源研究显示，真核细胞和线粒体均源于古菌。与医学有关的原核细胞型微生物均属细菌，包括典型的细菌、螺旋体、衣原体、支原体、立克次体和放线菌。典型的细菌也称为真细菌（eubacterium），细菌基因组没有内含子序列。

**2. 真核细胞型微生物（eukaryotic microorganism）** 此类微生物细胞核分化程度高，有核仁、核膜和染色体，胞质内有多种细胞器，如线粒体、内质网、高尔基复合体，可进行有丝分裂。包括真菌（fungus）、藻类及原生动物。

**3. 非细胞型微生物（acellular microorganism）** 此类微生物无细胞结构，仅由蛋白质和一种核酸——核糖核酸（RNA）或脱氧核糖核酸（DNA）组成，因缺乏产生能量的酶系统和进行生物代谢的细胞器，必须在活细胞内增殖，包括病毒（virus）和类病毒（viroid）。

微生物是地球生物圈的基础，是所有生物的祖先，是其他生命形式的支撑系统。微生物不仅对自然界的氮、碳、硫等循环和生态系统是必需的，而且对生物的繁衍及食物链的形成发挥重要作用。

微生物与人类关系密切，自然界中绝大多数微生物对人类有益。微生物在人类的生活和生产活动中广泛应用的历史源远流长。在农业方面，利用微生物可以生产肥料、转基因农作物及生物杀虫剂等；在工业方面，利用微生物发酵工程进行食品加工（如酿造酒、醋和酱油）和生产抗生素等，微生物也应用于皮革制造、石油勘探、废物处理等生产过程。微生物是基因工程技术不可或缺的工具，细菌、质粒、噬菌体、病毒作为基因重组的载体被广泛使用，大肠埃希菌、酵母菌是常用的基因工程菌。

人和动物体内有大量微生物，统称为微生物群（microbiota），而在皮肤、黏膜表面存在大量的细菌和真菌，称为正常菌群（normal flora）。正常菌群对机体发挥着生理、营养、免疫和生物屏障作用。在异常情况下，正常菌群的紊乱与失调会引发疾病；通过补充益生菌（probiotic）及其产物等微生态制剂，可调整宿主的正常菌群失调，辅助治疗相关疾病。

自然界仅有少数微生物对人类有害，引起人类疾病，这些能致病的微生物称为病原微生物（pathogenic microorganism）。正常菌群在寄生位置发生改变或宿主处于免疫抑制时，也可能引起相关疾病，称为机会致病菌（opportunistic pathogen）。

## 二、微生物学与医学微生物学

微生物学（microbiology）是生命科学的一门重要学科，是主要研究微生物的结构、遗传、代谢等生物学特性和生命活动规律，以及其与宿主间的关系和实际应用的科学。以微生物为基础的发酵工程、酶工程、基因工程等是生物技术、生物制药及生命科学等领域的重要技术支撑。根据应用领域，微生物学可细分为医学微生物学、工业微生物学、农业微生物学、环境微生物学、海洋微生物学等学科。

医学微生物学（medical microbiology）是研究与医学相关微生物的一门科学，主要研究内容是医学相关微生物（特别是病原微生物）的生物学性状、致病性与免疫性、微生物学检查法及特异性防治等。医学微生物学是基础医学的重要组成部分，对基础医学、临床医学、预防医学和药学的发展发挥着重要的支撑作用。微生物在许多方面深刻影响着人类健康，在生命科学众多分支中，医学微生物学一直是强大的驱动力，推动着整个生命科学向前发展，进入21世纪，医学微生物学仍是非常活跃的学科之一。

## 三、医学微生物学发展简史

医学微生物学是人类在与感染性疾病斗争过程中逐步发展起来的一门科学。人们在长期的深入研究和反复实践中，逐渐认识了引起感染性疾病的病原体，掌握了这些病原体的生物学性状、致病性及流行规律，并逐渐建立了针对性的预防和治疗措施，有效地控制了大量感染性疾病，如在1980年消灭了烈性传染病天花（small pox）。然而，人们在控制和征服微生物的过程中也付出了巨大的代价，包括失去生命。随着新发感染病（emerging infectious disease）不断出现，再发感染病（reemerging infectious disease）"死灰复燃"，以及病原体变异和耐药、微生态失衡等问题持续存在，人类健康仍然面临着各种威胁，人类与微生物之间的斗争仍将继续。

医学微生物学的历史可大致划分为以下三个阶段。

**1. 经验微生物学时期** 自古以来，人类始终面临着许多烈性传染病的威胁和危害，并一直在尝试进行病因探索与疾病防治，但长期未得到正确认识和有效控制。1546年，意大利医生法兰卡斯特罗（Girolamo Fracastoro，1478—1553）根据梅毒的特点，推断梅毒是由微小生物作为疾病种子（seeds of disease）直接或间接在人间传播而引发，从而提出了病原学说（germ theory of disease），这是最早的传染病生物学病因学说。我国早期文献中也记录了对传染病的认识，明朝隆庆年间（1567—1572）已经建立了用人痘预防天花的方法；清朝乾隆年间，云南师道南在"鼠死行"一文中记载了鼠疫流行情况，说明了鼠疫在鼠与人间流行的关系。尽管当时已经观察到天花、鼠疫等传染病的流行和传播现象，但限于当时的条件，还不能证实这些传染病的病因及传染性生物的存在。直到显微镜被发明后，病原学说逐渐被确立。

**2. 实验微生物学时期** 显微镜的发明标志着微生物学发展进入实验研究时期。1676年荷兰人吕文虎克（Antony van Leeuwenhoek，1632—1723）（图1）制造出能放大270倍的显微镜，并首次从污水、牙垢等样本中观察到各种形态的微生物，证实了微生物的存在，奠定了微生物学的发展基础。但由于当时对微生物的实验研究主要停滞在形态描述上，微生物与疾病的关系长期没得到认识。

直到19世纪，法国科学家巴斯德（Louis Pasteur，1822—1895）（图2）开创了细菌生理学时代，微生物学开始成为一门独立的科学。巴斯德为解释葡萄酒变质的原因，通过显微镜观察和实验证实酒类变质是由于污染了酵母菌以外的杂菌，并认识到微生物间不仅在形态上有差异，而且其生理特性也有不同，有机物发酵与变质是由不同微生物的作用所引起的。同时，巴斯德还发明了现在仍沿用的巴氏消毒法（pasteurization），即通过加温杀灭待发酵基质液、啤酒、牛奶等液体中的细菌以防变质的方法。此外，巴斯德还创建了现今所用疫苗的原理，首次研制出了炭疽菌苗、狂犬病疫苗，有效地预防了炭疽病和狂犬病。

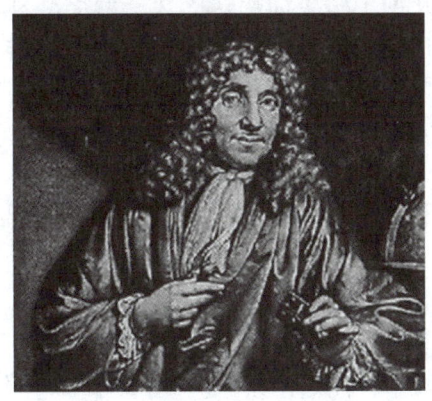

图1　吕文虎克（Antony van Leeuwenhoek，1632—1723）

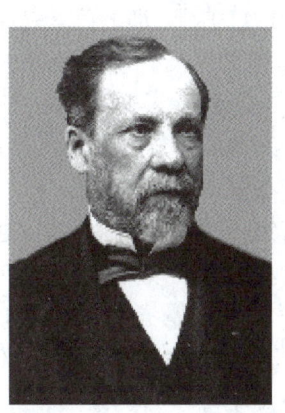

图2　巴斯德（Louis Pasteur，1822—1895）

在实验微生物学发展过程中，德国医生郭霍（Robert Koch，1843—1910）（图3）为开展细菌学研究和传染病病原体的鉴定做出了突出贡献，并因发现结核分枝杆菌而获得1905年诺贝尔生理学或医学奖。郭霍先后创立了细菌的固体培养、染色、消毒灭菌及实验动物感染等方法；分离和鉴定了炭疽芽孢杆菌（1876）、结核分枝杆菌（1882）和霍乱弧菌（1883）；提出了著名的郭霍法则（Koch's postulate），这是确定某种细菌引起特定传染性疾病的验证标准：①在可疑病例中发现并分离出同一种病原菌；②细菌能在体外获得纯培养并能传代；③将这种细菌纯培养物接种易感动物能引起相同疾病；④从实验感染动物体内能重新分离出同种细菌。

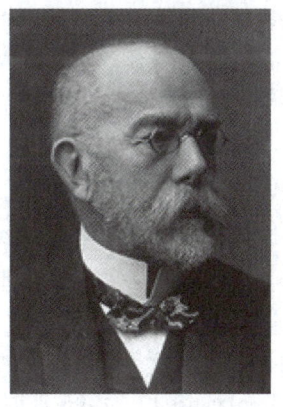

图3　郭霍（Robert Koch，1843—1910）

由于郭霍创立的实验方法和郭霍法则的广泛应用，许多重要传染病病原体被相继发现，如痢疾志贺菌、白喉棒状杆菌、脑膜炎奈瑟菌。到19世纪末几乎所有常见病原菌均已发现，至今在确定新的病原体时，郭霍法则仍有重要的指导意义。

1892 年俄国学者伊凡诺夫斯基（Dmitri Ivanovski，1864—1920）发现烟草花叶病的叶汁通过细菌滤器后仍保留其传染性。1898 年荷兰学者贝杰林克（Martinus Beijerinck，1851—1931）重复上述实验，认为烟草花叶病是由一类比细菌更小的"传染性"生物体所致，开创了人类对病毒的认识。同年德国学者罗福乐（Friedrich Loeffler，1852—1915）和弗罗斯（Paul Frosch，1860—1928）发现患口蹄疫动物淋巴液中含有能通过细菌滤器的感染性物质，并命名为滤过性病毒。1901 年美国医生里德（Walter Reed，1851—1902）首先发现引起人类疾病的黄热病毒。进入 20 世纪后，随着电子显微镜的发明，许多人类病毒、动物病毒、植物病毒和细菌病毒被发现，病毒学逐渐成为一门相对独立的学科。

进入 21 世纪，通过高通量测序和基因组学研究，在各种生物体中又鉴定出大量新的微生物，有关微生物群（microbiota）、微生物组（microbiome）等大数据解析与功能鉴定极大地丰富了微生物学理论。

在微生物学的发展过程中，人们不断地探索防治传染病的方法。英国医生琴纳（Edward Jenner，1749—1823）于 1796 年尝试用牛痘预防天花，是人工接种免疫预防传染病的开端。英国医生李斯特（Joseph Lister，1827—1912）于 1865 年用苯酚消毒空气、手术器械和洗手，显著降低了外科手术死亡率，开创抗感染消毒技术。德国学者贝林格（Emil von Behring，1845—1917）于 1890 年用白喉抗毒素治疗白喉，开创了感染性疾病的免疫治疗，因此获得 1901 年诺贝尔奖。1908 年德国学者埃尔利希（Paul Ehrlich，1854—1915）发现砷凡纳明可治疗梅毒，开创了感染性疾病的化学治疗。1929 年英国学者弗莱明（Alexander Fleming，1881—1955）发现固体培养基上污染的青霉菌能抑制金黄色葡萄球菌生长，受其启发，1940 年英国学者弗洛里（Howard Florey，1898—1968）和钱恩（Ernst Chain，1906—1979）从青霉菌纯化出青霉素，开创了细菌感染的抗生素治疗，为此三位学者获得 1945 年诺贝尔奖。此后，多种抗生素相继被发现并投入应用，如链霉素（1944）、氯霉素（1947）、四环素（1948）、头孢霉素（1948）、红霉素（1952）、庆大霉素（1963），极大降低了细菌感染的危害。

**3. 现代微生物学时期**　20 世纪中期以来，随着物理学、生物化学、遗传学、分子生物学、免疫学等学科的发展，微生物学有了飞跃发展，医学微生物学进入了现代微生物时期。1932 年电子显微镜发明之后，扫描电镜、免疫电镜、超薄切片技术等相继出现，可以通过直接观察来深入认识细菌、病毒等微生物的超微结构、感染过程和致病机制。由于免疫学、分子生物学、细胞培养等技术的出现，微生物学研究方法得到了长足发展。单克隆抗体、免疫荧光试验、酶联免疫吸附试验（ELISA）、核酸杂交及聚合酶链反应（PCR）等高效特异的技术被大量应用于临床微生物学诊断。这些技术加深了人们对微生物的生物学性状和致病机制的认识，也推动了感染性疾病的诊断、防治研究的快速发展。随着深度测序等研究技术的进步，1995 年流感嗜血杆菌成为首个完成全基因组测序的细菌，至今几乎所有常见病原微生物的基因组序列都可在公共数据库中获取。1998 年宏基因组学（metagenomics）应用于微生物学研究，发现在特定环境中存在大量未知的微生物，这些微生物多数还无法培养。组学研究有助于从微生物群和微生物组的层次认识微生物与微生物之间、微生物与人之间的相互作用。

近半个世纪以来陆续发现大量重要病原体（表 1）。例如，1976 年在中部非洲发现埃博拉病毒（Ebola virus），1995 年以来引起多次大流行，死亡率极高。1977 年在美国费城发现嗜肺军团菌（*Legionella pneumophila*），是医院获得性肺炎的重要病因。1982 年澳大利亚学者马歇尔（Barry Marshall）和沃伦（Robin Warren）发现幽门螺杆菌是消化性溃疡的病原体，因此获得 2005 年诺贝尔奖。1981 年首次报道获得性免疫缺陷综合征（acquired immunodeficiency syndrome，AIDS），即艾滋病，1983 年法国学者巴尔 - 西诺西（Francoise Barre-Sinouss）和蒙塔尼（Luc Montagnier）从艾滋病患者体内分离到人类免疫缺陷病毒（human immunodeficiency virus，HIV）。1983 年德国学者楚尔 - 豪森（Harald zur Hausen，1936—2023）从宫颈癌组织发现人乳头瘤病毒（human papillomavirus，HPV），随后的研究证实 HPV 是引起宫颈癌的病原体。巴尔 - 西诺西、蒙塔尼和楚尔 - 豪森因此获得 2008 年诺贝尔奖。

表 1　1975 年以来发现的重要病原微生物

| 年代 | 病原体 | 所致主要疾病或主要症状 |
| --- | --- | --- |
| 1975 | 细小病毒 B19（parvovirus B19） | 面部、躯干红斑、再生障碍性贫血 |
| 1977 | 埃博拉病毒（Ebola virus） | 埃博拉出血热 |
| 1977 | 嗜肺军团菌（Legionella pneumophila） | 军团菌病 |
| 1977 | 汉坦病毒（Hantaan virus） | 流行性出血热 |
| 1977 | 丁型肝炎病毒（hepatitis D virus） | 丁型肝炎 |
| 1980 | 人嗜 T 细胞病毒Ⅰ型（HTLV-Ⅰ） | T 细胞白血病 |
| 1982 | 人嗜 T 细胞病毒Ⅱ型（HTLV-Ⅱ） | 毛细胞白血病 |
| 1982 | 大肠埃希菌 O157：H7 | 出血性结肠炎 |
| 1982 | 伯氏疏螺旋体（Borrelia burgdorferi） | 莱姆病 |
| 1982 | 朊粒（prion） | 传染性海绵状脑病，如克雅病 |
| 1983 | 人类免疫缺陷病毒（HIV） | 获得性免疫缺陷综合征（艾滋病） |
| 1983 | 肺炎衣原体（Chlamydia pneumoniae） | 肺炎衣原体病 |
| 1984 | 幽门螺杆菌（Helicobacter pylori） | 胃炎、消化性溃疡 |
| 1989 | 丙型肝炎病毒（hepatitis C virus） | 丙型肝炎 |
| 1989 | 戊型肝炎病毒（hepatitis E virus） | 戊型肝炎 |
| 1993 | 辛诺柏病毒（Sin Nombre virus） | 汉坦病毒肺综合征 |
| 1995 | 人疱疹病毒 8 型（HHV-8） | 卡波西肉瘤 |
| 1999 | 尼帕病毒（Nipah virus） | 病毒脑炎 |
| 1999 | 西尼罗病毒（West Nile virus） | 西尼罗热 |
| 2003 | SARS 冠状病毒 1（SARS-CoV-1） | 严重急性呼吸综合征（SARS） |
| 2009 | 大别班达病毒（Dabie bandavirus） | 发热伴血小板减少综合征 |
| 2012 | 中东呼吸综合征冠状病毒（MERS-CoV） | 与严重呼吸道疾病和肾衰竭相关 |
| 2019 | SARS 冠状病毒 2（SARS-CoV-2） | 2019 冠状病毒病（COVID-19） |

新病原体的发现通常与研究技术进步密切相关，肝炎病毒的发现就是典型的例子。1947 年临床将肝炎分为甲型肝炎和血清型肝炎。1963 年美国学者布伦伯格（Baruch Blumberg，1925—2011）发现澳大利亚抗原（Australia antigen），并于 1968 年证实是乙型肝炎病毒（hepatitis B virus，HBV），因而获得 1976 年诺贝尔奖。1973 年美国学者 Stephen Feinstone 等利用免疫电镜技术观察到甲型肝炎病毒（hepatitis A virus，HAV）。1975 年阿尔特（Harvey Alter）观察到输血传播的非甲非乙型肝炎，称为丙型肝炎，并发现其可通过输血感染黑猩猩；1989 年霍顿（Michael Houghton）利用噬菌体肽库展示技术从感染的黑猩猩血液中分离到丙型肝炎病毒（hepatitis C virus，HCV）基因组片段，此后赖斯（Charles Rice）利用基因工程技术建立细胞培养 HCV 的方法，使抗 HCV 药物筛选成为可能，导致直接抗病毒药物（direct acting antiviral，DAA）的研发和临床应用，HCV 成为可治愈疾病，阿尔特、霍顿、赖斯因此获得 2020 年诺贝尔奖。1977 年意大利学者 Mario Rizzetto 等发现丁型肝炎病毒（hepatitis D virus，HDV）。1978 年在印占克什米尔地区暴发肠道传播的非甲非乙肝炎，1983 年前苏联学者

Mikhail Balayan 观察到引起该病的病毒样颗粒，1990 年美国学者 Gregory Reyes 等克隆到该病毒基因组，该病毒确定为戊型肝炎病毒（hepatitis E virus，HEV）。

呼吸道传播疾病传播迅速，通常导致地区性或全球大流行。近年感染人的高致病性禽流感病毒新亚型的不断出现，造成了人类的感染甚至流行，如 H5N1、H7N9。冠状病毒曾被认为是人类普通感冒的病原体，但是，2002 年 SARS 冠状病毒（SARS-CoV）在东亚和北美引起严重急性呼吸综合征（severe acute respiratory syndrome，SARS）流行，导致大量感染者死亡；2012 年中东呼吸综合征冠状病毒（MERS-CoV）在中东和韩国流行，死亡率高达 35%；2019 年 SARS 冠状病毒 2（SARS-CoV-2）引起的 2019 冠状病毒病（coronavirus disease，COVID-19）席卷全球，截至 2024 年已造成 7.6 亿人感染，近 7 百万人死亡，严重干扰了全球的社会和经济。匈牙利学者考里科（Katalin Karikó）和美国学者韦斯曼（Drew Weissman）发现碱基优化的信使 RNA（mRNA）疫苗可有效预防 SARS-CoV-2 感染，降低死亡率，因此获得 2023 年诺贝尔奖。

克雅病（Creutzfeldt-Jakob disease，CJD）是中枢神经系统退行性疾病，1920 年首次报道，病因长期未研究清楚。1954 年在巴布亚-新几内亚发现库鲁病（Kuru disease），也是中枢神经系统退行性疾病。研究发现克雅病、库鲁病和羊瘙痒病（sheep scrapie）均为传染性海绵状脑病（transmissible spongiform encephalopathy，TSE），用甲醛、加热、紫外线照射等破坏细菌、病毒和核酸的方法不能去除 TSE 组织的传染性，推测其病因不是典型的病原体感染，1982 年美国学者布鲁希纳（Stanley Prusiner）提出其致病因子是感染性蛋白（proteinaceous infectious），简称为朊粒（Prion），并得到后续研究证实，因此获得 1997 年诺贝尔奖。1986 年英国暴发疯牛病（mad cow disease），1996 年发现疯牛病可以传染人类引起痴呆。

抗微生物的药物治疗遭遇耐药性问题。1959 年发现耐甲氧西林金黄色葡萄球菌（methicillin-resistant *Staphylococcus aureus*，MRSA）。1982 年发现产超广谱 β-内酰胺酶（extended spectrum β-lactamases，ESBL）的肺炎克雷伯菌。20 世纪 90 年代以来陆续发现耐药结核分枝杆菌、多重耐药结核分枝杆菌（MDR-TB）、广泛耐药结核分枝杆菌（XDR-TB），导致难治性结核病。2009 年发现携带有新德里金属-β-内酰胺酶基因（New Delhi metallo-β-lactamase 1，NDM-1）的超级耐药菌，可以水解除氨曲南以外的所有 β-内酰胺类药物，介导菌株对青霉素类、头孢菌素类和碳青霉烯类抗生素的耐受。抗病毒治疗也存在病毒变异带来的耐药性问题。

现代微生物学时期的另一突出成就是对传染病的特异性预防。通过规划免疫的推广应用，1980 年世界卫生组织（World Health Organization，WHO）宣告天花已在全球消灭，这是第一个被人类利用知识和技术消灭的重大传染病。通过新型疫苗研究和免疫接种，多数曾经严重危害人类健康的传染病将会逐步被控制甚至消灭。脊髓灰质炎病毒有望在不久的将来成为下一个被消灭的病原体。

在医学微生物学的发展中，我国科学工作者也做出了重要贡献。20 世纪初，伍连德（Wu Lien-Teh，1879—1960）（图 4）建立了中国最早的现代细菌学研究所和传染病防疫体系，控制了 1910 年和 1920 年哈尔滨鼠疫大流行，提出肺鼠疫学说，证实西伯利亚旱獭（*Marmota sibirica*）是鼠疫传播的中间宿主，获得 1935 年诺贝尔奖提名。20 世纪 30 年代，黄祯祥（1910—1987）研究马脑炎病毒时，创建了体外细胞培养病毒技术，为病毒培养及疫苗制备提供了新途径。1955 年汤飞凡（1897—1958）（图 5）

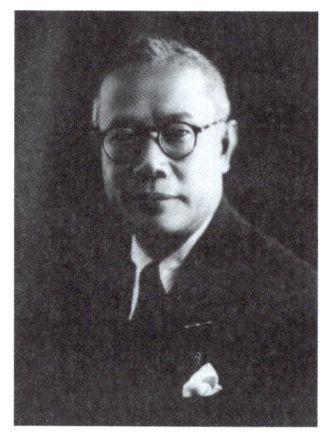

图 4　伍连德（1879—1960）

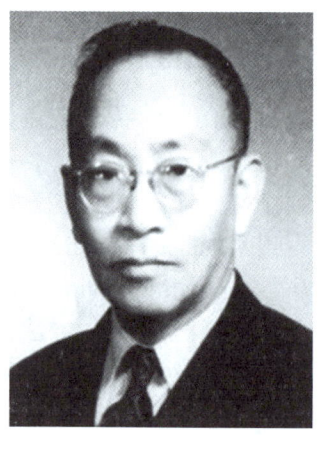

图 5　汤飞凡（1897—1958）

用鸡胚卵黄囊接种并加链霉素抑菌技术，首次从沙眼患者样本中分离出沙眼衣原体，促进了对衣原体的研究和沙眼的控制。2009 年我国学者在大别山区发现引起发热伴血小板减少综合征（severe fever with thrombocytopenia syndrome，SFTS）的病毒，现命名为大别班达病毒（Dabie Banda virus）。我国科学工作者在传染病疫苗的研制和规划免疫方面也取得了巨大成就，如成功地研制并推广应用了脊髓灰质炎疫苗、麻疹疫苗、甲型肝炎疫苗、基因工程乙型肝炎疫苗等。由于疫苗的广泛应用，我国不仅成功地根除了天花，控制了鼠疫、霍乱等烈性传染病，还有效控制了麻疹、白喉、破伤风、流行性脑脊髓膜炎等传染病，使其发病率大幅度降低。

与医学微生物学关系密切的诺贝尔奖成就见表 2。

表 2 与医学微生物学相关的主要诺贝尔奖

| 获奖人 | 年度 | 研究成就 |
| --- | --- | --- |
| Emil von Behring（德国） | 1901 | 1890 年发现白喉抗毒素血清，建立血清治疗方法 |
| Robert Koch（德国） | 1905 | 1882 年分离、鉴定结核分枝杆菌，明确其与结核病的关系 |
| Charles Nicolle（法国） | 1928 | 1910 年发现斑疹伤寒的传播媒介是体虱 |
| Gerhard Domagk（德国） | 1939 | 1935 年发现磺胺类的抗菌作用 |
| Alexander Fleming（英国）<br>Ernst Chain（英国）<br>Howard Florey（澳大利亚） | 1945 | 1929 年 Fleming 发现青霉素有抗菌作用，1940 年 Chain 和 Florey 纯化了青霉素，开创抗生素时代 |
| Wendell Stanley（美国）<br>John Northrop（美国） | 1946* | 1935 年发现纯化结晶的烟草花叶病毒仍具有感染性，晶体实际是病毒核酸 |
| Max Theiler（南非） | 1951 | 1937 年将黄热病毒经鼠代代建立疫苗，用于黄热病预防 |
| Selman Waksman（美国） | 1952 | 1944 年发现链霉素，是第一个有效治疗结核病的药物 |
| John Enders（美国）<br>Thomas Weller（美国）<br>Frederick Robbins（美国） | 1954 | 1949 年发现脊髓灰质炎病毒可在人胚胎组织增殖，建立了病毒体外培养方法 |
| Joshua Lederberg（美国） | 1958 | 1952 年通过影印培养法证明细菌的耐药性和抗噬菌体变异无须接触药物和噬菌体就能发生，促进了细菌遗传学研究 |
| Andre Lwoff（法国）<br>François Jacob（法国）<br>Jacques Monod（法国） | 1965 | 1950 年 Lwoff 发现紫外线可终止噬菌体的溶原状态而进入溶菌性周期，阐明了酶的遗传控制和病毒复制机制。1960 年 Jacob 和 Monod 发现乳糖操纵子（Lac operon） |
| Peyton Rous（美国） | 1966 | 1911 年发现鸡肉瘤病毒，证明微生物可致肿瘤 |
| Max Delbruck（美国）<br>Alfred Hershey（美国）<br>Salvador Luria（美国） | 1969 | 1943 年通过噬菌体研究发现病毒的复制机制和遗传结构 |
| David Baltimore（美国）<br>Renato Dulbecco（美国）<br>Howard Temin（美国） | 1975 | 1952 年 Dulbecco 建立病毒噬斑形成试验。1970 年 Baltimore 和 Temin 分别发现某些肿瘤病毒含逆转录酶，证明遗传信息可从 RNA 流向 DNA |
| Baruch Blumberg（美国）<br>Carleton Gajdusek（美国） | 1976 | 1963 年 Blumberg 发现澳抗，继而发现了乙型肝炎病毒，并建立疫苗。1957 年 Gajdusek 提出库鲁病、羊瘙痒病由慢病毒引起 |
| Werner Arber（瑞士）<br>Daniel Nathans（美国）<br>Hamilton Smith（美国） | 1978 | 1962 年 Nathans 用 *E. coli* 无细胞提取物表达噬菌体衣壳蛋白。1967 年 Arber 发现细菌甲基化酶。1970 年 Smith 发现细菌限制性内切酶 |
| Paul Berg（美国） | 1980* | 1972 年 Berg 将 λ 噬菌体基因和 *E. coli* 的半乳糖操纵子插入 SV40 DNA 中，开创基因重组先河 |

续表

| 获奖人 | 年度 | 研究成就 |
|---|---|---|
| Michael Bishop（美国）<br>Harold Varmus（美国） | 1989 | 1976 年发现 Rous 鸡肉瘤病毒的癌基因也存在于动物和人类细胞，提出原癌基因（proto-oncogene）概念 |
| Kary Mullis（美国） | 1993 | 1988 年从耐热菌水生栖热菌（*Thermus aquaticus*）中分离耐热 DNA 聚合酶，建立聚合酶链反应（PCR） |
| Stanley Prusiner（美国） | 1997 | 证明朊粒（prion）是羊瘙痒病、克雅病的病原体 |
| Barry Marshall（澳大利亚）<br>Bobin warren（澳大利亚） | 2005 | 发现并分离培养幽门螺杆菌，并阐明其是引起胃炎和消化道溃疡的病原体 |
| Harald zur Hausen（德国）<br>Francoise Barre-Sinoussi（法国）<br>Luc Montagnier（法国） | 2008 | 发现人乳头瘤病毒与宫颈癌发生的关系<br>发现人类免疫缺陷病毒（HIV） |
| 大隅良典（日本） | 2015 | 以酵母菌为模型，发现并阐明了细胞自噬的功能与机制 |
| Harvey Alter（美国）<br>Michael Houghton（英国）<br>Charles M. Rice（美国） | 2020 | 发现丙型肝炎病毒 |
| Katalin Karikó（匈牙利）<br>Drew Weissman（美国） | 2023 | 建立碱基优化的 mRNA 疫苗，可有效预防 SARS-CoV-2 感染 |

\*诺贝尔化学奖，其余未标注的均为诺贝尔生理学或医学奖

## 四、挑战与展望

尽管医学微生物学有很大发展，但还面临许多挑战。

**1. 深入研究病原微生物** 至今尚无高效抗乙型肝炎病毒药物和预防艾滋病的特异性疫苗。出血热病毒、冠状病毒、高致病性禽流感病毒、朊粒等新发病原体的防控和治疗措施都有欠缺。结核分枝杆菌、霍乱弧菌的耐药株或变异株导致疫苗预防和药物治疗失败，使得一度控制良好的结核和霍乱成为再发感染病。这些问题的根源是人们对这些病原体了解有限，只有深入研究其生物学特性、传播特点、基因变异与耐药机制、致病机制及特异性诊断等，才有可能最终有效控制相关的疾病危害。通过微生物组学大数据研究，可以在微生物群的层次上，发现过去未曾观察到的微生物世界的许多秘密，认识微生物与微生物之间、微生物与宿主之间更为隐秘的联系。

**2. 研制新型微生物疫苗** 包括灭活或减毒活疫苗的研究，以及利用基因工程技术研制基因重组亚单位疫苗、嵌合疫苗（微生物抗原或细胞因子嵌合表达的疫苗）、核酸疫苗等新型疫苗，以有效预防和控制传染病。

**3. 研制特异靶向抗感染药物** 抗感染药物主要包括化学药物和抗生素等。尽管抗生素可以有效治疗细菌感染，但不断出现耐药菌株逐步成为抗感染治疗的难题。从分子水平研究常用药物的抗菌机制及其耐药机制非常重要，有助于研制新的有特异作用靶点的抗菌药物。同时，抗病毒药物的缺乏严重影响病毒性感染的治疗与控制。除核苷类、非核苷类和蛋白酶抑制剂等抗病毒药物外，从基因水平入手研制抑制病毒基因复制与表达的药物是当前研究的重点方向之一。

**4. 加强监测和防控** 应建立健全公共卫生监测机构和体系，加强疾病控制，加强公共卫

生突发事件应急处理能力，健全我国国家和地区级公共卫生信息网，及时有效地控制和预防各种传染病的发生和流行。

总之，医学微生物学的发展将有利于更准确地掌握和解析病原微生物的自然规律和致病机制，创新病原体检测技术，研制更有效地预防和治疗各种感染性疾病的疫苗和药物，逐渐控制或消灭传染病，维护人类健康与生命。

（钟照华）

# 第一章 细菌的形态与结构

第一章数字资源

细菌（bacterium）是属于原核生物（prokaryote）的一种单细胞微生物，有广义和狭义两种范畴：广义上泛指各类原核细胞型微生物，包括细菌、放线菌、支原体、衣原体、立克次体、螺旋体；狭义上则专指其中数量最大、种类最多、具有典型代表性的细菌，它们形体微小，结构简单，具有细胞壁和原始核质，无核仁和核膜，除核糖体外无细胞器。

## 第一节 细菌的大小与形态

观察细菌最常用的仪器是光学显微镜，其大小可在显微镜下进行测量，一般以微米（μm）为单位。在营养丰富的人工培养条件下，细菌按其外形可分为球菌、杆菌和螺形菌三大类（图1-1）。在自然界中，绝大多数细菌黏附在无生命或有生命的物体表面，以生物膜（biofilm）的形式存在。

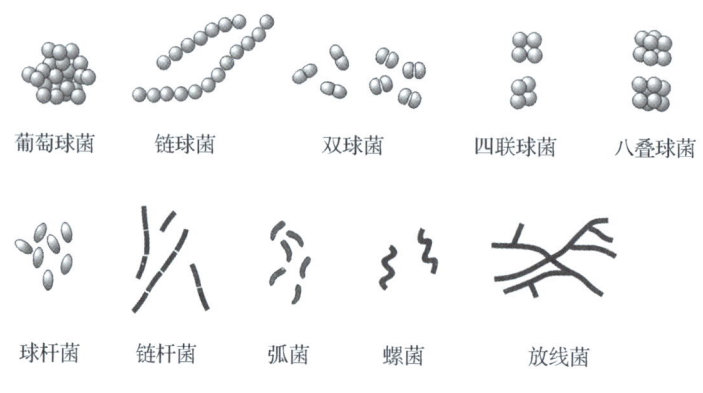

图1-1 细菌的基本形态

**1. 球菌（coccus）** 多数球菌直径为1 μm左右，呈圆球形或近似球形。由于繁殖时细菌分裂平面不同和分裂后菌体之间相互黏附程度不同，可形成不同的排列方式，这对一些球菌的鉴别具有意义。

（1）双球菌（diplococcus）：在一个平面上分裂，分裂后两个菌体成对排列，如脑膜炎奈瑟菌、肺炎链球菌。

（2）链球菌（streptococcus）：在一个平面上分裂，分裂后多个菌体连接成链状，如乙型溶血性链球菌。

（3）葡萄球菌（staphylococcus）：在多个不规则的平面上分裂，分裂后菌体无一定规则地排列在一起似葡萄状，如金黄色葡萄球菌。

（4）四联球菌（tetrad coccus）：在两个互相垂直的平面上分裂，分裂后四个菌体黏附在一起呈正方形,如四联加夫基菌。

（5）八叠球菌（sarcina coccus）：在三个互相垂直的平面上分裂,分裂后八个菌体排列成包裹状立方体,如藤黄八叠球菌。

**2. 杆菌（bacillus）** 不同杆菌的大小、长短、粗细差别较大。大的杆菌如炭疽芽孢杆菌长 3～10 μm，中等的如大肠埃希菌长 2～3 μm，小的如布鲁氏菌长仅 0.6～1.5 μm。杆菌多为直杆状，也有的菌体稍弯；多数分散存在，也有呈链状排列，称为链杆菌（streptobacillus）。菌体两端大多呈钝圆形，少数两端平齐（如炭疽芽孢杆菌）或两端尖细（如梭杆菌）。有的杆菌末端膨大成棒状，称为棒状杆菌（corynebacterium）；有的菌体短小，近于椭圆形，称为球杆菌（coccobacillus）；有的常呈分支生长趋势，称为分枝杆菌（mycobacterium）；有的末端常呈分叉状，称为双歧杆菌（bifidobacterium）。

**3. 螺形菌（spiral bacterium）** 菌体弯曲，有的菌体长 2～3 μm，只有一个弯曲，呈弧形或逗点状，称为弧菌（vibrio），如霍乱弧菌；有的菌体长 3～6 μm，有数个弯曲，称为螺菌（spirillum），如鼠咬热螺菌；也有的菌体细长弯曲呈弧形或螺旋形，称为螺杆菌（helicobacter），如幽门螺杆菌。

细菌形态很大程度上受温度、pH、培养基成分和培养时间等环境因素的影响。一般在适宜的生长条件下培养 18～24 小时的细菌形态比较典型，在不利环境或菌龄老时常出现梨形、气球状和丝状等不规则的多形性，称为衰退型。因此，为观察细菌的大小和形态，应在适宜生长条件下对数生长期进行观察。

## 第二节　细菌的结构

细菌具有典型的原核细胞结构和功能。每个细菌细胞都具有细胞壁、细胞膜、细胞质和核质，这是细菌的基本结构；仅某些细菌具有的荚膜、鞭毛、菌毛、芽孢称为细菌的特殊结构（图 1-2）。

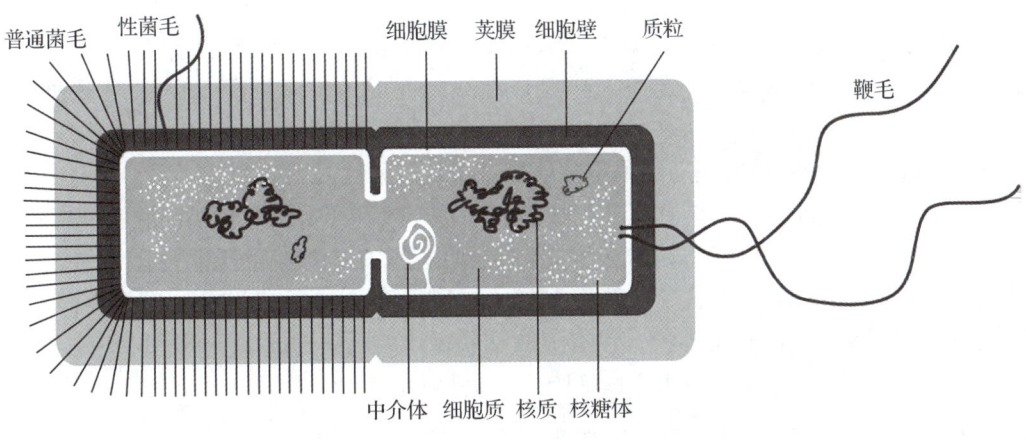

图 1-2　细菌的结构

## 一、细菌的基本结构

细菌的细胞壁、细胞膜、细胞质和核质都有一些细菌特有的成分或结构，这些成分或结构决定了细菌独特的性状。

## （一）细胞壁（cell wall）

细胞壁位于菌细胞的最外层，包绕在细胞膜的周围，是一种膜状结构，组成较复杂，因细菌而异。通过革兰氏染色（Gram staining）可将细菌分为两大类，即革兰氏阳性菌（G⁺）和革兰氏阴性菌（G⁻）。两类细菌细胞壁的共有组分为肽聚糖，又分别拥有各自的特殊组分。

**1. 肽聚糖（peptidoglycan）** 又称为黏肽（mucopeptide）或胞壁质（murein），是一类复杂的多聚体，是细菌细胞壁的主要组分，为原核细胞所特有。革兰氏阳性菌的肽聚糖由聚糖骨架（backbone）、四肽侧链（tetrapeptide side chain）和五肽交联桥（peptide cross bridge）三部分组成，革兰氏阴性菌的肽聚糖仅由聚糖骨架和四肽侧链两部分组成（图1-3）。

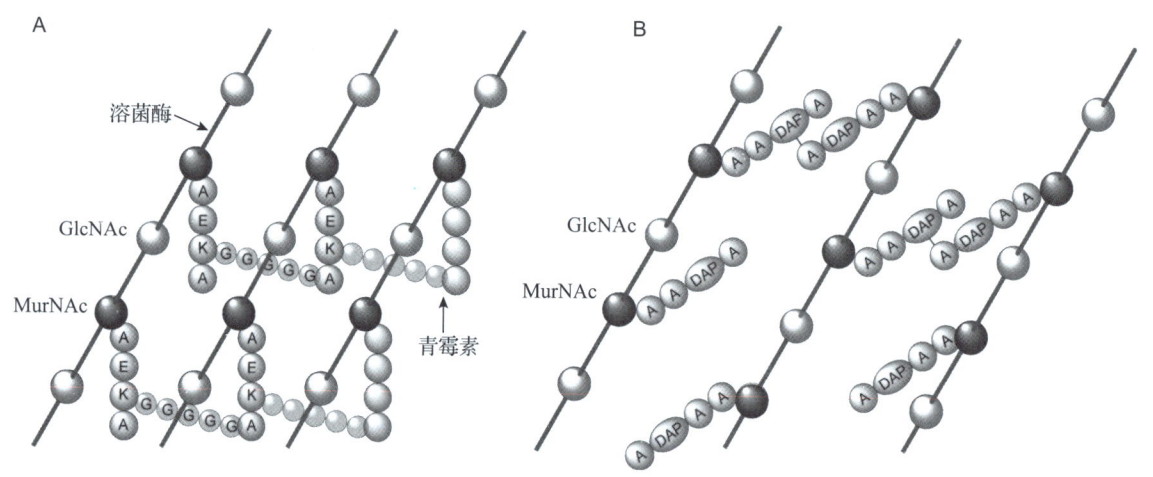

**图 1-3 细菌细胞壁肽聚糖结构**
A. 革兰氏阳性菌细胞壁肽聚糖结构；B. 革兰氏阴性菌细胞壁肽聚糖结构。
GlcNAc：N-乙酰葡糖胺；MurNAc：N-乙酰胞壁酸；A：丙氨酸；
E：谷氨酸；K：赖氨酸；G：甘氨酸；DAP：二氨基庚二酸

聚糖骨架由N-乙酰葡糖胺（N-acetylglucosamine，GlcNAc）和N-乙酰胞壁酸（N-acetylmuramic acid，MurNAc）交替间隔排列，经β-1,4-糖苷键联结而成。不同细菌细胞壁的聚糖骨架均相同。

四肽侧链的组成和联结方式随细菌不同而异。革兰氏阳性菌（如葡萄球菌）细胞壁四肽侧链第3位的L-赖氨酸通过由5个甘氨酸组成的交联桥连接到相邻聚糖骨架四肽侧链末端的D-丙氨酸上，从而构成机械强度坚韧的三维立体结构（图1-3A）。革兰氏阴性菌（如大肠埃希菌）四肽侧链的第3位氨基酸是二氨基庚二酸（diaminopimelic acid，DAP），并由DAP与相邻四肽侧链末端D-丙氨酸直接连接，没有五肽交联桥，因而只形成单层平面网络的二维结构（图1-3B）。DAP迄今仅发现存在于原核细胞的细胞壁中。

肽聚糖是一些杀菌物质的靶点。溶菌酶（lysozyme）能裂解肽聚糖中N-乙酰葡糖胺和N-乙酰胞壁酸之间的β-1,4-糖苷键，破坏聚糖骨架，引起细菌裂解。青霉素（penicillin）能与细菌竞争合成肽聚糖过程中所需的转肽酶，抑制四肽侧链上D-丙氨酸与五肽交联桥之间的联结，使细菌不能合成完整的肽聚糖，从而发挥杀菌作用。革兰氏阴性菌不形成五肽交联桥，因此青霉素对多数革兰氏阴性菌杀菌效果不好，但青霉素在细菌还有其他靶点，对某些革兰氏阴性菌（如淋病奈瑟菌）有很强的杀菌效果。

**2. 革兰氏阳性菌细胞壁特殊组分** 革兰氏阳性菌细胞壁较厚（20～80 nm），除含有15～50层肽聚糖结构外，大多数尚含有大量的磷壁酸（teichoic acid），少数是糖醛酸磷壁酸（teichuronic acid）（图1-4）。磷壁酸由核糖醇（ribitol）或甘油残基经磷酸二酯键互相连接而成，其结构中少数基团被氨基酸或糖所取代，多个磷壁酸分子组成长链穿插于肽聚糖层中，这是革兰氏阳性菌带更多负电荷的原因。磷壁酸按其结合部位不同，分为壁磷壁酸（wall teichoic acid，WTA）和膜磷壁酸（membrane teichoic acid）两种，后者又称脂磷壁酸（lipotechoic acid，LTA）。壁磷壁酸一端通过磷脂与肽聚糖上的胞壁酸共价结合，另一端伸出细胞壁游离于细胞膜外。膜磷壁酸一端与细胞膜外层上的糖脂共价结合，另一端穿越肽聚糖层伸出细胞壁表面呈游离状态。磷壁醛酸与磷壁酸相似，仅在其结构中以糖醛酸代替磷酸。壁磷壁酸与膜磷壁酸共同组成带负电荷的网状多聚物或基质，使得革兰氏阳性菌的细胞壁具有良好的坚韧性、通透性及静电性能。磷壁酸还具有抗原性及黏附素活性。此外，某些革兰氏阳性菌细胞壁表面尚有一些特殊的表面蛋白质，如金黄色葡萄球菌的A蛋白、A群链球菌的M蛋白等。大多数革兰氏阳性菌细胞壁中蛋白质含量较少。

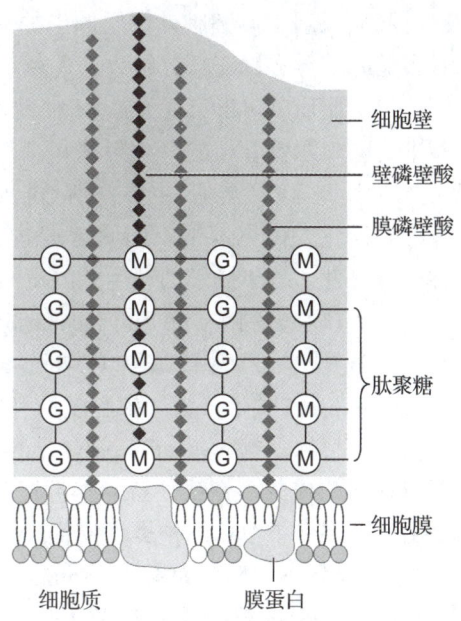

图1-4 革兰氏阳性菌细胞壁结构

**3. 革兰氏阴性菌细胞壁特殊组分** 革兰氏阴性菌细胞壁较薄（10～15 nm），但结构较复杂。除含有1～2层的肽聚糖结构外，尚有其独特的外膜（outer membrane），约占细胞壁干重的80%（图1-5）。

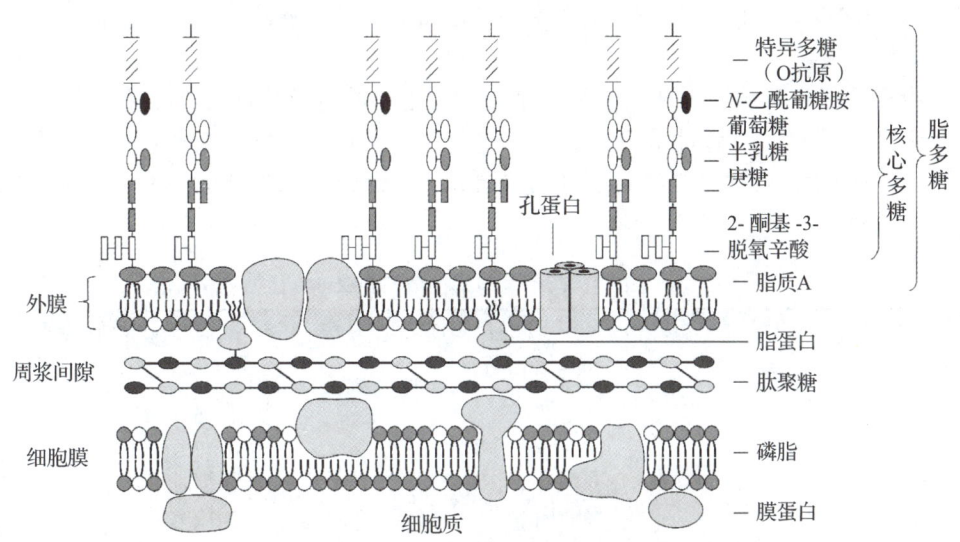

图1-5 革兰氏阴性菌细胞壁结构

外膜由脂蛋白、不对称的脂质双层和脂多糖三部分组成。磷脂层与细胞膜成分相似，其与外层的脂多糖成分构成不对称的脂质双层结构。脂蛋白位于肽聚糖层和脂质双层之间，其蛋白质部分与肽聚糖侧链的二氨基庚二酸相连，其脂质成分与脂质双层非共价结合，使外膜和肽聚糖层构成一个整体。脂质双层内镶嵌的多种蛋白质称为外膜蛋白（outer membrane protein，OMP），其中有的为孔蛋白（porin），如大肠埃希菌的OmpF、OmpC，允许分子量≤600的水溶性分子通过；有的为诱导性或去阻遏蛋白质，参与特殊物质的扩散过程；有的为噬菌体、性菌毛或细菌素的受体。

脂质双层中向细胞外侧层伸出的是脂多糖（lipopolysaccharide，LPS）。LPS 由脂质 A、核心多糖和特异多糖三部分组成，即革兰氏阴性菌的内毒素（endotoxin）。

（1）脂质 A（lipid A）：为一种糖磷脂，由 β-1,6- 糖苷键相连的 D- 氨基葡萄糖双糖组成的基本骨架，双糖骨架的游离羟基和氨基可携带多种长链脂肪酸和磷酸基团。不同种属细菌的脂质 A 骨架基本一致，其主要差别是脂肪酸的种类和磷酸基团的取代不尽相同，其中 β- 羟基豆蔻酸是肠道菌所共有的。脂质 A 是内毒素（endotoxin）的毒性和生物学活性的主要组分，无种属特异性，故不同细菌产生的内毒素的毒性作用均相似。

（2）核心多糖（core polysaccharide）：位于脂质 A 的外层，由己糖（葡萄糖、半乳糖等）、庚糖、2- 酮基 -3- 脱氧辛酸（2-keto-3-deoxyoctonate acid，KDO）、磷酸乙醇胺等组成，经 KDO 与脂质 A 共价联结。核心多糖有属特异性，同一属细菌的核心多糖相同。

（3）特异多糖（specific polysaccharide）：位于脂多糖的最外层，为数个至数十个寡聚糖重复单位所构成的多糖链。特异多糖是革兰氏阴性菌的菌体抗原（O 抗原），具有种特异性，这是由于其多糖中单糖的种类、位置、排列和空间构型各不相同。若特异多糖缺失，细菌会从光滑（smooth，S）型变为粗糙（rough，R）型。

此外，少数革兰氏阴性菌（脑膜炎奈瑟菌、淋病奈瑟菌、流感嗜血杆菌）的 LPS 结构不典型，其外膜糖脂含有短链分枝状聚糖组分（与粗糙型肠道菌的 LPS 相似），称为脂寡糖（lipooligosaccharide，LOS）。它与哺乳动物细胞膜的鞘糖脂成分非常相似，从而使这些细菌逃避宿主免疫细胞的识别，因此 LOS 是革兰氏阴性菌的毒力因子。

在革兰氏阴性菌的细胞膜和外膜的脂质双层之间有一空隙，占细胞体积的 20%～40%，称为周质间隙（periplasmic space）。该间隙含有多种水解酶，如蛋白酶、核酸酶、碳水化合物降解酶，以及作为毒力因子的胶原酶和透明质酸酶等，在细菌获得营养、解除有害物质毒性等方面起到重要作用。

革兰氏阳性菌和革兰氏阴性菌细胞壁结构的显著不同，导致这两类细菌在染色性、抗原性、致病性及对药物的敏感性等方面有很大差异（表1-1）。此外，某些细菌（如分枝杆菌）细胞壁含有丰富的脂质，与上述革兰氏阳性菌和革兰氏阴性菌细胞壁结构显著不同，因此这类细菌具有特殊的生物学性状和致病特点。

表 1-1　革兰氏阳性菌与阴性菌细胞壁结构比较

| 细胞壁性状 | | 革兰氏阳性菌 | 革兰氏阴性菌 |
|---|---|---|---|
| 厚度 | | 20～80 nm | 10～15 nm |
| 强度 | | 较坚韧 | 较疏松 |
| 肽聚糖 | | | |
| | 组成 | 聚糖骨架 | 聚糖骨架 |
| | | 四肽侧链 | 四肽侧链 |
| | | 五肽交联桥 | 无 |
| | 结构类型 | 三维立体结构 | 二维平面结构 |
| | 层数 | 可多达 50 层 | 1～2 层 |
| | 含量 | 占细胞壁干重 50%～80% | 占细胞壁干重 5%～20% |
| 糖类含量 | | 约 45% | 15%～20% |
| 脂类含量 | | 1%～4% | 11%～22% |
| 磷壁酸 | | 有 | 无 |
| 外膜 | | | |
| | 脂蛋白 | 无 | 有 |
| | 不对称的脂质双层 | 无 | 有 |
| | 脂多糖 | 无 | 有 |

**4. 细胞壁的主要功能** 细胞壁在维持细菌的基本性状和致病性上有重要作用。

（1）保护细菌和维持菌体形态：细菌菌体固有形态是由坚韧而富弹性的细胞壁维持。细胞壁还保护细菌抵抗低渗环境，细菌细胞质内有高浓度的无机盐和大分子营养物质，其渗透压高达 5～25 个大气压（506.6～2533.1 kPa），由于细胞壁的保护作用，细菌能承受内部巨大的渗透压而不会破裂，并能在相对低渗的环境下生存。

（2）物质交换：细胞壁上有许多小孔和特定转运蛋白，可参与菌体内外的物质交换。

（3）与致病性有关：乙型溶血性链球菌表面的 M 蛋白与脂磷壁酸结合，在细菌表面形成微纤维（microfibril），可介导菌体与宿主细胞黏附，是该菌重要的致病物质；金黄色葡萄球菌 A 蛋白、乙型溶血性链球菌 M 蛋白具有对抗免疫细胞吞噬的功能；磷壁酸和 LPS 具有抗原性，可以诱发机体的免疫应答。LPS 是内毒素，可使机体发热、白细胞增加，严重时可致休克死亡。

（4）与耐药性有关：革兰氏阳性菌肽聚糖缺失可使作用于细胞壁的抗菌药物失效；革兰氏阴性菌外膜通透性的降低可阻止某些抗菌药物进入，以及外膜主动外排（泵出）抗菌药物，是细菌重要的耐药机制。

（5）与静电性有关：磷壁酸和 LPS 均带负电荷，能与 $Mg^{2+}$ 等双价离子结合，有助于维持菌体内离子的平衡，调节细菌生理代谢。但革兰氏阳性菌磷壁酸带更多负电荷，革兰氏阳性菌等电点为 pH 2～3，比革兰氏阴性菌等电点（pH 4～5）更低，故更易与带正电荷的碱性染料结晶紫结合，被染成紫色。

（6）其他：革兰氏阳性菌的磷壁酸是重要的表面抗原，与血清型分类有关。LPS 也可增强机体非特异性抵抗力，并有抗肿瘤等有益作用。

**5. 细胞壁缺陷型（L 型细菌）** 肽聚糖结构受到理化或生物因素的直接破坏或合成被抑制而致细胞壁受损的细菌在高渗环境下仍可存活。这种细胞壁缺陷型细菌于 1935 年由英国 Lister 研究院在观察念珠状链杆菌时发现，故以研究院首字母命名为 L 型（L-form）细菌。现已发现几乎所有细菌、多种螺旋体和真菌可产生 L 型。L 型细菌有两种类型：①革兰氏阳性菌细胞壁缺失后，原生质仅被细胞膜包住，称为原生质体（protoplast）；②革兰氏阴性菌肽聚糖层受损后尚有外膜保护，称为原生质球（spheroplast）。支原体是天然缺乏细胞壁的微生物，与 L 型细菌不同。

L 型细菌在体内或体外、人工诱导或自然情况下均可形成，诱发因素很多，如溶菌酶和溶葡萄球菌素（lysostaphin）、胆汁、抗体、补体等，或抑制细胞壁合成的药物如 β-内酰胺类抗生素、杆菌肽、环丝氨酸、甘氨酸等，或因培养基中缺少合成细胞壁的成分如 DAP、赖氨酸等而获得，也可用亚硝基胍、紫外线、氯化锂等诱变获得。

L 型细菌的形态因缺失细胞壁而呈高度多形性，大小不一，有球形、杆状和丝状等，着色不匀。无论其原为革兰氏阳性菌还是革兰氏阴性菌，形成 L 型细菌后，革兰氏染色大多为阴性。L 型细菌难培养，其营养要求基本与原菌相似，但需在高渗低琼脂含血清的培养基中生长。L 型细菌生长繁殖较原菌缓慢，一般培养 2～7 天后在软琼脂平板上形成中间较厚、四周较薄的荷包蛋样细小菌落，也有的长成颗粒状或丝状菌落。L 型细菌在液体培养基中生长后呈较疏松的絮状颗粒，沉于管底，培养液则澄清。去除诱发因素后，有些 L 型细菌可回复为原菌，有些则不能回复，其决定因素为 L 型细菌是否有残存的肽聚糖作为自身再合成的引物。

某些 L 型细菌仍有一定的致病力，通常引起慢性感染，如尿路感染、骨髓炎、心内膜炎等，常在使用作用于细胞壁的抗菌药物（如 β-内酰胺类抗生素）治疗过程中发生。临床上遇有症状明显而标本常规细菌培养阴性者，应考虑 L 型细菌感染的可能性，宜做 L 型细菌的专门分离培养，并更换抗菌药物。

溶菌酶和青霉素是 L 型细菌最常用的人工诱导剂。溶菌酶和青霉素使细菌不能形成完整的肽聚糖，在一般渗透压环境中细菌死亡，在高渗情况下细菌仍可存活。革兰氏阳性菌形成的原生质体内部渗透压高，必须保存在高渗环境中。革兰氏阴性菌细胞壁中肽聚糖含量较少，菌体内的渗透压比革兰氏阳性菌低，形成的原生质球对低渗环境有一定的抵抗力（表1-2）。

表1-2　L型细菌的特点

| 性状 | 特点 |
| --- | --- |
| 形态 | 因缺失细胞壁，形态呈高度多形性 |
| 染色 | 通常为革兰氏阴性 |
| 培养 | 高渗培养基 |
| 回复 | 去除诱发因素后，有些L型细菌可回复为原菌，有些则不能回复 |
| 致病性 | 可引起尿路感染、骨髓炎、心内膜炎等慢性感染 |
| 药物敏感性 | 使用作用于细胞壁的抗菌药物（如β-内酰胺类抗生素）治疗无效 |

### （二）细胞膜（cell membrane）

细胞膜又称胞质膜（cytoplasmic membrane），位于细胞壁内侧，紧包着细胞质。细菌细胞膜厚约7.5 nm，柔韧致密，富有弹性，占细胞干重的10%～30%。细菌细胞膜的结构与真核细胞的细胞膜基本相同，由磷脂和多种蛋白质组成，但不含胆固醇。细胞膜是细菌赖以生存的重要结构之一，其主要功能如下。

**1. 物质转运**　细菌细胞膜形成疏水性屏障，允许水和某些小分子物质被动扩散、特异性营养物质的选择性进入和废物的排出。透性酶参与营养物质的主动摄取过程。

**2. 生物合成**　细胞膜含有多种酶类，参与细胞结构物质（肽聚糖、磷脂、鞭毛和荚膜等）的合成。其中与肽聚糖合成有关的酶类（转肽酶或转糖基酶）是青霉素作用的主要靶位，称为青霉素结合蛋白（penicillin-binding protein，PBP），PBP突变会导致细菌耐药。

**3. 细菌分裂**　细菌部分细胞膜内陷、折叠、卷曲形成的囊状物，称为中介体（mesosome）（图1-6）。中介体多见于革兰氏阳性菌，可有一个或多个。中介体一端连在细胞膜上，另一端与核质相连，细胞分裂时中介体也一分为二，各携一套核质进入子代细胞，有类似真核细胞纺锤丝的作用。

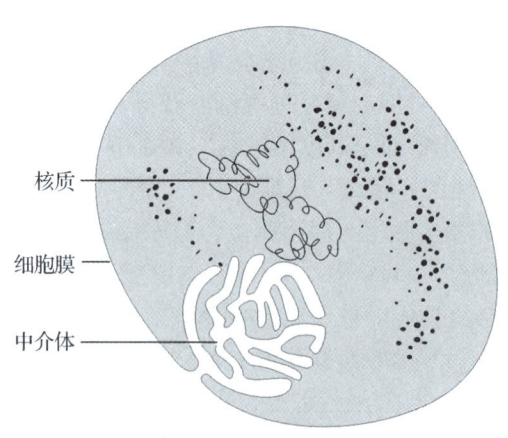

图1-6　细菌中介体

**4. 呼吸作用**　因细菌无线粒体结构，参与细胞氧化呼吸的细胞色素、组成呼吸链的其他酶类及三羧酸循环的某些酶均位于细胞膜。中介体的形成有效地扩大了细胞膜面积，相应地增加了酶的含量和能量的产生，其功能类似于真核细胞的线粒体，故又称拟线粒体（chondroid），在细胞呼吸和能量代谢中发挥重要作用。

### （三）细胞质（cytoplasm）

细胞质是细胞膜包裹的溶胶状物质，又称原生质（protoplasm），由水、蛋白质、脂类、核酸及少量糖和无机盐组成，其中包含许多重要结构。

**1. 核糖体（ribosome）** 核糖体是细菌合成蛋白质的场所，游离于细胞质中，每个细菌体内可达数万个。细菌核糖体沉降系数为 70S，由 50S 和 30S 两个亚基组成，以大肠埃希菌为例，其化学组成 66% 是 RNA，包括 23S、16S 和 5S 核糖体 RNA（rRNA），34% 为蛋白质。核糖体常与正在转录的 mRNA 相连呈"串珠"状，称为多聚核糖体（polysome），使转录和翻译偶联在一起。在生长活跃的细菌体内，几乎所有的核糖体都以多聚核糖体的形式存在。

细菌的核糖体与真核生物核糖体不同，后者沉降系数为 80S，由 60S 和 40S 两个亚基组成。有些抗生素可以结合至细菌核糖体的亚基，如链霉素能与 30S 亚基结合，红霉素与 50S 亚基结合，均能干扰其蛋白质合成，从而杀死细菌，但这些药物不结合人类核糖体，因此对人类细胞无此作用。

**2. 质粒（plasmid）** 是细菌染色体外的遗传物质，存在于细胞质中。质粒为闭合环状的双链 DNA（dsDNA），带有遗传信息，控制细菌某些特定的遗传性状。质粒能独立自行复制，随细菌分裂转移到子代细胞中。质粒不是细菌生长所必不可少的，失去质粒的细菌仍能正常存活。

质粒编码细菌的性状，包括菌毛、细菌素、毒素和耐药性的产生等，质粒可通过接合或转导作用等将有关性状传递给另一细菌。质粒的结构简单，易导入细胞中，在分子生物学研究中作为载体被广泛应用。

**3. 胞质颗粒** 细菌细胞质中含有多种颗粒，大多为贮藏的营养物质，包括糖原、淀粉等多糖、脂类、磷酸盐等。胞质颗粒又称内含物（inclusion），不是细菌的恒定结构，不同细菌有不同的胞质颗粒，同一细菌在不同环境或生长期胞质颗粒也可不同。胞质颗粒中有一种主要成分是 RNA 和多偏磷酸盐（polymetaphosphate）的颗粒，其嗜碱性强，用亚甲蓝染色时着色较深，呈紫色，称为异染颗粒（metachromatic granule）或异染质（volutin）。异染颗粒常见于白喉棒状杆菌，位于菌体两端，故又称极体（polar body），可用于细菌鉴定。

### （四）核质（nuclear material）

细菌是原核细胞，不具有成形的核。细菌基因组 DNA 聚集于细胞质的某一区域，多在菌体中央，称为核质或拟核（nucleoid），因其功能与真核细胞的染色体相似，又称细菌的染色体（bacterial chromosome）。细菌无核膜、核仁和有丝分裂器。

细菌染色体为单倍体。大多数细菌的核质由单一的闭合环状 DNA 分子反复回旋卷曲盘绕，形成一松散网状结构，附着在横隔中介体或细菌膜上。大肠埃希菌染色体长 4639 kb，其中有约 4289 kb 的可读框（open reading frame，ORF）。但是，某些细菌有两个不同的染色体，如霍乱弧菌、羊布鲁氏菌，甚至个别细菌有 3~4 个不同的染色体，而某些疏螺旋体的染色体则为线性双链 DNA 分子。

## 二、细菌的特殊结构

某些细菌有一些特殊结构，包括荚膜、鞭毛、菌毛和芽孢，与细菌的生存和致病性有关。

**1. 荚膜（capsule）** 某些细菌在其细胞壁外包绕一层黏液性物质，为多糖或蛋白质的多聚体，用理化方法去除后并不影响菌细胞的生命活动（图1-7）。凡黏液性物质牢固地与细胞壁结合，厚度≥0.2 μm，边界明显者则称为荚膜，也称大荚膜（macrocapsule），如肺炎链球菌；厚度＜0.2 μm 的称为微荚膜（microcapsule），如伤寒沙门菌的 Vi 抗原、大肠埃希菌的 K 抗原等。若黏液性物质疏松地附着于菌细胞表面，边界不明显且易被洗脱，称为黏液层（slime layer）。荚膜是细菌致病重要的毒力因子，也是鉴别细菌的重要标志。

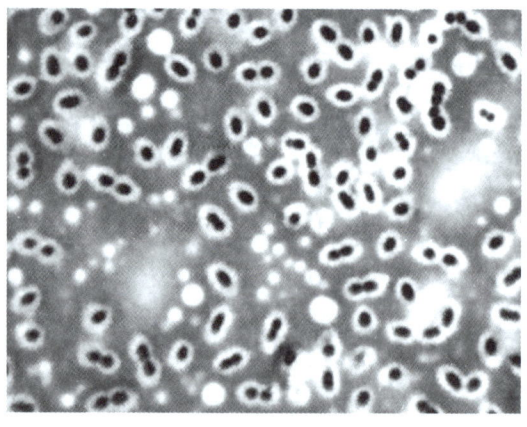

图1-7 细菌荚膜（墨汁负染）

（1）化学组成：大多数细菌的荚膜是多糖，但炭疽芽孢杆菌、鼠疫耶尔森菌等的荚膜为多肽。由多糖组成的荚膜和黏液层称为糖萼（glycocalyx）。荚膜多糖为高度水合分子，含水量95%以上，与菌细胞表面的磷脂或脂质A共价结合。多糖分子组成和构型的多样化使其结构极为复杂，是细菌血清学分型的基础之一，如肺炎链球菌的荚膜多糖物质的抗原至少可分成85个血清型。荚膜与同型抗血清结合发生反应后逐渐增大，出现荚膜膨胀反应（quellung reaction），可借此确定细菌型别。

荚膜对一般碱性染料亲和力低，不易着色，普通染色只能见到菌体周围有未着色的透明圈，如用墨汁负染，则荚膜显现更为清楚。用特殊染色法可将荚膜染成与菌体不同的颜色。

荚膜的形成受遗传的控制和环境条件的影响。一般在动物体内或含有血清或糖的培养基中容易形成荚膜，在普通培养基上或连续传代则易消失。有荚膜的细菌在固体培养基上形成黏液（M）型或光滑（S）型菌落，失去荚膜后其菌落变为粗糙（R）型。

（2）生物学功能：荚膜和微荚膜具有相同的功能。

1）抗吞噬作用：荚膜具有保护细菌抵抗宿主吞噬细胞的吞噬和消化的作用，增强细菌的侵袭力，因而荚膜是病原菌的重要毒力因子。荚膜多糖亲水并带负电荷，与吞噬细胞膜有静电排斥力，故能阻滞吞噬细胞的表面吞噬活性。例如，肺炎链球菌有荚膜株，数个菌就可使实验小鼠死亡，无荚膜株则需上亿个菌才能使小鼠死亡。

2）黏附作用：荚膜多糖可使细菌彼此粘连，也可黏附于组织细胞或无生命物体表面，参与生物膜（biofilm）的形成，是引起感染的重要因素。变异链球菌依靠荚膜将其固定在牙齿表面，利用口腔中的蔗糖产生大量的乳酸，积聚在附着部位形成生物膜，导致牙齿珐琅质的破坏，发生龋齿。铜绿假单胞菌具有荚膜，在住院患者的各种导管内黏附定居形成生物膜，是医院感染发生的重要因素。

3）抗有害物质的损伤作用：荚膜处于菌细胞的最外层，有使菌体避免和减少受溶菌酶、补体、抗体和抗菌药物等有害物质的损伤的作用。

**2. 鞭毛（flagellum）** 许多细菌（包括所有的弧菌和螺菌、约半数的杆菌和个别球菌）在菌体上附有细长并呈波状弯曲的丝状物，少者仅1～2根，多者达数百根，这些丝状物称为鞭毛，是细菌的"运动器官"。鞭毛经特殊染色法增粗后能在普通光学显微镜下看到。

根据鞭毛的数量和部位，可将鞭毛菌分成4类（图1-8）。①单毛菌（monotrichate）：只有一根鞭毛，位于菌体一端，如霍乱弧菌；②双毛菌（amphitrichate）：菌体两端各有一根鞭毛，如空肠弯曲菌；③丛毛菌（lophotrichate）：菌体一端或两端有一丛鞭毛，如铜绿假单胞菌；④周毛菌（peritrichate）：菌体周身遍布许多鞭毛，如伤寒沙门菌。

鞭毛自细胞膜长出，游离于菌细胞外，由基础小体、钩状体和丝状体三个部分组成（图1-9）。各菌种的鞭毛蛋白（flagellin）不同，具有高度的抗原性，称为鞭毛（H）抗原。

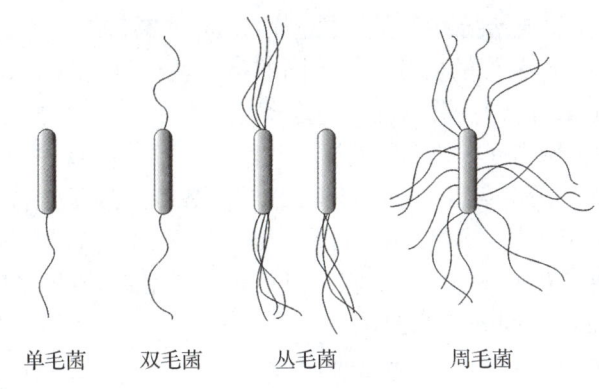

图 1-8 细菌鞭毛的类型

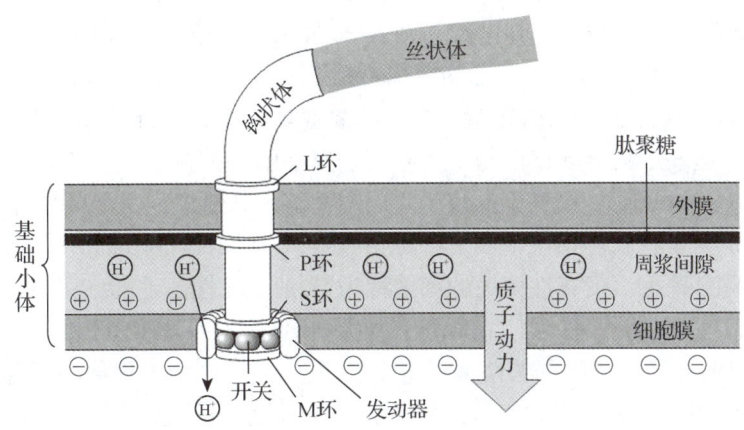

图 1-9 大肠埃希菌鞭毛结构

鞭毛有以下功能。①定向运动：具有鞭毛的细菌在液体环境中能主动、自由地定向游动，速度快。细菌的运动有化学趋向性，常向营养物质处前进，而逃离有害物质；②感知环境变化：鞭毛可以感知环境因素，如温度和 pH 的变化；③有些细菌鞭毛与致病性有关：如霍乱弧菌、空肠弯曲菌等通过活泼的鞭毛运动穿透小肠黏膜表面覆盖的黏液层，使菌体黏附于肠黏膜上皮细胞，产生毒性物质而导致病变发生；④有助于细菌鉴定和分类：根据细菌能否运动（有无动力），鞭毛的数量、部位和特异的抗原性，可鉴定细菌和进行细菌分类。

**3. 菌毛（pilus，fimbriae）** 许多革兰氏阴性菌和少数革兰氏阳性菌菌体表面存在着短而直的丝状物，称为菌毛。菌毛比鞭毛更细，不能用光学显微镜观察到，必须借助电子显微镜才能看到（图 1-10）。菌毛由菌毛蛋白（pilin）组成，菌毛蛋白呈螺旋状，排列成圆柱体，新形成的菌毛蛋白分子插入菌毛的基底部。菌毛蛋白具有抗原性，其编码基因位于细菌的染色体或质粒上。根据功能不同，菌毛可分为普通菌毛和性菌毛两类。

（1）普通菌毛（ordinary pilus）：长 0.2～2 μm，直径 3～8 nm，遍布菌体表面，可达数百根。这类菌毛是细菌的黏附结构，能与人或动物细胞表面的特异性受体结合，是细菌感染的第一步，因此菌毛与细菌的致病性密切相关。

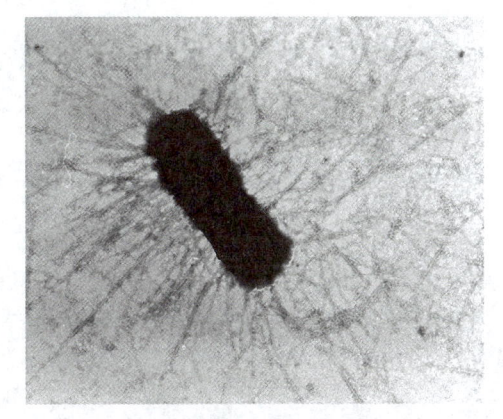

图 1-10 大肠埃希菌菌毛
（透射电镜，×20 000）

菌毛的受体常为糖蛋白或糖脂，菌毛受体的分布决定了易感组织和器官。某些不同种属的红细胞表面具有与菌毛受体相似的成分，故不同的菌毛就会引起不同类型的红细胞凝集，称为血凝（hemagglutination，HA），借此可以鉴定菌毛。例如，大肠埃希菌的 I 型菌毛可黏附于肠道和尿道黏膜上皮细胞表面，也能凝集豚鼠红细胞，但可被 D- 甘露糖所抑制，称为甘露糖敏感性血凝（mannose-sensitive hemagglutination，MSHA）；致肾盂肾炎大肠埃希菌是上行性尿路感染的重要致病菌，其 P 菌毛（pyelonephritis-associated pilus，P pilus）常黏附于肾的集合管和肾盏，还能凝集 P 血型阳性红细胞，但不被甘露糖所抑制，故称为甘露糖抗性血凝（mannose-resistant hemagglutination，MRHA）。

普通菌毛由染色体或质粒编码，因菌种而异。肠产毒性大肠埃希菌（enterotoxigenic E. coli，ETEC）的定植因子是一种特殊类型的菌毛（CFA/I、CFA/II），黏附于小肠黏膜细胞，编码定植因子和肠毒素的基因均位于可接合传递的质粒；而霍乱弧菌、肠致病性大肠埃希菌（enteropathogenic E. coli，EPEC）和淋病奈瑟菌的菌毛都由染色体编码，在所致的肠道或泌尿生殖道感染中起到关键作用。有菌毛的菌株可抵抗肠蠕动或尿液的冲洗作用而有利于定居，一旦丧失菌毛，其致病力也随之消失。在革兰氏阳性球菌中，A 群链球菌的菌毛与 M 蛋白和 LTA 结合在一起，这些结构介导该菌与宿主黏膜上皮细胞的黏附。

（2）性菌毛（sex pilus）：仅见于少数革兰氏阴性菌；数量少，一个菌只有 1~4 根；比普通菌毛长而粗，中空呈管状。性菌毛由一种称为致育因子（fertility factor，F factor）的质粒编码，故性菌毛又称 F 菌毛。带有性菌毛的细菌称为 F$^+$ 菌，无性菌毛的细菌称为 F$^-$ 菌。当 F$^+$ 菌与 F$^-$ 菌相遇时，F$^+$ 菌的性菌毛与 F$^-$ 菌相应的性菌毛受体（如外膜蛋白 A）结合，F$^+$ 菌体内的质粒或染色体 DNA 可通过中空的性菌毛进入 F$^-$ 菌体内，这个过程称为接合（conjugation）。细菌的致育性（编码性菌毛的能力）、毒力、耐药性等性状可通过此方式传递。此外，性菌毛也是某些噬菌体吸附于菌细胞的受体。

**4. 芽孢（spore）** 某些细菌在一定的环境条件下，胞质脱水浓缩，在菌体内部形成一个圆形或卵圆形小体，称为芽孢。芽孢是细菌的休眠形式。产生芽孢的细菌都是革兰氏阳性菌，芽孢杆菌属（炭疽芽孢杆菌等）和梭菌属（破伤风梭菌等）是主要形成芽孢的细菌。

芽孢具有多层膜结构，由内向外依次是核心、内膜、芽孢壁、皮质、外膜、芽孢壳和芽孢外衣（图 1-11）。芽孢带有完整的核质、酶系统和合成菌体组分的结构，能保存细菌的全部生命必需物质。

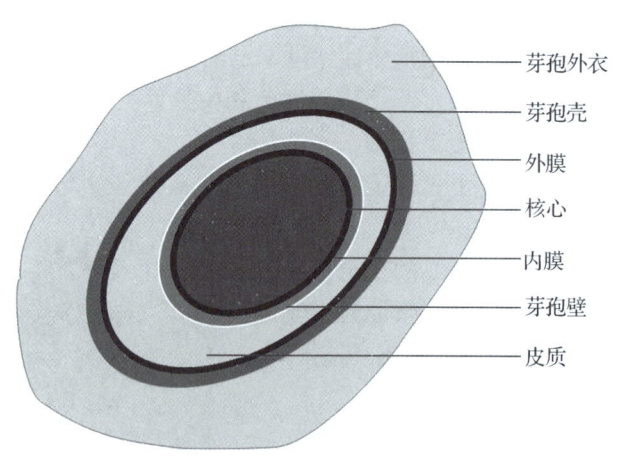

图 1-11　细菌芽孢的结构

芽孢的形成受遗传因素的控制和环境因素的影响。芽孢一般只是在动物体外对细菌不良的环境条件下形成，其形成条件因菌种而异。如炭疽芽孢杆菌在有氧条件下形成，而破伤风梭菌则相反。营养缺乏时细菌生长繁殖减速，可启动芽孢形成的基因。芽孢形成后细菌即失去繁殖的能力，菌体即成为空壳，有些芽孢可从菌体脱落游离。一个细菌只形成一个芽孢，一个芽孢发芽也只生成一个菌体，细菌数量并未增加，故芽孢不是细菌的繁殖方式。与芽孢相比，未形成芽孢而具有繁殖能力的菌体称为繁殖体（vegetative form）。芽孢形成后，若其芽孢壳被机械力、热、pH 改变等刺激作用破坏，并供给水分和营养，芽孢可发芽形成新菌体。芽孢壁厚，折光性强，不易着色，染色时需经媒染、加热等处理。芽孢的大小、形状、位置等随菌种而异，有重要的鉴别价值（图1-12）。例如，炭疽芽孢杆菌的芽孢为卵圆形，比菌体小，位于菌体中央；破伤风梭菌芽孢正圆形，比菌体大，位于顶端，状如鼓槌；肉毒梭菌芽孢也比菌体大，位于次极端。

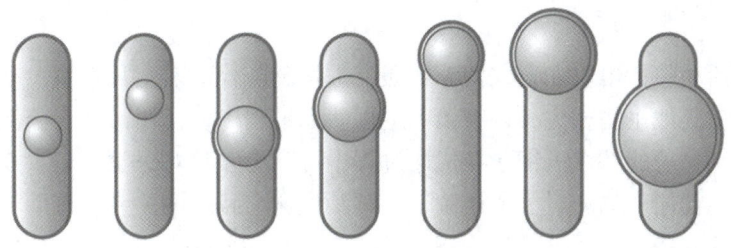

图 1-12　细菌芽孢的位置

芽孢的功能及其医学意义如下。

（1）抵抗力强：细菌的芽孢对热力、干燥、辐射、化学消毒剂等理化因素均有强大的抵抗力。一般细菌繁殖体在 80℃水中迅速死亡，而有的细菌芽孢可耐 100℃沸水数小时。被炭疽芽孢杆菌芽孢污染的草原，传染性可保持 20~30 年。细菌芽孢抵抗力强与其特殊的结构和组成有关。芽孢含水量少（约为繁殖体的 40%），蛋白质不易受热变性；芽孢具有多层致密的厚膜，理化因素不易透入；芽孢的核心和皮质中含有吡啶二羧酸（dipicolinic acid，DPA），DPA 与钙结合生成的盐能提高芽孢中各种酶的热稳定性。芽孢形成过程中很快合成 DPA，同时也获得耐热性；芽孢发芽时 DPA 从芽孢内渗出，其耐热性也随之丧失。

（2）杀死细菌的芽孢是作为判断灭菌效果的指标：被芽孢污染的用具、敷料、手术器械等，用一般方法不易将芽孢杀死，杀灭芽孢最可靠的方法是高压蒸汽灭菌法，进行高压蒸汽灭菌时，应以芽孢是否被杀死作为判断灭菌效果的指标。

（3）细菌芽孢是某些外源性感染的重要来源：某些形成芽孢的细菌可引起人类严重疾病，包括厌氧芽孢梭菌（产气荚膜梭菌、破伤风芽孢梭菌和肉毒梭菌）和需氧芽孢杆菌（炭疽芽孢杆菌），这些细菌的芽孢并不直接引起疾病，仅当芽孢发芽成为繁殖体后才能致病，引起气性坏疽、破伤风、食物中毒和人兽共患的炭疽病。

## 思 考 题

1. 试比较革兰氏阳性菌和革兰氏阴性菌细胞壁结构。
2. 简述细菌的特殊结构、功能及其与医学的关系。

（王国庆）

# 第二章 细菌的生理

第二章数字资源

细菌的生理活动包括摄取和合成营养物质，进行新陈代谢及生长繁殖，整个生理活动的中心是新陈代谢。与其他生物相比，在细菌的生理活动过程中，代谢活动十分活跃、代谢类型多样、繁殖迅速是其显著的特点。细菌在代谢过程中可产生多种对医学、工农业生产和环境卫生等具有重要意义的代谢产物。对于致病菌，了解其代谢与致病的关系，有助于寻找和设计有关疾病诊断和防治的方法。

## 第一节 细菌的理化性状

### 一、细菌的化学组成

细菌的化学组成和其他生物细胞相似，主要包括水、无机盐、蛋白质、糖类、脂质及核酸等。水占细菌细胞总重量的 75%～90%。细菌中的无机离子包括钾、钠、铁、镁、钙、氯等，用以构成细菌的各种成分及维持酶的活性和跨膜化学梯度等。细菌尚含有一些原核细胞型微生物特有的化学成分，包括肽聚糖、磷壁酸、D 型氨基酸、二氨基庚二酸、吡啶二羧酸等。

### 二、细菌的物理性状

**1. 光学性状** 细菌为半透明体。当光线照射至细菌，部分被吸收，部分被折射，故细菌悬液呈浑浊状态。菌数越多浊度越大，使用比浊法或测定透光度可以粗略地估计液体中细菌的数量。

**2. 表面积** 生物体代谢与表面积/体积比有重要关系。细菌体积微小且为单细胞，但细胞膜通过扭曲折叠，获得相对大的表面积，有利于同外界环境进行物质交换，以保证细菌旺盛的代谢。

**3. 带电现象** 细菌固体成分的 50%～80% 是由兼性离子氨基酸组成的蛋白质。革兰氏阳性菌等电点（pI）为 2～3，革兰氏阴性菌 pI 为 4～5，故在近中性或弱碱性环境中，细菌均带负电荷，尤其以前者所带电荷更多。细菌的带电现象与细菌的染色反应、凝集反应、抑菌和杀菌作用等都有密切关系。

**4. 半透性** 细菌的细胞壁和细胞膜都有半透性，允许水及部分小分子物质通过，有利于吸收营养和排出代谢产物。

**5. 渗透压** 细菌体内因含有高浓度的营养物质和无机盐,故其细胞内渗透压高,一般革兰氏阳性菌的渗透压高达 20～25 个大气压,革兰氏阴性菌为 5～6 个大气压。细菌所处的一般环境相对低渗,因有坚韧细胞壁的保护不致崩裂。若细菌处于比胞内渗透压更高的环境中,菌体内的水分可逸出,导致胞质浓缩,形成生理性脱水,细菌生长繁殖被抑制甚至死亡。

## 第二节 细菌的营养

### 一、细菌的营养类型

不同的细菌对营养物质的需求不同。根据细菌所利用碳源和氮源的来源,将细菌分为自养菌和异养菌两大营养类型。

**1. 自养菌(autotroph)** 能以简单的无机物为原料,如利用 $CO_2$、$CO_3^{2-}$ 作为碳源,利用 $N_2$、$NH_3$、$NO_2^-$、$NO_3^-$ 等作为氮源,合成菌体成分。将所需能量来自无机物氧化的细菌称为化能自养菌(chemoautotroph),而通过光合作用获得能量的细菌称为光能自养菌(photoautotroph)。

**2. 异养菌(heterotroph)** 该类细菌必须以多种有机物为原料,如蛋白质、糖类,才能合成菌体成分并获得能量,包括腐生菌(saprophyte)和寄生菌(parasite)。腐生菌以分解动植物尸体、腐败食物等获取营养物质。寄生菌寄生于活体内,从宿主的有机物中获得营养。所有的病原菌都是异养菌,绝大部分在致病阶段属寄生菌。

### 二、细菌的营养物质

细菌生长繁殖时,需要水、碳源、氮源、无机盐和生长因子等必需物质(表2-1)。

表2-1 细菌生长所需的营养物质

| 营养物质 | 主要成分 | 主要功效 |
| --- | --- | --- |
| 水 | $H_2O$ | 构成菌体成分;营养物质吸收和代谢的介质 |
| 碳源 | 糖类 | 合成菌体成分;供给能量 |
| 氮源 | 氨基酸、蛋白质 | 合成菌体成分;参与重要生命活动过程 |
| 无机盐 | 磷、硫、钾、钠、钙、镁、铁、钴、锌、锰、铜等 | 合成菌体成分;维持酶的活性;参与能量储存和转运;调节菌体的渗透压;某些元素(铁)与细菌致病性有关 |
| 生长因子 | 维生素、氨基酸、嘌呤、嘧啶、高铁血红素(X因子)、辅酶(V因子) | 补充细菌自身不能合成的有机营养成分;供给某些特殊需要细菌的呼吸辅酶 |

### 三、细菌物质转运的机制

细菌在代谢过程中需要摄取营养,同时还需要转运代谢过程中的产物、排出废物及有害物质。不同细菌转运物质的方式不完全相同,即使对同一种物质,不同细菌的摄取和转运方式也可能存在差异。水和水溶性物质可以通过具有半透膜性质的细胞壁和细胞膜进出细胞，蛋白质、多糖等大分子营养物质需经细菌分泌的胞外酶作用分解成小分子物质才能被吸收。细菌转运物质的方式包括被动扩散和主动转运两种。

**1. 被动扩散（passive diffusion）** 指物质从浓度高向浓度低的一侧扩散，其驱动力是浓度梯度，不消耗能量。被动扩散包括简单扩散（simple diffusion）和易化扩散（facilitated diffusion）。其中前者指不需要任何细菌组分的帮助，转运物就可以进出细胞质内的过程；后者指需要细菌特异性蛋白来帮助或促进物质的跨膜转运的过程，如甘油的转运就属于易化扩散，进入细菌内的甘油要被甘油激酶催化形成磷酸甘油才能在菌体内积累。

**2. 主动转运（active transport）** 是细菌物质转运的主要方式，其特点是物质从浓度低向浓度高的一侧转运，需要消耗能量。细菌有如下主动转运系统。

（1）ABC转运体（ATP-binding cassette transporter）：是跨质膜的运输ATP酶，是一个复杂的蛋白超家族，每个成员都有高度保守的ATP结合区（ATP-binding cassette，ABC）。ABC转运体通过水解ATP获得能量，发生构象改变，进而将与之结合的底物（离子、氨基酸、核苷酸、多糖、多肽等）转移至膜的另一侧，包括入胞和出胞。原核生物和真核生物均有ABC转运体。革兰氏阴性菌的特异性结合蛋白位于周质间隙，革兰氏阳性菌的特异性结合蛋白位于细胞外表面。ABC转运体不仅可以摄入营养，也可外排抗菌药物，与细菌的耐药性有关。

（2）化学渗透驱使转运系统（离子偶联转运）：该系统利用膜内外两侧质子或离子浓度差产生的质子动力或钠动力作为驱使营养物质跨膜转移的能量。转运营养物质的载体是电化学离子梯度透性酶，这种酶是一种能够进行可逆性氧化还原反应的疏水性膜蛋白，即在氧化状态时与营养物质结合，而在还原状态时其构象发生变化，使营养物质释放进入胞质内。这种方式在需氧菌中极为常见。

（3）基团转移：营养物质在转运的过程中被磷酸化，使营养物质的转运与代谢相结合，更为有效地利用能量。如大肠埃希菌摄入葡萄糖需要磷酸转移酶系统，细胞膜上的载体蛋白首先在胞质内从磷酸烯醇丙酮酸获得磷酸基团后，在细胞膜的外表面与葡萄糖相结合，将其运送入胞质内后释放出6-磷酸葡萄糖。经过磷酸化的葡萄糖在胞内累积，不能再逸出菌体。该系统的能量供体是磷酸烯醇丙酮酸。

（4）特异性转运：几乎所有的细菌生长都需要铁。细菌分泌载铁体，与铁螯合使其以可溶性复合物的形式进入菌体内。载铁体是异羟肟酸的衍生物，与$Fe^{3+}$螯合能力极强，形成铁-异羟肟酸复合物，通过贯穿细菌外膜、周质间隙和内膜的蛋白质协同作用，使铁进入菌细胞内并释放出来。载铁体与细菌的致病性有关。有的病原菌以特异性受体与宿主的转铁蛋白或者乳铁蛋白结合，依赖其提供的能量将铁转运至细胞内。

## 第三节　细菌的新陈代谢

新陈代谢（metabolism）是生命的基本特征之一。细菌的新陈代谢显著特点是代谢旺盛和代谢类型多样化，包括分解代谢与合成代谢两个方面。分解代谢是指底物分解和转化为能量的过程。合成代谢是指所产生的能量和少数几种简单的前体用于细胞组分的合成过程。伴随着代谢过程，细菌可产生许多在医学上具有重要意义的代谢产物。

### 一、细菌的能量代谢

细菌的能量代谢主要涉及ATP形式的化学能。在细菌的有机物分解或无机物氧化过程中释放的能量通过底物磷酸化或氧化磷酸化合成 ATP。

生物体能量代谢的基本生化反应是生物氧化（biological oxidation）。生物氧化的方式包括加氧、脱氢和脱电子反应，细菌以脱氢或氢的传递更为常见。在有氧或无氧环境中，各种细菌的生物氧化过程、代谢产物和产生能量的多少均有所不同。以有机物为受氢体的称为发酵（fermentation）；以无机物为受氢体的称为呼吸（respiration），其中以分子氧为受氢体的是需氧呼吸（aerobic respiration），以其他无机物（硝酸盐、硫酸盐等）为受氢体的是厌氧呼吸（anaerobic respiration）。需氧呼吸在有氧条件下进行，厌氧呼吸必须在无氧条件下进行。不同的细菌因其具有的酶系统差异，在代谢过程中对氧气的需求和产生能量的方式可存在异同。

大多数病原菌获得能量的基质（生物氧化的底物）主要为糖类，通过糖的氧化或酵解释放能量，常见途径包括糖酵解、磷酸戊糖途径、需氧呼吸、厌氧呼吸等，并以高能磷酸键的形式（ADP、ATP）储存能量。

**1. 糖酵解（glycolysis）** 是大多数细菌共有的基本代谢途径。反应最终的受氢体为未彻底氧化的中间代谢产物，产生能量远比需氧呼吸少。1 分子葡萄糖可生成 2 分子丙酮酸（pyruvate），并产生 2 分子 ATP 和 2 分子 $NADH+H^+$。丙酮酸之后的代谢随细菌的种类不同而有差异。

**2. 磷酸戊糖途径（pentose phosphate pathway）** 由己糖生成戊糖的循环途径，是糖酵解途径的分支。其主要功能是为生物合成提供前体和还原能，反应获得的 12 分子 $NADPH+H^+$，供进一步利用。产能效果仅为糖酵解途径的一半，所以不是产能的主要途径。

**3. 需氧呼吸** 1 分子葡萄糖在有氧条件下彻底氧化，生成 $CO_2$、$H_2O$，并产生 32 分子 ATP。在需氧呼吸中，葡萄糖经过糖酵解途径生成丙酮酸，后者脱羧产生乙酰辅酶 A 后进入三羧酸循环彻底氧化。然后脱出的氢进入电子传递链进行氧化磷酸化，最终以分子氧作为受氢体。需氧菌和兼性厌氧菌都能进行需氧呼吸。

**4. 厌氧呼吸** 专性厌氧菌没有需氧电子传递链和完整的三羧酸循环，1 分子葡萄糖经厌氧糖酵解只能产生 2 分子 ATP，最终以外源的无机氧化物（$CO_2$、$SO_4^{2-}$、$NO_3^-$）作为受氢体，是一种产能效率低的呼吸。兼性厌氧菌在缺氧条件下也可进行厌氧呼吸。

## 二、细菌的代谢产物

**1. 分解代谢产物和细菌的生化反应** 不同的细菌所具有的酶系统有差异，分解能力也不一致，因而其代谢产物各异。细菌在分解代谢过程中，通过其产生的酶系统分解各种营养物质（底物），产生许多种代谢产物，包括各种中间和最终的代谢产物，可以为小分子有机物和无机物、气体等，其中许多在合成代谢、信号转导、适应环境变化等过程中发挥重要的作用。

通过检测细菌分解某种底物后产生的代谢产物，可以进行细菌的鉴定，称为细菌的生化反应（biochemical reaction）试验。细菌的生化反应已经广泛应用于临床标本中致病菌的鉴定。根据生化反应时底物的不同，细菌的生化反应可分为碳水化合物代谢试验、氨基酸和蛋白质代谢试验、碳源和氮源利用试验、各种酶类试验四大类。其中碳水化合物代谢试验主要包括糖（醇、苷）类发酵试验（carbohydrate fermentation test）、甲基红试验（methyl red test）、V-P 试验（Voges-Proskauer test）、β-半乳糖苷酶试验、氧化-发酵试验、七叶苷水解试验等；氨基酸和蛋白质代谢试验主要包括吲哚试验（indole test）、硫化氢试验（hydrogen sulfide test）、尿素酶试验（urease test）、苯丙氨酸脱氨酶试验、氨基酸脱羧酶试验等；碳源和氮源利用试验主要包括枸橼酸盐利用试验（citrate utilization test）、丙二酸盐利用试验等；各种酶类试验主要包括氧化酶试验、过氧化氢酶（触酶）试验、硝酸盐还原试验、凝固酶试验等。常用的细菌生化反应试验及原理见表 2-2。

表 2-2　常用的细菌生化反应试验及原理

| 试验名称 | 原理 | 细菌举例 |
| --- | --- | --- |
| 糖发酵试验 | 不同细菌分解糖类的能力和代谢产物不同，有的分解糖后可产酸，有的分解糖后产酸产气。产酸可使培养基中加入的指示剂变色，产气可使倒立小管中出现气泡或试管中的琼脂出现断裂 | 大肠埃希菌分解葡萄糖、乳糖产酸产气；伤寒沙门菌、福氏志贺菌不分解乳糖 |
| 甲基红试验 | 细菌分解葡萄糖产生丙酮酸，有的细菌进一步将丙酮酸分解为甲酸、乙酸、乳酸等，使培养基 pH ≤ 4.5，甲基红指示剂呈红色，即甲基红试验阳性 | 大肠埃希菌甲基红试验阳性，产气肠杆菌阴性 |
| V-P 试验 | 有的细菌能使丙酮酸脱羧生成中性的乙酰甲基甲醇，后者在碱性溶液中被氧化生成二乙酰，二乙酰与含胍基化合物反应生成红色化合物，即 V-P 试验阳性 | 产气肠杆菌 V-P 试验阳性，大肠埃希菌阴性 |
| 吲哚试验 | 有些细菌分解培养基中的色氨酸生成吲哚（靛基质），吲哚与对二甲基氨基苯甲醛作用，生成红色的玫瑰吲哚，即吲哚试验阳性 | 大肠埃希菌吲哚试验阳性，产气肠杆菌阴性 |
| 硫化氢试验 | 有些细菌分解培养基中的含硫氨基酸（如半胱氨酸）生成 $H_2S$，$H_2S$ 遇铅或铁离子生成黑色的硫化物，即硫化氢试验阳性 | 沙门菌、变形杆菌硫化氢试验阳性，大肠埃希菌阴性 |
| 尿素酶试验 | 有些细菌能产生尿素酶，分解培养基中的尿素产生氨，使培养基 pH 升高，指示剂酚红变为红色，即尿素酶试验阳性 | 变形杆菌、幽门螺杆菌尿素酶试验阳性，沙门菌、志贺菌阴性 |
| 枸橼酸盐利用试验 | 在以枸橼酸盐为唯一碳源的培养基中，某些细菌可产生分解枸橼酸盐的酶，分解枸橼酸盐生成碳酸盐，分解铵盐生成氨，使培养基变为碱性，引发指示剂颜色改变，即枸橼酸盐利用试验阳性 | 产气肠杆菌枸橼酸盐利用试验阳性，大肠埃希菌阴性 |

细菌的生化反应对于鉴别细菌尤其是形态、染色性和培养特性相似的细菌非常重要。例如，肠杆菌科细菌形态相似，主要依据生化反应进行鉴定，常用吲哚（I）、甲基红（M）、V-P（V）、枸橼酸盐利用（C）四种试验，合称为 IMViC 试验。大肠埃希菌和产气肠杆菌的 IMViC 试验结果分别为"＋＋－－"和"－－＋＋"。

临床细菌学检验中，已普遍采用微量、快速的生化鉴定方法，全自动细菌鉴定及药敏分析仪使细菌的生化反应鉴定更加快速高效。此外，应用气相、液相色谱法鉴定细菌分解代谢产物中的挥发性或非挥发性有机酸和醇类，能够快速确定细菌种类。

### 案例 2-1

患者，男，32 岁，进食不洁食物 1 天后出现发热、腹痛、腹泻、里急后重、黏液脓血便等症状。患者入院后取其粪便标本接种至沙门-志贺菌平板（SS 平板）培养基，37℃ 24 小时培养后形成细小、无色、半透明的菌落。挑选上述菌落接种克氏双糖管培养，显示该菌发酵葡萄糖产酸不产气，不发酵乳糖，不产生 $H_2S$，动力阴性。根据上述培养特性和生化反应结果，判断为志贺菌属细菌感染。

问题：此病例为什么不能通过显微镜观察和鉴别致病菌？通过此案例进一步理解生化反应在细菌鉴别中的作用。

**2. 有重要医学意义的细菌合成代谢产物** 细菌利用分解代谢产生的产物和能量不断合成菌体自身成分，如细胞壁、多糖、蛋白质、脂肪酸、核酸，同时还合成一些在医学上具有重要意义的代谢产物。

（1）热原质（pyrogen）：是细菌合成的一种化学本质为脂多糖的物质，注入机体能引起发热反应。产生热原质的细菌大多是革兰氏阴性菌。热原质耐高温，即使高压蒸汽灭菌（121℃ 20分钟）也不能被破坏，但250℃高温干烤可以破坏热原质。用吸附剂和特殊石棉滤板可除去液体中大部分热原质，蒸馏法效果最好。在制备和使用注射药品过程中应严格遵守无菌操作，防止细菌及其热原质污染。

（2）毒素与侵袭性酶：病原菌可产生外毒素和内毒素，在其致病作用中有重要作用。外毒素（exotoxin）是多数革兰氏阳性菌和部分革兰氏阴性菌在生长繁殖过程中释放到菌体外的蛋白质。内毒素（endotoxin）是革兰氏阴性菌细胞壁的脂多糖成分，当菌体死亡崩解后游离出来。某些细菌可产生侵袭性酶，有助于细菌的侵袭和扩散，是细菌重要的致病物质，如产气荚膜梭菌的卵磷脂酶、链球菌的透明质酸酶。

（3）色素（pigment）：某些细菌能产生不同颜色的色素，有助于鉴别细菌。细菌的色素有两类：一类为水溶性，能弥散到培养基或周围组织，如铜绿假单胞菌产生的色素使培养基或感染的脓汁呈蓝绿色。另一类为脂溶性，不溶于水，只存在于菌体，使菌落显色而培养基颜色不变，如葡萄球菌产生的金黄色或白色色素。细菌产生色素需要一定的条件，如营养丰富、氧气充足、温度适宜。细菌色素不能进行光合作用。

（4）抗生素（antibiotic）：指某些微生物代谢过程中产生的一类能抑制或杀死其他微生物或肿瘤细胞的物质。抗生素大多由放线菌和真菌产生，细菌产生的少，包括由多黏芽孢杆菌（*Bacillus polymyxa*）产生的多组分杂肽类多黏菌素（polymyxin）、由枯草芽孢杆菌（*Bacillus subtilis*）等产生的分子为环状十二肽的杆菌肽（bacitracin）等。抗生素可用于临床治疗。

（5）细菌素（bacteriocin）：某些细菌产生的一类具有抗菌作用的蛋白质称为细菌素。细菌素与抗生素不同，它的作用范围狭窄，仅对与产生菌有亲缘关系的细菌有杀伤作用，如大肠菌素（colicin）是大肠埃希菌产生的细菌素，其编码基因位于 *col* 质粒上。细菌素的临床治疗应用价值不大，但可用于细菌分型和流行病学调查。

（6）维生素（vitamin）：某些细菌在代谢过程中能合成维生素，除供自身需要外，还能分泌至周围环境中，如大肠埃希菌在人体肠道内合成B族维生素和维生素K，可被人体吸收利用。

## 三、细菌的持留状态

细菌可感知环境的变化，通过调整自己的代谢状态适应生存的需要。其中，细菌在特定条件下可形成大量的持留菌（persister）。持留菌是指某一细菌群体中处于不生长或缓慢生长的静止期细菌，这些细菌遗传背景上没有发生耐药性变异，对抗菌药物敏感，但暴露于致死浓度的抗菌药物中仍然可以存活，对外界的各种压力的抵抗力也显著增强，这些细菌在适宜的条件下可以复苏和生长，恢复对抗菌药物的敏感性。持留菌的形成属于细菌的表型变异。细菌形成持留菌后，对抗菌药物及宿主免疫清除因素的抵抗力增加，与许多细菌形成的慢性、反复感染密切相关。

## 四、细菌的分泌系统

细菌在生长代谢过程中,合成许多蛋白质类的物质,如毒素、蛋白酶、溶血素,这些蛋白质可分布于细菌的表面,或释放到所处的外环境中,或注入人或动物细胞内,参与细菌的生命活动和致病作用。

细菌分泌系统(bacterial secretion system)是一种贯穿细菌细胞膜的特殊结构,由多种镶嵌蛋白、细胞膜蛋白、外膜蛋白和辅助蛋白(ATP 酶、信号肽酶或分子伴侣)组成。细菌分泌系统的功能是将细菌细胞内多种效应分子(effector molecule)运输或分泌到细菌细胞表面、外环境或直接注入靶细胞中。细菌的分泌系统参与了细菌的致病过程,如运输或分泌毒素、黏附素和侵袭性酶等,同时也可协助细菌摄取营养物质和铁等,有助于细菌的生长繁殖。

革兰氏阳性菌和阴性菌的分泌系统结构存在一定差异。细菌合成的分泌蛋白,大多数革兰氏阳性菌将其直接分泌到胞外,革兰氏阴性菌、少数革兰氏阳性菌及分枝杆菌则由分泌系统将其分泌到胞外。

根据细菌分泌系统的结构和功能的不同,目前确认的有 9 型分泌系统,执行合成蛋白的分泌过程。革兰氏阴性菌主要有Ⅰ—Ⅵ型、Ⅷ型和Ⅸ型,分枝杆菌及少数革兰氏阳性菌主要为Ⅳ型和Ⅶ型。

**1. Ⅰ型分泌系统(type Ⅰ secretion system,T1SS)** 由位于内膜的 ABC 转运体、定位在内膜跨过周质的膜融合蛋白(membrane fusion protein,MFP)和外膜蛋白(outer membrane protein,OMP)组成,在革兰氏阴性菌中广泛存在。革兰氏阴性菌利用Ⅰ型分泌系统向胞外转运合成的分泌蛋白包括成孔毒素(pore-forming toxin)、蛋白酶、酯酶、S 层蛋白(S layer protein)等。大肠埃希菌 α 溶血素分泌系统是典型的 T1SS。

**2. Ⅱ型分泌系统(type Ⅱ secretion system,T2SS)** 由细胞膜蛋白 SecD—SecF、SecY、ATPase(SecA)、伴侣蛋白和信号肽酶 LspA 组成的 Sec 途径和外膜多聚蛋白复合体(PulD)组成。带有 N 端信号肽的前体蛋白与 SecB 结合后依赖 Sec 途径先穿过内膜,将信号肽切除后释放出成熟蛋白,再经 PulD 跨越外膜完成分泌过程。T2SS 是革兰氏阴性菌分泌胞外酶的主要途径,如铜绿假单胞菌的弹性蛋白酶、外毒素 A、磷脂酶 C 的分泌。

**3. Ⅲ型分泌系统(type Ⅲ secretion system,T3SS)** T3SS 是细菌分泌致病性蛋白的主要途径,由 20 余种蛋白质组成,形成基部(base)、针状结构(needle)、转位子(translocon)三部分。该分泌系统是接触依赖系统,一旦细菌与宿主细胞接触,T3SS 被激活,毒素蛋白被直接注入宿主细胞内。T3SS 主要存在于沙门菌、弧菌、志贺菌、假单胞菌等革兰氏阴性菌中,是多种细菌重要的致病物质,参与细菌的侵袭。

**4. Ⅳ型分泌系统(type Ⅳ secretion system,T4SS)** 在革兰氏阳性菌和革兰氏阴性菌中均有,参与细菌的致病性。其分泌底物范围很广,可以分泌单个蛋白质、蛋白质复合物或者 DNA-蛋白质复合物。T4SS 是与细菌接合机制有关的一类分泌系统,参与幽门螺杆菌和百日咳鲍特菌的毒素分泌,以及淋病奈瑟菌、幽门螺杆菌、大肠埃希菌遗传物质的水平传递,可介导耐药和毒力基因的播散。

**5. Ⅴ型分泌系统(type Ⅴ secretion system,T5SS)** 是革兰氏阴性菌外膜通道转运蛋白系统中最大的一个家族,分泌装置最为单一,分泌的蛋白在跨外膜转运过程中不需要能量和辅助蛋白的参与,又称自主转运(autotransporter)蛋白系统。T5SS 首先通过 Sec 依赖的分泌通道跨内膜转运,到达外周质间隙后,又通过自身的 C 端在外膜上形成一个 β 折叠桶实现跨外膜转运。淋病奈瑟菌的免疫球蛋白 A(IgA)蛋白酶和幽门螺杆菌的空泡毒素经 T5SS 分泌。

**6. Ⅵ型分泌系统（type Ⅵ secretion system，T6SS）** 广泛存在于致病性革兰氏阴性菌中，包括霍乱弧菌、铜绿假单胞菌、沙门菌和伯克霍尔德菌等。T6SS是由多种蛋白质组成的复合体，其相关蛋白按功能可分为结构蛋白、效应蛋白、调节蛋白和分子伴侣蛋白。T6SS的功能就是将细菌合成的毒性蛋白转运到外界环境或是宿主细胞内，与细菌的致病性密切相关。

**7. Ⅶ型分泌系统（type Ⅶ secretion system，T7SS）** 镶嵌于革兰氏阳性菌细胞膜中。在结核分枝杆菌、金黄色葡萄球菌、枯草芽孢杆菌、白喉棒状杆菌和放线菌中均发现有T7SS。结核分枝杆菌T7SS参与其ESAT-6/EsxA和CFP-10/EsxB毒力因子的分泌，可能与结核分枝杆菌毒力密切相关。

**8. Ⅷ型分泌系统（T8SS）** T8SS外膜复合物主要由可溶性辅助因子CsgE、CsgF及外膜脂蛋白CsgG组成。分泌过程中，T8SS需要依赖Sec将底物转运至周质间隙，再由外膜蛋白运输到膜外。T8SS多存在于肠杆菌科中，用来分泌淀粉样卷曲纤维等，该纤维蛋白能够促进细菌生物膜形成，并与宿主免疫系统相互作用，保护细菌抵御恶劣环境。

**9. Ⅸ型分泌系统（T9SS）** T9SS目前仅在拟杆菌门中发现，可分泌细菌的黏附素和毒力因子，如牙龈卟啉单胞菌。T9SS还可帮助环境细菌进行滑行运动，如约氏黄杆菌。不同细菌T9SS的结构有所区别。

## 五、细菌的免疫系统

细菌常受到病毒（如噬菌体）和外来DNA（如质粒）的侵袭。面对这些威胁，细菌在进化过程中逐渐形成了多种防御机制。这些机制通过阻止噬菌体DNA穿入细胞、降解入侵噬菌体的DNA、细胞死亡阻止噬菌体的扩散等多种方式，防止噬菌体的侵扰，保证细菌的生理稳定性。已知的细菌的免疫系统有四种，包括限制修饰系统、流产感染系统、毒素-抗毒素系统、CRISPR-Cas系统。

**1. 限制修饰（restriction modification）系统** 是最早发现的细菌免疫系统。典型的限制修饰系统由限制性内切酶（restriction endonuclease）和甲基化酶（methylase）构成，它们通常成对出现，具有相同的DNA识别位点。限制性内切酶识别特异的DNA序列并打断DNA，同源的甲基转移酶对同一识别位点上的腺嘌呤或胞嘧啶进行甲基化，使得限制性内切酶无法识别，保护DNA不被限制酶裂解。这个系统的限制性内切酶将入侵的DNA水解破坏，而甲基化酶将细菌自身的DNA进行甲基化保护，从而起到免疫作用。

**2. 流产感染（abortive infection，Abi）系统** 又称噬菌体排斥系统（bacteriophage exclusion，BREX）。自然界中噬菌体无处不在，其数量远超细菌数量，对细菌的生存构成威胁。流产感染系统是由噬菌体诱发的细菌死亡进而限制噬菌体增殖的机制。噬菌体的入侵干扰了细菌的正常生理功能，导致细菌死亡，阻止了噬菌体的增殖和扩散，从而保护了周围细菌。

**3. 毒素-抗毒素（toxin-antitoxin，TA）系统** 普遍存在于细菌中，是细菌染色体及质粒上的两个共表达基因，分别编码毒素（toxin）和抗毒素（antitoxin）蛋白。毒素会抑制细菌的生长，而抗毒素可以拮抗毒素，对细菌起保护作用。在不良生长状况或应激状态下毒素表达，而抗毒素低表达或不表达，导致细菌生长抑制和死亡。TA系统分为Ⅰ—Ⅲ型，参与细菌对噬菌体的防御，但其机制尚不清楚。TA系统还参与持留菌的形成。

**4. CRISPR-Cas系统** 为细菌的一种获得性免疫系统，广泛分布于细菌和古菌基因组中。细菌基因组中有大量长度25~50 bp的成簇规则间隔短回文重复序列（clustered regularly interspaced short palindromic repeats，CRISPR），在CRISPR序列上游有一小簇与CRISPR相关的基因（CRISPR-associated gene，Cas），二者合称为CRISPR-Cas系统（图2-1A）。

噬菌体或质粒入侵时，细菌将噬菌体或质粒的特征 DNA 序列记录在自己基因组的 CRISPR 区域。当该噬菌体或质粒再次入侵细菌时，CRISPR-Cas 系统以间隔序列为模板，转录带有噬菌体或质粒特征序列的 RNA，CRISPR-RNA 和 Cas 蛋白（核酸内切酶）共同作用，靶向破坏噬菌体或质粒 DNA，起到保护作用（图 2-1B）。这一系统可以通过获得新的间隔序列来使自身适应新的入侵者。

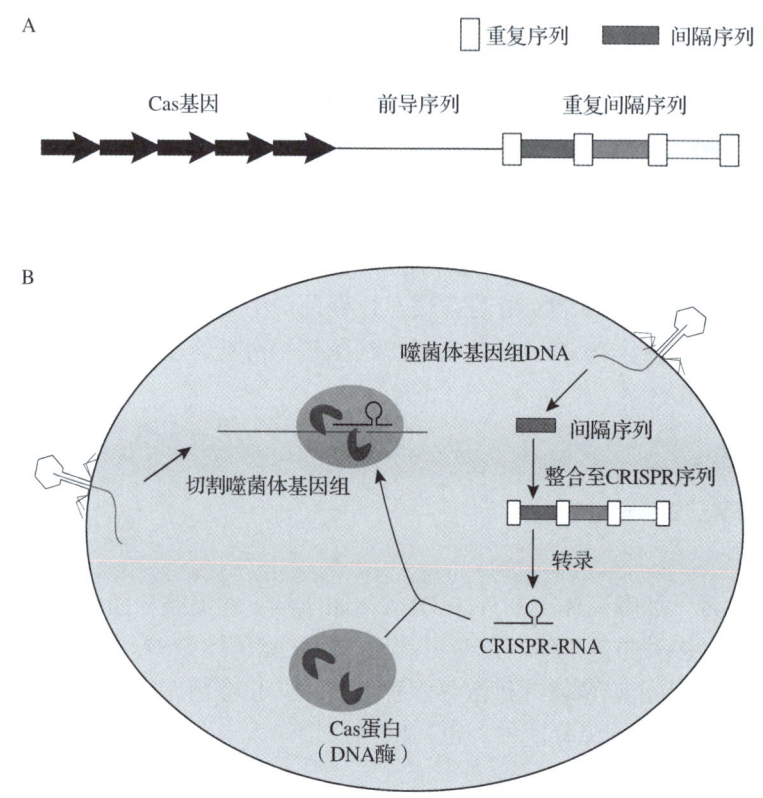

图 2-1 CRISPR-Cas 系统的结构与作用机制示意图
A. 细菌基因组中的 CRISPR-Cas 序列；B. CRISPR-Cas 的作用机制

CRISPR-Cas 系统由于能够对 DNA 进行精确靶向切割，而且 CRISPR-Cas 系统也适用于哺乳类细胞，现已利用该系统对细胞进行遗传工程改造，广泛应用于基因编辑研究。

## 第四节　细菌的生长与繁殖

### 一、细菌生长繁殖所需的条件

细菌的新陈代谢和生长繁殖需要在一定条件下进行。不同的细菌在生长繁殖中所需条件有共性，也显示出一定的个性。

**1. 营养物质**　营养物质为细菌维持生命活动、开展新陈代谢和生长繁殖提供必要的原料和充足的能量，包括水、碳源、氮源、无机盐和生长因子等。

**2. 合适的酸碱度**　每种细菌都有可生长和最适生长的 pH 范围。大多数嗜中性细菌生长的 pH 为 6.0~8.0，而嗜碱性细菌最适 pH 可高达 10.5，嗜酸性细菌最适 pH 可低至 3.0。病原菌最适生长的 pH 一般为 7.2~7.6。个别细菌如霍乱弧菌在 pH 8.4~9.2 生长最好，结核分枝杆菌的最适 pH 为 6.5 ~ 6.8。

**3. 适宜的温度** 不同的细菌生长繁殖中对温度的要求不一。据此可将细菌分为以下三类。①嗜冷菌：生长温度范围为 −5 ~ 30℃，最适为 10 ~ 20℃；②嗜温菌：生长温度范围为 10 ~ 45℃，最适为 20 ~ 40℃；③嗜热菌：生长温度范围为 25 ~ 95℃，最适为 50 ~ 60℃。对人类致病的病原菌经过长期进化过程已适应人体环境，均为嗜温菌，绝大多数最适生长温度为人体体温，即 37℃。当细菌突然暴露于高出适宜生长温度的环境下，可暂时性合成热休克蛋白（heat-shock protein，HSP），这些蛋白质具有耐热性，因而对菌细胞内的热敏感蛋白质起到稳定作用。

**4. 渗透压** 一般培养基的盐浓度和渗透压对大多数细菌是适合其生长的，少数细菌如副溶血性弧菌等嗜盐菌（halophilic bacterium）需要在高浓度（30 g/L）NaCl 环境中生长。细菌通过补偿 $K^+$ 主动转运和带有正电荷的有机多胺（丁二胺）的补偿性分泌来调节细胞内的渗透压和离子强度，同时通过坚韧的细胞壁结构抵抗菌体内高渗环境带来的压力。因此，细菌可以耐受外部较大范围的渗透压和离子强度的变化。

**5. 气体环境** 不同细菌在代谢中能量产生的酶系统存在差异，在代谢时对环境中氧的需求不同。据此可将细菌分为以下四类。

（1）专性需氧菌（obligate aerobe）：这类细菌具有完善的呼吸酶系统，需要分子氧作为受氢体来完成需氧呼吸，仅能在有氧环境下生长，如结核分枝杆菌。

（2）微需氧菌（microaerophilic bacterium）：这类细菌在低氧压（5%）时生长最好，氧浓度 > 10% 对其有抑制作用，如空肠弯曲菌、幽门螺杆菌。

（3）兼性厌氧菌（facultative anaerobe）：这类细菌兼有需氧呼吸和无氧发酵两种功能，不论在有氧或无氧环境中都能生长，但以有氧时生长较好。大多数医学相关的细菌属于此类，如大肠埃希菌、金黄色葡萄球菌。

（4）专性厌氧菌（obligate anaerobe）：这类细菌缺乏完善的呼吸酶系统，利用氧以外的其他物质作为受氢体，只能在无氧环境中进行发酵。有游离氧存在时，不但不能利用分子氧，而且还能受其毒害，甚至死亡，如破伤风梭菌、脆弱拟杆菌。专性厌氧菌在有氧环境中不能生长，可能有下述原因。

1）缺乏氧化还原电势（Eh）高的呼吸酶：各种物质均有其固有的 Eh。在氧化还原过程中，Eh 高的物质可氧化 Eh 低的物质，反之不能。人组织的 Eh 约为 150 mV，普通培养基在有氧环境中 Eh 可达 300 mV 左右，因此，细菌必须具有 Eh 比它们更高的呼吸酶（如细胞色素和细胞色素氧化酶），才能氧化环境中的营养物质。专性厌氧菌缺乏这类高 Eh 呼吸酶，只能在 120 mV 以下的 Eh 时生长，有氧时 Eh 高于此值，故不能生长。

2）缺乏分解有毒氧基团的酶：细菌在有氧环境中代谢时，常产生具有强烈杀菌作用的超氧阴离子（$O_2^-$）和过氧化氢（$H_2O_2$）等有毒氧分子。非厌氧菌可产生超氧化物歧化酶（superoxide dismutase，SOD）和触酶（catalase，过氧化氢酶），前者将超氧阴离子还原成过氧化氢，后者将过氧化氢分解为水和分子氧。

$$2O_2^- + 2H^+ \xrightarrow{SOD} H_2O_2 + O_2 \quad 2H_2O_2 \xrightarrow{触酶} 2H_2O + O_2$$

有的细菌不产生触酶，而是产生过氧化物酶（peroxidase），将 $H_2O_2$ 还原成无毒的水分子。

$$H_2O_2 + AH_2 \xrightarrow{过氧化物酶} 2H_2O + A （某种有机物）$$

专性厌氧菌缺乏这三种酶，故在有氧存在时受到产生的有毒氧基团的影响而不能生长繁殖，甚至被杀灭。

## 二、细菌的生长与繁殖

**1. 细菌个体的生长繁殖** 细菌一般以简单的二分裂（binary fission）方式进行无性繁殖。在适宜条件下，多数细菌繁殖速度很快。细菌分裂数量倍增所需要的时间称为代时（generation time），多数细菌的代时为20～30分钟，产气荚膜梭菌在适宜条件下代时仅为8分钟。有些细菌繁殖速度较慢，如结核分枝杆菌的代时为18～20小时。

细菌分裂时菌体首先增大，染色体复制。革兰氏阳性菌的染色体与细胞膜上的中介体相连，当染色体复制时，中介体一分为二，各向两端移动，分别将新复制的一条染色体拉向细胞一侧。接着细胞膜向内陷入，形成横隔。同时细胞壁也向内生长，最后肽聚糖水解酶使细胞壁肽聚糖的共价键断裂，分裂成为两个子代细菌。革兰氏阴性菌无中介体，染色体直接连接在细胞膜上，复制产生的新染色体则附着在邻近的一点上，在两点间形成的新细胞膜将各自的染色体分隔至两侧。最后细胞壁沿横隔内陷，整个细胞分裂成两个子代细菌。

**2. 细菌群体的生长繁殖** 多数细菌在适宜条件下生长繁殖速度快，一般细菌约20分钟分裂一次。按此速度计算，一个细菌经7小时可繁殖到约200万个细菌，10小时后数目可达10亿以上，随着时间的延长细菌群体将庞大到难以想象的程度。但事实上，由于细菌经过繁殖后，细菌的数目越来越多，环境中营养物质逐渐耗竭，有害代谢产物逐渐积累，细菌周围的气体状况也随之改变，这些变化使得细菌不可能始终保持高速度的无限繁殖。细菌群体的密度受细菌密度感应系统（quorum sensing，QS）的调节，避免细菌过度生长而造成空间和营养物质缺乏，甚至带来危害。

为了研究在群体状态下细菌的生长变化规律，将一定数量的细菌接种于适宜的液体培养基中，定时取样计数活菌数，以培养时间为横坐标，培养物中活菌数的对数为纵坐标，可绘制出一条生长曲线（growth curve）。根据培养基中活菌数的变化，细菌的群体生长过程可分为迟缓期（lag phase）、对数期（logarithmic phase）、稳定期（stationary phase）和衰亡期（decline phase）四期（图2-2）。

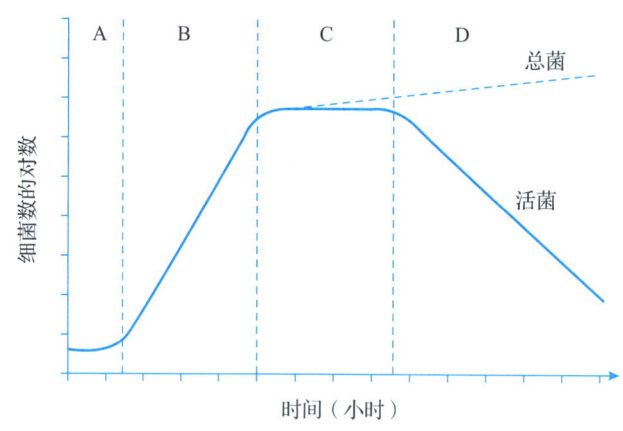

图2-2 细菌的生长曲线示意图
A：迟缓期；B：对数期；C：稳定期；D：衰亡期

（1）迟缓期：在培养的最初阶段，一般为1～4小时，细菌分裂迟缓，繁殖少，活菌数增加的不明显。此阶段菌体增大，代谢活跃，为细菌的分裂合成积累充足的酶、辅酶和中间代谢产物。迟缓期长短因菌种，接种菌的菌龄、菌量和接种前所处状态，培养基及培养条件等的不同而异。

（2）对数期：又称指数生长期（exponential phase）。细菌在此阶段生长迅速，活菌数以几何级数增长，生长曲线呈直线上升。此期细菌的形态、染色、生理活性都最典型，对外界环境因素的作用敏感。因此，研究细菌的生物学性状（形态染色、生化反应、药物敏感试验等）应选用该期的细菌。对数期长短因菌种、接种菌的菌量、培养基及培养条件等的不同而异。

（3）稳定期：此阶段由于培养基中营养物质消耗、有害代谢产物积聚等，细菌繁殖速度逐渐减慢，死亡数缓慢增加，生长分裂和死亡的细菌数量处于相对平衡状态。限制需氧菌或兼性厌氧菌生长的因素通常是氧，当培养液中细菌的数目达到 $10^9$ CFU/ml 时，即使振荡通气培养，氧扩散的速度也难以满足细菌生长的要求。该期细菌形态、染色和生理性状常有改变。一些细菌形成芽孢及合成外毒素和抗生素等代谢产物大多发生在稳定期。细菌在稳定期可形成大量持留菌，对抗菌药物及各种压力的抵抗力显著增加。

（4）衰亡期：稳定期后细菌繁殖越来越慢，死亡数逐渐增多，并超过活菌数。该期细菌形态显著改变，出现衰退型或菌体自溶，难以辨认；生理代谢活动也趋于停滞。因此，陈旧培养的细菌难以鉴定。

细菌生长曲线只有在体外人工培养的条件下才能观察到。细菌在自然界或人、动物体内繁殖时，受多种环境因素和机体免疫因素的影响，难以出现人工培养中典型的生长曲线。细菌的生长曲线在细菌鉴定、研究工作和生产实践中都有指导意义。掌握细菌生长规律，可以人为地改变培养条件，调整细菌的生长繁殖阶段，更为有效地利用对人类有益的细菌。

## 第五节　细菌的人工培养

人工培养细菌时，需要制备含有充足营养物质、合适酸碱度和渗透压的培养基，同时需要提供细菌生长繁殖所需的适宜温度和气体环境等。

## 一、细菌的培养方法

常用的细菌培养方法包括普通培养法、$CO_2$ 培养法、微需氧培养法及厌氧培养法。

**1. 普通培养法**　将接种后的细菌培养基置于普通的细菌培养箱中培养。该法适用于专性需氧菌和兼性厌氧菌。

**2. $CO_2$ 培养法**　将已接种的培养基置于 $CO_2$ 培养箱中进行培养。少数细菌如牛布鲁氏菌、脑膜炎奈瑟菌、淋病奈瑟菌等需要在含有 5%～10% $CO_2$ 的气体环境中才能生长，尤其是初代分离培养时要求更为严格。

**3. 微需氧培养法**　将已接种的培养基置于三气培养箱中进行培养，培养箱中的气体种类和浓度依次是 5% $O_2$、10% $CO_2$ 和 85% $N_2$，主要应用于幽门螺杆菌、空肠弯曲菌等的培养。

**4. 厌氧培养法**　常用方法有厌氧罐法、气袋法及厌氧箱法三种，可以提供无游离氧的气体环境。厌氧培养法适用于专性厌氧菌的培养。

病原菌的人工培养一般采用 35～37℃，培养时间因细菌种类不同或目的不同而有一定差异，多数为 18～24 小时，药物敏感试验应选用对数期的培养物。

在医药等工业中常使用发酵培养，即在适宜的条件下，利用发酵罐大量培养微生物（细菌、真菌等）细胞并获得生产代谢产物的工艺过程。发酵培养分为两步：种子培养和发酵罐培养。种子培养的目的在于扩大培养，增加细菌数量的同时培养出活性高的细胞，使细胞迅速进行分裂或菌丝快速生长，有利于在发酵罐中产生更多的所需产物。通过发酵培养可制成许多食品、酶制剂和医药用品。

## 二、培养基

培养基（culture medium）是由人工方法配制而成的专供微生物生长繁殖使用的混合营养物制品。通常培养基 pH 为 7.2～7.6，少数细菌按生长要求调整 pH 偏酸或偏碱。许多细菌在代谢过程中分解糖类产酸，故常在培养基中加入缓冲剂，以保持稳定的 pH。培养基制成后必须经灭菌处理。

**1. 按营养组成和用途分类**

（1）基础培养基（basic medium）：含有多数细菌生长繁殖所需的基本营养成分。它是配制特殊培养基的基础，也可作为一般培养基用，如营养肉汤（nutrient broth）、营养琼脂（nutrient agar）、蛋白胨等。

（2）增菌培养基（enrichment medium）：针对某种细菌的特殊营养要求，配制适合这种细菌而不适合其他细菌生长的增菌培养基，在这种培养基上生长的是营养要求相同的细菌群，用于细菌数量较低样本的增菌培养，以提高检出率。增菌培养基包括通用和专用两种类型，前者为基础培养基中添加合适的生长因子或微量元素等，以促使某些特殊细菌生长繁殖，如链球菌、肺炎链球菌需在含血液或血清的培养基中生长；后者又称选择性增菌培养基，即除固有的营养成分外，再添加特殊抑制剂，有利于目的菌的生长繁殖，如碱性蛋白胨水用于霍乱弧菌的增菌培养。

（3）选择培养基（selective medium）：在培养基中加入某种化学物质，使之抑制某些细菌生长，而有利于另一些细菌生长，从而将后者从混杂的标本中分离出来。例如，培养肠道致病菌的沙门 - 志贺菌琼脂（Salmonella-Shigella agar，SS 琼脂），其中的胆盐能抑制革兰氏阳性菌，枸橼酸钠和煌绿能抑制大肠埃希菌，因而使致病的沙门菌和志贺菌容易分离得到。若在培养基中加入抗生素，也可起到选择作用。

（4）鉴别培养基（differential medium）：利用不同的细菌分解糖类和蛋白质的能力及其代谢产物的差异，在培养基中加入特定的作用底物和指示剂，观察细菌在其中生长后对底物的作用及指示剂的变化，从而鉴别细菌，如糖发酵管、三糖铁培养基、伊红 - 亚甲蓝琼脂等。

（5）厌氧培养基（anaerobic medium）：专供厌氧菌分离、培养和鉴别用的培养基。这种培养基营养成分丰富，含有特殊生长因子，氧化还原电势低，并加入亚甲蓝作为氧化还原指示剂。常用的有庖肉培养基（cooked meat medium）、硫乙醇酸盐肉汤等，并在液体培养基表面加入凡士林或液状石蜡以隔绝空气。培养基中的脑心浸液、肝块和肉渣中含有不饱和脂肪酸，能吸收培养基中的氧；硫乙醇酸盐和半胱氨酸是较强的还原剂；维生素 $K_1$、氧化血红素可以促进某些拟杆菌的生长。

**2. 按物理性状分类** 根据物理状态可分为液体培养基（liquid medium）、固体培养基（solid medium）和半固体培养基（semi-solid medium）三大类，决定其物理性状的赋形剂为琼脂（agar）。液体培养基不加琼脂，用于大量增菌，但必须接种纯种细菌。在液体培养基中加入 15 g/L 的琼脂粉，灭菌后凝固成固体培养基，根据需要可制成固体平板和固体斜面两种形式，固体平板常用于混杂标本中细菌的分离和纯化，固体斜面用于观察细菌的培养特性及短期保存菌种。在液体培养基中加入 3～5 g/L 琼脂粉，灭菌后可制成半固体培养基，常用于观察细菌的动力和短期保存菌种。

## 三、细菌在培养基中的生长现象

**1. 在液体培养基中的生长现象** 大多数细菌在液体培养基中生长繁殖后呈现均匀浑浊状态，少数链状的细菌则呈沉淀生长，枯草芽孢杆菌、结核分枝杆菌等专性需氧菌呈表面生长，常形成菌膜。

如果细菌悬浮在液体培养基中，可以用以下方法测量细菌数量：①使用细胞计数板显微计数细菌；②适当稀释细菌，接种到固体培养基，计数形成菌落的数量；③测定液体培养基的浊度。

**2. 在固体培养基中的生长现象** 细菌接种在固体平板培养基上在适宜的环境条件下培养一定时间后，如果接种的细菌数目多，培养后长出的细菌连成片，称为菌苔（lawn）；接种细菌较少处，由单个细菌增殖后形成肉眼可见的细菌集团，称为菌落（colony）。不同细菌形成的菌落，在大小、形状、颜色、气味、透明度、表面光滑或粗糙、湿润或干燥、边缘整齐与否及在血琼脂平板上的溶血情况等呈现一定的异同，有助于识别和鉴定细菌。挑取一个菌落，移种到另一培养基中，可生长出来大量纯种细菌，称为纯培养（pure culture），多用于某些菌种的扩增或鉴别。固体斜面培养基上细菌形成菌苔样生长。此外，取一定量的液体标本或培养液均匀接种于琼脂平板上，可计数菌落，推算标本中的活菌数，以单位体积的液体中的菌落形成单位（colony forming unit，CFU）作为计量单位。这种菌落计数法常用于检测自来水、饮料、污水和临床标本的活菌含量。

细菌菌落可分为三型：①光滑型菌落（smooth colony，S 型菌落）：菌落表面光滑、湿润、边缘整齐、有光泽，其他特点如突起、扁平、透明度、溶血等可依菌种不同而有区别；②粗糙型菌落（rough colony，R 型菌落）：菌落表面粗糙、干燥、呈皱纹或颗粒状，边缘大多不整齐。R 型菌落中的细菌多因细菌变异失去菌体表面多糖或蛋白质形成，其抗原不完整，毒力和抗吞噬能力都比变异前减弱。但也有少数细菌新分离的毒力株的菌落就是 R 型，如炭疽芽孢杆菌、结核分枝杆菌；③黏液型菌落（mucoid colony，M 型菌落）：菌落黏稠、有光泽，似水珠样，多见于有厚荚膜或丰富黏液层的细菌，如肺炎克雷伯菌。

**3. 在半固体培养基中的生长现象** 半固体培养基黏度低，细菌经穿刺接种培养后，有鞭毛的细菌在其中仍可自由运动，沿穿刺线呈羽毛状或云雾状浑浊生长；无鞭毛的细菌只能沿穿刺线呈明显的线状生长。

## 四、人工培养细菌的用途

细菌培养对疾病的诊断、预防、治疗和科学研究都具有重要的作用。

**1. 病原学诊断** 明确细菌感染性疾病的病原体需要取患者的有关标本，进行细菌分离培养、鉴定和药物敏感试验，其结果可协助临床诊断，并指导临床用药。

**2. 细菌学研究** 有关细菌生理、遗传变异、致病性和耐药性等的研究都需要细菌的培养和菌种的保存。

**3. 生物制品制备** 供防治疾病用的疫苗、类毒素、抗毒素、免疫血清及供诊断疾病用的菌液、抗血清等生物制品的制备，需要进行细菌培养，有的需要分离细菌代谢产物，并进一步免疫动物进行制备。

**4. 工农业生产** 细菌培养和发酵过程中的多种代谢产物在工农业生产中有广泛用途，可制成抗生素、维生素、氨基酸、有机溶剂、酒、酱油、味精等产品。细菌培养物还可生产酶制剂、处理废水和垃圾、制造菌肥和农药等。

**5. 基因工程应用**　将带有外源性基因的重组 DNA 转化给受体菌，使其在菌体内能获得表达。因为此技术操作方便、细菌容易培养、繁殖快、基因表达产物易于提取纯化，故可大大降低成本。基因工程技术已用于制备胰岛素、干扰素、疫苗等。

## 第六节　细菌的分类

细菌分类学（bacterial taxonomy）是一个古老和传统的学科，但也是仍在迅速发展的学科。

### 一、细菌的分类原则

细菌的分类原则有传统分类和种系分类（phylogenetic classification）两种。传统分类以细菌的生物学性状为依据。种系分类以细菌的发育进化关系为基础，故又称自然分类，如依据组成细菌的大分子（核酸、蛋白质等）同源程度进行分类的方法。用于细菌鉴定（identification）和分类（classification）的具体方法包括表型分类、分析分类和基因型分类。

**1. 表型分类**　以细菌的形态和生理特征等表型（phenotype）为依据的分类方法称为表型分类，即选择一些较稳定的生物学性状，如菌体形态与结构、染色性、培养特性、生化反应、抗原性等作为分类的标记，将细菌按其性状的相似程度进行归类（一般种的水平相似度＞80%），以此划分种和属，故又称数值分类。表型分类是传统分类的基础。

**2. 分析分类**　应用电泳、色谱、质谱等方法，对菌体组分、代谢产物组成与图谱等特征进行分析，如细胞壁脂肪酸分析、全细胞脂类和蛋白质的分析、多点酶电泳分析。

**3. 基因型分类**　分析细菌的遗传物质，根据细菌进化信息分类，包括 DNA 碱基组成（G + C mol%）、基因组 DNA 同源性、特定基因 DNA 同源性、16S rRNA 基因同源性、细菌核酸等。

16S rRNA 基因在进化过程中保守稳定，很少发生变异，是种系分类的重要依据。根据 16S rRNA 基因序列描绘的生物系统发育树，可将细胞生物分成细菌（Bacteria）、古菌（Archaea）和真核生物（Eukaryotes）三个域（domain）。古菌和细菌同为原核生物，核糖体沉降系数均为 70S。细菌包括狭义的细菌、放线菌、支原体、衣原体、立克次体和螺旋体。古菌生存在极端环境（高温、高盐、低 pH），如产甲烷菌（methanogen）、极端嗜盐菌（extreme halophile）等。古菌细胞壁无肽聚糖，蛋白质合成起始甲硫氨酸不需甲酰化，转运 RNA（tRNA）基因中有内含子，含有多种 RNA 聚合酶，蛋白质合成对白喉毒素的抑制敏感，对氯霉素的抑制不敏感，这些特性与真核生物相同，而与细菌不同。对人类致病的原核生物均属于细菌域，目前尚未在古菌域中发现病原菌。

国际权威性的细菌分类系统专著《伯杰氏古菌与细菌系统学手册》（*Bergey's Manual of Systematic of Archaea and Bacteria*，BMSAB）的分类体系按照 16S rRNA 基因系统发育关系进行编排，提供了原核生物每个类群的分类学、系统学、生理学、生态学和栖息地的广泛描述性信息，以及反映其进化历史的原核生物的自然分类系统，截止到 2017 年共记载了已培养的细菌有 27 个门。

近年来，应用宏基因组（metagenome）技术揭示环境中大量尚未培养细菌的基因组信息，大大拓展了细菌的物种多样性。截止到 2024 年（美国）国家生物技术信息中心（NCBI）的分类数据库中细菌共分 52 个门，包括宏基因组技术发现的 18 个门。

## 二、细菌的分类层级

细菌的分类层级与其他细胞生物相同，依次是细菌域（domain）、门（phylum）、纲（class）、目（order）、科（family）、属（genus）、种（species）。例如，大肠埃希菌（*Escherichia coli*）属于细菌域、假单胞菌门、γ-变形菌纲、肠杆菌目、肠杆菌科、埃希菌属、大肠埃希菌种。

在细菌学分类中更常用属和种。"种"是细菌分类的基本单位。一般是生物学性状基本相同的细菌群体构成一个菌种，彼此间 DNA 的同源性达到 70% 以上。性状相近、关系密切的若干菌种组成一个"属"。同一菌种的各个细菌，虽性状基本相同，但在某些方面仍有一定差异，差异较明显的称亚种（subspecies, subsp.）或变种（variety, var.），差异小的则为型（type）。经典种下分型包括生物型（biotype）、血清型（serotype）、噬菌体型（phage-type）和细菌素型（bacteriocin-type）等。近年发展起来的分型方法还有：①用单克隆抗体建立的高度标准化血清学分型系统（highly standardized serology-based subtyping system）；②基于大分子靶位（LPS、蛋白质）的分型方法，如 LPS 电泳带谱分析、全细胞或外膜蛋白谱分析、多点酶电泳分析（multilocus enzyme electrophoresis, MLEE）等；③基于核酸的分型方法，如质粒图谱分析、核型分析、脉冲场凝胶电泳分析、PCR 扩增、随机引物 PCR、PCR 限制性片段长度多态性分析、核酸序列分析等。

不同来源的同一菌种的细菌称为菌株（strain）。在细菌学分类中将具有某种细菌典型特征的菌株称为该菌种的标准菌株（standard strain, reference strain）或模式菌株（type strain）。

## 三、细菌的命名法

细菌的命名采用拉丁双名法（binomial nomenclature），每个菌名由属名和种名构成，均用斜体。属名在前，用名词，首字母大写；种名在后，用形容词，小写。一般属名表示细菌的形态或发现有贡献者，种名表明细菌的性状特征、寄居部位或所致疾病等。中文的命名次序与拉丁文相反，是种名在前，属名在后。例如 *Staphylococcus aureus*（金黄色葡萄球菌）、*Escherichia coli*（大肠埃希菌）。在文中书写细菌的拉丁名时，首次出现时写出属名和种名的全称，再次书写时，属名可用首字母代表，如 *E. coli*（大肠埃希菌）。有时泛指某一属细菌，不特指其中某个菌种，则可在属名后加 sp.（单数）或 spp.（复数），如 *Salmonella* sp. 表示为沙门菌属中的细菌。

为区别传统方法鉴定的细菌，宏基因组发现的尚不能培养的细菌在分类命名时通常冠以"Candidatus"，这个词是 Candidate（候选）的拉丁语，例如，*Candidatus Streptococcus faecavium* 就是一种由宏基因组技术发现但尚未分离培养的链球菌。

### 知识拓展

**持留菌的特点及形成机制**

1942 年 Gladys Hobby 用青霉素杀死培养物中的链球菌时首次发现细菌可形成持留现象。已知多种细菌可形成持留菌，如大肠埃希菌、金黄色葡萄球菌、结核分枝杆菌、伯氏疏螺旋体、沙门菌等。持留菌处于休眠状态，代谢缓慢。在体外培养细菌的过程中，稳定期培养物中的持留菌数目显著多于对数生长期。在机体内细菌也可形成持留状态。

细菌形成持留状态的机制复杂，第二信使鸟苷四磷酸（ppGpp）或鸟苷五磷酸（pppGpp）、毒素-抗毒素系统、能量代谢、嘌呤代谢、DNA修复等均参与细菌持留菌的形成。同时，细菌形成生物膜和L型也是细菌特殊的持留形式。细菌形成持留菌后，对抗菌药物及宿主免疫清除因素的抵抗力增加，与许多细菌形成的慢性、反复感染密切相关。

## 思 考 题

1. 细菌生长繁殖的条件包括哪些？
2. 简述细菌依据对氧气需求不同的分类，并分析厌氧性细菌厌氧的机制。
3. 细菌产生的有重要医学意义的合成代谢产物有哪些？各有何意义？
4. 培养基根据物理性状如何分类？细菌在不同培养基上培养后主要的生长现象有哪些？
5. 根据本章的学习，初步设计实验，进行细菌性腹泻患者粪便标本中致病菌的分离鉴别。

（韩 俭）

# 第三章 细菌遗传与变异

细菌有遗传和变异的特征。遗传（heredity）是指细菌在生长过程中，通过 DNA 复制，将亲代生物学性状稳定地传递给子代，维持种属性状，如细菌的形态结构、生理代谢和致病性等。变异（variation）是指细菌繁殖时，出现子代与亲代及子代之间生物学性状的差异。变异可能使细菌产生变种或新种，进而促进细菌进化。细菌的变异分为基因型变异（genotype variation）和表型变异（phenotype variation）。前者是细菌遗传物质结构发生改变，并可遗传给子代；而后者是由外界环境变化所致，细菌遗传物质的结构未改变，因此当外环境恢复后，细菌将仍表现原来的性状，这种变异是可逆的，不能遗传。了解细菌的遗传和变异，将有助于推动对细菌致病机制和耐药机制的研究，建立新的诊断技术及防治策略。

## 第一节 细菌遗传相关物质

细菌的基因组（genome）是细菌染色体和染色体外遗传物质所携带基因的总称。细菌的遗传物质基础包括细菌染色体、质粒、噬菌体及转座元件。

### 一、细菌染色体

细菌染色体（chromosome）携带细菌的主要基因，决定细菌的基因型，是单倍体，可呈环状或线性排列。大多数细菌染色体是一条环状双链 DNA（dsDNA），按一定构型反复回旋形成松散网状结构，附着在横隔中介体或细胞膜上。但霍乱弧菌染色体是两条环状 dsDNA，伯氏疏螺旋体染色体是线性 dsDNA。

细菌的环状 dsDNA 以双向复制方式复制，需要回旋酶、拓扑异构酶、DNA 聚合酶和 DNA 连接酶等参与。大肠埃希菌的染色体的复制全过程约需 20 分钟。

细菌染色体与真核细胞染色体不同，除了 rRNA 基因是多拷贝形式外，绝大多数基因保持单拷贝形式，很少有重复序列。细菌只有连续的基因结构，一般无内含子，转录的 RNA 不必加工剪切。

自 1995 年完成流感嗜血杆菌全基因组测序以来，截止到 2023 年 NCBI 收录的细菌的基因组序列已超过 35 万条，其中条件致病菌与非致病菌多于致病菌。通过序列分析表明细菌间存在着广泛的遗传交换，如耐药基因和致病岛的获得。

细菌致病岛（pathogenicity island，PAI）是在基因组的特定区域集中了某些毒力的相关基因，具有编码多个毒力因子的功能，如黏附素、侵袭素、离子摄取系统、毒素及Ⅲ型和Ⅳ型蛋白分泌系统，都是由致病岛编码。致病岛的 G+C 百分比和密码子使用频率与细菌染色体有明显差异，致病岛是重组至染色体的外源 DNA 片段。PAI 通常较大（20～100 kb），其两端常有重复序列或插入序列，便于发生转移和重组。质粒也可有 PAI。

## 二、质粒

质粒（plasmid）是细菌染色体外具有自主复制能力的遗传物质，存在于细胞质中，是环状闭合或线性 dsDNA。质粒不是细菌生长繁殖所必需的物质，可在细菌间转移，也可自行丢失或经人工处理而消除。质粒携带的遗传信息能赋予宿主菌某些生物学性状，有利于细菌在特定的环境中生存。根据质粒的接合性、相容性及编码基因的功能，可对质粒进行分类。

根据质粒能否通过性菌毛以接合（conjugation）方式传递，可将其分为非接合质粒（non-conjugative plasmid）和接合质粒（conjugative plasmid）。非接合质粒较小，一般小于 15 kb，但也有例外，如志贺菌毒力质粒为 220 kb。接合质粒带有与接合传递有关的基因（如 tra 基因簇），一般较大（40～100 kb），如 F 质粒（fertility plasmid）、R 质粒（resistance factor）。

同种的或亲缘关系相近的两种质粒不能同时稳定共存于同一细菌内的现象称为质粒的不相容性（incompatibility）。根据质粒不相容性可进行细菌分类，常用于流行病学调查。例如，肠杆菌科细菌的质粒可分为 30 余个不相容组。

质粒还可以根据其编码基因的功能分类，如编码性菌毛的 F 质粒、多见于革兰氏阴性菌中携带耐药基因使细菌产生耐药性的 R 质粒、编码大肠埃希菌细菌素的 Col 质粒（colicinogenic plasmid）及与细菌毒力有关的 Vi 质粒（virulence plasmid）。

## 三、噬菌体

噬菌体（bacteriophage，phage）是能够感染细菌、放线菌或螺旋体等原核细胞型微生物的病毒。噬菌体体积微小，可通过细菌滤器，需用电子显微镜观察。噬菌体主要由核酸和蛋白质衣壳组成，没有独立的代谢酶，只能在活的宿主菌内寄生和复制，有严格的宿主特异性，故可用于细菌的鉴定与分型。

噬菌体形态有蝌蚪状、微球状和细杆状。大多数噬菌体呈蝌蚪状，有头部和尾部之分。头部由蛋白质衣壳包裹的 DNA 或 RNA 组成，呈 20 面体立体对称结构。尾部由蛋白质组成，有尾领、尾须、尾鞘和尾髓之分，尾部末端有尾板、尾刺和尾丝，与吸附宿主有关（图 3-1）。

噬菌体感染宿主菌后，可以转移细菌基因，并赋予宿主菌相应的生物学性状，有两种结果：①噬菌体增殖，裂解宿主菌，进入溶菌性周期，这类噬菌体称为毒性噬菌体（virulent phage）；②噬菌体核酸与细菌染色体整合，细菌变成溶原性细菌（lysogenic bacterium），进入溶原性周期，这类噬菌体称为温和噬菌体（temperate phage）。

**1. 溶菌性周期（lytic cycle）** 毒性噬菌体的感染过程包括吸附、穿入、生物合成、成熟、释放等阶段。噬菌体感染细菌时首先进行尾丝识别和吸附细菌表面的特殊受体，然后用溶菌酶在细胞壁上溶出小

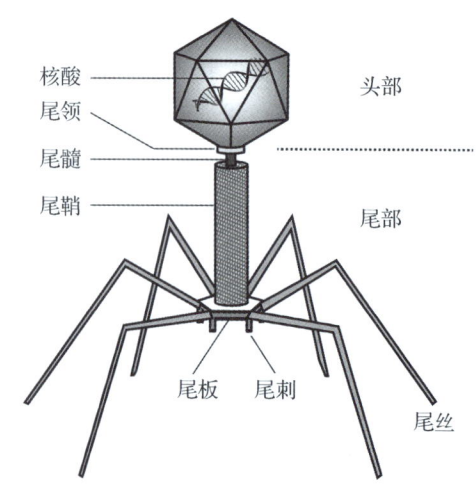

图 3-1 蝌蚪状噬菌体结构

孔，尾髓再收缩，将头部的核酸注入菌体内，蛋白质衣壳留在菌体外。进入菌体内的噬菌体核酸首先经早期转录和翻译产生早期蛋白，早期蛋白一般是噬菌体核酸复制所需的酶类，用于复制子代核酸，之后进行晚期转录和翻译，产生噬菌体衣壳和尾部中的结构蛋白，最后子代蛋白与核酸装配为完整的子代噬菌体，在细菌裂解后被释放出去，继续感染细菌。

**2. 溶原性周期（lysogenic cycle）** 温和噬菌体感染细菌后，其基因组核酸整合至细菌染色体。整合细菌染色体的噬菌体基因组 DNA 称为前噬菌体（prophage）。带有前噬菌体的细菌称为溶原性细菌，前噬菌体随细菌染色体的复制而复制，并随细菌分裂而至子代细菌。温和噬菌体又称溶原性噬菌体（lysogenic phage），在某些理化或生物因素的诱导下，前噬菌体可脱离宿主菌染色体，进入溶菌性周期而导致细菌裂解，并产生新的成熟噬菌体。前噬菌体自发地进入溶菌性周期导致细菌裂解的现象仅偶尔发生。因此温和噬菌体兼有溶原性周期和溶菌性周期，而毒性噬菌体仅有溶菌性周期（图 3-2）。

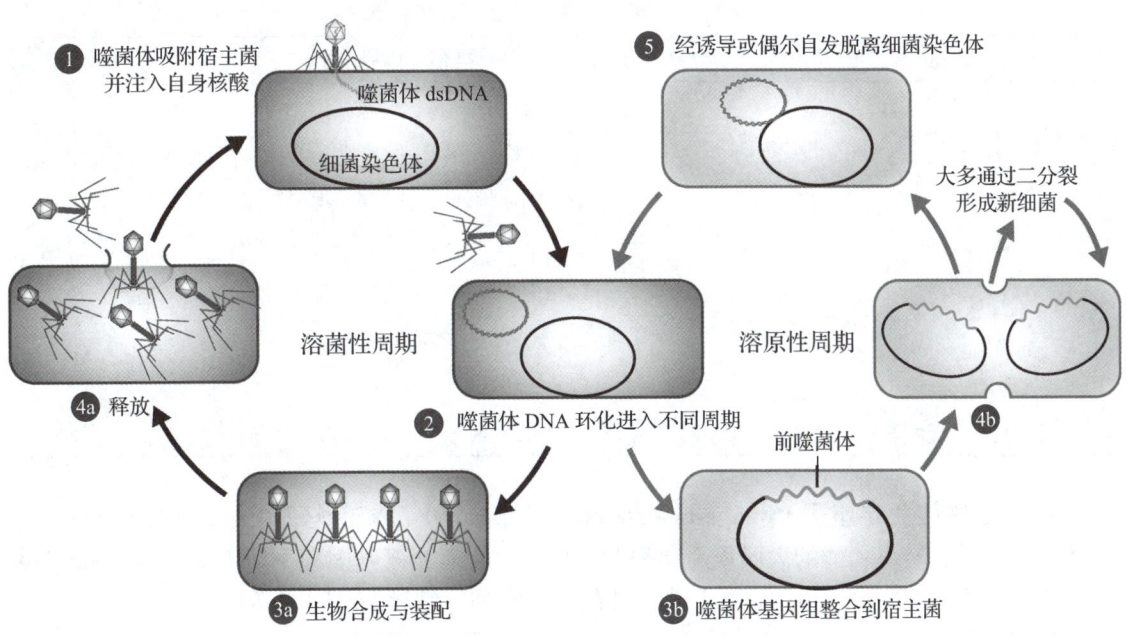

图 3-2　噬菌体的溶原性周期和溶菌性周期

## 四、转座元件

转座元件（transposable element，TE）是一段可以在基因组内移动的 DNA 序列。细菌的转座元件能在细菌染色体、质粒或噬菌体之间自行移动，包括插入序列、转座子和整合子等。

**1. 插入序列（insertion sequence，IS）** 是最小的转座元件，长度不超过 2 kb，仅仅携带编码自身转座所需酶的基因，不携带任何已知与插入功能无关的基因（图 3-3）。IS 在插入后可因破坏基因的可读框而导致基因沉默。

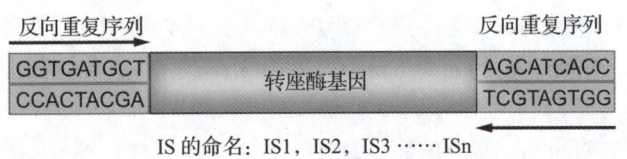

IS 的命名：IS1，IS2，IS3 …… ISn

图 3-3　插入序列模式图

**2. 转座子（transposon，Tn）** 长度一般大于 2 kb，除携带与转座有关的基因外，自身还携带耐药基因、抗金属基因、毒素基因等。其两端为插入序列（图 3-4）。原核和真核生物都具有 Tn。当 Tn 插入时，细菌可能因为插入部位导致基因失活而失去某种表型，但也可因 Tn 携带的基因而获得某种新表型（如耐药性）。转座子携带耐药基因在染色体与质粒、质粒与质粒之间转移，导致耐药基因的播散，是自然界中细菌获得耐药性的重要原因。常见的携带耐药基因的转座子见表 3-1。

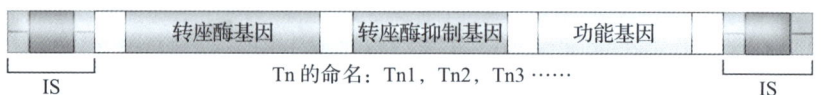

图 3-4　转座子模式图

表 3-1　常见的携带耐药基因的转座子

| 转座子 | 携带基因所耐药物 |
| --- | --- |
| Tn1、Tn2、Tn3 | Ap（氨苄西林） |
| Tn4 | Ap、SM（链霉素）、Su（磺胺类）、$Hg^{2+}$ |
| Tn5 | Km（卡那霉素）、BLM（博来霉素）、SM |
| Tn6、Tn903 | Km |
| Tn7 | TMP（甲氧苄啶）、SM、大观霉素等 |
| Tn9 | Cm（氯霉素）、重金属等 |
| Tn10 | Tc（四环素） |
| Tn551、Tn971 | Em（红霉素） |

**3. 噬菌体相关转座子（phage-associated transposon）** 诱变噬菌体（mutator phage，Mu 噬菌体）是具有转座功能的大肠埃希菌温和噬菌体，含有转座基因和反向重复序列。Mu 噬菌体能够随机插入宿主染色体中，引起染色体的重新排列，常导致基因变异。

**4. 整合子（integron）** 是一种可移动的 DNA 分子，具有独特结构，可捕获和整合外源性基因，使之转变为功能性基因。整合子存在于多种细菌的染色体、质粒或转座子上，通过捕获外源性基因来增强细菌的适应性。整合子可通过转座子或接合性质粒，使多种耐药基因在细菌间水平传播。

## 第二节　细菌的变异现象

细菌始终处于变异之中，多数变异为致死性的，而能够观察到的变异都是非致死性变异。变异可能导致细菌的致病性变化，也可能造成诊断的困难。

**1. 形态结构变异** 细菌的形态、大小及结构受环境因素影响可发生变异。有些细菌在抗生素和溶菌酶的作用下，细胞壁缺乏而成为 L 型细菌。有些细菌变异后可失去特殊结构，如有鞭毛的伤寒沙门菌变异后可失去鞭毛，称为 H-O 变异。鞭毛可使细菌在固体培养基上呈弥散生长，菌落似薄膜，称为 H 菌落（源自德语 hauch，意为薄膜）。失去鞭毛的细菌呈单个菌落生长，称为 O 菌落（源自德语 ohne hauch，意为无薄膜）。变异的肺炎链球菌失去荚膜，同时毒力也降低。

**2. 抗原变异** 肠道杆菌的鞭毛抗原、菌毛抗原常发生变异。沙门菌属的 H 抗原可发生相变异（Ⅰ相和Ⅱ相变化）。

**3. 菌落变异**　肠道杆菌的菌落变异较为常见。由光滑型（smooth，S）变为粗糙型（rough，R）称为S-R变异。这种变异是由失去LPS的特异性寡糖重复单位引起的，通常伴有毒力、抗原性和生化反应等其他性状的改变。

**4. 毒力变异**　细菌的毒力变异包括毒力增强和减弱。白喉棒状杆菌感染β-棒状杆菌噬菌体后变成溶原性细菌，获得产生白喉毒素的能力，由无毒株变成产毒株。法国学者卡尔梅特（Calmette）和介朗（Guérin）将有毒力的牛型结核分枝杆菌在含胆汁、甘油和马铃薯的培养基上经13年传代230次，获得毒力减弱而保留免疫原性的变异株，即卡介苗（Bacillus Calmette-Guérin，BCG），用于结核病的预防。

**5. 耐药性变异**　细菌对某种抗菌药物由敏感变成耐药，进而成为耐药菌株。有的细菌表现为同时对多种抗菌药物耐药，称为多重耐药（multi drug resistance，MDR）菌株。少数细菌变异后产生对药物的依赖性，如痢疾志贺菌链霉素依赖减毒株（SmD），可用于痢疾的预防。

## 第三节　细菌变异的机制

细菌表现出的性状称为表型，由基因组和环境决定。表型变异是环境因素影响基因表达的结果，如大肠埃希菌乳糖操纵子的表达。基因型变异是细菌基因结构发生的变化，包括基因突变及基因转移和重组。

### 一、基因突变

细菌以二分裂方式进行繁殖时，理论上DNA复制过程十分精确，子代与亲代的基因组应是完全相同的，但实际子代细菌经常会出现基因组DNA的改变。

基因组DNA序列单个或多个碱基的改变称为突变（mutation），因为发生于很小的局部，通常也称为点突变（point mutation）。常见的突变方式有碱基置换、碱基插入和碱基缺失（图3-5）。碱基的突变可能不改变蛋白质的编码，不影响细菌的表型，但突变经常造成基因可读框的改变，如移码、起始密码子或终止密码子变化，导致基因不表达和表型变异。

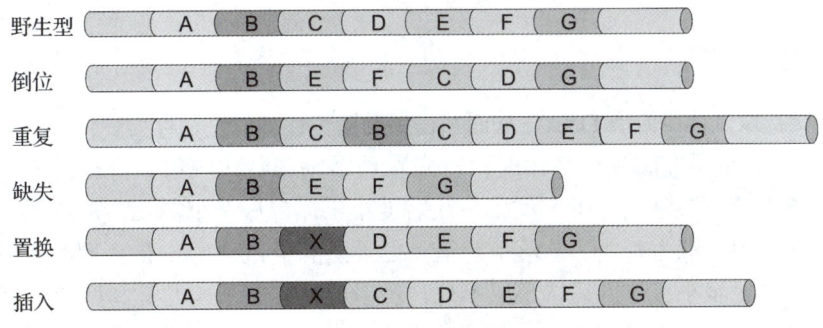

图3-5　突变类型示意图
（A—G、X代表不同的DNA片段）

突变是基因序列中稳定的可遗传变异。在未加任何影响因素下自然发生的突变称为自发突变，突变率为$10^{-10} \sim 10^{-6}$；利用物理或化学诱变剂诱发的突变称为诱发突变。没有发生突变的细菌称为野生株（wild strain），其表型称为野生型（wild type）。携带突变基因的细菌称为突变株（mutant）。

细菌群体中能够存活下来的一些突变株，可以被特定的环境条件所选择。进入患者体内的少量细菌经过生长繁殖也会自发地产生各种突变菌株,这些突变可以赋予细菌耐药性、细菌毒力增强或抗原性改变,从而提高了细菌在患者体内的生存能力,致使突变菌株迅速过度生长而被选择出来成为优势株。

细菌由野生型变为突变型是正向突变。突变株再次突变可以恢复野生型的性状,称为回复突变(reverse mutation)。大多数再次突变是在另一位点的突变,并没有改变正向突变的 DNA 序列,只是正向突变的表型改变被再次突变抵消或校正,该回复突变又称抑制突变(suppressor mutation)。抑制突变的位点可能发生在正向突变的基因组内,也可能发生在正向突变的基因组外侧。回复突变发生的频率一般是正向突变的 1/10,如果用诱变剂处理可增加其频率。

## 二、基因转移和重组

细菌在进化过程中需要基因型变异,进而发生表型变异,以适应环境的变化。但对单个细菌而言,突变发生的频率很低,细菌之间可以通过 DNA 转移与重组,在短期内产生不同基因型的个体,以适应环境变化。不同基因型的细菌经自然界选择存活下来,形成了细菌遗传多样性。供体菌(donor)DNA 转移给受体菌(recipient)的过程称为基因转移或基因交换。重组(recombination)是指供体菌 DNA 进入受体菌并重组至受体菌遗传物质上,导致受体菌基因型改变,成为重组菌。细菌基因转移和重组的方式有转化、接合、转导、溶原性转换和原生质体融合(表 3-2)。

表 3-2 细菌基因转移和重组的方式

| 方式 | DNA 的传递过程 | 转移 DNA 的特性 |
| --- | --- | --- |
| 转化 | 受体菌直接摄取 | 同源 DNA 片段 |
| 接合 | 通过性菌毛传递 | 质粒或染色体 |
| 转导 | | |
| 普遍性转导 | 通过毒性或温和噬菌体传递 | 任何 DNA 片段 |
| 局限性转导 | 通过温和噬菌体传递 | 前噬菌体整合位点两侧 DNA 片段 |
| 溶原性转换 | 通过温和噬菌体传递 | 噬菌体携带的特定基因 |
| 原生质体融合 | 去除细胞壁后融合形成短期双倍体 | 同种或异种细菌间任何 DNA 片段 |

### (一)转化

受体菌直接摄取供体菌游离 DNA,从而获得新的遗传性状的过程称为转化(transformation)。

1928 年 Griffith 在研究肺炎链球菌时,首先发现了细菌转化现象。将有荚膜、毒力强、菌落呈光滑型的Ⅲ型肺炎链球菌(Ⅲ S 型菌)注射至小鼠体内后,小鼠死亡,从死鼠血中分离出Ⅲ S 型菌。将无荚膜、毒力减弱、菌落呈粗糙型的Ⅱ型肺炎链球菌(Ⅱ R 型菌)或经加热杀死的Ⅲ S 型菌分别注射至小鼠体内后,小鼠不死亡。但若将加热杀死的Ⅲ S 型菌和活的Ⅱ R 型菌混合注射至小鼠体内,则小鼠死亡,并从死鼠血中可分离到Ⅲ S 型菌。此现象表明:活的Ⅱ R 型菌从死的Ⅲ S 型菌中获得编码荚膜的遗传物质后转化为活的Ⅲ S 型菌。1944 年 Avery 等用Ⅲ S 型菌的 DNA 代替加热灭活的Ⅲ S 型菌重复上述试验,得到相同的结果。如应用 DNA 酶处理转化物质则可破坏转化试验,进一步证实引起Ⅱ R 型菌转化的物质是Ⅲ S 型菌的 DNA(图 3-6)。

在这种天然转化体系中,细菌进入感受态(competence)的特殊生理状态时才能捕获外源 DNA。感受态可以经人工处理形成,例如,将对数生长期的大肠埃希菌在 0℃下加至低渗的氯化钙溶液中,细菌会膨胀形成原生质球,加入的外源 DNA 黏附在细菌表面,再经过 42℃下短暂的热刺激,细菌便会吸收 DNA。在富集培养基中生长一段时间使转化基因实现表

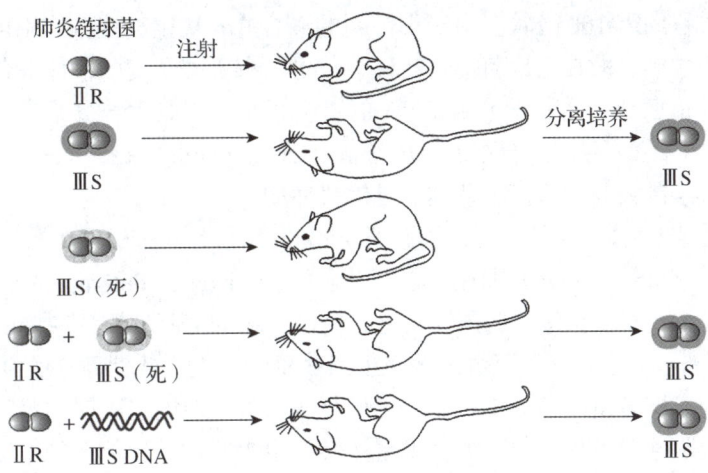

图 3-6　肺炎链球菌的转化试验

达之后，再涂布于选择培养基中分离转化菌。对于一般转化方法不能成功的细菌，用电穿孔技术（electroporation）可使转化频率提高 10～100 倍。

近年发现的细菌 CRISPR-Cas 系统可将入侵的噬菌体或质粒的 DNA 片段加工后并存于自身染色体。当再次遇到同类噬菌体或质粒时，CRISPR-Cas 系统可转录相关特征序列的 RNA，指导 Cas 蛋白（核酸内切酶）剪切目的基因，破坏噬菌体基因组或质粒。

## （二）接合

细菌通过性菌毛相互连接沟通，将质粒或染色体的 DNA 从供体菌转移给受体菌的过程称为接合（conjugation）。

在已发现的许多质粒接合传递系统中，对 F 质粒研究得最为清楚。在大肠埃希菌中，F 质粒有三种不同的存在方式。F 质粒以染色体外 DNA 形式存在，这种细菌称为雄性菌（$F^+$ 菌），其表面有 F 质粒编码的性菌毛，接合时作为供体菌。无 F 质粒的为雌性菌（$F^-$ 菌），接合时成为受体菌。

在合适的条件下，将 $F^+$ 与 $F^-$ 细菌混合培养，由于性菌毛的作用，就会形成 $F^+$-$F^-$ 菌配对。F 质粒 DNA 的传递是从 *oriT* 位点开始，首先在 *oriT* 位点进行单链切割，随后缺口链在其游离的 5′ 端的引导下转移到受体菌，并作为模板合成互补链，形成新的质粒分子。在供体菌内，也会发生质粒 DNA 按滚环复制模式合成互补链以取代已转移走的缺口单链。接合过程结束后，两个细菌内各形成一个双链 F 质粒，$F^-$ 菌变成 $F^+$ 菌，也长出性菌毛（图 3-7）。

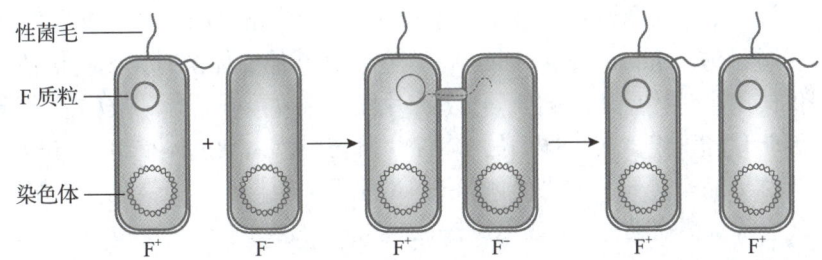

图 3-7　F 质粒接合转移模式图

F 质粒可以整合到细菌的染色体中。整合有 F 质粒序列的菌株可以频繁引发其染色体 DNA 片段的转移，称为高频重组菌株（high frequency recombinant, Hfr）。F 质粒在 Hfr 菌中的整合作用是一种可逆过程，有时也会脱离下来，从染色体上脱离下来的 F 质粒还会携带相邻的染色体基因或 DNA 片段，称为 F′ 质粒。Hfr 与 $F^-$ 接合时，F 质粒的起始转移位点的一股 DNA 链断开，引导染色体 DNA 通过性菌毛接合桥进入 $F^-$ 菌细胞，F 质粒的其他部分最后进入受体菌，整个过程约需 100 分钟。由于细菌间的接合并不稳定，接合作用可随时自发解离或受外界因素影响而中断，故在 Hfr 菌接合转移中，可以有不同长度的供体染色体片段进入受体菌进行重组。但受体菌获得完整 F 质粒 DNA 的机会很小，因其大部分是最后进入受体菌，故受体菌通常仍然是 F⁻ 菌。应用接合中断试验（interrupted mating experiment），根据各基因进入受体菌的时间，可绘制大肠埃希菌染色体的基因排序图。

R 质粒又称传染性耐药因子，可以通过接合或非接合方式传递。R 质粒由耐药传递因子（resistance transfer factor，RTF）和耐药决定因子（resistance determinant，r-det）组成（图 3-1）。RTF 的功能与 F 质粒相似，编码性菌毛，控制质粒的复制、转移和接合；r-det 则赋予宿主菌耐药性，一个 r-det 可携带多个耐药基因（图 3-8）。因此，携带耐药性质粒的细菌可同时对多种抗生素耐药，即多重耐药。R 质粒通过接合方式可以在同一种属细菌间或不同菌属间进行传递，在革兰氏阴性菌中最突出，如多重耐药性可由大肠埃希菌传递给志贺菌，使细菌耐药性迅速播散，耐药菌株不断增加。

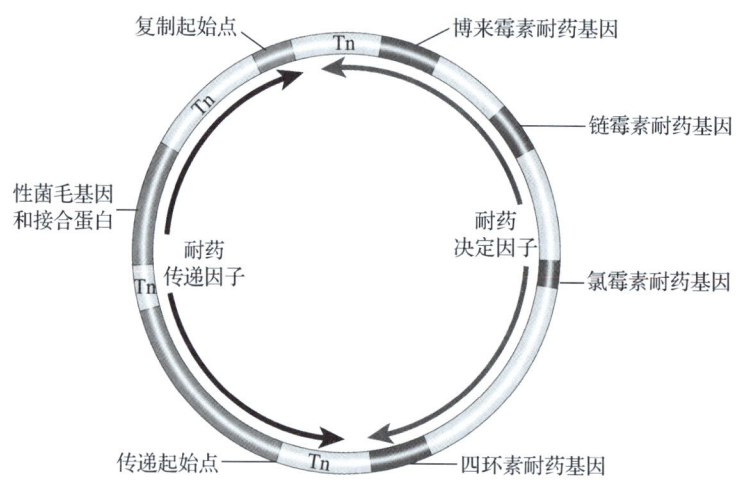

图 3-8 R 质粒的结构

### （三）转导

转导（transduction）是以噬菌体为媒介，将供体菌 DNA 片段转入受体菌内，重组后使受体菌获得新的遗传性状。根据转导 DNA 片段的范围，可将其分为普遍性转导和局限性转导。

**1. 普遍性转导（generalized transduction）** 噬菌体进行增殖，导致宿主菌 DNA 被裂解成大小不同的片段，如果子代噬菌体装配发生错误，将供体菌 DNA 片段或质粒误装入噬菌体头部，产生转导噬菌体（transducing phage）。当它感染其他受体菌时，则将供体菌 DNA 带入受体菌内。因供体菌染色体或质粒的任何 DNA 片段都有可能被转导，故称为普遍性转导。转导过程包含基因转移和重组。若供体菌的 DNA 片段与受体菌染色体重组，与其一起复制成为稳定的转导子，称为完全转导。如果供体菌 DNA 片段未能与受体菌染色体重组，不能自身复制，也不能传代，称为流产转导（abortive transduction）（图 3-9）。

**2. 局限性转导（restricted transduction）** 是前噬菌体从宿主菌染色体切离时发生偏差，将前噬菌体两侧的基因转移到受体菌，使后者的遗传性状发生改变的过程。例如，温和噬菌体 λ 感染大肠埃希菌，整合于染色体上半乳糖操纵子（*gal*）和生物素操纵子（*bio*）之间。但切离时可能发生偏差，其概率为 $10^{-6}$，与细菌染色体进行部分交换，形成带有 *gal* 或 *bio* 的缺陷噬菌体（λd*gal* 或 λd*bio*）。这种缺陷噬菌体感染受体菌时可将供体菌染色体 DNA 带入受体菌（图 3-10）。

转导在革兰氏阳性菌和革兰氏阴性菌中均可发生。由于噬菌体有宿主特异性，转导现象仅发生在同种细菌之间。普遍性转导是金黄色葡萄球菌中耐药性传递的主要方式。

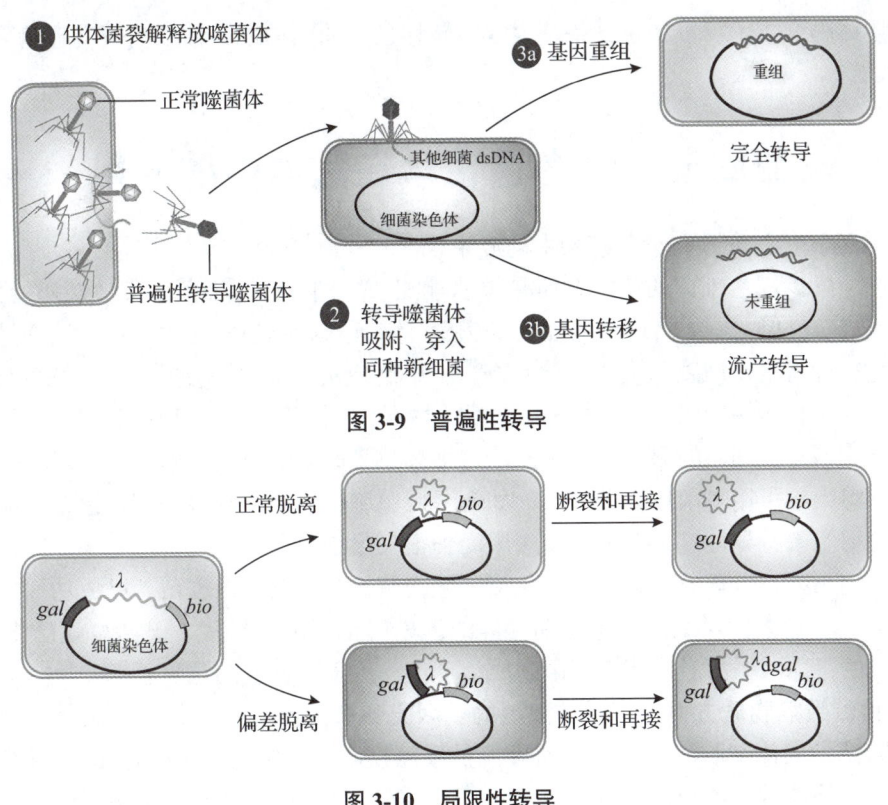

图 3-9 普遍性转导

图 3-10 局限性转导

### （四）溶原性转换

溶原性转换（lysogenic conversion）是溶原性细菌因染色体上整合有前噬菌体而获得新的遗传性状的过程，属于局限性转导的特殊形式。溶原性转换可使某些细菌发生毒力变异或抗原性变异。例如，携带编码白喉毒素结构基因 *tox* 的 β-棒状杆菌噬菌体，感染不产毒素的白喉棒状杆菌后，发生溶原性转换，变成产生外毒素的白喉棒状杆菌。此外，A 群链球菌的红疹毒素、金黄色葡萄球菌的 α 溶血素和肠毒素 A、肉毒梭菌的 C 型和 D 型毒素等都是溶原性转换的结果。溶原性转换可导致沙门菌属和志贺菌属中表面抗原结构和血清型别发生改变。当溶原性细菌失去其前噬菌体，其相关性状也随之消失。

### （五）原生质体融合

原生质体融合（protoplast fusion）是将遗传性状不同的两种细菌经溶菌酶或青霉素等处理，使之失去细胞壁成为原生质体后进行融合，借以获得兼有双亲遗传性状的稳定重组体的过程。融合后的双倍体细胞可以短期生存，在此期间染色体之间可以发生基因的交换和重组，获得多种不同表型的重组融合体。融合体经培养可恢复细胞壁（图 3-11），再按其遗传标志筛选重组菌。

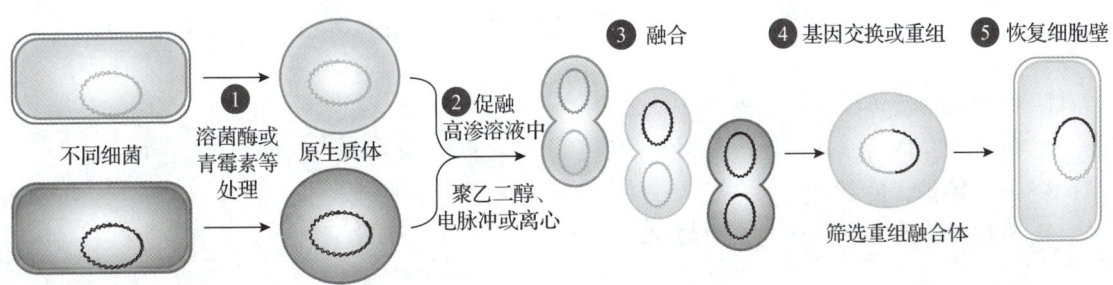

图 3-11 原生质体融合

原生质体融合技术可以在不具备基因水平转移条件的同种或异种细菌间实现基因的转移和重组。

## 第四节　细菌遗传学在医学中的应用

**1. 在诊断、治疗和预防细菌感染中的应用**

（1）细菌学诊断：细菌的遗传物质是快速检测、鉴别、诊断细菌感染性疾病的重要基础。聚合酶链反应（polymerase chain reaction，PCR）是一种对特定DNA序列进行选择性体外扩增的技术，是一种特异、敏感和快速的检测方法，广泛应用于细菌的分类鉴定和临床诊断。PCR是不易培养或生长缓慢细菌（如结核分枝杆菌、嗜肺军团菌等）鉴定和诊断的重要技术。

（2）临床治疗：细菌的耐药性是临床治疗细菌感染面临的重要问题之一。对于某些多重耐药菌的局部感染，可用噬菌体辅助治疗，如铜绿假单胞菌噬菌体在烧伤创口感染的应用。但由于噬菌体的宿主菌特异性过于专一，其应用受到很大限制。

（3）疾病预防：以毒力减弱而保留免疫原性的菌株制成减毒活疫苗，已成功地用于某些传染病的预防。早在人们对细菌的遗传和变异的理论尚未了解的年代，巴斯德就已将42℃高温下培养获得的毒力减弱的炭疽芽孢杆菌制成活疫苗，用于炭疽病的预防。

**2. 在检测致癌物质方面的应用**　细菌的基因突变可由诱变剂引起。凡能诱导细菌突变的物质也可能诱发人体细胞的突变，因而可能是致癌物质。埃姆斯（Ames）试验就是根据细菌的致突变试验检测致癌物质的原理设计的。组氨酸营养缺陷型（his$^-$）鼠伤寒沙门菌在组氨酸缺乏的培养基上不能生长，但如发生回复突变为野生型（his$^+$），则能够生长，计数培养基上的菌落数，比较有诱导物的试验平板与无诱导物的对照平板，凡能提高突变率、诱导菌落生长较多者，即有致癌的可能性。

**3. 在流行病学方面的应用**　将分子生物学分析方法应用于流行病学调查，追踪基因水平的转移与播散，有其独特的优点。例如，限制性内切指纹图谱法将细菌DNA经同一种限制性内切酶切割，凝胶电泳比较所产生片段的数目和大小是否相同或相近，确定菌株或相关基因的来源。在细菌感染的流行病学调查中，也可利用噬菌体分型的方法追踪其来源。

**4. 在分子生物学方面的应用**　分子生物学研究中使用的各种工具酶（限制性内切酶、连接酶、核酸酶、Taq酶等）、载体、转座子、DNA重组的方法（转化、接合、转导）等都是建立在细菌遗传和变异研究基础上，由此建立的基因工程技术应用于重组蛋白生产，解决了一些天然合成或分离纯化困难的生物制品的来源，如重组胰岛素、干扰素、生长激素，基因工程也用于疫苗（如乙型肝炎病毒表面抗原疫苗）的生产。目前细菌的CRISPR-Cas9系统已经广泛应用于真核生物的基因组编辑，有望用于治疗单基因突变疾病。然而，值得注意的是，基因工程技术是双刃剑，外源性基因的插入具有不确定性，也可能造成不良后果。

## 思　考　题

1. 简述细菌遗传物质的组成。
2. 简述噬菌体溶原性周期的过程与溶菌性周期的特征。
3. 简述转化、接合、转导、溶原性转换和原生质体融合的概念。
4. 简述细菌的基因转移和重组的方式及特点。

（杨延辉）

# 第四章 病毒的基本性状

第四章数字资源

病毒（virus）是一类非细胞型微生物。其主要特征有：①体积非常微小，能通过细菌滤器，一般需用电子显微镜放大数万倍以上方能观察到；②结构简单，无完整的细胞结构，只含有一种核酸（DNA或RNA）；③具有严格的细胞内寄生性，只能在一定种类的活细胞中增殖，增殖方式是复制；④对抗生素不敏感，对干扰素敏感。病毒与其他微生物相比，具有不同的特征（表4-1）。

表 4-1　病毒与其他微生物的特征比较

| 特性 | 病毒 | 细菌 | 支原体 | 立克次体 | 衣原体 | 真菌 |
| --- | --- | --- | --- | --- | --- | --- |
| 通过细菌滤器（0.45 μm） | + | − | + | − | + | − |
| 结构 | 非细胞 | 原核细胞 | 原核细胞 | 原核细胞 | 原核细胞 | 真核细胞 |
| 有无细胞壁 | − | + | − | + | + | + |
| 核酸类型 | DNA 或 RNA | DNA+RNA | DNA+RNA | DNA+RNA | DNA+RNA | DNA+RNA |
| 人工培养基生长 | − | + | + | − | − | + |
| 增殖方式 | 复制 | 二分裂 | 二分裂 | 二分裂 | 二分裂 | 有性或无性 |
| 抗生素敏感性 | − | + | + | + | + | + |
| 干扰素敏感性 | + | − | − | − | − | − |

病毒种类繁多，包括动物病毒、植物病毒和细菌病毒（噬菌体）。动物病毒是引起人类疾病的重要病原体。人类的传染病约75%是由病毒引起的。病毒所致的传染病不仅数量多，而且传染性强，部分病毒性疾病病情严重、病死率高或病后留有后遗症，如流感、冠状病毒病、艾滋病等可造成世界性大流行，狂犬病、病毒性脑炎和出血热等疾病则死亡率很高。近年来，新现或再现病毒性疾病对人类的危害及生物安全的潜在危险受到高度关注。掌握和运用病毒学知识、理论及其相关技术，对防控病毒性疾病、保证生物安全及探索医学和生命科学的规律等尤为重要。医学病毒学（medical virology）是研究病毒与人类疾病关系的一门科学，主要内容包括病毒的生物学性状、致病性及机体的免疫应答、微生物学检查法和特异性防治原则。学习和掌握医学微生物学可以更有效地预防、控制和消灭病毒性疾病，保障人类健康。

## 第一节　病毒的形态、结构与化学组成

病毒虽然体积微小，但有其典型的形态和结构。具有一定形态、结构和感染性的完整病毒颗粒称为病毒体（virion）。病毒体的大小、形态和结构可以通过电镜技术、分级超过滤技术、

超速离心沉降法及 X 线晶体衍射技术等进行观察研究。

## 一、病毒的大小和形态

**1. 病毒的大小** 病毒体的大小测量单位是纳米（nanometer，nm），即毫微米（1/1000 μm）。各种病毒的大小相差很大，一般病毒大小为 20～250 nm，其中绝大多数病毒都在 100 nm 左右；最大的病毒如痘病毒（poxvirus）为 300 nm，在普通光学显微镜下可以勉强看到；最小的病毒如小 RNA 病毒和细小 DNA 病毒，大小为 20～30 nm。

**2. 病毒的形态** 病毒的形态多种多样（图 4-1）。绝大多数动物病毒呈球形或近似球形，某些动物病毒呈砖形（痘病毒）、子弹形（狂犬病病毒）或丝状（埃博拉病毒）；植物病毒多呈杆状或丝状；细菌病毒，即噬菌体（bacteriophage），多呈蝌蚪形。大部分病毒的形态比较固定，如小 RNA 病毒（如脊髓质炎病毒）呈球形，但某些病毒的形态呈多形性，如正黏病毒（如流感病毒）可以呈球形、丝状和杆状等。

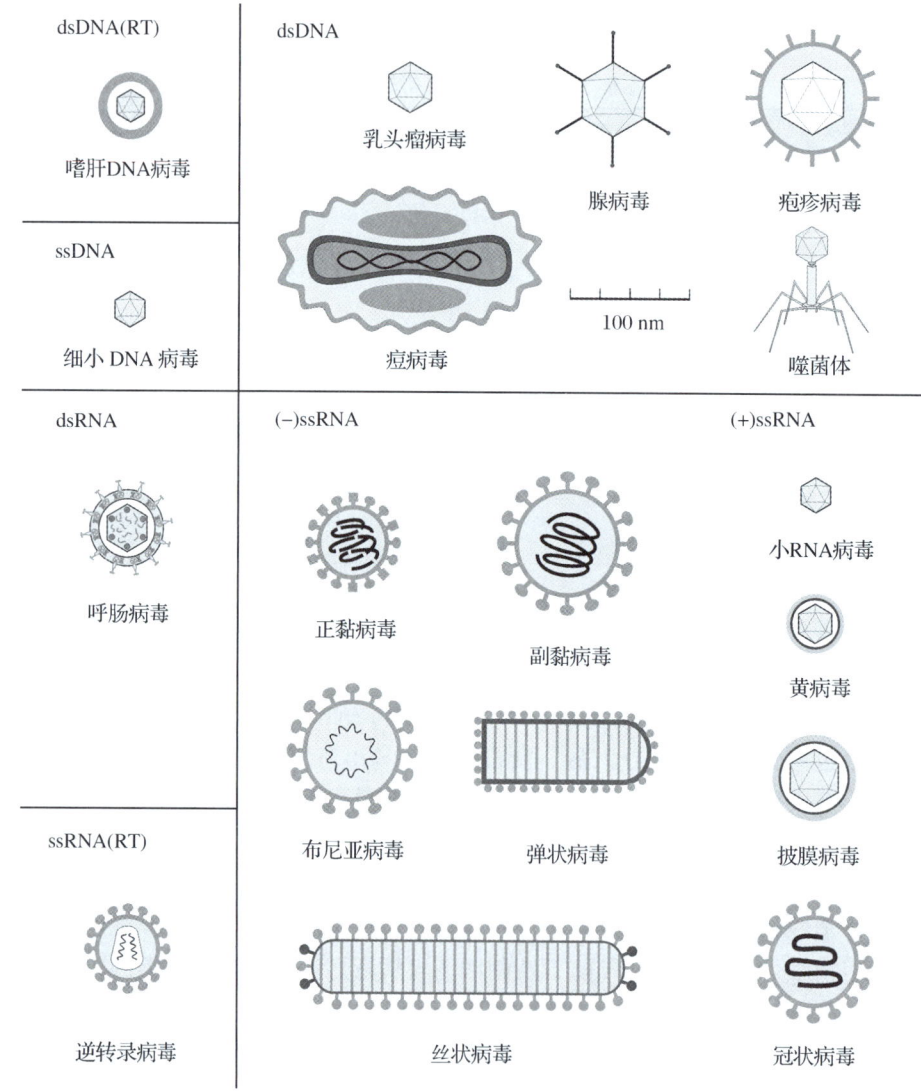

图 4-1　病毒的形态与结构模式图

## 二、病毒的结构及化学组成

病毒的形态和大小虽有明显差异,但其结构却有共同之处。总体上,病毒的结构可分为基本结构和辅助结构。

### (一)基本结构及化学组成

病毒基本结构包括病毒的核心和衣壳(capsid),二者构成核衣壳(nucleocapsid)。无包膜病毒的核衣壳就是病毒体。

**1. 病毒核心** 是病毒体的中心结构成分,由一种类型核酸(DNA或RNA)组成。此外,还包含少量的病毒基因编码的非结构蛋白,也是病毒增殖所需要的功能蛋白,如核酸多聚酶、转录酶或逆转录酶。

病毒核酸具有多种多样的存在形式,如线状、环状结构;核酸构成可以呈单链(ss)或双链(ds)、分节段或非分节段。在DNA病毒中,绝大多数是双链DNA(dsDNA),也有单链DNA(ssDNA),如细小病毒(parvovirus)。单链DNA或为正链DNA(+ssDNA)或为负链DNA(-ssDNA)。在RNA病毒中,除呼肠病毒外,主要是单链RNA结构。其中,根据病毒单链RNA是否具有mRNA的作用,单链RNA又分正链RNA(+ssRNA)与负链RNA(-ssRNA)。+ssRNA可直接作为mRNA,指导蛋白质的合成,如小RNA病毒;而-ssRNA则需先合成具有mRNA功能的互补链,才能指导蛋白质的合成,如流感病毒。

病毒核酸的大小不一,从3～400 kb不等。如果平均1 kb为一个基因,小病毒可能仅含3～4个基因,大病毒则可含几百个基因。病毒基因的转录与翻译均在细胞内进行,因此其基因组成与真核细胞基因组相似,如基因组中有内含子,转录后需加工和剪接,而与细菌基因组不同。

病毒核酸携带有病毒的全部遗传信息,决定了病毒的感染、增殖、遗传、变异等生物学性状,其主要功能如下。

(1)指导病毒复制:病毒进入活细胞内,首先释放出核酸,自行复制,复制出更多同样的子代核酸;同时,由病毒核酸转录生成病毒mRNA(或直接作为mRNA),再以mRNA为模板翻译出病毒所需的蛋白质,包括病毒的非结构蛋白(如功能性的酶类)和病毒的结构蛋白。最后再由病毒核酸与蛋白质装配成具有感染性的完整病毒颗粒。

(2)决定病毒的特性:病毒核酸的核苷酸链上的基因密码储存着病毒全部遗传信息。复制产生的子代病毒体均保留着亲代病毒的特性,如形态、结构、致病性、抗原性。若病毒核酸的核苷酸链中发生碱基置换或移码突变等变异,则病毒的性状也可能发生变异。

(3)具有感染性:实验证实,一部分病毒经化学方法除去衣壳蛋白后所获得的病毒核酸仍具有侵染、进入宿主细胞后引起感染的能力,称为感染性核酸。由于病毒感染性核酸不易与细胞吸附,且易被体液中及细胞膜上的核酸酶降解,所以其感染性低于完整病毒体的感染性。但感染性核酸不受相应受体限制,导致其感染宿主范围比完整病毒广。如脊髓灰质炎病毒不能感染鸡胚与小鼠细胞,但其感染性核酸却有感染能力。

**2. 衣壳** 是包围在病毒核心外的结构蛋白,其成分是蛋白质。衣壳由一定数量的壳粒(capsomere)组成。壳粒是衣壳的形态学亚单位,在电镜下可见到壳粒的形态。壳粒是由一些多肽分子组成的,因此多肽分子是衣壳的化学亚单位。

不同病毒的衣壳结构不同,壳粒数目和排列方式也不相同。根据壳粒的排列方式,病毒结构有以下几种对称形式。

(1)螺旋对称型(helical symmetry):病毒核酸呈螺旋状排列,壳粒沿着螺旋形核酸链对称排列（图 4-2），如正黏病毒、副黏病毒及弹状病毒。

（2）20 面体立体对称型（icosahedral symmetry）：病毒核酸聚集成团，其衣壳的壳粒呈立体对称排列，构成有 20 个等边三角形的平面、12 个顶角、30 个棱边的立体结构，称其为 20 面体立体对称型（图 4-2）。在其棱边、三角形面及顶角上皆有对称排列的壳粒。大多数病毒顶角的壳粒由 5 个同样的壳粒包围，称为五邻体（penton）；而在三角形平面上的壳粒，周围都有 6 个相同的壳粒，称为六邻体（hexon）。不同病毒其壳粒数目不相同，可作为病毒鉴别及分类的依据之一，如腺病毒有 252 个壳粒，而小 RNA 病毒仅有 32 个壳粒。

（3）复合对称型（complex symmetry）：病毒体结构复杂，包括立体对称、螺旋对称等多种形式，如痘病毒和噬菌体。

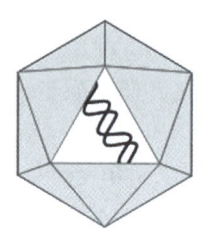 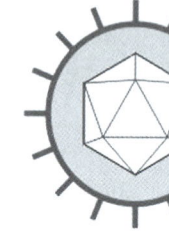 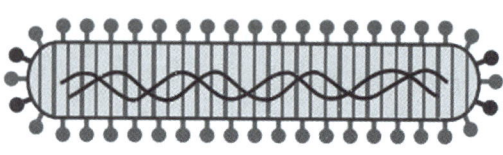

无包膜 20 面体对称型病毒　　　有包膜 20 面体对称型病毒　　　　　　有包膜螺旋对称型病毒

图 4-2　病毒 20 面体立体对称型和螺旋对称型的模式图

衣壳的主要功能有：①保护病毒核酸。蛋白质组成的衣壳包绕着核酸，可使核酸免遭环境中核酸酶和其他理化因素（如紫外线、射线）的破坏。②参与病毒的感染过程。病毒引起感染首先需要病毒特异地吸附于细胞表面。无包膜病毒依靠衣壳吸附于细胞表面，构成感染的第一步。③具有抗原性。衣壳蛋白具有良好抗原性，当病毒进入机体后，能引起机体特异性体液免疫和细胞免疫，不仅引起免疫防御作用，有时也可引起免疫病理损伤。

### （二）辅助结构及化学组成

病毒的辅助结构主要指的是包膜。

**1. 包膜（envelope）**　是包绕在病毒核衣壳外面的双层膜。病毒体外带有包膜的病毒称为包膜病毒。包膜主要成分是蛋白质、多糖及脂类，常以糖蛋白或脂蛋白形式存在。其中，蛋白质是由病毒基因编码合成，而多糖、脂类来自宿主细胞膜、核膜或空泡膜。当有包膜病毒成熟并以出芽（budding）方式释放时，穿过并获得细胞膜此部位的脂类、多糖成分和少许蛋白质而形成病毒包膜。有些病毒其包膜表面有突起，称为包膜子粒（peplomer）或刺突（spike）（图 4-2），赋予病毒一些特殊功能，如流感病毒包膜上有血凝素（hemagglutinin，HA）和神经氨酸酶（neuraminidase，NA）两种刺突。HA 对呼吸道上皮细胞和红细胞有特殊的亲和力；NA 能破坏易感细胞表面受体，便于病毒从细胞内释放。有包膜病毒对脂溶剂（如乙醚、氯仿和胆汁）敏感，乙醚因其能破坏包膜而灭活病毒，常用于鉴定病毒有无包膜。有包膜病毒（如呼吸道病毒）因可被胆汁灭活，故一般不能经消化道感染。

包膜的主要功能有：①维护病毒体结构的完整性，其脂类成分可以加固病毒体的结构。②具有与宿主细胞膜融合的性能，因此包膜与病毒入侵细胞及感染性有关。③具有病毒抗原的特异性。病毒包膜中含有的糖蛋白或脂蛋白均具有抗原性，如甲型流感病毒根据 HA 的抗原性不同可划分亚型。

**2. 其他辅助结构**　如腺病毒在 20 面体结构的各个顶角壳粒上有触须样纤维（antennal fiber），又称纤维刺突或纤突，能凝集某些动物的红细胞并毒害宿主细胞。

## 第二节　病毒的增殖

病毒不具有能独立进行生物合成与新陈代谢的酶系统，所以必须进入活的易感宿主细胞内，由宿主细胞提供合成病毒核酸与蛋白质的原料（低分子量前体成分、能量、必要的酶等）才能增殖。病毒增殖的方式不是二分裂，而是复制（replication）。复制是以病毒核酸为模板，在 DNA 多聚酶或 RNA 多聚酶及其他必要因素作用下，合成子代病毒的核酸和蛋白质，装配成完整病毒颗粒并释放至细胞外。病毒复制一般可分为 5 个阶段，即吸附、穿入、脱壳、生物合成、装配与释放，称为复制周期（replication cycle）。病毒经过复制产生大量的子代病毒，与此同时，宿主细胞的生物合成则受到不同程度的抑制和破坏。

### 一、病毒复制周期

**1. 吸附（attachment）**　吸附于宿主细胞表面是病毒感染的第一步。吸附主要通过病毒体表面的吸附蛋白（viral attachment protein，VAP）与易感细胞表面特异性受体（receptor）相结合而实现。不同细胞表面有不同的病毒受体，它决定了病毒的不同嗜组织性（亲和性）和感染宿主的范围。如无包膜的脊髓灰质炎病毒依靠其衣壳蛋白与神经细胞表面受体 CD155 结合；有包膜病毒多通过表面糖蛋白结构与细胞受体结合，如流感病毒 HA 糖蛋白与细胞表面唾液酸结合而发生吸附；人类免疫缺陷病毒（HIV）包膜糖蛋白 gp120 的受体是人辅助 T 细胞表面的 CD4 分子；EB 病毒则能与 B 细胞表面的 CD21 分子结合。表 4-2 列举了几种常见病毒的吸附蛋白和宿主细胞受体。无病毒受体的细胞不能被病毒吸附，也不能发生病毒感染。细胞包含受体的数量不尽相同，最敏感的细胞可含 10 万个受体。吸附过程可在几分钟至几十分钟内完成。

表 4-2　常见病毒的吸附蛋白和宿主细胞受体

| 病毒 | 病毒吸附蛋白 | 细胞表面受体 |
| --- | --- | --- |
| 脊髓灰质炎病毒 | 病毒蛋白 1（VP1） | CD155 |
| 鼻病毒 | VP1 | 细胞间黏附分子 -1（ICAM-1） |
| B 组柯萨奇病毒 | VP1 | 柯萨奇病毒腺病毒受体（CAR） |
| 甲型流感病毒 | HA | 唾液酸 |
| 人类免疫缺陷病毒 | gp120 | CD4、CCR5、CXCR4 |
| 乙型肝炎病毒 | PreS1 蛋白 | 钠离子 - 牛磺胆酸共转运蛋白（NTCP） |
| 单纯疱疹病毒 | gB、gC、gD | 硫酸乙酰肝素聚糖及 FGF 受体 |
| EB 病毒 | gp350 | CD21 |
| 人巨细胞病毒 | CD13 样分子 | MHC Ⅰ类抗原的 $\beta_2$m |
| 狂犬病病毒 | 糖蛋白 G | 胆碱受体 |

**2. 穿入（penetration）**　病毒与细胞表面结合后穿过细胞膜进入细胞的过程称为穿入。病毒可通过内吞、融合、直接穿入等三种方式进入细胞（图 4-3）：①内吞的方式包括巨胞饮和胞吞。巨胞饮（macropinocytosis）是细胞膜往外扩张，将胞外液体和物体（如病毒）包裹，吞入细胞质内形成吞饮泡。胞吞（endocytosis）是通过网格蛋白、小窝蛋白或其他蛋白介导的细胞膜内陷，将胞外物（如病毒）吞入细胞，形成内体，进而与溶酶体融合。部分方式需要病

毒受体参与。无包膜病毒多以内吞方式进入易感细胞。②融合（fusion）是多数有包膜病毒穿入细胞的方式，病毒包膜与细胞膜融合，之后再将病毒的核衣壳释放至细胞质内。③直接穿入是少数无包膜病毒在吸附细胞时，病毒蛋白衣壳的某些多肽成分和结构发生改变，从而可直接穿过细胞膜，进入细胞。

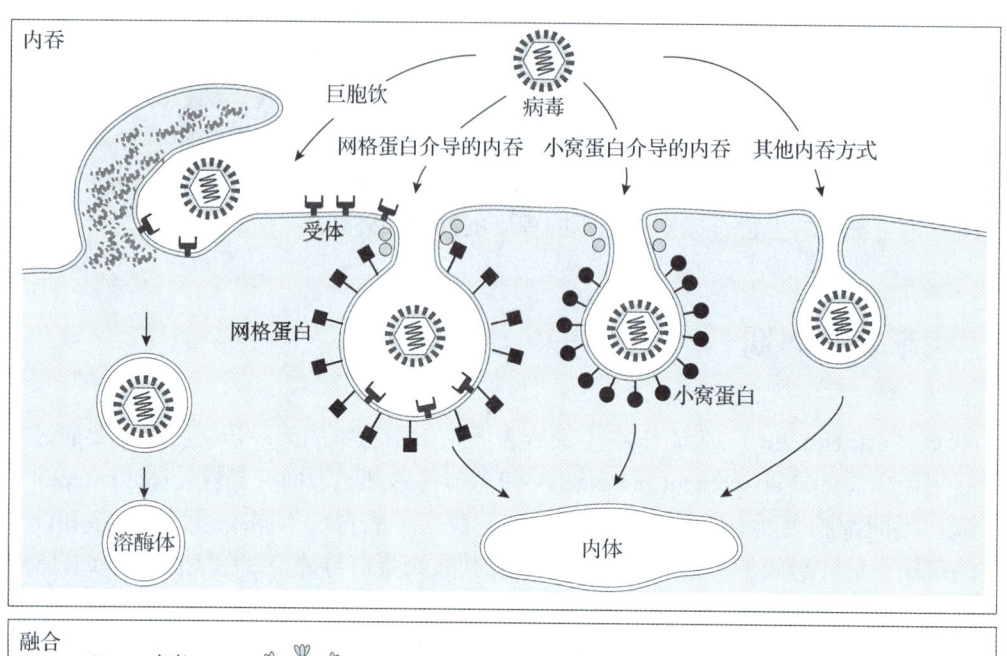

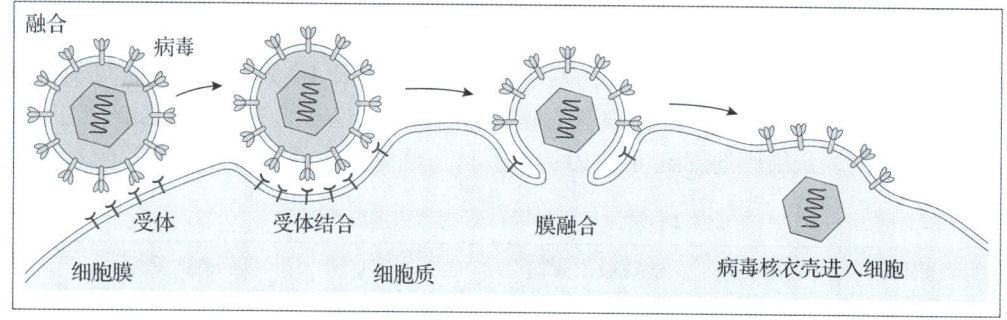

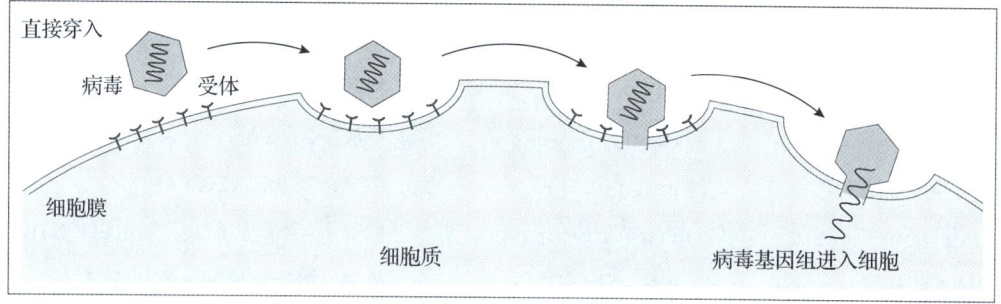

图 4-3　病毒吸附与穿入细胞的方式

**3. 脱壳（uncoating）** 病毒脱去蛋白衣壳后，核酸才能发挥作用。多数病毒穿入细胞后，在细胞溶酶体酶的作用下，脱去衣壳蛋白后释放病毒核酸。少数病毒的脱壳过程复杂，如痘病毒的脱壳过程分为两步，先由溶酶体酶作用脱去外壳，再经病毒编码产生的脱壳酶脱去内壳，方能使病毒核酸完全释放出来。

**4. 生物合成（biosynthesis）** 病毒脱壳后，将其核酸释放至细胞内，则开始病毒的生物合成阶段。病毒生物合成包括病毒核酸复制和基因表达过程，即病毒利用宿主细胞提供的环境和物质合成大量病毒核酸和功能蛋白、结构蛋白。病毒核酸在细胞内复制的部位因核酸类型不同而异。除痘病毒外，DNA病毒都在细胞核内复制；除正黏病毒和逆转录病毒等病毒外，RNA病毒均在细胞质内复制。病毒基因通过转录mRNA指导翻译合成病毒的蛋白质。

生物合成一般分早期和晚期两个阶段。早期阶段合成早期蛋白质，即病毒早期基因组在细胞内进行转录、翻译而产生病毒生物合成中所需要的功能蛋白质，如酶类及某些抑制或阻断细胞核酸和蛋白质合成的非结构蛋白，以保证病毒进一步复制和阻断宿主细胞的正常代谢。晚期阶段根据病毒基因组指令，开始病毒核酸的复制，并经过病毒晚期基因的转录、翻译而产生病毒的结构蛋白。由于在细胞内病毒进行生物合成阶段中，用电镜方法不能观察到细胞内的完整病毒，用免疫学方法也检测不到病毒抗原，故此阶段被称为隐蔽期。各种病毒的隐蔽期长短不一，如脊髓灰质炎病毒为3～4小时，而腺病毒为16～18小时。

根据病毒核酸类型的不同，病毒分为7个类型，分别是双链DNA病毒、单链DNA病毒、单正链RNA病毒、单负链RNA病毒、双链RNA病毒、逆转录病毒及嗜肝DNA病毒。不同类型病毒的复制方式和生物合成过程不同。

（1）双链DNA（dsDNA）病毒：dsDNA病毒复制过程在细胞核内进行，可分为早期和晚期两个阶段（图4-4A）。早期阶段是病毒利用宿主细胞核内依赖DNA的RNA多聚酶，转录病毒早期mRNA，再于细胞质内的核糖体上翻译出病毒早期蛋白。病毒早期蛋白主要是非结构蛋白，包括DNA多聚酶、脱氧胸腺嘧啶激酶及调控基因和抑制细胞代谢的多种酶类，用于子代DNA的复制。晚期阶段包括子代DNA复制和病毒晚期蛋白的合成。病毒DNA复制为半保留复制形式，即在解链酶作用下，亲代DNA的双链解开为正、负两条单链；再分别以两条单链为模板，利用早期合成的DNA多聚酶，复制出子代DNA；然后以子代DNA分子为模板，转录晚期mRNA，继而在细胞质核糖体内翻译出病毒结构蛋白，主要为衣壳蛋白。

（2）单链DNA（ssDNA）病毒：ssDNA病毒种类很少，细小DNA病毒属此类。该类病毒基因组可为正链，也可为负链。在生物合成时，首先以亲代DNA作模板，合成其互补链，并与亲代DNA链形成dsDNA，作为复制中间体（replicative intermediate，RI）。然后进行解链，再以新合成的互补链为模板复制出子代DNA，同时转录mRNA并翻译合成病毒蛋白质。

（3）单正链RNA（+ssRNA）病毒：+ssRNA病毒包括小RNA病毒科、黄病毒科等，其复制过程全部在细胞质中完成。+ssRNA本身具有mRNA功能，其RNA可直接于宿主细胞的核糖体上翻译合成早期蛋白质，首先翻译合成大分子多聚蛋白前体，然后在细胞或病毒编码的蛋白酶作用下，把大分子多聚蛋白前体切割成为相应的功能蛋白（如RNA聚合酶）及结构蛋白。同时，+ssRNA在RNA聚合酶作用下，转录出与亲代互补的负链RNA，形成双股RNA（±RNA），即复制中间体，并以负链RNA为模板复制子代病毒RNA，进而再装配与释放（图4-4B）。

（4）单负链RNA（-ssRNA）病毒：多数有包膜病毒属于-ssRNA病毒，如流感病毒、狂犬病病毒等。虽然，-ssRNA不具有mRNA的功能，但病毒体中含有的依赖RNA的RNA多聚酶，能够以病毒RNA为模板进行自我复制。在生物合成过程中，-ssRNA首先转录出互补的正链RNA，两者形成复制中间体（±RNA），随后以正链RNA为模板复制子代病毒的-ssRNA，同时通过另一部分正链RNA直接发挥mRNA作用，指导翻译出病毒的结构蛋白和非结构蛋白。

（5）双链RNA（dsRNA）病毒：平滑呼肠病毒科是dsRNA病毒，如轮状病毒。在生物合成时，病毒的正链RNA在病毒自身RNA多聚酶作用下，首先转录出病毒mRNA，然后再翻译出病毒早期蛋白或晚期蛋白。在核酸复制时，必须先以病毒原有的负链RNA为模板复制出新的正链RNA，再由新的正链RNA复制出新的负链RNA，共同组成子代病毒RNA。

（6）逆转录病毒：人类免疫缺陷病毒（HIV）和人类T细胞白血病病毒（HTLV）属于逆转录病毒（retrovirus）。此类病毒自身携带逆转录酶（reverse transcriptase，RT），并具有由两条相同的正链 RNA 构成的基因组,称为单正链双体 RNA,但均不具有 mRNA 功能。逆转录病毒的生物合成过程与其他单正链 RNA 不同,首先以病毒 RNA 为模板,在逆转录酶的作用下合成互补 DNA(complementary DNA,cDNA),构成 RNA:DNA 中间体;进而,中间体中的 RNA 链被 RNA 酶 H 水解,DNA 链进入细胞核内,在 DNA 多聚酶作用下复制成 dsDNA;dsDNA 则整合至宿主细胞的染色体 DNA 上,成为前病毒(provirus),前病毒可随宿主细胞的分裂转移至子代细胞内。在特定条件下,前病毒可以在细胞核内逆转录出子代病毒 RNA 和 mRNA,mRNA 在细胞质核糖体上翻译出子代病毒的结构蛋白和非结构蛋白(图 4-5),共同组成完整的逆转录病毒颗粒。

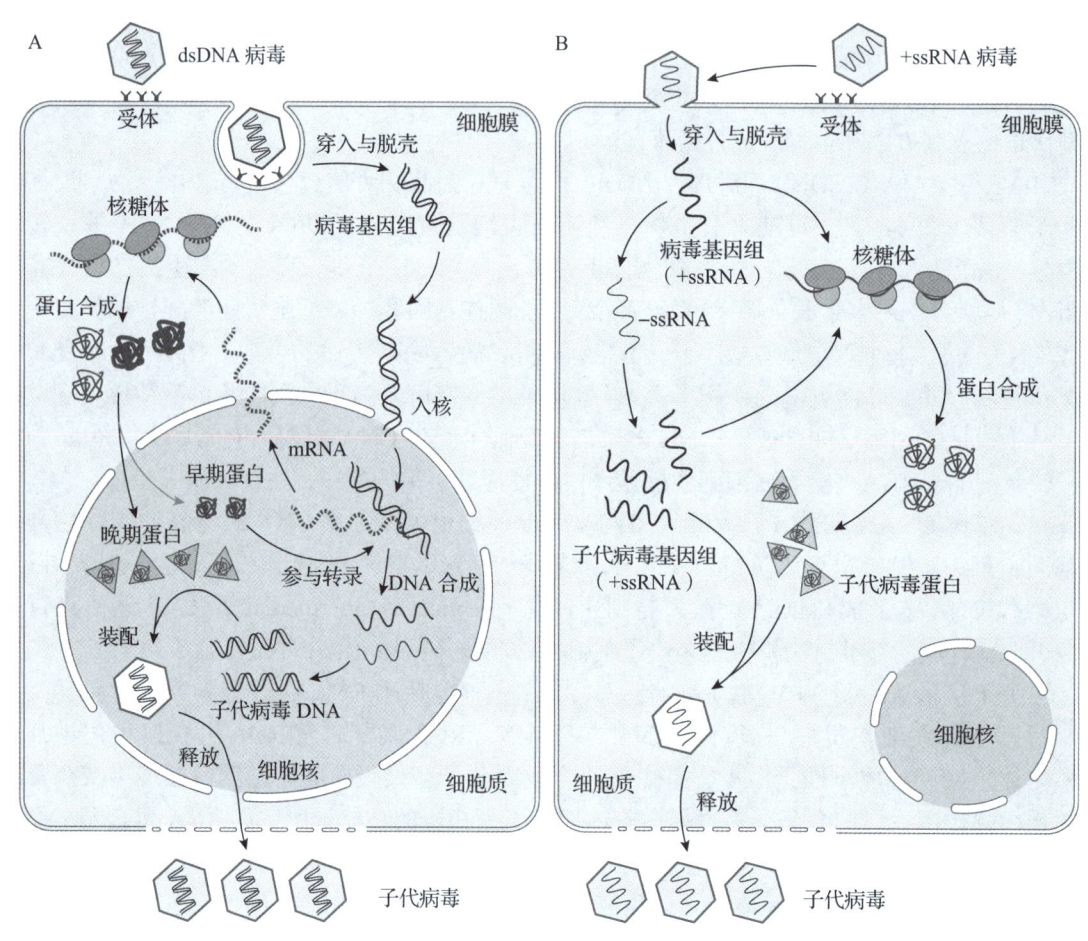

图 4-4 dsDNA 病毒和 +ssRNA 病毒的复制过程
A. dsDNA 病毒的复制过程;B. +ssRNA 病毒的复制过程

(7)嗜肝 DNA 病毒:乙型肝炎病毒(HBV)属于该类型病毒。HBV 基因组属于不完全闭合双链 DNA,其复制有逆转录过程,与上述 6 种类型不同(第二十八章,图 28-5)。其逆转录过程发生在病毒转录后,在装配好的病毒衣壳中,以病毒 DNA 转录的 RNA 为模板进行逆转录,同时形成 RNA:DNA 中间体,然后再形成子代环状双链 DNA。

**5. 装配(assembly)与释放(release)**  病毒装配是指病毒核酸与蛋白质合成之后,在细胞质内或细胞核内组装为成熟病毒颗粒的过程。不同种类的病毒在细胞内装配的部位也不同。除痘病毒外,DNA 病毒均在细胞核内装配;除正黏病毒、逆转录病毒外,RNA 病毒主要在细胞质内装配。病毒的结构蛋白质先组装形成空心衣壳后,病毒核酸从衣壳裂隙间进入壳内形成核衣壳,可以直接装配为无包膜病毒的成熟病毒体,但有包膜病毒需要在核衣壳外再加一层包膜,才能成为完整的病毒体。病毒包膜是在细胞的膜系统(细胞膜或核膜)特定部位形成的,当病毒编码的特异糖蛋白插入细胞膜或核膜时，装配形成的核衣壳与此处细胞膜或核膜结合，则形成包膜。包膜的脂类来源于细胞，而包膜的蛋白质（包括糖蛋白）是由病毒基因组编码，故具有病毒的特异性和抗原性。

发育成熟的病毒体是指成为具有感染性的病毒颗粒。成熟的病毒体以不同方式释放于细胞外。无包膜病毒，如脊髓灰质炎病毒等均以破胞方式释放，即病毒装配完成后，导致宿主细胞破裂而把病毒全部释放到周围组织中。有包膜的病毒，如疱疹病毒，在装配完成后，以出芽（budding）方式释放到细胞外，此时细胞通常不死亡，细胞膜在出芽后可以修复，细胞仍能继续分裂增殖。此外，病毒还有其他释放方式，如某些肿瘤病毒，其基因组以整合方式随细胞的分裂而出现在子代细胞中。

病毒复制周期的时间长短与病毒种类有关，如小 RNA 病毒为 6～8 小时，而流感正黏病毒为 15～30 小时。每个细胞产生子代病毒的数量也因病毒和宿主细胞不同而异，多者可产生约 10 万个病毒。

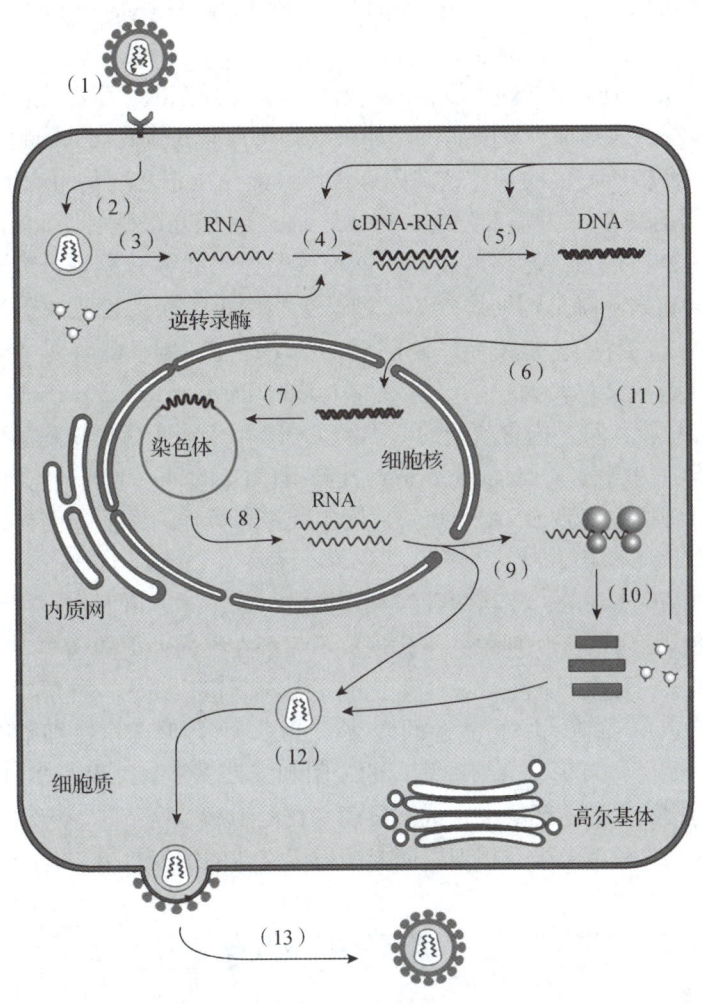

**图 4-5　逆转录病毒复制示意图**

以人类免疫缺陷病毒（HIV）为例。（1）病毒体与细胞受体（CD4 分子）结合；（2）病毒进入细胞，去包膜；（3）脱衣壳；（4）以病毒 RNA 为模板，逆转录合成 cDNA，形成中间体；（5）以 cDNA 为模板合成 dsDNA；（6）dsDNA 进入细胞核；（7）整合到细胞染色体上形成前病毒；（8）前病毒被激活，转录出子代 RNA；（9）一部分子代 RNA 与核糖体结合，翻译子代蛋白，另一部分为子代病毒 RNA；（10）翻译子代结构蛋白和酶蛋白；（11）合成的酶蛋白参与逆转录；（12）子代病毒体形成；（13）子代病毒获包膜并释放

## 二、与病毒增殖有关的异常现象

病毒在宿主细胞内增殖是病毒与细胞相互作用的过程与结果。病毒在细胞内大量复制的同时，也影响细胞正常代谢，导致细胞损伤或死亡。但当细胞不提供病毒增殖所需要的条件和物质，或者病毒基因组发生突变和缺陷时，病毒也不能完成复制过程，这种情况属于病毒的异常增殖。病毒的异常增殖主要包括顿挫感染和缺陷病毒。此外，如果两种病毒同时感染同一细胞，会发生病毒间的影响而出现病毒干扰现象。

**1. 顿挫感染（abortive infection）** 病毒进入宿主细胞后，如果细胞不能为病毒增殖提供所需要的酶、能量及必要的成分，则病毒在其中不能合成本身的成分，或者虽能合成部分或全部病毒成分，但不能装配和释放，从而不能复制出完整成熟的病毒体，此感染过程称为顿挫感染。不能为病毒增殖提供条件的细胞称为非容纳细胞（non-permissive cell）。能为病毒提供条件产生完整病毒体的细胞称为容纳细胞（permissive cell）。

**2. 缺陷病毒（defective virus）** 因病毒基因组不完整或基因发生改变而不能进行正常增殖和复制产生子代病毒的病毒称为缺陷病毒。如果缺陷病毒与其他病毒共同感染同一细胞，其他病毒能为缺陷病毒提供所需要的条件，缺陷病毒则又能完成正常增殖而产生完整的子代病毒，将这种有辅助作用的病毒称为辅助病毒（helper virus）。腺相关病毒（adeno-associated virus）就是一种缺陷病毒，在任何细胞培养中都不能增殖，但当和腺病毒共同感染同一细胞时却能产生成熟病毒体。腺病毒就是辅助病毒。丁型肝炎病毒（HDV）也是缺陷病毒，必须依赖乙型肝炎病毒（HBV）的存在才能复制。缺陷病毒虽然不能复制，但对同种类的成熟病毒体感染细胞有干扰作用，故又称其为缺陷干扰颗粒（defective interfering particle，DIP）。DIP 具有正常病毒的衣壳和包膜，只是内含缺损的基因组。DIP 不仅能干扰非缺陷病毒的复制，还能影响细胞的生物合成。伪病毒体（pseudovirion）是缺陷病毒的另一形式，它不含有病毒基因组，只是在病毒复制时将宿主细胞 DNA 的某一片段包装进入其他病毒的衣壳中，该种类病毒颗粒可以用电镜观察到，但不能复制。

**3. 干扰现象（interference）** 当两种病毒感染同一细胞时，可发生一种病毒抑制另一种病毒增殖的现象，称为病毒的干扰现象。干扰现象不仅可在不同种类的病毒之间发生，也可在同种类不同型或不同株病毒之间发生。发生干扰的主要机制包括：①一种病毒诱导细胞产生的干扰素（interferon，IFN）抑制另一种病毒的增殖；②病毒吸附时与宿主细胞表面受体结合而改变了宿主细胞代谢途径，阻止了另一种病毒的吸附和穿入等复制过程；③ DIP 所引起的干扰。病毒之间的干扰现象能使宿主感染中止或不发病。在使用病毒疫苗时，应注意合理使用不同病毒株之间的配伍组成，避免由于干扰现象而影响病毒疫苗的免疫效果。

## 第三节 病毒的遗传与变异

病毒和其他微生物一样，具有遗传性和变异性。病毒的毒力和抗原性等均可发生变异。利用病毒毒力可发生变异的特点，人们制备出最早的病毒疫苗。例如，1798 年琴纳（Edward Jenner）就根据经验观察发明了牛痘疫苗，为控制天花打下基础；1884 年巴斯德（Louis Pasteur）研制了狂犬病疫苗，为预防医学开辟了广阔前景。此外，由于病毒仅含有一种核酸，基因组也较简单，所以病毒成为了最早研究遗传学的工具。在病毒遗传学研究中，通过对病毒生物学性状的变异现象及变异株的产生进行研究，建立了病毒株、病毒准株、病毒突变株及病毒型别等概念。病毒株（strain）是同一种病毒的不同分离株；病毒准种（quasispecies）是同一宿主体内同一种病毒群中基因发生某些变异的个体病毒株；病毒突变株是与原来野生型病毒株相比，其表型已发生改变；病毒型别（type）是根据中和抗体进行免疫反应确定的同一种病毒的不同血清型。随着病毒分子遗传学研究进展，人们对病毒基因组结构和功能、病毒遗传变异的机制有了深入的认识，特别是病毒的变异性研究将在病毒感染的诊断和防治，特别是在制备病毒的基因工程疫苗中发挥更大的作用。

## 一、病毒变异的类型

根据遗传物质有无改变，将病毒变异分为遗传物质变异、非遗传物质变异两种类型。

### （一）遗传物质变异

遗传物质变异主要包括基因突变、基因重组与重配、整合等方式。

**1. 基因突变**　是病毒基因组中的碱基序列由于置换、缺失或插入而发生的改变。基因突变主要来源于病毒基因复制时发生的自发突变，其自发突变率为 $10^{-6} \sim 10^{-8}$，以及用物理因素（如紫外线或 X 射线）或化学因素（如亚硝基胍、5- 氟尿嘧啶或 5- 溴脱氧尿苷）处理病毒颗粒或其核酸时诱发的突变，人工诱变可以提高突变率。由于基因突变产生的表型性状发生改变的病毒株称为突变株（mutant）。突变株包括多种表型，如病毒空斑的大小、病毒颗粒形态、抗原性、宿主范围、营养要求、细胞病变及致病性等。常见的有意义突变株包括条件致死性突变株、宿主范围突变株和耐药突变株，其中条件致死性突变株最为常见。

（1）条件致死性突变株（conditional-lethal mutant）：指在某种条件下能够增殖，而在其他条件下不能增殖的病毒株。温度敏感性突变株（temperature-sensitive mutant，ts 突变株）就是典型的条件致死性突变株。ts 突变株在 28～35℃（容许性温度）条件下可增殖，而在 37～40℃（非容许性温度）条件下不能增殖，主要是因为 ts 突变株的基因所编码的蛋白质或酶在较高温度下失去功能，导致病毒株不能增殖。ts 突变株可来源于基因任何部位的改变，所以一种病毒能产生多种 ts 突变株。ts 突变株多为减毒株，是生产疫苗的理想毒株。但 ts 突变株容易发生回复突变（回复率为 $10^4$），因此在制备疫苗时必须经多次诱变处理，又能获得稳定的突变株，又称变异株（variant）。脊髓灰质炎病毒活疫苗就是 ts 突变株。

（2）宿主范围突变株（host-range mutant，hr 突变株）：由于病毒基因组的改变影响了病毒对宿主细胞的感染范围，导致野生型病毒株可以感染原来不能感染的细胞种类，病毒感染范围扩大。狂犬病疫苗就是通过该方式获得的减毒的突变病毒株。

（3）耐药突变株（drug-resistant mutant）：常因编码病毒酶类基因的突变引起药物作用的靶酶特性发生改变，从而降低了病毒对药物的亲和力，导致相应的病毒对药物不敏感或耐药而继续增殖。

**2. 基因重组与重配**　两个或多个病毒颗粒感染同一细胞时，病毒的基因组之间可发生多种形式的互相作用，但通常发生于有近缘关系的病毒之间。例如，两种病毒的基因组或基因片段可以发生互换，从而产生具有两个亲代病毒特性的子代病毒，并能继续增殖，该过程称为基因重组（recombination），所获得的子代病毒称为重组体（recombinant）。重组不仅可发生于两种活病毒之间，也可发生于活病毒与灭活病毒之间，甚至还可发生于两种灭活病毒之间。

非分节段基因组病毒间的重组，是指在核酸内切酶和连接酶的作用下，两种病毒核酸分子发生断裂和交叉连接，从而形成核酸分子内部序列重新排列的过程。

分节段 RNA 病毒基因组的重组，是指两株病毒之间通过基因片段的交换使子代基因组发生改变的过程，又称重配（reassortment）。如流感病毒、轮状病毒等可发生重配（图 4-6）。

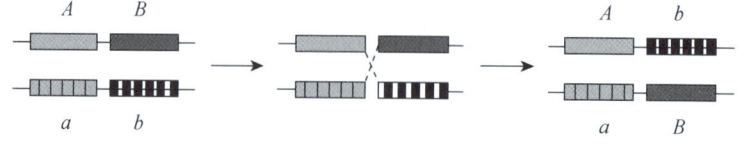

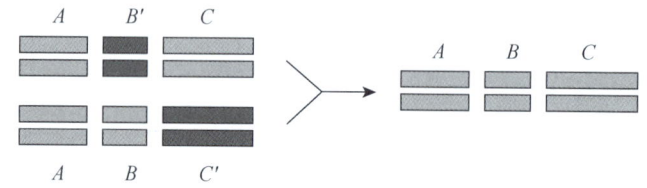

**图 4-6　病毒的基因重组**

上图：两株非分节段病毒基因组分别为 AB 和 ab，基因重组后形成的新子代病毒分别为 Ab 和 aB。
下图：两株分节段病毒基因组，每个由 3 个片段的双链核酸组成；一个 B 段发生突变成 B′，另一个 C 段发生突变成 C′，当二者进入同一细胞时，发生 C 段重配，则产生未突变的基因组

**3. 整合（integration）**　在病毒感染细胞的过程中，有时会发生病毒基因组或某一片段插入宿主染色体 DNA 中并进行重组，这种病毒基因组与细胞基因组的重组过程称为整合。多种肿瘤病毒（如人乳头瘤病毒）、逆转录病毒等均有整合特性。整合主要引起宿主细胞基因组改变而导致细胞发生恶性转化，而且还可引起病毒基因组的变异。

### （二）非遗传物质变异

当两种病毒感染同一细胞时，除可发生基因重组外，也可发生病毒基因产物的相互作用，包括互补作用、表型混合与核壳转移等，导致子代病毒发生表型性状的改变。

**1. 基因产物的互补作用（complementation）**　是指两株病毒同时感染同一细胞时，通过基因产物之间的相互作用，能产生一种或两种有感染性的子代病毒。互补作用可发生在两种缺陷病毒之间，也可发生于感染性病毒与缺陷病毒或灭活病毒之间。这主要是因为一种病毒能提供另一病毒所需要的基因产物，如病毒的衣壳、包膜或酶类等，从而辅助缺陷病毒复制产生子代病毒。

**2. 病毒的表型交换和表型混合（phenotypic mixing）**　当两株具有某些共同特征的病毒感染同一细胞时，可出现一种病毒所产生的衣壳或包膜包裹在另一病毒基因组外面的现象，称为表型交换；有时可产生来自两亲代病毒的镶嵌衣壳或包膜，称为表型混合（图 4-7）。因为不是遗传物质的变异，所以表型交换和表型混合并不稳定，病毒经细胞培养传代后，又可恢复亲代病毒的表型。

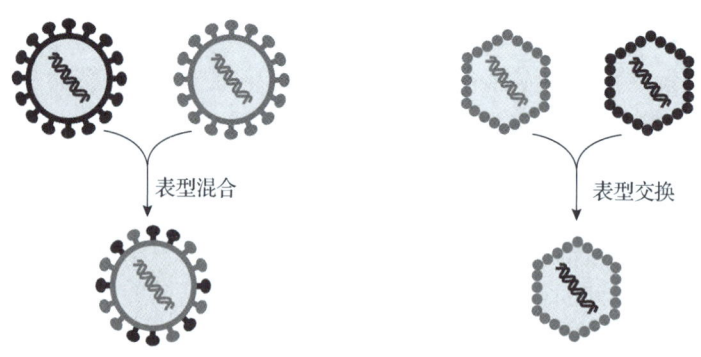

**图 4-7　表型交换和表型混合**

## 二、病毒遗传变异的生物学意义

病毒的分子遗传学研究开始于 20 世纪 70 年代，主要采用基因克隆及测序技术，通过研究多种病毒的结构、组成、基因组复制、转录和翻译调控及其产物的结构和功能，从分子水平上阐明了病毒的生物学性状、遗传变异特征、致病机制和宿主防御及有效的防治等，促进了病毒学研究的飞跃发展。

研究病毒遗传学规律，探索病毒遗传变异的特性，对加深理解医学和生物学理论及开展病毒性疾病的诊断、治疗和预防等实际应用具有重要意义。核酸杂交、PCR 等方法提高了病毒核酸的检测敏感性，促进了病毒性疾病诊断的效果；基因治疗、RNA 干扰等方法也开辟了病毒性疾病治疗的新途径；特别是利用病毒的变异株（减毒株）、基因重组株制备减毒活疫苗、基因工程疫苗、核酸疫苗、多肽疫苗等特异性疫苗已经成为预防病毒性疾病最有效的措施，在近百年的预防医学史上，用牛痘接种法预防天花获得了巨大成就，根除天花就是最好的见证。

## 第四节 理化因素对病毒的影响

病毒在体外受到理化因素作用而导致病毒感染性丧失的过程，称为灭活（inactivation）。灭活的病毒仍能保留如抗原性、红细胞吸附、血凝及细胞融合等其他特性。理化因素灭活病毒的机制主要包括：①破坏病毒的包膜（如脂溶剂或冻融）；②使病毒蛋白质变性（如酸、碱、甲醛、温热）；③损伤病毒的核酸（如变性剂、射线）等。病毒对理化因素敏感性的强弱因病毒种类不同而异。了解理化因素对病毒的影响，在预防病毒感染、进行病毒分离和疫苗制备等方面均有意义。

### 一、物理因素的影响

**1. 温度** 大多数病毒耐冷不耐热。在干冰（-70℃）或液氮（-196℃）中病毒感染性可保持数月至数年。保存病毒标本需低温冷冻，但反复冻融也可使病毒失活。病毒对温度的敏感性因病毒种类不同而异，多数病毒于 60℃ 30 分钟或 100℃ 数秒钟可被灭活，但乙型肝炎病毒需 100℃ 10 分钟才能被灭活；有包膜的病毒比无包膜病毒更不耐热。

**2. 酸碱度** 多数病毒在 pH 5～9 条件下稳定，但也因病毒种类而异。在 pH 3～5 条件下肠道病毒稳定，但鼻病毒会迅速被灭活。因此，可通过检测病毒对 pH 的稳定性来鉴别病毒。

**3. 射线** X 线、γ 射线、紫外线均能以不同机制使病毒灭活。射线可使病毒核苷酸链发生致死性断裂；紫外线能使病毒基因核苷酸结构发生改变，形成胸腺核苷与尿核苷双聚体，从而影响病毒 DNA 或 RNA 的复制。但某些病毒，如脊髓灰质炎病毒经紫外线灭活后，再用可见光照射，可因除去双聚体而复活，称为光复活（photoreactivation），故不宜使用紫外线来制备灭活疫苗。

### 二、化学因素的影响

**1. 脂溶剂** 乙醚、氯仿、去氧胆酸盐、阴离子去污剂等脂溶剂均能使有包膜病毒（如流感病毒、流行性乙型脑炎病毒）的包膜脂质溶解，从而使病毒失去对细胞的吸附能力而被灭活。但它们对无包膜病毒（如肠道病毒等）几乎无作用。因此，可用耐乙醚试验鉴别病毒有无包膜。

**2. 消毒剂**　除强酸、强碱可灭活病毒外，次亚氯酸盐、过氧乙酸、戊二醛、甲醛、氧化剂、卤素及其化合物等化学消毒剂均有灭活病毒的作用。病毒对消毒剂的抵抗力比细菌强，特别是无包膜的微小病毒。病毒对消毒剂的敏感性也因病毒种类而异。由于醛类消毒剂能使病毒灭活但仍保持抗原性，故常用甲醛作灭活剂来制备灭活疫苗。

**3. 其他**　现有的抗生素对病毒无抑制作用。中草药如板蓝根、大青叶、大黄、贯仲和七叶一枝花等对某些病毒有一定的抑制作用，其机制尚须深入研究。$MgCl_2$、$MgSO_4$、$Na_2SO_4$等盐类对小 RNA 病毒科、疱疹病毒科和正黏病毒科等病毒有稳定作用，能提高病毒对热的抵抗力，如在 1mol/L $MgSO_4$ 中上述病毒可耐受 50℃ 1 小时。为此在保存这些病毒时需要经常加入镁盐，以延长病毒保存期。

## 第五节　病毒的分类和命名法

### 一、病毒的分类

根据病毒寄生宿主的不同，自然界存在的病毒可分为动物病毒、植物病毒、细菌病毒（噬菌体）和昆虫病毒，动物病毒包括感染人和脊椎动物的病毒。负责病毒分类的国际组织是国际病毒分类委员会（International Committee on Taxonomy of Viruses，ICTV）。ICTV 制定和调整病毒分类规则，定期将新鉴定的病毒补充至分类目录。以下病毒生物学性状和理化特性可用于病毒的分类。

（1）基因组特性：这是病毒分类最主要的依据，包括核酸类型（DNA 或 RNA）、单链还是双链、线状还是环状、是否分节段、基因组大小（kb）、基因组结构、基因核苷酸序列及特殊功能结构［如重复序列、5' 帽结构、5' 端共价环状蛋白及 3' 端 poly（A）］等。

（2）形态特性：包括形态大小和结构、衣壳的对称型、衣壳壳粒数目及核衣壳直径和刺突等。

（3）理化性状：包括沉降系数、浮密度、稳定性、对乙醚和消毒剂等理化因素的敏感性等。

（4）病毒蛋白特性：包括结构蛋白、非结构蛋白特异活性（转录酶、逆转录酶、神经氨酸酶等），以及氨基酸序列和变性（糖基化、磷酸化、烷化）特征等。

（5）抗原性：指病毒抗原诱导机体产生特异性抗体或致敏淋巴细胞并与其特异性结合的能力。抗原性的强弱与病毒抗原分子的大小、化学成分、抗原决定簇的结构及其与被免疫动物亲缘关系的远近等有密切关系。病毒抗原性的不同可以决定病毒的种类、分型和亚型等。

（6）培养特性：包括对细胞种类的敏感性、复制方式、复制过程（生物合成、装配及释放方式），以及包涵体形成等。

（7）感染特性：包括自然宿主范围、传播方式及传播媒介、流行病学特征、致病性和病理学特点、组织亲嗜性等。

病毒分类方法近年有重大变化。过去病毒分类只有 5 个层级，最高级是目。随着病毒学的研究进展，这个体系已经不能适应病毒种类的复杂性，因此 2016 年 ICTV 将病毒分类体系扩展为 15 个层级，其中主要的是 8 个层级，即病毒域（realm）、界（kingdom）、门（phylum）、纲（class）、目（order）、科（family）、属（genus）和种（species）。在一些层级下可分亚类，例如亚科（subfamily）。病毒根据基因组特性共分 6 个域，截至 2024 年 6 月，已经鉴定的病毒有 11 283 种，归属于 72 个目 264 个科 2818 个属。感染人和动物的重要病毒分类见表 4-3。

表 4-3 感染人和动物的重要病毒分类

| 核酸 | 病毒科 | 衣壳对称型 | 包膜 | 病毒大小(nm) | 核酸大小(kb) | 核酸类型 | 主要病毒 |
|---|---|---|---|---|---|---|---|
| DNA | 细小病毒科(Parvoviridae) | 20面体 | 无 | 18~26 | 5.6 | +ss | 细小病毒B19 |
| | 乳头瘤病毒科(Papillomaviridae) | 20面体 | 无 | 45~55 | 5.8 | ds环状 | 人乳头瘤病毒 |
| | 多瘤病毒(Polyomaviridae) | 20面体 | 无 | 45~55 | 5.8 | ds环状 | JC病毒 |
| | 腺病毒科(Adenoviridae) | 20面体 | 无 | 80~110 | 36~38 | ds | 腺病毒 |
| | 疱疹病毒科(Herpesviridae) | 20面体 | 有 | 150~200 | 124~235 | ds | 单纯疱疹病毒、水痘-带状疱疹病毒、巨细胞病毒、EB病毒 |
| | 嗜肝DNA病毒科(Hepadnaviridae) | 20面体 | 有 | 42 | 3.2 | ds※ | 乙型肝炎病毒 |
| | 痘病毒科(Poxviridae) | 复杂 | 有 | 230~300 | 130~375 | ds | 天花病毒、猴痘病毒、传染性软疣病毒 |
| RNA | 小RNA病毒科(Picornaviridae) | 20面体 | 无 | 20~30 | 7.2~8.4 | +ss | 肠道病毒、鼻病毒 |
| | 星状病毒科(Astroviridae) | 20面体 | 无 | 28~30 | 7.2~7.9 | +ss | 星状病毒 |
| | 杯状病毒科(Caliciviridae) | 20面体 | 无 | 27~38 | 7.4~7.7 | +ss | 诺如病毒 |
| | 戊型肝炎病毒科(Hepaviridae) | 20面体 | 无 | 32~34 | 7.4~7.7 | +ss | 戊型肝炎病毒 |
| | 平滑呼肠病毒科(Sedoreoviridae) | 20面体 | 无 | 60~80 | 16~27 | ds分节段 | 轮状病毒 |
| | 披膜病毒科(Togaviridae) | 20面体 | 有 | 50~70 | 7.9~11.8 | +ss | 风疹病毒、基孔肯雅病毒 |
| | 黄病毒科(Flaviviridae) | 20面体 | 有 | 45~60 | 9.5~12.5 | +ss | 丙型肝炎病毒、登革病毒、森林脑炎病毒、流行性乙型脑炎病毒 |
| | 砂粒病毒科(Arenaviridae) | 多形性 | 有 | 50~300 | 10~14 | -ss分节段 | 拉沙病毒 |
| | 白蛉纤细病毒科(Phenuiviridae) | 20面体 | 有 | 80~100 | 3.3~6.3 | -ss分节段 | 大别班达病毒 |
| | 冠状病毒科(Coronaviridae) | 螺旋 | 有 | 80~220 | 20~30 | +ss | SARS-CoV、SARS-CoV-2 |
| | 周布尼亚病毒科(Peribunyaviridae) | 螺旋 | 有 | 80~120 | 11~21 | -ss分节段 | 加利福尼亚脑炎病毒 |
| | 内罗病毒科(Nairoviridae) | 螺旋 | 有 | 90~120 | 18.8 | -ss分节段 | 新疆出血热病毒 |
| | 汉坦病毒科(Hantaviridae) | 螺旋 | 有 | 80~210 | 11~12.2 | -ss分节段 | 汉坦病毒 |
| | 正黏病毒科(Orthomyxoviridae) | 螺旋 | 有 | 80~120 | 10~13.6 | -ss分节段 | 流感病毒 |
| | 副黏病毒科(Paramyxoviridae) | 螺旋 | 有 | 150~300 | 16~20 | -ss | 麻疹病毒、腮腺炎病毒、副流感病毒 |
| | 弹状病毒科(Rhabdoviridae) | 螺旋 | 有 | 75~180 | 13~16 | -ss | 狂犬病毒 |
| | 丝状病毒科(Filoviridae) | 螺旋 | 有 | 80~1000 | 19.1 | -ss | 马尔堡病毒、埃博拉病毒 |
| | 博尔纳病毒科(Bornaviridae) | 螺旋 | 有 | 80~125 | 8.5~10.5 | -ss | 博尔纳病毒 |
| | 逆转录病毒科(Retroviridae) | 20面体 | 有 | 80~100 | 7~11 | +ss双倍 | 人类免疫缺陷病毒、人类嗜T细胞病毒 |

ss：单链；ds：双链；ds※：双链有单链区

## 二、病毒的命名法

病毒名书写不用拉丁双名法。病毒科名用 -viridae 后缀表示，属名通常用 -virus 后缀表示。属及其上各级分类名书写均为斜体且首字母大写，如逆转录病毒科（*Retroviridae*）、嗜肝 DNA 病毒科（*Hepadnaviridae*）、小 RNA 病毒科（*Picornaviridae*）、肠道病毒属（*Enterovirus*）、班达病毒属（*Bandavirus*）。种名不斜体且首字母不大写，除非该字来源于人名和地名，如冠状病毒 229E（coronavirus 229E）、甲型流感病毒（influenza virus A）、埃博拉病毒（Ebola virus）、寨卡病毒（Zika virus）。

### 思 考 题

1. 比较病毒和细菌的生物学特性的不同。
2. 什么是病毒的复制周期？简述逆转录病毒的复制过程。
3. 病毒变异的主要类型有哪些？其生物学意义有哪些？
4. 病毒核衣壳有几种类型？简述其形态特点。

（安　静）

# 第五章 人体微生物群

微生物在自然界中分布广泛。在人类的体表及与外界相通的腔道表面存在着大量微生物，这些微生物在长期进化过程中与机体形成共生关系（symbiosis）。保持人体正常的微生物群有利于健康，反之则可能导致疾病。

## 第一节 微生物群与微生物组

微生物群、微生物组是两个宏观概念，用于在群体水平上描述某个特定环境中微生物的组成及相互关系。

微生物群（microbiota）指的是生活于特定环境中的所有微生物构成的群体，包括原核微生物（细菌和古菌）、真核微生物（真菌）和病毒（含噬菌体）。微生物群可细分为细菌群、古菌群、真菌群和病毒群。微生物群是否包括病毒这个问题存在争议，确定特定环境中微生物种群分类的常用技术是 16S rRNA 基因测序，只有细胞生物有 16S rRNA 基因，病毒是无细胞生物，因此传统的微生物群研究通常没有病毒群的信息，但近年的高通量测序技术可以低成本地进行全基因组测序，可在大数据基础上全面分析微生物群的结构、基因组成和功能。

微生物组（microbiome）指的是特定环境中所有微生物组分的总称，包括微生物的所有遗传物质、结构组分及其代谢产物。遗传物质包括微生物的基因组、质粒和噬菌体等。在生物进化过程中，一些病毒的基因（如癌基因）甚至基因组（如逆转录病毒基因组）整合至宿主基因组中，成为人和动物染色体的组成部分，如原癌基因、内源性逆转录病毒基因组等，这些同源序列也是微生物组的组分。微生物组是微生物的基因组、蛋白质组、代谢组等多组学的集合，根据微生物种类可细分为细菌组（bacteriome）、古菌组（archaeome）、真核细胞型微生物组（eukaryome）和病毒组（virome）。

宏基因组（metagenome）是特定环境中所有微生物的 DNA 总和，包括可培养微生物、难培养甚至不可培养微生物的基因组。宏基因组技术将特定环境中所有微生物的 DNA 提取并测序，进而分析该环境中微生物的种群多态性和群落功能，由于不需要对样品中的微生物进行纯化和培养，因此可以检测到难培养甚至不可培养的大量微生物，极大地促进了微生物群和微生物组研究。

## 第二节 人体微生物群的组成

在人体内外（口腔、肠道、阴道、皮肤等）寄居着病毒、细菌、古菌和真菌等微生物群落，统称为人体微生物群（human microbiota）。这些微生物群落（包括内源性病毒）的基因总和与结构组分及其代谢产物构成了人体微生物组（human microbiome）。有研究者预测人体微生物组的基因数量是人体基因的 500 倍左右。人体微生物群参与人体物质代谢和能量转换，对免疫系统的发育和维护起着关键作用。

人体微生物群的构成不是一成不变的。人体微生物群受到遗传、年龄、生活习惯、环境、疾病、用药等许多因素的影响，始终处于动态变化的过程。人体内环境的变化会影响这些微生物群的结构和功能，二者相互作用，共同维持着人体健康。

**1. 人体细菌群** 人体是一个复杂的生态系统，人体与外界相通的部位，如口腔、鼻咽腔、肠道、泌尿生殖道等，都存在丰富的细菌群落，它们扮演着重要角色，这些菌群又称正常菌群（normal flora）。这些不同部位的细菌种类和数量因其独特的生理结构和功能而异（表 5-1）。特别值得关注的是肠道菌群（intestinal flora），它们种类繁多，达到数千种，以厌氧菌为主。肠道菌的数量是人体细胞总数的 10 倍以上，其基因数量更是超过人类自身基因的 100 倍。

表 5-1 人体各部位的常见细菌

| 部位 | 主要细菌种类 |
| --- | --- |
| 皮肤 | 葡萄球菌、链球菌、类白喉棒状杆菌、大肠埃希菌、铜绿假单胞菌、丙酸杆菌、非致病性分枝杆菌等 |
| 口腔 | 链球菌、非致病性奈瑟菌、放线菌、葡萄球菌、乳杆菌、梭菌等 |
| 鼻咽腔 | 葡萄球菌、甲型溶血性链球菌、肺炎链球菌、奈瑟菌、拟杆菌等 |
| 外耳道 | 葡萄球菌、类白喉棒状杆菌、铜绿假单胞菌、非致病性分枝杆菌等 |
| 眼结膜 | 葡萄球菌、结膜干燥杆菌等 |
| 肠道 | 大肠埃希菌、产气肠杆菌、变形杆菌、铜绿假单胞菌、肠球菌、双歧杆菌、乳杆菌、拟杆菌、破伤风梭菌、产气荚膜梭菌等 |
| 尿道 | 葡萄球菌、类白喉棒状杆菌、非致病性分枝杆菌等 |
| 阴道 | 乳杆菌、大肠埃希菌、类白喉棒状杆菌、白假丝酵母菌等 |

在消化系统中，上消化道和下消化道的细菌群有显著多样性。例如，口腔中主要分布有厚壁菌门、梭杆菌门和变形菌门等；胃部细菌具有较强的耐酸性，包括梭菌属、乳杆菌属和韦荣氏球菌属；小肠中常见的细菌包括乳杆菌属、梭菌属和拟杆菌属等；而结肠中主要定植的细菌有拟杆菌门、厚壁菌门、放线菌门、梭杆菌门、变形菌门和疣微菌门等。

呼吸道的细菌群在鼻咽部主要由葡萄球菌和类白喉棒状杆菌等组成，在咽喉部和扁桃体黏膜上则以甲型溶血性链球菌和卡他球菌为主，健康的肺部通常定植有普氏菌属、链球菌属和嗜血杆菌属等。

皮肤上的细菌群也因部位不同而有所区别，这与油脂分泌和湿度等因素密切相关。例如，油脂分泌旺盛的部位富含亲脂性的丙酸杆菌，而潮湿部位则以葡萄球菌和棒状杆菌为主。

尿道细菌群的构成受性别和年龄影响较大，通常存在于泌尿道外部或尿道口，主要是葡萄球菌和耻垢杆菌等。正常女性生殖道中则富集以卷曲乳杆菌和加氏乳杆菌为代表的乳杆菌属细菌。

微生物组学研究表明血液系统没有常驻菌，偶尔能检测到通过损伤部位进入血液的少量细菌及其产物。

**2. 人体病毒群** 是一个包含多种组分的复杂体系，其中不仅包括直接感染人体的各种病毒，还包括嵌入人类基因组中的病毒基因片段（即前病毒），以及寄生于某些微生物的噬菌体（表 5-2）。人体病毒群与细菌群显著不同的是，在人体的血液、中枢神经系统这样极为敏感的部位通常没有细菌，但却有病毒寄生。例如，在血液和神经系统中都有疱疹病毒寄生。

近年来的科学研究揭示了人体病毒群的重要性。例如，内源性逆转录病毒在维持人体健康稳态方面发挥着重要作用，并与多种疾病的发生和发展密切相关。噬菌体虽然不感染人类，但会影响体内寄生菌的群体构成，间接影响人体健康。

表 5-2　人体病毒群的组成

| 类型 | 主要病毒种类 |
| --- | --- |
| RNA 病毒 | |
| 　致病性 | 呼肠病毒科、杯状病毒科、小 RNA 病毒科 |
| 　非致病性 | 小双节 RNA 病毒科（Picobirnaviridae）、蒂状病毒科（Virgaviridae）等 |
| DNA 病毒 | |
| 　致病性 | 腺病毒科、疱疹病毒科、乳头瘤病毒科、多瘤病毒科、圆环病毒科等 |
| 　非致病性 | 指环病毒科（Anelloviridae）、环状单链病毒科（Redondoviridae）等 |
| 内源性逆转录病毒 | 人内源性逆转录病毒（HERV） |
| 噬菌体 | 有尾噬菌体目、微小噬菌体科等 |

**3. 人体真菌群**　真菌群在人体微生物群中所占的比例虽然很小（＜1%），但其作用不容忽视。这些微生物通过与细菌组和病毒组的相互作用，参与宿主的免疫反应和代谢过程，从而在影响人体健康和疾病状态方面发挥着重要角色。

## 第三节　人体微生物群的生理作用

微生物群与宿主之间形成了一种相互依存的关系。

**1. 正常菌群的生理作用**

（1）生物拮抗作用：正常菌群与黏膜上皮细胞紧密结合，形成一层称为"膜菌群（membrane flora）"的保护层，起着占位性生物屏障的作用。正常菌群通过占位空间竞争、营养物质竞争及产生有害代谢产物，能有效抑制或杀死病原菌。抗生素的不当使用可能破坏这一屏障，导致病原菌侵入。例如，破坏了肠道正常菌群的小鼠，在接受鼠伤寒沙门菌感染后，相比正常小鼠，所需的致死细菌数量由 10 万个减少至 10 个。

（2）营养作用：正常菌群在宿主体内参与营养代谢、物质转化与合成，生成一些对宿主有益的物质。如肠道正常菌群能促进营养物质吸收，合成宿主自身无法合成的 B 族维生素和维生素 K。长期使用抗生素可抑制某些肠道菌生长，导致维生素缺乏。此外，正常菌群还参与人体的胆汁代谢、胆固醇代谢及激素转化等过程。

（3）免疫作用：正常菌群的免疫作用主要表现在两个方面：①作为与宿主终生相伴的抗原库，刺激宿主产生免疫应答，对具有交叉抗原组分的致病菌有一定程度的抑制和杀灭作用；②促进宿主免疫器官发育和免疫系统成熟。研究发现，无菌动物免疫器官发育不良，但在建立正常菌群 2 周后，其免疫系统可发育至与普通动物相同的水平。肠道中的乳杆菌和双歧杆菌能诱导分泌型免疫球蛋白 A（sIgA）的产生，在胃肠道抗感染免疫中发挥重要作用。

（4）抑癌作用：动物实验发现，无菌大鼠的癌症诱发率比正常大鼠高 2 倍。正常菌群的抑癌作用可能源于其具有将致癌物质转化为非致癌物质、激活巨噬细胞活性及提高免疫功能的作用。

（5）抗衰老作用：研究表明，人一生中肠道正常菌群的构成与数量随年龄的增长而不断变化，与人体的发育、成熟和衰老紧密相关。例如，肠道双歧杆菌有抗衰老作用，在健康婴幼儿肠道中占比约 80%，但随着年龄增长逐渐减少，老年后，产生有害物质的芽孢杆菌类增多，加速机体衰老。正常菌群还可产生超氧化物歧化酶（superoxide dismutase，SOD），能保护细胞免受活性氧的损伤，具有抗衰老作用。

**2. 人体病毒群的生理作用**

（1）刺激机体固有免疫，保护机体免于病毒感染；

（2）通过 Toll 样受体（Toll-like receptor，TLR）激活免疫应答；

（3）噬菌体可调控体内细菌的构成和丰度；

（4）噬菌体在体内寄生菌之间传递遗传物质，改变细菌的适应性、致病性和耐药性。

## 第四节　机会致病菌与微生态失调

正常菌群之间、正常菌群与人体之间及与环境之间，共同构建了一种生态平衡关系，称为微生态平衡（microeubiosis）。当宿主（免疫、营养及代谢等）、正常微生物群（种类、数量、位置等）或外界环境（理化和生物）等因素发生变化时，微生态平衡便可能被打破，导致微生态失调（microdysbiosis）。在这种失调状态下，原来不致病的微生物也可致病，引起机会性感染（opportunistic infection）。菌群失调（dysbacteriosis）是最常见的机会性感染。引起机会性感染的细菌称为机会致病菌（opportunistic pathogen）。细菌机会性感染产生的主要条件如下。

**1. 定居部位改变**　当某些细菌离开正常寄居部位，迁移到其他部位时，由于脱离了原来的制约因素，这些细菌可能大量生长繁殖并引发感染。如大肠埃希菌从肠道进入泌尿道可引起尿道炎、膀胱炎，或通过手术进入腹腔引起腹膜炎。

**2. 机体免疫功能低下**　大剂量糖皮质激素和抗肿瘤药物的使用、放射治疗或某些感染的发生等可使机体免疫功能降低，导致正常菌群在寄居部位引起感染灶，并可能穿透黏膜屏障扩散至组织或血液。

**3. 菌群失调**　机体某部位正常菌群中的种群发生改变或各种群间的比例变化超出正常范围，即微生态失调，可能导致菌群失调症或菌群交替症（microbial selection and substitution）。菌群失调常引起二重感染或重叠感染（superinfection），即在原发感染的治疗中，出现新的致病菌感染。不规范使用抗生素和慢性消耗性疾病是菌群失调的常见原因。长期大量应用广谱抗生素可能导致多数敏感菌和正常菌群被抑制或杀灭，从而使耐药菌获得生存优势并大量繁殖，引发耐药金黄色葡萄球菌和对抗生素不敏感的白假丝酵母菌感染等。

除了引起感染性疾病外，菌群失调还与代谢性疾病（肥胖、糖尿病等）、过敏性疾病、肿瘤性疾病、神经精神疾病等多种非感染性疾病有密切关系。

### 思 考 题

1. 概述微生物群与微生物组的区别。
2. 人体微生物群有哪些生理作用？
3. 人体微生物群在什么情况下可能导致疾病？

（张凤民　朱　帆）

# 第六章 细菌与病毒的致病机制

感染（infection）是指在一定条件下，微生物（包括细菌、真菌及病毒等）侵入宿主体内增殖并与机体防御机制相互作用，引起机体产生一系列病理变化的过程。能感染宿主并导致疾病产生的微生物称为病原微生物（pathogenic microorganism），不造成宿主感染的微生物称为非病原微生物（nonpathogenic microorganism）。病原体（pathogen）则包括引起感染性疾病的微生物和寄生虫，非病原体（nonpathogen）一般不会造成宿主感染。

病原体从一个宿主到另一个宿主体内并引起感染的过程称为传染（transmission）。病原微生物能通过一定的方式和途径传染，引起宿主机体发生不同程度的病理变化。

感染和抗感染免疫是同时发生的，感染的发生、发展与结局可以有多种表现，主要取决于宿主的免疫防御能力和病原微生物的致病性，同时与环境因素也有关系。对病原微生物感染与致病机制的认识和研究，有助于有效地控制其感染和防治人类感染性疾病。

## 第一节 细菌的致病机制

细菌在一定条件下侵入机体生长繁殖，与宿主发生相互作用，引起一系列病理变化的过程，称为细菌感染。能感染宿主并引起疾病的细菌称为致病菌（pathogenic bacterium）或病原菌；不能感染宿主也不引起疾病的细菌称为非致病菌（nonpathogenic bacterium）或非病原菌。

致病性（pathogenicity）是指病原菌能感染宿主并引起疾病的能力。这种能力是相对宿主而言，不同病原菌对不同宿主的致病能力存在差异，甚至对于同一宿主，不同病原菌可引起不同的感染类型和不同的病理过程，同种病原菌中的不同型别或不同株系的致病性也存在差异。

毒力（virulence）指病原菌致病性的强弱程度，是致病性的量化指标。病原菌的致病性与其毒力强弱、侵入宿主体内细菌数量、入侵部位的适宜性及宿主的免疫力都密切相关。细菌的毒力指标常用半数致死量（median lethal dose，$LD_{50}$）或半数感染量（median infective dose，$ID_{50}$）衡量。半数致死量（$LD_{50}$）指的是在单位时间内，通过一定途径，使一定体重的某种实验动物50%死亡所需的最少的细菌数或细菌毒素量。半数感染量（$ID_{50}$）是指单位时间内，通过一定途径，使一定体重的某种实验动物50%感染所需的最少的细菌数或细菌毒素量。毒力越强的微生物，$LD_{50}$或$ID_{50}$数值越小。此外，环境等其他因素也对病原菌的致病机制有一定影响。

细菌能否致病取决于细菌的毒力强弱、侵入机体的细菌数量及入侵部位是否合适三大因素。细菌毒力的基因调控、免疫病理作用、环境因素等也能影响其感染致病。

## 一、细菌毒力

细菌毒力的物质基础是侵袭力和毒素，统称为毒力因子（toxic factor）。侵袭力（invasiveness）指的是病原菌突破宿主皮肤、黏膜等生理屏障，进入机体定植和繁殖扩散的能力。毒素（toxin）是病原菌合成的损害宿主组织、器官并引起生理功能紊乱的大分子成分。

### （一）侵袭力

侵袭力的物质基础是与致病菌黏附、定植、扩散和产生侵袭作用有关的一些物质，包括黏附素、荚膜、侵袭素、侵袭性酶类和细菌生物膜等。

**1. 黏附素（adhesin）** 细菌必须黏附于宿主的皮肤和腔道等处的上皮细胞后，在局部定居繁殖、聚集毒力因子才能形成感染。细菌的黏附作用是引起感染的首要条件，是其感染细胞的第一步，与致病性密切相关。细菌表面存在的一些特殊结构和蛋白质，具有使细菌黏附到宿主靶细胞的作用，称为黏附素。黏附素有两类：①菌毛黏附素（fimbrial adhesin），主要存在于革兰氏阴性菌菌毛，菌毛通过与细胞表面相应受体相互作用，使细菌附着于细胞表面而定植，故菌毛黏附素又称定植因子（colonization factor）。菌毛黏附素的作用具有选择性，与宿主细胞表面的黏附素受体有关。②非菌毛黏附素（afimbrial adhesin），指存在于菌毛之外且与黏附有关的分子，如革兰氏阴性菌的外膜蛋白、革兰氏阳性菌表面的磷壁酸。鼠疫耶尔森菌的外膜蛋白、A 群链球菌的膜磷壁酸及其 F 蛋白、肺炎支原体的 P1 蛋白等均为非菌毛黏附素。

病原菌通过黏附素与宿主细胞表面黏附素受体特异性结合，介导其进入宿主组织细胞间生长繁殖，形成细菌群体，称为定植（colonization）。黏附作用可抵抗黏液冲刷、细胞纤毛运动和肠蠕动等清除作用，有利于病原菌定植。抗特异性菌毛抗体对病原菌感染有预防作用，如肠产毒性大肠埃希菌的菌毛疫苗已用于预防动物腹泻。黏附素也可通过以下机制引起细胞损伤：①激活被黏附细胞的信号转导系统，使其不同程度释放不同种类的细胞因子，导致炎性反应性损伤；②某些黏附因子与受体作用，激活细胞凋亡控制系统，引起细胞凋亡（apoptosis）。炎性反应性损伤和细胞凋亡有利于细菌生长、繁殖和扩散。

**2. 荚膜和微荚膜** 荚膜具有抗吞噬和阻挠杀菌物质的作用，使病原菌得以在宿主体内存在、繁殖和扩散。如有荚膜的肺炎链球菌、炭疽杆菌不易被吞噬细胞吞噬杀灭。有些细菌表面有类似荚膜的物质，如 A 群链球菌的 M 蛋白、伤寒沙门菌的 Vi 抗原及大肠埃希菌的 K 抗原等，这些物质位于细胞壁外层，称为微荚膜。微荚膜除具有抗吞噬作用外，还有抵抗抗菌抗体和补体的作用。这类细菌表面结构的主要功能是抵抗和突破宿主防御功能，使细菌迅速繁殖。

**3. 侵袭性酶类** 有些病原菌能释放侵袭性胞外酶类，这些酶一般不具有毒性，但可协助病原菌抗吞噬和向周围组织扩散。如金黄色葡萄球菌产生的血浆凝固酶有抗吞噬作用，A 群链球菌产生的透明质酸酶、链激酶有利于细菌在组织中扩散。有些细菌被吞噬细胞摄入后，还能产生一些酶类物质抵抗杀灭作用，如葡萄球菌产生的过氧化氢酶能抵抗中性粒细胞的杀菌作用，利于细菌扩散。

**4. 侵袭素（invasin）** 某些细菌的侵袭基因（invasive gene，*inv*）能编码一些具有侵袭功能的蛋白多肽，促使细菌向邻近组织扩散，甚至介导细菌进入邻近黏膜上皮细胞内。常见具侵袭能力的病原菌有肠侵袭性大肠埃希菌、福氏志贺菌、鼠伤寒沙门菌、空肠弯曲菌、淋病奈瑟菌和假结核耶尔森菌等。肠侵袭性大肠埃希菌通过质粒侵袭基因编码的侵袭素入侵肠黏膜上皮细胞。福氏志贺菌通过一些侵袭基因编码的不同的侵袭蛋白向邻近组织细胞扩散。

**5. 细菌生物膜（bacterial biofilm，BF）** 细菌菌群可附着在黏膜上皮细胞或无生命材料表面并与之紧密结合，在定植处形成一层膜状结构，这种由细菌及其分泌的胞外多聚物（extracellular polymeric substance，EPS）组成的细菌膜状群体结构称为细菌生物膜，又称膜菌群（membrane flora）。其形成过程是细菌首先在体内表面定植、繁殖并形成微菌落（microcolony），再以一种或多种细菌的微菌落为基础，通过胞外多聚物使微菌落彼此黏附，细菌的其他黏附素也参与此作用（图6-1）。

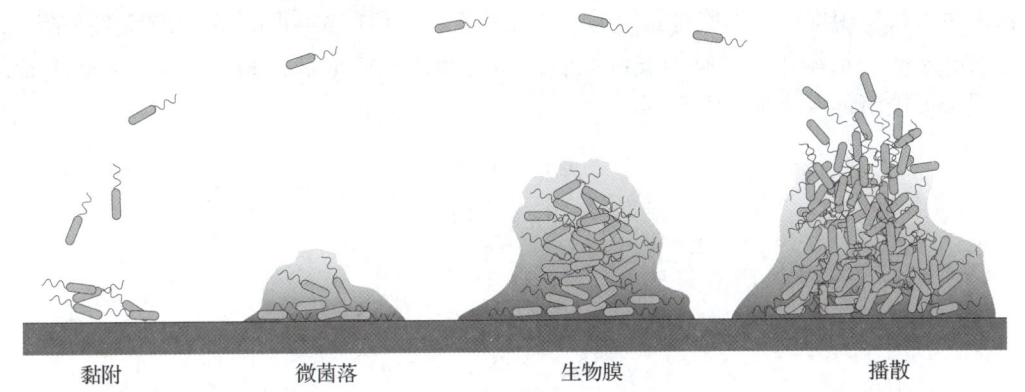

图 6-1 细菌生物膜形成过程

生物膜是细菌在生长过程中为了适应生存环境而形成的一种群体黏附定植方式，是一种与游离、悬浮细菌相对应的存在方式。细菌生物膜的作用包括：①有利于细菌的黏附和附着；②阻隔杀菌药物（如抗生素）和免疫物质；③有利于细菌之间的信息传递和致病基因的转移；④与细菌耐药性的产生有关；⑤与医院感染有关。因此，细菌生物膜与细菌的致病性密切相关。

## （二）细菌毒素

细菌毒素（bacterial toxin）是细菌在黏附、定植及生长繁殖过程中合成并释放的多种对宿主细胞结构和功能有损害作用的毒性物质。依据毒素产生的来源、性质和作用的不同，可分为外毒素和内毒素两类。

**1. 外毒素（exotoxin）** 主要由革兰氏阳性菌和部分革兰氏阴性菌产生并释放到菌体外的毒性蛋白质组成。革兰氏阳性菌中的破伤风梭菌、肉毒梭菌、白喉棒状杆菌、产气荚膜梭菌、金黄色葡萄球菌等，以及革兰氏阴性菌中的痢疾志贺菌、鼠疫耶尔森菌、霍乱弧菌、肠产毒性大肠埃希菌、铜绿假单胞菌等均能产生外毒素。外毒素也可存在菌体内，待菌溃溃后释放出来，如痢疾志贺菌和肠产毒性大肠埃希菌。

外毒素的共同特性如下。①化学本质是蛋白质：其分子结构多由 A（active）和 B（binding）两个亚单位组成，A 亚单位是外毒素活性单位，决定其毒性效应；B 亚单位是结合单位，无毒性但免疫原性强，与靶细胞表面特殊受体结合，介导 A 亚单位进入细胞（图6-2）。外毒素的致病作用依赖于毒素分子结构的完整，各亚单位单独对宿主无致病作用。提纯的 B 亚单位可作为疫苗，预防外毒素所致疾病。②毒性作用强：1 mg 肉毒毒素纯品能杀死 2 亿只小鼠，毒性比氰化钾强 1 万倍。③高度选择性：外毒素对靶细胞特定受体有亲和作用，因此仅对特定组织、器官造成损害，引起特殊病症。如肉毒毒素可阻断胆碱能神经末梢释放乙酰胆碱，使眼和咽肌麻痹，引起眼睑下垂、复视、吞咽困难等。④理化稳定性差：外毒素多不耐热，60～80℃ 30 分钟可被破坏，对化学因素不稳定。但葡萄球菌肠毒素是例外，其能耐受 100℃ 30 分钟处理。⑤抗原性强：外毒素在 0.3%～0.4% 甲醛作用下，经一定时间改变 A 亚单位活性后使之脱去毒性，但保留了 B 亚单位的免疫原性，制成无毒的外毒素生物制品，用于人工主动免疫，预防相关疾病。这种用人工方法脱去外毒素毒性而保留其免疫原性的生物制品称为类毒素（toxoid）。将类毒素注入机体可刺激其产生具有中和外毒素作用的抗外毒素抗体，即抗毒素（antitoxin）。类毒素主要用于人工主动免疫，抗毒素用于治疗和紧急预防，两者均可用于防治某些传染病。⑥外毒素种类多：根据对宿主细胞的亲和性及作用方式，外毒素可分成三大类（表6-1）。神经毒素（neurotoxin）：主要作用于神经组织引起神经传导功能紊乱，如破伤风痉挛毒素和肉毒毒素。细胞毒素（cytotoxin）：直接抑制细胞蛋白质的合成（如白喉毒素）及破坏宿主细胞膜。破坏宿主细胞膜毒素较多，如细菌溶血素可破坏红细胞，产气荚膜梭菌的α毒素可溶解组织细胞。细胞毒素可通过成孔毒素样作用或类磷脂酶作用破坏细胞膜。肠毒素（enterotoxin）：指能作用于肠上皮细胞引起肠功能紊乱的毒素，如肠产毒性大肠埃希菌肠毒素、艰难拟梭菌毒素及霍乱毒素等。

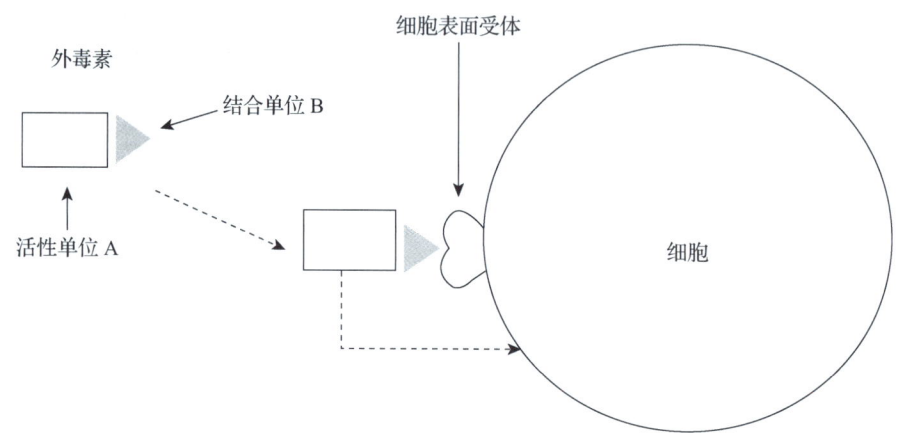

图 6-2　细菌外毒素的组成与作用模式图

表 6-1　外毒素的种类、作用机制和所致疾病

| 类型 | 细菌 | 外毒素 | 作用机制 | 所致疾病 | 症状与体征 |
|---|---|---|---|---|---|
| 神经毒素 | 破伤风梭菌 | 痉挛毒素 | 阻断正常抑制性神经冲动传递 | 破伤风 | 骨骼肌强直性痉挛 |
|  | 肉毒梭菌 | 肉毒毒素 | 抑制胆碱能神经释放乙酰胆碱 | 肉毒中毒 | 肌肉松弛性麻痹 |
| 细胞毒素 | 白喉棒状杆菌 | 白喉毒素 | 抑制细胞蛋白合成 | 白喉 | 肾上腺出血、心肌损伤、外周神经麻痹 |
|  | 金黄色葡萄球菌 | 毒性休克综合征毒素-1 | 增强对内毒素作用的敏感性 | 毒性休克综合征 | 发热、皮疹、休克 |
|  |  | 表皮剥脱毒素 | 表皮与真皮脱离 | 烫伤样皮肤综合征 | 表皮剥脱性病变 |
|  | A群链球菌 | 致热外毒素 | 破坏毛细血管内皮细胞 | 猩红热 | 猩红热皮疹 |
| 肠毒素 | 霍乱弧菌 | 霍乱毒素 | 激活肠黏膜腺苷环化酶，增高细胞内cAMP水平 | 霍乱 | 小肠上皮细胞内水分和钠离子大量丢失、腹泻、呕吐 |
|  | 肠产毒性大肠埃希菌 | 肠毒素 | 不耐热肠毒素作用同霍乱毒素；耐热肠毒素使细胞内cGMP增高 | 腹泻 | 呕吐、腹泻 |
|  | 产气荚膜梭菌 | 肠毒素 | 同霍乱毒素 | 食物中毒 | 呕吐为主，腹泻 |
|  | 金黄色葡萄球菌 | 肠毒素 | 作用于呕吐中枢 | 食物中毒 | 呕吐、腹泻 |

外毒素的致病机制及方式有两类。一类是外毒素与特异性受体结合后的作用机制与方式：①通过信号转导系统，改变细胞内离子平衡，如耶尔森菌外毒素可使细胞内钠离子和水分大量

丢失；②进入细胞质，抑制宿主细胞蛋白质合成，导致细胞死亡，如白喉毒素、炭疽毒素等；③直接改变细胞膜结构，形成通道，导致细胞裂解，如金黄色葡萄球菌α溶血素；④直接由细菌的毒素破坏细胞，如链球菌溶血素、蜡样芽孢杆菌溶细胞素等。

另一类是外毒素本身的固有性质的作用机制与方式：①外毒素具有酶活性，如葡萄球菌β溶血素为磷脂酶C，可分解细胞膜上磷脂使细胞膜结构损害；②超抗原作用，如金黄色葡萄球菌和链球菌的超抗原毒素就与一些原发性皮肤病和自身免疫病密切相关，葡萄球菌可致毒性休克综合征，链球菌可致风湿热、风湿性和类风湿性关节炎、肾小球肾炎、多发性硬化症及牛皮癣等。

**2. 内毒素（endotoxin）** 内毒素是革兰氏阴性菌细胞壁的脂多糖（lipopolysaccharide，LPS）组分，只有当菌体裂解（细菌死亡或人工破坏）后才释放出来。螺旋体、衣原体、支原体、立克次体亦有类似的LPS，具有内毒素活性。内毒素是革兰氏阴性病原菌的主要毒力物质，其分子量大于10万，分子结构由特异性多糖（O抗原）、非特异核心多糖和脂质A三部分组成（图6-3），脂质A是内毒素的主要毒性成分。不同革兰氏阴性菌脂质A结构虽有差异，但基本相似，所以引起的毒性作用大致相同。

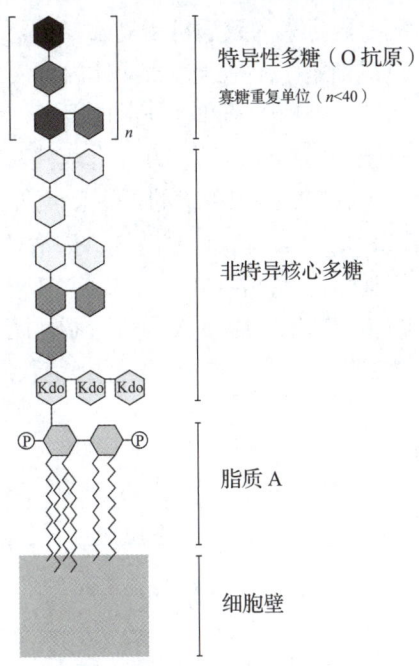

图6-3 革兰氏阴性菌细胞壁内毒素结构模式图

内毒素的特点包括：①由革兰氏阴性菌产生；②化学本质是LPS；③对理化因素稳定，160℃ 2~4小时才被破坏，或用强酸、强碱、强氧化剂处理30分钟才能被灭活；④不能用甲醛液脱毒成为类毒素；⑤免疫原性较弱，注射入机体可产生相应抗体，但中和作用较差；⑥毒性作用相对较弱且对组织无选择性。

内毒素的生物学作用如下。①发热反应：微量内毒素（1~5 ng/kg）就能引起健康人体温上升。其致热反应机制是LPS激活巨噬细胞、血管内皮细胞等，使之产生IL-1、TNF-α及IL-6等细胞因子。这些细胞因子是内源性致热原（endogenous pyrogen），它们能作用于宿主下丘脑体温调节中枢，促使体温升高。②白细胞数量变化：当LPS进入血液循环后，血液白细胞数量骤减。1~2小时后，LPS诱生的中性粒细胞释放因子刺激骨髓释放中性粒细胞进入血流，使其数量显著增加，并有核左移现象。但伤寒沙门菌内毒素例外，血流中白细胞总数始终减少，其机制不明。③内毒素血症与内毒素休克：在病灶内或血液中病原菌释放大量内毒素入血，或者输入大量内毒素污染液体时，机体出现内毒素血症，严重时可引起内毒素休克。这主要是LPS诱生大量肿瘤坏死因子-α（TNF-α）、白介素-1（IL-1）和组胺、前列腺素及激肽等血管活性介质，使全身小血管舒缩功能紊乱，出现血流循环障碍，表现为血压降低、有效循环量减少、组织器官毛细血管灌注不足、缺氧、酸中毒等，严重者可出现以微循环衰竭和低血压为特征的内毒素休克。④Shwartzman现象与弥散性血管内凝血（disseminated intravascular coagulation，DIC）：Shwartzman现象是观察内毒素致病作用时动物出现的反应。在家兔皮内注射革兰氏阴性菌培养滤液（含LPS），8~24小时后再静脉注射同一种或另一种革兰氏阴性菌的培养滤液，约10小时后会在第一次注射的局部皮肤呈现出血和坏死的局部反应，是局部Shwartzman现象。若两次均静脉注射休克剂量滤液，则动物两侧肾上腺皮质坏死，全身广泛出血，最终死亡，此为全身性Shwartzman现象。少量LPS可对宿主产生有益的炎性反应，但大量释放的内毒素刺激免疫细胞产生过量细胞因子，能活化凝血系统，诱发DIC，导致内毒素休克甚至死亡。在人类严重革兰氏阴性菌感染中常出现DIC，其病理变化与动物全身性Shwartzman现象相同。

内毒素的致病机制复杂，主要与细胞因子及补体的协同作用密切相关。LPS 并不直接损伤组织细胞，而是通过激活体内免疫细胞、内皮细胞和黏膜细胞的某些特定功能，诱导产生细胞因子、炎性因子和生物活性因子，引起局部及全身性病理生理反应（图 6-4）。LPS 可与机体内的靶细胞结合，结合方式有两种。①与脂质 A 受体特异性结合：LPS 有多种膜受体，如 CD14 分子，LPS 与其结合进而激活免疫细胞、上皮及内皮细胞膜上的 Toll 样受体（Toll-like receptor，TLR），开启跨膜信号转导，激活核转录因子 -κB（NF-κB），启动下游免疫、炎症、凋亡等相关的基因转录，表达 IL-1、IL-6、TNF-α 及趋化因子等，产生一系列生物学效应。②非特异性结合细胞膜磷脂：脂质 A 通过亲脂性疏水作用与之结合，通过改变细胞膜的完整性、流动性、通透性、传导性及膜电位等，使细胞膜形态、结构及功能发生改变，进而产生病理反应。

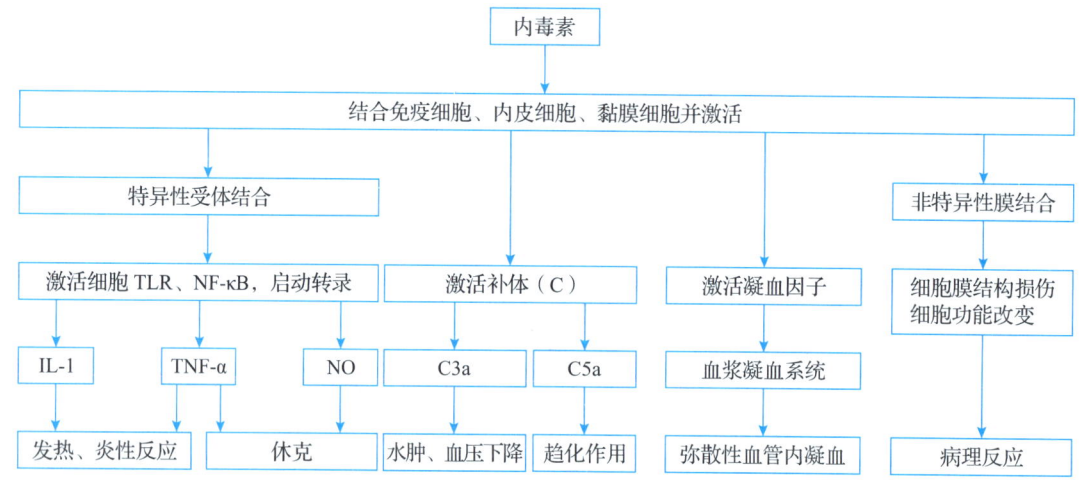

图 6-4　细菌内毒素的生物学作用

细菌内毒素对机体并非只有致病作用，在一定条件下也有积极作用。现已证实，应用低剂量 LPS 可提高机体非特异性抵抗力，有增强抗感染免疫、抗肿瘤免疫、网状内皮系统功能和增加佐剂活性的作用，其作用机制可能与激活一系列免疫细胞及体液免疫系统有关。细菌外毒素也可应用于临床：①把外毒素与肿瘤特异性单克隆抗体连接，作为导向药物治疗肿瘤；②外毒素具有强力丝裂原特性，可刺激多种细胞因子产生，利用这一特性，外毒素可作为免疫调节剂用于增强宿主抵抗力；③有些外毒素如肉毒毒素可作为药物应用，肉毒毒素可直接治疗功能性失明的眼肌痉挛及内斜视，临床治疗效果较为理想。

细菌外毒素与内毒素的主要区别见表 6-2。

表 6-2　细菌外毒素与内毒素的主要区别

| 区别要点 | 外毒素 | 内毒素 |
| --- | --- | --- |
| 来源 | 革兰氏阳性菌与部分革兰氏阴性菌 | 革兰氏阴性菌 |
| 存在部位 | 由活菌分泌到菌体外，少数是细菌崩解后释出 | 细胞壁组分，细菌裂解后释出 |
| 化学成分 | 蛋白质 | 脂多糖 |
| 编码基因 | 染色体基因、质粒或前噬菌体基因 | 染色体基因 |
| 稳定性 | 60～80℃处理 30 分钟被破坏 | 160℃处理 2～4 小时才被破坏 |
| 作用方式 | 与细胞的特异受体结合 | 刺激宿主细胞分泌细胞因子、血管活性物质 |
| 毒性作用 | 强，对组织器官有选择性毒性效应，引起特殊临床表现 | 较弱，各菌的毒性效应大致相同，引起发热、白细胞增多、微循环障碍、休克、DIC 等 |
| 抗原性 | 强，刺激机体产生抗毒素；甲醛液处理脱毒形成类毒素 | 弱，刺激机体产生的中和抗体作用弱；甲醛液处理不形成类毒素 |

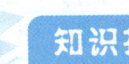

### 致病岛（毒力岛）

致病岛（pathogenicity island，PAI）又称毒力岛，是指细菌染色体 DNA 的某个特定区域，在该区域聚集了大量毒力因子（包括侵袭性毒力物质和毒素）的编码基因。致病岛最早在致病性大肠埃希菌的研究中被发现，致病岛通常长 20～200 kb，其 G+C 含量、密码子使用频率等序列特征与所在细菌染色体存在显著差异。致病岛通常携有转座子、插入序列等移动元件，两侧有重复序列，重复序列不编码蛋白质但具有插入活性，因此致病岛可能是通过基因重组整合至细菌染色体的外源 DNA。

致病岛多见于决定侵袭力和外毒素的基因，能通过某种方式完整地转移到无毒的菌株，使其成为毒力菌株。病原菌也可通过基因重组改变毒力物质的组成和抗原性，逃避宿主免疫，增强自身毒力。

## 二、细菌侵入的部位

具有一定毒力物质和足够数量的致病菌，必须侵入易感机体的适宜部位才能引起感染。例如，脑膜炎奈瑟菌经呼吸道吸入，伤寒沙门菌必须经口进入，破伤风梭菌的芽孢进入深部创伤，在厌氧环境下才能成为繁殖体并产生毒素。也有一些致病菌的适宜入侵部位不止一种，如结核分枝杆菌在呼吸道、消化道、皮肤创伤等部位均可造成感染。不同致病菌的特定侵入部位不同，与其所需的特定生长繁殖微环境有关。

## 三、细菌侵入的数量

病原菌除了必须有一定毒力物质外，还需有足够数量，才能导致感染的发生。侵入宿主菌量的多少，取决于致病菌毒力强弱和宿主免疫力的高低。细菌毒力越强，引起感染所需菌量越小，反之则需菌量越大。例如，毒力强的鼠疫耶尔森菌，在无特异性免疫力的机体中，有数个细菌侵入即可发生感染，而毒力弱的某些沙门菌，多需摄入数亿个细菌才能引起急性胃肠炎。

病原菌的感染和致病不仅涉及宿主和病原体的相互作用，还受到自然、社会及环境等多种因素的影响。①自然因素：气候、季节和温度等自然条件可以显著影响病原体的活性和传播；②环境因素：环境的变化，如生态系统的破坏和生物多样性的减少，可能影响病原菌的传播途径和宿主，尤其是自然疫源性传染病和人兽共患传染病的发生和流行；③社会因素：战争、灾荒、生活水平和生活条件等社会因素也对感染和疾病的流行具有显著影响，例如，恶劣的卫生条件和拥挤的居住环境可能加剧传染病的传播。

## 四、细菌的免疫病理作用

细菌在宿主体内引起免疫病理损伤的机制主要可以分为三类。①分子拟态（molecular mimicry）：细菌模拟宿主组织或器官的抗原决定簇。例如，大肠埃希菌含有的抗原能与人肠道中的抗原发生交叉反应，这种现象在溃疡性结肠炎患者体内尤为明显，他们体内的抗大肠埃希菌抗体可与人肠道抗原发生交叉反应。②免疫抑制：在某些未经治疗的结核病患者中，会出现抑制性单核细胞，这些细胞的存在降低了机体对结核分枝杆菌的细胞特异性免疫反应。③免疫病理损伤：细菌产生的抗原物质，可诱导机体发生超敏反应，引起细胞和组织的免疫病理损伤。如 A 群链球菌在感染期间或感染康复后诱发Ⅲ型超敏反应，导致免疫复合物沉积在血管基底膜，引起风湿热、急性肾小球肾炎和风湿性心脏病。结核分枝杆菌引起的结核病理改变与Ⅳ型超敏反应密切相关。细菌引起的免疫病理作用与宿主和病原菌的相互作用密切相关，其中宿主的遗传因素和免疫状态起着重要作用。

细菌可产生超抗原和体内诱生抗原。超抗原（superantigen）能引起一些急性和慢性疾病，有的引起自身免疫性疾病（如类风湿关节炎、多发性硬化症）。金黄色葡萄球菌毒性休克综合征毒素 -1、链球菌的 M 蛋白都是超抗原毒素，它们与一些原发性皮肤病和自身免疫病密切相关。一些细菌基因组中存在体外培养不表达，只在感染宿主后受到诱导才表达的基因，称为体内诱导基因（*in vivo* induced gene，IVIG），其表达的抗原称为体内诱生抗原（*in vivo* induced antigen）。研究发现，一些体内诱生抗原与细菌的致病性相关。

> **知识拓展**
>
> **细菌超抗原**
>
> 细菌超抗原是某些细菌产生的一类高活性蛋白质分子，其与普通抗原不同，具有超强刺激淋巴细胞增殖和刺激产生过量 T 细胞及细胞因子的能力，其特点为：①抗原在体内可不经抗原提呈细胞（APC）处理，便能以高亲和力与 MHC Ⅱ 类分子结合；②不受 MHC 限制；③一个超抗原分子能以不同部位同时与多个 T 细胞受体（TCR）和抗原提呈细胞的 MHC Ⅱ 类分子结合，只需极低浓度超抗原就能够活化大量 T 细胞，释放大量的 IFN-γ、IL-2 等细胞因子，激起机体免疫应答。

## 第二节　病毒的致病机制

当病毒侵入宿主体内后，首先侵入易感细胞，并在这些细胞中增殖，进而对宿主产生致病作用。病毒感染宿主并引起疾病的能力，主要取决于病毒致病性和宿主免疫力两方面因素。其他因素，包括自然、环境和社会因素也对病毒致病性有影响。病毒致病性（pathogenicity）是指病毒感染特定宿主并引起疾病的能力，这是一个定性的概念。致病性用毒力（virulence）量化，用于衡量病毒引起宿主产生症状和病理变化的程度。即使是同一种病毒，其不同毒株的毒力强弱不同，造成的流行规模也不同。病毒的致病作用从入侵宿主细胞开始，并随着病毒在宿主体内的播散，扩散到其他细胞，最终导致组织器官的损伤和功能障碍。病毒致病作用不仅表现在病毒对宿主细胞的直接损害，还包括由于病毒感染诱发机体的免疫应答而导致的免疫病理损伤（图 6-5）。

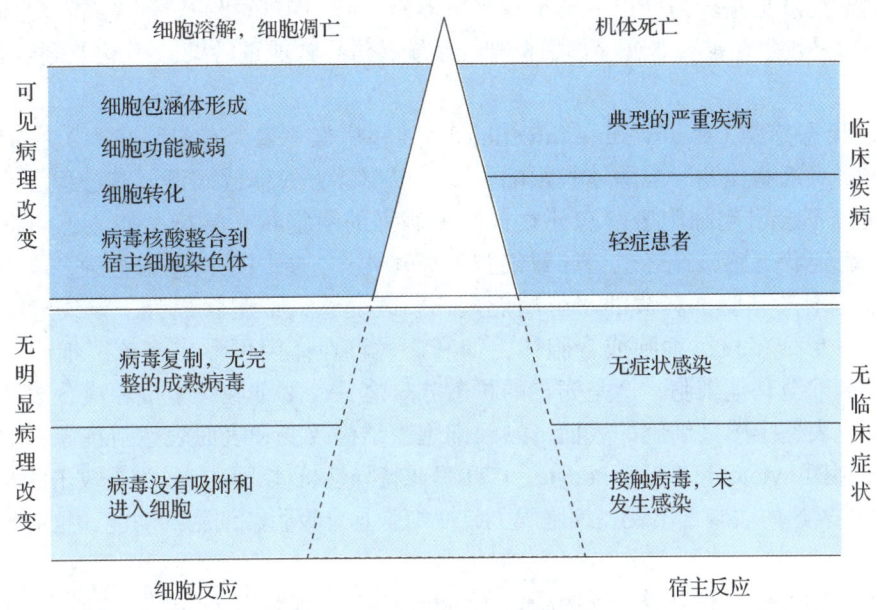

图 6-5　急性病毒感染时细胞和宿主的反应

## 一、病毒感染对宿主细胞的作用

　　病毒具有严格的细胞内寄生特性，其致病的基础是病毒在细胞中增殖而导致宿主细胞结构受损和功能障碍。病毒对细胞的致病作用又包含来自病毒的直接损伤和机体免疫病理反应两方面的因素。在细胞水平观察病毒感染的表现，主要通过病毒接种于培养细胞后，观察细胞的形态学、新陈代谢、抗原性的变化，也可通过检测感染动物的组织器官超微结构变化。采用分子生物学技术对病毒基因组的改变和在宿主细胞中存在状态进行研究，为从分子水平上阐明病毒与细胞相互作用及病毒致病机制提供了可能。

　　细胞被病毒感染后，由于病毒和宿主细胞相互作用的结果不同，表现形式多样。除进入非容纳细胞后产生顿挫感染而终止感染过程外，在容纳细胞中可表现为溶细胞型感染，稳定状态感染，细胞凋亡、焦亡和自噬，病毒基因组整合，细胞增殖与转化，包涵体形成等。

　　**1. 溶细胞型感染（cytolytic infection）**　指病毒在宿主细胞内增殖成熟后短时间大量释放子代病毒，造成细胞破坏而死亡，又称病毒的杀细胞效应（cytocidal effect）。此表现主要见于无包膜、杀伤性强的病毒，多数引起急性感染，如脊髓灰质炎病毒、腺病毒。溶细胞型感染的主要机制如下。①阻断细胞大分子合成：病毒编码早期蛋白（酶类等）通过各种途径抑制、阻断（或降解）细胞核酸的复制、转录和蛋白质合成，使细胞新陈代谢功能紊乱，造成细胞病变与死亡；②细胞溶酶体结构和通透性改变：病毒感染导致溶酶体膜通透性增加或破坏，溶酶体中的酶类释放致细胞自溶；③细胞表面抗原改变：病毒抗原成分也可插入细胞膜表面，引起细胞表面抗原改变，造成细胞融合，或引起免疫性细胞损伤；④病毒产生的毒性蛋白对细胞的毒性作用：某些病毒的毒性蛋白具有直接杀伤宿主细胞的作用，如腺病毒表面的蛋白纤维突起对细胞有毒性作用；⑤细胞病变效应（cytopathic effect，CPE）：病毒感染、复制过程中可导致细胞器（如内质网、线粒体等）的损伤，常使细胞出现浑浊、肿胀、团缩等改变。体外组织培养时，被具有杀细胞效应的病毒感染的细胞可出现细胞变圆、聚集、融合、裂解或脱落等现象，称为病毒的细胞病变效应。一般病毒在体外引起的 CPE 与其在体内感染产生的细胞损伤作用一致。溶细胞型感染是较为严重的类型，当靶器官的细胞破坏到一定程度时，机体就出现典型的症状，如果发生在重要器官，如中枢神经系统，可导致严重后果，甚至造成严重后遗症或死亡。

**2. 稳定状态感染（steady state infection）** 某些病毒（多为有包膜病毒）在宿主细胞内增殖过程中，对细胞代谢、溶酶体膜影响不大，以出芽方式释放病毒，其过程缓慢、病变较轻、短时间也不会引起细胞溶解和死亡，称为病毒的稳定状态感染，如流感病毒、疱疹病毒。病毒的稳定状态感染最终也会导致细胞破坏和死亡，原因是：①细胞融合。病毒产生的蛋白酶及细胞溶酶体受损释放的水解酶能损伤、改变感染细胞膜成分，导致感染细胞与邻近细胞融合，形成多核巨细胞或合胞体，如麻疹病毒在体内可形成多核巨细胞。病毒可借助细胞融合扩散至其他细胞，这是病毒的扩散方式之一。②细胞膜上抗原成分改变。病毒基因编码的蛋白表达于感染细胞的表面，导致细胞膜结构改变和表面表达新抗原，被细胞毒性 T（淋巴）细胞（cytotoxic T lymphocyte，CTL）或特异性抗体识别，成为被攻击的靶细胞。例如，流感病毒表达的血凝素出现在细胞膜上，使细胞具有吸附红细胞的功能，也能被中和抗体作用。

**3. 细胞凋亡、焦亡和自噬** 细胞凋亡（apoptosis）是细胞出于生理需要或应对病理因素，由细胞基因组控制的主动有序的细胞程序性死亡（programmed cell death，PCD），具有维持内环境稳定的作用。疱疹病毒科、正黏病毒科、小 RNA 病毒科、逆转录病毒科、细小病毒科及虫媒病毒科的病毒感染细胞后，可直接或间接诱导宿主细胞凋亡。细胞凋亡可造成宿主病理损伤，但也可限制病毒的复制和扩散，因而也是宿主细胞抵抗病毒感染的保护性反应。某些病毒可表达抗凋亡蛋白，有利于病毒自身的复制，如丙型肝炎病毒（hepatitis C virus，HCV）、疱疹病毒、腺病毒等。

细胞焦亡（pyroptosis）是一种与细胞凋亡类似的程序性细胞死亡形式，主要由胱天蛋白酶 1（caspase 1）、caspase 4、caspase 7 及 caspase 11 诱导调控。作为机体的重要免疫防御反应，细胞焦亡在控制病毒方面发挥着关键作用。然而，细胞焦亡过度激活反而会加重疾病进程。研究发现，在人类免疫缺陷病毒（human immunodeficiency virus，HIV）感染过程中，细胞焦亡是导致 $CD4^+$ T 细胞死亡的重要因素。细胞焦亡也参与严重急性呼吸综合征冠状病毒（severe acute respiratory syndrome coronavirus，SARS-CoV）、SARS-CoV-2 及中东呼吸综合征冠状病毒（Middle East respiratory syndrome coronavirus，MERS-CoV）的致病过程。

细胞自噬（autophagy）是细胞降解和回收其营养成分的过程。细胞自噬是把"双刃剑"，一方面它可直接降解病毒，发挥抗病毒感染的作用；另一方面，病毒也可利用细胞自噬，加速其复制。如 HCV 可通过大量表达病毒蛋白，激活内质网应激反应，诱导自噬并促进 HCV 的复制；HIV 包膜糖蛋白 gp120 和 gp41 与 CD4 和 CXCR4 结合后，可诱导未感染的 $CD4^+$ T 细胞自噬，导致 T 细胞凋亡。

**4. 病毒基因组整合** 有些病毒可将基因组部分或全部整合（integration）到宿主细胞染色体 DNA 中。病毒基因组整合主要有两种方式。①全基因组整合：以逆转录病毒如 HIV 为例，在其复制过程中，先将基因组 RNA 逆转录成互补 DNA，再合成双链 DNA，然后整合至细胞染色体中，形成前病毒（provirus）。②失常式整合（aberration）：病毒的部分基因组 DNA 随机整合至细胞染色体中，这种整合的病毒 DNA 可以在细胞分裂时传递至子代细胞中，但不出现病毒颗粒，多见于 DNA 病毒，如人乳头瘤病毒（human papilloma virus，HPV）。病毒 DNA 的整合可能造成宿主细胞基因组损伤，如整合处基因的失活、附近基因的激活等。有些整合的病毒基因仍有编码功能，可表达出对细胞有特殊作用的蛋白，如猴病毒 40 型（SV40）整合片段编码 T 抗原，可导致细胞发生转化和恶性增殖，从而诱发肿瘤形成。

**5. 细胞增殖与转化**　有少数病毒感染宿主细胞后可促进宿主细胞的增殖，并使细胞形态发生变化，失去细胞间接触性抑制而成堆生长，这些细胞生物学行为的改变称为细胞转化（cell transformation）。单纯疱疹病毒、巨细胞病毒、EB 病毒（Epstein-Barr virus，EBV）、人乳头瘤病毒、腺病毒的某些型别均能转化体外培养细胞，这些病毒都有致瘤潜能。被病毒转化的细胞多具有旺盛的生长力，易于连续传代，细胞表面可出现新抗原，而且多数细胞染色体中整合有病毒 DNA，部分被转化的细胞移植到动物可形成肿瘤。

**6. 包涵体形成**　细胞被病毒感染后，在细胞质或细胞核内出现光镜下可见的嗜酸性或嗜碱性、圆形或椭圆形、大小和数量不一的斑块状结构，称为包涵体（inclusion body）。病毒包涵体由病毒颗粒或未装配的病毒成分组成，也可以是病毒增殖留下的细胞反应痕迹。包涵体可破坏细胞的正常结构和功能，有时引起细胞死亡。不同病毒包涵体在细胞内的位置、形状及着色具有不同的特征，具有病原学诊断价值，临床可通过检查包涵体作为某些病毒感染的辅助诊断，如狂犬病病毒感染的大脑海马回锥体细胞质内出现的嗜酸性包涵体，称为内氏小体（Negri body）。

## 二、病毒感染对机体的致病作用

病毒感染造成的宿主细胞结构与功能的改变会随着病毒增殖扩散到其他细胞，可导致组织器官及机体的损伤。病毒在感染的过程中，通过与机体的免疫系统相互作用，诱发机体的免疫病理损伤也是重要的病毒致病机制之一，尤其是病毒的持续感染及病毒感染诱导的自身免疫病。有些病毒还可直接破坏机体免疫功能。

**1. 病毒对组织器官的亲嗜性与损伤**　病毒感染侵犯的靶器官不同，会导致不同的临床症状。病毒侵入机体感染细胞具有一定的选择性，即病毒对机体某些种类的细胞易感，并在一定种类细胞内寄生，称为病毒的组织亲嗜性（tropism）。病毒组织亲嗜性的基础主要是该组织器官的细胞有病毒受体（receptor），并具有病毒增殖的条件。例如，流感病毒和鼻病毒对呼吸道黏膜有亲嗜性，脑炎病毒和脊髓灰质炎病毒对神经组织有亲嗜性，肝炎病毒对肝组织有亲嗜性。病毒的组织器官亲嗜性造成了对特定组织器官的损伤，也是形成临床上不同系统疾病的原因。

病毒感染细胞造成细胞结构和功能损伤，进而扩展到一定组织和器官损伤和功能障碍。病毒感染的过程，即病毒增殖及释放出病毒编码的毒性蛋白均可造成组织器官炎症反应。与细菌性感染不同，病毒感染的炎性细胞主要是单核细胞。

**2. 免疫病理损伤**　病毒具有很强的抗原性，能够激发机体的免疫应答，导致免疫病理损伤，进而引发疾病，病毒感染细胞后还会导致宿主细胞出现自身抗原。机体免疫应答所产生的超敏反应和炎症反应是主要的病理反应。

（1）体液免疫病理作用：主要是抗体介导的Ⅱ型、Ⅲ型超敏反应。许多病毒（特别是有包膜病毒）能诱发细胞表面出现新抗原，当特异抗体与这些抗原结合后，激活补体并引起感染细胞的破坏（Ⅱ型超敏反应），例如，登革病毒在体内与相应抗体在红细胞和血小板表面结合，激活补体，导致血细胞和血小板破坏，出现出血和休克综合征。抗原抗体结合的复合物也可引起Ⅲ型超敏反应。有些病毒抗原与相应抗体结合形成免疫复合物，可长期存在于血液中，当这种免疫复合物沉积在某些器官组织的膜表面时，激活补体并引起Ⅲ型超敏反应，造成局部损伤和炎症。例如，免疫复合物沉积在肾小球毛细血管的基底膜上，造成肾损伤（蛋白尿、血尿），免疫复合物沉积在关节滑膜上导致关节炎，因此慢性病毒性肝炎患者常出现相关肾炎、关节炎症状；免疫复合物沉积于血管壁，则可因激活补体导致血管通透性增高，从而引起出血和休克，如登革病毒感染。此外，呼吸道病毒感染常见 IgE 介导的Ⅰ型超敏反应，如呼吸道合胞病毒引起的婴幼儿支气管炎和肺炎的发病可能与Ⅰ型超敏反应有关。

（2）细胞免疫病理作用：细胞免疫在其发挥抗病毒感染的同时，特异性 CTL 也会对病毒感染细胞（出现了新抗原）造成损伤。在病毒感染早期，病毒所致细胞损伤、毒性物质释放等能引起机体的炎症反应，使机体产生全身症状。在感染后期，免疫复合物、补体活化、$CD4^+$ T 细胞介导的复杂反应及感染细胞溶解等又引起机体局部组织器官严重损伤和炎症，包括Ⅳ型超敏反应。由于某些病毒可引起免疫病理损伤，因此临床治疗应慎用免疫增强剂。

（3）炎性细胞因子导致的病理损伤：病毒感染可引起免疫细胞释放大量的细胞致炎性细胞因子，如 INF-γ、TNF-α、IL-1 等，引起细胞因子风暴（cytokine storm），导致代谢紊乱、血管活性因子活化，诱发休克甚至死亡。

（4）自身免疫病理损伤：病毒蛋白因与宿主细胞蛋白之间存在共同抗原而导致自身免疫应答。对大约 700 种病毒的病毒蛋白进行序列分析和单克隆抗体检测表明，约 4% 与宿主蛋白有共同抗原决定簇，病毒感染可能触发针对这些"共同抗原"的自身免疫应答，导致机体的特异性细胞免疫机制错误地攻击自身组织。例如，乙型肝炎病毒导致肝细胞损伤后，可能会导致肝细胞特异性脂蛋白（liver specific lipoprotein，LSP）这种自身隐蔽抗原暴露，进而诱发机体产生自身免疫。此外，病毒导致的宿主细胞损伤，可使细胞成分进入血液，诱导宿主产生多种自身抗体，如抗 DNA 抗体、抗磷脂抗体等，引起自身免疫病（autoimmune disease）。

**3. 病毒对免疫系统的致病作用** 病毒可抑制、破坏和干扰机体的免疫系统。

（1）病毒感染引起免疫抑制：许多病毒感染可引起机体免疫应答降低或暂时性免疫抑制，例如，麻疹病毒感染的患儿对结核菌素皮肤试验应答低下。病毒所致的免疫抑制使感染加重和持续，并可能使疾病进程复杂化。免疫抑制还可加重体内原有疾病，或激活体内潜伏的病毒，或促进某些肿瘤的生长。

免疫应答低下可能与病毒直接侵犯免疫细胞有关，如麻疹病毒、EB 病毒、风疹病毒等。病毒入侵免疫细胞后，不仅影响机体免疫功能，而且病毒可以在免疫细胞中受到保护，逃避抗体、补体的作用，使得病毒难以清除，并随免疫细胞播散至全身。

（2）病毒杀伤免疫细胞：人类免疫缺陷病毒对 $CD4^+$ 辅助性 T 细胞（Th 细胞）具有强亲和性和杀伤性，使其数量持续减少，最终导致细胞免疫功能低下和艾滋病（AIDS）。

## 三、病毒逃逸免疫应答的机制

病毒具有通过逃避免疫监视、防止激活免疫细胞、阻止免疫应答发生等多种方式实现免疫逃逸（immune evasion）（表 6-3）。病毒的免疫逃逸能力是病毒致病作用的重要因素之一，因而也是病毒毒力的一个要素。

表 6-3　病毒的免疫逃逸作用

| 免疫逃逸机制 | 举例 |
| --- | --- |
| 细胞内寄生 | 所有病毒具有的方式，可逃避抗体、补体等免疫物质作用 |
| 抑制机体抗病毒物质 | 乙型肝炎病毒可抑制干扰素和抗病毒蛋白的表达 |
| 损伤免疫细胞 | 人类免疫缺陷病毒、EB 病毒、人类嗜 T 细胞病毒和麻疹病毒可在 T 细胞或 B 细胞中寄生，导致免疫细胞损伤和死亡。麻疹病毒可损伤树突状细胞功能 |
| 病毒基因组易变异 | 人类免疫缺陷病毒、流感病毒等 RNA 病毒基因组的高频突变导致病毒抗原变异，引起免疫应答滞后 |
| 病毒抗原多态性 | 病毒的型别和准株众多，使得免疫应答和疫苗的效果不佳 |
| 降低抗原的表达 | 腺病毒、巨细胞病毒可抑制 MHC Ⅰ类抗原的表达，影响免疫应答 |

## 四、病毒与肿瘤

据世界卫生组织（WHO）在 2012 年发布的数据，全球有 15%~20% 的人类肿瘤与病毒感染有关。根据病毒基因组核酸类型，肿瘤病毒可分为 DNA 肿瘤病毒和 RNA 肿瘤病毒。DNA 肿瘤病毒主要包括乳头瘤病毒、多瘤病毒、疱疹病毒、嗜肝 DNA 病毒等。RNA 肿瘤病毒主要包括逆转录病毒科部分病毒和黄病毒科的丙型肝炎病毒（表 6-4）。

表 6-4　与人类肿瘤相关的病毒

| 病毒科 | 病毒 | 人类肿瘤 |
| --- | --- | --- |
| 乳头瘤病毒科 | 人乳头瘤病毒高危型别 | 生殖器肿瘤、鳞状细胞癌、口咽癌 |
| 疱疹病毒科 | EB 病毒 | 鼻咽癌、伯基特淋巴瘤、霍奇金病、B 细胞淋巴瘤 |
|  | 人类疱疹病毒 8 | 卡波西肉瘤 |
| 嗜肝 DNA 病毒科 | 乙型肝炎病毒 | 原发性肝细胞癌 |
| 多瘤病毒科 | 梅克尔（Merkel）细胞多瘤病毒 | 梅克尔细胞癌 |
| 逆转录病毒科 | 人类嗜 T 细胞病毒 1 | 成人 T 细胞白血病 |
|  | 人类免疫缺陷病毒 | 艾滋病相关恶性肿瘤 |
| 黄病毒科 | 丙型肝炎病毒 | 原发性肝细胞癌 |

肿瘤的形成是一个多步骤过程，病毒感染并不必然导致肿瘤，其通常为肿瘤发生的触发因素。病毒可能通过以下机制来引发肿瘤。①病毒癌基因（viral oncogene）：某些病毒编码的某些蛋白能诱导细胞永生化；②抑制细胞凋亡：某些病毒编码的某些蛋白能抑制细胞凋亡；③调控细胞微环境：病毒通过调控细胞生长的微环境，使细胞更好地适应低氧和酸化环境；④逃避宿主免疫监视作用：某些病毒编码的蛋白能与细胞程序性死亡配体（programmed death ligand，PD-L）结合，使肿瘤细胞逃避免疫监视；⑤宿主细胞重编程：病毒的早期基因能扰乱细胞的转录因子网络，导致宿主细胞在转录、代谢及表观基因组等方面发生重编程。

RNA 肿瘤病毒根据肿瘤诱导能力可分为两种类型：一种是高度致癌病毒，一般携带癌基因，并能直接转化细胞；另一种是弱致癌病毒，一般不含癌基因，通过间接机制在长期潜伏后诱发肿瘤。DNA 肿瘤病毒编码的蛋白，不仅对病毒复制是必需的，也常影响宿主细胞的生长控制通路。

## 第三节　感染途径、传播方式及感染类型

感染的发生主要涉及传染源、感染途径与传播方式、易感人群三个方面。

### 一、传染源

引起感染的微生物可来自宿主体外，也可来自宿主体内。前者称外源性感染（exogenous infection），后者称内源性感染（endogenous infection）。根据感染发生场所不同，可将其分为社区获得性感染（community-acquired infection）和医院获得性感染（hospital-acquired infection）。

**1. 外源性感染** 病原微生物来自宿主机体以外的环境，传染源主要是：①患者。患者感染后从潜伏期一直到病后恢复期这段时间内，均有可能将病原体排出而污染外环境，或通过接触传播给周围正常人。②带菌者（carrier）或病毒携带者（viral carrier）。携带有病原微生物，但由于机体免疫力与病原致病性处于平衡状态而不表现临床症状的人，在一定时间内可持续排出病原。带菌者或病毒携带者不易被发现，是重要的传染源。③患病或带菌（毒）动物。某些病原体可引起人兽共患病，通过直接接触病畜或野外带菌（毒）动物、食用受污染的肉奶蛋制品及昆虫叮咬等途径传染给人，如炭疽杆菌、布鲁氏菌、鼠疫耶尔森菌、狂犬病病毒、朊粒，因此对患者、带菌（毒）的人或动物应早期治疗、隔离。

**2. 内源性感染** 主要指来自患者自身体内或体表的病原微生物引起的感染。这类病原体大多为正常菌群，少数是原发感染后潜伏下来的病原体，当某些条件改变时，引起感染并致病，如结核分枝杆菌、水痘 - 带状疱疹病毒等。内源性感染已成为医院感染的一种常见现象。

## 二、感染途径与传播方式

不同病原体通过不同途径入侵机体，在相对适宜的器官和系统中寄居、生长、增殖并引起疾病。一种病原体可能通过一种或多种途径感染机体，多种病原体也可经同一途径侵入机体，但通常每种病原体都有相对固定的主要感染途径，与病原体生物学特性和侵入部位的微环境有关。了解病原体感染途径，在鉴别诊断病原体、指导临床用药和预防方面有重要意义。

### （一）传播方式

病原体从传染源（患者或动物宿主）到达机体的过程称为传播，主要分为水平传播与垂直传播。

**1. 水平传播（horizontal transmission）** 指病原体经空气、水、食物、虫媒或土壤等，导致其在人群不同个体人 - 人之间的传播或动物 - 人之间的传播，主要包括：①直接方式，如飞沫传播、粪 - 口传播等。②间接方式，如通过接触环境污染物或器具。③媒介方式，如通过动物或昆虫叮咬。

**2. 垂直传播（vertical transmission）** 指病原体从宿主的亲代向子代传播的方式，主要发生在胎儿期、分娩过程和新生儿期（即出生后 28 天内）。多种病原体可引发垂直传播，包括风疹病毒、巨细胞病毒、人类免疫缺陷病毒、寨卡病毒、梅毒螺旋体、弓形虫等。垂直传播引起的感染可致死胎、流产、早产或先天畸形，子代也可没有任何症状或成为病原体携带者。其中，围生期（孕 28 周到产后 7 天）感染是导致胎儿先天性感染（congenital infection）和出生后持续性感染（persistent infection）的重要因素。

### （二）感染途径

病原微生物侵入机体的方式和途径决定感染的发生和发展。病原体需经一定的途径穿过皮肤或黏膜屏障进入机体，到达靶器官。某些病原体可以通过两种或者两种以上的途径传播，称为多途径传播。病原体的主要感染途径见表 6-5。

表 6-5 病原体感染途径

| 传播方式 | 感染途径 | 主要病原体 |
| --- | --- | --- |
| 水平传播 | 呼吸道感染 | 气溶胶、飞沫 | 结核分枝杆菌、白喉棒状杆菌、流感病毒、麻疹病毒等 |

续表

| 传播方式 | | 感染途径 | 主要病原体 |
|---|---|---|---|
| 水平传播 | 消化道感染 | 食入 | 伤寒沙门菌、志贺菌、脊髓灰质炎病毒、甲型肝炎病毒等 |
| | 泌尿生殖道感染 | 性接触、黏膜损伤 | 淋病奈瑟菌、梅毒螺旋体、人类免疫缺陷病毒、单纯疱疹病毒等 |
| | 创伤性感染 | 皮肤、黏膜创伤，动物咬伤 | 破伤风梭菌、狂犬病病毒等 |
| | 经血感染 | 输血、注射、器官移植 | 梅毒螺旋体、人类免疫缺陷病毒、丙型肝炎病毒等 |
| | 媒介昆虫感染 | 昆虫叮咬 | 鼠疫耶尔森菌、乙脑病毒等 |
| 垂直传播 | 经胎盘或产道感染 | 宫内、分娩产道、哺乳 | 梅毒螺旋体、风疹病毒等 |

### （三）病原体在体内的播散

病原体从入侵部位向体内播散的方式主要有三种途径。①直接接触播散：病原体通过细胞-细胞之间的直接接触进行播散。②经血液播散：有些病原体进入血液后能感染吞噬细胞或淋巴细胞，并通过血流向全身播散。病毒进入血液称为病毒血症，有些病毒可引起二次病毒血症。③经神经系统播散：病原体通过感染部位的神经末梢向中枢神经系统或全身播散。目前只发现病毒可通过神经系统播散。

## 三、感染类型

感染的发生、发展与结局是病原体与宿主在一定条件下相互作用的复杂过程。依据临床症状，可将感染分为隐性感染、显性感染、潜伏感染、带菌者或病毒携带者。

### （一）隐性感染

当侵入的病原体数量不多，或毒力较弱，或宿主抗感染免疫力较强时，宿主可能不出现或出现不明显的临床症状，称为隐性感染（inapparent infection）或亚临床感染（subclinical infection）。隐性感染后，机体可获得足够特异免疫力，能抵御同种病原体的再次感染。有很多病原体的感染呈现"冰山"现象，即大部分感染人群为隐性感染。由于隐性感染者不出现临床症状，容易被漏诊或误诊，但隐性感染者仍有可能向体外排出病原体，成为传染源。一些常见的隐性感染病原体包括脑膜炎奈瑟菌、结核分枝杆菌、白喉棒状杆菌、伤寒沙门菌及乙型肝炎病毒等。

### （二）潜伏感染

急性或隐性感染后，病原体与宿主的免疫系统可能会达到一种暂时的平衡状态。在这种状态下，病原体长期潜伏在病灶或某些特殊组织细胞中而不会引起明显症状，也不出现在血液、分泌物或排泄物中。然而，当宿主的免疫力下降时，这种平衡可能被打破，从而引发疾病，如结核分枝杆菌感染。

对于病毒，潜伏感染（latent infection）指的是病毒基因组潜伏在特定组织或细胞内，但不产生有感染性的病毒体，在这种情况下，常规方法无法分离出病毒，但在某些条件下，如宿主劳累、受到辐射、内分泌功能失调或存在基础疾病等，机体免疫力下降，从而打破这种平衡，导致病毒被激活，感染急性发作，此时便可检测出病毒的存在，如单纯疱疹病毒感染。

需要指出的是，潜伏感染不同于感染的潜伏期（incubation period）。潜伏期是指从感染到出现症状之间的时间间隔，而潜伏感染是指病原体在体内长期存在但不引起症状的状态。

### （三）带菌者或病毒携带者

在显性或隐性感染后，病原体并未从体内消失，而是继续在宿主体内存留一段时间。在这期间，病原体与宿主的免疫系统处于一种相对平衡状态，称为带菌（毒）状态。带菌者或病毒携带者（carrier）通常没有临床症状，但能持续或间歇地排出病菌（毒），成为传染病传播的重要源头之一。对于控制传染病的流行来说，及时发现并治疗这些带菌者或病毒携带者具有重要意义。通过这样的措施，可以有效减少病原体在人群中的传播，从而降低传染病的发病率。

### （四）显性感染

当入侵病原体数量大、毒力强，或宿主抗感染免疫力较弱时，机体组织细胞受到不同程度损害，导致生理功能紊乱，出现一系列临床症状和体征，称为显性感染（apparent infection）。显性感染的临床表现多样，细菌与病毒的显性感染表现形式不同。

**1. 细菌的显性感染**　由于致病菌的毒力、宿主免疫力的差异及两者相互作用的复杂关系，显性感染按临床病情和感染部位可分为不同模式。

按病情缓急分为：①急性感染（acute infection），发病急，病程短，只有数日至数周。病愈后病原菌多从宿主体内消失，如霍乱弧菌、脑膜炎奈瑟菌感染等。②慢性感染（chronic infection），发病慢，病程长，常持续数月至数年。少数胞内寄生菌如结核分枝杆菌、麻风分枝杆菌及布鲁氏菌等，通常引起慢性感染。③亚急性感染（subacute infection），病情发展不及急性感染迅速，病程不及慢性感染持续时间长，如甲型溶血性链球菌所致的亚急性细菌性心内膜炎。

按感染发生部位与性质不同分为：①局部感染（local infection），入侵的病原菌只局限在宿主一定部位生长繁殖，引起局部病变，如化脓性球菌所致的疖、痈等。②全身感染（generalized infection；systemic infection），感染发生后，病原菌或其毒性代谢产物向全身扩散，引起全身性症状。

细菌的全身感染在临床上常见下列情况。①毒血症（toxemia）：病原菌侵入宿主体内后只在局部生长繁殖，细菌不进入血流，但其产生的外毒素进入血液循环，到达易感靶器官，引起组织损害，产生特殊的毒性症状，如白喉、破伤风等。②菌血症（bacteremia）：细菌由局部侵入血流，但未在其中生长繁殖，只是短暂的一过性，经血液循环到达体内适宜部位再繁殖致病，如伤寒早期的菌血症，其临床症状轻微。③败血症（septicemia）：细菌侵入血流后，在其中大量繁殖并产生毒性产物，引起严重全身中毒症状，如高热、皮肤和黏膜淤斑、肝脾大等。革兰氏阳性菌和阴性菌均可引起败血症，如鼠疫耶尔森菌、炭疽芽孢杆菌等。④脓毒血症（pyemia）：化脓性细菌侵入血流后，在其中大量繁殖，通过血流扩散到机体其他组织或器官，产生新的化脓性病灶，如金黄色葡萄球菌的脓毒血症，常导致多发性肝脓肿、皮下脓肿、肺脓肿和肾脓肿。⑤内毒素血症（endotoxemia）：革兰氏阴性菌侵入血流，并在其中大量繁殖、死亡崩解后释放出大量内毒素，或由病灶内大量革兰氏阴性菌死亡后释放内毒素入血所致。其症状因血中内毒素量的不同而异，轻则只有发热，重则可有休克、DIC 和死亡，如儿童急性中毒性细菌性痢疾。

> **临床联系**
>
> **脓 毒 症**
>
> 　　从临床角度看，"败血症""菌血症"都是由原发灶或易感部位的细菌引起的，二者无本质差异，只是细菌数量不同。医学微生物学中，败血症是指伴有菌血症的全身感染，但并非所有全身感染的临床状况都伴随着菌血症，同样地，菌血症也不必然导致全身感染症状，因此"败血症"的定义边界并不明确，临床正逐渐弃用该术语。临床从1991年起倾向用"脓毒症"（sepsis）概念取代"败血症""脓毒血症"。
>
> 　　"脓毒症"是指细菌或其他病原体引发的全身性炎症。脓毒症的"毒"并不完全指细菌毒素，还包括由细菌及其毒素激发机体防御系统产生的细胞因子和炎症介质。大量的细胞因子会引起严重的全身病理生理改变，影响循环系统、呼吸系统、肾、肝、胃肠道、出凝血系统及代谢，导致器官功能障碍，甚至引起低血压或休克。

　　**2. 病毒的显性感染**　　病毒显性感染可表现为局部感染（如腮腺炎、单纯疱疹），也可表现为全身感染（如天花、麻疹）。病毒显性感染按病毒在机体内感染的过程、滞留的时间及临床症状出现早晚和持续时间长短，又分为急性感染和持续性感染。

　　急性感染是指机体感染病毒后，潜伏期短、发病急，病程为数日或数周，在出现症状后的一段时间内将病毒彻底清除，机体获得特异性免疫，因此又称病原消灭型感染，如流行性感冒、甲型肝炎，机体内特异性抗体可作为感染证据。但也有少数病毒的致病作用强烈，导致重要脏器损伤，则机体常以死亡告终，如重症肝炎。

　　持续性感染（persistent infection）是指某些病毒在机体内可持续存在数月、数年甚至数十年，使感染者成为长期带毒者，不但是重要传染源，也可引起慢性进行性疾病。病毒持续性感染是病毒感染的重要类型，其形成原因有病毒和机体两方面因素，是二者相互作用的结果：①机体免疫力低下，无力清除病毒；②病毒抗原性弱，机体难以产生免疫应答予以清除；③病毒存在于受保护部位或病毒发生突变，逃避宿主免疫作用；④病毒基因组整合于宿主基因组中，与细胞长期共存；⑤某些病毒在感染过程中产生缺陷干扰颗粒，干扰病毒增殖，影响病毒的感染过程，也形成持续性感染。

　　持续性感染的临床表现和致病机制因病毒种类不同而异，依据感染过程和临床表现分为潜伏感染和慢性感染。慢发病毒感染也被认为是持续性感染的一个特殊类型。

　　（1）潜伏感染：经急性或隐性感染后，病毒与机体处于平衡状态，病毒基因组潜伏在特定组织或细胞内，但不能产生有感染性的病毒体，也不出现临床症状，此时用常规方法不能分离出病毒，但是，在机体免疫力下降的某些条件下（劳累、辐射、内分泌功能失调和基础疾病等），若平衡被破坏，则病毒可被激活，进而增殖而出现临床症状，并可检测到病毒。潜伏感染的特点是反复发作，病毒长期潜伏在体内。例如，单纯疱疹病毒1型（herpes simplex virus 1，HSV-1）感染机体后潜伏在三叉神经节和颈上神经节，此时机体无症状也无病毒排出，以后由于机体免疫力下降或使用糖皮质激素时，潜伏的病毒被激活后，沿感觉神经到达皮肤，发生唇部单纯疱疹。

　　（2）慢性感染：经显性或隐性感染后，病毒未被完全清除，持续存在于机体血液或组织中，病毒不断排出体外，可被检测或分离培养。病毒慢性感染病程长达数月或数十年，患者临床症状轻微或为无症状病毒携带者，但感染会反复发作，迁延不愈，如乙型肝炎病毒、巨细胞病毒等形成的慢性感染。

> **知识拓展**
>
> **慢发病毒感染**
>
> 有些病毒感染机体后经历一个较长的潜伏期，可达数年甚至数十年，此时机体无症状，然而一旦出现临床症状，感染表现为慢性、进行性加重的病程，最终导致死亡，称为慢发病毒感染（slow virus infection）。慢发病毒感染会引起神经系统症状，可能发展为一些少见的神经退行性疾病，并最终导致死亡。例如，由 JC 多瘤病毒引起的进行性多灶性白质脑病，由麻疹病毒引起的亚急性硬化性全脑炎（subacute sclerosing panencephalitis，SSPE），都是由典型的病毒引发的慢发病毒感染。

病毒感染的类型是病毒在宿主整体水平上的表现，其感染的过程和最终结局取决于病毒和宿主间的相互作用，病毒毒力和嗜细胞组织性、宿主的遗传特性及天然和获得性免疫应答，均可影响感染的类型、进程和结果。

## 思 考 题

1. 列表比较内毒素和外毒素的区别。
2. 简述细菌外毒素的主要致病机制。
3. 简述细菌导致免疫病理损伤的机制。
4. 简述病毒导致免疫病理损伤的机制。
5. 简述病毒致癌的主要机制。

（朱　帆）

# 第七章 抗感染免疫

第七章数字资源

宿主抵御和清除入侵病原微生物的免疫防御功能称为抗感染免疫（anti-infection immunity）。抗感染免疫的机制包括固有免疫和适应性免疫。

固有免疫（innate immunity）又称天然免疫，是在种系发育和进化过程中建立起的防御病原微生物的功能，由生理屏障结构、固有免疫细胞和固有免疫分子组成，其特点是多为与生俱来，作用广泛，初次接触病原微生物即可迅速发挥效应。

适应性免疫（adaptive immunity）又称获得性免疫，是个体出生后在生活过程中与病原微生物等抗原物质接触后产生的免疫防御功能。其特点是后天获得，具有针对抗原的专一性，再次接触相同抗原时能迅速发生强烈的免疫应答。适应性免疫分为体液免疫和细胞免疫两种类型。体液免疫（humoral immune）由 B 细胞介导，B 细胞识别抗原后，分化、增殖、形成浆细胞分泌抗体。体液免疫在抗细胞外病原微生物感染及中和细菌外毒素方面发挥重要作用。细胞免疫（cellular immune）由 T 细胞介导，产生以细胞浸润为主的炎症反应或直接杀伤靶细胞的细胞毒效应。细胞免疫在抗胞内菌、病毒及真菌感染中起重要作用。

在抗感染免疫过程中，固有免疫与适应性免疫相互依赖与协作，共同发挥消除病原微生物感染的作用。固有免疫是宿主抵御病原微生物入侵的第一道防线，在适应性免疫产生之前，可限制病原微生物在体内迅速扩散，并能启动适应性免疫应答。适应性免疫能特异、有效地清除病原微生物，其作用的发挥也有赖于固有免疫因素的参与，如细胞因子活化的巨噬细胞和补体等。抗感染免疫并非一定是对机体起保护作用，在某些情况下也可引起免疫病理反应。

## 第一节 固有免疫

固有免疫包括生理屏障、固有免疫分子和固有免疫细胞等因素，是机体抵御病原微生物入侵的第一道防线。

### 一、生理屏障及其结构

**1. 物理屏障** 包括皮肤和黏膜屏障、血脑屏障和胎盘屏障。

（1）皮肤和黏膜屏障：人体的皮肤及与外界相通腔道的黏膜层可通过多种方式发挥抗感染作用。皮肤由多层扁平细胞组成，完整的皮肤能阻挡病原微生物的侵入。黏膜由单层柱状上皮细胞构成，屏障作用较弱，但其表面的附属结构和分泌液具有防御病原微生物感染的作用，如呼吸道黏膜上皮细胞的纤毛运动可将附着于细胞表面的微生物排出。

（2）血脑屏障：由软脑膜、脉络丛的脑毛细血管壁及包裹在管壁外的星形胶质细胞形成的胶质膜组成。其结构致密，能阻挡病原微生物及其毒性产物进入脑组织或脑脊液，从而保护中枢神经系统。婴幼儿由于血脑屏障尚未发育完善，因此易发生中枢神经系统感染。

（3）胎盘屏障：由母体子宫内膜的基蜕膜和胎儿的绒毛膜滋养层细胞组成。胎盘屏障可防止感染母体的病原微生物进入胎儿体内。胎盘屏障在妊娠 3 个月内尚未发育完善，若感染母体的病原微生物经胎盘进入胎儿体内，则可导致胎儿畸形、流产或死胎。

**2. 化学屏障**　主要由皮肤和黏膜分泌多种具有抗病原微生物作用的化学物质组成，包括皮肤汗腺分泌的乳酸、皮脂腺分泌的脂肪酸，以及特定部位的黏膜分泌的溶菌酶、胃酸和蛋白酶等。

**3. 微生物屏障**　是指正常微生物群构成的菌膜屏障，是宿主抵御病原微生物入侵的重要防御机制之一。正常微生物群与机体之间保持动态平衡，对病原微生物有抑制作用。如大肠埃希菌产生的大肠菌素能抑制志贺菌、金黄色葡萄球菌等；口腔中的唾液链球菌可产生 $H_2O_2$，杀死脑膜炎奈瑟菌、白喉棒状杆菌等。

## 二、固有免疫分子

固有免疫分子是指在正常体液和组织中存在的多种具有杀伤或抑制病原微生物作用的可溶性分子，主要包括补体、溶菌酶、防御素、急性期蛋白和干扰素等。

**1. 补体（complement）**　是重要的固有免疫分子，激活后可以发挥多方面的生物学效应。当病原微生物侵入机体后，可以通过甘露糖结合凝集素途径（mannan-binding lectin pathway，又称 MBL 途径）或旁路途径（alternative pathway）迅速激活补体系统，还可以在适应性免疫阶段与相应抗体结合后激活经典途径（classical pathway）而激活补体系统。上述三条补体激活途径最终均可形成攻膜复合物（membrane attack complex，MAC），发挥溶解病原微生物的作用。其中，MBL 途径和旁路途径在适应性抗体产生之前即可发挥杀灭病原微生物作用，因此在感染早期发挥重要的固有免疫作用。

**2. 溶菌酶（lysozyme）**　是一种不耐热的碱性蛋白，主要来源于吞噬细胞，广泛存在于血清、唾液、泪液、尿液、乳汁和肠液等体液中。溶菌酶通过作用于革兰氏阳性菌细胞壁肽聚糖而使细菌溶解。由于革兰氏阴性菌的肽聚糖外有脂蛋白等包绕，故其对溶菌酶不敏感。

**3. 防御素（defensin）**　是一种大多由 29～42 个氨基酸残基组成，内含 3 对分子内二硫键的小分子多肽。根据其二硫键位置的不同可分为 α-防御素、β-防御素、θ-防御素三类。防御素对细菌、真菌和某些有包膜病毒具有直接杀灭作用。人体内存在的 α-防御素为阳离子多肽，主要由小肠的帕内特细胞（Paneth cell）和中性粒细胞产生，可通过以下机制杀伤某些细菌和包膜病毒：①通过静电作用结合病原体的脂多糖、磷壁酸和病毒包膜脂质，以破坏膜屏障和增加细胞膜通透性，使病原体裂解死亡；②诱导病原体产生自溶酶；③增强吞噬细胞对病原体的吞噬、杀伤和清除作用。

**4. 急性期蛋白（acute phase protein，APP）**　是一组血清蛋白，是在病原微生物感染后机体产生的一系列的早期、高度复杂反应的产物。绝大多数 APP 由肝细胞合成。APP 有很多种，其中典型的有脂多糖结合蛋白（LPS-binding protein，LBP）、甘露糖结合凝集素（MBL）、C 反应蛋白（C-reactive protein，CRP）等。在炎症刺激后，大多数 APP 可以迅速呈十倍或百倍以上的升高，在感染或炎症的恢复中起重要作用。

**5. 干扰素（interferon，IFN）**　是病毒感染早期最重要的抗病毒细胞因子。1957 年病毒学家 Alick Isaacs 和 Jean Lindenmann 研究发现，用灭活的流感病毒作用于细胞后，细胞产生一种具有干扰活病毒增殖的可溶性物质，故称为干扰素。干扰素是由病毒或其他干扰素诱生剂诱导人或动物细胞产生的一类小分子量的糖蛋白，具有抗病毒、抑制肿瘤及免疫调节等多种生物活性。干扰素可被蛋白酶破坏，4℃可保存较长时间，–20℃可长期保持其活性。干扰素的诱生及其作用发挥均受细胞基因组的调控。

（1）IFN 分类：根据 IFN 的分泌细胞来源、抗原性及 IFN 受体的不同，目前已确定由人类细胞诱生的干扰素有Ⅰ型、Ⅱ型和Ⅲ型三个家族。浆细胞样树突状细胞（plasmacytoid dendritic cell，pDC）是Ⅰ型和Ⅲ型 IFN 的主要分泌细胞，而自然杀伤细胞（natural killer cell，NK 细胞）和 Th1 细胞是Ⅱ型 IFN 的主要来源。IFN 结合其受体后，主要通过 JAK/STAT 信号通路调控细胞基因表达（图 7-1）。

Ⅰ型 IFN 包括 13 种 IFN-α 亚型和 IFN-β、IFN-κ、IFN-ε、IFN-σ 和 IFN-δ 等，是发挥抗病毒作用的主要 IFN 类型。Ⅰ型 IFN 受体复合物由 IFN-αR1 和 IFN-αR2 两条链组成，在大多数类型细胞上均表达。Ⅰ型 IFN 通过诱导干扰素刺激因子 15（interferon-stimulated gene 15，ISG15）、2′-5′-寡腺苷酸合成酶（2′-5′-oligoadenylate synthetase，OAS）和蛋白激酶 B（protein kinase B，PKB）途径发挥抗病毒效应。

Ⅱ型 IFN 只有一个成员 IFN-γ，其免疫调节和抑制肿瘤作用强于抗病毒作用，又称免疫干扰素。IFN-γ 受体复合体为四聚体，由两个 IFN-γR1 和两个 IFN-γR2 组成，主要在抗原提呈细胞（antigen-presenting cell，APC）上表达。

Ⅲ型 IFN 又称 IFN-λ，有 IL-28A、IL-28B 和 IL-29 三个成员，其受体表达相对有限，由 IL-28Rα 和 IL-10R2 组成。主要表达在 pDC、巨噬细胞、B 细胞和肝细胞表面。Ⅲ型 IFN 可通过Ⅰ型 IFN 类似的机制发挥强大的抗病毒效应。

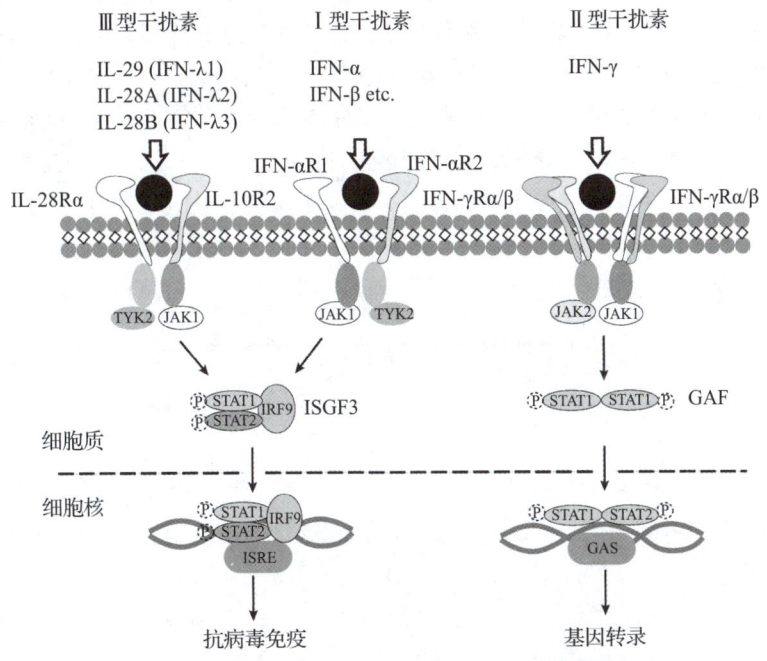

图 7-1　IFN 家族以及 IFN 受体信号转导通路

（2）IFN 的诱生：干扰素的诱生是宿主细胞在病毒或干扰素诱生剂刺激下，编码 IFN 基因被激活而表达产生的糖蛋白（图 7-2）。巨噬细胞、淋巴细胞及体细胞在干扰素诱生剂的作用下均可产生干扰素。病毒及其他细胞内繁殖的微生物、细菌内毒素、原虫及人工合成的双链 RNA（dsRNA）等均可诱导细胞产生干扰素，其中以病毒和人工合成的 dsRNA，如 poly（I:C）的 IFN 诱生能力最强。

（3）IFN 的抗病毒作用：干扰素并不能直接杀灭病毒，而是通过与邻近细胞表面的干扰素受体结合，经受体介导的信号转导，引发一系列生化反应，使细胞合成多种抗病毒蛋白（antiviral protein，AVP），由抗病毒蛋白阻止病毒的合成而发挥抗病毒作用（图 7-2）。

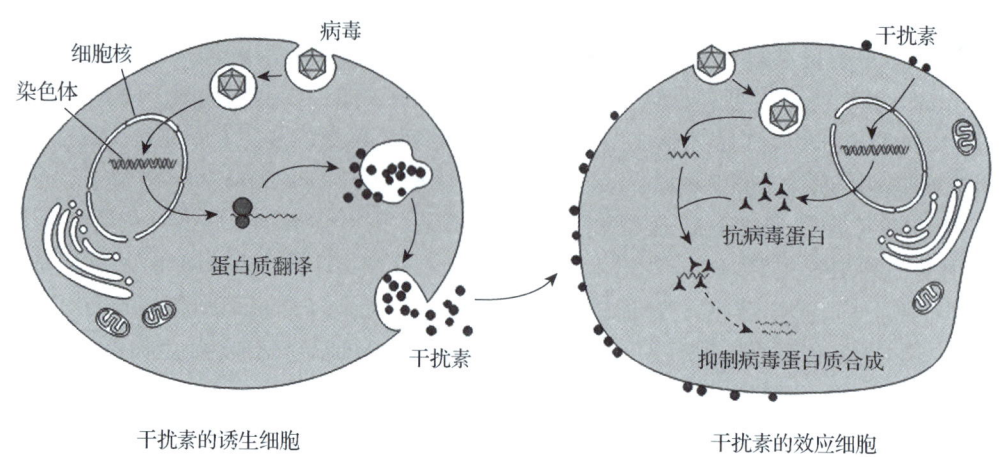

图 7-2　IFN 的诱生及其抗病毒作用机制

抗病毒蛋白质主要包括 2′-5′-寡腺苷酸合成酶和蛋白激酶 R（PKR）及 ISG15 等，可以通过降解病毒的 mRNA、抑制多肽链的延伸等阻断病毒蛋白的合成（图 7-3）。主要作用途径包括：① 2′-5′-寡腺苷酸合成酶途径：2′-5′-寡腺苷酸合成酶是一种依赖 dsRNA 的酶，被激活后使 ATP 多聚化，形成 2′-5′-寡腺苷酸，2′-5′-寡腺苷酸再激活 RNA 酶 L 或 F，活化的 RNA 酶则可切断病毒 mRNA；② PKR 途径：PKR 也是依赖 dsRNA 的酶，它可使真核生物翻译起始因子 2α（eIF-2α）磷酸化，从而抑制病毒蛋白质的合成；③ ISG15 途径：ISG15 是 15 kDa 的干扰素刺激蛋白，在干扰素信号调节中有重要作用，具有广泛的抗病毒活性。此外，干扰素还有其他抗病毒机制，如增加主要组织相容性抗原 I 类分子（HLA-I）的表达，有助于 CTL 识别靶抗原等方式，阻断病毒的复制。

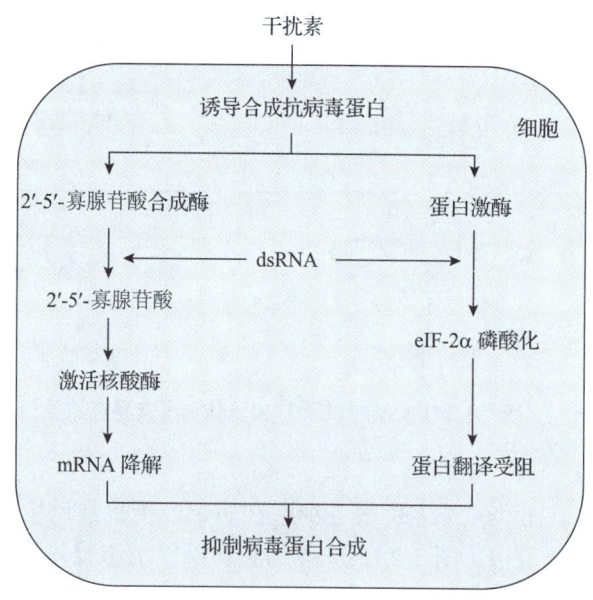

图 7-3　干扰素诱导的效应蛋白抗病毒的作用机制

IFN 抗病毒作用的特点是有种属特异性，无病毒特异性。种属特异性是指 IFN 抗病毒作用除了依赖靶细胞表面的 IFN 受体外，还受细胞种属的 MHC 限制，即由人类细胞产生的 IFN 只能作用于人类细胞，而不是动物细胞。无病毒特异性是指 IFN 具有广泛的抗病毒活性，对 RNA 和 DNA 病毒均有抗病毒活性，但不同病毒对干扰素的敏感性有差别，如 RNA 病毒中的披膜病毒、DNA 病毒中的痘病毒很敏感，而 DNA 病毒的单纯疱疹病毒则不甚敏感。另外，某些病毒及其相关蛋白，如 HBV 聚合酶蛋白、SARS 冠状病毒 N 蛋白等，可以在特定条件下抑制 IFN 的诱生或者阻断 IFN 的抗病毒作用。

**6. 其他细胞因子**　是指由病原体感染机体后刺激机体免疫细胞和感染的组织细胞所产生，除干扰素之外的具有抗感染和免疫调节作用的多种细胞因子。如 IL-8、单核细胞趋化蛋白 -1（monocyte chemotactic protein 1，MCP-1）、巨噬细胞炎性蛋白 -1（macrophage inflammatory protein 1，MIP-1）等可通过趋化作用，募集、活化吞噬细胞，增强机体抗感染免疫应答能力；IL-1、IL-6、TNF-α 可促进抗感染的炎症反应；IL-1、IL-12、粒细胞 - 巨噬细胞集落刺激因子（granulocyte-macrophage colony stimulating factor，GM-CSF）可激活巨噬细胞和 NK 细胞，有效杀伤病原体感染的靶细胞；TNF-α 可增强抗原提呈作用，提高抗感染适应性细胞免疫应答能力；IL-4、IL-5、IL-6 可促进 B 细胞增殖分化，增强体液免疫应答；IL-2、IL-12 等可促进 Th1 细胞免疫应答等，以发挥抗病毒作用。

## 三、固有免疫细胞

固有免疫细胞包括吞噬细胞（单核细胞、巨噬细胞）、NK 细胞、树突状细胞、γδT 细胞、NKT 细胞等，其他能发挥固有免疫的细胞类型还包括 B-1 细胞、肥大细胞、嗜碱性粒细胞和嗜酸性粒细胞等。

### （一）吞噬细胞

吞噬细胞（phagocyte）分为大吞噬细胞和小吞噬细胞两种。大吞噬细胞包括血液中的单核细胞和组织中的巨噬细胞，两者组成单核吞噬细胞系统（mononuclear phagocyte system）。小吞噬细胞为外周血液中的中性粒细胞。当病原体突破皮肤或黏膜屏障侵入组织中后，首先被聚集到病原体所在部位的中性粒细胞吞噬消灭。一般只有数量多、毒力强的病原体才有可能进一步侵入血流或其他器官，再由血液、肝、脾等处的吞噬细胞继续进行吞噬杀灭。

**1. 吞噬和杀灭病原微生物的过程**　一般可分为三个连续的阶段（图 7-4）。

（1）游走、识别与结合：细菌、病毒或病原体产物（如内毒素）刺激宿主细胞（吞噬细胞、内皮细胞、成纤维细胞等）产生的趋化因子（chemokine）、IL-8、中性粒细胞激活蛋白 -2（neutrophil activating protein-2，NAP-2）及巨噬细胞炎性蛋白（macrophage inflammatory protein，MIP）等，能够趋化大量的中性粒细胞和单核吞噬细胞沿血管边缘移动，并穿越血管内皮细胞层，最终至感染部位。感染组织的裂解产物和一些补体成分也具有趋化作用。吞噬细胞主要通过相应的模式识别受体（pattern recognition receptor，PRR）识别细菌、病毒及真菌等病原体。

另外，吞噬细胞上还有一些受体可间接识别和结合病原微生物及其成分，如 CD14 分子可与血清中结合 LPS 的脂多糖结合蛋白（LBP）结合，以及吞噬细胞表面的 C3b、iC3b 和 IgG Fc 受体可与结合病原微生物的 C3b、iC3b 和 IgG 分子结合，此种方式更有利于吞噬细胞捕获病原微生物。

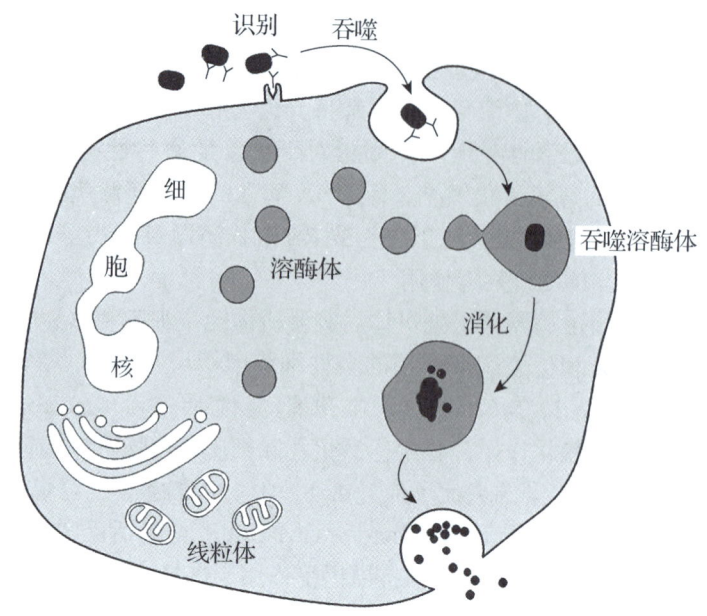

图 7-4 吞噬细胞吞噬和杀灭病原微生物过程

（2）吞噬：吞噬细胞识别病原体后，即启动吞噬过程。吞噬细胞接触病原体部位的细胞膜内陷，伸出伪足将病原体包裹并摄入细胞质内，形成吞噬体（phagosome）。

（3）消化：吞噬细胞内的溶酶体（lysosome）与吞噬体融合，形成吞噬溶酶体（phagolysosome）。在吞噬溶酶体中，溶酶体的溶菌酶、髓过氧化物酶（myeloperoxidase，MPO）、防御素、活性氧中介物和活性氮中介物等发挥杀灭病原体的作用；蛋白酶、多糖酶、核酸酶和脂酶等起降解作用；不能降解的残渣则被排出吞噬细胞外。

**2. 吞噬细胞杀灭病原微生物机制**　分为氧依赖性杀菌途径和氧非依赖性杀菌途径（图 7-5）。

（1）氧依赖性杀菌途径：杀灭病原微生物过程需要分子氧参加，可通过三种方式发挥杀灭作用。①呼吸爆发（respiratory burst）：吞噬细胞在吞噬病原体后，出现有氧代谢活跃、氧耗急剧增加，通过氧的部分还原作用产生一组高反应性的杀灭病原体物质的过程，称为呼吸爆发。在呼吸爆发过程中激活细胞膜上的还原型辅酶Ⅱ（NADPH 氧化酶），使分子氧活化，生成活性氧中间物（reactive oxygen intermediate，ROI），ROI 包括超氧阴离子（$O_2^-$）、单态氧（$^1O_2$）、游离羟基（—OH）、$H_2O_2$、次氯酸（HOCl）和氯胺（$NH_2Cl$）等。这些物质具有强氧化作用或细胞毒作用，可有效地杀伤病原微生物。②过氧化氢-髓过氧化物酶-卤化物杀菌系统：中性粒细胞和单核细胞含有 MPO，作用于 $H_2O_2$ 和氯化物，使病原微生物蛋白卤素化而死亡。但需要指出的是，组织中的巨噬细胞无 MPO，不能通过此机制发挥作用。③一氧化氮（nitric oxide，NO）系统：吞噬细胞活化后可产生诱导型一氧化氮合成酶（inducible NO synthase，iNOS）。iNOS 可催化 L-精氨酸与氧分子反应，生成瓜氨酸和 NO。NO 与 $O_2^-$ 结合后再进一步氧化成 $NO_2^-$ 和 $NO_3^-$。NO、$NO_2^-$ 和 $NO_3^-$ 等共同构成具有杀灭病原微生物活性的活性氮中介物（reactive nitrogen intermediate，RNI），在厌氧条件下发挥更强大的抗感染效应。

（2）氧非依赖性杀菌途径：即杀灭过程中不需要氧参加，通过吞噬溶酶体内的酸性产物和吞噬细胞颗粒释放出的某些效应物质发挥杀灭病原微生物作用。吞噬溶酶体形成后，细胞糖酵解作用增强，当乳酸累积使 pH 降至 4.0 以下时，细胞内的病原体难以存活。从颗粒中释放出的杀灭物质主要有溶菌酶、防御素、乳铁蛋白和弹性蛋白酶等。

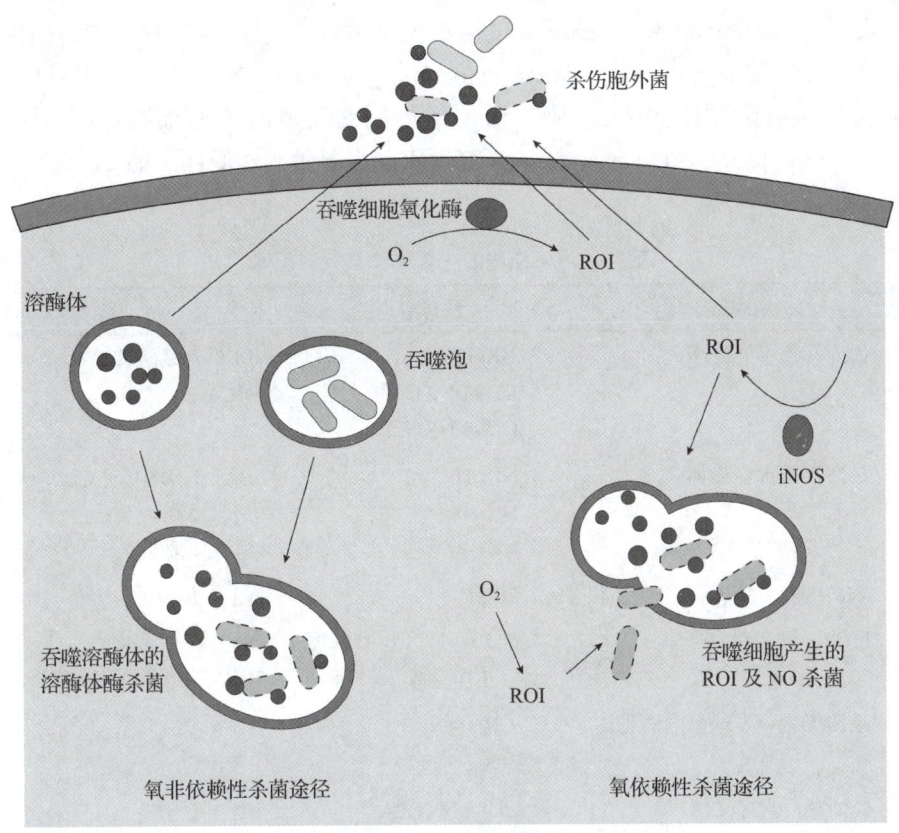

图 7-5　吞噬细胞杀灭病原微生物的机制
ROI. 活性氧中间物；iNOS. 一氧化氮合成酶

**3. 病原菌被吞噬细胞吞噬后的结果**　因病原体种类、毒力和机体免疫力不同，有完全吞噬和不完全吞噬两种。

（1）完全吞噬：大多数情况下，被吞噬的病原体能够被完全杀死、破坏，称为完全吞噬。例如，通常化脓性球菌被吞噬后，一般于 5～10 分钟死亡，30～60 分钟被破坏。

（2）不完全吞噬：病原微生物被吞噬后，不能被杀死的过程，称为不完全吞噬。如结核分枝杆菌、布鲁氏菌、伤寒沙门菌等胞内寄生菌，在免疫力低下的机体中易出现不完全吞噬。不完全吞噬可使病原体在吞噬细胞中受到保护，免受体液中的效应分子、抗体及药物的作用。有的甚至能在吞噬细胞内生长繁殖，导致吞噬细胞死亡，或可通过游走的吞噬细胞经淋巴液或血液扩散到机体其他部位，引起病变。

### （二）NK 细胞

NK 细胞由造血干细胞发育分化而来，是淋巴细胞的一个亚群，占外周血淋巴细胞的 10%～15%。其胞质内含有嗜天青颗粒，又称大颗粒淋巴细胞。NK 细胞具有非特异性杀伤病毒感染细胞的作用。NK 细胞与靶细胞直接作用后，一般在体内 4 小时即可发挥杀伤效应。NK 细胞对靶细胞的杀伤与其释放的细胞毒性物质及细胞因子有关，主要包括：①穿孔素，可溶解病毒感染细胞。②丝氨酸酯酶，从穿孔素在靶细胞上形成的孔洞进入细胞，通过激活核酸内切酶，使细胞 DNA 断裂，引起细胞凋亡。③细胞因子，TNF-α 和 TNF-β 可改变靶细胞溶酶体的稳定性，使多种水解酶外漏，导致细胞死亡，IFN-γ 可抑制细胞内病毒的增殖。

与 T 细胞和 B 细胞相比，NK 细胞识别病毒感染细胞不需要提呈细胞的介导，因此受到细胞因子刺激后能够被迅速激活。它们通过识别细胞表面不同的受体以传递活化或抑制信号。当活化性受体传递的信号超过抑制性受体传递的信号时，NK 细胞的自然细胞毒效应即可启动。

NK 细胞活化性受体（activating receptor）包括 C 型凝集素样受体（如 NKG2D、CD94/NKG2C 二聚体）、自然细胞毒性受体（natural cytotoxicity receptor，NCR）（如 NKp44、NKp30 和 NKp46）和 CD16（FCγRIII）。NK 细胞上重要的抑制性受体有杀伤细胞免疫球蛋白样受体（killer-cell immunoglobulin-like receptor，KIR）和 C 型凝集素样受体（如 CD94:NKG2A 二聚体）（表 7-1）。

表 7-1　NK 细胞的主要受体及相应配体

| 功能 | 家族 | 受体 | 配体 |
|---|---|---|---|
| 活化性 | C 型凝集素样受体 | NKG2D | MIC-A/B，ULBP |
|  |  | CD94/NKG2C | HLA-E |
|  |  | CD94/NKG2E |  |
|  | 自然细胞毒性受体 | NKp30 | BAT-3、B7-H6、CMV pp65 |
|  |  | NKp44 | 病毒血凝素 |
|  |  | NKp46 | 病毒血凝素 |
|  | 杀伤细胞免疫球蛋白样受体 | 3DS1 | HLA-Bw4 |
|  | IgG Fc 低亲和力受体 | CD16 | IgG |
|  |  | Toll 样受体 | 病原体相关分子模式（PAMP） |
| 抑制性 | 杀伤细胞免疫球蛋白样受体 | 2DL1 | HLA-C2 |
|  |  | 2DL2/3 | HLA-C1 |
|  | C 型凝集素样受体 | CD94/NKG2A | HLA-E |

MHC Ⅰ类分子的表达可抑制 NK 细胞的杀伤作用，从而避免 NK 细胞对"自我"的攻击。病毒感染早期产生的干扰素可以活化 NK 细胞，提高 NK 细胞的杀伤作用，感染后期干扰素可增强靶细胞表面的 MHC Ⅰ类分子表达，从而使靶细胞对 NK 细胞的杀伤敏感性降低。而靶细胞上 MHC Ⅰ类分子的表达则有利于 CTL 杀伤作用的发挥。因此，在病毒感染的早期以 NK 细胞的杀伤作用为主，感染后 3 天时达高峰，当 CTL 开始发挥作用时，NK 细胞的作用逐渐降低。NK 细胞和干扰素构成了感染早期天然抗病毒作用的重要免疫因素。

另外，NK 细胞膜上还高表达 IgG Fc 低亲和力受体，即 CD16 分子，当 IgG 抗体通过其 Fab 段与病毒感染细胞上抗原特异性结合后，裸露的 IgG Fc 段便与 NK 细胞上 Fc 受体相结合，抗体在靶细胞与 NK 细胞之间形成桥梁，NK 细胞释放细胞毒性介质（穿孔素、颗粒酶和细胞因子），最终导致靶细胞溶解破坏，即 NK 细胞的抗体依赖性细胞介导的细胞毒效应（antibody dependent cell-mediated cytotoxicity，ADCC）。除 NK 细胞是 ADCC 效应的主要免疫细胞外，单核吞噬细胞、中性粒细胞也可通过 ADCC 的方式清除被感染的靶细胞。

### （三）树突状细胞

树突状细胞（dendritic cell，DC）在全身多处脏器和组织广泛分布。DC 根据其分布和分化程度不同，有不同命名。如朗格汉斯细胞（Langerhans cell，LC）分布在表皮和胃肠上皮组织；间质性树突状细胞（interstitial DC）分布在器官结缔组织；并指树突状细胞（interdigitating DC，IDC）分布在胸腺；滤泡样树突状细胞（follicular DC，FDC）主要分布在外周免疫器官。DC 是机体功能最强的专职抗原提呈细胞（APC），它能高效地摄取、加工处理和提呈抗原，未成熟 DC 具有较强的迁移能力，成熟 DC 能有效激活初始型 T 细胞，处于启动、调控并维持免疫应答的中心环节。成熟的 DC 还可分为两个亚群：髓样 DC（myeloid DC，mDC）和浆细胞样 DC（plasmacytoid DC，pDC）。mDC 可表达 TLR2/4/5，在病原体等异种抗原刺激下，能分泌以 IL-2 和 IL-12 为主的细胞因子，诱导或促进 Th0 细胞分化为 Th1 细胞，引发和增强细胞免疫应答；pDC 可表达 TLR7/8/9，在病毒感染刺激下，主要产生以 IFN-α 为主的细胞因子，发挥抗病毒作用。

### （四）γδT 细胞

γδT 细胞是一个独特的免疫细胞群体，主要存在于皮肤、小肠、肺和生殖器官等黏膜及皮下组织，是构成皮肤的表皮内淋巴细胞和黏膜组织的上皮内淋巴细胞的主要成分之一，并有少部分 γδT 细胞存在于外周血中。尽管 γδT 细胞表面有 αβT 细胞膜类似的 T 细胞受体（T cell receptor，TCR）的表达，但其多样性十分有限，抗原识别谱较窄，只能识别多种病原体表达的共同抗原成分，如分枝杆菌的小磷酸化非肽分子和某些病毒蛋白等。γδT 细胞的 TCR 抗原识别过程一般不需要 MHC 分子的辅佐。γδT 细胞在功能上具有 Th 细胞和 CTL 的双重细胞效应，其杀伤作用机制与 $CD8^+$ αβT 细胞相似，可在不同性质抗原的刺激下分泌细胞因子如 IL-2、IFN-γ 和 TNF-α 等，促进免疫应答和炎症反应，也可直接识别靶细胞表面的抗原产生即时杀伤效应。因此，γδT 细胞在皮肤黏膜表面的固有免疫防御中，特别是在抵抗胞内菌和病毒感染中发挥第一道防线作用。

### （五）NKT 细胞

自然杀伤 T 细胞（natural killer T cell，NKT 细胞）是一类天然存在的介导固有免疫和适应性免疫的免疫细胞群。其 TCR Vα 链高度保守，能特异性识别抗原提呈细胞表面 MHC Ⅰ 样分子 CD1d 提呈的糖脂类抗原，活化后的 NKT 细胞可分泌多种细胞因子，直接或间接参与机体的免疫应答。恒定 NKT 细胞（invariant NKT，iNKT）是研究得最多和最深入的细胞类型，人类 iNKT 细胞表达恒定的 TCR Vα24、Vβ11 和 Jα18。NKT 细胞通过分泌表达的 IFN-γ 及其下游的效应细胞和分子，在清除病原微生物过程中发挥了重要的作用。

## 四、病原体相关模式分子与模式识别受体

抗病原体的固有免疫应答中，吞噬细胞、树突状细胞及病毒感染的宿主细胞主要通过模式识别（pattern recognition）来实现对病原微生物的识别。病原体内存在一些进化上非常保守的与致病性相关的组分，称为病原体相关模式分子（pathogen-associated molecular patterns，PAMP）（表 7-2）。PAMP 是病原微生物的分子标志，为共有的保守组分，为微生物生存和致病性所必需，但不存在于高等哺乳动物中，免疫系统可借此区分"自己"（self）与"非己"（non-self），因此 PAMP 可被宿主免疫系统识别为入侵"危险信号"以诱发免疫应答。

表 7-2 病原菌的重要模式识别受体及其识别的病原相关模式分子

| 模式识别受体（PRRs） | 分类 | 病原体相关模式分子（PAMPs） | 配体来源 |
| --- | --- | --- | --- |
| 血清中的分泌型 PRR | | | |
| MBL | C 型凝集素超家族 | 甘露糖或岩藻糖样结构 | 细菌 |
| C 反应蛋白 | 急性时相蛋白 | 细胞膜磷脂酰胆碱 | 细菌 |
| 膜结合的内吞型 PRR | | | |
| 清道夫受体 | 清道夫受体家族 | LPS、磷壁酸 | 细菌 |
| 甘露糖受体 | C 型凝集素超家族 | 甘露糖或岩藻糖样结构 | 细菌 |

续表

| 模式识别受体（PRRs） | 分类 | 病原体相关模式分子（PAMPs） | 配体来源 |
|---|---|---|---|
| **膜结合的信号转导型 PRR** | | | |
| TLR1 | TLR 家族 | 脂蛋白 | 分枝杆菌 |
| TLR2 | TLR 家族 | 肽聚糖、磷壁酸、脂阿拉伯甘露聚糖 | 革兰氏阳性菌、分枝杆菌 |
| TLR4 | TLR 家族 | LPS（脂多糖） | 革兰氏阴性菌 |
| TLR5 | TLR 家族 | 鞭毛蛋白 | 细菌 |
| TLR3 | TLR 家族 | dsRNA | 西尼罗病毒、呼吸道合胞病毒 |
| TLR7/8 | TLR 家族 | ssRNA | HIV、水痘-带状疱疹病毒、甲型流感病毒、登革病毒 |
| TLR9 | TLR 家族 | CpG DNA | 细菌、单纯疱疹病毒、乙型肝炎病毒 |
| **胞质的信号转导型 PRR** | | | |
| RIG-1 | RLRs | 5′-ppp-dsRNA 短柄 | 甲型流感病毒、水痘-带状疱疹病毒、乙型脑炎病毒、丙型肝炎病毒、登革病毒、呼吸道合胞病毒 |
| MDA5 | RLRs | 长 dsRNA | 登革病毒、西尼罗病毒 |
| NLR1 | NLR 家族 | 肽聚糖降解产物二氨基庚二酸 | 革兰氏阴性菌 |
| NLR2 | NLR 家族 | 肽聚糖降解产物胞壁酰二肽 | 细菌 |
| NOD2 | NLR 家族 | 5′-ppp-dsRNA | 呼吸道合胞病毒 |
| NALP3 | NLR 家族 | dsRNA、dsDNA、ssRNA | 甲型流感病毒、腺病毒 |
| LGP2 | RLRs | dsRNA | 脑心肌炎病毒 |
| cGAS | DNA 模式识别受体 | DNA | 各类 DNA 病毒 |
| DAI | DNA 模式识别受体 | 富含 AT 的 dsDNA | 单纯疱疹病毒 |
| AIM2 | DNA 模式识别受体 | dsDNA | 痘苗病毒、脑心肌炎病毒 |

在宿主细胞上存在一类识别 PAMP 并介导固有免疫的受体，称为模式识别受体（pattern recognition receptors，PRR）。根据细胞定位和相关功能，PRR 主要可分为 4 个种类：位于血清中的分泌型 PRR、膜结合的内吞型 PRR、膜结合的信号转导型 PRR 和胞质的信号转导型 PRR。

**1. 分泌型 PRR** 主要包括甘露聚糖结合凝集素和 C 反应蛋白。

（1）甘露聚糖结合凝集素（mannose-binding lectin，MBL）：又称甘露聚糖结合蛋白（mannan/mannose-binding protein，MBP），其在肝中合成，作为急性相应答反应成分释放入血清，可识别并结合某些致病性细菌、病毒、酵母菌表面的甘露糖组分，激活补体或发挥调理作用。

（2）C 反应蛋白（CRP）：是急性期蛋白，可通过结合细菌细胞壁磷脂酰胆碱来发挥效应。

**2. 内吞型 PRR** 是巨噬细胞表面表达的多种跨膜受体，可识别并结合相应 PAMP，介导吞噬细胞对病原体的摄取和运输，参与病原体的降解及病原体蛋白加工和处理。

（1）清道夫受体（scavenger receptor，SR）：可识别多种阴离子聚合物及乙酰化的低密度脂蛋白。清道夫受体包括至少 6 种不同的分子家族。A 型清道夫受体可结合多种细菌胞壁组分，帮助巨噬细胞内化细菌。B 型清道夫受体则结合高密度脂蛋白，并内化脂质。

（2）甘露糖受体（mannose receptor，MR）：可识别并结合多种病原微生物的甘露糖残基。甘露糖受体可能主要作为宿主糖蛋白（如 β- 葡萄糖醛酸酶和溶酶体水解酶）的清除受体发挥作用。

**3. 膜结合的信号转导型 PRR** 主要有 Toll 样受体（Toll-like receptor，TLR）。TLR 识别 PAMP 后，可传递固有免疫细胞活化与功能相关的信号，从而促进固有免疫细胞发挥功能。TLR 在脊椎动物和非脊椎动物抵御感染的过程中均起到重要作用。

（1）分类与结构：目前已发现十多种哺乳动物的 TLR 分子，TLR1—9 较为保守，在人体和小鼠内均表达，TLR10 只存在于人体，TLR11—13 则只存在于小鼠。TLR 是 I 型跨膜蛋白，由胞外区、跨膜区和胞内区组成。其中胞外区构成配体结合区，能够识别各种病原体的相关成分。跨膜区是富含半胱氨酸的结构域。胞内区含有与高度保守的蛋白质相互作用区，可以启动信号传递。TLR 根据其亚细胞定位不同，可分为两大类：细胞表面的 TLR（1、2、4、5、6）和细胞内溶酶体、内体及内质网 TLR（3、7、8、9）。

（2）活化与效应机制：表达于细胞表面的 TLR 能够选择性识别和结合相应的 PAMP，进而启动激活细胞信号转导途径。TLR 介导的信号转导主要分为髓样分化因子 88（myeloid differentiation factory 88，My88）依赖途径和诱导 β 干扰素的含 TIR 域的衔接蛋白（TIR domain containing adaptor inducing interferon-β，TRIF）依赖途径。TLR 在有效识别"非己"成分被活化后，通过直接增强固有免疫细胞的吞噬和杀伤能力、促进细胞因子和趋化因子及抗微生物肽的分泌参与固有免疫（图 7-6）。

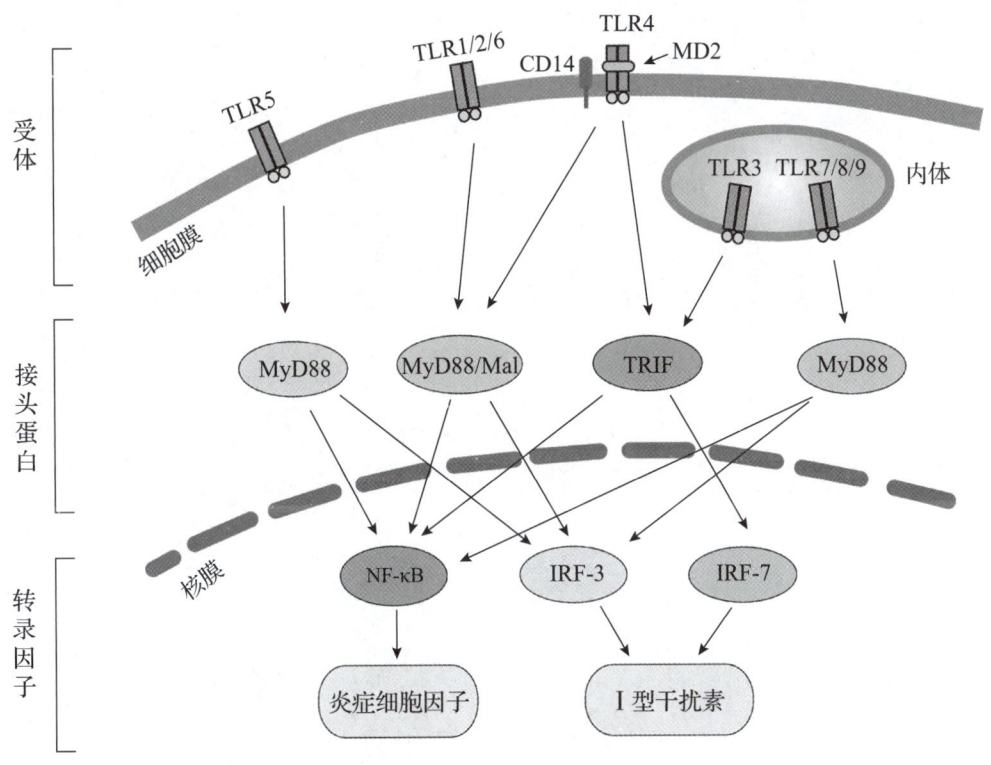

图 7-6　TLR 的活化与效应机制

（3）功能：TLR 信号在固有免疫中发挥重要作用，能够启动和控制炎症反应的性质、强度和持续时间，同时能够调节抗原提呈细胞的成熟和 T 细胞向 Th1 或 Th2 分化及调节性 T 细胞（Treg）的活化，进而从多个途径影响适应性免疫应答，是连接固有免疫和适应性免疫的桥梁。如果 TLR 信号过度活化会导致免疫病理损害，所以机体的 TLR 信号被正、负调控分子精细地调控，从而保持机体免疫状态的平衡。

**4. 胞质的信号转导型 PRR** 主要包括 RIG-I 样受体（RIG-I-like receptor，RLR）家族和

NOD样受体（NOD-like receptor，NLR）家族等，在抗病毒感染中发挥重要作用（图7-7）。

RLR家族在绝大多数组织细胞中均低表达，属于Ⅰ型膜蛋白，在病毒感染或IFN刺激下迅速上调，可直接结合病毒RNA。主要成员有视黄酸诱导基因Ⅰ（retinoic acid-inducible gene Ⅰ，RIG-Ⅰ）和黑素瘤分化基因5（melanoma differentiation-associated gene 5，MDA-5）等。RIG-Ⅰ主要识别5′带有三磷酸基团的RNA（包括单链和双链RNA）和短的dsRNA（长度为300～1000 bp）。MDA-5识别含有较长dsRNA的病毒，识别长度在1 kb以上。RIG-Ⅰ与MDA-5结构类似，N端有两个半胱氨酸招募结构域（caspase recruitment domain，CARD）为效应结构域，与偶联在线粒体外膜上的接头蛋白（mitochondrial antiviral signaling protein，MAVS）相互作用，负责向下游传递信号；EDxD box解旋酶区域为调节结构域，负责识别dsRNA。RIG-Ⅰ和MDA-5与配体结合后，可活化MAVS，进而募集IKK，激活NF-κB和IRF3/7，NF-κB的活化促进炎症细胞因子的产生，IRF3/7协同有效诱导Ⅰ型IFN表达，从而参与抗病毒效应。

此外，NLR、环鸟苷酸-腺苷酸合酶（cyclic GMP-AMP synthase，cGAS）、DNA依赖性干扰素调节因子激活剂（DNA-dependent activator of interferon-regulatory factor，DAI）和黑色素瘤缺乏因子2（absent in melanoma 2，AIM2）均在机体抗病毒固有免疫应答中发挥着重要的作用。

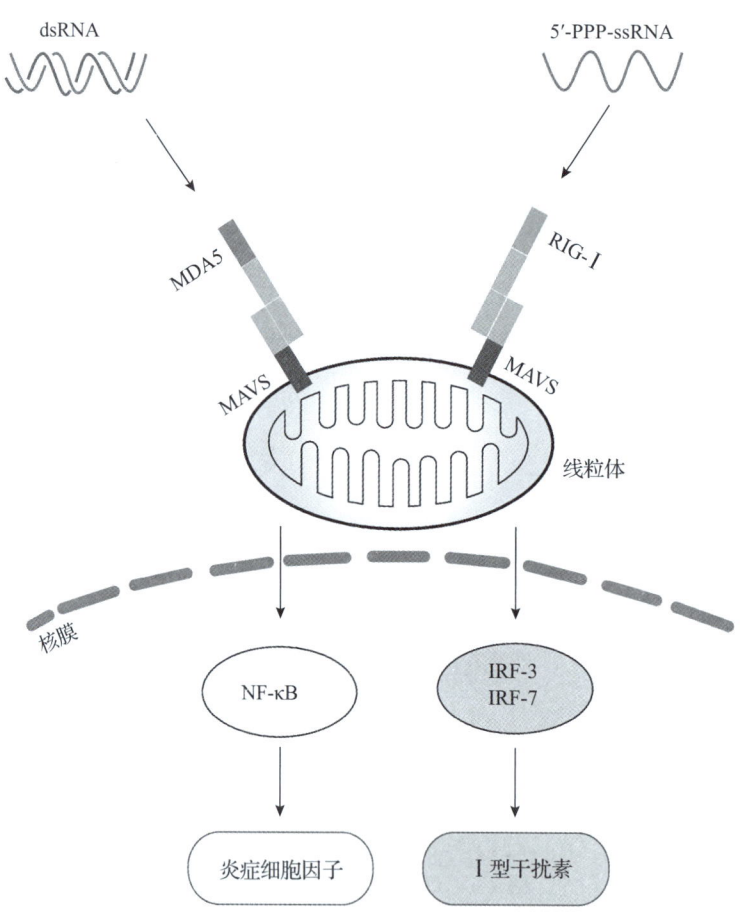

图7-7　RLR的活化与效应机制

## 第二节　适应性免疫

适应性免疫是宿主在与病原体及其代谢产物相互作用的过程中逐步形成的，具有特异性和记忆性等特点，是宿主防御感染的第二道防线。抗胞外菌和胞内菌的适应性免疫的作用方式有所不同，对胞外菌感染多以体液免疫为主，对胞内菌感染则主要是由细胞免疫发挥作用。在抗病毒感染过程中，适应性免疫发挥更重要的作用，是最终清除病毒的主要因素。病毒抗原一般具有较强的免疫原性，可诱导机体产生有效的体液免疫和细胞免疫应答。细胞外的病毒经抗原提呈细胞吞噬处理后，通过 MHC Ⅱ 类途径提呈病毒抗原，被 $CD4^+$ T 细胞识别，启动 Th 细胞应答，产生 IFN-γ、TNF-α 和 IL-2 等细胞因子，并辅助 B 细胞产生抗体。病毒在感染细胞内合成的病毒蛋白通过 MHC Ⅰ 类途径提呈病毒抗原，被 $CD8^+$ T 细胞识别，启动 CTL 应答。

## 一、体液免疫

### （一）抗胞外菌体液免疫

胞外菌感染机体后，主要寄居于宿主细胞外的血液、淋巴液和组织液中。其致病机制主要是产生内、外毒素等毒性物质和引起炎症反应。感染人类的大多数病原菌为胞外菌，如各种化脓性球菌、白喉棒状杆菌、破伤风梭菌、百日咳杆菌、致病性大肠埃希菌和霍乱弧菌等。抗胞外菌感染以体液免疫为主。

**1. 黏膜免疫系统的作用** 黏膜免疫系统（mucosal immune system，MIS）即黏膜相关淋巴组织（mucosa-associated lymphoid tissue，MALT），由呼吸道、消化道、泌尿生殖道黏膜上皮的淋巴细胞、黏膜固有层中非被膜化弥散的淋巴组织及扁桃体、肠道的派氏集合淋巴结（Peyer's patches）和阑尾等被膜化的淋巴组织所组成。MIS 是产生分泌型 IgA（sIgA）的主要淋巴组织，对黏膜感染的防御具有十分重要的作用。在 MIS 中的肠淋巴滤泡上覆盖着特化的滤泡相关上皮（follicle-associated epithelium，FAE），FAE 中有一种特化的抗原转运细胞，称为微皱褶细胞（microfold cell，M 细胞），在运输病原菌、启动免疫应答中发挥作用。M 细胞表面有少量的毛刷状的微绒毛，胞质内溶酶体很少，其基底面内陷形成胞内中央袋，内有巨噬细胞和淋巴细胞游走进出。在 M 细胞表面具有特殊的糖结合物，有利于与各种病原菌相互作用。一些共生微生物只黏附于肠道吸收细胞，而许多病原菌可黏附 M 细胞，这可能与病原菌含有特殊的结构成分有关。黏附于 M 细胞的病原菌可被 M 细胞内吞，由于胞内溶酶体少，病原菌可完整地穿越 M 细胞到达黏膜固有层（图 7-8）。因此 M 细胞可将病原菌提呈给中央袋内的抗原提呈细胞，再由抗原提呈细胞活化淋巴细胞，由此启动免疫应答，引起以产生 sIgA 为主的适应性体液免疫应答。

**2. 抗体的作用** 抗胞外菌感染的主要保护性免疫机制是以特异性抗体的作用为中心的防御过程，是 B 细胞介导的免疫应答反应。胞外菌的胞壁和荚膜等成分中的多糖抗原属于胸腺非依赖性抗原（thymus independent antigen，TI-Ag），能直接激发 B 细胞产生 IgM 抗体。胞外菌的大多数蛋白抗原属于胸腺依赖性抗原（thymus dependent antigen，TD-Ag），需抗原提呈细胞和 Th2 细胞的辅助诱发抗体产生，早期产生 IgM，随后转变以产生 IgG 为主，并产生 IgA 或 IgE。黏膜免疫系统产生的抗体主要是 sIgA。抗体通过抵抗细菌侵入、激活补体溶解细菌、通过免疫调理增强吞噬细胞吞噬细菌及中和细菌毒素的作用，最终清除病原菌及其毒素。抗体的抗胞外菌免疫主要体现在以下几个方面。

（1）阻止细菌黏附：病原菌要侵入机体首先要黏附于宿主细胞表面。这种黏附是细菌表面黏附素与宿主细胞膜上受体的特异性结合。黏膜免疫系统分泌的 sIgA 对阻止病原菌的黏附起着尤为重要的作用。sIgA 可与细菌菌毛等黏附素结合，从而封闭黏附素与上皮细胞上相应受体的相互作用。如唾液 sIgA 能阻止链球菌黏附口颊黏膜、肠道 sIgA 可阻止肠道病原菌如霍乱弧菌等的黏附。

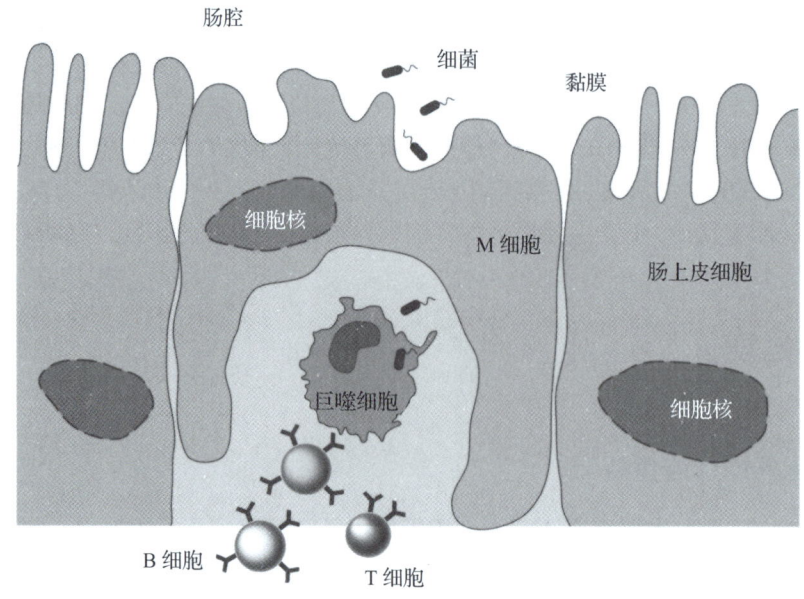

图 7-8 位于黏膜上皮细胞之间的 M 细胞

（2）调理吞噬作用：抗体单独存在的条件下或与补体联合均可发挥调理作用，促进吞噬细胞对某些病原体的吞噬。①通过 IgG Fc 段结合吞噬细胞：IgG 的 Fab 段与细菌表面抗原结合，其 Fc 段与吞噬细胞结合。②通过激活补体产生 C3b 结合吞噬细胞：IgG、IgM 与细菌抗原结合形成免疫复合物可激活补体，复合物上形成的 C3b 可与吞噬细胞上的 C3b 受体结合。

（3）中和细菌外毒素：抗体与细菌外毒素结合，可使外毒素失去毒性作用。细菌外毒素大都由 A 和 B 两种亚单位构成，A 亚单位具有生物学活性的部分，B 亚单位则具有与靶细胞相应受体结合的位点，特异性抗体即抗毒素与外毒素 B 亚单位结合后改变了毒素分子的构型，使毒性部位的 A 亚单位不能发挥作用。抗毒素与外毒素形成的复合物，易被吞噬细胞吞噬清除。对以外毒素为主要致病因素的病原菌如白喉棒状杆菌等的感染，机体产生的抗毒素是主要的免疫保护机制。

（4）抑制细菌对营养素的同化作用：在细菌抗原或蛋白参与营养素的摄取或运输的情况下，其特异性抗体能够抑制细菌对营养素的同化作用。例如，某些铁离子螯合物具有抗原性，其抗体能够防止铁离子的同化作用，进而抑制细菌的生长，因为铁离子是某些细菌生长所必需的。

### （二）抗病毒体液免疫

病毒有严格的细胞内寄生性，依赖宿主细胞提供的酶类和能量代谢物质才能够完成其复制周期，病毒的这一特点决定了体液免疫在抗病毒感染中作用的局限性，即体液免疫主要作用于细胞外游离的病毒。机体在病毒感染后，能产生针对病毒多种抗原成分的特异性抗体，主要是 IgM、IgG 和 sIgA。IgM 抗体在病毒感染后的 2～3 天即可出现，持续时间较短，约 1 周后 IgG 抗体的滴度则明显高于 IgM，且可持续几个月甚至几年之久。IgG 是唯一能够通过胎盘的抗体，在新生儿抗感染中有重要作用。一般经黏膜感染并在黏膜上皮细胞中复制的病毒，在黏膜局部可诱生 sIgA 抗体。抗体对细胞外游离的病毒和病毒感染细胞可通过不同方式发挥作用。

**1. 抗体对游离病毒的作用**　可以阻断包膜病毒和无包膜病毒的感染。包膜病毒与无包膜病毒分别通过包膜蛋白与衣壳蛋白吸附结合于易感细胞相应的受体上，进而侵入细胞。机体内有些特异性抗体能够通过与病毒吸附蛋白结合而阻断病毒感染的发生。这种能与病毒结合，消除病毒感染能力的抗体称为中和抗体（neutralizing antibody），如流行性感冒病毒等的血凝抑制抗体。中和抗体是针对病毒表面的、与病毒入侵有关的抗原产生的抗体，具有保护作用，是机体灭活游离病毒的主要抗体。而有些抗体是针对病毒内部抗原如核蛋白、复制酶等的抗体，或针对与病毒入侵易感细胞无关的表面抗原的抗体，这些抗体称为非中和抗体。非中和抗体没有保护作用，但有些具有诊断价值。

中和抗体的作用机制包括：①与吸附于易感细胞受体的病毒关键表位结合，从而阻止病毒吸附和侵入易感细胞；②与病毒形成免疫复合物易于被巨噬细胞吞噬和清除；③与无包膜病毒结合并将其覆盖，可阻断病毒在进入细胞时脱壳，抑制病毒的复制环节；④与包膜病毒表面抗原结合后，通过激活补体使病毒裂解。

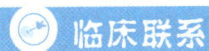

#### 乙肝免疫球蛋白（HBIg）

孕妇乙肝表面抗原（HBsAg）阳性时，足月新生儿必须及时注射乙肝免疫球蛋白和全程接种乙肝疫苗。乙肝免疫球蛋白需在出生后 12 小时内使用。携带乙型肝炎病毒（HBV）母亲分娩的新生儿必须在出生后 12 小时内接种 HBIg；尽快接种首针乙肝疫苗。HBIg 本质是中和抗体，被动免疫的目的是争取在第一时间中和可能来自母亲的少量 HBV 病毒，防止新生儿的肝脏被 HBV 感染。

**2. 抗体对病毒感染细胞的作用**　主要包括：①包膜病毒感染细胞后，细胞膜上可出现病毒编码的蛋白，抗体与其结合后，在补体的参与下，可使细胞裂解或起调理作用，促进巨噬细胞吞噬病毒感染细胞；②抗体与病毒感染细胞结合，通过 NK 细胞、巨噬细胞及中性粒细胞的 ADCC 作用杀伤感染细胞。病毒一旦进入宿主细胞后，抗体则不能直接发挥抗病毒作用。对细胞内病毒的清除，主要依赖于 CTL 和 Th1 细胞释放的细胞因子。它们主要在病毒感染的局部发挥作用。

## 二、细胞免疫

### （一）抗胞内菌细胞免疫

感染机体后，主要寄居于细胞内的细菌称为胞内菌（intracellular bacterium）。根据胞内菌的寄居特征，又可分为兼性胞内菌（facultative intracellular bacterium）和专性胞内菌（obligate intracellular bacterium）。兼性胞内菌不仅可以在细胞内生存，也可在体外无活细胞的适宜条件下生长繁殖。对人致病的兼性胞内菌主要有结核分枝杆菌、麻风分枝杆菌、伤寒沙门菌、布鲁氏菌、嗜肺军团菌和产单核细胞李斯特菌等。专性胞内菌不论在体内或体外，都只能在细胞内生存和繁殖，包括立克次体、衣原体等。胞内菌感染的特征是细胞内寄生，低毒性，呈慢性感染过程，往往有肉芽肿形成，并多伴有迟发型超敏反应。由于抗体不能进入细胞内发挥作用，胞内菌也能抵抗吞噬细胞的胞内杀菌作用，因此抗胞内菌感染的获得性免疫机制主要依赖细胞免疫，即主要通过 Th1 细胞和 CTL 细胞完成。

胞内菌主要寄居在单核吞噬细胞中，并通过细胞表面 MHC Ⅱ 类分子的抗原提呈途径发生免疫应答，因此 CD4$^+$ T 细胞在抗胞内菌感染中起主要作用。Th1 主要分泌 IL-2、IFN-γ 和 TNF-β 等，促进细胞介导的免疫应答；Th2 主要分泌 IL-4、IL-5、IL-6、IL-10 和 IL-13，增强体液免疫应答。Th1 细胞通过分泌 IFN-γ、TNF-β 等细胞因子活化巨噬细胞和 CTL，有助于杀伤胞内菌。IFN-γ 是巨噬细胞最强的激活剂，可使巨噬细胞的吞噬和杀伤活性明显增强。Th1 细胞分泌的细胞因子亦可引起迟发型超敏反应，这也有利于对胞内菌的清除。另外，胞内菌进入宿主吞噬细胞后，可以自吞噬体进入细胞质，其肽段被 MHC I 类分子提呈到细胞表面，可诱导 CD8$^+$ T 细胞活化，启动 CTL 应答。CTL 可释放穿孔素、颗粒酶等特异性成分，作用胞内菌感染细胞，使细菌散出，并在抗体或补体的调理作用下被吞噬细胞杀灭。

### （二）抗病毒细胞免疫

与抗胞内菌的细胞免疫的机制相似，抗病毒细胞免疫也是主要由 Th1 细胞和 CTL 细胞所介导。活化的 Th1 细胞可分泌 IL-2、IFN-γ、TNF-α 等多种细胞因子，在抗病毒感染中发挥主要作用。主要作用有：①促进 CTL、NK 细胞及巨噬细胞活化和增殖，介导细胞毒效应。②与其受体的相互作用可明显改变靶细胞的基因表达，阻止病毒感染的进程。如 IFN-γ 可增强靶细胞 MHC 分子和蛋白激酶 R、2′-5′-寡腺苷酸合成酶等抗病毒蛋白的表达。CTL 细胞活化后，可释放穿孔素和颗粒酶，通过细胞裂解和细胞凋亡两种机制，直接杀伤病毒感染的靶细胞。当病毒仅在靶细胞中复制，尚未装配成完整病毒体之前，CTL 已可识别并杀伤表面表达有病毒抗原的靶细胞，而发挥阻断病毒复制的作用。然后在抗体配合下，由吞噬细胞清除靶细胞被破坏后释放出的病毒。CTL 的作用是使病毒感染恢复的主要机制。

## 第三节　免疫病理损伤

### 一、抗胞外菌的免疫病理损伤

宿主抗胞外菌的免疫应答可诱导吞噬细胞和 T 细胞等产生大量的炎性介质和生物活性物质，在清除病原菌的同时，也可造成免疫损伤，导致炎症、败血症休克。中性粒细胞和巨噬细胞活化后，可以产生活性氧中间物、活性氮中间物和溶酶体酶等效应产物，在清除胞外菌感染的同时也可引起组织损伤，更严重的是细菌产物刺激免疫细胞产生的细胞因子，可诱导机体产生大量的急性期蛋白，引发全身炎症综合征。另外，为逃避宿主特异性黏膜免疫应答，流感嗜血杆菌、肺炎链球菌、脑膜炎奈瑟菌和淋病奈瑟菌能产生 IgA 蛋白酶，水解宿主黏膜表面的 sIgA，降低其免疫防御机能，增强致病菌在黏膜上皮细胞的黏附与生存能力。某些致病菌能抑制补体活化或灭活补体活性片段，抵抗补体的溶菌、调理和趋化作用。例如，铜绿假单胞菌分泌弹性蛋白酶，可灭活补体片段 C5a 等，抑制趋化作用；流感嗜血杆菌、淋病奈瑟菌外膜上具有修饰过的脂寡糖，可干扰膜攻击复合体的形成。败血症休克是由某些革兰氏阴性菌和阳性菌感染扩散造成的严重病理损伤。当机体免疫力低下时，侵入机体或体内正常寄居的病原体大量繁殖，释放其毒性产物，并激活体液和细胞免疫应答，产生各种炎性介质和生物活性物质，引起机体一系列病理生理变化，导致循环衰竭和弥散性血管内凝血。细菌组分包括 LPS 和肽聚糖激活巨噬细胞产生大量的细胞因子，引起细胞因子风暴（cytokine storm），介导败血症休克的早期反应。

有些细菌毒素如葡萄球菌的肠毒素、链球菌的致热外毒素等可以作为超抗原（superantigen），非特异地激活具有相同 Vβ TCR 的 CD4$^+$ T 细胞活化，产生大量的细胞因子，介导败血症休克或全身炎症综合征。葡萄球菌蛋白 A 可与 IgG 类抗体的 Fc 段结合，干扰抗体介导的调理作用。凝固酶阴性葡萄球菌、铜绿假单胞菌和甲型溶血性链球菌等能形成生物膜，抵抗免疫细胞、免疫分子等的渗透和杀灭作用。某些情况下，有些胞外菌与人体组织存在交叉抗原，诱导的抗胞外菌抗体可能因交叉反应而致病。如咽部或皮肤感染溶血性链球菌数周后，可出现风湿热和肾小球肾炎；咽部或皮肤感染某些血清型的乙型溶血性链球菌后，机体产生的抗细菌胞壁 M 蛋白的抗体可通过交叉反应与心肌蛋白结合，并沉积在心脏引发 Ⅱ 型超敏反应而导致心肌炎；乙型溶血性链球菌抗原与其抗体结合形成的免疫复合物，沉积在肾小球基底膜则引发 Ⅲ 型超敏反应而导致肾小球肾炎。

## 二、抗胞内菌的免疫病理损伤

在抗胞内菌的免疫应答中，有些胞内菌虽被吞噬细胞吞噬，但能抵抗其杀伤作用，在吞噬细胞中生存和繁殖，从而诱导免疫病理损伤。胞内菌逃避吞噬细胞杀伤的策略可能有：①避免进入吞噬溶酶体，逃逸至无杀伤物质存在的胞质部位，如志贺菌等；②阻止吞噬体与溶酶体的融合，在吞噬体内生存，如结核分枝杆菌、嗜肺军团菌、伤寒沙门菌等；③抑制吞噬溶酶体酸化，不引起呼吸爆发，免受因呼吸爆发产生的反应性氧中间物等强氧化物质的杀伤，如嗜肺军团菌；④产生过氧化氢酶和超氧化物歧化酶（superoxide dismutase，SOD），有效地清除 $H_2O_2$、OH 和 $O_2$，因而可在吞噬溶酶体中存活，如结核分枝杆菌；⑤合成酪氨酸磷酸酯酶和丝氨酸激酶，注入吞噬细胞内，导致吞噬功能完全丧失，如伤寒沙门菌。

在抗胞内菌的免疫应答中，针对胞内菌蛋白质抗原的迟发型超敏反应（Ⅳ型超敏反应）可能是引起组织损伤的主要原因。胞内菌被吞噬细胞吞入后，可以抵抗吞噬细胞的杀伤而长期在细胞内生存，引起慢性抗原刺激及 T 细胞和巨噬细胞活化，围绕胞内菌形成肉芽肿。这种类型的炎症反应可以局限化，并可以防止胞内菌感染扩散，但是由于肉芽肿炎症造成的组织坏死和纤维化形成，导致严重的组织损伤。如在典型的胞内菌之一结核分枝杆菌感染中，抗结核病免疫是以 T 细胞介导的细胞免疫为主，这个过程包括结核分枝杆菌侵染、吞噬、抗原加工和提呈、T 细胞受体的信息传递、T 细胞活化、细胞因子分泌和效应细胞功能表现等过程。T 细胞在结核病免疫中起中心作用，而巨噬细胞是主要的起始和效应细胞。在肺组织中肺泡巨噬细胞则是抗结核的第一道防线。人体在吸入含结核分枝杆菌飞沫后，肺泡巨噬细胞吞噬结核菌，通过产生活性氮中间物（RNI）和活性氧中间物（ROI）等机制杀灭结核菌。结核分枝杆菌能逃避巨噬细胞的杀灭机制，包括抑制吞噬溶酶体融合、抑制巨噬细胞凋亡、破坏活性氧中间物等，逃避巨噬细胞的杀菌作用并干扰抗原释放，从而长期在肺泡巨噬细胞和树突状细胞内增殖，诱导 TNF-α、IL-6、IL-12p80、IL-1α 和 IL-1β 等免疫介质的产生及炎症反应，募集单核细胞、中性粒细胞和树突状细胞到感染局部，控制结核菌生长和促进肉芽肿形成，导致潜伏感染或者慢性感染。因此，宿主体内抗结核分枝杆菌的保护性免疫反应和病理性迟发型超敏反应共同存在。

在潜伏感染（latent infection）情况下，结核分枝杆菌可在机体内长期生存，而不会引起病理损伤和临床症状；当机体免疫力低下时，细菌会被再次激活，导致感染性疾病的发生。在慢性感染情况下，Th1 激活并迁移至肺部结核分枝杆菌感染的巨噬细胞周围，介导迟发型超敏反应，控制病菌扩散并使炎症反应局限化。如果 Th1 免疫应答不足或炎症过度出现，就会导致形成中心是感染结核分枝杆菌的巨噬细胞，外围是 $CD4^+$ T 细胞、$CD8^+$ T 细胞、γδT 细胞和中性粒细胞，最外围是成纤维细胞的慢性肉芽肿，造成组织坏死和纤维化。肉芽肿内的抗原特异性 T 细胞与活化的巨噬细胞形成了抑制结核菌生长的微环境，成为杀灭结核菌的场所，与肉芽肿内部低氧，且含有大量丝氨酸蛋白酶有关，而丝氨酸蛋白酶可在低氧环境下发挥保护性作用。但毒力强的结核分枝杆菌可通过多种机制来抵抗巨噬细胞的杀灭作用。存在于肉芽肿中的结核菌可变成休眠菌，重新繁殖时则会导致结核活动。因此肉芽肿在限制结核菌生长的同时，也为结核菌存活和播散提供了一个憩室，有助于结核菌的滞留，并且坏死的肉芽肿也是结核分枝杆菌传播的结构基础。

## 三、抗病毒的免疫病理损伤

病毒具有很强的免疫原性，能够诱发机体的免疫应答，机体免疫应答除具有有利的一面外，所产生的变态反应和炎症反应是主要的病理反应。

### （一）体液免疫病理作用

许多病毒（特别是有包膜病毒）能诱发细胞表面出现新抗原，当特异抗体与这些抗原结合后，在补体参与下引起细胞的破坏。例如，登革病毒在体内与相应抗体在红细胞和血小板表面结合，激活补体，导致红细胞和血小板破坏，出现出血和休克综合征。有些病毒抗原与相应抗体结合形成免疫复合物，可长期存在于血液中，当这种免疫复合物沉积在某些器官组织的膜表面时，激活补体引起Ⅲ型超敏反应，造成局部损伤和炎症。如沉积在肾毛细血管基底膜导致肾损伤（蛋白尿、血尿），沉积在关节滑膜上导致关节炎等。呼吸道合胞病毒严重感染常伴随呼吸道局部水肿、分泌物增多、IgE 升高的Ⅰ型超敏反应等。更严重的是，有些病毒感染后存在抗体依赖性增强（antibody dependent enhancement，ADE）效应，最典型的是登革病毒初次感染后机体可产生大量的中和抗体或非中和 IgG 抗体，当再次感染同型或异型登革病毒时，病毒与这些抗体形成抗原抗体免疫复合物，通过单核吞噬细胞表面的 IgG Fc 受体，增强了病毒进入单核吞噬细胞的能力。ADE 效应多发生在细胞嗜性为单核吞噬细胞的病毒感染上。ADE 作用导致大量的单核吞噬细胞受感染，从而加重疾病严重程度，同时也为该类病毒有关的疫苗开发带来挑战。

### （二）细胞免疫病理作用

CTL 在杀伤病毒感染的靶细胞同时也造成细胞损伤，并在感染局部引起炎症反应。例如，HBV 感染时 CTL 介导的免疫应答是彻底清除 HBV 并导致肝炎损伤的主要原因。在急性自限性乙型肝炎患者肝活检标本中，存在大量活化的肝炎病毒特异性、MHC Ⅰ类分子限制性的 CTL；在慢性乙型肝炎患者免疫清除阶段，CTL 应答无法清除肝中 HBV 感染，反而导致肝炎及损伤；但是在 HBV 感染的免疫缺陷患者或婴幼期免疫耐受阶段，一般不会出现肝炎等疾病症状，而是作为病毒携带者传染其他健康人群，提示 CTL 可能介导了 HBV 感染造成的肝组织损伤。此外，在 HBV 感染的患者体内还发现病毒抗原和特异性抗体形成的免疫复合物，可沉积在血管中导致全身性血管炎。另外，某些病毒感染时，病毒抗原可以通过分子模拟等作用，导致抗病毒的免疫应答对宿主自身抗原产生免疫反应，从而造成宿主组织损伤。

流感病毒和冠状病毒（SARS-CoV、SARS-CoV-2）感染的严重程度常与病毒引起的过度炎症反应为特征的细胞因子风暴征（cytokine storm syndrome，CSS）密切相关。CSS 是指机体感染微生物后引起体液中多种细胞因子（如 TNF-α、IL-1、IL-6、IL-12、IFN-α、IFN-β、IFN-γ、MCP-1 和 IL-8 等）迅速大量产生的现象。CSS 是机体对于病毒等抗原刺激产生的一种功能失调的过度免疫反应，主要涉及的细胞有内皮细胞、树突状细胞、上皮细胞、巨噬细胞、淋巴细胞等。该反应会导致免疫细胞持续性的激活和扩增，产生大量细胞因子。临床特征有全身性炎症、血流动力学不稳定和多器官功能衰竭，甚至死亡。大量研究发现，重型和危重型的

COVID-19出现与机体免疫调控网络失衡继而引发CSS密切相关，是引起患者多脏器衰竭和死亡的重要原因。

## 思 考 题

1. 抗体对病毒感染细胞的作用主要有哪些？
2. 举例简述抗体依赖性增强效应的作用机制。
3. SARS-CoV-2感染的临床重症常伴随细胞因子风暴征（CSS）的出现，请结合抗病毒感染的免疫病理损伤的可能机制，分析CSS出现的可能原因及其诱发器官衰竭甚至死亡的原因。

（沈 弢）

# 第八章

# 消毒、灭菌与生物安全

微生物的生命活动与环境关系密切。适宜的环境促进微生物生长繁殖，不适宜的环境抑制微生物生长甚至杀灭微生物。常采用物理和化学方法来抑制或杀灭环境及体表的微生物，以防止微生物污染和病原微生物传播。1865 年，英国外科医生李斯特（Joseph Lister）采用苯酚消毒空气、手术器械、洗手等措施，显著降低了外科手术的感染和死亡率，开创医疗的消毒灭菌。常用以下术语来表示物理或化学方法对微生物的灭菌程度。

**1. 灭菌（sterilization）** 杀灭物体上所有微生物的方法，包括杀灭病原微生物、非病原微生物及细菌芽孢。凡需要进入机体内部的器具都要求灭菌，如手术器械、注射用具、引流导管。

**2. 消毒（disinfection）** 杀灭物体上病原微生物的方法，但不一定能杀死芽孢和非病原微生物。用以消毒的化学药品称为消毒剂，一般消毒剂在常用浓度下，只对细菌的繁殖体有效，对细菌的芽孢无效。

**3. 防腐（antisepsis）** 防止或抑制微生物生长繁殖的方法。用于防腐的化学药品称为防腐剂。许多化学药品在高浓度时为消毒剂，低浓度时为防腐剂。

**4. 抑菌（bacteriostasis）** 抑制细菌或真菌生长繁殖的方法。抑菌剂能可逆性抑制细菌的繁殖，但不直接杀死细菌。一些常用抗生素（如氯霉素）是抑菌剂。

**5. 无菌（asepsis）** 不含活菌的意思，是灭菌的结果。防止微生物进入机体或物体的操作方法，称为无菌操作。外科手术、医疗基本操作以及微生物学实验等均需无菌操作。

## 第一节 物理消毒灭菌法

物理消毒灭菌的方法主要包括热力灭菌法、辐射灭菌法、滤过除菌法、干燥低温灭菌法、超声波灭菌法等。

### 一、热力灭菌法

利用高温来杀灭微生物的方法，是最常用的消毒灭菌法。多数无芽孢细菌经过 55～60℃作用 30～60 分钟后死亡，而细菌芽孢对高温有很强的抵抗力，如肉毒梭菌芽孢需煮沸 3～5 小时才死亡。热力灭菌法可分为干热灭菌法和湿热灭菌法两类，在同一温度下后者的效力比前者大。

**1. 干热灭菌法** 一般细菌的繁殖体在干燥状态下，80～100℃ 1 小时可被杀死，芽孢需要加热至 160～170℃ 2 小时才杀灭。干热灭菌的方法有以下几种。

（1）焚烧：用火焚烧是一种彻底的灭菌方法，其破坏性大，仅适用于废弃物品或动物尸体等。

（2）烧灼：直接用火焰灭菌，适用于实验室的金属器械（镊、剪、接种环等）、玻璃试管口和瓶口等的灭菌。

（3）干烤：在干烤箱内进行，加热至160～170℃维持2小时，可杀灭包括芽孢在内的所有微生物，适用于耐高温的玻璃器皿、瓷器、玻璃注射器等。

（4）红外线（infrared）：是波长为0.77～1000 μm的电磁波，以1～10 μm波长的热效应最强。红外线的热效应只能在照射到的表面产生，不能使物体均匀加热，常用于医疗器械和碗、筷等食具的灭菌。

**2. 湿热灭菌法** 湿热法可在较低的温度下达到与干热法相同的灭菌效果，因为：①湿热中蛋白吸收水分，更易凝固变性；②水分子的穿透力比空气大，更易均匀传递热能；③蒸汽有潜热存在，水由气态变成液态释放出大量热能，可迅速提高物体的温度。常用的湿热灭菌法有以下几种。

（1）巴氏消毒法（pasteurization）：由法国微生物学家巴斯德（Louis Pasteur）创建，方法是加热61.1～62.8℃ 30分钟，或者71.7℃经15～30秒，可杀死乳制品中的链球菌、沙门菌、布鲁氏菌等病原菌，但仍保持其中不耐热成分不被破坏，用于乳制品和酒类消毒。

（2）煮沸法：在1个大气压下水的沸点为100℃，细菌繁殖体5分钟能被杀死，芽孢需1～2小时才被杀灭。如果水中加入2%碳酸氢钠，沸点提高到105℃，可促进芽孢被杀灭，也防止金属器皿生锈，适合高原地区。煮沸法常用于食具、刀剪、注射器的消毒。

（3）流通蒸汽法：在1个大气压下利用100℃的水蒸气进行消毒。常用器械是Arnold消毒器或普通蒸笼，消毒15～30分钟，但不能杀灭全部细菌芽孢。

（4）间歇蒸汽灭菌法（fractional sterilization）：利用反复多次的流通蒸汽加热，杀灭所有微生物，包括芽孢。方法同流通蒸汽灭菌法，但要重复3次以上，每次间歇是将要灭菌的物体放到37℃孵箱过夜，目的是使芽孢发育成繁殖体。若被灭菌物不耐100℃高温，可将温度降至75～80℃，加热延长为30～60分钟，并增加次数。此法适用于不耐高热的含糖或牛奶的培养基。

（5）高压蒸汽灭菌法（autoclaving）：可杀灭包括芽孢在内的所有微生物，是灭菌效果最好、应用最广的灭菌方法。方法是将需灭菌的物品放在高压锅内，加热时蒸汽不外逸，高压锅内温度随着蒸汽压的增加而升高。在103.4 kPa（1.05 kg/cm$^2$）蒸汽压下，温度达到121.3℃，维持15～20分钟。此法适用于普通培养基、生理盐水、手术器械、玻璃容器及注射器、敷料等物品的灭菌。由于高压蒸汽灭菌所需时间较长，近年研发了一种新型的预真空压力蒸汽灭菌器，即先将灭菌器内的空气抽出98%，再送入蒸汽，灭菌时间只需3～4分钟，适合周转快的物品。

## 二、辐射杀菌法

**1. 紫外线（ultraviolet，UV）** 杀菌波长范围为240～300 nm，其中265～266 nm波长杀菌力最强，原因是由于此波长范围的UV易被细菌DNA吸收。UV杀菌机制是破坏细菌染色体DNA，使同一股DNA链上相邻的嘧啶（T、C）通过共价键结合成二聚体，造成DNA损伤，导致细菌死亡或变异。但UV穿透力较弱，玻璃、纸张、尘埃、水蒸气等均能阻挡UV穿过，只适用于空气和物体表面的消毒。另外，杀菌波长的UV对人体皮肤、眼睛均有损伤作用，使用时要注意防护，更不要直接在紫外线灯照射下进行工作。

**2. 电离辐射（radiation）** 常用的是β和γ射线。β射线可由电子加速器产生，其穿透性差，但作用时间短、安全性好。γ射线多用$^{60}$Co为放射源，其穿透力强，但作用时间慢，安全措施要求高。电离辐射具有较高的能量与穿透力,电离产生的离子能在细胞内破坏核酸、蛋白质和酶,因而对细菌可产生极强的致死效应,常用于一次性医用塑料注射器、吸管、导管等的灭菌,也可用于药品和生物制品的灭菌。

**3. 微波(microwave)** 波长为 1～1000 mm 的电磁波统称为微波,可穿透玻璃、塑料薄膜与陶瓷等物质,但不能穿透金属表面,用于非金属器械及餐具消毒。微波主要是靠介质吸收而产生热发挥灭菌作用,水是强吸收介质,因此微波的热效应须在有一定含水量的条件下才有效,不宜用微波对干燥物品灭菌。

## 三、滤过除菌法

滤过除菌法(filtration)是用机械阻留方法(如通过孔径微小的滤菌器)除去液体或空气中的细菌,但不能除去病毒和支原体,常用于不耐热的血清、抗毒素、抗生素及药液等的除菌。常用的滤菌器有薄膜滤菌器、陶瓷滤菌器、石棉滤菌器、烧结玻璃滤菌器等。

近年,滤过除菌大量应用于临床和生物医学领域的空间除菌。在手术室、重症监护病房等正逐步向层流病房(laminar flow ward)发展。层流病房是通过初、中、高三级高效滤菌器除去空气中直径 0.5～5 μm 的尘埃微粒,经过高度净化的空气形成一种细薄的气流,以均匀的速度向同一方向输送,均匀分布于室内,不产生涡旋,聚集的尘埃通过回风口把它带出房间,从而保持室内的无菌环境。初级过滤采用塑料泡沫海绵,过滤率在 50% 以下;中效过滤采用无纺布,过滤率在 50%～90% 之间;高效过滤用超细玻璃纸,过滤率为 99.99%。

## 第二节 化学消毒灭菌法

许多化学药物能影响细菌的化学组成、物理结构和生理活动,将这些化学药物称为消毒剂(disinfectant)。消毒剂的作用机制是:①使菌体蛋白质变性或凝固,如重金属盐类、氧化剂、酸、碱、醇类、酚类等;②干扰细菌的酶系统和代谢,导致细菌生长代谢障碍而死亡,如氧化剂、重金属盐类等;③损伤细菌细胞壁或改变细胞膜的通透性,使细菌破裂、溶解,如表面活性剂、酚类等。消毒剂一般对人体组织细胞有害,所以只能外用而不能内服,主要用于体表、器械及周围环境的消毒。消毒剂的应用要适度、适量,消毒时间不能过长。要注意消毒剂对人的毒副作用、对环境的污染和对物体的腐蚀作用。

消毒剂种类繁多。不同的消毒剂其杀灭微生物的能力和用途也不同,应根据使用目的选择不同的消毒剂。常用消毒剂的种类、作用机制和用途见表 8-1。

表 8-1 常用消毒剂的种类、作用机制和用途

| 类别 | 作用机制 | 常用消毒剂 | 用途 |
| --- | --- | --- | --- |
| 酚类 | 蛋白质变性,损伤细胞膜,灭活酶类 | 3%～5% 苯酚、2% 来苏尔、0.01%～0.05% 氯己定 | 地面和器具表面消毒,皮肤消毒,术前洗手 |
| 醇类 | 蛋白质变性与凝固,干扰代谢 | 70%～75% 乙醇 | 皮肤和体温计消毒 |
| 重金属盐类 | 氧化作用,蛋白质变性与沉淀,灭活酶类 | 0.05%～0.01% 氯化汞 | 非金属器皿的消毒,皮肤黏膜消毒 |
| | | 2% 红汞水溶液、0.1% 硫柳汞 | 皮肤消毒,手术部位消毒 |
| | | 1% 硝酸银 | 新生儿滴眼 |

续表

| 类别 | 作用机制 | 常用消毒剂 | 用途 |
|---|---|---|---|
| 氧化剂 | 氧化作用，蛋白质沉淀 | 0.1% 高锰酸钾 | 皮肤、尿道、果蔬消毒 |
| | | 3% 过氧化氢 | 创口、皮肤黏膜消毒 |
| | | 0.2%~0.3% 过氧乙酸 | 塑料玻璃器材消毒 |
| | | 2%~2.5% 碘酊 | 皮肤消毒 |
| | | 10%~20% 漂白粉 | 地面、厕所与排泄物消毒 |
| | | 0.2%~0.5% 氯胺 | 室内空气及表面消毒，浸泡衣服 |
| 表面活性剂 | 损伤细胞膜，灭活氧化酶等酶活性，蛋白质沉淀 | 0.05%~0.1% 苯扎溴铵 | 外科手术洗手，皮肤黏膜消毒，浸泡手术器械 |
| | | 0.05%~0.1% 杜米芬 | 皮肤创伤冲洗，金属器械塑料橡皮类消毒 |
| 烷化剂 | 菌体蛋白质及核酸烷基化 | 10% 甲醛 | 物品表面消毒，空气消毒、手术器械，敷料消毒 |
| | | 2% 戊二醛 | 精密仪器，内镜消毒 |
| 染料 | 抑制细菌繁殖，干扰代谢 | 2%~4% 甲紫 | 浅表创伤消毒 |
| 酸碱类 | 破坏细胞膜和细胞壁，蛋白质凝固 | 5~10 ml/m³ 醋酸 | 空气消毒 |
| | | 生石灰 | 地面、排泄物消毒 |

消毒剂种类和性质、环境条件、微生物种类和数量等因素对消毒剂的灭菌效果有显著影响。

**1. 消毒剂的性质、浓度与作用时间** 消毒剂的杀菌力与其化学性质相关。例如，戊二醛对细菌繁殖体、真菌和病毒都有强杀灭作用，也可杀死细菌芽孢，是广谱的消毒剂。表面活性剂只对细菌繁殖体和某些病毒有杀灭作用，不能杀死芽孢和真菌，而且对革兰氏阳性菌的杀菌效果强于阴性菌。一般规律是消毒剂浓度越高，作用时间越长，杀菌效果越好。许多消毒剂在高浓度时有杀菌作用，低浓度时只有抑菌作用。但醇类例外，70%~75% 乙醇的消毒效果比 100% 乙醇更好，可能与高浓度乙醇迅速凝固蛋白质，无法渗入微生物内部有关。

**2. 温度与酸碱度** 通常消毒剂的杀菌作用随温度升高而增强。例如，2% 戊二醛杀灭 $10^4$ CFU/ml 炭疽芽孢杆菌芽孢，20℃时需 15 分钟，40℃为 2 分钟，56℃仅 1 分钟即可。酸碱度也影响消毒剂的杀菌作用。例如，相同浓度的苯扎溴铵，杀菌作用随 pH 降低而减弱；含氯消毒剂在酸性条件时杀菌效率最高。

**3. 微生物的种类、数量** 不同微生物对消毒剂的敏感性不同。革兰氏阳性菌通常比阴性菌对消毒剂更敏感。结核分枝杆菌、芽孢和真菌孢子对消毒剂有较强的抵抗力。有包膜病毒比无包膜病毒更敏感，脂溶性消毒剂对肠道病毒（如脊髓灰质炎病毒）无作用。因此，必须根据消毒对象选择合适的消毒剂。此外，微生物的数量越大，所需消毒的时间就越长。

**4. 有机物** 细菌常与血液、尿液、痰或脓汁混合，这些液体中的有机物与消毒剂作用，可以稀释或中和消毒剂，影响消毒剂的效果。受有机物影响较大的消毒剂是表面活性剂、乙醇、次氯酸盐、氯化汞等，酚类消毒剂受有机物影响相对小。对于痰、呕吐物、粪便的消毒，宜选择受有机物影响较小的含氯石灰、生石灰及酚类化合物为宜。

## 第三节 生物安全

生物安全（biosafety）是指防止由病原微生物及其产物和相关生物技术引起危害的理论和技术。生物安全包括病原微生物实验室的生物安全和对突发性公共卫生事件的正确处理。一些突发公共卫生事件（Public Health Emergency）是由病原微生物所引发。病原微生物还可能被用作生物武器，造成生物恐怖（bioterrorism）。因此，生物安全不仅保护实验室工作人员，也保护社会公共安全。

### 一、病原微生物危害程度分类

从事病原微生物相关的工作均有被感染和传播微生物的风险。20世纪80年代开始对病原微生物进行分级分类管理，规范生物安全，建立了生物安全实验室分级制度。病原微生物危害程度分类的主要依据是，病原微生物的致病性、传播方式和宿主范围，同时还要考虑当地人群免疫水平、易感群体密度和流动性及当地卫生水平（如药物与疫苗）等因素。我国将病原微生物分为四类（表8-2），该分类方法与WHO的分类有所不同，其中第一、二类为高致病性病原微生物，其标本的取样、送检、保存和销毁均有生物安全的严格限制。

表 8-2 病原微生物的危害程度分类

| 分类 | 依据 | 病原举例 |
| --- | --- | --- |
| 一类 | 能够引起人类或者动物非常严重疾病的微生物，以及我国尚未发现或已宣布消灭的微生物 | 天花病毒、埃博拉病毒、猴痘病毒、亨德拉病毒等 |
| 二类 | 能引起人类或者动物严重疾病，比较容易直接或者间接在人与人、动物与人、动物与动物间传播的微生物 | 汉坦病毒、高致病性禽流感病毒、人类免疫缺陷病毒、乙型脑炎病毒、脊髓灰质炎病毒、狂犬病病毒、SARS冠状病毒、炭疽芽孢杆菌、布鲁氏菌属、结核分枝杆菌、霍乱弧菌、鼠疫耶尔森菌等 |
| 三类 | 能引起人类或者动物疾病，但一般情况下对人、动物或者环境不构成严重危害，传播风险有限，具备有效治疗和预防措施的微生物 | 腺病毒、肠道病毒、登革病毒、轮状病毒、各型肝炎病毒、风疹病毒、疱疹病毒、流行性感冒病毒、百日咳鲍特菌、破伤风梭菌、致病性大肠埃希菌、伤寒沙门菌、志贺菌属、脑膜炎奈瑟菌、沙眼衣原体、白假丝酵母菌等 |
| 四类 | 在通常情况下不会引起人类或者动物疾病的微生物 | |

### 二、生物安全实验室分级

实验室的生物危害因素包括：①病原微生物（病毒、细菌、真菌、寄生虫）及相关毒素；②人或动物的血液、体液和组织等；③培养细胞、病原生物的核酸及重组DNA等。涉及上述因素的操作必须在生物安全实验室进行。生物安全实验室（biosafety laboratory）是指具备防护屏障和严格管理措施，符合生物安全要求的实验室。生物安全实验室需政府主管部门审批，实验室需在显著位置张贴生物危险警告标志。生物安全实验室的物理防护包括两部分：①个人防护，主要是生物安全柜（biosafety cabinet）和个人防护服和器具等，安全柜内有空气回收和过滤装置，以免气溶胶传播至操作人员；②环境防护，由实验室建筑的密封、过滤排放等及消毒操作构成，防止危险生物因素泄漏至环境。

根据实验室的工作性质和研究对象不同，生物安全实验室的建设和操作要求也不同。根据实验室所从事的病原微生物危害程度，将生物安全等级（biosafety level，BSL）分为四级，以BSL-1—BSL-4表示（表8-3）。动物研究用的生物安全实验室应冠以ABSL（animal BSL）。我国的生物安全法规定一级、二级生物安全实验室不得从事高致病性病原微生物实验活动；三级、四级实验室必须获得国家主管部门批准后方可建设和从事相应的高致病性病原微生物实验活动。

表 8-3 生物安全实验室分级

| BSL 等级 | 适用的病原微生物分类 | 关键设施要求 |
| --- | --- | --- |
| 1 | 四 | 开放实验台 |
| 2 | 三 | 生物安全柜、高压蒸汽灭菌器 |
| 3 | 二 | 负压、高效过滤器等送排风系统；生物安全柜及其他生物安全实验室工作所需要的基本设备 |
| 4 | 一 | 负压、高效过滤器等送排风系统；Ⅲ级或Ⅱ级生物安全柜；正压服；双扉高压蒸汽灭菌器及污水灭菌系统 |

## 思 考 题

1. 介入性诊疗措施严格要求无菌操作，采用哪些方法能做到无菌操作？
2. 在实验室常用到血清和抗体，应采用什么方法进行灭菌？
3. 什么是突发公共卫生事件？21世纪以来哪些病原微生物造成了突发公共卫生事件？

（杨 帆）

# 第九章 细菌与病毒感染的病原学检查法

第九章数字资源

微生物感染的病原学检查可查明标本中的病原微生物种类，并鉴定其种属和型别，必要时测定其毒力和筛选敏感药物，从而对感染性疾病进行病因学诊断、指导临床治疗、研究病原体特性及流行病学分析。

标本的采集与送检是微生物学检查的第一步，方法正确与否直接影响病原体的检出率，因此应遵循以下原则：

（1）采集标本时应无菌操作，避免外源性污染。在采集血液、脑脊液、胸腔积液或关节液等无菌标本时，应注意对局部及周围皮肤的消毒。盛放标本的容器和培养基应预先进行无菌处理并贴好标签。

（2）应在感染部位或病变明显的部位采集标本，避免周围器官、组织或分泌物中的杂菌污染，如应从感染性伤口的深部而不是表面采集标本。若怀疑细菌性痢疾时，应采集有黏液或脓血的粪便。

（3）根据病原体在感染性疾病不同时期的体内分布和排出部位选择性采集适宜标本。例如，若对可疑肠热症患者进行实验室检查，应在病程的第 1~2 周内取血液，2~3 周时则取粪便或尿液送检。怀疑流行性脑膜炎的患者，应选取脑脊液、血液或皮肤上的出血瘀斑进行检测。如果进行病毒培养或抗原检测，一般应取急性期标本，标本采集越早，病毒检出率越高。

（4）可疑细菌感染时，应尽量在抗菌药物使用前采集患者标本，特别是怀疑感染了对抗菌药物敏感的病原体，如乙型溶血性链球菌、脑膜炎奈瑟菌。病毒对抗菌药物不敏感，为避免在病毒培养过程中的细菌污染，可在用于病毒分离培养的标本中加入抗菌药物。

（5）标本采集后应及时送检。所有采集的标本均存在潜在的生物安全风险，应置于相对密封的容器中保存和运送，并遵循生物安全要求防止扩散。临床检查从标本的采集到运送至实验室的时间应限制在 2 小时以内，并根据不同的标本类型选择适宜的送检条件。某些细菌（如脑膜炎奈瑟菌）对低温和干燥极敏感，应注意保温，条件允许采用床旁接种效果更好。病毒在室温中易灭活，应尽快接种，运送时以 4℃条件为宜，若需较长时间保存，可加入保护剂（如甘油或二甲基亚砜）后，放入 –80℃冰箱保存。取外周血检测特异性抗体，必须在冷冻前分离血清，血清标本应保存在 4℃或 –20℃冰箱。

## 第一节 病原学检查相关技术

微生物感染的实验室诊断方法大致包括：①借助显微镜对标本或组织中的病原体进行形态学检查；②病原体的分离培养与鉴定；③用免疫学方法检测病原体的抗原或感染患者血清中的特异性抗体；④用分子诊断技术检测病原体的核酸、蛋白等生物标志物。

传统病原微生物的分离培养因操作复杂且需时间较长，已不能满足临床快速诊断的需求。

例如，结核分枝杆菌培养需 2～5 周才可见菌落，麻风分枝杆菌迄今不能人工培养。近年来，免疫学和分子生物学等技术广泛应用于临床，这些技术无需病原体的分离和培养，能直接检测标本中的病原体成分（抗原、核酸）和特异抗体，具有快速、简便、特异、敏感等特点，已成为临床微生物学诊断的重要手段。

## 一、形态学检查

**1. 显微镜** 微生物的临床标本或悬浮液可置于玻片上，放在显微镜下进行检查。常用于微生物形态结构检查的显微镜如下。

（1）普通光学显微镜（简称光镜）：以可见光（日光或灯光）为光源，波长 0.4～0.7 μm，平均约 0.5 μm。油浸物镜的放大倍数是 1000 倍，可将 0.2 μm 的微粒放大至人肉眼可见的 0.2 mm，故细菌和单细胞真菌常用油镜观察。

（2）暗视野显微镜（dark field microscope）：在普通光镜上配置了特制的暗视野聚光器，其反光镜反射的光线不能进入镜筒，使背景视野变暗。而光线只能从暗视野聚光器周围边缘斜射到菌体上，由于散射作用而使菌体发光，反射到物镜映入眼中，因此在暗视野中可见照亮的细菌，用于观察在明视野显微镜中不易看清的不染色活菌，常用于检查活菌、螺旋体的动力及其活动。

（3）相差显微镜（phase contrast microscope）：在普通光学显微镜上进行特殊设计，在光源与聚光器之间增加了环形光阑，在物镜中增加了涂有氟化镁的相位板，把通过物体不同部分的光程差转变为振幅（光强度）的差别，从而显示物体不同部位的差异。多用于观察活菌的形态、内部结构及运动方式。

（4）荧光显微镜（fluorescent microscope）：采用高强度的汞灯作为激发光源，能发射很强的紫外光和蓝紫光，从而激发各类荧光物质产生颜色。将特异性抗体用荧光素标记，与相应病原体作用后，在荧光显微镜下激发出荧光，在暗背景可见发荧光的病原体。荧光显微镜已经广泛应用于细菌、病毒的快速检查。

（5）电子显微镜（electron microscope，EM，简称电镜）：是用电子束和电子透镜代替光束和光学透镜来成像。医学常用的电子显微镜主要有两类：透射电子显微镜（transmission electron microscope，TEM）和扫描电子显微镜（scanning electron microscope，SEM）。TEM 是电子束穿透标本，看到标本内部的超微结构，分辨率可达 0.1～0.2 nm，常用于观察微生物内部的超微结构。SEM 用电子束扫描物体表面，分辨率为 1 nm，常用于获得微生物表面结构的三维立体图像。

**2. 染色方法** 无论是光学显微镜还是电子显微镜，都需要先对标本染色才能观察，前者用染料，后者用高电子密度材料。

细菌菌体半透明，必须染色才能看到细菌的形态、大小和排列方式，根据染色反应还可将细菌进行分类。细菌富含核酸，可以与带正电荷的碱性染色剂结合，故细菌染色常用碱性染色剂。酸性染色剂不能使细菌着色，但能使背景着色形成反差。目前已有多种鉴别染色法用于细菌染色，最常用的有革兰氏染色（Gram staining）和抗酸染色（acid-fast staining）。荧光染色法方法简便、敏感性高、容易观察结果，在临床特殊病原菌鉴定中有很大的实用价值。

病毒形态微小，超出了光学显微镜的分辨率，必须用电子显微镜观察。但有些病毒在感染细胞中形成包涵体，可通过吉姆萨染色（Giemsa staining）等方法在光学显微镜下观察。

## 二、病原体的分离培养与鉴定

细菌可用人工配制的培养基（medium）进行分离（isolation）和培养（culture）。培养得到的细菌通过形态染色、生化反应、免疫学方法或分子生物学等方法进行鉴定和分型，是大多数细菌感染标本的常规检测方法。

病毒必须在敏感的活细胞内增殖，所以常用易感的活细胞、鸡胚或实验动物对病毒进行分离培养和鉴定。动物接种是最原始的分离病毒的方法，现已逐渐被细胞培养所代替。鸡胚培养（chick embryo culture）是选择适宜的途径将病毒接种至 9～14 日龄的鸡胚，常用于正黏病毒的分离和培养。细胞培养（cell culture）又称单层细胞培养（monolayer cell culture），是病毒分离、鉴定以及疫苗制备的主要技术，也是医学和生物学研究的主要手段。通过培养分离得到的病毒可用于进一步的鉴定，如血清学鉴定、基因分型等。病毒分离培养费时、费力，因此在临床病毒学检验中使用不多，但在病毒学研究中常用。

## 三、免疫学技术

病原学诊断常用免疫学技术检测病原相关的抗原、抗体和细胞因子。

**1. 抗原检测** 可直接采用临床标本或在病原微生物分离培养后进行抗原检测，其原理是用已知的特异性抗体检测标本中的细菌和病毒的抗原成分。常用的方法有：①凝集试验（agglutination test），包括玻片凝集试验、协同凝集试验、间接血凝试验、乳胶凝集试验等；②沉淀试验（precipitation test），如环状沉淀试验、絮状沉淀试验等；③免疫标记技术，如酶联免疫吸附试验（enzyme linked immunosorbent assay，ELISA）和免疫荧光试验等。

**2. 抗体检测** 病原微生物入侵后常诱导机体产生特异性抗体。血液或其他体液中的特异性抗体常随病程进展而变化，用已知病原微生物或其抗原检测患者体内是否有相应抗体及其效价的动态变化，可作为某些病原体感染的辅助诊断。IgM 抗体出现早，消失也早，高滴度 IgM 抗体是早期感染的表现。IgG 抗体出现较晚，但持续时间长，因此常用于血清流行病学调查。常用的血清学试验包括凝集试验、沉淀试验、补体结合试验、中和试验、间接免疫荧光试验和 ELISA 等。因需采集患者的外周血分离血清进行此类试验，故称为血清学诊断（serological diagnosis）。

**3. 细胞因子检测** γ干扰素释放试验（interferon γ release assay，IGRA）是一种结核病免疫学诊断的新方法，其原理是结核分枝杆菌感染者体内存在特异的效应 T 淋巴细胞，当效应 T 淋巴细胞再次受到结核分枝杆菌刺激时会分泌 INF-γ。该法具有高敏感性和高特异性的优点，且不受接种卡介苗和大多数非致病分枝杆菌的影响，已成为临床结核分枝杆菌感染的重要辅助诊断方法。

## 四、分子诊断技术

分子诊断（molecular diagnosis）技术是微生物病原学诊断的主要手段。目前，分子诊断技术已经涵盖基因组（核酸）、结构成分（蛋白、多糖、脂类）和其代谢产物等生物大分子的检测，最常用的还是检测核酸，方法有核酸扩增、核酸杂交、基因序列分析和生物芯片技术等。

**1. 核酸扩增**　聚合酶链反应（polymerase chain reaction，PCR）是一种选择性 DNA 体外合成放大技术。其原理是提取待测病原体的核酸，利用序列特异的引物（primer），在含耐热 DNA 聚合酶、dNTP 等扩增反应体系中，完成特定基因的体外扩增，将微量的病原核酸放大到能够检测的水平，从而对感染性疾病进行诊断，具有快速、敏感、特异和简便的优点。实时定量 PCR（real-time quantitative PCR）技术可对病原体的核酸快速定量检测，常用于监测药物治疗效果。

**2. 核酸杂交（hybridization）**　原理是将特定序列的 DNA 或 RNA 片段用酶、荧光物质或放射性核素标记作为探针（probe），将待测病原体 DNA 或 RNA 变性后固定至硝酸纤维素膜上，再将探针与样本 DNA 或 RNA 复性，如果二者有互补序列，则可形成样本核酸链与探针结合的杂交体，通过检测杂交信号鉴定标本中有无相应病原体的核酸。核酸杂交技术结合了碱基互补的高度特异性和标记技术的敏感性，具有高度敏感和特异的优点，方法包括检测 DNA 的 Southern 印迹杂交（Southern blot）和检测 RNA 的 Northern 印迹杂交（Northern blot）。也可将提纯的样本核酸点到膜上进行斑点杂交（dot blot），还可在组织切片上直接进行原位杂交（in situ hybridization）。

**3. 基因测序（sequencing）分析**　是一种发展迅速的核酸检测技术，目前已从第一代的双脱氧链测序技术（Sanger 测序）发展到以焦磷酸测序为代表的第二代测序技术（next generation sequencing techniques），以及基于单分子读取技术进行非 PCR 测序的第三代测序技术（third generation sequencing techniques），又称单分子测序（single molecule sequencing）。通过序列测定，不仅可以了解病原微生物的编码基因，确定基因组变异，还可对病原微生物进行分型、鉴定和溯源。基因测序技术具有更加灵敏、精确、高通量等优势，在病原微生物检测中的应用越来越多。其中，基于第二代测序技术的病原微生物宏基因组二代测序（metagenome next generation sequencing，mNGS）是新近发展起来的一种无偏倚地获得核酸序列信息的高通量检测技术。mNGS 可获得标本中全部微生物（病毒、细菌、真菌）的核酸信息，通过核酸序列分析，最终可确定标本中的病原体种类甚至耐药基因信息。mNGS 具有快速、超高灵敏度、无须培养且不受人类基因组 DNA 干扰等优点，已被广泛应用于临床感染性疾病的病原体诊断及新发突发传染病的病因分析。

**4. 生物芯片（biochip）技术**　将核酸、蛋白质、抗原、抗体等生物样品有序地固定于硅片、尼龙膜等固相支持物上，在一定条件进行核酸杂交、生化反应、抗原抗体反应等，用荧光标记或酶标记等方法显示反应结果，通过共聚焦扫描仪或电荷偶联照相机等仪器读取与收集数据，经数据分析判断标本中靶分子的种类和数量。生物芯片在医学微生物学领域的应用包括：①对细菌、真菌和病毒等病原体感染进行多重快速检测与鉴别；②微生物耐药性的检测和变异机制的研究；③微生物基因分型及分子流行病学的调查；④微生物基因组及后基因组的研究；⑤抗微生物药物的研发等。与传统的检测方法相比，生物芯片具有高通量、微型化、自动化等特点。目前已有多种生物芯片产品获得批准并应用于临床诊断。

**5. 质谱分析（mass spectrometry，MS）**　是将有机化合物的分子电离、碎裂，然后按照离子的质荷比（m/z）大小把生成的各种离子分离，检测其强度并排列成谱，这种研究物质的方法称作质谱法。质谱法已广泛应用于小分子物质的定性和定量检测，如激素、维生素、代谢物质检测及药物浓度监测等。基于质谱技术的蛋白质检测也已应用于临床微生物鉴定，通过将微生物蛋白指纹图谱与菌株数据库进行匹配，可以实现对不同菌株的鉴定，具有高特异性和灵敏度等优点。

## 第二节　细菌感染的微生物学检查法

细菌感染的微生物学检查主要包括细菌的形态学检查、细菌分离培养及鉴定、病原菌成分的检测及血清学试验等（图 9-1）。

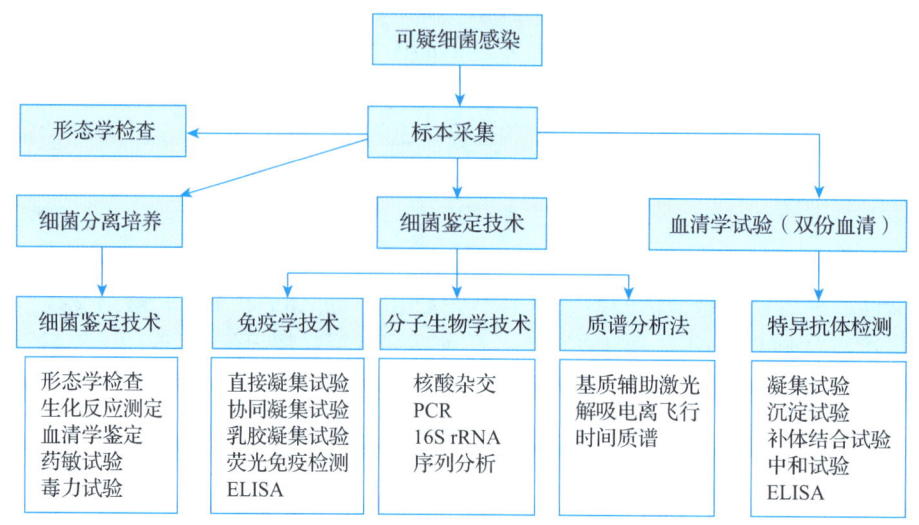

图 9-1　细菌感染的实验室检测项目与方法

## 一、细菌形态学检查

形态学检查是细菌检验的重要方法之一。借助显微镜对标本中细菌的形态结构、排列、染色及运动进行观察，不仅可以对少数具有典型形态特征的细菌做出初步诊断，更重要的是可以迅速了解标本中有无细菌及菌量的大致情况，为进一步鉴定提供参考。临床标本的细菌形态学检查方法主要包括染色标本和不染色标本的显微镜检查。

**1. 不染色标本**　用光学显微镜可观察直接涂片或分离培养的不染色细菌标本。不染色标本主要用于检查活菌的动力和运动状况，常采用压滴法和悬滴法，可用暗视野显微镜或相差显微镜观察。临床通过对不染色标本的动力检查可对某些病原菌做出初步鉴定，如疑似霍乱患者，可取其米泔水样便制成悬滴标本，在镜下若观察到标本中有"鱼群"样排列、运动活泼的细菌，则同法再制备标本并加入 O1 群霍乱弧菌抗血清，若细菌的活跃运动消失，称为制动试验阳性，可初步鉴定为"疑似 O1 群霍乱弧菌"。螺旋体因其不易着色并有特征性的形态，也可用暗视野显微镜作不染色标本观察。

**2. 染色标本**　细菌标本经过染色后，可观察到细菌的形态、大小及排列方式，以及荚膜、鞭毛、芽孢、异染颗粒等特殊结构。细菌染色方法主要包括革兰氏染色、抗酸染色和荧光染色等。具有特征性形态和染色的致病菌通过直接涂片染色就能初步诊断，例如，采集患者脓性脑脊液或皮下瘀血点的血液，在其中的白细胞内若检出革兰氏阴性双球菌即可初步诊断为脑膜炎奈瑟菌感染。在生殖器官病变部位的标本中若发现革兰氏阴性双球菌，结合临床症状即可初步诊断为淋病奈瑟菌感染。但很多细菌的形态和染色缺乏明显特征，仅凭形态学不能做出确切的诊断，需经分离和培养后进行生化反应和血清学鉴定。

（1）革兰氏染色（Gram staining）：由丹麦细菌学家革兰（Gram）在 1884 年建立的经典染色方法，至今仍广泛应用，是最常用和最重要的分类鉴别染色法。在细菌标本固定后，先用碱性染料结晶紫初染，再加碘液媒染，使之生成结晶紫-碘复合物，此时细菌均染成深紫色。然后用 95% 乙醇脱色，有些细菌被脱色，有些不能。最后用稀释复红或沙黄复染。此法可将细菌分为两大类：不被乙醇脱色仍保留紫色者为革兰氏阳性菌；被乙醇脱色后复染成红色者为革兰氏阴性菌。革兰氏染色在鉴别细菌、选择抗菌药物、研究细菌致病性等方面具有重要意义。

（2）抗酸染色（acid-fast staining）：是鉴别结核和麻风等分枝杆菌属细菌的重要方法。细菌经涂片、干燥和固定后，先用5%石炭酸复红初染，细菌被染成红色，然后用3%盐酸酒精脱色，由于分枝杆菌细胞壁富含脂类物质，一旦着色，盐酸酒精难以将其脱色，故为抗酸染色阳性（红色），而一般的细菌容易脱色，再经碱性亚甲蓝溶液复染呈现蓝色。若在有肺结核症状患者的痰液中检出抗酸染色阳性的杆状细菌，则可初步诊断患者感染了结核分枝杆菌。

（3）荧光染色（fluorescence staining）：是用荧光染色剂对标本中的细菌进行染色，在荧光显微镜下观察发荧光的细菌，具有敏感性强、结果易于观察等特点。荧光染色法目前主要用于结核分枝杆菌的检测，如可用金胺O-罗丹明染色法在荧光显微镜下检测呈金黄色荧光的结核分枝杆菌。

（4）特殊染色：细菌的特殊结构如鞭毛、荚膜、芽孢和异染颗粒等用普通染色法不易着色，必须采用相应的特殊染色方法。鞭毛染色后在显微镜下可以观察到鞭毛的位置及数量；荚膜染色用于荚膜细菌的鉴定，如肺炎链球菌、产气荚膜梭菌等。异染颗粒主要用于白喉棒状杆菌的鉴定，如疑为白喉棒状杆菌感染，除证实为革兰氏阳性棒状菌外，可将标本涂片用甲胺苯蓝和孔雀绿的乙醇溶液染色，菌体呈绿色，异染颗粒则被染成蓝黑色。细菌的特殊染色法目前在临床病原学诊断中应用较少。

## 二、细菌的分离培养与鉴定

**1. 分离培养**　对于混杂不同种类细菌的标本，从中找出致病菌通常需要进行分离培养。分离培养是将标本（如粪便）或培养物反复划线接种或稀释后涂布在固体培养基表面，从而获得单个菌落（colony）。根据菌落的形态、颜色、表面性状、边缘、透明度和溶血性等可对细菌做出初步识别。取分离出来的单个菌落进行增殖培养即为纯培养，纯培养是进一步进行形态学、生物化学、免疫学、致病性或药物敏感性等检查的基础。

细菌培养时应选择适宜的培养基，提供特定细菌生长所需的必要条件（温度、气体、pH等）。病原性细菌的人工培养一般采用35～37℃，培养时间多为18～24小时，具体培养温度和时间应根据菌种及培养目的而定，如细菌的药物敏感试验应选用对数期的培养物。在液体培养基中细菌的沉淀、浑浊或表面生长状态，在半固体培养基上细菌的运动，均为细菌的鉴定提供有价值的信息。培养病原菌时要注意生物安全，防止人员感染和标本污染。

**2. 生化试验**　在得到细菌纯培养物后，可用糖发酵试验、吲哚试验、硝酸盐还原试验等对细菌的酶系统及其代谢产物进行检查，这是鉴别细菌的重要方法之一。肠道杆菌属细菌的染色、形态和菌落特征基本相同，必须经分离培养后用生化反应试验来鉴别，如IMVIC试验。幽门螺杆菌含丰富的脲酶，将胃镜活检组织放入尿素培养基，该菌产生的高活性脲酶可将尿素分解，使培养基颜色由黄变红。

**3. 动物实验**　一般不作为临床标本的细菌学常规检查技术。动物实验主要用于：①未知病原感染或疑难感染病例时，常要用动物实验进行病原体分离或病原生物学研究；②测定细菌的毒力或致病性；③建立动物感染模型；④制备免疫血清。根据实验目的和要求选择适宜的实验动物和接种途径，常用的动物有小鼠、豚鼠和家兔等。常用的接种途径有皮内、皮下、腹腔、静脉和脑内注射、鼻腔滴入和灌胃等。

**4. 药物敏感试验（antimicrobial susceptibility test）**　简称药敏试验，是测定抗菌药物或其他抗微生物制剂在体外对病原菌有无抑菌或杀菌作用的方法。不同病原菌对抗菌药物的敏感性不同，即使同一种细菌的不同菌株对抗菌药物的敏感性也存在差别。能够抑制培养基内细菌生长的最低药物浓度为最低抑菌浓度（minimum inhibitory concentration，MIC）；能够杀死培养基内细菌的最低药物浓度为最低杀菌浓度（minimum bactericidal concentration，MBC）。MIC 和 MBC 的值越低，表示细菌对该药越敏感。药敏试验的方法包括纸片扩散法、稀释法、E-试验（Epsilometer test，E-test）法和仪器自动化检测。

纸片扩散法又称 K-B 法（Kirby-Bauer test），是将含有定量抗菌药物的纸片贴在已接种待检病原菌的琼脂平板上，纸片上的抗菌药物向周围琼脂中扩散，形成了逐渐减小的药物浓度梯度。由于致病菌对各种抗菌药物的敏感程度不同，在不同药物纸片周围便出现因抑制病原菌生长而形成的大小不同的抑菌环。抑菌环大小与致病菌对各种抗菌药物的敏感程度成正比关系，根据抑菌环的大小可定性检测待检病原菌对特定药物的敏感程度。由于纸片扩散法花费低廉，且可以选择不同的抗菌药物纸片，故应用广泛，是定性药敏试验的基本方法。

稀释法是将抗菌药物在液体培养基或琼脂培养基中稀释，然后接种细菌进行培养，从而定量测定抗菌药物抑制待检病原菌生长活性的药敏试验。近几年采用的 E-试验法是将稀释法和扩散法的原理相结合，使用预先设定的稳定且连续的抗菌药物浓度梯度，将预先制备的、浓度呈连续指数增长稀释抗菌药物的 E 纸条，放置在接种了细菌的琼脂平板上，经培养过夜，围绕试纸条可见椭圆形抑菌圈，其边缘与试纸条交点的刻度即为抗菌药物的 MIC。E-试验法检测结果更加精确，重复性更好，已成为稀释法的重要补充方法。

药敏试验主要用于如下几个方面：①临床分离菌株应常规做药敏试验，临床疗效差而考虑更换抗菌药物时，对拟选择药物应做药敏试验，以指导临床选择适宜抗菌药物；②对医院或地区进行耐药菌监测，了解所在医院或地区常见病原菌耐药性的变迁情况，积累耐药菌的流行病学资料；③对新型抗菌药物进行药敏试验，评估其抗菌谱和抗菌活性。

**5. 细菌全自动鉴定和药敏分析系统**　　细菌检测的技术正在向快速化、微量化、自动化和标准化发展，烦琐的手工操作已被全自动微生物鉴定/药敏分析系统、全自动血培养检测和分析系统替代，提高了细菌学检验的时效性和准确性。

全自动微生物鉴定及药敏分析系统包括菌液接种器、测试卡、培养和监测系统及数据管理系统，该系统以微生物编码鉴定技术为基础，集数学、电子、信息及自动分析技术于一体，将细菌的生化反应模式信息转换为数学模式信息，用一组数码代表每种细菌的反应模式，构建数据库。取分离培养的可疑致病菌配制成纯菌液，放入自动微生物鉴定及药敏分析系统中。待检细菌的生化反应完成后，计算机将其结果转换成数字，与数据库中的细菌条目比对，通过分析与计算鉴定出细菌的属、种、亚种、群或生物型。从微量细菌培养、自动监测到得出细菌鉴定和药敏结果一般在 24 小时内即可完成，不但能准确检测常见的致病菌，还适用于难以培养的细菌的鉴定及药物敏感性分析。

自动血液培养系统是通过检测接种培养后培养基导电性、培养基 pH 的改变及培养瓶内压力的变化，判断有无微生物的生长。该系统可用于血液、胸腔积液、腹水、脑脊液等标本中的微生物检测，极大地缩短了培养的检测时间，并提高了阳性检出率。

## 三、病原菌成分的检测

**1. 抗原检测**　　采用免疫学方法，用已知的特异性抗体检测抗原，具有良好的特异性和敏感性。即便患者在采集样本前使用了抗菌药物或细菌难以分离培养，也可能检测到细菌抗原。抗原检测是细菌感染性疾病实验室诊断的重要手段，如志贺菌属、沙门菌属的单价和多价诊断血清不仅能鉴定细菌的种属，还可鉴别细菌的群和型。此外，临床常用的抗原检测还有尿肺炎链球菌的抗原检测、布鲁氏菌的虎红凝集试验等。

**2. 核酸检测** 是目前最敏感和特异的细菌检测方法，可应用于所有细菌的检测，尤其是体外不能培养或培养耗时长的病原体。常用的方法有 PCR、核酸杂交、16S rRNA 基因序列分析和基因芯片等。

（1）PCR：经常在下列情况用于细菌学检查。①形态和生化反应不典型的病原菌鉴定；②当病原菌与大量正常菌群成员混合在一起时，分离鉴定耗时费力，用 PCR 可从混合标本中直接检测目的菌；③生长缓慢或难于培养的病原菌鉴定，如分枝杆菌、奈瑟菌等。④细菌毒素基因、耐药基因检测及流行病学调查等。

（2）核酸杂交：从临床标本中提取 DNA 或 RNA，然后用标记的细菌核酸探针进行杂交，若二者有互补序列，则可被探针检出。核酸杂交技术的最大优点是特异性高，对尚不能或难分离培养的病原菌尤为适用，但因其操作较复杂，已基本被 PCR 技术取代。

（3）16S rRNA 基因序列分析：所有原核细胞生物（细菌、衣原体、立克次体、支原体、螺旋体、放线菌）染色体 DNA 上都有编码核糖体 RNA（rRNA）的基因。原核生物有 5S、16S 和 23S 三种 rRNA。16S rRNA 基因由可变区和保守区组成，具有多拷贝、多信息、长度适中的特点。保守区为所有细菌所共有，细菌之间无差别，可用于设计通用引物（universal primer，up）。可变区具有属或种的特异性，可对细菌进行系统分类和检测。检测技术包括限制性片段长度多态分析（restriction fragment length polymorphism，RFLP）、单链构象多态分析（single strand conformation polymorphism，SSCP）、实时定量 PCR、核酸杂交、基因芯片和 16S rRNA 基因测序等。将检测获得的序列信息与 16S rRNA 数据库中的序列进行比对，确定其在进化树中位置，从而鉴定样本中病原体的种类。

16S rRNA 基因序列分析可以实现对原核生物进行简便、快速、微量和准确地检测、分类与鉴定，可用于检测培养困难或培养阴性的细菌（如结核分枝杆菌）或用常规试验方法难以区别表型的致病菌。但 16S rRNA 基因的进化速度缓慢，基因序列相对保守，难以区分相近种或同一种内的不同菌株，需要生化试验或其他方法作为补充。

（4）基因芯片：检测病原菌的基因芯片技术对核酸探针基因序列的选择有两种策略，一种是选择细菌的核糖体基因（如 16S rRNA），另一种是选择细菌的特异基因。因此，基因芯片技术不仅可以特异性检测某些菌属、菌种、菌株，也可用于病原菌耐药基因、突变基因的检测。目前应用于阳性血培养物的商品化基因芯片可在 1 小时内完成 20 余种病原菌的检测。

**3. 蛋白检测** 目前质谱分析（mass spectrometry）已成为临床微生物实验室最常用的技术之一，除了鉴定临床培养物中的细菌和真菌外，还可用于药物敏感性分析，可在半小时内完成近百份样本的检测。目前用于临床的是基质辅助激光解吸电离飞行时间质谱（MALDI-TOF-MS），包括三个部分：基质辅助解吸电离离子源（matrix assisted laser desorption ionization，MALDI）、飞行时间质量分析器（time of flight mass spectrometry，TOF-MS）和检测器。用基质覆盖直接涂在样品靶盘上的细菌单菌落而形成共结晶薄膜，或将细菌重悬液与基质溶液充分混合后点样。脉冲激光照射结晶后，电离的生物分子在电场下加速飞过飞行管道，通过检测离子到达检测器的飞行时间确定离子的质荷比，从而对样品进行分析。每种细菌都有自身独特的蛋白质组成，所以各菌种的蛋白质质谱图不同。将 MALDI-TOF-MS 技术获得的微生物蛋白质质谱图与数据库中的微生物参考谱图比对，实现对细菌的属、种甚至不同亚种进行鉴定与分类。与常规方法相比，MALDI-TOF-MS 具有简便快速、灵敏度高、准确度好、低成本、自动化和高通量等特点。

**4. 细菌毒素** 包括外毒素（exotoxin）和内毒素（endotoxin）。外毒素的检测主要用于区分产毒株和非产毒株，常用免疫学方法检测。内毒素通常用鲎试验（Limulus test）检测。鲎是一种海洋节肢动物，在其血液和淋巴液中的变形细胞的细胞质内有大量的致密颗粒，内含凝固酶及凝固蛋白原,其细胞溶解物在极微量内毒素(0.000 5 μg/ml)存在时可形成凝胶。鲎试验具有简便、特异、快速和灵敏度高的优点。

## 四、病原菌相关抗体的检测

病原菌相关抗体的检测一般适用于病程较长和抗原性较强的病原菌引起的感染。若以血清学试验结果作为感染性疾病的诊断依据时,应在病程的急性期和恢复期各取一份血清进行检测。恢复期病原体的特异性 IgG 抗体效价升高 4 倍或以上时,方有诊断价值。IgM 抗体出现较早,消失也早,因此高效价 IgM 一般是近期感染所致,常用于早期感染诊断。

## 第三节　病毒感染的微生物学检查法

与细菌性疾病不同,病毒性疾病传染性强,传播更广和迅速。快速而特异地检出病毒性病原体,是防治病毒性疾病的基础。病毒的分离与鉴定是经典的病毒学检查方法,但是实验过程耗时费力,而且至今仍有些病毒的培养尚未成功。随着分子病毒学和现代实验技术的发展,已经建立了多种无需病毒培养的检测手段,包括电镜直接观察病毒形态、检查病毒的抗原、核酸或特异性抗体等(图9-2)。目前临床病毒学检验最常用的方法为荧光定量 PCR 技术、免疫学技术及 mNGS 测序。

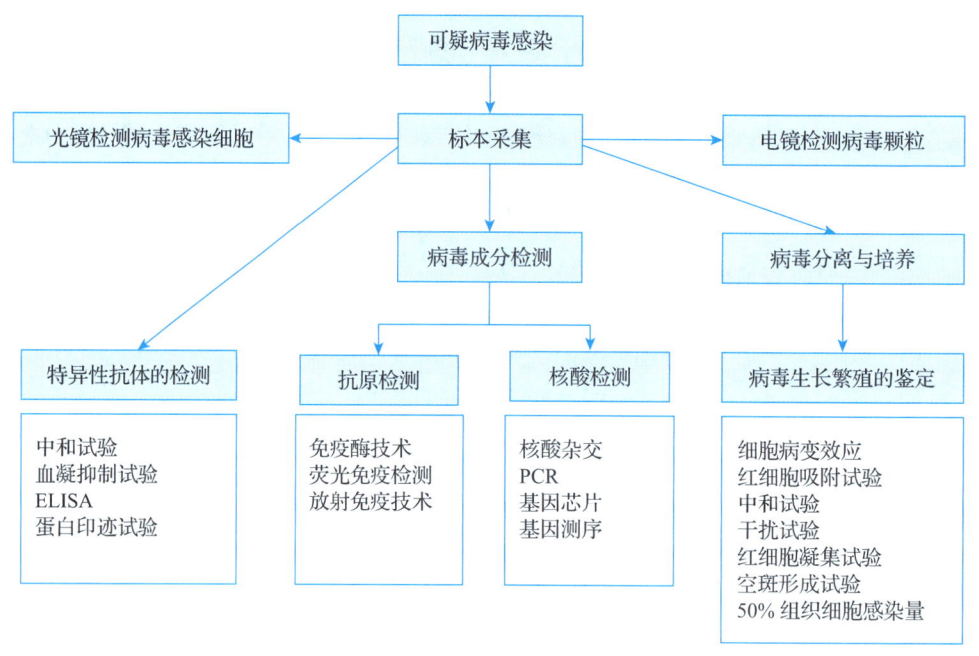

图 9-2　病毒感染的实验室检测项目与方法

## 一、病毒的形态学检查

电子显微镜能观察病毒颗粒的大小和形态特征。对含有高浓度病毒颗粒($\geqslant 10^7$/ml)的样品,可直接在电镜下观察。对病毒含量少的样品可用免疫电镜法检查,即先将待检标本与病毒的特异抗体混合，使病毒颗粒凝聚，再进行电镜观察，比直接电镜观察更加敏感和特异，可提高病毒检出率。如甲型肝炎病毒或轮状病毒感染者的粪便标本、人类免疫缺陷病毒和乙型肝炎病毒感染者的血清标本等均可采用此法检出具有典型形态的病毒颗粒。

光学显微镜仅能用来观察病毒感染细胞内的病理变化，如包涵体或多核巨细胞等。包涵体的位置（胞质内或核内）和经吉姆萨染色后表现出的嗜酸性或嗜碱性特征对某些病毒性疾病的诊断有重要意义，如狂犬病病毒感染后可在脑神经细胞质中检出嗜酸性包涵体，称为内氏小体（Negri body），可辅助诊断狂犬病。

## 二、病毒的分离培养与鉴定

病毒的分离培养是实验室诊断病毒的最准确方法，但因其技术复杂且用时较长，病毒分离阳性率的影响因素较多，不适合病毒性疾病的临床实验室诊断。病毒的分离培养与鉴定一般常用于下列情况：①对新发或再现的病毒感染的病原学检测与研究；②疑似病毒感染者，其他的病毒检测结果均阴性，需要获得病因学诊断；③不同病毒感染可引起相同临床症状的疾病，需要明确为何种病原感染所致。例如，无菌性脑膜炎可由多种病毒引起；呼吸系统感染可由多种病毒、支原体或其他病原体引起；④监测减毒活疫苗是否出现毒力回复突变株；⑤进行病毒生物学性状研究和流行病学调查。

### （一）病毒的分离培养

病毒是严格细胞内寄生的微生物，必须用活细胞进行培养。病毒分离培养常用的方法包括细胞培养、鸡胚培养和动物接种。在进行高致病性病毒的培养时，必须在相应的生物安全实验室进行，并要严格遵循无菌操作和生物安全防护原则。

**1. 细胞培养** 用于培养病毒的细胞有原代、二倍体和传代细胞有三种类型。①原代细胞（primary cell）：直接从组织制备的细胞培养，通常不能传代或能传代数次，多用于研究，极少用于临床诊断。病毒通常对原代细胞敏感。②二倍体细胞（diploid cell）：少数正常细胞在分离培养后能连续传10～50代，且基本保持正常细胞的核型和表型，称二倍体细胞。由于无致癌性，二倍体细胞常用于病毒疫苗的制备。例如，人胚肺成纤维细胞2BS是我国制备的二倍体细胞，已经用于脊髓灰质炎减毒活疫苗、甲型肝炎病毒减毒活疫苗的生产。③传代细胞系（cell line）：具有永生化的特性，一般是肿瘤源性细胞，可以持续分裂和传代，核型和表型都与正常细胞有较大不同。实验室常用的传代细胞有HeLa细胞（子宫颈癌）、Hep-2细胞（人喉上皮癌）和KB细胞（鼻咽上皮癌）等。传代细胞的优点是使用和保存方便，是分离和培养病毒最常用的细胞类型，不能用于疫苗生产，但非洲绿猴肾细胞Vero和中国仓鼠卵母细胞CHO常用于疫苗制备，如SARS冠状病毒2（SARS-CoV-2）灭活疫苗。

**2. 鸡胚培养** 是培养流感病毒的常用方法，适用于病毒分离、疫苗生产、抗原大量制备等。一般采用9～12日龄鸡胚，其羊膜腔接种用于流感病毒初次分离培养，尿囊腔接种常用于流感病毒和腮腺炎病毒等的培养。收获尿囊液或羊水等做血凝试验可作为具有血凝素的病毒生长繁殖的指标。

**3. 动物接种** 动物接种目前很少用于临床诊断，多用于病毒学研究。常用动物为豚鼠、家兔、猴、小白鼠和大白鼠等，有脑内、鼻内、皮下、皮内、腹腔及静脉接种等。如用出生24～48小时内的乳鼠分离柯萨奇病毒，用小鼠脑内接种分离流行性乙型脑炎病毒、登革病毒和出血热病毒。

### (二)病毒在培养细胞内增殖的鉴定指标

将含有病毒的标本接种在敏感的单层细胞,经过培养后,根据不同病毒的特性选择不同的鉴定方法。

**1. 细胞病变**　大多数病毒在敏感细胞内增殖后,会引起细胞颗粒增多、圆缩、聚集或融合、形成包涵体,之后细胞会脱落、溶解乃至死亡,称为细胞病变效应(cytopathic effect,CPE)。不同病毒引起的 CPE 表现不同,例如,副黏病毒、疱疹病毒和呼吸道合胞病毒等引起细胞融合,形成多核巨细胞;肠道病毒、腺病毒等感染引起细胞圆缩、肿胀,病变细胞聚集形成葡萄串状;狂犬病病毒和巨细胞病毒感染引起细胞质和核内出现嗜酸性和嗜碱性包涵体(图 9-3)。因此观察细胞病变是初步判断病毒感染的常用方法,但是应注意有些病毒虽可在细胞中增殖,却不引起明显的细胞病变,如乙型肝炎病毒(HBV)。

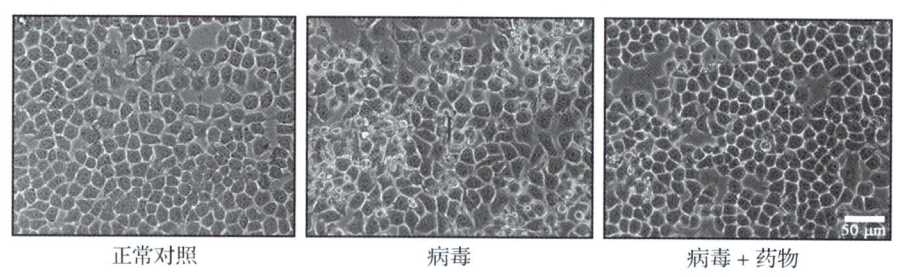

图 9-3　细胞病变效应

HeLa 细胞经 B 组柯萨奇病毒 3 型感染后出现细胞变圆、皱缩,细胞折光性减弱。在病毒感染细胞同时加入抗病毒药物 N-乙酰半胱氨酸(N-acetylcysteine),细胞病变较轻

**2. 红细胞吸附**　有些包膜病毒有血凝素(hemagglutinin,HA),在感染的细胞膜上也能表达 HA,使感染细胞能与红细胞结合,称为红细胞吸附(hemadsorption)。例如,流感病毒在感染细胞后不出现明显的细胞病变,但当加入红细胞后可见红细胞吸附到感染细胞上,因此红细胞吸附实验可作为检测流感病毒的间接指标。

**3. 干扰作用**　有些病毒感染细胞后,不产生明显的细胞病变,但可干扰感染同一细胞的另一种病毒的正常增殖,称为干扰作用(interference)。例如,风疹病毒在感染猴肾细胞后不引起细胞病变,但可抑制随后接种的埃可病毒 11 型在细胞中的复制,而埃可病毒单独感染猴肾细胞时则可出现明显的细胞病变。

**4. 细胞代谢改变**　病毒在敏感细胞内增殖时,可影响细胞的代谢,导致细胞培养液的 pH 发生改变,表现为培养液的颜色变化,因此培养液颜色的改变也可作为判断病毒增殖的指标。

### (三)病毒数量及感染性的检测

病毒定量方法有很多,电子显微镜下可以直接计数病毒颗粒,但无法识别是活病毒还是灭活病毒,因此在实际工作中很少采用。常用的病毒定量方法是检测单位体积内活病毒的数量或感染能力,主要有空斑形成试验(plaque formation)、50% 组织细胞感染量(50% tissue culture infectious dose,$TCID_{50}$)、红细胞凝集试验(hemagglutination)、中和试验(neutralization test,NT)等。

**1. 空斑形成试验**　是测定病毒数量的一种方法。将适宜浓度的病毒接种于敏感的单层细胞培养中,经一定时间后,在其上方覆盖一层琼脂糖或甲基纤维素。继续培养后,单个病毒的增殖并感染局部单层细胞,形成肉眼可见的空斑(plaque),经染色后更加明显。一个空斑是由一个病毒大量增殖所致。因此,可通过空斑数计算出该样品中病毒的含量。通常以每毫升病毒悬液的噬斑形成单位(PFU/ml)来表示病毒含量。该技术是最常用的活病毒的定量方法,也常用于抗病毒药物的药效评价。

**2. 50% 组织细胞感染量** 是根据有无细胞病变来判断病毒感染性和毒力的指标。该方法是将待测病毒液进行 10 倍系列稀释,分别接种易感的单层细胞,培养一定时间后,观察细胞 CPE 等病毒增殖指标,以能感染 50% 细胞的最高病毒稀释度作为判定终点,用统计学方法计算出 $TCID_{50}$。可以用动物替代细胞,计算导致 50% 动物死亡的病毒量,称为半数致死量(50% lethal dose,$LD_{50}$)。

**3. 红细胞凝集试验** 将含有血凝素的病毒(如流感病毒)接种鸡胚或感染细胞后,收集鸡胚羊膜腔液、尿囊腔液及细胞培养上清液,与脊椎动物(鸡、豚鼠、人等)的红细胞作用,可使红细胞出现凝集现象。如将收集的病毒悬液做不同稀释后做红细胞凝集试验,以发生凝集的最大稀释倍数作为血凝效价,可半定量检测病毒的含量。

**4. 中和试验** 病毒可被其特异性抗体中和而失去感染细胞的能力。将已知的抗病毒血清预先与病毒悬液混合,在适宜条件下作用一定时间后,接种于敏感细胞进行培养,观察病毒 CPE 或红细胞吸附现象是否消失。如果不出现 CPE 或红细胞吸附现象消失,则该病毒为特异性抗体的同型病毒。用不同浓度的病毒抗血清进行中和试验,可根据抗体的效价对待测病毒液进行半定量检测。

### (四)病毒成分的检测

**1. 抗原检测** 用已知抗体检测可疑标本中是否含有相应的病毒抗原。此技术的待检样品中不必有完整病毒颗粒,可以节省分离病毒的时间,特别是对于难以用常规方法分离培养的病毒。只要具有较高质量的特异性抗体,标本中存在一定量的病毒抗原,可在数小时至 1 天内完成检测。常用的抗体一般是单克隆抗体,需用荧光或酶预先标记抗体。例如,血液中 HBV 表面抗原检测、鼻拭子 SARS-CoV-2 的抗原检测,可用于判断是否发生 HBV 和 SARS-CoV-2 的感染。

**2. 核酸检测** 目前重要病毒都有全基因组的测序数据,检测核酸是病毒感染性疾病的最常用临床诊断方法。PCR 技术因其简便、快速、特异、敏感等特点,正逐渐替代传统的病毒培养和抗原检测,成为病毒感染诊断的标准方法。其中,实时定量 PCR 技术能对病毒核酸准确定量,可在抗病毒治疗过程中动态监测病毒载量的变化,以评价抗病毒治疗的疗效。目前,HBV、丙型肝炎病毒(HCV)、人类免疫缺陷病毒(HIV)等病毒核酸定量检测试剂已在临床广泛应用。

临床检测要求高通量和自动化。利用病毒基因测序所获得的生物学信息,将各种病毒的特异序列制备成探针,并制备成基因芯片,可实现对多种病毒同时检测,并能鉴定出病毒的亚型。例如,人乳头瘤病毒(HPV)基因分型芯片可对多个 HPV 型别进行检测,呼吸系统感染性病原体基因检测芯片可对上呼吸道和下呼吸道感染性病原体包括多种病毒、细菌、支原体、衣原体、真菌等进行全面筛查。

近几年来,基于二代测序技术的 mNGS 技术在临床病毒性疾病诊断和科研中显示出了强大的功能,适用于不明原因发热、疑难危重及免疫缺陷等特殊感染患者的病原学诊断。mNGS 不仅可以对病毒进行分型、鉴定、溯源,还可以发现新现或再现病原体。例如,我国利用 mNGS 技术,从不明原因肺炎患者标本中首先获得了 SARS-CoV-2 全基因组序列。

### (五)病毒抗体的检测

病毒感染的血清学诊断在临床具有不可或缺的重要性:①用于长潜伏期的病毒感染的诊

断。潜伏期没有明显症状，抗体检测和定量可以快捷获知病毒的感染情况。例如，HIV 感染的最初阶段仅为血清中病毒抗体阳性，之后通过核酸检测监测体内病毒载量（viral load），指导抗病毒治疗。②病毒感染的早期诊断。特异 IgM 的出现和升高通常表示早期病毒感染，例如，出现 IgM 类 HBV 核心抗体提示被检查者处于 HBV 感染早期。

单份血清 IgG 抗体效价不能区分既往感染或正在感染，通常不用于辅助诊断，但 HIV 只要检测到 IgG 抗体即表明已经感染，常用于临床诊断。

多种免疫学实验方法可用于病毒抗体的检测，包括中和试验、血凝抑制试验、补体结合试验、ELISA 和蛋白印迹等技术。

**1. 中和试验**　根据特异性抗血清能保护细胞（或鸡胚、动物）不出现病变的稀释倍数判定抗体效价。常用于人群免疫状况调查，临床诊断较少使用。

**2. 血凝抑制试验**　当表面具有 HA 的病毒与 HA 抗体作用后，可以阻止 HA 与红细胞的结合，称为血凝抑制试验（hemagglutination inhibition test，HI 试验）。本法可用于正黏病毒、副黏病毒及黄病毒等含 HA 病毒的血清学诊断和流行病学调查，也可用于鉴定病毒的型或亚型。

**3. 蛋白印迹（western blot）技术**　是将 SDS 聚丙烯酰胺凝胶电泳（SDS polyacrylamide gel electrophoresis，SDS-PAGE）与酶免疫技术相结合的方法。由于病毒蛋白的分子量和所带电荷不同，通过 SDS-PAGE 分离出不同的蛋白条带。将蛋白条带转移至硝酸纤维素膜上，加入病毒抗体（一抗）与样品中的蛋白作用，冲洗之后再加酶标记的抗 IgG 抗体（二抗），最后用显色剂或化学发光物质显示与相应抗原结合的特异性抗体。例如，将已知的 HIV 病毒蛋白做 SDS-PAGE 分离，然后用疑似感染者的血清作为一抗进行蛋白印迹试验，可检测血清中是否存在 HIV 病毒蛋白的特异性抗体，该试验是 HIV 感染的确证试验，被广泛应用。

## 思 考 题

1. 细菌学检测常用的染色方法有哪些？
2. 实验室分离培养病毒的方法有哪些？
3. 相比于病原体分离培养技术，应用分子诊断技术进行病原学检测有哪些优缺点？

（陈香梅）

# 第十章 细菌与病毒感染的预防原则

感染性疾病防控不是单纯医学问题,需要借助政府的决策支持,所以各国都设立疾病控制和预防的专门机构,协调全球疾病控制的机构是世界卫生组织(World Health Organization, WHO)。一旦发生感染性疾病的流行,应当立即进行调查,以便尽快进行控制和预防。感染性疾病的控制和预防需从三方面着手,即管理传染源、切断传播途径和保护易感人群。

**1. 管理传染源** 感染性疾病的传染源可能是患者或病原携带者,也可能是一些带有病原体的动物。如果传染源是患者,对其发现和控制相对容易;但如果传染源是健康携带者,通常很难发现,所以早期发现和管理传染源极为关键。

隔离(isolation)是将患者或携带者安排在指定地点,暂时与人群分离,对有传染性的分泌物和排泄物消毒处理,防止病原体向外扩散,是最有效的传染源管理措施。对动物传染源,处死被感染的动物并严格处理动物尸体是主要方法。

检疫(quarantine)是为了预防传染病的输入、传出和传播所采取的综合措施,包括医学检查、卫生检查和必要的卫生处理,是管理传染源的另一个有效措施。检疫分为国境卫生检疫和疫区检疫,目的是防止高危传染病的传播及外来有害物种的侵入。我国国境卫生检疫的传染病有鼠疫、霍乱、黄热病等。

**2. 切断传播途径** 对各种传染病,特别是经消化道、呼吸道和虫媒传播的传染病,切断传播途径是主要预防措施。注意个人卫生和环境卫生,如勤洗手和消毒是防止接触传播的有效措施。在发生呼吸道传播疾病期间,应避免人群聚集。保护水源,加强饮食业管理,可防止经水源或食物传播疾病。此外,还需根据传播途径的改变而调整措施,如人类免疫缺陷病毒(HIV)在我国的主要传播途径已由吸毒转变为性传播,因此对普通人群普及预防知识是控制艾滋病疫情的关键措施,加强健康教育已在很多国家取得良好成效。垂直传播应在产前和分娩时注意防护,并加强产后的监测和指导。

**3. 保护易感人群** 提高免疫力是保护易感人群的主要手段。预防接种(prophylactic immunization)是指将人工制备的疫苗通过适宜的途径接种人体,以获得对某种感染性疾病的特异性免疫力。计划免疫是根据疫情监测和人群免疫状况分析,按照规定的免疫程序有计划地预防接种,以预防和控制特定传染病的发生和流行,也称为免疫规划(immunization programme),其目标是实现特定疾病的群体免疫(herd immunity)。计划免疫和预防接种有不同含义,计划免疫有固定的免疫程序,接种对象是15岁以下儿童和少年,而预防接种则是指任何疫苗接种行为。

> **临床联系**
>
> **感染性疾病流行强度常用术语**
>
> ①散发（sporadic）：零星病例，病例间没有明显关联，如破伤风梭菌的感染；②暴发（outbreak）：指在一个局部区域短时间突然出现许多相同的病例；③流行（epidemic）：突然大量病例出现于某一地区，感染人数明显超出预期值，如1987年末月上海甲型肝炎流行，30万市民受到感染；④大流行（pandemic）：如果疫情迅速蔓延，波及他国甚至全球，称为大流行，例如，发生在1918—1919年的流感大流行，以及2019年发生的新型冠状病毒感染（COVID-19）。

## 第一节 细菌与病毒感染的特异性预防

保护易感人群的主要措施是提高人群免疫力。获得特异性免疫力是预防、控制特定感染性疾病的重要方法，而特异性免疫既可以通过主动免疫（active immunization）获得，也可以通过被动免疫（passive immunization）获得，而且均可分为自然方式和人工方式（图10-1）。

主动免疫 { 自然主动免疫：显性感染、隐性感染等
         人工主动免疫：接种疫苗、类毒素等

被动免疫 { 自然被动免疫：通过胎盘、初乳等
         人工被动免疫：注射抗毒素、免疫球蛋白、细胞免疫制剂等

**图10-1 特异性免疫的产生方式**

人工主动免疫（artificial active immunization）是采用人工的方法，将疫苗、类毒素等抗原物质接种于人体，使之产生特异性免疫力，从而预防感染性疾病。人工主动免疫的特点是免疫力出现缓慢，但维持时间较长。因此，人工主动免疫主要用于传染病的特异性预防。人工被动免疫（artificial passive immunization）是给人体注射含特异性抗体的免疫血清或细胞因子制剂。这种免疫力不是由自身免疫系统产生，而是通过被动输入方式获得，被动免疫后免疫效应分子可立即发挥免疫效应，但作用维持时间较短，用于感染性疾病的紧急预防或治疗（表10-1）。

**表10-1 人工主动免疫与人工被动免疫的区别**

| 区别要点 | 人工主动免疫 | 人工被动免疫 |
| --- | --- | --- |
| 接种或输入的物质 | 抗原（疫苗、类毒素） | 抗体、活化的淋巴细胞、细胞因子 |
| 免疫产生的时间 | 慢，1~4周 | 快，立即 |
| 免疫维持的时间 | 较长，半年至数年 | 较短，2~3周 |
| 用途 | 预防 | 紧急预防或治疗 |

### 一、人工主动免疫

人工主动免疫主要指接种疫苗等各类抗原物质。由于疫苗的广泛使用，使曾经严重危害人

类生命与健康的急性传染病如天花、脊髓灰质炎、麻疹、白喉等的流行得到了有效控制,其中,WHO 于 1980 年宣布天花已在全球消灭。用于人工主动免疫的疫苗可分成传统疫苗和新型疫苗两大类。传统疫苗包括减毒活疫苗、灭活疫苗和用天然微生物的某些成分制成的亚单位疫苗;新型疫苗主要是指利用基因工程技术生产的各类疫苗,包括基因工程亚单位疫苗、基因工程载体活疫苗、核酸疫苗等。由于病毒基因组较小,更利于进行新型疫苗研究,所以病毒的新型疫苗相对较多。

**1. 减毒活疫苗(attenuated live vaccine）** 细菌减毒活疫苗是由弱毒或无毒但保留抗原性且遗传性稳定的活菌制成,可通过人工培养使病原菌毒力下降获得,也可从自然界筛选获得。如预防结核病用的卡介苗(Bacillus Calmette-Guérin,BCG)就是用牛型结核分枝杆菌在人工培养基上培养 13 年传代 230 次制备而成的减毒活疫苗,而预防鼠疫用的鼠疫耶尔森菌低毒株则是通过自然筛选获得的。

病毒减毒活疫苗是自然筛选的或人工突变培育出的致病性减弱或消失的病毒突变株,如宿主范围突变株(host-range mutant,hr)、温度敏感突变株(temperature sensitive mutant,ts)等。我国研制的脊髓灰质炎活疫苗就是采用低温传代减毒后制成的温度敏感突变株。

减毒活疫苗在体内有一定增殖能力,但因为是弱毒或无毒株,所以只引发隐性感染或轻症感染,却可使机体获得特异性免疫。减毒活疫苗的优点是用量小,一般只需接种一次,免疫效果好、免疫力持久,而副作用相对少。缺点是需冷藏保存,保存期短,而且免疫功能低下者接种减毒活疫苗可能引起感染,或激活体内其他潜伏的病原体而引起疾病。此外,减毒活疫苗还存在毒力回复的可能性,如口服脊髓灰质炎活疫苗可能引起"脊髓灰质炎疫苗相关麻痹",其临床表现与脊髓灰质炎相似,但发生率极低。

**2. 灭活疫苗(inactivated vaccine）** 又称死疫苗,是将病原体经人工大量培养后,用物理或化学方法将其灭活,使其失去感染性而保留抗原成分制备而成的疫苗。常用的细菌灭活疫苗有伤寒、百日咳、霍乱和流脑等疫苗;病毒灭活疫苗有狂犬病疫苗、流感疫苗等。灭活疫苗的优点是安全、易于保存。缺点是需要培养大量病原体,成本较高;不能在体内增殖,所以其诱生的免疫效果不如减毒活疫苗,维持时间短;需多次接种,用量较大,注射局部和全身可出现一定反应。

减毒活疫苗和灭活疫苗的区别要点见表 10-2。

表 10-2 减毒活疫苗和灭活疫苗的区别

| 要点 | 减毒活疫苗 | 灭活疫苗 |
| --- | --- | --- |
| 制剂特点 | 活病原微生物的无毒或减毒株 | 灭活的病原微生物 |
| 接种途径 | 天然感染途径或局部注射 | 局部注射 |
| 接种量及次数 | 量较小、1 次 | 量较大、多次 |
| 免疫维持时间 | 3～5 年甚至更长 | 0.5～1 年 |
| 抗体应答 | IgG、IgA | IgG |
| 细胞免疫 | 良好 | 差 |
| 毒力回复 | 可能,但少见 | 无 |
| 保存条件 | 4℃条件下数周后失去活性,冷冻干燥可保存较长时间 | 易保存,4℃条件下有效期一年 |

**3. 亚单位疫苗(subunit vaccine）** 分离提取病原体中具有诱导免疫保护作用的成分制成的疫苗。这些疫苗不是完整的病原体,只是病原体的一部分,故称为亚单位疫苗。细菌外毒素的亚单位疫苗通常由外毒素 B 亚单位制成;流感病毒诱导中和抗体的血凝素(HA)和神经氨酸酶(NA)频繁变异,预防主要靠从当年流行株制备 HA 和 NA 的亚单位疫苗,故需要每年

接种。亚单位疫苗的优点与灭活疫苗相似，主要是安全性好，接种疫苗后的不良反应轻；但这些亚单位分子的免疫原性较弱、预防接种效果稍差。细菌荚膜多糖亚单位疫苗的免疫原性较弱，可与破伤风类毒素、白喉类毒素等结合成偶联疫苗，既可以增强多糖的免疫原性，同时也可预防两种以上相应细菌的感染。

**4. 基因工程疫苗（genetically engineered vaccine）** 是指利用 DNA 重组技术，把编码病原体保护性抗原决定簇的目的基因插入载体 DNA 分子中，然后将重组体导入原核或真核表达系统，再纯化表达的保护性抗原而制成的疫苗，也称为基因疫苗（gene vaccine）。基因工程疫苗的优点是安全、经济、可批量生产，但技术要求较高，对体外表达的抗原进行回收和纯化涉及比较复杂的生产工艺。常见的基因工程疫苗主要包括以下四类。

（1）重组亚单位疫苗（recombinant subunit vaccine）：是利用基因工程技术表达病原体的保护性抗原编码基因，将其插入到表达载体中，使其在原核或真核细胞中表达，再经纯化精制而成的疫苗。常用的表达系统有细菌、酵母菌、昆虫细胞、哺乳动物细胞等。重组亚单位疫苗可替代传统方法提取的亚单位疫苗，特别是可用于制备那些不易培养病原的疫苗，但缺点是免疫原性较差。重组乙型肝炎疫苗是由酵母菌或中国仓鼠卵巢细胞 CHO 表达的乙型肝炎表面抗原，是广泛应用的重组亚单位疫苗。此外，也可利用基因工程技术表达出病毒结构蛋白，组装成病毒样颗粒（virus-like particle，VLP）作为疫苗，如部分 HPV 疫苗就是用 HPV16、18 等型别 L1 蛋白组装成的 VLP。

（2）基因工程载体疫苗（vector vaccine）：是利用某些无致病性的或经去除毒力基因后的微生物作为载体，将待免疫的病原体的保护性抗原的基因片段插入载体微生物基因组中，再将其制备成疫苗。常用的微生物载体有痘苗病毒、腺病毒、伤寒沙门菌 Ty21a、卡介苗等。若载体本身基因组较大（如痘苗病毒），可以容纳较长的外源基因插入，有利于制备多价疫苗。载体疫苗为活疫苗，具有与减毒活疫苗相似的特点。但疫苗所针对的病原体与所用的载体微生物可能存在不同感染途径，如麻疹病毒的自然感染途径为呼吸道，而使用重组痘病毒制备的载体疫苗必须采用划痕接种，因此可能不利于诱发呼吸道黏膜免疫，从而影响对麻疹的保护效果。

（3）基因缺失活疫苗（gene deleted live vaccine）：是利用基因工程技术去除微生物的毒力基因，如疱疹病毒的胸腺嘧啶核苷激酶基因（*tk*）和包膜糖蛋白 gG 基因，产生缺失突变株制成的疫苗称为基因缺失活疫苗。与从自然界或人工突变培育筛选出的活疫苗（多数为点突变毒株）相比，通过基因工程获得的基因缺失突变株具有突变性状明确、稳定、不易发生毒力回复的优点，如兽用伪狂犬病疫苗就是采用 *tk* 基因缺失株、糖蛋白 3 区缺失株制备的，用于猪伪狂犬病的防治。

（4）核酸疫苗（nucleic acid vaccine）：核酸疫苗可分为 DNA 疫苗和 RNA 疫苗两种。DNA 疫苗是将病原体基因组中编码产生保护性免疫应答的抗原基因片段与表达载体进行重组，将重组体直接导入宿主体内，通过宿主细胞的转录翻译系统合成病原体的抗原蛋白，使其在体内持续表达，进而刺激机体产生体液免疫和细胞免疫应答，以达到预防和治疗疾病的目的。因 DNA 疫苗可在接种者体内长期存在并持续表达抗原，故其具有更持久的保护效果；同时，DNA 疫苗还具有在室温下稳定、易于大规模生产等优点。但是，由于原位表达抗原蛋白需要利用接种者自身的蛋白表达系统，使得疫苗 DNA 与宿主基因组之间存在基因整合的潜在危险，因而 DNA 疫苗的安全性有待进一步观察。

RNA 疫苗主要指 mRNA 疫苗（mRNA vaccine）。mRNA 疫苗无需入核，通常以内涵体的形式进入细胞，释放到细胞质内即可实现靶抗原的表达。目前，mRNA 疫苗主要包括传统的非复制型 mRNA 疫苗和病毒衍生的自我扩增型 mRNA 疫苗两类。非复制型 mRNA 疫苗结构简单，其可读框（ORF）只含有编码抗原的基因，因此在细胞内无法自我复制。自我扩增型

mRNA 疫苗的 ORF 不仅包含编码抗原的基因，还含有 RNA 扩增所需的非结构蛋白，可在细胞内扩增 mRNA 并增加目的抗原的表达量。

> **知识拓展**
>
> **mRNA 疫苗**
>
> 研究发现可通过碱基的人工选择或修饰，增强 mRNA 稳定性，提高翻译效率，降低 mRNA 自身的免疫原性，提高 mRNA 疫苗的效率和安全性。mRNA 本身不具感染性，可在细胞内降解，故不存在感染、插入突变、整合至宿主基因组等风险。2019 冠状病毒病（COVID-19）全球大流行推动了 mRNA 疫苗从实验室走向临床应用。针对寨卡病毒、狂犬病病毒、流感病毒和巨细胞病毒的 mRNA 疫苗已进入临床前或临床试验阶段。

**5. 类毒素（toxoid）** 是细菌外毒素经 0.4% 甲醛溶液处理后，其毒性消失而仍保留免疫原性的生物制品。在类毒素中加入适量的磷酸铝或氢氧化铝等吸附型佐剂，可使类毒素在体内缓慢吸收，能较长时间地刺激机体产生特异的抗毒素，以增强免疫预防效果。常用的类毒素有白喉类毒素、破伤风类毒素等。类毒素也可与死疫苗混合后制成联合疫苗，如由百日咳死菌苗、白喉类毒素和破伤风类毒素混合制备的白-百-破三联疫苗（diphtheria-tetanus-pertussis，DTP），应用这种混合疫苗不仅可同时预防三种疾病，而且百日咳鲍特菌还具有佐剂作用，能增强类毒素的免疫效果。

**6. 合成肽疫苗（synthetic peptide vaccine）** 根据病原的抗原氨基酸序列设计，用化学方法合成的多肽所制备的疫苗，常常由多个 B 细胞抗原表位和 T 细胞抗原表位共同组成。合成肽疫苗的优点是安全性好、保存方便、不存在病原微生物的污染和质量容易控制；缺点是免疫原性弱、免疫效果不佳，对于容易变异的 RNA 病毒，其诱生的免疫保护作用有限。

## 二、人工被动免疫

常用的被动免疫制剂主要有抗毒素、特异性免疫球蛋白、丙种球蛋白、胎盘球蛋白和细胞因子等。

**1. 抗毒素（antitoxin）** 是将细菌类毒素接种动物进行免疫后，取其免疫血清纯化免疫球蛋白而成。抗毒素注入机体后可立即与外毒素结合，中和其毒性作用，阻止其扩散及与靶细胞的结合，临床上常用于细菌外毒素所致疾病的紧急预防和治疗。常用的抗毒素有破伤风抗毒素、白喉抗毒素等。由于目前使用的破伤风抗毒素和白喉抗毒素多数来自马血清，对人是异种蛋白，有时可引起 I 型超敏反应，所以注射前必须先做过敏试验。

**2. 免疫球蛋白（immunoglobulin）** 主要有胎盘丙种球蛋白和人血清丙种球蛋白两种制剂，前者是从健康产妇胎盘和脐带血中提取、纯化制成，后者是从健康人血清中提取制备。正常人一般都经历过多种病原微生物的隐性或显性感染，故血清中含有针对多种病原微生物的抗体，所以免疫球蛋白制剂对多种病原微生物的感染均有一定的预防作用。

**3. 细胞因子（cytokine）** 由于参与细胞免疫的相关细胞和细胞因子较多，相互间的调控关系复杂，细胞因子制剂在细菌感染的特异性预防中应用不多，但在病毒病的防治中应用较多，包括干扰素、IL-2 等。

## 第二节 计划免疫

全球通过计划免疫已极大减少了感染性疾病的发病率和死亡率。1974 年 WHO 发起扩大免疫计划（Expanded Programme on Immunization，EPI），建议各国将天花、脊髓灰质炎、麻疹、百日咳、白喉、破伤风和结核等列入国家免疫规划，之前全球仅有 5% 儿童接受预防接种，2022 年全世界仅 DTP 接种率就达 84%。

我国于 1978 年起全面实施计划免疫。目前我国免疫规划纳入了 13 种疫苗，用于预防 12 种疾病（表 10-3）。此外，针对重点地区和重点人群进行出血热疫苗接种，发生炭疽、钩端螺旋体病疫情，或发生洪涝灾害可能导致钩端螺旋体病暴发流行时，对重点人群进行炭疽疫苗和钩体疫苗应急接种（表 10-4）。

接种疫苗有时可能会发生一些不良反应，大多数反应是轻微的，如局部红肿、疼痛等，少数人也可能出现严重反应，如过敏性皮疹、过敏性紫癜、过敏性休克等，应及时诊治。

表 10-3 列入我国免疫规划的疫苗及其预防的疾病

| 疾病 | 疫苗 | 英文缩写 | 接种途径 |
| --- | --- | --- | --- |
| 乙型病毒性肝炎 | 乙肝疫苗 | HepB | 肌内注射 |
| 结核病 | 卡介苗 | BCG | 皮内注射 |
| 脊髓灰质炎 | 脊髓灰质炎灭活疫苗 | IPV | 肌内注射 |
|  | 脊髓灰质炎减毒活疫苗 | bOPV | 口服 |
| 百日咳、白喉、破伤风 | 百白破疫苗 | DTaP | 肌内注射 |
|  | 白破疫苗 | DT | 肌内注射 |
| 麻疹、风疹、流行性腮腺炎 | 麻腮风疫苗 | MMR | 皮下注射 |
| 流行性乙型脑炎 | 乙脑减毒活疫苗 | JE-L | 皮下注射 |
|  | 乙脑灭活疫苗 | JE-I | 肌内注射 |
| 流行性脑脊髓膜炎 | A 群流脑多糖疫苗 | MPSV-A | 皮下注射 |
|  | A 群 C 群流脑多糖疫苗 | MPSV-AC | 皮下注射 |
| 甲型病毒性肝炎 | 甲肝减毒活疫苗 | HepA-L | 皮下注射 |
|  | 甲肝灭活疫苗 | HepA-I | 肌内注射 |

表 10-4 重点人群及应急接种免疫程序

| 可预防疾病 | 疫苗 | 英文缩写 | 接种途径 | 接种剂次 |
| --- | --- | --- | --- | --- |
| 流行性出血热 | 出血热疫苗 | HF | 肌内注射 | 3 |
| 炭疽 | 炭疽疫苗 | Anth | 皮内注射 | 1 |
| 钩端螺旋体病 | 钩端螺旋体疫苗 | Lep | 皮下注射 | 2 |

## 第三节 医院感染与控制

医院感染（nosocomial infection）是指一切在医院活动的人群（包括患者、陪护人员、医院职工等）在医院内获得的感染。医院感染包括患者在住院期间发生的感染和在医院内获得但出院后发生的感染，但不包括患者入院后延伸的原发感染，以及入院时已处于潜伏期的感染。由于抗生素、介入技术（导管、插管、内镜等）、免疫抑制剂和化疗药物等的广泛使用，医院感染病例呈上升趋势，平均 5%~10% 的住院患者发生医院感染。医院感染是感染性疾病控制的新难题，我国已将医院感染控制列为综合医院分级管理标准的重要考核指标。

## 一、医院感染的主要特点

**1. 感染类型** 医院感染可分为外源性感染和内源性感染，但以内源性感染为主。出现以下情况应判定为医院感染：①对于没有明确潜伏期的感染，入院 48 小时后发生即为医院感染；有明确潜伏期的感染，自入院时起超过平均潜伏期后发生的感染可判定为医院感染；或本次感染直接与上次住院有关。②在原有感染基础上出现其他部位新的感染，或在原感染已知病原体基础上又分离出新的病原体的感染。③新生儿在分娩过程中和产后获得的感染。④由诊疗措施激活的潜在性感染，如疱疹病毒、结核分枝杆菌等感染。

**2. 医院感染微生物** 呼吸道、尿路、创口、胃肠道感染是常见的医院感染，引起医院感染的常见微生物种类包括：①机会致病菌，如铜绿假单胞菌、肺炎克雷伯菌、表皮葡萄球菌、大肠埃希菌、嗜肺军团菌、不动杆菌属、产碱杆菌属、黄杆菌属、念珠菌属、曲霉、毛霉、新生隐球菌等。②耐药甚至多重耐药菌，如耐甲氧西林金黄色葡萄球菌（methicillin-resistant *Staphylococcus aureus*，MRSA）；③可能由医疗操作传播的病原体，例如，乙型和丙型肝炎病毒曾因输血、透析造成传播，近年因为加强血液及血液制品的检测，这类感染基本得到控制。

**3. 感染对象** 婴幼儿和老年人是医院感染的主要对象，但患有某些基础疾病或肺、心、肝、肾、脑等重要器官功能不全者，也容易发生医院感染。糖尿病患者、免疫抑制剂使用者、接受放射治疗和脾切除手术的患者等，因机体抵抗力低下，也是医院感染的常见对象。

**4. 传播途径** 医院感染的传播途径包括：①接触传播，即病原微生物从患者或带菌者直接传给接触者。污染的手是接触传播的主要媒介，其次是医院的器械、设备和物品被污染。外科手术、置留导尿管、气管切开术为正常菌群进入非定居部位提供了条件，也容易导致医院感染。②空气传播，即通过喷嚏、扬尘等形成的气溶胶微粒和尘埃为媒介进行传播。革兰氏阴性杆菌通常不能长时间存活于空气，但可借助高湿度的换气设备，如空调、呼吸机和雾化吸入装置等传播。③医疗操作相关的传播，如针刺、锐器伤及输血、透析等是肝炎病毒、人类免疫缺陷病毒等血液传播疾病的医院感染方式，近年已经得到有效控制。

## 二、预防和控制医院感染

预防和控制医院感染的措施涉及医院设施、医疗技术、医院管理等多个环节，主要措施如下。

**1. 消毒灭菌和无菌操作** 医疗器械、工作衣物、各种制剂和液体的消毒灭菌是降低医院感染发生的重要环节。医疗器械和医用物品必须经高压蒸汽灭菌或干烤灭菌，注射器和各种导管的一次性使用，医务人员应严格无菌操作。

**2. 隔离措施** 隔离包括传染源隔离（infectious source isolation）和对易感者的保护性隔离（protective isolation）。前者包括对传染病患者的隔离、对医院感染者排泄物的消毒处理等，后者是防止易感者被感染。骨髓移植、血液病患者经常发生严重的侵袭性真菌感染，对其所住病房空气的过滤要求更严格，应在层流病房（laminar airflow ward）治疗。

**3. 监测制度** 成立医院感染管理机构，主要职责是：①监测和控制医院感染的发生；

②监测医院卫生状况和流行菌株；③提供疫情报告和防控建议；④提供医院感染控制的教育和培训。定期对住院患者和医务人员进行随机检测有利于监测医院感染状况，如发现医院感染流行应迅速监控。药物敏感试验有助于指导使用抗菌药物和控制医院感染。

## 思 考 题

1. 以呼吸道急性传染性疾病为例，简述感染性疾病的控制和预防原则。
2. 什么是计划免疫？列举防治病毒性疾病的计划免疫措施。
3. 如何预防与控制医院感染？

（陈婉南）

# 第十一章

# 细菌和病毒的耐药性

第十一章数字资源

感染性疾病的控制包括治疗和预防两方面,抗微生物药物(antimicrobial agent)是治疗的物质基础。抗微生物药物通过选择毒性(selective toxicity)发挥作用,选择毒性是指药物只对微生物有毒性,而对人体无毒。选择毒性不是绝对的概念,是指相对于人体能耐受的浓度下可以杀死或抑制微生物。选择毒性是建立在微生物和人类的细胞差异基础上,针对微生物结构和生物合成过程中独特环节起作用。理想的抗微生物药物应具有良好的选择毒性。

耐药性(drug resistance)是药物治疗失败的主要原因之一。微生物可通过多种机制获得耐药性,耐药性是当前医学面临的重大挑战之一。

## 第一节 抗菌药物与细菌的耐药性

抗微生物药物治疗(antimicrobial chemotherapy)一般认为起步于20世纪初德国埃尔利希(Paul Ehrlich)将砷凡纳明(arsphenamine)用于梅毒治疗,并提出药物的选择毒性、耐药性、联合用药等概念。1929年英国弗莱明(Alexander Fleming)发现青霉素,开启了抗生素时代。

### 一、抗菌药物的种类与作用机制

抗菌药物是指具有杀菌或抑菌活性、能全身应用的抗生素或化学合成药物。其中,抗生素(antibiotic)专指微生物来源的抗菌药物,但现在将其人工化学修饰或半合成的衍生物也统称为抗生素。

**1. 抗菌药物的种类** 抗菌药物包括杀菌药、抑菌药。杀菌药(bactericide)是指能杀死细菌细胞的药物,如青霉素类、氨基糖苷类抗生素。抑菌药(bacteriostat)是指仅有抑制细菌生长繁殖而无杀灭作用的药物,停药后细菌可继续生长,如四环素类、磺胺类等。抑菌药的抗菌效应有赖于机体吞噬细胞(如巨噬细胞)和NK细胞的参与。

抗菌药物有广谱(broad spectrum)和窄谱(narrow spectrum)之分,如四环素类可以作用于多种微生物,是广谱抗生素,而窄谱抗生素仅针对少数种类的细菌。习惯将抗菌药物按化学结构和性质分类(表11-1)。

**2. 抗菌药物的作用机制** 细菌细胞与人类细胞在结构和生物合成等许多方面存在差异,抗菌药物针对这些差异破坏细菌结构,或者抑制细菌细胞代谢,从而达到抗菌的目的。抗菌药物的作用机制有:①抑制细菌细胞壁合成;②损伤细菌细胞膜功能;③抑制细菌蛋白质合成;④抑制细菌核酸合成(图11-1、表11-2)。

表 11-1　抗菌药物的种类

| 分类 | 代表药物 |
| --- | --- |
| β-内酰胺类 | 青霉素类、头孢霉素类、头霉素、单环β-内酰胺类、碳青霉素烯类、β-内酰胺酶抑制药（如棒酸）等 |
| 大环内酯类 | 红霉素、螺旋霉素、交沙霉素、罗红霉素、阿奇霉素等 |
| 氨基糖苷类 | 链霉素、庆大霉素、卡那霉素、妥布霉素、阿米卡星等 |
| 四环素类 | 四环素、多西环素（也称强力霉素）、米诺环素等 |
| 氯霉素类 | 氯霉素、甲砜霉素等 |
| 化学合成药物 | 喹诺酮类（诺氟沙星、环丙沙星、氧氟沙星、依诺沙星、培氟沙星、洛美沙星）、磺胺类、甲氧苄啶 |
| 抗结核病药物 | 利福平、异烟肼、乙胺丁醇、吡嗪酰胺等 |
| 多肽类抗生素 | 多黏菌素类、万古霉素、杆菌肽、林可霉素、克林霉素 |

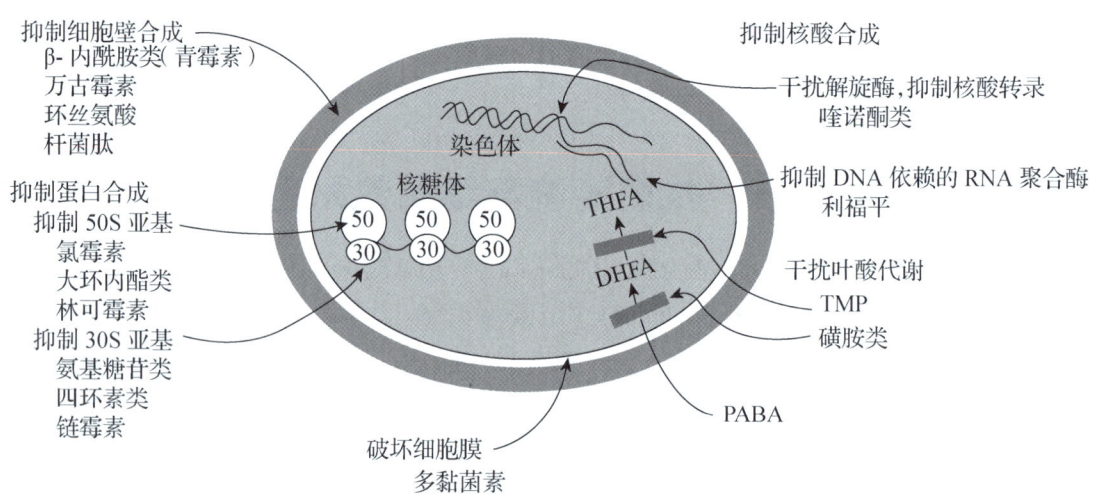

图 11-1　抗菌药物的作用机制
PABA：对氨基苯甲酸；DHFA：二氢叶酸；
THFA：四氢叶酸；TMP：甲氧苄啶

表 11-2　主要抗菌药物的作用机制

| 抗菌机制 | 作用靶点 | 代表药物 |
| --- | --- | --- |
| 抑制细胞壁合成 | 抑制转肽酶活性，阻断肽聚糖交联<br>抑制肽聚糖合成的其他环节 | 青霉素类、头孢霉素类、万古霉素<br>环丝氨酸、杆菌肽 |
| 抑制蛋白质合成 | 作用于核糖体50S亚基<br>作用于核糖体30S亚基 | 氯霉素、红霉素、多西环素等<br>四环素类、氨基糖苷类、克林霉素等 |
| 抑制核酸合成 | 抑制核苷合成<br>抑制DNA合成<br>抑制mRNA合成 | 磺胺类<br>喹诺酮类<br>利福平 |
| 改变细胞功能 |  | 多黏菌素 |
| 其他机制 |  | 异烟肼、甲硝唑、乙胺丁醇、吡嗪酰胺 |

（1）抑制细胞壁合成：细胞壁是维持细菌形态，保持内部渗透压和物质交换的结构。细胞壁缺陷的细菌在低渗环境中因大量吸收水分而肿胀破裂。青霉素（penicillin）、头孢霉素（cephalosporin）等 β- 内酰胺药物（β-lactam）的杀菌机制主要是抑制细菌细胞壁合成。哺乳动物细胞没有细胞壁，因此 β- 内酰胺药物对人没有毒性。

β- 内酰胺药物结构含 β- 内酰胺环，耐药细菌染色体或质粒编码 β- 内酰胺酶（β-lactamase），可水解 β- 内酰胺环，导致 β- 内酰胺类药物分解而耐药，常见于葡萄球菌和链球菌。

（2）损伤细菌细胞膜：多黏菌素（polymyxin）分子有两极性，亲水端与细菌细胞膜的蛋白质结合，亲脂端与细胞膜内双层磷脂结合，使细胞膜裂开，对革兰氏阴性菌有杀菌作用；两性霉素 B 和制霉菌素能与真菌细胞膜上的固醇类结合，酮康唑抑制真菌细胞膜中固醇类的生物合成，均导致细胞膜通透性增加。细菌细胞膜缺乏固醇类，所以此类抗真菌药物对细菌无效。

（3）抑制细菌蛋白质合成：细菌核糖体由 50S 和 30S 亚基构成，氨基糖苷类（aminoglycoside）、四环素（tetracycline）、氯霉素（chloramphenicol）、大环内酯类（macrolide）、林可霉素（lincomycin）等药物的作用靶点就是细菌的核糖体亚基。其中氨基糖苷类抗生素（如链霉素、卡那霉素、庆大霉素）、四环素等抑制 30S 亚基，氯霉素、大环内酯类（如红霉素、阿奇霉素）等作用于 50S 亚基，导致细菌蛋白质合成受阻。哺乳动物核糖体由 60S 和 40S 亚基构成，不受这些药物的作用。

（4）抑制细菌核酸合成：磺胺类（sulfonamide）、甲氧苄啶（trimethoprim，TMP）通过干扰细菌叶酸代谢，抑制细胞核酸代谢。喹诺酮类（quinolone）、利福平（rifampin）等也是通过抑制细菌核酸合成而发挥抗菌作用。

## 二、细菌的耐药性

随着抗菌药物的广泛应用，细菌耐药性日趋严重和普遍，不仅出现多重耐药菌，甚至出现了对几乎所有抗菌药物都耐受的"超级细菌"。从遗传学的角度，细菌的耐药性有些是由细菌遗传物质编码，属遗传性耐药性，有些耐药现象仅仅是与细菌暂时的生理状态和环境有关，为非遗传性耐药。

**1. 非遗传性耐药**  静止状态的细菌对药物通常不敏感，如结核分枝杆菌在结核病灶中可以存活数年但不繁殖，此时抗结核治疗效果不好，所以抗结核治疗需要长时间用药。伤寒沙门菌、嗜肺军团菌等胞内寄生菌可寄生于巨噬细胞内，氨基糖苷类药物不能进入巨噬细胞，故对此类细菌无效。

**2. 遗传性耐药**  大多数耐药是细菌遗传物质改变和药物连续筛选的结果。细菌通过多种机制实现耐药（表 11-3）。一些药物的化学结构、结合位点和作用方式高度相似，当细菌对其中一种产生耐药性，对其他同类药物也都耐药，称为交叉耐药（cross resistance）。

（1）产生钝化酶灭活药物：β- 内酰胺酶可水解 β- 内酰胺环，使青霉素、头孢霉素等 β- 内酰胺类药物失效，常见于葡萄球菌、革兰氏阴性杆菌。棒酸（clavulanic acid）虽然不水解 β- 内酰胺酶，但能与 β- 内酰胺酶不可逆性结合，抑制 β- 内酰胺酶活性，从而保护 β- 内酰胺药物。通过化学修饰 β- 内酰胺环，可避免其被 β- 内酰胺酶水解，如头孢噻肟（cefotaxime）。但近来在肺炎克雷伯菌、大肠埃希菌等革兰氏阴性菌中，发现有破坏这些化学修饰的 β- 内酰胺环的水解酶，称为超广谱 β- 内酰胺酶（extended spectrum β-lactamase，ESBL）。

革兰氏阴性菌可通过腺苷化酶、磷酸化酶、乙酰化酶修饰氨基糖苷类药物。革兰氏阴性菌还可编码氯霉素乙酰转移酶，破坏氯霉素。

（2）细胞通透性的改变：四环素必须富集到细胞内发挥作用。耐四环素菌株不主动摄取四环素，或者通过耐药泵增强外排作用造成细胞内四环素浓度过低，从而耐药。链球菌细胞壁对氨基糖苷类药物（如链霉素）是天然屏障，如果联合使用破坏细胞壁的药物（如青霉素），氨基糖苷类药物也可抑制链球菌。

（3）靶位结构的改变：染色体突变可致核糖体 30S 亚基蛋白的变化，造成氨基糖苷类药物无法与 30S 亚基结合。23S rRNA 的甲基化可阻碍红霉素与 50S 亚基结合，导致红霉素耐药。

（4）建立代谢旁路：某些细菌能像哺乳动物细胞一样，直接利用环境提供的叶酸，从而对磺胺类和 TMP 耐药。

（5）同工酶的替代作用：通过编码同工酶，细菌可避开药物的抑制作用，如 TMP 耐药菌株有二氢叶酸还原酶的同工酶，不被 TMP 抑制。

表 11-3 细菌耐药机制

| 耐药机制 | 典型举例 | 受影响的药物 |
| --- | --- | --- |
| 灭活药物 | β-内酰胺酶破坏 β-内酰胺环 | β-内酰胺类抗生素 |
| 修饰药物靶点 | 青霉素结合蛋白基因突变 | 青霉素类 |
|  | 核糖体 30S 亚基突变 | 氨基糖苷类（链霉素） |
|  | 肽聚糖的乳酸被丙氨酸取代 | 万古霉素 |
|  | DNA 解旋酶（gyrase）突变 | 喹诺酮类 |
|  | RNA 聚合酶突变 | 利福平 |
|  | 过氧化物酶突变 | 异烟肼 |
| 降低药物的通透性 | 孔蛋白（porin）突变 | 青霉素类、氨基糖苷类等 |
| 增强药物外排 | 多药耐药泵（MDR pump） | 四环素类、磺胺类 |

**3. 细菌耐药的遗传物质** 染色体、质粒和转座子均可携带耐药基因（表 11-4）。

（1）染色体：染色体突变的频率很低（$10^{-12} \sim 10^{-7}$），因此临床上因染色体突变而产生的耐药发生概率低。但染色体编码的利福平耐药频率非常高（$10^{-7} \sim 10^{-5}$），临床单用利福平往往会因耐药而治疗失败。

（2）质粒：携带耐药基因的质粒称为耐药质粒（resistance plasmid，R 质粒）。通常是编码水解或修饰药物分子的酶，包括 β-内酰胺酶、氯霉素乙酰转移酶、乙酰化酶、腺苷化酶、磷酸化酶等。一些细菌的染色体也能编码这些酶。

表 11-4 染色体、质粒编码耐药的机制

| 药物 | 主要耐药机制 | 编码基因位置 |
| --- | --- | --- |
| β-内酰胺类 | β-内酰胺酶裂解 β-内酰胺环 | 质粒、染色体 |
| 氨基糖苷类 | 对药物分子进行乙酰化、腺苷化、磷酸化修饰 | 质粒、染色体 |
| 氯霉素 | 对药物分子进行乙酰化修饰 | 质粒 |
| 大环内酯类 | 将药物的受体 rRNA 甲基化处理 | 质粒、染色体 |
| 四环素类 | 降低细胞对药物的摄取量，或增加药物从细胞排出量 | 质粒 |
| 磺胺类 | 促进细胞排出药物，并降低酶分子对药物的亲和力 | 质粒 |

质粒编码的耐药性对临床药物治疗尤其重要，原因是：①耐药质粒普遍存在于各种细菌，尤其是革兰氏阴性杆菌；②质粒编码的耐药性通常是多重耐药（multi drug resistance，MDR）；③质粒可通过接合在菌株间高频传递。

(3）转座子（transposon，Tn）：Tn 是可在染色体内、质粒内或者染色体与质粒间转移的小 DNA 片段。Tn 结构简单，两端是反向重复序列（inverted repeat，IR），使得转座子可以在染色体或质粒 DNA 分子里转移。典型的耐药转座子含 3 个基因：①转座酶（transposase）基因，编码的转座酶负责转座子 DNA 与染色体或质粒 DNA 分子的切割和连接；②转座酶抑制基因，编码产物抑制转座酶基因的表达，保证转座子位置的相对稳定；③耐药基因，编码破坏药物分子的酶类。

**4. 细菌耐药的控制** 控制耐药是临床抗菌药物治疗的关键问题。通过以下途径可最大限度防止耐药发生：①维持高水平药物浓度，在最短时间内清除原始感染细菌；②联合使用两种没有交叉耐药的药物，避免耐药株被筛选出来；③避免滥用药物，防止细菌过多接触该药。

"超级细菌"对几乎所有抗生素都耐药，如耐甲氧西林金黄色葡萄球菌（MRSA）、耐万古霉素肠球菌、携带有 NDM-1 基因的大肠埃希菌和肺炎克雷伯菌等。研究结果表明，噬菌体与宿主菌严格配型的基础上可破坏"超级细菌"，具有较好的临床应用前景。

## 第二节 抗病毒药物与病毒的耐药性

抗病毒药物作用于病毒复制的某个环节，抑制病毒的复制，包括化学药物、干扰素及其诱生剂、中草药、治疗性疫苗、治疗性抗体和基因制剂。其中，抗病毒化学药物的研发和临床应用近年有较大进展，人类免疫缺陷病毒（HIV）感染可在药物治疗下得到良好控制，丙型肝炎病毒（HCV）感染可用药物治愈并实现病毒清除。

### 一、抗病毒药物

病毒复制的各个环节都可能是药物的作用靶点，目前主要的抗病毒药物的作用靶点和相关药物见表 11-5。

表 11-5 抗病毒药物的作用靶点和相关药物

| 作用靶点 | 药物 |
| --- | --- |
| 阻止病毒吸附宿主细胞的受体 | 治疗性抗体、卡莫司他 |
| 抑制病毒穿入与脱壳 | 金刚烷胺、甲基金刚烷胺 |
| 干扰病毒 DNA 或 RNA 聚合酶介导的核酸合成 | 碘苷、阿昔洛韦、丙氧鸟苷、脱氧鸟苷、阿糖腺苷、三氟胸腺嘧啶、甲酸磷霉素、齐多夫定、拉米夫定、双脱氧肌苷、双脱氧胞苷、利巴韦林等 |
| 抑制病毒蛋白酶，阻止病毒蛋白成熟 | 沙奎那韦、茚地那韦、利托那韦、奈非那韦、替拉瑞韦、波普瑞韦、索非布韦、雷迪帕韦 |
| 抑制整合酶，阻止病毒 DNA 整合入宿主 DNA | 拉替拉韦、艾维雷韦 |
| 干扰病毒 mRNA 翻译蛋白质 | 干扰素 |
| 抑制病毒释放 | 扎那米韦、奥司他韦 |

**1. 阻止吸附** 治疗性抗体可以通过中和病毒、阻止病毒吸附宿主细胞受体达到治疗作用，如抗埃博拉病毒抗体 ZMapp。在 SARS-CoV-2 入侵过程中，其刺突蛋白（S）需细胞的跨膜丝

氨酸蛋白酶2（TMPRSS2）切割，激活其与受体血管紧张素转换酶2（angiotensin-converting enzyme 2，ACE2）结合。卡莫司他（camostat）可抑制 TMPRSS2，从而阻止 SARS-CoV-2 吸附至宿主细胞表面的 ACE2。

**2. 抑制穿入与脱壳** 金刚烷胺（amantadine）的作用是阻止甲型流感病毒的穿入与脱壳。对乙型和丙型流感病毒无效。

**3. 抑制病毒核酸合成** 干扰病毒核酸合成的策略在单纯疱疹病毒（HSV）感染和 HIV 感染的临床治疗取得了较好效果，近年来应用此策略又在 HCV 治疗取得突破。这些药物按化学结构可分为三类：核苷类似物（nucleoside analogue）、核苷酸类似物（nucleotide analogue）和非核苷类似物。大部分抗病毒药物都是核苷类似物。

核苷或核苷酸类似物通过以下机制抗病毒：①核苷类似物被细胞编码的磷酸激酶作用后，掺入子代病毒 DNA，使病毒无法基因转录，如碘苷；②核苷类似物进入细胞后，竞争抑制病毒 DNA 聚合酶，干扰病毒核酸转录，如无环鸟苷（acyclovir）；③抑制病毒逆转录酶（reverse transcriptase，RT）：核苷类似物磷酸化后，结构类似核苷酸，可作为底物竞争抑制病毒逆转录酶，并掺入新合成的 DNA 链，造成 DNA 链延伸终止，如齐多夫定（azidothymidine，AZT）、拉米夫定（lamivudine）、阿巴卡韦（abacavir）、去羟肌苷（didanosine）、司坦夫定（stavudine）等。

非核苷类似物如奈韦拉平（nevirapine）、地拉夫定（delavirdine）等可结合至逆转录酶的活性部位，干扰逆转录酶活性。

**4. 抑制病毒蛋白酶** 许多病毒均编码蛋白酶，用于反式切割病毒编码的大前体蛋白，形成成熟的子代病毒蛋白。HIV 的 *gag*、*pol* 基因编码的前体蛋白需经酶切后才具有功能，但 HIV 的蛋白酶可被沙奎那韦（saquinavir）、茚地那韦（indinavir）等药物结合，抑制蛋白酶活性，从而阻断 HIV 复制。

HCV 的 NS3/4A 蛋白酶、小 RNA 病毒（如柯萨奇病毒、肠道病毒 A71）的 2A$^{pro}$ 和 3C$^{pro}$ 蛋白酶也发挥类似作用，这些蛋白酶的抑制剂可有效抗病毒。例如，替拉瑞韦（telaprevir）、波普瑞韦（boceprevir）和西咪匹韦（simeprevir）是 HCV 的 NS3/4A 蛋白酶抑制剂，已广泛应用于临床，使丙型肝炎成为可治愈疾病。

**5. 抑制整合酶** 拉替拉韦（raltegravir）和艾维雷韦（elvitegravir）能抑制 HIV 的 DNA 整合入宿主 DNA，阻断病毒复制和感染新细胞。

**6. 阻断病毒蛋白合成** α 和 β 干扰素刺激细胞产生 2′-5′-寡腺苷酸合成酶、RNA 酶和蛋白激酶，这些酶通过降解病毒 mRNA 阻断病毒蛋白合成。

**7. 阻断释放** 流感病毒在成熟释放时，要靠病毒的神经氨酸酶水解 N-乙酰神经氨酸才能脱离宿主细胞，扎那米韦（zanamivir）、奥司他韦（oseltamivir）可以抑制神经氨酸酶，阻止流感病毒释放。

临床抗病毒治疗中经常采用联合用药物的策略。例如，抗 HIV 治疗是将不同机制的药物联合使用，通常是蛋白酶抑制剂和聚合酶抑制剂联合，可以将 HIV 有效抑制到常规方法检测不到的水平，称为高效抗逆转录病毒治疗（high active antiretroviral therapy，HAART）。又如，抗 HCV 治疗也采用联合用药策略。抗 HCV 药物分三类：①抗 NS3/4A 蛋白酶抑制剂，如波普瑞韦（boceprevir）和替拉瑞韦（telaprevir）；② NS5B 聚合酶抑制剂，如索非布韦（sofosbuvir）；③ NS5A 抑制剂，如雷迪帕韦（ledipavir）和达卡他韦（daclatasvir）。这些药物特异性靶向 HCV 复制的关键病毒蛋白，从而抑制 HCV 复制，故称为直接抗病毒药物（direct-acting antiviral agent，DAA）。临床联合使用 DDAs 可有效清除 HCV，治愈 90% 以上的 HCV 感染者。

## 二、病毒的耐药性

抗病毒药物的研发和应用还存在很大局限性。病毒是严格的细胞内寄生微生物,病毒复制与宿主细胞的生物合成过程非常相似,抑制病毒复制也可能影响细胞的生理和功能,因此寻找抗病毒药物所需的选择毒性相对困难。

抗病毒药物对潜伏病毒无效。药物总是针对病毒复制过程的某个环节发挥作用,而潜伏病毒不复制,药物因此无法发挥作用。

病毒对抗病毒药物也可产生耐药。无环鸟苷进入细胞后需要疱疹病毒的胸苷激酶(thymidine kinase,TK)将其转化为一磷酸无环鸟苷,进而在细胞的激酶作用下转变成为三磷酸无环鸟苷,然后干扰病毒 DNA 合成。临床上 90% 耐无环鸟苷的疱疹病毒都存在 TK 的变异,包括基因缺失和功能缺陷。

逆转录病毒如 HIV 极易产生耐药性。逆转录酶保真性差,转录过程中易产生突变,导致病毒复制突变频率非常高,也易产生耐药。临床上逆转录酶抑制剂、蛋白酶抑制剂均不能在抗 HIV 治疗中单独使用,否则很快即出现耐药。通常将蛋白酶抑制剂、逆转录酶抑制剂联合使用。

乙型肝炎病毒(HBV)的聚合酶是核苷和核苷酸类似物的靶点。临床发现对药物反应差的 HBV 聚合酶基因存在一些特征性的突变,导致药物靶点的改变。此外,HBV 复制过程中会形成共价闭环 DNA 中间体共价闭合环状 DNA(covalently closed circular DNA,cccDNA),现有药物对 cccDNA 几乎没有作用,是 HBV 逃逸药物作用的重要机制之一。

甲型流感病毒对 M2 通道阻滞剂产生耐药。M2 离子通道阻滞剂金刚烷胺与病毒 M2 蛋白结合,使 M2 离子通道堵塞,离子不能通过。甲型流感病毒 M2 中任一与金刚烷胺结合的氨基酸残基若是发生突变,则不能与金刚烷胺结合,离子通道不能被阻滞。

### 思 考 题

1. 患者,男,2 岁,5 天前左腋窝部皮肤红肿、疼痛,2 天后红肿处按压有波动感,伴发热、咳嗽,静脉滴注青霉素未见疗效。体检:体温 39℃,左腋窝处有一直径约 3 cm 红色肿块,压痛明显并有波动感。胸部 CT 显示左肺多发点片状高密度影。脓液和血细菌培养结果为金黄色葡萄球菌,药物敏感试验结果:对青霉素类、头孢菌素类、环丙沙星类和复方磺胺甲噁唑耐药,万古霉素与利奈唑胺敏感。诊断为左腋窝皮肤软组织耐甲氧西林金黄色葡萄球菌感染合并肺炎。患者经脓肿切开引流、静脉滴注万古霉素与利奈唑胺联合治疗后痊愈出院。

(1)诊断为耐甲氧西林金黄色葡萄球菌感染的依据是什么?
(2)结合本病例,试述耐甲氧西林金黄色葡萄球菌的耐药机制。
2. 为避免细菌出现耐药性,临床上应采取哪些措施?
3. 简述抗病毒药物治疗病毒感染的策略。

(张增峰)

# 第十二章 球菌

球菌（coccus）是细菌中的一大类，种类繁多，大多为非致病性球菌，少数对人有致病作用，称为病原性球菌。因它们都能引起化脓性炎症，故又称为化脓性球菌（pyogenic coccus）。根据革兰氏染色不同将球菌分为两类，革兰氏阳性球菌有葡萄球菌、链球菌、肺炎链球菌；革兰氏阴性球菌有脑膜炎奈瑟菌和淋病奈瑟菌等。

## 第一节 葡萄球菌属

葡萄球菌属（*Staphylococcus*）是一群葡萄串状排列的革兰氏阳性球菌，广泛分布于空气、水、土壤、人和动物的体表及与外界相通的腔道，大部分是正常菌群或不致病的腐生菌，仅少数对人致病。依据传统分类，目前葡萄球菌属细菌有32种，在人体寄生的有16种。常见的有金黄色葡萄球菌（*S. aureus*）、表皮葡萄球菌（*S. epidermidis*）和腐生葡萄球菌（*S. saprophyticus*）（表12-1）。根据是否产生凝固酶，可将葡萄球菌分为凝固酶阳性葡萄球菌、凝固酶阴性葡萄球菌两大类。凝固酶阳性葡萄球菌还可用噬菌体进一步分型，目前可分为5个噬菌体群和26个噬菌体型。噬菌体分型在流行病学调查时，对追踪传染源及研究菌型与疾病种类间的关系有重要意义。

表 12-1　三种葡萄球菌的主要性状

| 性状 | 金黄色葡萄球菌 | 表皮葡萄球菌 | 腐生葡萄球菌 |
| --- | --- | --- | --- |
| 菌落色素 | 金黄色 | 白色 | 白色或柠檬色 |
| 凝固酶 | + | - | - |
| 分解葡萄糖 | + | + | - |
| 分解甘露醇 | + | - | - |
| 溶血素 | + | - | - |
| 耐热核酸酶 | + | - | - |
| A蛋白 | + | - | - |
| 致病性 | 强 | 弱 | 弱或无 |

## 一、金黄色葡萄球菌

金黄色葡萄球菌在鼻咽部带菌率为20%～50%，医务人员的带菌率可高达70%以上，是医院内交叉感染的重要传染源。

### （一）生物学性状

**1. 形态与染色**　金黄色葡萄球菌为革兰氏阳性菌，衰老、死亡、被中性粒细胞吞噬或受青霉素等药物影响后，可染成革兰氏阴性；球形或略呈椭圆形，直径0.5～1.5 μm（图12-1）；在固体培养基上生长的细菌常呈典型葡萄串状排列，在脓汁或液体培养基中生长者，常为双球或短链状；无鞭毛，无芽孢，体外培养时一般不形成荚膜；在作用于细胞壁的抗生素（如青霉素等）的干扰下，可形成L型，菌体膨胀导致形态改变，或裂解死亡。

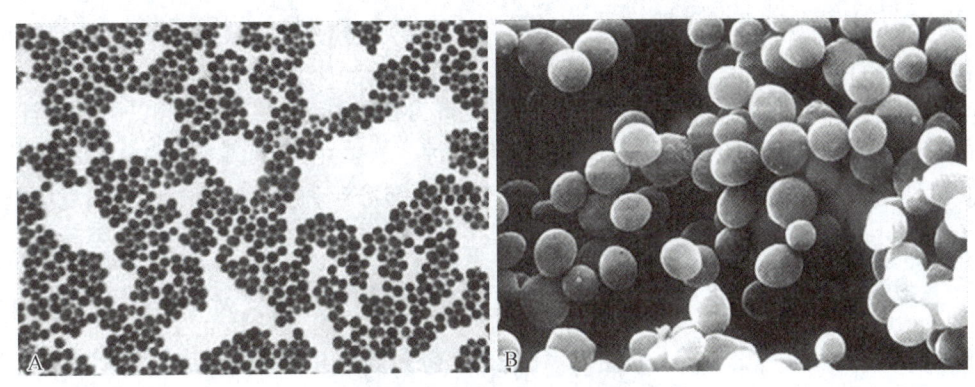

图12-1　金黄色葡萄球菌形态
A. 光镜下形态，革兰氏染色，×1000；B. 扫描电镜下形态，×13 500

**2. 培养特性**　该菌营养要求不高，兼性厌氧或需氧，最适生长温度为37℃，最适pH为7.4；在基础培养基上生长良好，在肉汤培养基中呈均匀浑浊生长，管底稍有沉淀；在普通琼脂平板上孵育24～48小时后，形成直径2 mm的圆形、隆起、表面光滑、湿润、边缘整齐、不透明的金黄色菌落（受培养环境、传代等因素影响，也有呈现白色、浅粉色等非金黄色菌落）；在血琼脂平板上，可形成透明的溶血环（β溶血），溶血菌株大多有致病性。

**3. 生化反应**　该菌触酶试验阳性。多数菌株能分解葡萄糖、麦芽糖和蔗糖，产酸不产气。致病菌株能分解甘露醇。

**4. 抗原构造**　金黄色葡萄球菌抗原结构复杂多样，重要的有以下几种。

（1）葡萄球菌A蛋白（staphylococcal protein A，SPA）：是存在于细胞壁的一种表面蛋白，具有属特异性，90%以上的金黄色葡萄球菌有此抗原。SPA是一种单链多肽，与胞壁肽聚糖呈共价结合。该蛋白可与人类IgG1、IgG2和IgG4的Fc段非特异性结合，与吞噬细胞争夺Fc段，有效地降低抗体介导的调理作用。SPA与IgG结合后的复合物还具有促细胞分裂、引起超敏反应、损伤血小板等多种生物学活性。协同凝集试验（coagglutination）即采用含SPA的葡萄球菌作为载体，结合特异性抗体，可简易、快速检测多种微生物抗原。

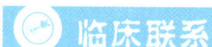

### 葡萄球菌 A 蛋白（SPA）与协同凝集实验

SPA 能与人及多种哺乳动物血清中 IgG1、IgG2 和 IgG4 类抗体的 Fc 段结合，暴露在葡萄球体表面的两个 Fab 段仍保持其抗体活性和特异性，因此金黄色葡萄球菌可成为 IgG 抗体的载体。当 Fab 段结合抗原时，通过 IgG、SPA 和抗原的作用将大量葡萄球菌连结，形成肉眼可见的凝集，称为协同凝集试验（coagglutination test），特异性、敏感性均高，可用于检测可溶性微量抗原。

（2）荚膜多糖：宿主体内的大多数金黄色葡萄球菌表面存在着荚膜多糖，有利于细菌抗吞噬，促进细菌对细胞或生物合成材料表面（如生物性瓣膜、导管、人工关节等）的黏附。

（3）磷壁酸：具有群特异性，金黄色葡萄球菌的磷壁酸是 A 多糖（$N$-乙酰葡糖胺核糖醇型磷壁酸）；表皮葡萄球菌的磷壁酸是 B 多糖（$N$-乙酰葡糖胺甘油型磷壁酸）。磷壁酸能与细胞表面的纤连蛋白结合，介导葡萄球菌对黏膜表面的黏附。

**5. 抵抗力** 金黄色葡萄球菌对外界因素的抵抗力强于其他无芽孢菌；在干燥脓汁、痰液中存活 2～3 个月，加热 60℃ 1 小时或 80℃ 30 分钟才被杀死，2% 苯酚中 15 分钟或 1% 氯汞水中 10 分钟死亡，耐盐性强，在含 10%～15% NaCl 的培养基中仍能生长；对碱性染料敏感。

### 金黄色葡萄球菌的耐药性

金黄色葡萄球菌对多种抗生素易产生耐药性。①青霉素类抗生素：金黄色葡萄球菌可携带 β-内酰胺酶质粒，对青霉素 G、氨苄西林等多种青霉素类抗生素产生耐药，耐药率高达 90% 以上；②耐甲氧西林金黄色葡萄球菌（methicillin-resistant *S. aureus*，MRSA）：1970 年代开始在世界范围内引起严重的医院内感染，MRSA 携带抗甲氧西林基因 mecA，编码青霉素结合蛋白-2'（penicillin binding protein-2'，PBP2'），对青霉素类抗生素结合力下降，产生耐药；③耐万古霉素金黄色葡萄球菌（vancomycin resistant *S. aureus*，VRSA）：细菌细胞壁增厚使万古霉素与细胞壁肽聚糖的亲和力降低，阻碍万古霉素与活性靶位接触，导致耐药。

## （二）致病性与免疫性

**1. 致病物质** 在葡萄球菌中金黄色葡萄球菌毒力最强。毒力因子包括菌体表面结构、多种酶类及毒素等。

（1）凝固酶（coagulase）：金黄色葡萄球菌可产生两种凝固酶。①游离凝固酶（free coagulase）：作用类似凝血酶原物质，被人或家兔血浆中协同因子活化为凝血酶样物质后，使液态的纤维蛋白原变成固态的纤维蛋白，使血浆凝固，可用试管法检测。游离血浆凝固酶使感染病灶周围纤维蛋白凝固沉积，细菌不易向外扩散，故金黄色葡萄球菌引起的感染易局限化和形成血栓，化脓灶多局限。②结合凝固酶（bound coagulase）：是该菌表面的纤维蛋白原受体，能与纤维蛋白原结合，引起细菌凝聚呈颗粒状，可用玻片法检测。血浆凝固酶使纤维蛋白凝聚于菌体表面，能阻止体内吞噬细胞的吞噬或胞内消化作用，也能保护细菌不受血清中杀菌物质的破坏，与其致病性关系密切。大多致病性葡萄球菌能产生凝固酶，故凝固酶试验是鉴别葡萄球菌有无致病性的重要指标。

（2）葡萄球菌溶素（staphylolysin）：为膜损伤毒素，按免疫原性不同，可分为α、β、γ、δ四种，对人类有致病作用的主要是α溶素，除对多种哺乳动物红细胞有溶血作用外，还对白细胞、血小板、肝细胞、成纤维细胞、血管平滑肌细胞等有损伤作用。α溶素是一种外毒素，免疫原性强，经甲醛处理可制成类毒素，可用作人工主动免疫制剂。

（3）杀白细胞素（leukocidin）：又称 Panton-Valentine（PV）杀白细胞素，只攻击中性粒细胞和巨噬细胞，有 F（电泳移动快成分）和 S（电泳移动慢成分）两个组分，两者必须协同才有作用。杀白细胞素能使细胞膜中三磷酸肌醇发生构型变化，胞膜通透性增高，胞内颗粒排出，细胞死亡。死亡的细胞可形成脓栓。杀白细胞素在抵抗宿主吞噬细胞、增强病菌侵袭力方面有意义。

（4）肠毒素（enterotoxin）：30%～50% 临床分离株可产生肠毒素。肠毒素分为 9 个血清型（A、B、$C_1$、$C_2$、$C_3$、D、E、G 和 H），以 A、D 型为常见。葡萄球菌肠毒素是热稳定的蛋白质，100℃ 30 分钟仍保存部分活性，能抵抗胃肠液中蛋白酶的水解作用。葡萄球菌肠毒素是超抗原，能非特异性激活 T 细胞，释放过量的细胞因子如 TNF、IL-1 和 IFN-γ 等。食物如果被产毒株污染，在 20～22℃经 8～10 小时，可产生大量的肠毒素。食用被肠毒素污染的食品后，毒素与肠道神经细胞受体结合，刺激呕吐中枢，引起以呕吐为主要症状的急性胃肠炎，以 A 型最多见。

（5）表皮剥脱毒素（exfoliatin）：又称表皮溶解毒素（epidermolytic toxin），有两个血清型，A 型耐热，由前噬菌体编码，B 型不耐热，由 RW002 质粒编码。表皮剥脱毒素能与皮肤存在的 GM4 神经节苷脂结合，发挥丝氨酸蛋白酶功能，裂解细胞间桥小体，使表皮和真皮脱离，引起葡萄球菌烫伤样皮肤综合征（staphylococcal scalded skin symdrome，SSSS），又称剥脱性皮炎，多见于新生儿、幼儿和免疫功能低下的成人。

（6）毒性休克综合征毒素 -1（toxic shock syndrome toxin 1，TSST-1）：为外毒素，曾称肠毒素 F 和致热性外毒素 C，由细菌染色体编码。它也是一种超抗原，可激活大量的 T 细胞，诱导单核细胞产生 IL-1、TNF 等引起机体发热，使毛细血管通透性增加，组织损伤，引起器官功能紊乱或毒性休克综合征（TSS）。

（7）其他

1）纤维蛋白溶酶（fibrinolysin）：又称葡激酶（staphylokinase），可激活血浆中的纤维蛋白酶原，使之成为纤维蛋白酶，导致血浆纤维蛋白溶解，利于病菌扩散。

2）耐热核酸酶（heat-stable nuclease）：致病性葡萄球菌能产生该酶。该酶耐热，经 100℃ 15 分钟或 60℃ 2 小时不被破坏，能降解 DNA 和 RNA。目前临床已将耐热核酸酶作为判断葡萄球菌有无致病性的重要指标之一。

3）透明质酸酶（hyaluronidase）：又称扩散因子（spreading factor），能分解细胞间质中的透明质酸，利于细菌的扩散。90% 以上的金黄色葡萄球菌能产生该酶。

4）脂酶（lipase）：绝大多数凝固酶阳性葡萄球菌和约 30% 凝固酶阴性葡萄球菌能产生多种脂酶，它们分解血浆和机体各部位表面的脂肪和油脂，细菌借其获得必需营养，从而可定植于分泌脂质的部位，故脂酶有利于细菌入侵皮肤和皮下组织。

**2. 所致疾病** 包括侵袭性疾病、毒素性疾病两类。

（1）侵袭性疾病：主要引起化脓性炎症。葡萄球菌可通过多种途径侵入机体，导致皮肤或器官的感染，甚至败血症。

1）皮肤及软组织感染：如毛囊炎、疖、痈、伤口化脓等，其脓汁黄而黏稠，化脓灶多局限，与周围组织界限明显。

2）内脏器官感染：如肺炎、胸膜炎、中耳炎、脑膜炎、心包炎、心内膜炎。

3）全身性感染：如败血症、脓毒血症。

（2）毒素性疾病：由葡萄球菌产生的相关外毒素引起。

1）食物中毒：进食含葡萄球菌肠毒素食物后 1~6 小时出现症状，先有恶心、呕吐、上腹痛，继以腹泻，以呕吐最为突出，大多数患者于 1~2 天内恢复。

2）烫伤样皮肤综合征：由表皮剥脱毒素引起，多见于幼儿及免疫功能低下的成人。发病初期患者皮肤出现弥漫性红斑（可累及全身皮肤的 20%~100%），48 小时内表皮起皱，继而形成清亮的水疱。皮肤有触痛，形似砂纸状，最后表皮上层脱落。

3）毒性休克综合征：主要由 TSST-1 引起，常发生在使用月经塞的女性月经期，表现为突发的高热、呕吐、腹泻、猩红热样皮疹伴脱屑，严重者可出现低血压及心肾衰竭，导致休克；也可发生在儿童及术后伤口被葡萄球菌感染的患者。

此外，肠道内菌群失调时，优势菌如脆弱拟杆菌、大肠埃希菌等受抗菌药物作用而被抑制或杀灭，耐药的艰难拟梭菌、金黄色葡萄球菌等乘机繁殖并产生肠毒素，引起以腹泻为主要症状的假膜性肠炎，病理特点是肠黏膜覆盖一层由炎性渗出物、肠黏膜坏死组织和细菌组成的假膜。现认为假膜性肠炎主要由艰难拟梭菌引起，葡萄球菌仅为伴随细菌。

**3. 免疫性**　人类对葡萄球菌有一定的天然免疫力，只有当皮肤黏膜受损后，或患有慢性消耗性疾病（如结核、糖尿病、肿瘤等），以及其他病原感染导致宿主免疫力降低时，才易引起葡萄球菌感染；患病恢复后获得的免疫力不强，难以防止再次感染。

### （三）微生物学检查法

**1. 标本**　化脓性病灶采取脓汁、渗出液，疑为败血症采取血液，疑为脑膜炎采取脑脊液，食物中毒则分别采集剩余食物、患者呕吐物和粪便等。

**2. 直接涂片镜检**　取标本涂片，革兰氏染色后镜检。一般根据细菌形态、排列和染色性可做出初步诊断。

**3. 分离培养和鉴定**　将标本接种至血琼脂平板，37℃孵育 18~24 小时后挑选可疑菌落涂片染色镜检。血液标本需先经肉汤培养基增菌后再接种血琼脂平板。致病性葡萄球菌的鉴定主要依据溶血性、金黄色色素及是否产生凝固酶和耐热核酸酶，发酵甘露醇可为参考指标。需要注意的是，某些凝固酶阴性葡萄球菌仍然有致病性。

**4. 葡萄球菌肠毒素检查**　传统方法动物实验：取患者呕吐物或剩余食物对动物灌胃，或接种于肉汤培养基，取滤液注射于 6~8 周龄的幼猫腹腔，观察幼猫是否出现呕吐、腹泻、体温升高或死亡等现象，提示有肠毒素存在的可能。此法实用性差，目前多采用 ELISA、PCR 等方法快速检测葡萄球菌肠毒素，也可用特异的 DNA 探针杂交技术检测葡萄球菌是否为产肠毒素的菌株。

### （四）防治原则

注意个人卫生，加强对食品或饮食服务业的卫生监督管理。医务人员金黄色葡萄球菌的带菌率高，应做好消毒隔离，尤其是手部的消毒处理，防止医源性感染。目前金黄色葡萄球菌的耐药菌株日益增多，要根据药物敏感试验结果，选用最佳抗菌药物。慢性反复发作疖、痈的患者，可采用自身菌苗疗法。

## 二、凝固酶阴性葡萄球菌

凝固酶阴性葡萄球菌（coagulase-negative staphylococcus，CNS）是寄生于人和动物体表及与外界相通的腔道的正常菌群，包括表皮葡萄球菌、腐生葡萄球菌、人葡萄球菌、溶血葡萄球菌、头葡萄球菌、木糖葡萄球菌、猿类葡萄球菌等 30 余种。过去认为 CNS 不致病，随着介入性诊断技术、免疫抑制剂、广谱抗生素等的广泛应用，CNS 已成为医院感染的常见机会性致病菌之一。耐药菌株也日益增多，耐甲氧西林凝固酶阴性葡萄球菌（methicillin-resistant CNS，MRCNS）检出率逐年上升。感染标本中分离较多的是表皮葡萄球菌、腐生葡萄球菌。

### （一）生物学性状

CNS 营养需求同金黄色葡萄球菌；表皮葡萄球菌产生白色色素，腐生葡萄球菌产生柠檬色色素；在血液琼脂平板上一般不形成溶血环。CNS 不能分解甘露醇，此点可与金黄色葡萄球菌相鉴别。

### （二）致病性

**1. 致病物质** 与金黄色葡萄球菌相比，CNS 不产生凝固酶和 α 溶素，其致病物质主要为细菌胞壁外的黏液物质（extracellular slime substance，ESS）、β 溶素和 δ 溶素，在细菌黏附、抗吞噬和抵抗宿主的免疫防御机制中起重要作用。

**2. 所致疾病** CNS 已成为临床上常见的条件致病菌，在医源性感染中较为常见。MRCNS 虽为低毒力条件致病菌，感染后症状不明显，但其多重耐药给临床诊断和治疗带来一定困难。CNS 主要引起以下几种感染。

（1）泌尿系统感染：表皮葡萄球菌常引起青年女性泌尿道感染，仅次于大肠埃希菌引起的泌尿道感染。

（2）心内膜炎：常因心瓣膜修复术而发生感染，特别是安装人工瓣膜者，主要为表皮葡萄球菌。

（3）败血症：CNS 引起的败血症，常见于新生儿。其引起的败血症居常见病原菌引起的第三位，仅次于大肠埃希菌和金黄色葡萄球菌。

（4）侵入性诊疗手段引起的感染：导管、动脉插管、心脏起搏器、人工关节等植入性医疗器械特别适合 CNS 的黏附和生长，常导致各种术后感染。目前耐甲氧西林的表皮葡萄球菌感染已成为外科手术后的严重问题。此外，器官移植、长期腹膜透析等也可造成凝固酶阴性葡萄球菌的感染。

### （三）微生物学检查法

CNS 感染的诊断可依据血浆凝固酶阴性、不能分解甘露醇及色素，与金黄色葡萄球菌进行区别。进一步的型别鉴定可以采用细菌核糖体基因分型法，质粒指纹图谱分型法等。怀疑 CNS 所致菌血症（败血症）时，应连续两次血培养阳性，并结合临床分析。

### （四）防治原则

凝固酶阴性葡萄球菌，尤其是表皮葡萄球菌对多种抗生素易产生耐药性。治疗时应根据药敏试验选择敏感药物。术前、术后应加强空气和周围环境的消毒，定期对临床分离菌株的耐药性进行分析，制定抗感染方案以控制医院感染。

## 第二节 链球菌属

链球菌属（Streptococcus）是另一类常见的化脓性球菌，革兰氏阳性，成对或成链状排列，广泛存在于自然界、人及动物粪便和健康人的鼻咽部，大多为正常菌群。病原性链球菌可引起人类各种化脓性炎症、猩红热、产褥热、肺炎、新生儿败血症、细菌性心内膜炎，以及风湿热、肾小球肾炎等超敏反应性疾病。链球菌属中对人类致病的主要是 A 群链球菌和肺炎链球菌。

链球菌常用的分类方法有以下三种。

**1. 根据溶血现象分类**

（1）甲型溶血性链球菌（α-hemolytic streptococcus）：红细胞不完全溶解，菌落周围有 1～2 mm 宽的半透明草绿色溶血环，称甲型溶血或 α 溶血，绿色物质可能是细菌产生的过氧化氢使血红蛋白氧化成高铁血红蛋白所致。甲型溶血性链球菌又称草绿色链球菌（Streptococcus viridans），多为机会致病菌，可致亚急性细菌性心内膜炎。

（2）乙型溶血性链球菌（β-hemolytic streptococcus）：红细胞完全溶解，菌落周围形成 2～4 mm 宽、界限分明、完全透明的溶血环，称乙型溶血或 β 溶血。乙型溶血性链球菌致病力强，常引起人和动物多种疾病。

（3）丙型链球菌（γ-streptococcus）：不产生溶血素，菌落周围无溶血环，故又称非溶血性链球菌（nonhemolytic streptococcus）。丙型链球菌一般情况下不致病。

**2. 根据抗原结构分类** 又称 Lancefield 分类。根据细胞壁中 C 多糖抗原性不同，可将链球菌分成 A—H、K—V 20 个群。对人致病的链球菌约 90% 是 A 群，其次为 B 群，其他群少见。A 群链球菌（group A streptococcus，GAS）常引起化脓性感染，又称化脓性链球菌（Streptococcus pyogenes）。同群链球菌间，因表面蛋白质抗原不同又分成若干型，如 A 群链球菌根据 M 抗原不同可分约 150 个型；B 群分 4 个型；C 群分 13 个型。链球菌群别与溶血性之间并无平行关系，但 A 群链球菌大多表现为 β 溶血。

**3. 根据生化反应等分类** 一些链球菌可根据生化反应、致病性、药物敏感性、对氧需求等特性进行分类。如根据对氧的需要分为需氧性、兼性厌氧性和厌氧性链球菌三类。对人类致病的主要为前两类，厌氧性链球菌是口腔、消化道、泌尿生殖道的正常菌群，在特定条件下可致病。

## 一、A 群链球菌

A 群链球菌是致病力最强的链球菌，90% 链球菌感染为 A 群链球菌引起。

### （一）生物学性状

**1. 形态与染色** 该菌为革兰氏阳性菌，在陈旧培养基或脓液标本或被吞噬细胞吞噬后常呈革兰氏阴性；球形或椭圆形，直径 0.6～1 μm（图 12-2）；链状排列，在液体培养基中形成长链，在固体培养基上形成短链；临床标本可见成对和短链排列，易与葡萄球菌混淆；无芽孢、无鞭毛。幼龄菌（2～3 小时培养物）可形成透明质酸荚膜，随着培养时间延长，细菌产生的透明质酸酶使荚膜消失。细胞壁外有菌毛样结构，含有型特异性 M 蛋白。

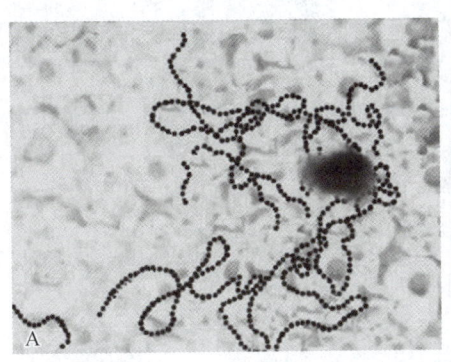 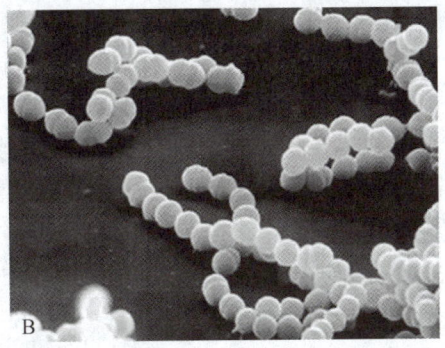

**图 12-2 链球菌的形态**
A. 革兰氏染色，×1000；B. 扫描电镜，×13 000

**2. 培养特性** A 群链球菌为需氧或兼性厌氧菌，营养要求较高，普通培养基中需加血液、血清、葡萄糖或腹水等营养物质才能生长；在血清肉汤培养基中生长时易形成长链状，管底呈絮状沉淀；在血琼脂平板上形成圆形隆起、表面光滑、灰白色、半透明或不透明的细小菌落，多数菌株菌落周围有 β 溶血现象。

**3. 生化反应** A 群链球菌能发酵简单的糖类，产酸不产气；一般不分解菊糖，不被胆汁溶解，此两特性可与肺炎链球菌鉴别。链球菌与葡萄球菌不同，不产生触酶。

**4. 抗原构造** 链球菌抗原构造较复杂，主要有以下三种。

（1）多糖抗原：也称 C 抗原，存在于多数链球菌的细胞壁中，是链球菌分群的依据。

（2）蛋白质抗原：也称表面抗原，是链球菌细胞壁的蛋白质，位于 C 抗原外层，A 群链球菌有 M、T、R 和 S 四种抗原组分，与致病性有关的是 M 抗原。表面抗原具有型特异性，如 A 群链球菌可根据 M 抗原不同分成约 150 个型。

（3）核蛋白抗原：也称 P 抗原，无特异性，各种链球菌均相同，且与葡萄球菌有交叉。

**5. 抵抗力** 多数链球菌 60℃ 30 分钟可被杀死，对一般消毒剂敏感；在干燥的尘埃中可生存数月。A 群链球菌对青霉素、红霉素、杆菌肽、四环素类和磺胺类药都敏感。

## （二）致病性与免疫性

**1. 致病物质** A 群链球菌有较强的侵袭力，并产生多种侵袭性酶和外毒素。

（1）菌体细胞壁成分

1）脂磷壁酸（lipoteichoic acid，LTA）：人类多种细胞膜上均有 LTA 结合位点，A 群链球菌通过 LTA 与宿主细胞黏附。LTA 与 M 蛋白共同构成 A 群链球菌的菌毛样结构。

2）F 蛋白：位于链球菌细胞壁内，其结合区暴露于菌体表面，能与上皮细胞表面的纤维粘连蛋白结合，有利于细菌在宿主体内定植和繁殖，也能与纤维蛋白原结合，增加链球菌抗吞噬的能力。

3）M 蛋白：具有抵抗吞噬作用。M 蛋白与心肌、肾小球基底膜成分有共同抗原，与风湿热、肾小球肾炎等超敏反应性疾病有关。

（2）致热外毒素（streptococcal pyrogenic exotoxin，SPE）：又称红疹毒素（erythrogenic toxin）或猩红热毒素（scarlet fever toxin），是人类猩红热的主要致病物质，由携带前噬菌体的溶原性菌株产生，能损害细胞或组织，使患者产生红疹，也具内毒素样致热作用。化学组成为蛋白质，有 A、B、C、F 共 4 个血清型。SPE 具有超抗原作用，可导致毒性休克综合征。

（3）溶血素（hemolysin）：A 群链球菌可产生两种溶血素。

1）链球菌溶血素 O（streptolysin O，SLO）：为含—SH 的蛋白质，对氧敏感，遇氧时—SH

即被氧化为—S—S—，失去溶血能力。加入亚硫酸钠和半胱氨酸等还原剂，溶血作用可以逆转。SLO 对中性粒细胞、血小板及心肌组织有毒性作用。85% 以上患者感染后 2～3 周产生抗溶血素 O 抗体（antistreptolysin O，ASO），病愈后可持续数月甚至数年。风湿热患者血清中 ASO 效价明显升高，活动性风湿热患者 ASO 水平更高，效价一般超过 1：400。因此，测定 ASO 效价可作为新近链球菌感染，或风湿热及其活动性的辅助诊断。

2）链球菌溶血素 S（streptolysin S，SLS）：A 群链球菌在血琼脂平板上的溶血环由 SLS 所致。SLS 对氧稳定，无抗原性，对白细胞和组织细胞等具有破坏作用。

（4）侵袭性酶

1）透明质酸酶：能分解细胞间质的透明质酸，有利于细菌在组织中的扩散。

2）链激酶（streptokinase，SK）：又称链球菌纤维蛋白溶酶（fibrinolysin），可使血浆中的纤维蛋白酶原转化为纤维蛋白酶，溶解血凝块或阻止血浆凝固，有利于细菌在组织中扩散。临床已将链激酶用于治疗早期肺栓塞、冠状动脉及静脉的血栓形成。

3）链道酶（streptodornase，SD）：又称链球菌 DNA 酶（streptococcal deoxyribonuclease），主要由 A、C、G 群链球菌产生，可降解黏稠的 DNA，使脓液稀薄，有利于细菌的扩散。链激酶与链道酶可联合用于化脓性伤口的清创，通过液化脓性分泌物，有利于脓液及坏死物的清除以及抗菌药物进入感染组织。由于链激酶与链道酶能致敏 T 细胞，故常用来进行皮肤试验，通过迟发型超敏反应原理测定受试者的细胞免疫功能，称为 SK-SD 皮试。

**2. 所致疾病** 常见的传播途径有呼吸道及皮肤伤口感染，所致疾病大致分为三种类型。

（1）化脓性感染：①局部皮肤及皮下组织感染，如丹毒（erysipelas）、淋巴管炎、蜂窝组织炎（cellulitis）、痈、脓疱疮。其病灶特点为界限不明显，脓性分泌物稀薄，细菌易于扩散。②其他系统感染，如化脓性扁桃体炎、咽炎、鼻窦炎、中耳炎及产褥热。

（2）毒素性疾病

1）猩红热（scarlet fever）：多发于 10 岁以下儿童，潜伏期为 2～3 天，临床特征为发热、伴头痛、咽痛、杨梅舌、全身弥漫性鲜红色皮疹、皮疹退后明显脱屑。此病常继发于严重的咽炎或皮肤软组织感染，致热外毒素是致病物质。

2）链球菌毒性休克综合征（streptococcal toxic shock syndrome）：是产生致热外毒素的 A 群链球菌引起的以休克为主要症状的感染，可继发于皮肤伤口的感染，常伴有呼吸系统及其他多个脏器功能的衰竭。

（3）超敏反应性疾病

1）风湿热（rheumatic fever）：由 A 群链球菌的多种型别引起，常继发于 A 群链球菌感染的咽炎。临床表现以关节炎、心肌炎为主。其发病机制是链球菌细胞壁中的多糖抗原、M 抗原与心瓣膜、心肌组织及关节组织存在共同抗原，或免疫复合物沉积于心瓣膜和关节滑膜等，导致免疫病理损伤。

2）急性肾小球肾炎（acute glomerulonephritis）：A 群链球菌引起的上呼吸道及皮肤感染均可继发急性肾小球肾炎，多见于儿童和少年。临床表现为蛋白尿、水肿和高血压。大部分人可康复，少数病例可转变为慢性肾小球肾炎、肾衰竭。其致病机制是链球菌某些成分与肾小球基底膜有共同抗原，以及免疫复合物沉积于肾小球基底膜，导致肾小球基底膜发生 II 型及 III 型超敏反应损伤。

**3. 免疫性** 感染 A 群链球菌后，机体可获得对同型链球菌的免疫力。由于链球菌型别多，各型间无交叉免疫力，故可反复感染。猩红热患者可产生抗同型致热外毒素的抗体，对同型细菌有较牢固的免疫力。

## （三）微生物学检查法

**1. 标本**　不同疾病采取不同的标本。如伤口的脓液，咽喉、鼻腔等病灶的棉拭子，败血症时取血液，检测抗体时取血清。

**2. 直接涂片镜检**　脓液标本可直接涂片，革兰氏染色后镜检，发现有典型的链状排列球菌时，可做出初步诊断。

**3. 分离培养与鉴定**　脓液或棉拭子直接接种血琼脂平板，血液标本应增菌后再划种。37℃孵育24小时后，如有β溶血菌落，应与葡萄球菌鉴别；如有α溶血菌落，要和肺炎链球菌鉴别。因甲型溶血性链球菌生长缓慢，怀疑草绿色链球菌所致的细菌性心内膜炎，孵育时间应延长至3周。

**4. PYR试验**　用于特异性检测A群链球菌氨基肽酶。L-吡咯酮β萘酰胺（PYR）被分解后释放萘胺，加入 $N,N$-二甲基内桂醇试剂，1分钟内产生桃红色。A群链球菌为阳性，其他溶血性链球菌为阴性。

**5. 血清学试验**

（1）抗链球菌溶血素O试验：简称抗O试验，常用于风湿热的辅助诊断。风湿热患者血清中抗O抗体比正常人显著增高，大多在250 U左右；活动性风湿热患者一般超过400 U。

（2）Dick试验：是一种皮内试验。注射0.1 ml含有1个皮肤试验量的链球菌红疹毒素于受试者一侧前臂皮内，6~24小时出现直径大于1 cm红斑者为阳性反应，表明无抗红疹毒素抗体，对猩红热无免疫力。注射局部无反应或红斑小于1 cm者为阴性反应，说明机体产生抗红疹毒素抗体，对猩红热有免疫力。若早期Dick试验结果阳性，恢复后转为阴性，可作为猩红热的诊断依据。

## （四）防治原则

患者、隐性感染者、恢复期带菌者是A群链球菌感染的传染源。对患者和带菌者应及时疗，以减少传播机会。对于急性咽喉炎和扁桃体炎患者，特别是儿童，治疗一定要及时彻底，以防止并发急性肾小球肾炎和风湿热等变态反应性疾病。治疗A群链球菌感染时，青霉素G为首选药物。

# 二、肺炎链球菌

肺炎链球菌（*S. pneumoniae*）俗称肺炎球菌（pneumococcus），广泛存在于自然界，常寄居在人体鼻咽腔，仅少数有致病力，可引起大叶性肺炎、脑膜炎、支气管炎等疾病。

### （一）生物学性状

**1. 形态与染色**　该菌为革兰氏阳性球菌，直径约1 μm，常成双排列，菌体成矛头状，宽端相对，尖端向外；在痰、脓液标本中可呈单个或短链状；有毒株在机体内或含血清的培养基中能形成荚膜，荚膜需特殊染色才可见，普通染色时荚膜不着色，表现为菌体周围透明环（图12-3）；无鞭毛，不形成芽孢。菌体衰老时或由于产生自溶酶（autolysin），革兰氏染色可为阴性。

**2. 培养特性**　该菌为需氧或兼性厌氧菌，在

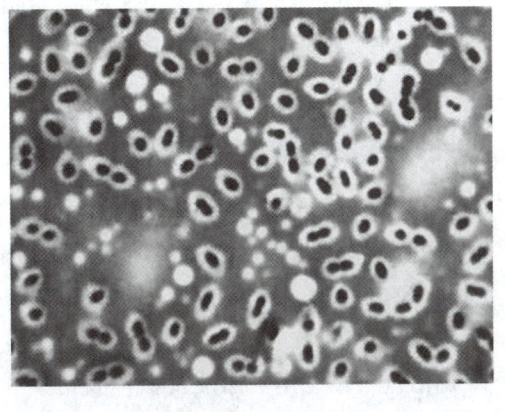

图12-3　肺炎链球菌（荚膜染色，×1600）

血琼脂平板上形成圆形、隆起、表面光滑、湿润的菌落，菌落周围形成与甲型溶血性链球菌相似的草绿色溶血环；随着培养时间延长，细菌产生的自溶酶裂解细菌，使菌落中央凹陷成"脐窝状"；在血清肉汤中，初期呈浑浊生长，随后细菌的自溶酶使细菌自溶，培养液渐变澄清。自溶酶可被胆汁或胆盐等物质激活，从而促进培养物中的菌体溶解。

**3. 生化反应** 肺炎链球菌可分解葡萄糖、麦芽糖、乳糖、蔗糖等，产酸不产气；对菊糖发酵反应不一，新分离菌株多能分解菊糖；可用胆汁溶菌试验和菊糖发酵试验与甲型溶血性链球菌相鉴别。

**4. 抗原结构与分型**

（1）荚膜多糖抗原：存在于肺炎链球菌荚膜中。根据荚膜多糖抗原性的不同将肺炎链球菌分为90多个血清型。

（2）菌体抗原：① C多糖，存在于肺炎链球菌细胞壁中，具有种特异性，为各型菌株所共有。C多糖可被血清中C反应蛋白（C reactive protein，CRP）沉淀。正常人血清中CRP含量极微。当急性炎症时含量剧增，故可用C多糖来检测CRP，对活动性风湿病及急性炎症性疾病的诊断有一定意义。② M蛋白，具有型特异性，与毒力无关。M蛋白刺激机体产生的相应抗体无保护作用。

**5. 抵抗力** 肺炎链球菌抵抗力较弱，56℃ 15～30分钟即被杀死；对一般消毒剂敏感；有荚膜株抗干燥力较强；对青霉素、红霉素、林可霉素等敏感。

### （二）致病性与免疫性

**1. 致病物质**

（1）荚膜：是肺炎链球菌的主要致病因素。有荚膜的肺炎球菌可抵抗吞噬，有利于在宿主体内定居并繁殖。

（2）肺炎链球菌溶血素O（pneumolysin O）：可与细胞膜上胆固醇结合，导致红细胞裂解；还能活化补体经典途径，引起发热、炎症及组织损伤。

（3）其他：脂磷壁酸有利于细菌黏附到肺泡上皮细胞或血管内皮细胞表面。肺炎链球菌产生的神经氨酸酶、IgA蛋白酶均有利于本菌在鼻咽部和支气管黏膜上定居、繁殖和扩散。

**2. 所致疾病** 该菌常寄居在正常人口腔及鼻咽部，一般不致病，只形成带菌状态，当机体免疫力下降时可致病。病毒感染、心力衰竭、营养不良等都可以是诱因，主要引起人类大叶性肺炎（lobar pneumonia），其次为支气管炎。肺炎后可继发胸膜炎和脓胸，也可侵入机体其他部位，引起中耳炎、乳突炎、心内膜炎及化脓性脑膜炎等，尤其是呼吸道病毒感染者或婴幼儿、老年体弱者。成人肺炎以1、2、3型最多见，其中3型肺炎链球菌因产生大量荚膜，毒力强，病死率高。儿童大叶性肺炎以14型最常见。

**3. 免疫性** 肺炎链球菌感染后，机体可建立较牢固的型特异性免疫，患者发病后5～6天，体内可形成荚膜多糖型特异性抗体，有利于吞噬细胞杀灭肺炎链球菌。同型病菌再次感染少见。

### （三）微生物学检查法

**1. 标本** 根据感染部位，采取痰液、脓液、血液、脑脊液等不同标本。

**2. 直接涂片镜检** 痰、脓液及脑脊液沉淀物可涂片，革兰氏染色镜检，发现典型的成双排列、有荚膜的革兰氏阳性球菌，可结合临床症状做出初步诊断。

**3. 分离培养** 痰或脓液直接接种于血琼脂平板上，37℃孵育24小时后，挑选α溶血的可疑菌落进一步鉴定。血液及脑脊液先在血清肉汤培养基中增菌后，接种到血琼脂平板上培养并鉴定。

**4. 鉴别试验**　肺炎链球菌与甲型溶血性链球菌菌落相似，应加以鉴别。常用的试验有以下几种。

（1）菊糖发酵试验：肺炎球菌对菊糖发酵反应不一，但大多数新分离出的肺炎链球菌可发酵菊糖，而甲型溶血性链球菌不分解菊糖，可用于二者的鉴别诊断，但胆汁溶菌试验更为可靠。

（2）胆汁溶菌试验：肺炎链球菌可产生自溶酶。胆汁或脱氧胆酸盐可激活自溶酶，加速菌体自溶。甲型溶血性链球菌不产生自溶酶，故加入胆汁胆盐等表面活性剂后菌体不发生溶解。可鉴别甲型溶血性链球菌与肺炎链球菌。

（3）奥普托欣试验（optochin test）：奥普托欣对肺炎链球菌的生长有抑制作用。试验时，将可疑的细菌涂布于血液琼脂平板上，取直径 6 mm 的无菌滤纸片在 1∶2000 奥普托欣溶液中浸湿后，置于涂布好菌的平板上。37℃孵育 48 小时后观察抑菌圈大小。肺炎链球菌的抑菌圈直径在 20 mm 以上，甲型溶血性链球菌（约 98%）小于 12 mm（图 12-4）。

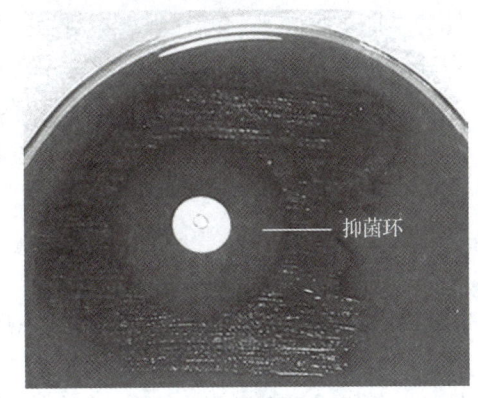

图 12-4　奥普托欣试验

（4）动物毒力试验：小鼠对肺炎链球菌高度敏感。将少量有毒力肺炎球菌注射小鼠腹腔，若 24 小时内小鼠死亡，解剖小鼠，取心脏血或腹腔液分离培养，常可获得肺炎链球菌的纯培养物，而甲型溶血性链球菌感染小鼠一般不死亡。

（5）荚膜膨胀试验（capsule quellung test）：肺炎链球菌若与同型免疫血清相遇，显微镜下可见荚膜明显膨胀增大，可用于快速诊断。

### （四）防治原则

目前采用的 23 个型别的多价肺炎链球菌荚膜多糖疫苗对预防肺炎链球菌感染有较好效果。治疗可根据药敏试验，选用敏感的抗生素。青霉素 G 为首选治疗药物，耐药菌株可选用万古霉素。

## 三、其他医学相关链球菌

### （一）甲型溶血性链球菌

甲型溶血性链球菌又称草绿色溶血性链球菌（*S. viridans*），为口腔及上呼吸道的正常菌群，对人致病较常见的菌种有变异链球菌（*S. mutans*）、唾液链球菌（*S. salivarius*）、米勒链球菌（*S. milleri*）、缓症链球菌（*S. mitis*）和血链球菌（*S. sanguis*）五个型。该菌在镜下常呈短链状或成双排列，血琼脂平板上形成 α 溶血环，引起的感染主要有龋齿和心内膜炎。

（1）龋齿：与变异链球菌关系密切。变异链球菌可分解蔗糖产生黏性很大的葡聚糖或果聚糖，菌群黏附于牙齿表面形成菌斑。其中乳杆菌进一步发酵多种糖类产生大量酸，导致牙釉质及牙质脱钙，形成龋齿。

（2）亚急性细菌性心内膜炎（subacute bacterial endocarditis）：甲型溶血性链球菌常为上呼吸道寄生的正常菌群，在拔牙或扁桃体摘除等手术过程中可经伤口侵入血流引起菌血症，若遇到受损的心瓣膜或心内膜，细菌可滞留并繁殖，引起亚急性细菌性心内膜炎。

### (二)无乳链球菌

无乳链球菌(S. agalactiae)又称 B 群链球菌(group B streptococcus,GBS),寄居于直肠与阴道,带菌率约为 30%,也可寄居在健康人鼻咽部。该菌最初因引起牛乳房炎而受到畜医界关注。20 世纪 70 年代发现该菌也能感染人类,尤其是新生儿。该菌在机体免疫功能低下时,可引起产后感染、心内膜炎、肺炎、脑膜炎、败血症等。新生儿感染多由分娩时胎儿经过带菌产道受染,或因医护人员带菌传播引起。常见的新生儿 B 群链球菌感染有以下两种。

(1)暴发性败血症:早期发病,感染源主要为生殖道内携带 B 群链球菌的产妇。易感条件为早期羊膜破水、产程延长、新生儿体重过轻。婴儿出生后数小时或 1~2 天发病,表现为昏睡、皮肤发绀,甚至休克,死亡率可达 50%~70%。

(2)化脓性脑膜炎:晚期发病,感染源常为携带 B 群链球菌的医护人员。新生儿可通过医护人员在护理过程中感染,也可通过新生儿之间传播。患儿常于出生后数天到数周发病,临床表现为化脓性脑膜炎。

### (三)猪链球菌

猪链球菌(S. suis)属于人兽共患病原体,除了引起猪脑膜炎、败血症、肺炎和突然死亡外,主要通过消化道、呼吸道、皮肤黏膜创伤感染人,引起脑膜炎、心内膜炎、败血症及中毒性休克等。猪链球菌已发现 35 个血清型,最常见的对人和动物致病的为 Ⅱ 型。

### (四)C 群链球菌

C 群链球菌(group C streptococcus)主要引起动物疾病。有些 C 群链球菌可感染人类,通过食用消毒不彻底的牛奶等引起流行性咽痛。感染通常发生在幼儿园、学校等人群密集的场所。C 群链球菌也可引起人类急性肾小球肾炎、脑膜炎、肺炎及伤口感染等。

### (五)D 群链球菌

D 群链球菌(group D streptococcus)主要有牛链球菌(S. bovis)和马链球菌(S. equinus)。D 群链球菌在生化反应、血清学及致病性等方面与 A、C 及 G 群链球菌不同,在遗传性上与其他链球菌相关性低。D 群链球菌寄居在人类皮肤、上呼吸道、消化道和泌尿生殖道,感染者多为老年人、中青年女性、身体衰弱及肿瘤等免疫低下人群,可引起皮肤、肠道、胆道感染,败血症常继发于泌尿生殖道感染。

## 第三节 肠球菌属

依据 Lancefield 分类,肠球菌曾归属 D 群链球菌,1984 年依据 16S rRNA 和 DNA 杂交证据,从链球菌属中分离出来,独立为肠球菌属(Enterococcus)。肠球菌属广泛分布于自然界,是人和动物肠道的正常菌群,对人致病的主要是粪肠球菌(E. faecalis)和屎肠球菌(E. faecium)。在革兰氏阳性球菌中,肠球菌是仅次于葡萄球菌的重要医院感染病原菌。肠球菌耐药性强,大多数肠球菌对青霉素和氨基糖苷类抗生素呈不同程度的耐药,并出现耐万古霉素的菌株,使肠球菌所致感染的治疗更加棘手。

## 一、生物学性状

肠球菌呈球形或卵圆形,革兰氏染色阳性,成双或呈链状排列,无芽孢和鞭毛;需氧或兼性厌氧,营养要求较高;在血平板上经37℃培养24小时后,形成灰白色、不透明、圆形、径0.5～1.0 mm的光滑型菌落,不同的菌株表现为不同的溶血现象;触酶试验阴性;与D群链球菌之间具有共同抗原,与同科链球菌的显著区别在于肠球菌能在高盐(6.5% NaCl)、高碱(pH 9.6)、40%胆汁培养基上和10～45℃环境下生长。肠球菌细胞壁较厚,能耐受60℃ 30分钟,对许多抗菌药物表现为固有耐药或获得性耐药。肠球菌的耐药性在20世纪70年代表现为对氨基糖苷类耐药,如庆大霉素和链霉素,80年代表现为耐β-内酰胺类及糖肽类,1986年首次发现耐万古霉素肠球菌。90年代以后,由于侵入性治疗及过度使用氟喹诺酮类和口服头孢菌素类药物等因素,肠球菌耐药菌所致感染不断增加,是常见的医院感染菌。

## 二、致病性与免疫性

**1. 致病物质**

(1)黏附素:如胶原蛋白黏附素、聚集物质和信息素等,在介导菌体和宿主细胞(肠道、泌尿道上皮细胞及心内膜等)黏附、促进质粒接合转移等方面发挥重要作用。

(2)细胞溶素:细胞溶素对真核细胞和原核细胞均有溶解作用,使得细菌和细胞溶解,可加重感染。

(3)明胶酶:通过降解宿主细胞的胶原蛋白或组织蛋白,破坏宿主细胞完整性,激活其自溶素,缩短肠球菌链的长度,利于菌体和致病物质向周围组织扩散。

(4)致炎因子:肠球菌的脂磷壁酸、信息素等可激活补体系统、诱导白细胞释放TNF和IFN等细胞因子。粪肠球菌产生的多形核白细胞趋化因子可介导炎症反应。

**2. 所致疾病** 肠球菌是医院感染的重要病原体,易引起老年人、免疫功能低下或菌群失调患者的感染,可引起尿路感染、心内膜炎、创伤和外科术后感染、老年患者败血症等,以泌尿系感染最为多见。

(1)泌尿系统感染:为粪肠球菌所致感染中最常见的,绝大部分为医院感染。其发生多与留置导尿管、器械操作和尿路结构异常有关。大多表现为膀胱炎、肾盂肾炎,少数表现为肾周围脓肿等。

(2)心内膜炎:肠球菌是引起感染性心内膜炎的第3位病原菌。5%～20%的心内膜炎由肠球菌感染引起。

(3)败血症:多发生于有严重基础疾病、长期住院接受抗菌药物治疗、免疫功能低下的患者,可经中心静脉导管、腹腔和盆腔化脓性感染、泌尿生殖道感染、烧伤创面感染等多种途径引发。此外,肠球菌还可引起牙髓炎及腹腔、盆腔、伤口、皮肤、骨关节等感染,但很少引起蜂窝织炎和呼吸道感染。

## 三、微生物学检查法

合理采取相应标本，如尿液、脓汁、胆汁、分泌物或血液等。标本接种于血琼脂平板或选择培养基叠氮胆汁七叶苷琼脂，分离培养后，挑取可疑菌落，进行涂片、染色、镜检、触酶试验、胆汁七叶苷试验、6.5% NaCl 耐受试验等生化反应，可鉴定到属。肠球菌可在胆汁七叶苷和含 6.5% NaCl 培养基中生长，此点可与链球菌鉴别。

## 四、防治原则

严格消毒隔离和无菌操作，合理使用抗生素，加强医院感染控制。泌尿系统感染病原菌为非产酶菌，可选用氨苄西林、呋喃妥因或万古霉素治疗。肠球菌引起的心内膜感染，常用青霉素与氨基糖苷类药物联合进行治疗。对于耐万古霉素的肠球菌感染，需要依据药敏试验和临床效果调整用药，且需严格隔离。

## 第四节 奈瑟菌属

奈瑟菌属（*Neisseria*）是一群革兰氏阴性双球菌，无鞭毛，无芽孢，有菌毛，需氧，具有氧化酶和触酶。奈瑟菌属有脑膜炎奈瑟菌（*N. meningitidis*）、淋病奈瑟菌（*N. gonorrhoeae*）、干燥奈瑟菌（*N. sicca*）、浅黄奈瑟菌（*N. subflava*）、金黄奈瑟菌（*N. flavescens*）、黏膜奈瑟菌（*N. mucosa*）等 23 个种和亚种。人类是奈瑟菌属细菌的自然宿主，对人致病的只有脑膜炎奈瑟菌和淋病奈瑟菌，其他奈瑟菌均存在于鼻咽腔和黏膜，为正常菌群。

### 一、脑膜炎奈瑟菌

脑膜炎奈瑟菌俗称脑膜炎球菌（meningococcus），是流行性脑脊髓膜炎（流脑）的病原菌。

#### （一）生物学性状

**1. 形态与染色** 该菌为革兰氏染色阴性球菌，菌体常呈肾形或豆形，直径为 0.6～0.8 μm，成双排列，两菌接触面平坦或略向内陷；在患者脑脊液中，多位于中性粒细胞内，形态典型；新分离的菌株大多有荚膜和菌毛。

**2. 培养特性** 该菌营养要求较高，需在含有血清、血液等培养基中生长，常用的是经 80℃以上加温的血琼脂平板，由于血液经热变色似巧克力，故名巧克力（色）培养基；专性需氧，5% $CO_2$ 条件下生长更佳；最适生长温度为 37℃，低于 30℃不生长；最适 pH 为 7.4～7.6；一般培养 48 小时后，形成直径 1.0～1.5 mm，无色、圆形、光滑、透明的露滴状菌落。在血琼脂平板上不溶血，在血清肉汤中呈浑浊生长，有少量黏稠沉淀；能产生自溶酶，培养 48 小时，菌体开始发生自溶，因此，培养物应及时转种。

**3. 生化反应** 大多数脑膜炎奈瑟菌分解葡萄糖和麦芽糖，产酸不产气；氧化酶试验和过氧化氢酶试验阳性。

**4. 抗原结构与分类**

（1）荚膜多糖抗原（capsular polysaccharide antigen）：具有群特异性。根据此抗原不同，可将脑膜炎奈瑟菌分为13个血清群（A、B、C、D、X、Y、Z群等）。引起流行性脑脊髓膜炎的主要是A、B、C三个血清群。我国以A群流行为主。

（2）外膜蛋白抗原（outer membrane protein antigen）：具有型特异性。根据外膜蛋白的不同，各血清群又可分为若干血清型。但A群所有菌株的外膜蛋白相同。部分外膜蛋白可刺激机体产生抗体，对机体有保护作用。

（3）脂寡糖（lipooligosaccharide，LOS）抗原：是外膜的糖脂组分，是型特异性抗原，可据LOS进行免疫学分型。脂寡糖是脑膜炎奈瑟菌的主要致病物质。

**5. 抵抗力** 该菌对理化因素抵抗力弱。其对寒冷、热力、干燥、紫外线都很敏感，室温中3小时即死亡，55℃5分钟即被破坏；对苯酚、75%乙醇、苯扎溴铵（新洁尔灭）等常用消毒剂也很敏感。

## （二）致病性与免疫性

**1. 致病物质**

（1）荚膜：新分离的脑膜炎奈瑟菌具有荚膜，可抵抗吞噬细胞的吞噬作用。

（2）菌毛：细菌借助菌毛黏附于鼻咽部黏膜上皮细胞表面，有利于细菌侵入机体。

（3）IgA1蛋白酶：可破坏sIgA1，帮助细菌黏附于细胞黏膜表面。

（4）脂寡糖：具有内毒素活性，是脑膜炎奈瑟菌的主要致病物质。可引起发热及小血管和毛细血管内皮细胞损伤、引起血栓、出血及坏死，表现为出血性皮疹或淤斑。严重败血症时，因大量内毒素释放，可导致中毒性休克及DIC。

**2. 所致疾病** 脑膜炎奈瑟菌主要引起流行性脑脊髓膜炎。人类是其唯一易感宿主。传染源是患者和带菌者。有5%~10%正常人鼻咽部带有本菌，流行期可高达70%以上，是重要的传染源。发病年龄多在6个月~5岁，其中以6个月~2岁发病率最高。

病菌经飞沫传染，也可通过接触患者呼吸道分泌物污染的物品而感染，潜伏期2~3天，长者可达10天。多数人感染后仅停留在上呼吸道感染阶段，表现为带菌状态或隐性感染。2%~3%的感染者病菌可进入血流，引起菌血症或败血症，出现发热、恶心和出血性皮疹等。极少数可到达脑脊髓膜，引起化脓性脑脊髓膜炎，出现剧烈头痛、喷射状呕吐和颈项强直等。其中少数患者因细菌在血中大量繁殖，并释放大量内毒素，引起内毒素休克及DIC，表现为暴发型，病情凶险。

**3. 免疫性** 主要以体液免疫为主。特异性抗荚膜多糖抗体及抗外膜蛋白抗体是主要的保护性抗体，sIgA抗体在呼吸道黏膜起局部抗感染作用。出生6个月~2岁的婴幼儿，由于来自母体的抗体水平逐渐下降，自体合成的免疫球蛋白不足，抵抗力低，是流行性脑脊髓膜炎的易感人群。

## （三）微生物学检查法

**1. 标本** 采集患者的脑脊液、血液或皮肤淤斑组织液标本，带菌者检查可取鼻咽拭子。由于脑膜炎奈瑟菌可产生自溶酶、对低温和干燥极敏感，标本采集和送检过程中要注意保温和防干燥，并及时送检，最好做床边接种。

**2. 直接涂片镜检** 脑脊液离心沉淀后，取沉淀物涂片或无菌针头刺破淤斑，取血液渗出物制成涂片，革兰氏染色镜检，发现革兰氏阴性双球菌，可做出初步诊断。

**3. 分离培养与鉴定** 血液或脑脊液先经血清肉汤培养基增菌后，在巧克力平板上划线分离培养，挑取可疑菌落做生化反应和玻片凝集试验鉴定。

**4. 快速诊断法**　在疾病的早期或使用抗生素后，机体内菌含量不多，分离培养阳性率不高，脑膜炎奈瑟菌易自溶，患者脑脊液和血清中存在可溶性抗原，可用对流免疫电泳、SPA 协同凝集试验、ELISA 等免疫学方法进行快速诊断，也可用 PCR 检测患者血中或脑脊液中存在的脑膜炎奈瑟菌 DNA。

### （四）防治原则

注意隔离治疗流脑患者，控制传染源。治疗首选青霉素、磺胺类药等能通过血脑屏障的抗生素。流脑疫苗接种是我国免疫规划的项目，虽然我国流行的脑膜炎奈瑟菌是以 A 群为主，但近年也有 C 群流行，故我国目前接种的菌苗是 A、C 双价菌苗，或 A、C、Y 和 W135 四价混合多糖菌苗。

## 二、淋病奈瑟菌

淋病奈瑟菌（*N. gonorrhoeae*）又称淋球菌（gonococcus），是人类淋病的病原菌，主要引起泌尿生殖道黏膜的急性和慢性化脓性炎症。

### （一）生物学性状

**1. 形态与染色**　该菌革兰氏染色阴性，成双排列，两菌接触面平坦，似一对咖啡豆，直径为 0.6～0.8 μm，有荚膜和菌毛，无鞭毛，无芽孢。多数淋病奈瑟菌位于中性粒细胞内，但慢性淋病患者的淋病奈瑟菌多分布于中性粒细胞外。

**2. 培养特性**　该菌为专性需氧菌，初次分离培养须补充 5%～10% $CO_2$，营养要求高，常用巧克力培养基；适宜温度为 35～36℃，低于 30℃或高于 38.5℃停止生长；培养 48 小时后，形成圆形、凸起、表面有光泽、灰白色、直径约 0.5～1.0 mm 的光滑型菌落；根据菌落大小、色泽等分为 T1—T5 五种类型，新分离的菌株属 T1、T2 型，菌落小，有菌毛，人工培养基转种后可转为 T3、T4 和 T5 型，失去菌毛，无致病性。

**3. 生化反应**　淋病奈瑟菌不活泼，只分解葡萄糖，产酸不产气；不分解其他糖类；氧化酶试验和过氧化氢酶试验阳性。

**4. 抗原结构**　淋病奈瑟菌菌体表面抗原可分为以下三类。

（1）菌毛蛋白抗原（pili protein antigen）：由多肽组成，与淋病奈瑟菌的黏附性有关。不同菌株提取的菌毛其抗原性不同。

（2）脂寡糖抗原：与其他革兰氏阴性菌相比，淋病奈瑟菌脂寡糖抗原易发生变异，因此抗脂寡糖抗体对淋病奈瑟菌再感染无保护作用。

（3）外膜蛋白抗原：有 Por 蛋白（porin protein，PⅠ）、Opa 蛋白（opacity protein，PⅡ）和 Rmp（reduction-modifiable protein，PⅢ）三种。PⅠ为主要外膜蛋白，是淋病奈瑟菌分型的主要基础。PⅡ为次要蛋白，可使细菌彼此黏附或吸附在易感细胞上。PⅠ与PⅢ相连，可在外膜上形成微孔。

**5. 抵抗力**　淋病奈瑟菌对外界抵抗力弱，对热、冷、干燥及苯酚、硝酸银等消毒剂极其敏感。

### （二）致病性与免疫性

**1. 致病物质**

（1）菌毛蛋白：有菌毛的 T1、T2 型菌株可黏附至泌尿生殖道黏膜，不易被尿液冲走，抗吞噬作用明显，即使被吞噬，仍能寄生在吞噬细胞内。

（2）脂寡糖：为淋病奈瑟菌重要的表面结构之一，脂寡糖与 IgM、补体协同作用，引起局部炎症反应。脂寡糖还发挥内毒素活性。

（3）IgA1 蛋白酶：能破坏黏膜表面特异性 sIgA 抗体，有利于细菌黏附于黏膜上皮细胞。

（4）外膜蛋白：PⅠ可直接插入中性粒细胞膜上，或与 PⅢ相连形成微孔，导致中性粒细胞损伤，也介导细菌与靶细胞的黏附，有利于细菌定植，还可阻止吞噬溶酶体形成，即使被吞噬，仍能寄生在吞噬细胞中。PⅡ可促进黏附，包括细菌之间以及细菌与宿主细胞间的黏附。PⅢ可阻抑杀菌抗体的活性。

**2. 所致疾病** 人类是淋病奈瑟菌的唯一宿主，无症状携带者是主要储存宿主，感染后引起淋病（gonorrhea）。淋病奈瑟菌主要通过性接触传播，也可通过污染的毛巾、衣裤、浴池等间接传播，但机会较少。潜伏期平均 3～5 天，患者出现尿频、尿痛、尿道或宫颈流脓等尿道炎、子宫颈炎症状，可进一步扩散到生殖系统，引起男性前列腺炎、精囊精索炎和附睾炎，女性前庭大腺炎和盆腔炎等，是导致不育的原因之一。感染淋病奈瑟菌的孕妇分娩时，胎儿通过产道感染，引起新生儿淋菌性结膜炎，患儿眼部有大量脓性分泌物排出，俗称"脓漏眼"。

**3. 免疫性** 人类对淋病奈瑟菌无天然抵抗力。感染后多数患者可以自愈，并出现特异性 IgM、IgG 和 sIgA 抗体，但免疫不持久，再感染和慢性感染普遍存在。

### （三）微生物学检查法

**1. 标本** 用无菌棉拭子蘸取泌尿生殖道和宫颈口分泌物。

**2. 直接涂片镜检** 标本涂片后，革兰氏染色镜检。如观察到中性粒细胞内成双排列的革兰氏阴性球菌时，具有诊断价值。

**3. 分离培养与鉴定** 淋病奈瑟菌抵抗力弱，为提高检出率，标本采集后应注意保湿保温，尽快送检。为抑制杂菌生长，可在培养基中加入多黏菌素、万古霉素等抗生素。将标本接种于巧克力培养基或 Thayer-Martin 培养基上，在 35～36℃，5%～10% $CO_2$ 环境中培养 24～48 小时，挑选可疑菌落涂片染色镜检，同时做生化反应鉴定，革兰氏染色阴性双球菌伴氧化酶阳性菌落可诊断。此外，亦可采用免疫酶试验、直接免疫荧光法、核酸杂交技术或 PCR 等快速诊断法直接检测标本中的淋病奈瑟菌抗原或核酸。

### （四）防治原则

淋病是一种性传播疾病（sexually transmitted disease，STD）。无症状携带者或有症状却被忽视未去求医者是淋病传播的重要因素，开展防治性病的知识教育和防止性接触传播是控制淋病的重要环节。对患者要早发现、早用药，除了及时彻底治疗淋病患者外，还应治疗其性伙伴。近年来，淋病奈瑟菌耐药菌株不断增加，故应做药物敏感试验以指导合理用药。女性感染淋病奈瑟菌后，有 60% 无症状，故不论母亲有无淋病，都应使用 1% 硝酸银等眼药水预防新生儿淋菌性结膜炎。目前尚无有效的特异性预防疫苗。

## 思 考 题

1. 金黄色葡萄球菌致病性物质有哪些？
2. 凝固酶阴性葡萄球菌可引起哪些疾病？
3. 甲型溶血性链球菌与肺炎链球菌都是不完全溶血，应如何区别鉴定？
4. 乙型溶血性链球菌可引起哪些疾病？

5. 简述脑膜炎奈瑟菌的标本采集与送检原则。

6. 患者，男，10岁，因发烧水肿、血尿入院。患者幼时常咽喉痛、发烧，曾因心脏杂音卧床1个月。入院前3周发热、咽痛，注射青霉素后症状消失，入院前2日突发高热，眼部水肿，血尿。查体 T 39℃。实验室检查发现尿红细胞阳性，ASO 抗体 800 U。

**问题：** 该患者最有可能的诊断是什么？引起该病最可能的病菌是什么？该病的发病机制是什么？

（强 华）

# 第十三章 肠道杆菌

肠杆菌科（Enterobacteriaceae）细菌是一大群生物学性状相似的革兰氏阴性杆菌，常寄居于人和动物的肠道中，随粪便排出，广泛分布于水、土壤或腐物中。肠杆菌科细菌种类繁多，根据生化反应、抗原结构、DNA同源性等进行分类，目前肠杆菌科细菌分55个属180个菌种，还有大量待分类的细菌，约26属能引起人类疾病，但临床重要的是20～25种。

肠杆菌科细菌多数是肠道中的正常菌群，当宿主免疫力下降、细菌移居至肠道以外部位或菌群失调时，可成为机会致病菌，引起机会性感染，如大肠埃希菌、肺炎克雷伯菌；少数为致病菌，易引起人类疾病，如伤寒沙门菌、痢疾志贺菌、致病性大肠埃希菌、鼠疫耶尔森菌。肠杆菌科细菌感染可累及机体的任何部位，包括伤口化脓性感染、泌尿生殖道感染、呼吸道感染、肠道感染、脑膜炎、菌血症、败血症和鼠疫等。

肠杆菌科细菌具有下列共同生物学特性。

**1. 形态结构**　肠杆菌科细菌形态结构相似，为中等大小（1～6 μm×0.3～1 μm）、两端钝圆的革兰氏阴性杆菌，多数有周鞭毛，少数有荚膜或包膜，致病菌多有菌毛，均无芽孢。

**2. 培养特性**　该科细菌需氧或兼性厌氧，营养要求不高，在普通琼脂平板培养基上生长繁殖后，形成直径2～3 mm、扁平、湿润的灰白色S型菌落；在血琼脂平板培养基上，有些菌株可形成溶血环；在液体培养基中，呈均匀浑浊生长。

**3. 生化反应**　该科细菌生化反应活泼，能分解多种糖类和蛋白质，生成不同的代谢产物，有助于鉴别不同的肠杆菌科细菌。乳糖发酵试验常用于初步鉴别肠道致病菌和非致病菌，肠道致病菌多数不发酵乳糖，非致病菌一般能发酵乳糖。肠杆菌科细菌可还原硝酸盐为亚硝酸盐，大多触酶阳性，氧化酶阴性（邻单胞菌属除外），后者在鉴别肠杆菌科细菌与其他发酵和不发酵的革兰氏阴性杆菌上有重要价值。

**4. 抗原结构**　该科细菌抗原结构复杂，主要有菌体（O）抗原、鞭毛（H）抗原、荚膜或包膜抗原、菌毛抗原等。

（1）O抗原：存在于细胞壁脂多糖（LPS）的最外层，具有种属特异性，其特异性取决于LPS分子末端寡聚糖重复结构的糖残基种类、数量、排列顺序和空间构型。O抗原耐热，100℃不被破坏。检测O抗原时，凝集试验必须采用加热煮沸过的菌体，以避免因K抗原和H抗原的存在而造成的不凝集现象。O抗原凝集相对较慢，呈颗粒状。新从患者标本中分离出的肠杆菌科细菌富含O特异多糖，菌落呈光滑（S）型，致病性强；细菌若失去O特异多糖，菌落由光滑型变为粗糙（R）型，称为S-R变异，R型菌株毒力通常显著低于S型菌株。O抗原主要刺激机体产生IgM型抗体。

（2）H抗原：存在于鞭毛蛋白中，其特异性取决于多肽链上氨基酸的序列和空间构型，多数肠杆菌科细菌H抗原特异性强。H抗原不耐热，60℃ 30分钟或用乙醇处理可被破坏。检测H抗原的凝集试验需采用半固体培养基连续传代，用甲醛溶液固定过的鞭毛丰富的菌株作抗原。H 抗原的凝集出现较快，呈絮状。细菌失去鞭毛后，H 抗原消失的同时 O 抗原外露，称为 H-O 变异。H 抗原主要刺激机体产生 IgG 型抗体。

（3）荚膜或包膜抗原：为包绕在 O 抗原外围的不耐热多糖抗原，其特异性取决于多糖的分子组成和构型，具有型特异性，能阻断 O 抗原与相应抗体的结合，但加热 60℃ 30 分钟可去除该阻抑作用。不同菌属的抗原有不同名称，重要的有大肠埃希菌 K 抗原、伤寒沙门菌 Vi 抗原等。

**5. 抵抗力** 肠杆菌科细菌对理化因素抵抗力不强，60℃ 30 分钟即被杀死，易被一般化学消毒剂杀灭。胆盐、煌绿等染料对大肠埃希菌等非致病性肠杆菌科细菌有抑制作用，但对致病性肠杆菌科细菌无抑制作用，可借以制备选择培养基来分离肠道致病菌。肠杆菌科细菌在自然界中的生存能力强，在水、粪便中可存活较长时间。

**6. 变异** 肠杆菌科细菌易出现变异菌株。除自发突变外，更因寄居于同一密切接触的肠道微环境，易经质粒、转座子、致病岛、噬菌体等介导，通过接合、转导、转化等方式在肠杆菌科细菌，甚至非肠杆菌科细菌之间传递遗传物质，使受体菌获得新的性状而导致变异。最常见的是耐药性变异，此外尚有毒素产生、培养特性、生化反应、抗原性等特性的改变。

## 第一节 埃希菌属

埃希菌属（*Escherichia*）现有 10 个种，其中大肠埃希菌（*E. coli*）俗称大肠杆菌，是临床最常见、最重要的菌种之一。

（1）大肠埃希菌是肠道中重要的正常菌群：婴儿出生后数小时即随哺乳进入肠道寄居并伴随终生，为宿主提供一些具有营养作用的合成代谢产物，并可抑制志贺菌等致病菌的生长。

（2）大肠埃希菌是机会致病菌：当机体免疫力下降或细菌寄生于肠道外组织或器官时，大肠埃希菌可成为机会致病菌，引起肠道外感染，临床上以化脓性感染和泌尿道感染最为常见。

（3）大肠埃希菌的某些血清型具有致病性：某些特殊血清型的大肠埃希菌致病性较强，可引起胃肠炎，称为致病性大肠埃希菌。

（4）大肠埃希菌是食品、饮用水污染的卫生检测指标：大肠埃希菌在人和动物肠道内大量繁殖，并经粪便不断散播于周围环境。在环境卫生和食品卫生学上，大肠埃希菌常被作为粪便直接或间接污染食品、饮用水的卫生学检测指标。

（5）大肠埃希菌是重要的实验材料：在分子生物学和基因工程研究中，大肠埃希菌作为外源基因表达工程菌，遗传背景清楚，培养条件简单，可大规模发酵，是应用最广泛、最成功的原核表达体系。

## 一、生物学性状

**1. 形态结构** 大肠埃希菌大小为 0.4～0.7 μm×1～3 μm，属革兰氏阴性杆菌。多数菌株有周身鞭毛，能运动；有普通菌毛和性菌毛，普通菌毛与致病性有关；无芽孢，引起肠道外感染的菌株常有多糖微荚膜。

**2. 基因组特征** 大肠埃希菌染色体是一个环状双链 DNA 分子，基因组平均大小为 5.1 Mb，包含约 5000 个基因，质粒数量 1～9 个不等。非致病的大肠埃希菌 K12 株基因组长约 4.6 Mb，含有 4290 个 ORF。大肠埃希菌 O157：H7（Sakai 株）染色体 DNA 大小为 5.59 Mb，菌体中还有质粒 pO157（大小为 92.7 kb）和质粒 pOASK1（大小为 3.3 kb），共有 5447 个 ORF。致病性大肠埃希菌基因组中有 35～200 kb 的致病基因聚集区域，称为致病岛，包括 PAI Ⅰ 致病岛、PAI Ⅱ 致病岛及 LEE（locus of enterocyte effacement）致病岛，编码 α 溶血素、志贺毒素、P 菌毛、分泌蛋白等致病相关蛋白。

**3. 培养特性** 该菌兼性厌氧，营养要求不高，其生长温度范围广（15～45℃）；在普通琼脂平板上 37℃培养 24 小时后，形成直径 2～3 mm、圆形、凸起、湿润、灰白色的 S 型菌落；在血琼脂平板上，有些菌株呈 β 溶血；在液体培养基中，呈均匀浑浊生长；在肠道选择鉴别培养基上，因可发酵乳糖产酸而使菌落呈现颜色，易与沙门菌、志贺菌等肠道致病菌区别；在人和动物肠道中，繁殖速度要慢得多，细菌数量成倍增长的时间为 1 天。

**4. 生化反应** 该菌能发酵葡萄糖等多种糖类，产酸并产气；绝大多数菌株发酵乳糖；在双糖管中产酸产气，硫化氢试验阴性；吲哚、甲基红、V-P、枸橼酸盐利用试验（IMViC）结果为"＋＋－－"。

**5. 抗原结构** 大肠埃希菌抗原主要有 O、H 和 K 三种，是血清学分型的基础。目前已知 O 抗原有 170 多种，大肠埃希菌之间、大肠埃希菌与枸橼酸杆菌属、沙门菌属、志贺菌属和耶尔森菌属在 O 抗原上存在很多交叉。H 抗原有 60 余种，与其他肠道菌基本无交叉反应。K 抗原有 100 余种，从患者新分离的大肠埃希菌多有 K 抗原，与细菌的侵袭力有关。大肠埃希菌血清型的表示方式按 O：K：H 排列，例如 O111：K58（B4）：H2。大肠埃希菌还有菌毛抗原，与致病性有关。

**6. 抵抗力** 某些埃希菌菌株对热的抗性较强，经 60℃ 15 分钟或 55℃ 60 分钟仍可存活。易产生耐药性。胆盐、煌绿对大肠埃希菌具有抑制作用。在自然界生存能力较强，在肥沃的土壤表层可存活数月。

大肠埃希菌可产生大肠菌素（colicin），可用于大肠埃希菌的分型。

## 二、致病性

### （一）致病物质

大肠埃希菌的致病物质主要包括黏附素（adhesin）、Ⅲ型分泌系统（type Ⅲ secretion system，T3SS）和外毒素等。

**1. 黏附素** 大肠埃希菌的黏附素又称定居因子（colonization factor，CF），能使细菌紧密黏附在肠道和泌尿道上皮细胞的刷状缘上，避免因肠道的蠕动和排尿时尿液的冲刷而被排除。大肠埃希菌黏附素种类众多，主要有：①定植因子抗原（colonization factor antigen，CFA）Ⅰ、Ⅱ、Ⅲ；②集聚黏附菌毛（aggregative adherence fimbriae，AAF）Ⅰ和Ⅲ；③束形成菌毛（bundle forming pili，Bfp）；④紧密黏附素（intimin），与分泌到宿主细胞表面的紧密黏附素转位受体（translocation intimin receptor，Tir）特异结合，介导细菌与细胞的紧密结合；⑤P 菌毛，因能与 P 血型抗原结合而命名；⑥Dr 菌毛，能与 Dr 血型抗原结合；⑦Ⅰ型菌毛，其受体含有 D-甘露糖；⑧侵袭质粒抗原（invasion plasmid antigen，Ipa）蛋白等。

**2. Ⅲ型分泌系统** 是细菌黏附宿主细胞后，把毒力蛋白直接注入宿主细胞内的一个细菌效应系统。一般由 20 多种蛋白组成，包括转位蛋白（如 EspA、EspB 和 EspD）、效应蛋白（如 Tir、Map、cif、EspG、EspF 和 EspH）和一些分子伴侣。当效应蛋白注入宿主肠上皮细胞内后，导致细菌和细胞紧密黏附、细胞骨架重排（cytoskeleton reorganization）、离子转移、屏障作用破坏、细胞凋亡等一系列的效应，引起肠黏膜上皮细胞特异性附着和消除损伤（attaching and effacing lesion，A/E 损伤）。

**3. 外毒素** 大肠埃希菌能产生多种类型外毒素，包括志贺毒素Ⅰ和Ⅱ、耐热肠毒素 a 和 b、不耐热肠毒素Ⅰ和Ⅱ、溶血素 A（hemolysin A，HlyA）等。

此外，大肠埃希菌的致病物质还有荚膜、载铁蛋白、内毒素等。

## （二）所致疾病

大肠埃希菌所致疾病包括肠道外感染（大多为内源性感染）和肠道内感染（大多为外源性感染）。

**1. 肠道外感染**　多数大肠埃希菌在肠道内不致病，但如移位至肠道外的组织或器官，如尿道、胆道、前列腺、肺、骨和腹腔等部位，则可引起肠道外感染。肠道外感染多为机会性感染，以化脓性感染和泌尿系统感染最为常见。

（1）化脓性感染：大肠埃希菌可引起机体多种组织器官的化脓性感染，常见的有腹膜炎、胆囊炎、阑尾炎、手术创口感染等。在婴儿、老人、慢性消耗性疾病、消化道穿孔、大面积烧伤等患者或免疫力低下者，大肠埃希菌可侵入血流，引起败血症。早产儿，尤其是出生后30天内的新生儿，易患新生儿大肠埃希菌性脑膜炎。

（2）泌尿系统感染：大肠埃希菌是泌尿系统感染最常见的细菌。引起泌尿系统感染的大肠埃希菌大多数来源于结肠，污染尿道，逆向上行至膀胱，甚至肾和前列腺，可表现为尿道炎、膀胱炎、肾盂肾炎等。女性尿道较短、较宽，不能完全有效防止细菌上行，故女性泌尿系统感染多于男性。在男性，前列腺肥大是常见的诱因。泌尿系统感染的临床症状主要有尿频、尿急、排尿困难、血尿和脓尿等。大多数大肠埃希菌可引起泌尿系统感染，但某些特殊血清型引起的感染更为常见。这些易引起泌尿系统感染的特殊血清型统称为尿路致病性大肠埃希菌（uropathogenic *E. coli*，UPEC），常见的血清型有 O1、O2、O4、O6、O7、O16、O18、O75 等。黏附素（如 P 菌毛、AAF/Ⅰ、AAF/Ⅱ、Dr 菌毛等）是 UPEC 最重要的毒力因子，有助于细菌的黏附、定植和引起局部炎症反应；溶血素 A 能溶解红细胞和一些其他类型的细胞，导致细胞因子的释放和炎症反应，在 UPEC 致病中起重要作用；其毒力因子还有 LPS、荚膜等。

（3）新生儿脑膜炎：大肠埃希菌是小于1岁婴幼儿脑膜炎感染的主要病原体之一。

**2. 肠道内感染**　大肠埃希菌某些血清型通过污染的食品和饮水，经粪 - 口途径进入机体，可引起胃肠炎。引起肠道感染的大肠埃希菌主要有5种类型，不同类型细菌的侵袭部位、致病机制等不尽相同（表 13-1）。

表 13-1　引起肠道感染的大肠埃希菌

| 菌株 | 侵袭部位 | 疾病与症状 | 致病机制 | 常见 O 血清型 |
| --- | --- | --- | --- | --- |
| ETEC | 小肠 | 旅行者腹泻；婴幼儿腹泻；水样便，恶心，呕吐，腹痛，低热 | 质粒介导 LT 和（或）ST 肠毒素，大量分泌液体和电解质 | 6、8、15、25、27、78、148、159 |
| EPEC | 小肠 | 婴儿腹泻；水样便、恶心，呕吐，发热 | 质粒介导 A/E 组织病理损伤，伴上皮细胞绒毛结构破坏，导致吸收受损和腹泻 | 2、55、86、111、114、119、125、126、127、128、142、158 |
| STEC | 大肠 | 水样便，继以大量出血，剧烈腹痛，低热或无，可并发 HUS、血小板减少性紫癜 | 溶原性噬菌体编码 Stx-Ⅰ和 Stx-Ⅱ，中断蛋白质合成；A/E 损伤，伴肠绒毛结构破坏，导致吸收受损 | 157、26、28ac、103、111、121 |
| EIEC | 大肠 | 水样便，继以少量血便，腹痛，发热 | 质粒介导侵袭和破坏结肠黏膜上皮细胞 | 28ac、29、112ac、124、136、143、144、152、164、167 |
| EAEC | 小肠 | 婴儿腹泻；持续性水样便，呕吐，脱水，低热 | 质粒介导聚集性黏附上皮细胞，阻止液体吸收 | 42、44、3、86 等 |

（1）肠产毒性大肠埃希菌（enterotoxigenic E. coli，ETEC）：常引起5岁以下婴幼儿和旅游者腹泻，主要通过污染的水源和食物传播，人-人间不直接传播。临床上常表现轻度腹泻，也可呈严重的霍乱样症状。腹泻常为自限性，一般2～3天即愈，营养不良者可达数周，也可反复发作。常见血清型为O6:K15:H16和O25:K7:H42。

致病物质主要是肠毒素和定植因子。ETEC的肠毒素有不耐热和耐热两种，其编码基因存在于同一个转移性质粒上，该质粒也同时携带编码定植因子的基因。

不耐热肠毒素（heat labile enterotoxin，LT）为蛋白质，对热不稳定，65℃ 30分钟可被破坏。LT分为LT-Ⅰ和LT-Ⅱ两型，LT-Ⅰ是引起人类胃肠炎的致病物质，LT-Ⅱ与人类疾病无关。LT-Ⅰ分子由1个A亚单位和5个B亚单位组成。A亚单位是毒素的活性部位。B亚单位无毒性，有免疫原性，与肠上皮细胞表面的GM1神经节苷脂（ganglioside）受体结合后，介导A亚单位穿越细胞膜进入肠上皮细胞内，并持续激活NAD依赖的腺苷酸环化酶（adenylyl cyclase），使胞内ATP转化为cAMP。胞质内cAMP水平增高后，导致小肠黏膜细胞内水、$Na^+$、$Cl^-$和$K^+$等过度分泌至肠腔，超过肠道的吸收能力，最终引起水样腹泻。毒素还可刺激前列腺素的释放和炎症因子的产生，进一步导致水分的丧失。LT在结构和功能上与霍乱毒素密切相关，两者的氨基酸同源性达75%左右；B亚单位的肠黏膜结合受体都是同一个GM1神经节苷脂；都能刺激机体产生中和抗体，两者抗血清有交叉中和作用。

耐热肠毒素（heat stable enterotoxin，ST）分为STa和STb两型，其中STa的毒性强，STb与人类疾病无关。STa是低分子量多肽，对热稳定，加热100℃ 20分钟仍不失活性。免疫原性弱，与霍乱毒素无共同抗原。ST的作用机制与LT不同，STa可激活小肠上皮细胞的鸟苷酸环化酶（guanyl cyclase），使细胞内cGMP增加，导致小肠黏膜细胞过度分泌，引起腹泻。很多ETEC菌株产生STa的同时产生LT，具有更强的致病性。

ETEC的定植因子主要有CFA/Ⅰ、CFA/Ⅱ、CFA/Ⅲ，具有很强的免疫原性，能刺激机体产生特异性抗体。定植因子虽然不是ETEC导致宿主腹泻的直接致病因子，但细菌必须借助定植因子黏附于宿主的小肠上皮细胞，才能在肠内定居和繁殖，进而产生致病作用。

（2）肠致病性大肠埃希菌（enteropathogenic E. coli，EPEC）：是最早发现的引起腹泻的大肠埃希菌，是婴幼儿腹泻的主要病原菌，严重者可致死；较大儿童和成人感染少见，可能与机体产生的保护性免疫有关。EPEC有高度传染性，全球流行，发展中国家尤甚，在医院中常引起暴发流行。EPEC不产生肠毒素及其他外毒素，其侵入肠道后，先黏附于小肠上皮细胞，进而破坏刷状缘，导致微绒毛萎缩、变平，产生黏附-抹去（A/E）损伤，造成严重水样腹泻。

EPEC导致宿主产生A/E损伤的过程主要分四个阶段：①Bfp首先介导细菌与细胞的疏松黏附；②细菌的Ⅲ型分泌系统主动分泌EspA、EspB和EspD蛋白形成"分子注射器"（molecular syringe）样结构，众多效应分子（如Tir、Map、cif、EspG、EspF和EspH）通过Ⅲ型分泌系统"注射"到宿主细胞内，细胞骨架改变，肌动蛋白异常聚集，微绒毛受损；③Tir插入到肠上皮细胞膜中，作为细菌紧密黏附素的受体，介导细菌和细胞紧密黏附，肌动蛋白进而异常聚集和重构；④形成特征性的垫状结构（pedestal formation），紧密连接完整性破坏，线粒体功能丧失，电解质丢失，导致细胞最终脱落死亡。

A/E损伤是EPEC致病的主要原因，决定A/E损伤的毒力基因集中于染色体LEE致病岛内，由41个基因组成。目前，EPEC已成为研究A/E损伤致病机制的模式生物。

（3）产志贺毒素大肠埃希菌（Shiga toxin-producing E. coli，STEC）：1982年发现于美国，现已分离到150多个血清型，引起人类疾病的主要是O157:H7血清型，但不同国家的流行株有差异。STEC可引起轻微的非出血性腹泻和严重的出血性腹泻，如出血性结肠炎（hemorrhagic colitis，HC）及溶血性尿毒综合征（hemolytic uremic syndrome，HUS），曾称肠出血性大肠埃希菌（enterohemorrhagic E. coli，EHEC）。

1993 年美国发生 O157∶H7 暴发流行，700 多名儿童患病，其中 51 例为溶血性尿毒综合征，4 例死亡。1996 年日本发生 O157∶H7 暴发流行，9000 余名儿童受到感染，持续 2 个月，患者逾万，死亡 11 人。2000 年我国苏皖等地发生 O157∶H7 大规模暴发流行，患者约 2 万人，急性肾衰竭患者 195 人，死亡 177 人。被污染的牛奶、肉类、蔬菜、水果等食品是 EHEC 感染的重要传染源，牛可能是 O157∶H7 的主要储存宿主。5 岁以下儿童易感，引起感染的菌量可低于 100 个，症状轻重不一，可从轻度水样便至伴剧烈腹痛的血便。约 10% 小于 10 岁的患儿可并发有急性肾衰竭、血小板减少、溶血性贫血的 HUS，病死率达 3% ~ 5%。近年陆续发现非 O157∶H7 引起的出血性结肠炎疫情，如 2011 年发生于德国的 O104∶H4 感染，后来蔓延到法国、美国、加拿大等 16 个国家，4137 人患病，50 例死亡，基因组分析发现，该菌通过基因水平转移方式获得了 STEC 的毒力基因 stx2。

STEC 能产生两种抗原性有差异的细胞毒素，即志贺毒素 1（Shiga toxin type 1，Stx1）和志贺毒素 2（Shiga toxin type 2，Stx2），其致病机制主要是通过产生的志贺毒素引起肠黏膜上皮细胞 A/E 损伤来致病。Stx1 与痢疾志贺菌产生的志贺毒素具有 99% 的同源性，Stx2 和 Stx1 同源性 60%，两型毒素分别由溶原性噬菌体的 stx1 和 stx2 基因编码。Stx 是典型的 A-B 模式蛋白毒素，由 1 个 A 亚单位和 5 个 B 亚单位组成。B 亚单位与宿主细胞上特异性糖脂受体（Gb3）结合后，介导 A 亚单位进入细胞内。A 亚单位进入细胞内后裂解成 28 kDa 的 A1 和 4 kDa 的 A2 片断，A1 可裂解 28S rRNA，从而导致蛋白质合成受阻和细胞死亡，肠绒毛结构的破坏导致吸收减少和液体分泌相对增加，肠黏膜和血管内皮细胞破坏，引起血液释放到肠腔。Stx 对肾小球内皮细胞的损伤，可引起肾小球滤过减少和急性肾衰竭。另外，内毒素和溶血素在 EHEC 的致病过程中亦有作用。

STEC O157∶H7 不能利用山梨醇（sorbitol），在山梨醇麦康凯琼脂培养基（sorbitol MacConkey agar，用山梨醇替代了乳糖）中培养阴性，借此可和大多数大肠埃希菌区别。

（4）肠侵袭性大肠埃希菌（enteroinvasive E. coli，EIEC）：EIEC 感染较少见，主要侵犯较大儿童和成人。EIEC 无动力，生化反应和抗原结构近似志贺菌，容易误诊为志贺菌。EIEC 不产生肠毒素，致病物质主要是侵袭力，其侵袭结肠黏膜上皮细胞的能力与质粒携带的一系列侵袭性基因有关。细菌到达大肠后，穿过黏液层，黏附于肠黏膜上皮细胞，进而侵入肠黏膜上皮细胞并在其中生长增殖，最后杀死感染细胞，再扩散到邻近细胞，导致组织破坏和炎症发生。本菌所致疾病很像菌痢，有发热、腹痛、腹泻、脓血便及里急后重等症状。

（5）肠集聚性大肠埃希菌（enteroaggregative E. coli，EAEC）：引起婴儿和旅行者持续性腹泻、脱水，偶有血便。EAEC 不侵袭细胞，60 MDa 质粒编码的 Bfp、AAF/Ⅰ和 AAF/Ⅱ介导 EAEC 在细胞表面自动聚集，形成砖状排列。感染导致微绒毛变短、单核细胞浸润和出血。EAEC 还能刺激黏液的分泌，促使细菌形成生物膜覆盖在小肠上皮上。EAEC 可产生肠集聚耐热毒素（enteroaggregative heat-stable toxin，EAST）和质粒编码毒素（plasmid encoded toxin，PET），EAST 可导致大量液体分泌，PET 可刺激肠道分泌增加。

## 三、微生物学检查法

### （一）临床标本的检查

**1. 标本采集** 肠道外感染者取中段尿、血液、脓液、脑脊液等，肠道感染者取粪便。

**2. 涂片染色检查** 肠外感染者标本除血液外均需做涂片染色检查。脓、痰、分泌物可直接涂片，革兰氏染色后镜检。尿液和其他液体标本先低速离心，再取沉淀物进行涂片染色检查。

**3. 分离培养与鉴定**

（1）肠道外感染：血液标本接种于肉汤培养基增菌，待生长后再移种于血琼脂平板。体液标本的离心沉淀物和其他标本直接划线接种于血琼脂平板。35～37℃孵育18～24小时后，观察菌落形态，挑取可疑菌落，进行鉴定。初步鉴定根据IMViC（＋＋－－）试验，最后鉴定根据系列生化反应。尿路感染尚需记数菌落量，每毫升≥10万才有诊断价值。

（2）肠道内感染：将粪便标本接种于鉴别培养基，挑选可疑菌落并鉴定为大肠埃希菌后，再分别检测不同类型致腹泻大肠埃希菌的毒力因子和血清型等特征进行分型鉴定。

1）ETEC：过去用动物或细胞培养测定LT或ST，现常用ELISA、核酸杂交或PCR法检测这些肠毒素或相关基因。

2）EPEC：用特异性多价和单价O、H抗血清与分离菌做凝集试验，测定特异血清型，亦可以ELISA、细胞培养法和核酸杂交等方法检测黏附素。

3）STEC：O157:H7血清型对山梨醇不发酵或缓慢发酵，可用山梨醇麦康凯琼脂培养与其他肠道杆菌鉴别；也可用ELISA法测定Stx毒素，或用PCR法结合基因探针检测 $stx$ 基因。

4）EIEC：与志贺菌相似，多数EIEC无动力，乳糖不发酵或迟缓发酵。测定侵袭力可用Sereny试验：将被检菌液接种于豚鼠眼结膜囊内，若产生典型的角膜结膜炎症状，并在角膜上皮细胞内有大量细菌，判断为Sereny试验阳性。

5）EAEC：用液体培养-集聚试验（liquid-culture clump aggregation）检测受检菌的黏附性或用PCR、核酸杂交技术检测EAST基因。

### （二）卫生细菌学检查

寄居于肠道中的大肠埃希菌随粪便排出后，可污染周围环境、水源及食品。对环境卫生、水源、食品、药品等进行细菌学检验时，样品中检出此菌，提示已被粪便污染，样品中检出大肠埃希菌越多，表示被粪便污染越严重，也表明样品中存在有肠道致病菌的可能性越大。因此，卫生细菌学以"大肠菌群数"作为判断饮水、食品等被粪便污染的指标之一。

大肠菌群指在37℃ 24小时内发酵乳糖产酸产气的肠道杆菌，包括埃希菌属、肠杆菌属、枸橼酸杆菌属及克雷伯菌属等。我国《生活饮用水卫生标准》规定每100 ml生活饮用水中，菌落总数限值100，不得检出总大肠菌群、耐热大肠菌群和大肠埃希菌。

## 四、防治原则

加强垃圾、污水及粪便管理，注意个人卫生，避免食用污染的水和食品。

污染的水和食品是ETEC最重要的传染媒介，STEC则常由污染的肉类和未消毒的牛奶引起，如美国多次STEC流行，传染源多是汉堡包中污染STEC的牛肉馅，正确烹饪可减少ETEC和STEC感染的危险。

对腹泻患者应进行隔离治疗，及时纠正水和电解质平衡。尿道插管和膀胱镜检查应严格无菌操作。采取各种适宜措施减少医院内感染的发生。

大肠埃希菌菌毛抗原在自然感染和人工自动免疫中是关键性抗原之一。在家畜中，用菌毛疫苗防治新生畜崽腹泻已获得成功，例如，在孕牛产前6个月接种大肠埃希菌K99株的菌毛抗原，则新生牛犊吮乳后可被动获得特异菌毛抗体，对同型菌毛型大肠埃希菌感染有免疫保护。人工合成的ST产物与LT B亚单位交联的疫苗可预防人类ETEC感染，预防EPEC及STEC感染的疫苗也在研究中。

很多大肠埃希菌菌株已获得对一种或多种抗菌药物的耐药性，因此，需要依据药敏试验结果选择敏感抗生素治疗，特别是细菌性脑膜炎。

## 第二节　志贺菌属

志贺菌属（Shigella）俗称痢疾杆菌（dysentery bacterium），是一类具有高度传染性和严重危害的革兰氏阴性肠道致病菌，为人类细菌性痢疾的病原菌，因 1898 年由日本学者志贺洁（Kiyoshi Shiga）首先分离到该菌而得名。细菌性痢疾是一种常见病，主要流行于发展中国家，全世界每年菌痢患者超过 2 亿例，其中 500 万例需住院治疗，每年死于菌痢的人数达 65 万，其中绝大多数为 5 岁以下的儿童，是造成婴幼儿死亡的主要原因。细菌性痢疾是我国分布最广、发病率最高的肠道传染病，自 2003 年以来，细菌性痢疾报告病例数一直高居我国甲乙类法定传染病的前五位，死亡数在前十位。

### 一、生物学特性

**1. 形态结构**　志贺菌大小为 0.5~0.7 μm×2~3 μm，革兰氏阴性短小杆菌；无芽孢，无鞭毛，无荚膜，有菌毛。

**2. 基因组特征**　我国志贺菌优势流行株是福氏志贺菌 2a 型。福氏志贺菌 2a 型 301 株的染色体大小为 4.6 Mb。志贺菌携带侵袭质粒 pINV（invasion plasmid），pINV 有一个约 31 kb 的致病岛，含 Ipa、mxi、spa 等基因，编码Ⅲ型分泌系统（type Ⅲ secretion system，T3SS）、侵袭性蛋白和转录激活因子，决定志贺菌侵袭性。

**3. 培养特征**　志贺菌兼性厌氧，营养要求不高，在普通琼脂平板上培养 24 小时，可形成直径约 2 mm、半透明的光滑型菌落，宋内志贺菌常出现扁平的粗糙型菌落。

**4. 生化反应**　志贺菌分解葡萄糖，产酸不产气；除宋内志贺菌个别菌株迟缓发酵乳糖（一般需 37℃ 3~4 天）外，均不分解乳糖，故在 SS 培养基（salmonella-shigella medium）上，呈无色半透明菌落；在克氏双糖管中，斜面不发酵，底层产酸不产气，硫化氢阴性，动力阴性，可与沙门菌、大肠埃希菌等区别。

**5. 抗原构造及分类**　志贺菌属细菌的主要表面抗原为 O 抗原，部分菌株有 K 抗原。O 抗原分群特异抗原和型特异抗原 2 种，是分类的依据，借此将志贺菌属分为 4 群（种）50 个血清型（包括亚型）。K 抗原在分类上无意义，但可阻止 O 抗原与 O 抗体的结合。志贺菌因无鞭毛，故无 H 抗原。

从生化特性看，B、C、D 群能发酵甘露醇，而 A 群不发酵甘露醇；A、B、C 群无鸟氨酸脱羧酶，而 D 群有此酶（表 13-2）。

表 13-2　志贺菌属的抗原分类和生化特征

| 菌种 | 群 | 型 | 亚型 | 乳糖 | 甘露醇 | 鸟氨酸脱羧酶 |
| --- | --- | --- | --- | --- | --- | --- |
| 痢疾志贺菌 | A | 1~10、8a、8b、8c | | - | - | - |
| 福氏志贺菌 | B | 1~6、x、y 变型 | 1a、1b、2a、2b、3a、3b、4a、4b | - | + | - |
| 鲍氏志贺菌 | C | 1~18 | | - | + | - |
| 宋内志贺菌 | D | 1 | | -/L | + | + |

注：+ 指产酸或阳性；- 指不产酸或阴性；L 指迟缓发酵

A 群即痢疾志贺菌（*S. dysenteriae*）：有 10 个血清型，不能发酵甘露醇，不产生鸟氨酸脱羧酶。

B 群即福氏志贺菌（*S. flexneri*）：有 13 个血清型（包括变型和亚型），各型间有交叉反应。

C 群即鲍氏志贺菌（*S. boydii*）：有 18 个血清型，各型间无交叉反应。

D 群即宋内志贺菌（*S. sonnei*）：抗原单一，只有一个血清型，可迟缓发酵乳糖，并可发酵甘露醇，是唯一具有鸟氨酸脱羧酶的志贺菌。宋内志贺菌有 I 相和 II 相两个交叉变异相。I 相呈 S 型菌落，对小鼠有致病力，多自急性期感染患者标本中分离到。II 相为 R 型菌落，对小鼠不致病，常从慢性患者或带菌者检出。I 相抗原受控于质粒，若此质粒丢失，I 相抗原不能合成，细菌则从有毒力的 I 相转变为无毒力的 II 相。

根据志贺菌的菌型分布调查，我国以福氏志贺菌为主，其中又以 2a 亚型、3 型多见；其次为宋内志贺菌；痢疾志贺菌与鲍氏志贺菌则较少见。

**6. 抵抗力** 志贺菌的抵抗力比其他肠道杆菌弱，加热 60℃ 10 分钟即被杀死；对酸和一般消毒剂敏感，在 1% 苯酚中 15~30 分钟死亡。在粪便中，由于其他肠道菌产酸或噬菌体的作用，常使本菌在数小时内死亡，故用于志贺菌分离培养的粪便标本应迅速送检。志贺菌在 37℃ 水中可存活 10~20 天，蝇肠内可存活 9~10 天，在污染物品及瓜果、蔬菜上可存活 10~20 天。在适宜的温度下，志贺菌可在水及食品中繁殖，引起水源或食物型的暴发流行。由于抗菌药物的广泛应用，志贺菌的多重耐药性问题日趋严重，即使在边远地区分离的志贺菌也常见 4~8 种抗药谱，给临床治疗带来一定困难。

## 二、致病性与免疫性

**1. 致病物质** 主要是侵袭力和内毒素，有的菌株尚能产生外毒素。

（1）侵袭力：志贺菌的侵袭毒力主要与质粒 pINV 有关，无此质粒的志贺菌株则失去侵袭能力。志贺菌侵袭的靶细胞是回肠末端和结肠的黏膜上皮细胞。志贺菌首先黏附并侵入位于派氏淋巴结（Peyer's patch）的 M 细胞，通过 M 细胞跨过上皮屏障进入肠黏膜，转位于上皮下的巨噬细胞或邻近的上皮细胞，然后通过 III 型分泌系统向黏膜上皮细胞和巨噬细胞分泌 4 种蛋白（IpaA、IpaB、IpaC、IpaD），这些蛋白诱导细胞膜凹陷，导致细菌内吞。志贺菌能溶解吞噬小泡，进入细胞质内生长繁殖。通过宿主细胞肌动纤维的重排，推动细菌进入毗邻细胞，开始细胞到细胞的传播。在此过程中，引起 IL-1β 释放，吸引多形核白细胞到达感染组织，使肠壁的完整性遭到破坏，细菌得以到达较深层的上皮细胞，加速了细菌的扩散。坏死的黏膜、死亡的白细胞、细胞碎片、渗出的纤维蛋白、血液和细菌混在一起，形成脓血黏液便。

（2）内毒素：所有志贺菌菌株都产生强烈的内毒素。内毒素致病作用有 3 个方面：①作用于肠黏膜，使其通透性增高，促进内毒素的吸收，引起发热、神志障碍、中毒性休克等一系列症状；②破坏肠黏膜，引起炎症、溃疡，呈现典型的脓血黏液便；③作用于肠壁自主神经系统，使肠功能发生紊乱，肠蠕动失调和痉挛，尤其以直肠括约肌痉挛最明显，使患者出现腹痛、里急后重等症状。

（3）外毒素：A 群志贺菌 I 型和 II 型可产生外毒素，称为志贺毒素（Shiga toxin, Stx）。Stx 由 1 个 A 亚单位和 5 个 B 亚单位组成。B 亚单位与宿主细胞膜受体 Gb3 结合并促使 A 亚单位进入细胞内，进入细胞内的 A 亚单位可裂解 60S 核糖体亚单位中的 28S rRNA，阻止其与氨酰 tRNA 的结合，使蛋白质合成中断。毒素效应主要表现为上皮细胞的损伤，但在小部分患者志贺毒素可介导肾小球内皮细胞的损伤，导致溶血性尿毒综合征（HUS）。志贺毒素还具有神经毒素和肠毒素作用，其作用于中枢神经系统，可引起致死性感染（假性脑膜炎昏迷）；其肠毒素效应类似霍乱毒素的作用，可引起水样腹泻。

**2. 所致疾病**　志贺菌引起细菌性痢疾（简称菌痢）。细菌性痢疾是最常见的肠道传染病，一年四季均可发生，夏秋季多发，多见于小儿。各型志贺菌都有可能引起菌痢，痢疾志贺菌感染病情较重，但大多预后良好；福氏志贺菌感染易转为慢性，排菌时间长；宋内志贺菌感染病情较轻，非典型病例较多。我国常见的流行型别主要为福氏志贺菌和宋内志贺菌。

传染源是患者和带菌者，无动物宿主。急性期患者排菌量大，每克粪便可有 $10^5 \sim 10^8$ 个细菌，传染性强；慢性病例可长期储存病原体，排菌时间长；恢复期患者带菌可达 2～3 周，有的可达数月。该病主要通过细菌污染的食物、饮水等经粪-口途径传播。志愿者研究表明，人类对志贺菌易感，10～150 个志贺菌即可引起细菌性痢疾。常见的感染剂量为 $10^3$ 个细菌，比沙门菌和霍乱弧菌的感染剂量低 2～5 个数量级。

志贺菌感染通常只局限于肠道，一般不侵入血流，细菌性痢疾有急性和慢性两种类型。

（1）急性细菌性痢疾：分为典型菌痢、非典型菌痢和中毒性菌痢三型。典型急性菌痢经 1～3 天的潜伏期后，突然发病，常有发热、畏寒、乏力、食欲减退、腹痛和腹泻。大多先为稀水样便，1～2 天后由水样便转为脓血黏液便，腹泻次数增多（每日 10 多次至数十次），并伴有里急后重等症状。若及时治疗，预后良好。但在体弱的老人和儿童，因水分和电解质的丧失，可导致失水、酸中毒，在有些患者还可引起溶血性尿毒综合征，甚至死亡。

中毒性菌痢多见于小儿，各型志贺菌都可引起，发病急，常无明显的消化道症状，而全身中毒症状严重，临床主要表现为高热（≥40℃）、休克、中毒性脑病，可迅速发生呼吸和循环衰竭，若抢救不及时，往往造成患者死亡。

（2）慢性细菌性痢疾：急性菌痢治疗不彻底、机体抵抗力低、营养不良、胃酸过低或伴有其他慢性病时，易转为慢性。病程多在 2 个月以上，迁延不愈或时愈时发。有 10%～20% 的急性患者可转为慢性。其症状不典型者，易被误诊，而影响治疗。部分感染者可成为带菌者，是菌痢的重要传染源。

**3. 免疫性**　感染后可获得型特异性免疫，但志贺菌菌型多，各型间无交叉免疫，且感染局限于肠黏膜层，细菌一般不侵入血液，因此病后免疫期短，免疫力不牢固，不能防止再感染。机体抗志贺菌感染的免疫主要依赖肠道的局部免疫，即肠道黏膜细胞吞噬能力的增强和 sIgA 的作用。sIgA 可阻止志贺菌黏附到肠黏膜上皮细胞表面，病后 3 天左右即出现，但维持时间短。大多数患者病后可产生循环抗体，但此种抗体无保护作用。

## 三、微生物学检查法

**1. 标本**　在使用抗生素之前挑取新鲜粪便的脓血或黏液部分，避免与尿混合；怀疑中毒性菌痢者可取肛门拭子。送检应及时，不能及时送检的标本应保存于 30% 甘油缓冲盐水或专门运送培养基中。中毒性菌痢可取肛门拭子检查。

**2. 培养与鉴定**　标本接种于肠道鉴别或选择培养基上，37℃孵育 18～24 小时，挑取无色半透明的可疑菌落，进行生化反应和玻片凝集试验，确定其菌群（种）和菌型。如遇非典型菌株，需进行系统生化反应，以确定菌属。

**3. 毒力试验**　可测定志贺菌的侵袭力和毒素。

（1）志贺菌侵袭力的测定：可用 Sereny 试验。将受试菌培养 18～24 小时，以生理盐水制成 $9 \times 10^9$ CFU/ml 菌悬液，接种于豚鼠眼结膜囊内。若发生角膜结膜炎，则 Sereny 试验阳性，表明受试菌有侵袭力。

（2）志贺毒素的测定：可用 HeLa 或 Vero 细胞检测志贺菌 Stx 毒素；也可用 PCR、探针杂交技术直接检测其毒素基因 *stxA*、*stxB*。

**4. 快速诊断法**

（1）免疫凝集法：将粪便标本与志贺菌抗血清在玻片上混匀，于光镜下观察有无凝集现象。

（2）免疫荧光菌球法：将标本接种于含有荧光素标记的志贺菌抗血清的液体培养基中，37℃孵育 4~8 小时。若标本中有相应型别的志贺菌存在，则生长繁殖后与荧光素标记的抗体凝集成小菌球，在荧光显微镜下易被检出。

（3）协同凝集试验：以志贺菌 IgG 抗体与富含 SPA 的 Cowan I 葡萄球菌结合，用来检测患者粪便中有无志贺菌的可溶性抗原。

（4）胶乳凝集试验：将志贺菌抗血清与胶乳结合成致敏胶乳，通过凝集反应检测粪便中的志贺菌抗原；也可用志贺菌抗原致敏胶乳，检测粪便中有无志贺菌抗体。

（5）分子生物学方法：应用 PCR、基因探针等技术检测与志贺菌致病性密切相关的毒力和侵袭基因等。

## 四、防治原则

非特异性预防措施主要包括：①及时发现亚临床病例和带菌者；②隔离患者；③加强水、食物和牛奶的卫生学监测与管理；④对患者排泄物和生活垃圾及时消毒处理；⑤带菌者不能从事饮食业、炊事及保育工作。

特异性预防主要是口服减毒活疫苗。目前致力于研究的减毒活疫苗主要包括减毒突变株、用不同载体构建的杂交株和营养缺陷减毒株。链霉素依赖株（streptomycin-dependent strain，Sd）是一种减毒突变株，只有在环境中存在链霉素时才能生长（正常人体内不存在链霉素），将其制成活疫苗给志愿者口服后，Sd 株不能生长繁殖，但也不立即死亡，可一定程度侵袭志愿者肠黏膜，激发局部免疫应答，产生 sIgA，同时血清中特异抗体也增多。Sd 活疫苗的免疫保护具有型特异性，目前已能生产多价志贺菌 Sd 活疫苗。

治疗志贺菌感染的药物很多，可用磺胺类、氨苄西林、环丙沙星、氯霉素、小檗碱等。中药黄连、黄柏、白头翁、马齿苋等也有疗效。但此菌很易出现多重耐药菌株，故用药前应做药物敏感试验，以减少盲目用药、提高疗效。

（陈 廷）

## 第三节 沙门菌属

沙门菌属（*Salmonella*）是一大群寄生在人和动物肠道中的、生化反应和抗原结构相似的革兰氏阴性杆菌。沙门菌属分为肠道沙门菌（*S. enterica*）和邦戈沙门菌（*S. bongory*）两个种，每个种又分为多个亚种（subsp.）和血清型。其中肠道沙门菌被分为 7 个亚种，引起人类疾病的沙门菌大多属于肠道沙门菌亚种 I（subsp. I），即肠道沙门菌肠道亚种（*S. enterica* subsp. *enterica*）。

沙门菌属有 2500 多个血清型，其中伤寒沙门菌、甲型副伤寒沙门菌、肖氏沙门菌（原称乙型副伤寒沙门菌）和希氏沙门菌（原称丙型副伤寒沙门菌）是人的病原菌，引起肠热症，对非人类宿主不致病。绝大多数血清型宿主范围广泛，家禽、家畜、啮齿类动物、宠物（如龟、鹦鹉)、节肢动物等均可带菌,其中部分血清型为人兽共患病的病原菌,引起人类食物中毒或败血症。感染的动物大多无症状或为自限性胃肠炎。

沙门菌血清型的完整命名包括属、种和血清型,以伤寒沙门菌为例,肠道沙门菌肠道亚种伤寒血清型(*S. enterica* subsp. *enterica* serotype Typhi),缩写为伤寒沙门菌(*S.* Typhi)。

### 案例 13-1

患者,男,25岁,因发热6天就诊。体温逐日升高至39℃以上。查体:体温39.5℃,胸部可见数个淡红色皮疹。白细胞数 $3×10^9/L$(正常 $4～10×10^9/L$),嗜酸性粒细胞消失。患者住院隔离后,为其进行实验室检查,根据检查结果给予左氧氟沙星治疗,1周后患者痊愈出院。

问题:该患者的初步诊断是什么?应采集什么标本进行病原学诊断。

## 一、生物学性状

**1. 形态结构** 沙门菌为革兰氏阴性杆菌,大小为 $0.6～1\ \mu m × 2～4\ \mu m$;有菌毛,绝大多数分离株有周身鞭毛,一般无荚膜,均无芽孢。

**2. 培养特性** 沙门菌兼性厌氧,营养要求不高,在普通培养基生长良好,最适生长温度 $35～37℃$,最适pH为 $6.8～7.8$;在SS培养基上,由于不发酵乳糖,形成较小、无色半透明的S型菌落;有些菌株可分解含硫氨基酸产生硫化氢,而形成中心黑色的菌落,如肖氏沙门菌(图13-1)。

**3. 生化反应** 沙门菌不发酵乳糖或蔗糖;发酵葡萄糖、麦芽糖和甘露糖产酸产气,但伤寒沙门菌例外,只产酸不产气;吲哚试验和尿素酶试验阴性。沙门菌在克氏双糖管(双糖铁培养基)中表现为斜面层不分解乳糖,下层分解葡萄糖产酸产气(伤寒沙门菌只产酸不产气),硫化氢阳性或阴性,动力阳性。常见沙门菌主要的生化反应见表13-3。

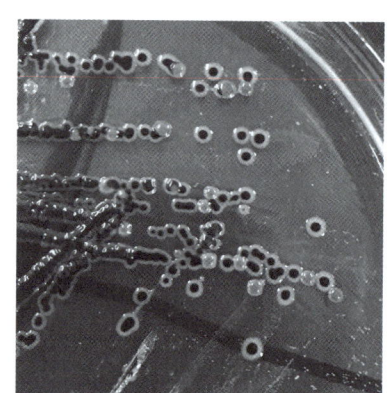

图13-1 肠道杆菌SS琼脂平板培养物
红色菌落为大肠杆菌;
中央黑色菌落为肖氏沙门菌。

表13-3 常见沙门菌主要的生化反应

| 菌名 | 乳糖 | 葡萄糖 | 甘露糖 | H$_2$S | 动力 |
| --- | --- | --- | --- | --- | --- |
| 甲型副伤寒沙门菌 | - | ⊕ | ⊕ | -/+ | + |
| 肖氏沙门菌 | - | ⊕ | ⊕ | +++ | + |
| 鼠伤寒沙门菌 | - | ⊕ | ⊕ | +++ | + |
| 猪霍乱沙门菌 | - | ⊕ | ⊕ | +/- | + |
| 希氏沙门菌 | - | ⊕ | ⊕ | + | + |
| 伤寒沙门菌 | - | + | + | -/+ | + |
| 肠炎沙门菌 | - | ⊕ | ⊕ | +++ | + |

注:+指阳性或产酸;⊕指产酸产气;-指阴性

**4. 抗原构造** 沙门菌属主要有 O 和 H 两种抗原。少数血清型还有一种表面抗原,功能类似于大肠杆菌的 K 抗原,因其与毒力(virulence)有关而被称为 Vi 抗原(表 13-4)。

(1) O 抗原:为沙门菌细胞壁 LPS 最外层的特异多糖。每个血清型的沙门菌含有一种或多种 O 抗原。凡含有共同 O 抗原的沙门菌归为一个群(group),引起人类疾病的沙门菌大多数在 A~E 群。O 抗原为胸腺非依赖性抗原(TI-Ag),刺激机体主要产生 IgM 类抗体,不形成免疫记忆。

(2) H 抗原:存在于沙门菌的鞭毛蛋白中。H 抗原分为第Ⅰ相和第Ⅱ相。第Ⅰ相特异性高,称为特异相,以小写英文字母 a、b、c……表示;第Ⅱ相特异性低,可为多种血清型的沙门菌共有,称为非特异相,以 1、2、3……表示。同时有第Ⅰ相和第Ⅱ相 H 抗原的菌株称双相菌。每一群沙门菌根据 H 抗原不同,可被进一步分成不同血清型。H 抗原为胸腺依赖性抗原(TD-Ag),刺激机体主要产生 IgG 类抗体,能形成免疫记忆。

(3) Vi 抗原:位于菌体最表层。新分离的伤寒沙门菌和希氏沙门菌均有 Vi 抗原,由聚 -$N$-乙酸 -$D$- 半乳糖胺糖醛酸组成。Vi 抗原不稳定,经 60℃加热、苯酚处理或传代培养后易消失。Vi 抗原可阻止 O 抗原与其相应抗体的凝集反应,可将菌悬液 100℃水浴 30 分钟破坏 Vi 抗原,再进行凝集试验。Vi 抗原的免疫原性弱,只有当机体内有 Vi 抗原存在时才可检出相应抗体。因此,检测 Vi 抗体可用于带菌者的检出。

表 13-4 常见的人类致病性沙门菌和抗原组成

| 群 | 血清型 | O 抗原 | H 抗原 第Ⅰ相 | H 抗原 第Ⅱ相 |
|---|---|---|---|---|
| A | 甲型副伤寒沙门菌 | O1、O2、O12 | a | - |
| B | 肖氏沙门菌 | O1、O4、O5、O12 | b | 1、2 |
| | 鼠伤寒沙门菌 | O1、O4、O5、O12 | i | 1、2 |
| $C_1$ | 猪霍乱沙门菌 | O6、O7 | c | 1、5 |
| | 希氏沙门菌 | O6、O7、Vi | c | 1、5 |
| D | 伤寒沙门菌 | O9、O12、Vi | d | - |
| | 肠炎沙门菌 | O1、O9、O12 | g、m | - |

**5. 抵抗力** 沙门菌属对理化因素抵抗力较低。其在湿热 65℃条件下 15~30 分钟即被杀死,但在常温水中能存活 2~3 周,粪便中可存活 1~2 个月;对一般消毒剂敏感,但对某些化学物质如胆盐、煌绿等的耐受性较其他肠道细菌强,故这些化学物质被用于沙门菌选择培养基。

## 二、致病性与免疫性

**1. 致病物质** 主要包括侵袭力和内毒素,个别菌株能产生肠毒素。

(1) 侵袭力:沙门菌有毒株通过特异性的菌毛黏附于小肠黏膜上皮细胞,并通过沙门菌致病岛Ⅰ(*Salmonella* pathogenicity island Ⅰ, SPI-Ⅰ)编码的Ⅲ型分泌系统(T3SS)分泌的多种毒力因子,引发上皮细胞内肌动蛋白重排、细胞膜凹陷而将细菌内吞。SPI-Ⅱ编码的 T3SS 也分泌多种毒力因子,在其作用下,沙门菌可在小肠黏膜上皮细胞内的吞噬体中繁殖,进而穿过黏膜细胞。沙门菌被吞噬细胞吞噬后,这些毒力因子可使沙门菌在吞噬溶酶体中繁殖,并促进携带有沙门菌的吞噬细胞播散,因此,沙门菌是兼性胞内寄生菌。

伤寒沙门菌和希氏沙门菌的 Vi 抗原具有微荚膜功能，能抵抗吞噬细胞的吞噬和杀伤，并阻挡抗体和补体等对菌体的破坏作用。

（2）内毒素：沙门菌死亡裂解后释放的内毒素，导致内毒素血症，可引起宿主体温升高，白细胞数改变，肠热症时白细胞数通常降低，严重时发生休克。

（3）肠毒素：个别沙门菌如鼠伤寒沙门菌可产生肠毒素，其性质类似于 ETEC 产生的肠毒素。

**2. 所致疾病**　沙门菌病在世界范围内流行，主要见于夏秋等温暖季节。沙门菌寄生于人或动物的肠道中，可随粪便污染水或食物，经口进入人体后定位于小肠而引起感染。胃酸、肠道正常菌群和肠道局部免疫等宿主因素有助于抵抗沙门菌感染。

常见的人类沙门菌病包括急性胃肠炎（食物中毒）、肠热症（enteric fever）和败血症。少数感染者可成为带菌者。

（1）胃肠炎（食物中毒）：是最常见的沙门菌感染，以鼠伤寒沙门菌和肠炎沙门菌最为多见。常见的食物包括被污染但未经充分加热或消毒不当的畜禽肉及其制品、水产品、生鸡蛋、奶或奶制品等。

食入沙门菌后 8～48 小时出现恶心、呕吐和水样泻，低热和腹痛也很常见。如无并发症，多为自限性，2～3 天后痊愈，但粪检沙门菌阳性可持续几周。

（2）肠热症：包括伤寒沙门菌引起的伤寒（typhoid fever），以及甲型副伤寒沙门菌、肖氏沙门菌和希氏沙门菌引起的副伤寒（paratyphoid fever）。伤寒和副伤寒的致病机制及临床表现类似，但副伤寒病情较轻，病程较短。

被摄入的沙门菌突破胃酸屏障到达回肠下段，侵入并穿过黏膜上皮细胞，被派尔集合淋巴结中的巨噬细胞吞噬但不能被杀死。细菌在巨噬细胞中繁殖，并随之扩散至肠系膜淋巴结大量繁殖后，经胸导管入血，形成第一次菌血症。此时，临床上处于潜伏期，持续时间长短不一，通常 7～14 天。

细菌随血流进入肝、胆囊、脾、肾、骨髓等器官组织，被巨噬细胞吞噬，并在其中繁殖后再次入血，造成第二次菌血症，此时相当于病程的第 1～3 周。在未经治疗的病例，该时段症状明显。最早出现的症状是发热，在最初几天到 1 周内，热度呈阶梯样上升达到 39～40℃或更高，若未经有效抗菌治疗，高热可持续至病程第 3 周末。同时，可出现表情淡漠、呆滞、反应迟钝等神经系统中毒症状，相对缓脉，肝大、脾大，外周血白细胞数下降，嗜酸性粒细胞减少或消失，以及腹痛、腹泻或便秘等消化道症状。部分患者在病程第 1 周末或第 2 周期间腹部和（或）胸部可出现玫瑰疹。菌血症、内毒素、细胞因子等与发热、神经系统中毒症状、相对缓脉、白细胞数减少等有关。

肾中的细菌可随尿排出。胆囊中的细菌随胆汁进入肠道，一部分随粪便排出体外，另一部分再次侵入肠壁淋巴组织，使已致敏的组织发生超敏反应，导致局部坏死和溃疡，若病变累及血管可发生肠出血，若溃疡侵犯肌层和浆膜层，可引起肠穿孔。这种严重的并发症发生于病程的第 3 周，是造成肠热症患者死亡的主要原因。肠热症的并发症还包括中毒性肝炎、中毒性心肌炎、中毒性脑病等。

未经治疗的病例，若无严重并发症，病程第 4 周进入缓解期，第 5 周进入恢复期，体温正常，神经和消化系统症状消失，肝、脾恢复正常。部分患者可出现复发，病情多较初始疾病轻。未经治疗的典型肠热症患者死亡率约为 20%。

有 1%～5% 的肠热症患者，在症状消失后 1 年仍可在其粪便中检出相应沙门菌，被称为无症状带菌者。隐性感染者也可能成为无症状带菌者。这种带菌状态有可能持续终生。这些细菌留在胆道系统中，有时也可在尿道中，成为肠热症病原菌的储存场所和重要传染源。女性和老人更易成为带菌者。胆道疾病尤其是结石有助于形成带菌状态。

（3）败血症：以猪霍乱沙门菌、希氏沙门菌、鼠伤寒沙门菌、肠炎沙门菌等多见，多见于儿童和免疫力低下的成人。经口感染后，细菌早期入血导致败血症，出现高热、寒战、厌食和贫血等症状，并可随血流播散至骨、关节、脑膜（主要是婴儿）、心包、胸膜、肺、心脏瓣膜等部位引起感染，常常缺少肠道症状。

**3. 免疫性** 沙门菌为兼性胞内寄生菌，因此特异性细胞免疫是主要防御机制。沙门菌也有存在于血流和细胞外的阶段，故特异性体液抗体也有辅助杀菌作用。胃肠炎的恢复与沙门菌刺激肠黏膜局部产生 sIgA 有关。可出现再次感染，但常较第一次感染轻微。

## 三、微生物学检查法

**1. 标本** 胃肠炎患者取粪便、呕吐物和可疑食物。败血症患者取血液。肠热症患者因病程不同采集不同标本：第 1 周起可采集外周血，第 2 周起可采集粪便，第 3 周起可采集尿液，全病程可采集骨髓液，也可利用十二指肠引流法或胆囊穿刺法采集胆汁。进行肥达试验需采集血液标本并获取血清。

**2. 分离培养与鉴定** 将标本划线接种于肠道选择鉴别培养基，如 SS 培养基、麦康凯培养基（MacConkey medium）等。粪便可直接接种，血液、骨髓液和胆汁先增菌再接种，尿液经离心取沉淀物后先增菌再接种。37℃培养 18～24 小时后，挑取无色半透明或中央为黑色的菌落接种至双糖或三糖铁培养基，进行初步生化反应。培养后观察结果，若疑为沙门菌，再继续进行系列生化反应，根据反应结果选择沙门菌多价抗血清进行玻片凝集试验，通过检测该沙门菌的 O 抗原和 H 抗原确认血清型。

除生化鉴定外，可疑菌落也可进行质谱鉴定或分子生物学鉴定。质谱鉴定能够鉴定沙门菌属，但不能区分血清型，分子生物学鉴定能够区分沙门菌属及其血清型。

用伤寒沙门菌 Vi 噬菌体可将伤寒沙门菌分成不同的噬菌体型，在流行病学调查和传染源追踪中有重要意义。

**3. 血清学诊断** 很多感染者在发病早期就使用抗生素，导致肠热症的症状不典型和临床标本分离阳性率低，而且肠热症病程较长，因此，通过血清学试验检测特异性抗体仍有辅助诊断意义。肠热症的血清学诊断方法为肥达试验（Widal test）。

肥达试验是用已知伤寒沙门菌 O 抗原和 H 抗原的诊断菌液，以及甲型副伤寒沙门菌、肖氏沙门菌和希氏沙门菌 H 抗原的诊断菌液与倍比稀释的受检血清进行半定量试管或微孔板凝集试验，根据受检血清中有无相应抗体及其效价辅助诊断肠热症。肥达试验结果的解释必须结合临床表现、病程、病史，以及地区流行病学情况。

（1）结果判断：正常人群因隐性感染或预防接种，血清中可含有一定量的有关抗体，且其效价随地区而有差异。一般具有诊断价值的结果判断标准为：伤寒沙门菌 O 凝集效价≥1∶80，H 凝集效价≥1∶160，引起副伤寒的沙门菌 H 凝集效价≥1∶80。

IgM 类抗 O 抗体出现较早，持续约半年，消退后不易受非特异性抗原刺激而重新出现。但是，不同血清型的沙门菌具有共同的 O 抗原成分，能刺激机体产生相同的 O 抗体，所以伤寒沙门菌 O 凝集效价高，只能作为沙门菌现症感染的指标，不能区分引起肠热症的沙门菌和其他沙门菌，也不能区分伤寒和副伤寒。

抗 H 抗体特异性强，但抗体类型为 IgG，出现较晚，持续时间长达数年，消失后易受非特异性抗原刺激而短暂升高。因此，单独 H 凝集效价升高，对肠热症诊断意义不大。

所以，O、H 凝集效价均超过正常值，肠热症的可能性大；两者均低，患病可能性小；若 O 高 H 不高，可能是感染早期，或感染了有 O 交叉抗原的其他沙门菌；若 O 不高 H 高，可能是预防接种或非特异性回忆反应。

（2）动态观察：一般 5～7 天复查 1 次，或急性期和恢复期各检测 1 次，若效价逐次递增或恢复期效价比初次效价 ≥ 4 倍，更具有诊断意义。

（3）其他：有少数病例，在整个病程中，肥达试验始终在正常范围内。原因可能是早期使用抗生素治疗，或患者免疫功能低下等。

**4. 伤寒带菌者的检出**　从可疑带菌者的粪便、肛拭、胆汁或尿液中分离出病原菌是最可靠的诊断方法，但检出率不高。一般先用血清学方法检测可疑者 Vi 抗体效价，若效价 ≥ 1∶10 时，再反复取粪便等标本进行分离培养确定。

## 四、防治原则

预防和控制策略包括接种疫苗，检出和治疗肠热症带菌者，提供安全卫生的饮用水，进行健康教育，加强食品行业的卫生观念和卫生措施等。目前国际上使用的针对伤寒沙门菌的疫苗主要有注射型 Vi 多糖疫苗、口服 Ty21a 减毒活疫苗和注射型伤寒结合疫苗。

沙门菌引起的急性胃肠炎病程较短，以对症治疗为主，一般可不用抗菌药物。肠热症和无症状携带者可使用敏感抗菌药物进行有效治疗，但是，临床分离的伤寒沙门菌耐药现象普遍，甚至出现多重耐药。肠热症首选药物推荐使用第三代喹诺酮类药物，如左氧氟沙星、氧氟沙星、环丙沙星等，儿童和孕妇患者宜首选第三代头孢菌素，如头孢噻肟、头孢哌酮、头孢他啶、头孢曲松等，治疗中应密切观察疗效，并根据药敏试验结果随时调整治疗方案。

## 第四节　其他肠道杆菌

### 一、克雷伯菌属

克雷伯菌属（*Klebsiella*）共有 22 个种，与人类疾病有关的主要有肺炎克雷伯菌（*K. pneumoniae*）、产酸（催娩）克雷伯菌（*K. oxytoca*）和肉芽肿克雷伯菌（*K. granulomatis*）。肺炎克雷伯菌又进一步分为包括肺炎克雷伯菌肺炎亚种（*K. pneumoniae* subsp. *pneumoniae*）（俗称肺炎杆菌）在内的 3 个亚种。

**1. 生物学性状**　克雷伯菌为革兰氏阴性杆菌，大小为 0.5～0.8 μm×1～2 μm，无鞭毛，不形成芽孢，多数菌株有菌毛；营养要求不高，在普通培养基上生长良好；与其他肠杆菌科细菌相比，最显著特点是有较厚的多糖荚膜，能形成较大的黏液型菌落，延长培养时间后易相互融合，以接种环挑起时有明显拉丝现象；不产生硫化氢，肺炎克雷伯菌可发酵乳糖。

**2. 致病性**　克雷伯菌主要寄生于人的皮肤、咽部和胃肠道，也可存在于尿道、胆道和伤口中，是最常引起医院感染的细菌之一。菌体周围的厚荚膜（K 抗原）与其致病性有关。

肺炎克雷伯菌肺炎亚种为本属细菌中最常见的机会致病菌，是医院获得性感染常见的病原菌之一，易产生多重耐药性。该菌可引起泌尿道感染、肺炎、败血症和创伤感染等。其引起的肺炎病情严重，肺部出现广泛的出血性和坏死性肺实变，痰液特点为黏稠血痰，呈砖红色，有时描述为果酱样痰（currant jelly sputum）。该菌引起的败血症后果较严重，死亡率较高。

## 二、变形杆菌属

变形杆菌属（*Proteus*）为肠道正常菌群，也存在于自然环境中。变形杆菌属现有 14 个菌种，其中奇异变形杆菌（*P. mirabilis*）和普通变形杆菌（*P. vulgaris*）与疾病关系最为密切。

**1. 生物学性状** 变形杆菌为革兰氏阴性菌，大小为 0.4～0.6 μm×1～3 μm，呈明显的多形性，有菌毛，有周身鞭毛，运动活泼，无荚膜，不形成芽孢；营养要求不高，在湿润的琼脂平板培养基表面呈扩散生长，形成以接种部位为中心的厚薄交替的波纹状菌苔，称为迁徙生长现象（swarming growth phenomenon），若在培养基中加入 0.1% 的苯酚以抑制鞭毛生长，或提高琼脂浓度至 5%～6%，这种扩散生长现象可被抑制，形成单个菌落。变形杆菌具有尿素酶，能迅速分解尿素产氨，是其重要特征；不发酵乳糖，能产生硫化氢，因此在 SS 平板上的菌落特点和在克氏双糖管中的生长现象与某些沙门菌属细菌类似，可用尿素酶试验进行区别。

普通变形杆菌 OX19、OX2 和 OXk 三个菌株的 O 抗原与斑疹伤寒立克次体和恙虫病东方体有共同抗原，故可分别用这三个菌株代替立克次体作为抗原，与待检者血清进行凝集反应，以辅助诊断立克次体病，此即外-斐试验（Weil-Felix test）。

**2. 致病性** 变形杆菌所致感染中，90% 由奇异变形杆菌引起。普通变形杆菌是医院感染的重要病原菌。变形杆菌只有离开肠道后才能引起感染，主要引起泌尿道感染，仅次于大肠埃希菌。其尿素酶可分解尿素产氨，使尿液 pH 增高，有利于变形杆菌的生长。高碱性尿液对尿道上皮的毒性作用，以及菌毛的黏附和鞭毛的活泼运动，均有利于变形杆菌引起肾盂肾炎等上泌尿道感染。碱性尿液环境导致有机和无机复合物的析出和沉积，从而促进泌尿系统形成结石。在免疫力低下的人群，有的变形杆菌菌株还可引起肺炎、脑膜炎、腹膜炎、败血症和食物中毒等疾病。

## 三、肠杆菌属

肠杆菌属（*Enterobacter*）是肠杆菌科最常见的环境菌群，常见于土壤和水中。不是肠道的常居菌群，偶尔可从粪便和呼吸道中分离到。其中最常引起人类感染的是阴沟肠杆菌（*E. cloacae*）和产气肠杆菌（*E. aerogenes*）。

肠杆菌为革兰氏阴性粗短杆菌，有周身鞭毛，不形成芽孢，有荚膜，在普通琼脂平板上形成灰白色的黏液型大菌落；发酵乳糖，不产生硫化氢。

肠杆菌属细菌，尤其是阴沟肠杆菌和产气肠杆菌，能引起多种医院感染，包括败血症、肺炎、皮肤和软组织感染、泌尿系统感染、心内膜炎、腹腔内感染、化脓性关节炎、骨髓炎、脑膜炎等，在临床表现上与其他细菌引起的感染无法区分。

多数菌株因染色体上携带 β-内酰胺酶编码基因（*ampC*）而对氨苄西林和第一代、第二代头孢菌素固有耐药。变异株因过量合成 β-内酰胺酶而对第三代头孢菌素耐药。

## 四、沙雷菌属

沙雷菌属（*Serratia*）广泛分布于环境和多种动物的消化道中，但不是人类粪便中的常见菌。在住院的成人患者中，沙雷菌主要定居于呼吸道和泌尿道，而不是胃肠道。

沙雷菌为革兰氏阴性小杆菌，周身鞭毛，不形成芽孢，一般不形成荚膜，但在通气好、低氮低磷培养基上可形成荚膜。黏质沙雷菌（*S. marcescens*）能产生一种色素，被称为灵菌红素（prodigiosin），使菌落呈现血红色，随培养时间延长可逐渐褪色至浅粉色。灵菌红素的衍生物具有免疫抑制和抗肿瘤等活性。黏质沙雷菌是细菌中最小的，可用于检查除菌滤器的除菌效果。

沙雷菌主要引起院内感染，以黏质沙雷菌最常见，可引起败血症、肺炎、泌尿道感染、伤口感染、皮肤和软组织感染、脑膜炎、心内膜炎、骨髓炎、化脓性关节炎等。沙雷菌属中多重耐药菌株常见。

## 五、枸橼酸杆菌属

枸橼酸杆菌属（*Citrobacter*）广泛存在于水、土壤和食物中，也是人和动物肠道中的正常菌群，目前有14个种。

枸橼酸杆菌为革兰氏阴性杆菌，有周身鞭毛，能形成荚膜；营养要求不高，形成湿润、隆起、边缘整齐的灰白色菌落；个别菌株发酵乳糖，但极为缓慢；产生硫化氢。

枸橼酸杆菌主要引起医院感染，在新生儿可导致严重脑膜炎、坏死性脑炎和脑脓肿，在其他人群可引起多种感染，以泌尿道感染最多见，其次为腹部感染、皮肤和软组织感染、手术部位感染和肺炎，也可引起败血症及骨组织和心内膜等部位的感染。

## 六、摩根菌属

摩根菌属（*Morganella*）广泛分布于自然界，也是人和动物肠道中的正常菌群，有2个种。摩根菌形态、染色和培养与变形杆菌类似，但无迁徙生长现象。摩根菌能分解尿素产氨，不发酵乳糖，这两个生化反应特点与变形杆菌类似，但不能产生硫化氢。

摩根菌为机会致病菌，主要引起医院感染，尤其是使用抗生素的患者，主要包括泌尿道感染、伤口感染、败血症、肺炎等。

### 思 考 题

1. 简述肠杆菌科的共同特性。
2. 列表比较五种致病性大肠埃希菌及其致病性。
3. 简述伤寒沙门菌的致病物质、致病机制、致病过程、所致疾病及典型临床表现。
4. 肠热症的标本采集原则是什么？为什么？
5. 一个发热5天的患者疑似肠热症，为确诊，需采用何种微生物学检查程序？

（方艳辉）

# 第十四章 弧菌属

弧菌属（*Vibrio*）细菌是一大群菌体短小，弯曲成弧形、运动活泼的革兰氏阴性菌。弧菌属广泛分布于自然界，以水中最多，其中部分菌种可引起人类与动物疾病。弧菌属有 173 个种，其中至少有 12 个种与人类感染有关，尤以霍乱弧菌、副溶血性弧菌和创伤弧菌最为重要。人类感染有关的主要弧菌见表 14-1。

表 14-1　人类感染有关的主要弧菌

| 弧菌种类 | 疾病 |
| --- | --- |
| O1 和 O139 群霍乱弧菌 | 霍乱，可造成大流行甚至世界性大流行 |
| 非 O1 和非 O139 群霍乱弧菌 | 霍乱样腹泻，一般腹泻，偶尔肠道外感染 |
| 副溶血性弧菌 | 胃肠炎，肠道外感染 |
| 其他：拟态弧菌、创伤弧菌、霍利斯弧菌、河弧菌、少女弧菌、溶藻弧菌、麦契尼可夫弧菌 | 耳、伤口、软组织和其他肠道外感染，但都不常见 |

## 第一节　霍乱弧菌

霍乱弧菌（*V. cholerae*）是引起烈性传染病霍乱的病原体。自 1817 年以来，已发生过 7 次世界性霍乱大流行。前 6 次由霍乱弧菌古典生物型引起，第 7 次大流行由霍乱弧菌 El Tor 生物型引起。1992 年一个新的流行株 O139（Bengal）在沿孟加拉湾的印度和孟加拉一些城市出现，并很快传遍亚洲的多个国家和地区。

## 一、生物学性状

**1. 形态与染色**　霍乱弧菌菌体大小为 0.5 ~ 0.8 μm × 1.5 ~ 3 μm。从患者新分离出的细菌形态典型，呈弧形或逗点状。但经人工培养后，细菌常呈杆状而不易与肠道杆菌区别。该菌革兰氏染色阴性，在菌体一端有一根单鞭毛，若取患者"米泔水"样粪便或培养物进行悬滴观察，细菌运动非常活泼，呈穿梭样或流星状；有菌毛，无芽孢，有些菌株（包括 O139 群）有荚膜。

**2. 培养特性**　该菌兼性厌氧，但在氧气充分的条件下生长更好；营养要求不高，可在普通培养基上生长，形成凸起、光滑、圆形的菌落；生长繁殖的温度范围广（18 ~ 37℃），故可在自然环境中生存；耐碱不耐酸，特别在 pH 8.8 ~ 9.0 的碱性蛋白胨水或碱性琼脂平板上生长良好，因其他细菌在此 pH 中不易生长，故初次分离霍乱弧菌常用碱性蛋白胨水增菌。酸能迅速杀死霍乱弧菌,因此培养基中不能含有能发酵的糖类。霍乱弧菌可在无盐环境中生长,而其他致病性弧菌则不能。霍乱弧菌为过氧化氢酶和氧化酶试验阳性;能发酵葡萄糖、蔗糖和甘露醇等,产酸不产气,不分解阿拉伯糖;能还原硝酸盐;吲哚反应阳性。

弧菌属与肠杆菌科细菌的主要不同点是氧化酶试验阳性(麦契尼可夫弧菌除外)和位于菌体一端的单鞭毛。

**3. 抗原构造与分型** 霍乱弧菌有耐热的 O 抗原和不耐热的 H 抗原。根据 O 抗原不同,该菌现已有超过 200 个血清群,其中 O1 群、O139 群可引起霍乱,其余的血清群可引起人类胃肠炎等疾病。H 抗原无特异性,免疫扩散试验表明所有霍乱弧菌拥有共同的 H 抗原。

O1 群霍乱弧菌菌体抗原由 A、B、C 三种抗原因子组成,据此又可分为 3 个血清型:小川型(Ogawa)、稻叶型(Inaba)和彦岛型(Hikojima)(表 14-2)。

表 14-2 霍乱弧菌 O1 群血清型

| 血清型(抗原组分) | O1 多克隆抗体 | O1 单克隆抗体 | | | 出现频率 | 造成流行 |
| --- | --- | --- | --- | --- | --- | --- |
| | | A | B | C | | |
| 小川型(Ogawa)(AB) | + | + | + | − | 常见 | 是 |
| 稻叶型(Inaba)(AC) | + | + | − | + | 常见 | 是 |
| 彦岛型(Hikojima)(ABC) | + | + | + | + | 极少见 | 未知 |

+:凝集;−:不凝集

根据表型和遗传差异,O1 群霍乱弧菌还可分为 2 个生物型,即古典生物型(classical biotype)和 El Tor 生物型(El Tor biotype)。古典生物型不溶解羊红细胞,不凝集鸡红细胞,对多黏菌素敏感,可被第Ⅳ群噬菌体裂解,而 El Tor 生物型则完全相反。

O139 群在抗原性方面与 O1 群之间无交叉,序列分析发现 O139 群失去了 O1 群的 O 抗原基因,出现了一个约 36 kb 的新基因,编码与 O1 群不同的脂多糖抗原和荚膜多糖抗原,但与 O22 和 O155 等群可产生抗原性交叉。遗传学追踪发现,O139 群起源于 El Tor 生物型。

**4. 抵抗力** El Tor 生物型和其他非 O1 群霍乱弧菌在外环境中的生存力较古典生物型强,在河水、井水及海水中可存活 1~3 周,有时还可越冬。本菌不耐酸,在正常胃酸中仅能存活 4 分钟。55℃湿热 15 分钟,100℃煮沸 1~2 分钟,0.5/1 000 000 氯水 15 分钟,均能杀死霍乱弧菌。以 1:4 比例加漂白粉处理患者排泄物或呕吐物,经 1 小时可达到消毒目的。

**案例 14-1**

患者,女,67 岁,在吃螃蟹 2 天后出现大量米泔水样腹泻,因低血压和心动过缓入院治疗。取患者粪便,培养出 O1 群 El Tor 生物型霍乱弧菌。经多西环素静脉注射治疗数日后,患者恢复正常。

**问题:**患者为什么会出现米泔水样腹泻?应采取什么措施预防该病传播?

## 二、致病性与免疫性

**1. 致病物质** 霍乱弧菌的致病物质涉及染色体上多个基因,它们主要包括 *ctxA*、*ctxB*、*tcp* 和 *hap* 等基因。

（1）霍乱毒素（cholera toxin）：是目前已知的致泻毒素中最为强烈的毒素，是肠毒素的典型代表，是霍乱弧菌产生的主要致病物质。编码霍乱毒素的基因由噬菌体携带，噬菌体以定植于肠黏膜的霍乱弧菌的菌毛为受体，进入细菌后，将产毒素基因整合在细菌染色质上。霍乱毒素由1个A亚单位和5个相同的B亚单位构成一个热不稳定性多聚体蛋白，分别由霍乱毒素A基因（cholera toxin A，*ctxA*）和B基因（*ctxB*）所编码。B亚单位可与小肠黏膜上皮细胞GM1神经节苷脂受体结合，然后插入宿主细胞膜，形成亲水性穿膜孔道，使A亚单位通过孔道进入细胞质。A亚单位在发挥毒性作用前需经蛋白酶作用裂解为A1和A2两条多肽。A1是腺苷二磷酸核糖基转移酶，可使NAD（辅酶Ⅰ）上的腺苷二磷酸核糖（ADP-ribose，ADP-R）转移到G蛋白偶联受体（G protein coupled receptor，GPCR）上，腺苷酸环化酶（adenylyl cyclase，AC）持续活化，使得细胞内ATP转变为cAMP，导致cAMP水平升高，刺激肠黏膜细胞过量分泌$Cl^-$和水，抑制了$Na^+$的吸收，肠液大量分泌，患者因此出现腹泻与呕吐，严重的水和电解质丧失（图14-1）。

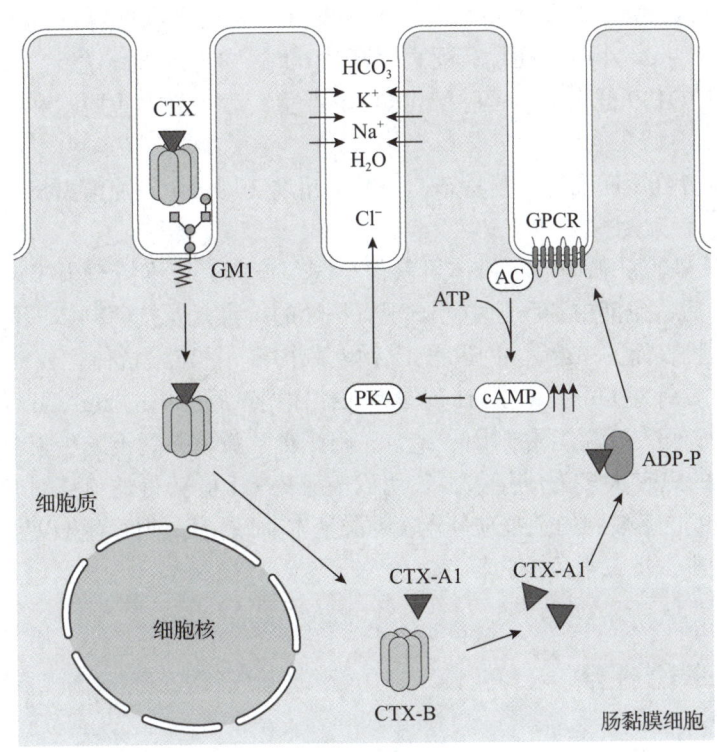

**图14-1 霍乱毒素的作用机制**

霍乱毒素（CTX）与受体GM1神经节苷脂结合，进入肠黏膜细胞，在细胞中释放A1亚单位（CTX-A1），CTX-A1使ADP-R转至G蛋白偶联受体（GPCR），激活腺苷环化酶（AC），导致cAMP大量产生和蛋白激酶A（PKA）活化，引起氯离子出胞，进而导致水和电解质外排

（2）鞭毛及其他毒力因子：霍乱弧菌活泼的鞭毛运动有助于细菌穿过肠黏膜表面黏液层而接近肠壁上皮细胞。毒素共调节菌毛蛋白A（toxin coregulated pilus A）由*tcpA*基因所编码，能介导细菌黏附于小肠黏膜上皮细胞表面，同时也有助于噬菌体的感染和整合。基因*hap*编码的血凝素/蛋白酶（hemagglutinin/protease）有助于细菌穿透至小肠黏膜层。由*cep*编码的趋化蛋白，起黏附作用。由*ace*基因编码的副霍乱毒素，促进腹泻发生。基因*zot*编码的紧密连接毒素则可以增加黏膜的渗透性。此外，霍乱弧菌可在肠黏膜表面聚集并形成生物膜，在定植与传播疾病中发挥重要作用。

O139群除具有上述O1群的致病物质和相关基因外，还存在多糖荚膜和特殊LPS毒性决定簇，其功能是抵抗血清中的杀菌物质，并具有黏附作用。

**2. 所致疾病**　O1 和 O139 群引起烈性肠道传染病霍乱，是甲类传染病。在自然情况下，人类是霍乱弧菌的唯一易感者。在地方性流行区，除患者外，无症状感染者也是重要传染源，高比例的无症状携带者有利于疾病的扩散。传播途径主要是通过污染的水源或未煮熟的食物如海产品、蔬菜经口摄入。居住拥挤，卫生状况差，特别是公用水源是造成暴发流行的重要因素。在正常胃酸条件下，需摄入大于 $10^8$ 个细菌方能引起感染；在胃酸缺乏或胃酸过少的条件下，感染剂量可减少到 $10^3 \sim 10^5$ 个细菌。任何能降低胃中酸度的药物或其他原因，都可使人对霍乱弧菌感染的敏感性增加。

细菌到达小肠后，黏附于肠黏膜表面并迅速繁殖，不侵入肠上皮细胞和肠腺，细菌在繁殖过程中产生肠毒素而致病。O1 群霍乱弧菌感染可从无症状或轻型腹泻到严重的致死性腹泻。霍乱弧菌古典生物型所致疾病较 El Tor 生物型严重。典型病例一般在吞食细菌后 2～3 天突然出现剧烈腹泻和呕吐，多无腹痛，每天大便数次或数十次。在疾病最严重时，每小时失水量可高达 1 升，排出由黏膜、上皮细胞和大量弧菌构成的如"米泔水"样的吐泻物。由于大量水分和电解质丧失而导致失水、代谢性酸中毒、低钾血症、肾衰竭和低容量性休克。如未经治疗处理，患者可在 12～24 小时内死亡，死亡率高达 60%，但若及时给患者补充液体及电解质，死亡率可小于 1%。O139 群霍乱弧菌感染比 O1 群严重，表现为严重脱水和高死亡率，且成人病例所占比例较高。

康复后部分患者可短期维持带菌状态，一般不超过 2 周，个别血清型病例愈后可带菌长达数月乃至数年之久。

**3. 免疫性**　感染霍乱弧菌后，机体可获得牢固免疫力，可维持至少 3 年以上，再感染少见。患者发病数月后，血液中和肠腔中可出现保护性的抗毒素及抗菌抗体，包括血清中的 IgM 和 IgG，以及肠黏膜表面的 sIgA，主要是 sIgA 发挥作用。抗毒素抗体主要针对霍乱毒素 B 亚单位，抗菌抗体主要针对 O 抗原，抗 H 抗体无保护作用。肠腔中的 sIgA 可凝集黏膜表面的病菌，使其失去动力；可与菌毛等黏附因子结合，阻止霍乱弧菌黏附至肠黏膜上皮细胞。

感染 O139 群的患者大多为成年人，表明以前感染 O1 群获得的免疫对 O139 群感染无交叉保护作用。O139 群感染后的免疫应答与 O1 群基本一致，保护性免疫以针对脂多糖和荚膜多糖的抗菌免疫为主，抗毒素免疫为辅。

## 三、微生物学检查法

霍乱是烈性传染病，对首例患者的病原学诊断应快速、准确，并及时做出疫情报告。

标本包括患者的"米泔水"样吐泻物、肛拭，流行病学调查还包括水样。霍乱弧菌不耐酸和干燥。为避免因粪便发酵产酸而使病菌灭活，标本应及时培养或放入碱性保存液中运输，肠道病原菌常用的甘油盐水缓冲保存液不适于该菌的保存。

直接镜检为革兰氏染色阴性弧菌，悬滴法观察细菌呈穿梭样运动有助于诊断。分离培养常将标本首先接种至碱性蛋白胨水增菌，37℃ 孵育 6～8 小时后直接镜检并做分离培养。在碱性琼脂平板上培养 24 小时后，形成圆形、透明或半透明 S 型、无色扁平菌落。常用 TCBS 选择培养基分离细菌，该培养基含有硫代硫酸盐（thiosulfate）、枸橼酸盐（citrate）、胆盐（bile salts）及蔗糖（sucrose），培养基呈暗绿色，霍乱弧菌因分解蔗糖呈黄色菌落。挑选可疑菌落进行生化反应，与 O1 群和 O139 群多价和单价抗血清做玻片凝集反应，并与其他弧菌进行鉴定。

## 四、防治原则

改善社区环境，加强食品、水源和粪便管理，培养良好个人卫生习惯，不生食贝壳类海产品等是预防霍乱弧菌感染和流行的重要措施。

肌内注射菌苗因保护力维持时间短已被放弃。重组霍乱毒素 B 亚单位 - 全菌疫苗（O1 群）和灭活霍乱弧菌全菌疫苗（O1 群和 O139 群）已用于流行地区人群的霍乱预防。

隔离治疗患者，严格消毒其排泄物；及时补充液体和电解质，预防大量失水导致的低血容量性休克和酸中毒是治疗霍乱的关键。用于霍乱的抗菌药物有多西环素、红霉素、环丙沙星和呋喃唑酮等。但带有多重耐药质粒的菌株在增加。

> **临床联系**
>
> **细菌性食物中毒**
>
> 细菌性食物中毒（bacterial food poisoning）是指由于进食被细菌或细菌毒素所污染的食物而引起的急性感染中毒性疾病。引起细菌性食物中毒的细菌有沙门菌、副溶血性弧菌、金黄色葡萄球菌、大肠埃希菌和肉毒梭菌等。根据临床表现的不同，分为胃肠型食物中毒和神经型食物中毒。细菌性食物中毒的特征为：①在集体用膳单位常呈暴发起病，发病者与食入同一污染食物有明显关系；②潜伏期短，突然发病，临床表现以急性胃肠炎为主，肉毒梭菌中毒则以肌肉瘫痪为主；③病程较短，多数 2～3 天内自愈；④多发生于夏秋季。

## 第二节 副溶血性弧菌

副溶血性弧菌（*V. parahaemolyticus*）于 1950 年从日本一次暴发性食物中毒中分离发现。该菌存在于近海的海水、海底沉积物和鱼类、贝壳等海产品中，主要引起食物中毒，尤以日本、东南亚、美国以及我国沿海地区多见。

## 一、生物学特性

副溶血性弧菌与霍乱弧菌的显著差别是嗜盐性（halophilic）。副溶血性弧菌适宜生长在含 35 g/L NaCl 的培养基，无盐则不能生长，但 NaCl 浓度过高也不能生长。在盐浓度不适宜的培养基中，细菌呈长杆状或球杆状等多种形态。在 TCBS 培养基上，副溶血性弧菌形成绿色、不发酵蔗糖的菌落。该菌不耐热，90℃ 1 分钟即被杀死；不耐酸，在 1% 醋酸或 50% 食醋中 1 分钟死亡。

副溶血性弧菌的某些菌株在含高 NaCl（7%）的人 O 型血或兔血及以 D- 甘露醇作为碳源的我妻琼脂（Wagatsuma agar）平板上可产生 β 溶血，称为神奈川现象（Kanagawa phenomenon, KP）。

## 二、致病性

进食烹饪不当的污染本菌的海产品（常见的为海蜇、海鱼、海虾及各种贝类）或盐腌制品，因食物容器或砧板生熟不分污染本菌后，均可经口感染引发食物中毒。该病常年均可发生，可从自限性腹泻至中度霍乱样病症，有腹痛、腹泻、恶心、呕吐和低热，粪便多为水样，少数为血水样，恢复较快，病后免疫力不强，可重复感染。该菌还可引起浅表创伤感染、败血症等。

引起食物中毒的确切致病机制尚待阐明，已知其可产生侵袭力和毒素。侵袭力包括Ⅲ型分泌系统（T3SS）、致病岛、鞭毛、荚膜、生物膜和外膜蛋白等。现已从 KP$^+$ 菌株分离出 2 种致病因子，其一为耐热直接溶血素（thermostable direct hemolysin，TDH），为主要致病物质。TDH 为耐热二聚体蛋白，编码基因为 *tdh1* 和 *tdh2*，KP$^+$ 菌株 *tdh2* 占优势，其 β 溶血也由 *tdh2* 位点所决定。TDH 具有直接溶血毒性和肠毒素活性，通过增加肠黏膜细胞内的钙含量诱导细胞分泌氯离子而引发腹泻，存在于 88%～96% 的临床样本中。另一个致病因子为耐热相关溶血素（thermostable related hemolysin，TRH），其生物学功能与 TDH 相似，其基因与 *tdh* 同源性为 68%。

## 三、诊断与防治

标本采取患者粪便、肛拭或剩余食物，接种于含有盐的碱性蛋白胨水中增菌，随后转种至 TCBS 等鉴别培养基。如出现可疑菌落，进一步做嗜盐性试验与生化反应，最后用诊断血清进行鉴定。基因探针杂交及 PCR 快速诊断法可直接从原始食物标本或腹泻标本中检测溶血素基因。

治疗可用抗菌药物，如多西环素、米诺环素和第三代头孢菌素等，严重病例需输液和补充电解质。

### 思 考 题

1. 简述霍乱弧菌的主要形态与结构特征、培养特性。
2. 简述霍乱弧菌的传染源及其传播途径，其临床表现和预后如何？
3. 简述霍乱弧菌的抗原结构、分型及分别引起的疾病。

（刘光焱）

# 第十五章 螺杆菌属和弯曲菌属

> **案例 15-1**
>
> 患者，男，32岁，间断出现餐后1小时左右上腹部隐痛、饱胀、嗳气、无反酸，来院就诊。经胃镜检查诊断为胃溃疡，快速尿素酶试验检测为阳性。
>
> 问题：患者最可能的病原体是什么？如何预防和治疗此感染？

临床上有重要意义的螺旋状革兰氏阴性菌主要包括螺杆菌属和弯曲菌属的细菌。

## 第一节 螺杆菌属

螺杆菌属（*Helicobacter*）细菌形态呈细长弯曲状，革兰氏阴性。该属细菌共有74种，包括4个由宏基因组技术发现但尚不能培养的种。引起人类疾病的有3种：幽门螺杆菌（*H. pylori*）、同性恋螺杆菌（*H. cinaedi*）和芬纳尔螺杆菌（*H. fennelliae*），其中幽门螺杆菌与人类疾病关系最为密切（表15-1）。1982年澳大利亚学者马歇尔（Barry Marshall）和沃伦（Robin Warren）从慢性活动性胃炎患者的胃黏膜活检组织中分离出幽门螺杆菌，证实该菌是慢性胃炎、消化性溃疡的主要病原，因此2005年获得诺贝尔生理学或医学奖。幽门螺杆菌还与胃癌和胃黏膜相关淋巴组织（mucosa-associated lymphoid tissue, MALT）淋巴瘤的发生关系密切。

表15-1 引起人类疾病的螺杆菌

| 菌种 | 主要储存宿主 | 所致疾病 |
| --- | --- | --- |
| 幽门螺杆菌 | 人、灵长类动物、猪 | 胃炎、消化性溃疡、胃腺癌、MALT淋巴瘤 |
| 同性恋螺杆菌 | 人、仓鼠 | 胃肠炎、败血症、直肠结肠炎 |
| 芬纳尔螺杆菌 | 人 | 胃肠炎、败血症、直肠结肠炎 |

## 一、生物学性状

**1. 形态与染色** 幽门螺杆菌呈螺旋状、S形或海鸥展翅状，散在排列，革兰氏染色阴性，大小为 0.5~1 μm×2.5~4 μm，电镜下可看到弯曲的菌体一端或两端有数根带鞘的鞭毛（图15-1）。幽门螺杆菌在氧浓度改变、应用抗生素等不利环境中可形成球状菌。该菌无芽孢和荚膜。

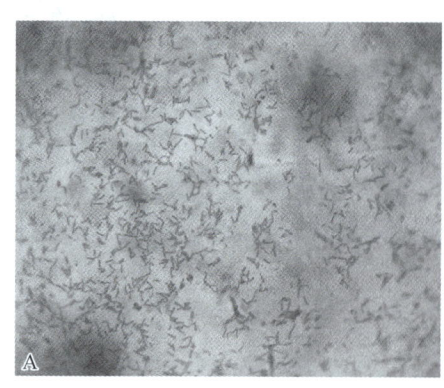
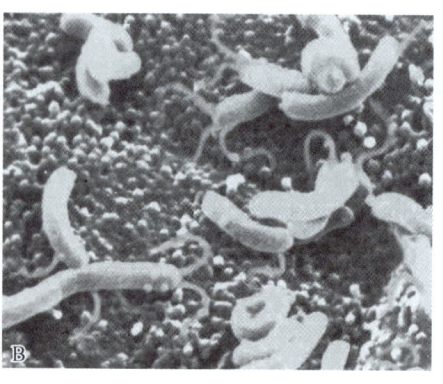

图 15-1 幽门螺杆菌形态
A 为革兰氏染色，×1000；B 为扫描电镜

**2. 培养特性** 幽门螺杆菌微需氧，培养时需要在 5% $O_2$、10% $CO_2$ 和 85% $N_2$ 且相对湿度 98% 的环境中生长；最适生长温度 35～37℃，最适 pH 为 6.6～7.2；对营养要求高，培养用富含营养且加入血液或血清的脑心浸液琼脂、哥伦比亚琼脂、胰蛋白胨大豆琼脂培养基，3～5 天可形成针尖大小的 S 型半透明菌落；在固体培养基上生长时，除典型的形态外，有时可出现杆状或圆球状。

幽门螺杆菌生化反应不活泼，不分解糖类，但其可产生大量高活性的尿素酶；尿素酶、氧化酶试验和触酶试验均阳性，其中尿素酶试验为鉴定该菌的常用试验。

**3. 基因组** 幽门螺杆菌染色体大小约 $1.67×10^3$ kb，携有细胞毒素相关基因（cytotoxin associated gene，cag）致病岛（cagPAI）。菌株随人群和地域分布存在基因多态性，Ⅰ型菌株携带细胞毒素相关蛋白 A 基因（*cagA*）和空泡毒素 A 基因（vacuolating cytotoxin A，*vacA*），致病性强。Ⅱ型菌株为 *cagA* 阴性，致病性弱。东亚地区人群流行菌株主要为Ⅰ型菌株，西方流行菌株只有部分Ⅰ型菌株。

## 二、致病性与免疫性

带菌者是幽门螺杆菌感染的主要传染源，人群自然感染率约为 50%，有些地区高达 90%，经济状况和生活习惯都影响感染率，有家庭聚集性。传播途径是粪-口传播。幽门螺杆菌可定居在胃窦和胃体，以胃窦部为最佳部位，甚至在口腔可查到该细菌。幽门螺杆菌引起的疾病有以下几种。

（1）慢性胃炎：包括慢性浅表性胃炎、弥漫性胃窦胃炎，数年后可进展为多灶性、萎缩性胃炎。功能性消化不良可能也与其感染有关。

（2）消化性溃疡：几乎所有消化性溃疡患者均有幽门螺杆菌感染，根除幽门螺杆菌后，溃疡治愈，复发率也明显降低。

（3）胃癌与胃淋巴瘤：流行病学调查显示 $CagA^+$ 菌株感染人群胃癌发病率较高。幽门螺杆菌感染使胃中 pH 升高，利于细菌繁殖并促进致癌物亚硝胺、亚硝基化合物增多，以及 NO 合成导致 DNA 亚硝基化脱氨作用，可能使细胞突变，诱导胃癌发生。极少数患者病变涉及胃壁淋巴组织，有导致 MALT 淋巴瘤的危险。

感染幽门螺杆菌后，在患者胃液中能检出特异性 sIgA 和 IgG。在血中可持续出现特异性的 IgG 和 IgA，且可持续半年至一年以上。但这些抗体只能作为感染或疾病的标志，对机体无保护作用。

幽门螺杆菌的致病物质包括抗酸与定植因素和破坏胃黏膜上皮细胞因素。

**1. 抗酸与定植因素** 包括尿素酶、鞭毛和黏附素等。

（1）尿素酶（urease）：幽门螺杆菌可产生大量的高活性尿素酶，是目前所知产尿素酶细菌中最强的，分解尿素产 $CO_2$ 和 $NH_3$，$NH_3$ 可中和胃酸，有利于细菌定植。尿素酶分解尿素可升高局部 pH，刺激胃窦 G 细胞分泌胃泌素，胃泌素分泌增多促进胃酸和胃蛋白酶因此分泌增多，可造成胃黏膜损伤。

（2）与细菌运动有关因素：幽门螺杆菌拥有鞭毛及螺旋状结构，运动活泼，可迅速穿越黏稠的黏液层，逃避胃酸的杀菌作用，扩散至黏膜面。

（3）黏附素：幽门螺杆菌有多种黏附素，参与其与胃黏膜上皮细胞的黏附与定植。例如，BabA 黏附素可与 Lewis[b] 血型抗原黏附，SabA 黏附素可与唾液酸路易斯抗原（sialyl lewis X）结合，促进细菌黏附至胃黏膜上皮细胞。

**2. 破坏胃黏膜上皮细胞因素** 包括毒素、酶和脂多糖。

（1）外毒素 CagA 和 VacA：CagA 分子量为 128 kDa，通过Ⅳ型分泌系统（T4SS）转运到胃黏膜上皮细胞胞质内，激活相关信号转导途径，导致胃上皮细胞异常增殖，诱发细胞癌变。CagA 还能破坏上皮细胞，诱导上皮细胞产生 IL-1β、IL-6、TNF-α 及 IL-8 等炎症介质，吸引炎症细胞，释放胞内多种酶类，导致胃组织损伤。VacA 的分子量为 87 kDa，在体外能诱导多种哺乳动物细胞质发生空泡样变性、细胞凋亡和细胞骨架重排。

（2）蛋白酶、脂酶和磷脂酶 A：可降解黏液层，破坏上皮细胞膜等。

（3）脂多糖：可作用于细胞表面的 Toll 样受体（TLR），激活 NF-κB 途径，释放 IL-6、TNF-α 等炎性因子，引起炎症反应。

## 三、微生物学检查法

临床检测幽门螺杆菌感染的方法可归为以下三类。

**1. 检测细菌** 取材胃黏膜组织进行形态学观察、细菌分离与鉴定、核酸检测。

（1）形态学观察：胃黏膜活检或固定的标本组织切片，用 Warthin-Starry 银染色、HE 染色、吉姆萨染色或革兰氏染色等，显微镜下可在黏液层下、胃黏膜表面、胃小凹和腺体腔中看到呈弯曲状，分散或聚集的细菌。

（2）分离培养和鉴定：胃黏膜活检组织接种于幽门螺杆菌选择培养基（含有甲氧苄啶、万古霉素、多黏菌素、两性霉素），在微需氧、高湿度环境中培养 3～5 天，观察菌落形态。挑取可疑菌落，通过形态观察和生化反应（尿素酶、氧化酶和触酶试验）进行鉴定。

（3）核酸检查：用 PCR 检测幽门螺杆菌核酸，可快速诊断。

**2. 检测尿素酶** 幽门螺杆菌是人胃内唯一能够产生高活性尿素酶的细菌，故可通过检测尿素酶来诊断幽门螺杆菌感染。常用方法是：①快速尿素酶试验。将活检胃黏膜组织放入含有尿素和酸碱指示剂的试剂中，幽门螺杆菌的尿素酶分解尿素产生氨，使 pH 升高，指示剂变色，数分钟内可观察到颜色改变。该法可用于胃镜检查时幽门螺杆菌感染的快速诊断。② $CO_2$ 呼气试验。让受检者服用 $^{13}C$ 或 $^{14}C$ 标记的尿素，胃黏膜表面的幽门螺杆菌产生的高活性尿素酶可分解尿素产生 $NH_3$ 和 $HCO_3^-$，$HCO_3^-$ 吸收后在肺部可转换成 $CO_2$ 呼出，用液体闪烁计数器或气体核素质谱仪检测 $^{13}C$ 或 $^{14}C$ 标记的 $CO_2$，即可用于幽门螺杆菌感染的诊断。该法快速简便和灵敏，广泛应用于临床诊断和流行病学调查。

**3. 免疫学方法** 检测抗原和抗体，方法有：①粪便抗原检查。采用单克隆或多克隆抗体，检测粪便中的幽门螺杆菌抗原。标本易收集，阳性标本可反应活动性感染。②血清抗体检测。

采集血清标本，检测血清中幽门螺杆菌的 IgG，结合胃黏膜标本的形态学观察或快速尿素酶试验等，协助诊断感染。单独检测抗体仅用于幽门螺杆菌感染的流行病学调查，不能够用于临床感染诊断。

## 四、防治原则

幽门螺杆菌的疫苗正在研制中。临床感染有症状者需要进行根除治疗，常用三联或四联疗法，由于幽门螺杆菌的耐药性呈上升趋势，目前推荐的是四联疗法，包括质子泵抑制剂、铋剂和 2 种抗菌药物。经过为期 14 天的四联疗法可以根除 70%～95% 患者的幽门螺杆菌感染。

## 第二节 弯曲菌属

弯曲菌属（Campylobacter）是一类革兰氏阴性菌，菌体弯曲呈 S 形或逗点状的细菌，广泛分布于动物界，常定居于家禽和野鸟的肠道内，有 55 个种，引起人类疾病比较重要的包括空肠弯曲菌（C. jejuni）、结肠弯曲菌（C. coli）、胎儿弯曲菌（C. fetus）和乌普萨拉弯曲菌（C. upsaliensis），以空肠弯曲菌的感染最为多见。

弯曲菌属的细菌是引起人类腹泻的常见菌株，对免疫力低下人群可引发全身感染，可诱发吉兰-巴雷综合征（Guillain-Barre syndrome，GBS）和反应性关节炎等自身免疫病。

## 一、生物学性状

**1. 形态与染色** 弯曲菌革兰氏染色阴性，菌体细长弯曲，呈 S 形、逗点状、海鸥展翅状或螺旋形，大小为 0.2～0.5 μm × 0.5～5 μm，可通过 0.45 μm 的滤器；一端或两端有无鞘的单鞭毛（图 15-2），运动活泼，呈螺旋样或投镖样运动；有荚膜，不形成芽孢。

**2. 培养特性** 弯曲菌微需氧，气体环境要求 5% $O_2$、10% $CO_2$ 和 85% $N_2$。空肠和大肠弯曲菌最适温度 42℃，胎儿弯曲菌最适温度 37℃，25℃ 则一般不能生长。弯曲菌营养要求高，需要有血液或血清的营养培养基；初次分离见两种菌落：一种细小凸起 S 形；另一种扁平、无色透明、呈毛玻璃状、边缘不整齐；在半固体培养基上接种孵育后，呈迁徙生长现象。

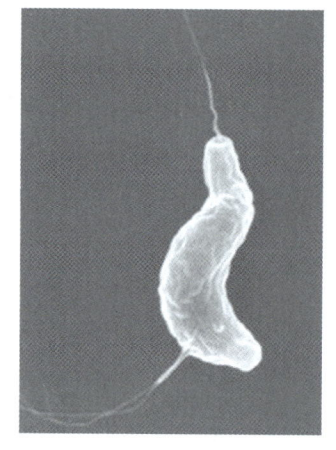

图 15-2 空肠弯曲菌形态（扫描电镜图）

**3. 生化反应** 弯曲菌不能利用糖类，氧化酶、触酶、马尿酸盐水解试验阳性，可还原硝酸盐，可产生 $H_2S$，尿素分解阴性。

**4. 抗原构造** 主要抗原有对热稳定的菌体抗原（O）和对热不稳定的表面（K）及鞭毛（H）抗原。根据 O 抗原不同，将空肠弯曲菌分为 45 个以上血清型。第 11、12、18 血清型最为常见。

**5. 抵抗力** 弯曲菌对外界因素抵抗力较弱，易被干燥、直射阳光及化学消毒剂所杀灭；在干燥环境中 3 小时内死亡；加热 56℃ 5 分钟即可杀死。

## 二、致病性与免疫性

动物是主要传染源，粪-口途径是主要传播途径，感染动物的粪便污染水源、食品，感染的奶牛可从乳汁排菌。人类以消化道感染为主。

空肠弯曲菌可产生黏附素、内毒素、细胞毒素和肠毒素，但毒素在人类感染中的作用不清楚。该菌对胃酸敏感，经口摄入至少 $10^4$ 个细菌才有可能致病。空肠弯曲菌可迅速地旋转运动穿越肠壁黏液层，通过菌毛黏附上皮细胞，大量繁殖，产生不耐热肠毒素，引起以腹泻为主的临床症状。胎儿弯曲菌胎儿亚种是机会致病菌，机体虚弱或免疫抑制的人可引起脑膜炎甚至全身感染，如败血症。

空肠弯曲菌和乌普萨拉弯曲菌感染与 GBS 发病有关，发生率约为 1/1000，最常见的为空肠弯曲菌 O19 血清型。弯曲菌也可引起反应性关节炎。上述疾病均为自身免疫病，可能与弯曲菌属细菌感染后引发的交叉免疫反应有关。

机体感染该菌后，产生特异性抗体，血清抗体类型有 IgM 和 IgG，能调理吞噬细胞吞噬并激活补体，发挥杀菌作用。肠道局部的 sIgA 有一定的抗感染能力。

## 三、微生物学检查

将新鲜粪便标本直接涂片后，进行革兰氏染色，镜下查找革兰氏阴性的弯曲菌，或用暗视野显微镜观察悬滴标本中投镖样或螺旋样运动细菌，初步做出诊断。可将粪便标本直接接种于选择培养基进行分离培养，置 42℃ 微需氧环境中培养 48～72 小时，观察菌落特征，根据典型形态结合生化反应和血清学方法做出判定。也可通过检测粪便中的抗原或用 PCR 检测空肠弯曲菌的核酸进行诊断。

## 四、防治原则

重点应加强水源、饮食卫生管理，切断传播途径。目前尚无特异性疫苗。及时诊断和治疗患者。本菌对多种抗菌药物敏感，常选用红霉素、阿奇霉素、喹诺酮类抗菌药物进行治疗。

**思 考 题**

1. 简述幽门螺杆菌的致病物质和所致疾病。
2. 简述幽门螺杆菌检测尿素酶常用的方法。
3. 简述弯曲菌的致病物质和所致疾病。

（钟秀丽）

# 第十六章 分枝杆菌属

第十六章数字资源

分枝杆菌属（*Mycobacterium*）细菌是一类细长略弯曲的杆菌，有分枝生长的趋势。大多数具有抗酸性，一般染色方法不易着色，需采用芳甲烷染料（如苯酚复红）并加温使之着色，一旦着色后能抵抗盐酸乙醇的脱色作用，故又称抗酸杆菌（acid-fast bacillus，AFB）。抗酸性与细菌细胞壁所含的大量脂质有关。

分枝杆菌属内结核分枝杆菌（*M. tuberculosis*）、牛分枝杆菌（*M. bovis*）、非洲分枝杆菌（*M. africanum*）、田鼠分枝杆菌（*M. microti*）和卡氏分枝杆菌（*M. canettii*）均可引起典型的结核病，它们与卡介苗、*M. pinnipedii*（分离于海豹）等归属于结核分枝杆菌复合群（*M. tuberculosis* complex，MTC）。其中前两者可使人和动物致病，人感染以结核分枝杆菌最为常见；牛分枝杆菌主要侵害牛；这些病原体可通过交叉感染方式在人和动物间相互传播，因此是人畜共患病原体。

麻风分枝杆菌（*M. leprae*）引起人类的麻风病。除 MTC 和麻风分枝杆菌之外的分枝杆菌统称为非结核分枝杆菌，偶尔可机会致病。

## 第一节 结核分枝杆菌

结核分枝杆菌是结核病最重要的病原菌。1882 年德国医生郭霍（Robert Koch）发现并证实其是结核病的病原菌，因此获得 1905 年诺贝尔生理学或医学奖。随着异烟肼等抗结核药物的相继应用及卡介苗的接种，结核病曾在 1950 年后得到有效控制，但由于结核菌变异、耐药结核菌株不断出现及艾滋病合并结核病感染等原因，结核病再次成为严重的全球性公共卫生问题之一。据 WHO 报告，2022 年全球约有 1060 万新发病例，病死人数约 130 万。我国 2022 年估算的结核病新发患者数为 74.8 万，死亡人数 3 万。

### 案例 16-1

患者，男，42 岁，半年前出现咳嗽，1 周前咳嗽加剧，多痰，伴有咯血数十毫升，反复出现低热及胸痛，出现腹痛和间歇交替性腹泻和便秘。体温 38.5℃，消瘦，右肺中上闻及湿啰音。X 线检查可见右肺有大小不等的透亮区及结节状阴影，痰液检出抗酸杆菌。

问题：
1. 本例最可能的诊断是什么？应做哪些实验室检查以辅助诊断？
2. 药物治疗应注意有哪些问题？

## 一、生物学特性

**1. 形态与染色**　结核分枝杆菌典型形态为细长略弯曲的杆菌，1～4 μm×0.3～0.6 μm，呈单个或分枝状散在分布，有时呈 V、Y、人字或条索状、短链状排列。菌体两端钝圆，无芽胞，无鞭毛，有荚膜，有菌毛。在陈旧病灶和培养物中以及抗结核药物作用下，形态常不典型，如颗粒状、串球状、短棒状和索状等。革兰氏染色阳性但不易着色，常用齐-尼（Ziehl-Neelsen）抗酸染色法（acid-fast stain）染色，结核分枝杆菌呈红色，而标本中其他细菌、细胞、杂质等均呈蓝色（图16-1）。结核分枝杆菌的抗酸性与其特殊的细胞壁内所含分枝菌酸残基和胞壁固有层的完整性有关；其细胞壁既没有革兰氏阳性菌细胞壁的磷壁酸，也没有革兰氏阴性菌细胞壁的脂多糖，除含肽聚糖外，具有大量脂质。用荧光染料金胺O染色，在荧光显微镜下菌体呈橘黄色。在体内可形成L型，与细菌的耐药性或疾病复发有关。

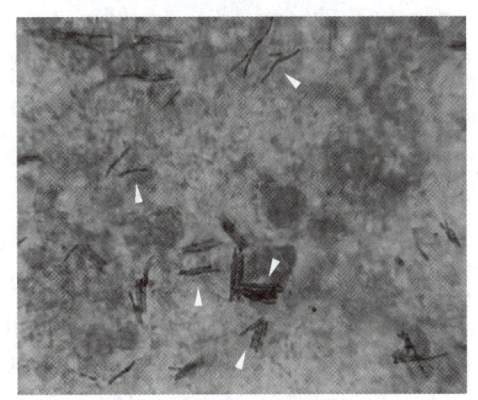

图16-1　痰涂片抗酸染色阳性
抗酸染色，×1000，箭头所指为结核分枝杆菌（红色）

**2. 培养特性**　专性需氧，5%～10% $CO_2$ 能促进生长。营养要求较高，在含蛋黄、甘油、马铃薯、孔雀绿和天冬酰胺等的培养基中生长良好，常用的培养基为改良罗氏（Lowenstein-Jensen）培养基，还有如米氏（Middlebrook）培养基等。最适生长温度为35～37℃，pH 6.5～6.8，生长缓慢，约18小时分裂1次，在固体培养基上2～5周才出现肉眼可见的菌落。典型菌落为粗糙型，表面干燥呈颗粒状，不透明，初为乳白色，以后略现黄色或乳酪色，培养较久菌落互相融合似菜花状。在液体培养中生成菌膜，菌体可相互粘连，并按纵轴平行排列呈索状生长，若培养液中加入吐温-80或震荡培养可使细菌分散呈均匀生长，有利于药物敏感性试验和动物接种。

**3. 抵抗力**　因结核分枝杆菌细胞壁含有大量脂类，故其对外界环境与理化因素的抵抗力比一般细菌繁殖体强。该菌在阴暗干燥的痰中可存活6～8个月；3℃环境可存活1年；耐受青霉素、酸、碱及碱性染料等。干热160～180℃ 1～2小时、湿热60℃ 30分钟、煮沸可杀死结核分枝杆菌。日光照射2小时、紫外线照射20分钟可杀灭物体表面和空气中的结核分枝杆菌。70%～75%乙醇5分钟可将其杀灭。该菌对脂溶剂敏感，可被过氧乙酸、二氧化氯、苯酚、次氯酸钠、甲醛等消毒剂杀灭。

**4. 变异性**　结核分枝杆菌标准株H37Rv基因组大小约4.4 Mb，G + C mol%约为65%，包含约4008个基因，有3924个ORF。结核分枝杆菌易发生形态、菌落、毒力和耐药性等变异。卡介苗（*M. bovis* Bacille Calmette-Guérin，BCG）是由卡尔梅特（Albert Calmette）和介朗（Camille Guérin）于1908年将牛分枝杆菌毒株培养于含甘油、胆汁、马铃薯的培养基中，经13年230次传代而获得的毒力变异株，作为减毒活菌株用于结核病的预防。结核分枝杆菌还易发生耐药性变异，包括对单一药物耐药的菌株，同时对异烟肼、利福平耐药的耐多药（multidrug resistant，MDR）菌株，以及同时对多种抗结核药物耐药的广泛耐药（extensive drug-resistance，XDR）菌株。XDR菌株具体是指除了对异烟肼和利福平两种一线抗结核药物耐药，还对任意一种氟喹诺酮类药物和三种二线抗结核药物（卷曲霉素、卡那霉素和阿米星）中至少一种耐药。

## 二、致病性与免疫性

**1. 致病物质** 结核分枝杆菌不产生内、外毒素及侵袭性酶。其致病作用主要与菌体成分，特别是胞壁中所含的大量脂质、蛋白质和多糖等有关。

分枝杆菌细胞壁主要包括有共价连接的分枝菌酸（mycolic acid）、阿拉伯半乳聚糖（arabinogalactan）和肽聚糖复合物结构，构成细胞壁的中心层。其外层包含许多非共价结合的游离脂质，如结核菌醇双分枝醋酸酯（phthiocerol dimycocerosate，PDIM）、酚糖酯（phenolic glycolipid，PGL）、索状因子（cord factor）和硫酯等。再往外是葡聚糖、脂阿拉伯甘露聚糖（lipoarabinomannan，LAM）等，最外层是荚膜。细菌细胞壁和细胞膜中镶嵌有多种蛋白质，一些是结核菌素的重要组分，另一些构成细菌各种分泌系统，包括Ⅶ型分泌系统、通用型分泌系统（SecA1）、替代型分泌系统（SecA2）和双精氨酸分泌系统（Tat）等。其中Ⅶ型分泌系统中的ESX-1分泌系统能够分泌早期分泌靶抗原6（early secretory antigen target 6，ESAT-6）和培养滤过蛋白10（culture filtrate protein 10，CFP-10）等重要的细菌免疫性蛋白质，在细菌的生长代谢、致病性（包括毒力）和免疫性方面发挥作用。

（1）脂质：占菌体干重的20%~40%，细胞壁干重的60%，其含量与细菌毒力呈正相关。脂质主要有磷脂、脂肪酸、硫酸脑苷脂和蜡质等，大多与蛋白质或多糖结合以复合物形式存在于细胞壁中。主要包括：①磷脂，能刺激单核细胞增生，抑制蛋白酶分解作用，使病灶组织溶解不完全，形成结核结节和干酪样坏死。②脂肪酸，包括分枝菌酸和索状因子等。分枝菌酸可与阿拉伯半乳聚糖及肽聚糖一起形成疏水的细胞壁屏障，使细菌对某些药物产生抵抗力，并与分枝杆菌的抗酸性有关；索状因子成分为6,6-双分枝菌酸海藻糖（trehalose-6,6-dimycolate），为分枝菌酸和海藻糖结合的糖脂，具有高毒力及强佐剂作用，损伤细胞线粒体和抑制氧化磷酸化，抑制白细胞的游走和引起慢性肉芽肿是其主要毒性。③硫酸脑苷脂（sulfolipid），是有毒菌株细胞壁上的一种成分，能抑制溶酶体与自噬体的结合，减缓溶酶体酶对结核分枝杆菌的分解、杀伤作用，使细菌能在吞噬细胞内长期存活。④蜡质D（wax D），是分枝菌酸与肽糖脂形成的复合物，能引起迟发型超敏反应，并具有佐剂作用。⑤脂阿拉伯甘露聚糖，是构成胞壁的重要成分，并非单纯存在于细胞的表面，而是被分枝菌酸包绕，可抑制巨噬细胞的吞噬作用及T细胞的增殖活化。⑥结核菌醇双分枝蜡酸酯，主要遮蔽能被巨噬细胞识别的病原体相关分子模式（pathogen-associated molecular pattern，PAMP），参与抵抗巨噬细胞对细菌的早期吞噬作用等。⑦酚糖脂，可通过宿主的CCR2（趋化因子受体2）介导的通路促进巨噬细胞招募，使得细菌在其内长期生存。⑧分枝杆菌生长素（mycobactin），是一种脂溶性的铁螯合物，可将宿主细胞中的铁转运到细菌体内，有利于结核分枝杆菌的生长。

（2）蛋白质：结核分枝杆菌菌体结构中含有多种蛋白质，同时细菌也能产生多种分泌蛋白如Ag85、ESAT-6、CFP-10、MPT64、38 kDa蛋白、热休克蛋白家族等。这些蛋白质在结核分枝杆菌的致病与免疫过程中发挥重要作用。由多种蛋白质组成的结核菌素，其中的一些蛋白质能与脂质（如蜡质D）结合而使机体产生迟发型超敏反应。

（3）多糖：菌体所含多糖常与脂质结合存在于胞壁中，其中阿拉伯半乳聚糖（多糖抗原Ⅱ）是结核分枝杆菌发生凝聚反应的特异性表面抗原。

（4）荚膜：主要成分为多糖，部分脂质和蛋白质。荚膜对细菌有一定的保护作用并发挥致病作用，主要包括：①荚膜能与吞噬细胞表面的补体受体3（CR3）结合，有助于细菌在宿主细胞上的黏附与入侵；②荚膜中有多种酶可降解宿主组织中的大分子物质，供入侵的结核分枝杆菌繁殖所需的营养；③荚膜能防止宿主有害的物质进入细菌。

**2. 所致疾病**　人类疾病主要由结核分枝杆菌感染引起。细菌可经呼吸道、消化道、破损的皮肤黏膜等多种途径进入机体，侵犯多种组织器官，引起相应器官的结核病，以肺结核（pulmonary tuberculosis）最为常见。

（1）肺部感染：结核分枝杆菌经空气中的微滴核（droplet nuclei）传播，从呼吸道进入人体引起肺部感染是最为常见的方式。结核分枝杆菌感染机体引起疾病的过程可分为五个阶段。①侵入机体：5 μm 以下的微滴核可直接进入肺泡囊腔，即感染开始。此时结核分枝杆菌被局部定居的肺泡巨噬细胞吞噬，因巨噬细胞尚未被激活，不能杀灭结核分枝杆菌，疾病进入潜伏期。②生长繁殖：入侵的结核分枝杆菌在肺泡巨噬细胞中存活 7～21 天后开始繁殖，更多巨噬细胞从周围血管渗入感染部位，吞噬细菌，但也不能杀死结核分枝杆菌。③形成结核结节：此阶段淋巴细胞被肺泡上皮细胞和巨噬细胞等释放的细胞因子和趋化因子吸引，由循环系统渗入感染部位。T 细胞受抗原刺激被活化，释放 IFN-γ 等细胞因子，巨噬细胞随之被激活，杀灭和处理吞噬的结核分枝杆菌。激活的巨噬细胞释放分解性酶类和反应性中间物，同时和 T 淋巴细胞一起进一步释放 IL-1、TNF-α、IFN-γ 等促炎细胞因子，促进免疫病理产生，大量髓样细胞浸润形成结核结节（tuberculous granuloma）。一段时间后，结节中心水分被吸收，形成干酪样坏死。由于干酪样坏死灶中低 pH 和缺氧，结核分枝杆菌不能繁殖，但仍能在结节中存活较长时间。④进一步入侵：在结核结节的周围仍有不少吞噬了结核分枝杆菌的巨噬细胞尚未被激活。结核分枝杆菌继续在这些细胞内生长繁殖，引起结节进一步增长，侵犯支气管，并可能破坏和侵入临近血管，细菌从原发灶扩散至肺部其他部位，或通过淋巴管或血流引起肺外结核。⑤繁殖与扩散：结核结节中心干酪样坏死物可发生液化，导致结核分枝杆菌在细胞外快速生长繁殖并产生大量抗原，激发致敏机体产生迟发型超敏反应，引起附近支气管壁损伤，液体外流，从而形成空洞。结核分枝杆菌随着液化物外流进入气道，随呼吸动作扩散到肺的其他部位，这是结核分枝杆菌肺内扩散的方式之一。另一机制是通过血流扩散到其他器官，见于感染早期细胞免疫无力限制或在后期机体处于免疫功能低下的状况。空洞型肺结核是人类结核病的主要传染源。

根据感染与发病时间等的不同，肺结核可分为原发感染、继发感染两大类。

1）原发感染：是指首次感染结核分枝杆菌，常见于儿童。结核分枝杆菌侵入肺泡后可被巨噬细胞吞噬，由于细菌的细胞壁成分 LAM 及细菌分泌的酸性磷酸酶等，能抑制吞噬体和溶酶体的结合，使其不能发挥杀菌作用，导致细菌在巨噬细胞内大量生长繁殖，最终引起细胞裂解死亡。释出的细菌再被吞噬细胞吞噬而重复上述过程，引起肺泡渗出性炎性反应，称为原发灶（primary focus）。原发灶好发于胸膜下通气较好的部位，一般多见于肺上叶下部和下叶上部。此时，人体缺乏对细菌的特异性免疫力，故病灶局部反应轻微。原发灶内的细菌常沿淋巴管扩散到肺门淋巴结，引起肺门淋巴结肿大和淋巴管炎，三种病灶常使胸部 X 线检查显示为哑铃状阴影，称为原发复合征（primary complex）。随着特异性免疫的建立，原发感染大多可经纤维化和钙化而自愈。但原发灶内可长期潜伏一定量的结核分枝杆菌，机体处于带菌状态，称为潜伏结核感染（latent tuberculosis infection，LTBI）。

2）继发感染：也称原发后感染，多发生于成年人。感染多由原发或继发病灶中潜伏的结核分枝杆菌引起。在人体免疫力下降时，潜伏的结核分枝杆菌再度大量繁殖而发病；也可由外界的结核分枝杆菌再次侵入而发病；或者由体内其他部位的细菌播散而来。继发感染时机体已建立了对细菌的特异性免疫应答能力，因此病灶多局限，一般不累及邻近淋巴结，主要表现为慢性肉芽肿性炎症，形成结核结节，并易发生干酪样坏死和形成空洞，多见于肺尖部。此时痰中可带大量的结核分枝杆菌。导致继发感染的危险因素主要包括宿主的易感性、艾滋病患者或 HIV 携带者、糖尿病患者、长期应用类固醇激素或免疫抑制剂、年老及其他原因导致的免疫力低下等。

（2）肺外感染：当机体免疫力低下时，结核分枝杆菌由感染灶进入血液、淋巴液，进而扩散侵至肺外组织器官，引起相应的脏器感染，常见于淋巴结、脑、肾、骨、关节、胸膜、生殖系统等肺外结核（extrapulmonary tuberculosis）。在少数抵抗力极弱的个体（如原发感染儿童）及免疫功能严重受损者（如艾滋病患者）中，可出现广泛的病变、空洞和播散，甚至导致全身播散性结核如全身粟粒性结核、结核性脑膜炎等。此外，肺结核患者痰菌被咽入或正常人饮用带菌奶品也可引起肠结核、腹膜结核等。结核分枝杆菌也可通过破损的皮肤伤口感染导致皮肤结核。

**3. 免疫性与超敏反应** 人体对结核分枝杆菌的感染率较高，但发病率低，表明人体对结核分枝杆菌有较强的抵抗力。机体的抗结核免疫主要是细胞免疫，包括致敏的 T 淋巴细胞和被激活的巨噬细胞。结核分枝杆菌的免疫性与致病性均与感染后诱发机体产生的细胞免疫应答和迟发型超敏反应有关。

（1）免疫性：感染结核分枝杆菌或接种卡介苗后，机体可产生对该菌的特异性免疫力，此种免疫力的维持依赖于结核分枝杆菌在体内的存在，称为有菌免疫。人体感染结核分枝杆菌后，靶细胞主要为单核吞噬细胞，细菌可在细胞内长期生存，在参与炎症反应过程中，巨噬细胞逐步分化为结核结节病灶中主要的细胞成分（上皮样细胞和朗格汉斯细胞）；同时巨噬细胞又可通过加工处理和提呈 MHC- 结核抗原肽，并主要被 $CD4^+$ T 细胞所识别；特别应指出的是，当单核吞噬细胞对细菌发挥吞噬、凋亡作用或诱导适当炎症反应时，细菌可被清除；而出现坏死、过度炎症（免疫病理）时，则细菌在细胞内长期生存或向周围扩散。

$CD4^+$ T 细胞在抗菌细胞免疫中起重要作用。其可分泌多种细胞因子，激活巨噬细胞，通过活性氮、活性氧介导，杀死胞内的结核分枝杆菌。$CD4^+$ T 细胞被激活后，由 Th0 细胞在相应细胞因子作用下，分化为 Th1、Th2、Th17、Th22 和适应性调节 T 细胞等细胞亚群，分别以各自的角色参与结核的免疫反应和致病过程。其中，Th1 细胞分泌 IFN-γ、IL-2、TNF-α 等可作用于巨噬细胞，使其吞噬能力增强，活化的巨噬细胞能消化并杀死被吞入的结核分枝杆菌，同时后者也能释放 IFN-γ 等细胞因子，因此 Th1 在宿主抗结核菌免疫中发挥着主要作用。Th2 细胞分泌 IL-4、IL-5、IL-10 和转化生长因子（TGF-β）等，抑制 Th1 介导的保护性免疫应答。Th1/Th2 应答失衡是结核病发生、发展的重要机制。此外，细胞毒性 $CD8^+$ T 细胞通过分泌颗粒溶素、穿孔素，在清除靶细胞和杀灭吞噬细胞内外的结核分枝杆菌方面发挥关键作用；还有 γδT 细胞、NK 细胞等也发挥一定的抗结核免疫作用。

机体对结核分枝杆菌可产生抗体，如结核患者血清中抗结核分枝杆菌蛋白的特异性 IgG 水平明显升高，但其对机体的免疫保护作用尚不明确。

（2）超敏反应：机体获得对结核分枝杆菌免疫力的同时，菌体的一些成分也会刺激 T 细胞，形成致敏状态。当再次感染结核分枝杆菌时，体内致敏的 T 细胞即会释放出细胞因子，引起强烈的迟发型超敏反应，形成以单核吞噬细胞浸润为主的炎症反应，发生干酪样坏死和液化形成空洞。因此，在结核分枝杆菌再感染时，细胞免疫与迟发型超敏反应同时存在。

儿童结核病大多为初次感染，机体尚未建立免疫和超敏反应，可发生急性全身粟粒性结核和结核性脑膜炎。成年人结核大多为复发或再次感染，此时机体已建立了抗结核分枝杆菌的免疫和超敏反应，故病灶常为慢性局限性但局部病症较重，形成结核结节，发生纤维化或干酪样坏死。

> **知识拓展**
>
> **郭霍现象（Koch's phenomenon）**
>
> 将适量结核分枝杆菌注入健康易感豚鼠皮下，10~14天后局部发生坏死溃疡，深而不易愈合，附近淋巴结肿大，结核分枝杆菌扩散至全身，表现为特异性细胞免疫尚未建立的感染特点。若以同种等量的结核分枝杆菌再次皮下注射，则在1~2天内局部迅速发生坏死溃疡，但此溃疡较浅且易愈合，附近淋巴结不肿大，结核分枝杆菌亦很少扩散，表现为原发后感染的特点。郭霍现象显示，再感染时机体对结核分枝杆菌已有一定免疫力，因而病灶局限，溃疡浅而易愈合；而炎症反应发生迅速，溃疡很快形成，则说明机体在产生抗感染免疫的同时有超敏反应发生。

（3）结核菌素皮肤试验（tuberculin skin test，TST）：是用结核菌素来测定机体对结核分枝杆菌能否有迟发型超敏反应的试验，可作为临床诊断结核病的参考指征。

结核菌素试剂有两种，一种为旧结核菌素（old tuberculin，OT），另一种为纯蛋白衍生物（purified protein derivative，PPD），是OT经三氯醋酸沉淀后的纯化物。PPD有两种，即PPD-C和BCG-PPD，前者由人结核分枝杆菌提取，后者由卡介苗制成，目前多采用PPD-C。试验方法是将5 U PPD注入前臂皮内，48~72小时后观察结果。如果注射部位无红斑硬结或硬结直径 < 5 mm 者判为阴性，硬结直径 ≥ 5 mm 者为阳性，≥ 15 mm 为强阳性。

结核菌素试验阳性，表明机体已感染过结核分枝杆菌，或接种过卡介苗，对结核分枝杆菌有迟发型超敏反应及一定的特异性免疫力。强阳性表示可能有活动性结核病，主要用于儿童，成人应结合其他检查。阴性表示受试者可能未感染结核分枝杆菌或未接种过卡介苗。阴性结果的判定还应考虑下述情况：①受试者处于原发感染的早期，T细胞尚未被致敏；②老年体弱者；③患严重结核病或其他传染病（如麻疹、疱疹等）的患者；④获得性免疫功能低下，如艾滋病患者或使用免疫抑制剂治疗者。这些情况均可出现阴性反应。

（4）γ干扰素释放试验（interferon-γ release assay，IGRA）：采外周血分离获得测试者的T细胞，用结核分枝杆菌抗原（如ESAT-6、CFP-10等）作用T细胞，然后测定T细胞的IFN-γ释放。如果结核分枝杆菌感染者，其T细胞再次接触到结核分枝杆菌抗原则会分泌IFN-γ，以此判断机体是否被结核分枝杆菌感染。常用酶联免疫斑点试验（enzyme-linked immunospot assay，ELISPOT试验）检测淋巴细胞数目，用于结核潜伏感染诊断、结核病辅助检测、治疗效果监测和流行病学调查，是WHO推荐的结核潜伏感染检测方法。由于使用的刺激抗原为结核分枝杆菌特异性抗原肽或蛋白质，特异性明显高于结核菌素试验，可区分结核分枝杆菌自然感染、卡介苗接种及非结核分枝杆菌感染。

## 三、微生物学检查法

**1. 标本采集** 不同的感染部位应采集不同的标本。肺结核采集痰液（最好取晨痰），当患者痰少时，可采用高渗盐水超声雾化导痰。肾或膀胱结核采集无菌导尿或中段尿液，肠结核采集粪便，结核性脑膜炎进行腰椎穿刺采集脑脊液，脓胸、肋膜炎、腹膜炎或脊髓结核等穿刺取渗出液或脓液。如果标本含结核分枝杆菌量较少，可先集菌以提高检测的阳性率。无其他杂菌污染的脑脊液、胸腔积液、腹水等标本,可直接离心沉淀集菌。有杂菌的标本如痰、尿、粪等标本,需先经 N- 乙酰 -L- 半胱氨酸液化,再用 4% NaOH、3% HCl 或 6% $H_2SO_4$ 处理,以杀死杂菌并使黏稠性有机物溶解,再离心沉淀集菌。沉淀物可直接涂片镜检。

**2. 涂片镜检** 标本直接涂片或集菌后涂片,抗酸染色后镜检,如发现抗酸阳性细菌,结合临床症状可做出初步诊断。抗酸染色一般用 Ziehl-Neelsen 法。为提高镜检阳性率,可经金胺 O 染色后用荧光显微镜观察,镜下结核分枝杆菌呈金黄色荧光。涂片染色阳性只能说明抗酸杆菌阳性,不能除外非结核分枝杆菌感染。直接涂片法简单、快速,但敏感性不高,应作为常规检查方法。

**3. 分离培养** 将集菌后的标本接种于改良罗氏培养基或 Bactec 培养基中,37℃培养,每周观察一次。3~4 周后观察菌落特征,并根据染色结果进行鉴定。Bactec 法较常规改良罗氏培养基法有优势,能将初代分离率提高 10%,可鉴别非结核分枝杆菌,检测时间也明显缩短。分离培养法灵敏度高于涂片镜检法,可直接获得菌落,便于与非结核分枝杆菌鉴别。

**4. 基因检测** PCR 和核酸探针已应用于结核分枝杆菌的基因诊断。基因诊断技术具有高度的敏感性和特异性,无需培养,可用于结核病的早期和快速诊断。结核分枝杆菌耐药与基因突变密切相关,分子诊断技术有助于耐药结核病检测。

**5. 病理检测** 活检或手术标本可用组织切片做抗酸染色或免疫组织化学染色,分别检测抗酸杆菌或其特异性抗原,有助于辅助诊断。

**6. 动物试验** 将集菌后的材料注入易感动物豚鼠腹股沟皮下,3~4 周后若局部淋巴结肿大,结核菌素试验阳转,即可进行剖检,观察淋巴结、肝、脾、肺等有无结核病变,并可涂片镜检或分离培养进行鉴定。若 6~8 周不见发病,也应进行解剖检查,以排除结核病变。

## 四、防治原则

**1. 预防接种** 卡介苗(BCG)是目前唯一可预防结核的疫苗,是我国的免疫规划项目。接种对象主要是新生儿和结核菌素试验阴性的儿童。接种后 2 个月再行结核菌素试验,若阴性需再次接种。接种获得的免疫力可维持 3~5 年。

自从 1921 年卡介苗应用以来,全球接种卡介苗的人数已超 30 亿,但近年来由于菌株变异,导致 BCG 免疫保护效果不理想。某些免疫功能低下的个体(如艾滋病患者)接种后有可能引起严重的播散性结核病,因此 HIV 阳性婴儿禁止接种卡介苗。目前正在研制的结核病新型候选疫苗有重组疫苗、蛋白质亚单位疫苗、DNA 疫苗、mRNA 疫苗和新型减毒活疫苗等。

**2. 治疗原则** 结核病是一种慢性病,确诊后应选用敏感抗结核药物治疗。目前治疗结核病的一线用药有异烟肼、利福霉素类、吡嗪酰胺、乙胺丁醇和链霉素;二线药物包括对氨基水杨酸钠、利奈唑胺、卷曲霉素、环丝氨酸和氟喹诺酮类等;还有新药贝达喹啉、德拉马尼。抗结核治疗应坚持早期、规律、全程、适量、联合和使用敏感药物的原则。治疗过程中应对患者体内分离的结核分枝杆菌做药物敏感试验,以监测耐药性的产生并指导用药。WHO 推荐使用全程督导短程化疗(directly observed treatment of short course,DOTS)策略进行结核病防控。通过合理加大联合用药剂量,将肺结核病的疗程从过去的 1 年或以上缩短至 6 个月。

## 第二节　牛分枝杆菌

牛分枝杆菌的天然宿主主要为牛和其他动物，人也可被自然感染而致病。牛分枝杆菌在生物学特性等方面与结核分枝杆菌相似。两种细菌在形态上很难区别，但牛分枝杆菌略短而粗。两种细菌均不发酵糖类，能产生过氧化氢酶。牛分枝杆菌与结核分枝杆菌的区别在于前者不能合成烟酸，不能还原硝酸盐，不耐受噻吩-2-羧酸酰肼。两种细菌的有毒株中性红试验均阳性，无毒株则均阴性且失去索状生长现象。

牛分枝杆菌主要引起牛结核。在牛群中主要通过被污染的空气，经呼吸道感染，或通过被污染的饲料、饮水和乳汁，经消化道感染，交配感染亦有可能。

牛分枝杆菌也可通过食入已污染该菌且未经消毒的乳制品及肉类而感染人类，偶尔也可通过破损的皮肤黏膜（接触病畜）引起感染，相关工种的从业人员是高危人群。我国人类结核病的病原菌中牛分枝杆菌占 3.8%。

牛分枝杆菌可引起人的消化系统、泌尿生殖系统、肺部及腹腔感染。各种感染在临床症状上与结核分枝杆菌引起的感染难以区别，鉴别主要依靠病原菌的分离鉴定。对动物及易感人群可用其减毒株卡介苗进行预防接种。对牛奶等奶制品应严格实施巴氏消毒。治疗应根据细菌药敏结果采用敏感药物进行联合治疗。

## 第三节　麻风分枝杆菌

麻风分枝杆菌是麻风病（leprosy）的致病菌，1873 年由挪威学者汉森（Gerhard Hansen）从患者皮肤结节中发现。麻风病是一种慢性传染病，常累及皮肤、黏膜和周围神经组织，晚期可侵犯深部组织器官，部分患者伴有严重的畸形和残疾。麻风病是世界最古老的传染病之一，至今已有 3000 多年的历史。近年来由于化疗药物的发展和卫生条件的改善，全球的麻风病发病率明显降低，但麻风病在东南亚、非洲、中东国家、中南美洲等地区仍有流行。我国目前患病率已大幅降低，近年来鲜有新发病例。

### 一、生物学性状

**1. 形态与染色**　麻风分枝杆菌的形态、染色与结核分枝杆菌相似。该菌大小为 $0.3 \sim 0.4\ \mu m \times 2 \sim 7\ \mu m$，细长略弯曲，常呈束状排列或呈多形态，无芽孢，无荚膜，无鞭毛，抗酸染色阳性。其中着色均匀者称为充实型菌（solid form），呈现颗粒或断裂状等不均匀着色者称为非充实型菌（non-solid form），前者多为活菌状态。麻风分枝杆菌是典型的胞内寄生菌。某些型别患者的渗出物标本中可见感染细胞（巨噬细胞等）内有大量的麻风分枝杆菌，这种细胞的胞质呈泡沫状，称为泡沫细胞（foam cell）或麻风细胞，这是有别于结核分枝杆菌感染的重要特点。

**2. 培养特性**　麻风分枝杆菌目前尚不能在人工培养基中生长，在组织培养中仅能生存几代。将麻风分枝杆菌感染小鼠足垫或注入犰狳（armadillo）的皮内或静脉，可引起动物的进行性麻风感染，是目前研究麻风病的主要动物模型。动物模型主要用于麻风分枝杆菌的药物筛选和免疫防治研究。

**3. 抵抗力**　麻风分枝杆菌在干燥环境中 7 天以内仍有繁殖能力；低温环境中存活时间较长，$-13 \sim -60\ ℃$ 可存活数月，$0\ ℃$ 可存活 3 周；在阳光下照射 3 小时或 $60\ ℃$ 加热 1 小时细菌活性消失。

## 二、致病性与免疫性

麻风分枝杆菌的传染源主要为麻风患者和带菌者。瘤型麻风患者的鼻黏膜分泌液、皮疹渗出液、痰、汗、泪、乳汁、精液与阴道分泌液都可排出麻风分枝杆菌，故可通过呼吸道、破损的皮肤黏膜密切接触等方式传播，以家庭内传播多见。

人对麻风分枝杆菌有较强的抵抗力，因是胞内寄生菌，故以细胞免疫为主。流行地区的人群多为隐性感染，仅部分人发病。本病潜伏期长，平均 2~5 年，长者可达数十年，以年幼期最为敏感。麻风分枝杆菌沿末梢神经、淋巴、血行扩散至全身，特别是皮肤和眼。

根据疾病的临床表现、细菌学检查、病理变化和机体免疫状态等，WHO 分类法将麻风病分为 6 类，主要是结核样型麻风（tuberculoid leprosy）和瘤型麻风（lepromatous leprosy），以及介于其间的界限类（borderline）、未定类（indeterminate）麻风等中间类型。结核样型麻风为良性麻风，细菌检查常为阴性，传染性低，细胞免疫正常，很少侵犯内脏。瘤型麻风为开放性麻风，病情严重且传染性强，早期皮疹主要为红色或黄红色斑疹，局部触觉、痛觉、温度觉减退或消失，鼻黏膜肿胀、充血。泡沫细胞携带大量未被杀死的细菌播散到全身，引起肝、脾等内脏损害。因外周神经的损伤，该神经支配部位有感觉或运动障碍。患者的细胞免疫缺陷而体液免疫正常，血清内有大量自身抗体，与自身暴露组织抗原形成免疫复合物沉淀在皮肤或黏膜下，形成麻风结节，面部的结节可融合呈"狮面状"，是重症瘤型麻风的特征性表现。界限类麻风兼有瘤型和结核样型特点，病变部位可见含菌的麻风细胞，有传染性，病情加重则向瘤型麻风发展，变轻则转变为结核样型麻风。未定类麻风为麻风病的早期病变，病灶中很少找到致病菌，大多数病例转化为结核样型麻风。

## 三、微生物学检查法

微生物学诊断主要采用涂片镜检法。将患者鼻黏膜及皮肤损伤处刮取物涂片，进行抗酸染色后镜检。一般瘤型麻风患者标本细胞内找到抗酸染色阳性杆菌有诊断意义，而结核样型患者标本中则很难找到细菌。由于麻风分枝杆菌抗酸性较结核分枝杆菌弱，故脱色时间宜短。用 PCR 检测麻风分枝杆菌特异性基因，特异性较好，比传统方法更敏感。

## 四、防治原则

目前尚无有效的麻风病疫苗。早期发现患者、早期隔离和及时予以治疗是麻风病防治的关键。因麻风分枝杆菌与结核分枝杆菌有共同抗原，某些麻风病高发国家和地区采用卡介苗来预防麻风病，可取得一定效果。

治疗麻风病的药物主要有氨苯砜、利福平和氯法齐明等。单一用药易形成耐药菌株，因此 WHO 建议麻风病的治疗宜采用多种药物联合治疗。

## 第四节　非结核分枝杆菌

非结核分枝杆菌（non-tuberculosis mycobacteria，NTM）又称非典型分枝杆菌（atypical mycobacteria），它不是分类学上的名称，是指结核分枝杆菌复合群和麻风分枝杆菌以外的分枝杆菌。因其在染色反应上具有抗酸性，故又称非典型抗酸菌。结核分枝杆菌大多数触酶试验阳性，而热触酶试验阴性；非结核分枝杆菌则大多数两种试验均阳性，且毒力较弱、生化反应各异，可进行鉴别。此类细菌正常情况下广泛分布于自然界、水及土壤等外界环境、人及动物机体中，因此又称环境分枝杆菌（environmental mycobacteria）。一些菌种为机会致病菌，可引起人类结核样病变、皮肤病等，多以散发形式出现。我国从结核病患者中分离出非结核分枝杆菌阳性率约为5%，随着检测手段的增强，阳性率有增高的趋势。

根据菌落色素、生长速度和生化反应的特点，将非结核分枝杆菌分为4组。第Ⅰ—Ⅲ组长出菌落时间需2～3周，为生长迟缓菌；第Ⅳ组在1周内长出，称迅速生长组。

**1. 第Ⅰ组——光产色菌（photochromogen）** 特点是在暗处培养时菌落颜色不明显，在增殖期接触光线1小时后菌落呈柠檬黄色。其中堪萨斯分枝杆菌（*M. kansasii*）主要分布于北美，可引起人类肺结核样病变。海分枝杆菌（*M. marinum*）是存在水中的腐生菌，可在30℃生长，可使擦伤的鼻黏膜及手指、脚趾等皮肤感染，引起皮下脓肿和游泳池肉芽肿，数周至一年后可以自愈。

**2. 第Ⅱ组——暗产色菌（scotochromogen）** 暗处培养时菌落呈橘黄色，S型。长期曝光培养则呈赤橙色或褐色。对人类致病菌有瘰疬分枝杆菌（*M. scrofulaceum*），常引起儿童的颈部淋巴结炎，症状类似结核分枝杆菌感染。戈登分枝杆菌（*M. gordonae*）一般不引起人类疾病，与瘰疬分枝杆菌在生物学特性上很相似，可因实验室污染等而分离，应注意与后者鉴别。

**3. 第Ⅲ组——不产色菌（non-chromogen）** 一般无色素产生，鸟分枝杆菌（*M. avium*）、胞内分枝杆菌（*M. intracellulare*）和蟾蜍分枝杆菌（*M. xenopi*）可引起人类结核样病变。溃疡分枝杆菌（*M. ulcerans*）可产生毒素，引起皮肤无痛性溃疡。

鸟分枝杆菌、胞内分枝杆菌以及其他几种分枝杆菌有许多相似之处，故将它们归属为鸟-胞内分枝杆菌复合群（*M. avium-intracellulare* complex，MAIC）或鸟分枝杆菌复合群（*M. avium* complex，MAC），而且前两种菌常合称为鸟-胞内分枝杆菌（*M. avium-intracellulare*，MAI）。MAI是导致艾滋病患者机会感染的最常见的机会致病菌。尤其是发展到艾滋病晚期$CD4^+$ T细胞减少到小于100个/$\mu l$时，极易发生MAI感染。HIV感染者如有耶氏肺孢子菌感染、严重贫血、治疗过程中断等都可增加MAI感染的危险性。MAI感染后定植于呼吸道或胃肠道，侵入组织后引发菌血症。MAI在肺部主要引起结节、弥散性浸润、空洞、支气管损伤。此外，MAI感染还可引起心包炎、软组织脓肿、皮肤感染、淋巴结炎以及中枢神经损伤。患者常表现为无特殊症状的发热、盗汗、腹痛、腹泻及体重减轻。MAI对抗结核一线药物大多耐药。首选治疗为克拉霉素或阿奇霉素联合乙胺丁醇，其他药物可用氯法齐明和阿米卡星。

**4. 第Ⅳ组——快速生长菌（rapid growers）** 生长迅速，分离培养5～7天、传代培养3天可长出菌落。本组细菌多为杂菌，对人致病的有偶发分枝杆菌（*M. fortuitum*）、龟分枝杆菌（*M. chelonei*）和脓肿分枝杆菌（*M. abscessus*），常存在于水和土壤中，可引起皮肤创伤后脓肿，偶引起淋巴结炎和肺结核样感染。耻垢分枝杆菌（*M. smegmatis*）常存在于阴部，不致病，查粪、尿时应与结核分枝杆菌加以区别。

非结核分枝杆菌的致病性可用抗煮沸实验加以鉴别。非致病株煮沸1分钟即失去抗酸性，而致病菌可耐10分钟，甚至高压灭菌亦不失去抗酸性。除热触酶试验外，烟酸试验、硝酸盐还原试验均可用于结核分枝杆菌和非结核分枝杆菌的鉴别。实验动物中，豚鼠、家兔对非结核分枝杆菌不敏感，而对结核分枝杆菌比较敏感。

非结核分枝杆菌多数呈现耐药性，有的经多年治疗不愈。用利福平、异烟肼、乙胺丁醇联合用药长期治疗有一定效果。目前尚无疫苗预防非结核分枝杆菌感染。

## 思 考 题

1. 简述结核分枝杆菌的主要生物学特性。
2. 简述郭霍现象及其在临床实践中的应用。
3. 试述结核分枝杆菌的重要致病因子及其致病机制。

（陈心春）

# 第十七章 棒状杆菌属

**案例 17-1**

患者，女，5岁，因发热、咽痛、咳嗽3天，声音嘶哑1天，呼吸困难2小时而入院。患者出生后未系统接种疫苗。体格检查：体温38.6℃，心率128次/分钟，呼吸58次/分钟，面色苍白，口唇发绀，吸气性呼吸困难，双侧扁桃体肿大，覆有灰白色膜状物，不易拭去。心、肺、腹部正常。

问题：该病例初步诊断是什么？如何进行实验室检查确诊？如何预防？

棒状杆菌属（*Corynebacterium*）是一群革兰氏阳性杆菌，菌体着色不均匀，有浓染颗粒或异染颗粒，因其菌体一端或两端膨大呈棒状而得名。本属有198种，与人类有关的是白喉棒状杆菌（*C. diphtheriae*）、假白喉棒状杆菌（*C. pseudodiphtheriticum*）、结膜干燥棒状杆菌（*C. xerosis*）、微小棒状杆菌（*C. minutissimum*）、溃疡棒状杆菌（*C. ulcerans*）等，均为机会致病菌，一般无致病性。

## 第一节 白喉棒状杆菌

白喉棒状杆菌是白喉（diphtheria）的病原菌。

### 一、生物学性状

**1. 形态与染色** 白喉棒状杆菌菌体细长微弯曲，粗细不一，菌体的一端或两端膨大呈棒状；排列不规则，常呈V、L、Y形状或栅栏状排列；无荚膜，无鞭毛，无芽孢。该菌革兰氏染色阳性，用Neisser或Albert等方法染色后，由于菌体着色不均匀，出现颗粒，这些颗粒与菌体着色不同，称为异染颗粒（metachromatic granule），颗粒的主要成分为核糖核酸和多偏磷酸盐，当细菌衰老时异染颗粒可消失。异染颗粒常用于鉴别白喉棒状杆菌。

**2. 培养特性与生化反应** 该菌需氧或兼性厌氧；在普通培养基上虽可生长，但形态不典型；在含有凝固血清的吕氏（Loeffler）培养基上生长迅速，形成细小、灰白色、圆形的菌落，菌体形态典型，异染颗粒明显；在含有0.03%~0.04%亚碲酸钾血琼脂鉴别培养基上生长时，能吸收亚碲酸盐，使其还原为黑色的金属元素碲，形成黑色或灰黑色的菌落，且亚碲酸钾还有抑制其他杂菌生长的作用。根据白喉棒状杆菌在亚碲酸钾血琼脂鉴别培养基上生长的菌落特征及分解淀粉与溶血能力，可将其分为重型、轻型、中间型三个类型。重型能水解淀粉但不溶血，轻型不水解淀粉但溶血，中间型不水解淀粉也不溶血。三型的产毒株均有致病性，但与疾病的轻重程度无明显相关性，我国以轻型较为常见。

**3. 变异性** 该菌形态、菌落和毒力均可发生变异。培养时菌落可由 S 型变为 R 型。无毒株白喉棒状杆菌若感染 β- 棒状杆菌噬菌体后成为溶原性细菌时，即可产生白喉毒素而成为有毒株，并可遗传至子代细菌。

**4. 抵抗力** 该菌对干燥、寒冷和日光的抵抗力较其他无芽孢细菌强。其在被褥、玩具、衣物等物品上可存活数日至数周；对湿热敏感，100℃ 1 分钟或 60℃ 10 分钟即可将其杀死；对常用消毒剂敏感，5% 苯酚溶液 1 分钟或 3% 来苏尔 10 分钟均可杀死细菌；对青霉素、红霉素及常用广谱抗生素敏感，但对磺胺类不敏感。

## 二、致病性与免疫性

**1. 致病物质** 包括白喉毒素、索状因子和 K 抗原三种，其中主要的致病物质为白喉毒素。白喉棒状杆菌侵入机体，仅在鼻腔、咽喉等局部生长繁殖，细菌产生的白喉毒素入血而引起机体损伤。

（1）白喉毒素（diphtheria toxin，DT）：是一种毒性强、具有高度抗原性的细胞毒性外毒素。由 A 和 B 两个肽链经二硫键连接组成，A 肽链是毒性功能区，抑制细胞蛋白质的合成。B 肽链无毒性，有 1 个受体结合区和 1 个转位区，受体结合区能与心肌细胞、神经细胞等表面受体结合，转位区能协助 A 肽链进入易感细胞内。细胞内蛋白质合成，需要延伸因子 EF-2（elongation factor 2），A 肽链进入易感细胞后促使辅酶 I（NAD）上的腺苷二磷酸核糖（ADP-R）与 EF-2 结合而使其失活，阻断了宿主细胞蛋白质合成，并引起组织坏死和病变。

编码白喉毒素的 *tox* 基因位于 β- 棒状杆菌噬菌体基因组。当 β- 棒状杆菌噬菌体侵袭无毒的白喉棒状杆菌后，噬菌体基因组 DNA 整合至宿主菌染色体，使溶原状的白喉棒状杆菌表达白喉毒素，因而成为有毒株。

（2）索状因子（cord factor）：细胞表面的一种糖脂，即海藻糖-6-6 双分枝菌酸，能破坏哺乳动物细胞的线粒体，从而影响细胞呼吸与磷酸化。

（3）K 抗原：细胞壁外面的一种不耐热糖蛋白，具有抗吞噬作用。K 抗原也有利于本菌在黏膜表面的定植。

**2. 所致疾病** 人类对白喉棒状杆菌普遍易感，尤其是儿童最易感。传染源是患者和带菌者，主要通过飞沫传播，常侵犯鼻腔、咽喉、气管等上呼吸道，也可经直接接触污染物品传播，侵犯眼结膜、阴道或皮肤创口，引起白喉。细菌在黏膜表面繁殖并产生外毒素，可使局部黏膜上皮细胞炎性坏死，血管渗出液中的纤维蛋白将黏膜坏死细胞、炎症细胞和细菌凝聚在一起，形成灰白色膜状物，称为假膜（pseudomembrane），此假膜与组织紧密粘连，不易剥离，若假膜脱落可引起呼吸道阻塞，导致呼吸困难和窒息，成为白喉早期致死的主要原因。白喉棒状杆菌本身不进入血流，但其产生的外毒素被吸收入血并随血流到达心肌、肾上腺、肝、肾、外周神经等敏感组织，引起心肌炎、软腭麻痹、声嘶和肾上腺功能障碍等。病后 2～3 周，部分患者可出现心肌受损，成为白喉晚期致死的主要原因。

**3. 免疫性** 白喉免疫主要依赖抗毒素对白喉毒素的中和作用，隐性感染、显性感染和预防接种均能使机体获得特异性免疫力。新生儿通过胎盘可从母体被动获得免疫力，出生后这种免疫力逐渐消失，至 1 周岁时几乎全部易感，故易感人群为 1～5 岁儿童。近年来，由于对婴幼儿及学龄前儿童普遍进行预防接种，儿童与少年发病率显著降低。

## 三、微生物学检查法

**1. 标本采集** 用棉拭子在病变部位假膜边缘处取分泌物。无假膜者可采集鼻咽部或扁桃体黏膜上的分泌物。

**2. 涂片镜检** 直接涂片，Neisser 或 Albert 染色后镜检。根据典型形态、排列和异染颗粒等特征，结合临床表现即可做出初步诊断。

**3. 分离培养与鉴定** 将标本接种于吕氏血清培养基，白喉棒状杆菌生长迅速，形成灰白色细小菌落。在亚碲酸钾血琼脂培养基上培养，可见黑色或灰黑色菌落。再取培养物涂片染色镜检，必要时可做生化反应和毒力试验进一步鉴定。

**4. 毒力试验** 是鉴别产毒白喉棒状杆菌与其他棒状杆菌的重要试验，包括体外法和体内法。体外法有琼脂平板毒力试验、SPA 协同凝集试验和对流免疫电泳法等。体内法通过动物试验测定细菌毒力。

（1）体外法：常用琼脂平板毒力试验，原理是白喉毒素与抗毒素的沉淀反应，称为 Elek 平板毒力试验。在含有马或兔血清的蛋白胨琼脂培养基中央，放置一条浸有白喉抗毒素（1000 U/ml）的无菌滤纸条，在与滤纸条相垂直的方向接种待检菌和产毒标准菌株，37℃培养 24~48 小时，若在纸条与菌苔交界处出现乳白色沉淀线，则表示待检菌产生白喉外毒素，无毒株不产生沉淀线。此外，SPA 协同凝集试验和对流免疫电泳法也可用于检测待检菌培养物上清液中的毒素。

（2）体内法：用动物试验测定细菌毒力。常用豚鼠进行体内白喉毒素与抗毒素中和试验。给实验组豚鼠皮下注射待检菌培养液，而对照组豚鼠于试验前 12 小时先行腹腔注射白喉抗毒素 250~500 U，再于皮下注射待检菌培养液。若在 2~4 天内实验组动物死亡而对照组动物存活，则表明待检菌能产生白喉毒素。

## 四、防治原则

特异性预防是控制白喉流行的关键措施，包括人工主动免疫和人工被动免疫。接种白喉类毒素是人工主动免疫预防白喉的重要方法，能显著地降低白喉的发病率和死亡率。用白喉类毒素、百日咳菌苗、破伤风类毒素制备的白百破疫苗（DPT 疫苗）接种是我国的免疫规划项目。对与白喉患者密切接触过的易感儿童，应肌内注射 1000~2000 U 白喉抗毒素进行紧急预防，同时应注射白喉类毒素以延长免疫力。

对白喉患者要早期、足量注射白喉抗毒素进行特异性治疗。白喉抗毒素注射前应做皮肤试验，阳性者应采取脱敏注射。同时应用抗生素如青霉素、红霉素等进行抗菌治疗。

## 第二节 其他棒状杆菌

白喉棒状杆菌以外的其他棒状杆菌一般统称为类白喉棒状杆菌（diphtheroid bacilli），大多对人不致病或为机会致病菌。如假白喉棒状杆菌为寄居人体鼻腔、咽喉部的正常菌群，偶尔引起心内膜炎和肾移植患者致死性尿道感染。假白喉棒状杆菌菌落形状与白喉棒状杆菌无差异性，但菌体形态较白喉杆菌短而粗，一般无异染颗粒，不产生毒素。结膜干燥棒状杆菌为人类眼结膜、鼻咽腔或皮肤的正常菌群，免疫功能低下可引起肺炎、心内膜炎、深部组织感染；菌落为黄色或淡褐色，不溶血，无异染颗粒或者异染颗粒不明显。溃疡棒状杆菌多从正常人或类似白喉的溃疡性咽喉中分离出来，形态似球状或杆状，具有多形性，在亚碲酸盐血琼脂培养基上可形成淡棕黑色菌落，部分菌体有异染颗粒，偶尔引起渗出性咽炎或其他组织感染。

## 思 考 题

1. 简述白喉棒状杆菌的致病物质。
2. 简述 Elek 平板毒力试验。
3. 阐述白喉早期致死原因和晚期致死原因，如何预防白喉？

（谭　潇）

# 第十八章

# 厌氧性细菌

厌氧性细菌（anaerobic bacteria）是一群厌氧环境中生长繁殖的细菌，广泛分布于自然界及人和动物的肠道中。根据能否形成芽孢，可将厌氧性细菌分为芽孢厌氧菌（包括梭菌、拟梭菌）和无芽孢厌氧菌。梭菌通常是外源性感染，拟梭菌和无芽孢厌氧菌主要是内源性感染。

## 第一节 梭菌属

梭菌属（*Clostridium*）是一群专性厌氧、能形成芽孢、革兰氏阳性的粗大杆菌，细菌形成的芽孢一般都大于菌体，使细菌呈梭形。目前共有207个种，主要分布于土壤、人和动物的肠道和粪便中，多数为腐生菌，少数为致病菌。人或动物感染厌氧芽孢梭菌后，芽孢在适宜条件下转变为繁殖体，产生强烈的外毒素和酶，引起人和动物疾病。主要致病菌包括破伤风梭菌、产气荚膜梭菌、肉毒梭菌，分别引起破伤风、气性坏疽和肉毒中毒等疾病。

## 一、破伤风梭菌

破伤风梭菌（*C. tetani*）是破伤风（tetanus）的病原菌，广泛存在于自然界的土壤及动物的粪便中。当创口被污染或接生时使用不洁器械剪脐带，破伤风梭菌及其芽孢可侵入伤口并生长繁殖，释放外毒素，引起破伤风。在没有医疗干预的情况下，重症破伤风病死率较高，尤其是老年和婴幼儿患者。即使经过积极的救治，全球范围内破伤风平均病死率也高达30%~50%。

### （一）生物学性状

**1. 形态与染色** 破伤风梭菌革兰氏染色阳性，菌体细长，$1\ \mu m \times 5\ \mu m$，有周鞭毛，无荚膜，芽孢呈圆形，直径大于菌体，位于菌体顶端，细菌呈鼓槌状为本菌典型特征（图18-1）。

**2. 培养特性与生化反应** 该菌严格厌氧，营养要求不高；常用疱肉培养基培养，培养后肉汤浑浊，肉渣部分被消化，微发黑，产生气体；在固体培养基上37℃培养48小时后形成不规则菌落，菌落周边疏松似羽毛，边缘不整齐，易在培养基表面呈迁徙生长；血平板上形成β溶血；生化反应不活跃，一般不发酵糖类，也不分解蛋白质。

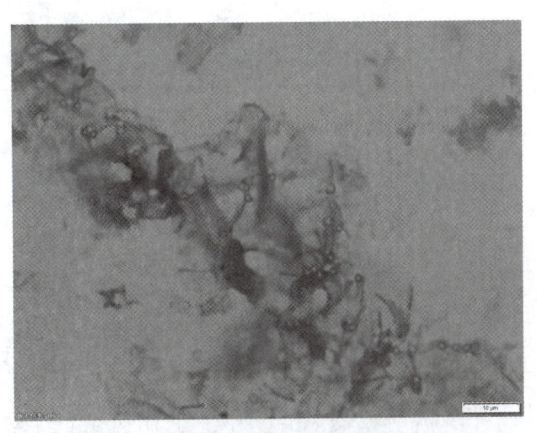

图18-1 破伤风梭菌（芽孢染色，×1000）

**3. 抵抗力**　该菌繁殖体的抵抗力与一般细菌相似，但芽孢抵抗力很强，100℃持续1小时才可被完全破坏。5%苯酚经15小时才能将其杀灭，芽孢在干燥的土壤和尘埃中可存活数年。

## （二）致病性与免疫性

**1. 感染条件**　破伤风梭菌及其芽孢经创伤感染侵入机体，只在创伤局部繁殖，不扩散到血液。伤口的厌氧微环境是细菌生长繁殖的重要条件，伤口深而窄，混有泥土和异物，大面积创伤、烧伤、坏死组织较多、局部组织缺血或同时伴有需氧菌混合感染，都可造成厌氧环境，使局部氧化还原电势下降，有利于细菌生长繁殖以及芽孢向繁殖体转变。破伤风梭菌的侵袭力不强，仅在伤口部位繁殖，致病主要靠毒性极强的外毒素。

**2. 致病物质**　破伤风梭菌能产生两种外毒素。一种是质粒编码的破伤风痉挛毒素（tetanospasmin），是引起破伤风的主要致病物质。破伤风痉挛毒素属于神经毒素，对人的致死剂量小于1 μg，对小鼠的半数致死量（LD50）为0.015 ng/kg，是毒性最强的生物毒素之一。破伤风痉挛毒素分子量为150 kDa，不耐热，65℃ 30分钟即被破坏，若经口摄入，毒素可被肠道蛋白酶破坏而失活。破伤风痉挛毒素具有免疫原性，经0.3%甲醛作用4周后，成为类毒素，可用于预防接种。

破伤风梭菌产生的另一种外毒素是破伤风溶血毒素，与链球菌溶血素O相似，但致病作用尚不清楚。

**3. 致病机制**　破伤风痉挛毒素对中枢神经系统具有高度亲和力，尤其是脑干神经和脊髓前角细胞。毒素与神经末梢的神经节苷脂结合，逆行向上沿神经鞘经脊髓神经根，到达脊髓前角，上行至脑干。一旦与神经细胞相结合，则不能被破伤风抗体（抗毒素）中和。除神经途径外，毒素也可通过淋巴液和血液到达中枢神经系统。

破伤风痉挛毒素由两条肽链借二硫键结合而成。从菌体内释出后，即被细菌蛋白酶作用而切割成α轻链（50 kDa）和β重链（100 kDa）。β重链能与神经细胞表面受体神经节苷脂（ganglioside）结合，使α轻链进入细胞，α轻链能封闭抑制性突触神经递质（甘氨酸、γ-氨基丁酸）的释放。在正常情况下，当一侧肢体屈肌的神经元被刺激而兴奋时，同时有冲动传给抑制性中间神经元，使其释放抑制性递质，以抑制同侧伸肌的运动神经元，故屈肌收缩时伸肌松弛而配合协调，同时屈肌运动神经元也受到抑制性神经元的反馈调节，使屈肌运动神经元不致过度兴奋。破伤风痉挛毒素能选择性地阻断抑制性神经递质的释放，导致伸肌、屈肌同时强烈收缩，而呈强直痉挛（图18-2）。

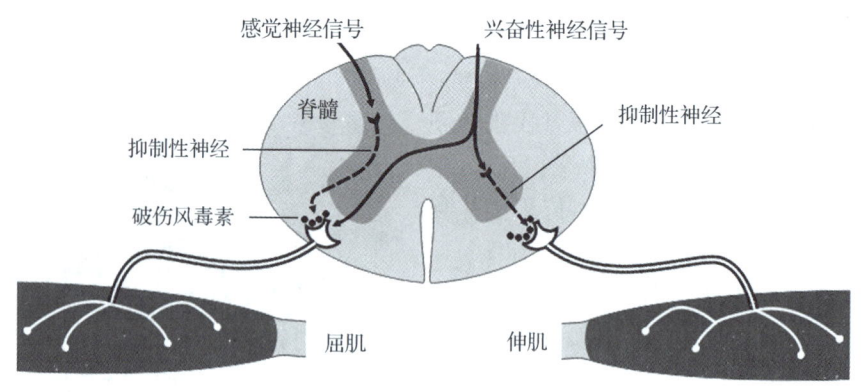

图18-2　破伤风痉挛毒素作用

**4. 所致疾病**　非新生儿破伤风多见于外伤，除创伤感染外，手术器械灭菌不严、慢性溃疡、感染等均可导致发病。潜伏期一般为3～21天，与原发感染部位距中枢神经系统的远近有关。早期症状是伤口附近肌肉痉挛，嚼肌痉挛、苦笑面容、牙关紧闭和吞咽困难。随后躯干及四肢肌肉强直，呈特有的角弓反张体征，甚至膈肌痉挛、呼吸困难窒息而死。由于交感神经抑制过程同时受到损伤，患者出现心动过速、血压上升等症状。新生儿破伤风主要是由于用不洁器械剪断脐带或脐部感染引起，民间称为"七日风""脐带风"。

**5. 免疫性** 破伤风免疫是典型的抗毒素免疫。每毫升血清中抗毒素含量达 0.01～0.1 U 时即有保护作用。但由于破伤风毒素毒性极强，并能迅速与神经组织牢固结合，微量毒素即可致病，而此量却不足以有效地刺激免疫系统引起免疫应答。获得抗毒素的有效途径是：①主动免疫，注射类毒素；②被动免疫，使用抗毒素（抗体），能结合游离毒素而阻断毒素入侵易感细胞，但对已与受体结合的毒素则无中和作用。

### （三）微生物学检查法

破伤风的临床诊断主要依靠创伤史和观察特有的症状，一般不做微生物学检查。必要时可取伤口渗出物或坏死组织涂片染色镜检及厌氧菌培养，并以培养物滤液做动物试验，以确定有无毒素产生。

### （四）防治原则

人类对破伤风杆菌无自然免疫力，需要进行特异性主动或被动免疫来预防。受外伤后应采取灭活循环毒素、消除伤口中破伤风芽孢杆菌、免疫预防等综合治疗措施。

**1. 一般预防** 对伤口清创扩创，用 3% 过氧化氢溶液或 1∶4000 高锰酸钾溶液冲洗伤口，避免形成局部厌氧的微环境，是预防破伤风的重要措施。

**2. 人工主动免疫** 破伤风主动免疫制剂为破伤风类毒素疫苗（tetanus toxoid-containing vaccine，TTCV），包括破伤风疫苗（tetanus vaccine）、白喉破伤风联合疫苗（diphtheria and tetanus combined vaccine，DT）以及百日咳、白喉、破伤风混合疫苗（diphtheria, tetanus and pertussis combined vaccine，DTaP）等。一般注射约 2 周后抗体才达到保护性水平，全程免疫后的保护作用可达 5～10 年。婴幼儿和儿童接种 DTaP 或白破联合疫苗（DT）是我国免疫规划项目。创伤机会高的职业人群（如军警、建筑工人）应接种破伤风疫苗。

**3. 人工被动免疫** 被动免疫制剂包括破伤风抗毒素（tetanus antitoxin，TAT）、马破伤风免疫球蛋白［equine anti-tetanus F(ab′)2］和破伤风人免疫球蛋白（human tetanus immunoglobulin，HTIG），其中 HTIG 是首选制剂。①紧急预防：当伤口较深可能混有泥土杂物时，应做紧急预防；②特异治疗：患者确诊后除彻底伤口清创处理，还应使用 TAT 进行特异性治疗，并接种 TTCV 以获得主动免疫。TAT 是通过免疫动物获得，注射前应做皮肤过敏试验，防止发生血清过敏反应，必要时采取脱敏疗法。

**4. 抗生素的使用** 大剂量甲硝唑或青霉素能有效地抑制破伤风梭菌在局部病灶繁殖，并可联合第二代、第三代头孢菌素类抗生素对混合感染的细菌也有作用。

## 二、产气荚膜梭菌

产气荚膜梭菌（*C. perfringens*）为人畜肠道正常菌群，在自然界分布广泛，既能产生强烈的外毒素，又具有多种侵袭性酶，侵袭性较强，是气性坏疽的主要病原菌，还能引起食物中毒和坏死性肠炎。

## 案例 18-1

患者，男，25岁，在地震中左下肢被水泥板压住，因左下肢肿胀、疼痛、皮肤变黑入院。查体：整个左下肢肿胀，触摸有捻发音，伤口有恶臭。采集伤口组织涂片进行形态学检查，可见革兰氏阳性粗大杆菌，有荚膜。在牛乳培养基中厌氧培养出现"汹涌发酵"现象。

**问题**：该患者最可能是什么疾病？如何治疗？

### （一）生物学性状

**1. 形态与染色** 产气荚膜梭菌为两端平切的革兰氏阳性大杆菌，散在排列；大小为 0.6～2.4 μm × 3～19 μm。卵圆形芽孢位于菌体中央或次极端；在机体内可形成荚膜，无鞭毛（图18-3）。

**2. 培养特性生化反应** 该菌在厌氧培养时生长繁殖极快，适宜条件下8分钟可分裂一代；血琼脂平板培养3～4小时即见生长，24小时形成圆形、扁平、半透明、边缘整齐的菌落；多数菌株在血平板上有双层溶血环，内环为θ毒素引起的完全溶血环，外环为α毒素引起的不完全溶血环；生化反应十分活跃，可分解多种糖类，产酸产气；能

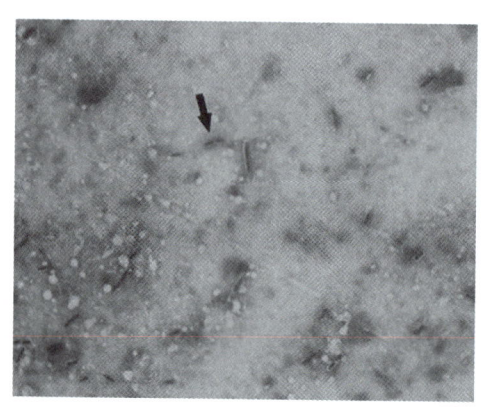

图18-3 产气荚膜梭菌（革兰氏染色，×1000）

液化明胶，产生硫化氢；在牛乳培养基中生长，分解乳糖产酸，可凝固酪蛋白，发酵糖类产生酸和大量气体，将凝固的酪蛋白冲成蜂窝状，把培养基表层的凡士林向上推开，称为汹涌发酵（stormy fermentation）；在蛋黄琼脂平板上，由于α毒素分解卵磷脂，菌落周围出现乳白色浑浊圈，称 Nagler 反应。汹涌发酵现象和 Nagler 反应是本菌的特点。

**3. 分型** 根据产气荚膜梭菌4种主要毒素（α、β、ε、ι）的抗原性，可将产气荚膜梭菌分为5型（A～E）。对人致病的主要为A和C型。A型引起气性坏疽、食物中毒，C型引起坏死性肠炎。

### （二）致病性

**1. 致病物质** 产气荚膜梭菌的致病物质有荚膜、外毒素和侵袭性酶。产气荚膜梭菌产生12种外毒素（表18-1），有些外毒素即为胞外酶。

表18-1 产气荚膜梭菌产生的毒素和酶类

| 毒素或酶类 | 生物学活性 |
| --- | --- |
| α毒素 | 增加血管通透性，溶解红细胞、血小板 |
| β毒素 | 组织坏死作用 |
| ε毒素 | 增强胃肠壁通透性 |
| ι毒素 | 组织坏死作用、ADP的核糖基化作用 |
| δ毒素 | 溶解红细胞 |
| θ毒素 | 溶血毒性和细胞毒活性 |

续表

| 毒素或酶类 | 生物学活性 |
| --- | --- |
| κ 毒素 | 胶原酶和明胶酶活性 |
| λ 毒素 | 蛋白酶活性 |
| μ 毒素 | 透明质酸酶活性 |
| ν 毒素 | 脱氧核糖核酸酶活性、溶血毒性 |
| 肠毒素 | 增加肠黏膜细胞通透性 |
| 神经氨酸酶 | 改变神经细胞表面的神经节苷脂受体、促进毛细血管血栓形成 |

主要的致病毒素有 α、β、ε、ι 毒素。α 毒素为卵磷脂酶（lecithinase），各型产气荚膜梭菌均可产生，其中以 A 型产量最多。此毒素能分解人和动物细胞膜上的磷脂，使多种细胞的胞膜受损，引起溶血、组织坏死，血管内皮损伤导致血管通透性增加，引起水肿、出血、局部坏死等病变。β、ε、ι 三种毒素仅由部分型别产生，可引起组织坏死及血管通透性增加。

许多 A 型和少数 B、C 型产气荚膜梭菌能产生肠毒素，可引起食物中毒。肠毒素是由该菌的繁殖体在形成芽孢的过程中产生的，当菌体破裂时释放出来，小肠中碱性环境可促进其芽孢形成。肠毒素激活肠腺苷环化酶，使细胞 cAMP 浓度升高，肠黏膜分泌亢进，肠腔积液，导致腹泻和腹痛，经 1～2 天自愈。

**2. 所致疾病**

（1）气性坏疽（gas gangrene）：致病条件与破伤风梭菌相似。气性坏疽是严重的创伤感染性疾病，该病多见于战伤，也见于平时大面积的塌方或地震、车祸等。60%～80% 由 A 型引起，以局部组织坏死、气肿、水肿、恶臭及全身中毒为特征。这些症状均与本菌具有荚膜及产生多种毒素和酶有密切关系。本菌感染伤口后 8～48 小时内迅速繁殖。由于毒素作用，使细菌侵入周围正常组织，分解肌肉和组织中的糖类，产生大量气体造成气肿；毒素还可以引起血管壁通透性增高，浆液渗出，形成局部水肿。气肿和水肿影响血供，造成组织坏死，特别是大腿和臀部等肌肉丰满部位，患者表现为局部组织肿胀剧痛，触摸有捻发感，并产生特殊的臭味。毒素和组织坏死的毒性产物被吸收入血，引起毒血症、休克，死亡率高。

（2）食物中毒：由食入大量（$10^8$～$10^{10}$）A 型产气荚膜梭菌污染的食物引起。以肉类食品污染所致较为多见，发病率仅次于沙门菌食物中毒。潜伏期约 10 小时，临床表现为腹痛、腹胀、水样腹泻，无发热、无恶心及呕吐，1～2 天后自愈。

（3）坏死性肠炎：由食入被 C 型产气荚膜梭菌污染的食物引起，致病物质是 β 毒素。β 毒素能引起肠道运动神经麻痹和坏死。一般潜伏期约 24 小时，起病急，剧烈腹痛、腹泻、肠黏膜出血性坏死伴有血便，可并发肠梗阻和肠穿孔，病死率高达 40%。该病以儿童多见，常由食入该菌污染而烹调不当的猪肉所引起。

### （三）微生物学检查法

气性坏疽进展快，后果严重，应尽早做出微生物学诊断，争取早期治疗。

**1. 直接涂片镜检** 从伤口深部取材镜检，革兰氏染色，如发现有荚膜的革兰氏阳性大杆菌，并伴有其他杂菌和少量形态不规则的白细胞（因毒素作用，白细胞无趋化反应），可初步诊断。

**2. 分离培养与动物实验** 由于该菌生长迅速易于分离，可将坏死组织悬液接种于血平板、疱肉培养基或牛乳培养基，厌氧培养，取培养菌落进行涂片镜检并做生化鉴定。取细菌培养液 0.5～1 ml 给小鼠或家兔静脉注射，5～10 分钟后杀死动物，置 37℃ 温育 6～8 小时，如动物尸体膨胀并有恶臭,则解剖后可见脏器内有大量气泡,尤以肝最明显,称"泡沫肝"。取内脏或血涂片进行分离培养均可发现产气荚膜梭菌的存在。

**3. 食物中毒诊断** 疑为产气荚膜梭菌食物中毒,应取剩余食物或粪便做细菌学检查,测定菌落形成单位(colony-forming unit,CFU),诊断标准为 $10^5$ CFU/g 食物,或 $10^6$ CFU/g 粪便;也可用 ELISA 等方法直接检出肠毒素。近年应用质粒或 DNA 探针同时检查食物和标本分离株,以确定病原菌或用作流行病学调查。

### (四)防治原则

预防措施主要是及时处理伤口、扩创、局部用 $H_2O_2$ 反复冲洗,切除感染及坏死组织,必要时截肢以防止病变扩散。早期可用多价抗毒素血清。同时使用青霉素等抗生素抑制细菌繁殖。由于该菌在环境中很快形成芽孢,故必须严格隔离患者,并对所用器械及敷料彻底灭菌,避免在医院内传播。在气性坏疽外科手术前,使用高压氧舱治疗较为有利:①更能分清受累组织,以利于手术切除;②能终止毒素产生,控制病情发展。

## 三、肉毒梭菌

肉毒梭菌(C. botulinum)主要存在于土壤中,在厌氧环境中能产生强烈的肉毒毒素(botulinum toxin)而致病。最常见的为肉毒中毒和婴儿肉毒病。

### (一)生物学性状

**1. 形态与染色** 肉毒梭菌为革兰氏阳性粗短杆菌,大小为 1 μm×5 μm,专性厌氧,有周鞭毛,无荚膜,芽孢呈椭圆形,位于近极端,使细菌呈网球拍状(图18-4)。

**2. 培养特性** 该菌营养要求不高,经厌氧培养在琼脂平板上形成不规则菌落;在血平板上有 β 型溶血;在疱肉培养基中消化肉渣而变黑并有恶臭;不分解蛋白质,不形成吲哚,但分解糖的能力强。

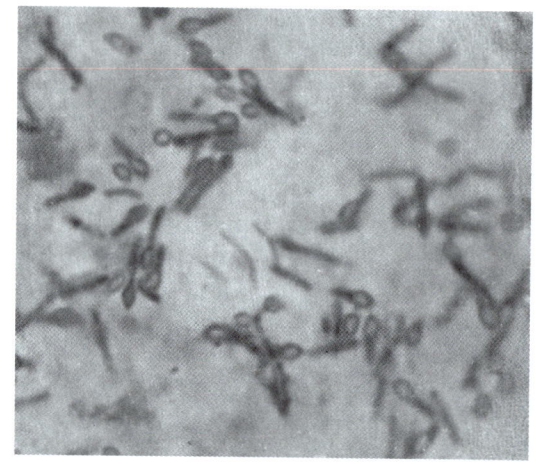

图 18-4 肉毒梭菌的形态(革兰氏染色,×1000)

**3. 分型** 肉毒梭菌有 76 种,根据神经毒素的抗原性不同,可将肉毒梭菌分为 A—G 7 个型,对人致病的主要是 A、B、E 三个型,我国以 A 型最常见。

**4. 抵抗力** 该菌芽孢抗热性强,煮沸数小时而不被杀死,需高压蒸汽灭菌 30 分钟才能杀灭。肉毒毒素煮沸 1 分钟或加热 75~85℃ 5~10 分钟即可失去毒性,但在酸性环境较稳定,在胃液 24 小时不被破坏,故可被胃肠道吸收而致病。

### (二)致病性

肉毒梭菌产生的肉毒毒素是其主要致病物质。肉毒毒素是已知生物毒物中毒性最剧烈的毒素,小鼠经腹腔注射 $LD_{50}$ 为 2.0 ng/kg(体重),对人致死量为 0.1 μg。肉毒毒素具有嗜神经性,进入机体后作用于脑及周围神经末梢的神经肌肉接头处,阻止兴奋性神经递质乙酰胆碱(acetylcholine,Ach)释放,导致肌肉麻痹和神经功能不全。

肉毒梭菌以其毒素致病,肉毒中毒(botulism)有三种形式:食物肉毒中毒、婴儿肉毒中毒和创伤肉毒中毒。以食物肉毒中毒多见。

**1. 食物肉毒中毒** 食品制作加工过程中被该菌芽孢污染，未彻底灭菌，在厌氧条件下形成繁殖体并产生毒素。食入肉毒毒素后，经数小时至 3 天左右潜伏期，患者开始恶心、呕吐、头晕、头痛、乏力，继而出现特有的神经麻痹症状和体征。首先出现的是眼部肌肉麻痹，表现为复视、斜视、眼睑下垂、瞳孔散大；进而咽部肌肉麻痹，出现吞咽困难、言语不清和呼吸困难；若继续发展患者可因呼吸肌、心肌麻痹而死亡。引起肉毒中毒的食品在我国多为豆制品，如豆瓣酱、豆豉及臭豆腐，以新疆、青海、西藏、宁夏等地为多发地区，国外以肉罐头、火腿、腊肠等肉制品引起为主。

**2. 婴儿肉毒中毒** 主要为 6 个月以内的婴儿，因喂食含有该菌芽孢污染的辅食而感染致病。芽孢在肠道形成繁殖体并产生毒素，毒素经肠道吸收入血。临床主要表现为便秘、吸吮啼哭无力、吞咽困难、眼睑下垂、全身肌张力减退，严重者因呼吸肌麻痹造成婴儿猝死。

**3. 创伤、注射性肉毒中毒** 肉毒梭菌的芽孢污染伤口后，如果局部具备厌氧条件，芽孢形成繁殖体而产生毒素，毒素被吸收后致病；注射性肉毒中毒主要是由于进行治疗或美容时使用超过剂量的肉毒毒素所致。

### （三）微生物学检查法

取可疑食物等标本 80℃加热 10 分钟，杀死标本中所有细菌的繁殖体，再用加热标本进行厌氧培养分离细菌。在做细菌分离培养的同时，将可疑食物用生理盐水制成悬液，取上清液或培养物滤液分成两份进行毒素检查，其中一份与抗毒素混合，然后分别注射入小鼠腹腔，若抗毒素处理组小鼠得到保护，表明有肉毒毒素存在。如用分型抗毒素还可确定毒素型别。

### （四）防治原则

加强食品管理和监督，定期抽样检查。食物应低温保存；进食前将食品加热煮沸即可破坏毒素。根据患者症状尽早做出诊断，治疗应尽早注射 A、B、E 三型多价抗毒素；同时加强护理及对症治疗，注意预防呼吸肌麻痹和窒息。

## 第二节 拟梭菌属

拟梭菌属（*Clostridioides*）的艰难拟梭菌（*Clostridioides difficile*）是正常存在于人和动物肠道内的一种厌氧菌，可引起抗生素相关性腹泻和假膜性肠炎。

### 一、生物学性状

艰难拟梭菌为革兰氏阳性粗大杆菌，芽孢呈卵圆形位于菌体近极端；部分菌株有周鞭毛；专性厌氧，最适生长温度为 30～37℃；对培养基的要求较高，常规厌氧培养生长不好，在环丝氨酸 - 头孢西丁 - 果糖 - 卵黄琼脂平板（CCFA）上培养 48 小时，可见直径 2～6 mm、圆形、微隆起、灰白色或淡黄色、不透明、边缘不整齐的菌落；在血平板上不溶血；芽孢在土壤中可存活数月至数年。

### 二、致病性

**1. 感染条件** 艰难拟梭菌是专性厌氧菌，繁殖体在有氧环境中不能存活，芽孢形成后，人可通过接触患者和环境而被感染。芽孢感染人体后，在胃肠道中形成繁殖体并产生毒素，引起疾病。长期使用抗生素治疗、免疫力降低的人群及 65 岁以上的老年人由于肠道菌群失调，易发生艰难拟梭菌感染。

**2. 致病物质** 包括黏附因子和外毒素。黏附因子是艰难拟梭菌黏附于宿主肠细胞表面致疾的关键因素。细胞壁蛋白（CWP）、细胞表面蛋白 Cwp66、鞭毛蛋白等黏附因子与艰难拟梭菌的黏附、定植有关。

艰难拟梭菌产生的外毒素包括肠毒素（TcdA）、细胞毒素（TcdB）和二元毒素（CDT）等。TcdA 和 TcdB 由致病岛编码，是艰难拟梭菌主要的致病物质。TcdA 能使肠壁出血坏死，肠腔液体积蓄；TcdB 能够引起细胞肌动蛋白的排列紊乱，且干扰细胞骨架的形成，从而损伤肠壁细胞，破坏肠壁屏障功能。CDT 由高毒力艰难拟梭菌菌株产生，可以破坏肌动蛋白的细胞骨架，与艰难拟梭菌的黏附、定植和结肠炎症的发生有关。

**3. 所致疾病** 艰难拟梭菌是人类肠道中的正常菌群，但数量不多。长期使用抗生素和抗肿瘤化疗可引起肠道菌群失调，抑制肠道次级胆汁酸的产生，增加游离氨基酸，促进艰难拟梭菌的定植和生长，产生外毒素，引发抗生素相关性腹泻（antibiotic-associated diarrhea，AAD）和假膜性结肠炎（pseudomembranous colitis）。临床表现为严重腹泻、腹痛、发热伴有全身中毒症状，常并发有毒素性巨结肠形成。

## 三、微生物学检查法

艰难拟梭菌感染的诊断包括：①选择性培养基从粪便中可以分离出该菌；②采用细胞毒实验检测出细胞毒素；③免疫学方法检测出肠毒素。

## 四、防治原则

如果患者仅是轻微的腹泻，应立即停用所用的抗生素，避免使用抑制肠蠕动的药物。对较严重的病例，除以上措施外，应首选万古霉素、甲硝唑或非达霉素治疗，口服调整正常菌群制剂，并注意液体和电解质的补充。

由于艰难拟梭菌在自然环境尤其是医护环境中广泛存在，应注意防止医院感染。合理使用抗生素可显著降低艰难拟梭菌感染的发生。

# 第三节 无芽孢厌氧菌

与人类疾病有关的无芽孢厌氧菌（non-spore-forming anaerobic bacteria）寄生于人和动物的体表及与外界相通的腔道内，构成人体的正常菌群，包括革兰氏阳性和阴性的球菌、杆菌。作为机会致病菌，这些厌氧菌可以引起多种感染性疾病。在临床厌氧菌感染中，80%～90% 为无芽孢厌氧菌感染，并以混合感染为主。

## 一、种属

无芽孢厌氧菌不是分类学名称，而是一群不形成芽孢的专性厌氧菌的总称，包括 23 个菌属，其中 10 个菌属与人类疾病相关（表 18-2）。

表 18-2 与人类疾病相关的主要无芽孢厌氧菌

| 染色 | 形态 | 菌属 |
| --- | --- | --- |
| 革兰氏阴性 | 杆菌 | 拟杆菌属、普雷沃菌属、紫单胞菌属、梭杆菌属 |
| 革兰氏阴性 | 球菌 | 韦荣球菌属 |
| 革兰氏阳性 | 杆菌 | 双歧杆菌属、乳杆菌属、丙酸杆菌属、真杆菌属 |
| 革兰氏阳性 | 球菌 | 消化链球菌属 |

**1. 革兰氏阴性厌氧杆菌** 包括拟杆菌属（*Bacteroides*）、普雷沃菌属（*Prevotella*）、紫单胞菌属（*Porphyromonas*）和梭杆菌属（*Fusobacterium*）。

拟杆菌属是临床上最常见的革兰氏阴性厌氧杆菌。脆弱拟杆菌（*B. fragilis*）在无芽孢厌氧菌感染中占临床分离株的 25%。脆弱拟杆菌是直肠部位的正常菌群，其大小和形态呈多样性，有荚膜，无芽孢，无鞭毛；专性厌氧，大多数菌株不溶血，在含 20% 胆汁培养基中生长良好，氯化血红素有促进其生长的作用；能分解葡萄糖、乳糖和蔗糖。

**2. 革兰氏阴性厌氧球菌** 韦荣球菌属（*Veillonella*）是革兰氏阴性小球菌，成双排列或短链排列，无芽孢，无鞭毛。严格厌氧，营养要求较高；氧化酶阴性，触酶阴性；主要寄生在人及动物的口腔、消化道及呼吸道。

**3. 革兰氏阳性厌氧杆菌** 在临床厌氧菌分离株约占 22%。

（1）双歧杆菌属（*Bifidobacterium*）：是革兰氏阳性杆菌，呈细杆状、球状、分枝状等，无芽孢，无鞭毛。双歧杆菌属是人肠道正常菌群，在肠道菌群中占比高，有维持肠道微生态平衡、拮抗外源致病菌感染、增强机体免疫力、抗肿瘤和抗衰老等作用，是许多微生态制剂主要成分。只有齿双歧杆菌（*B. dentium*）与龋齿和牙周炎有关。

（2）乳杆菌属（*Lactobacillus*）：是革兰氏阳性、无芽孢、细长弯曲的杆菌，因发酵糖类产生乳酸而得名。乳杆菌主要分布在肠道和阴道，极少数为条件致病菌，如格氏乳杆菌可从亚急性心内膜炎、败血症或脓肿等临床标本中分离到；嗜酸杆菌与龋齿形成有关。

（3）丙酸杆菌属（*Propionibacterium*）：为革兰氏阳性多形性杆菌，无鞭毛和芽孢，可分解葡萄糖产生丙酸。丙酸杆菌是皮肤正常菌群。临床常见的是痤疮丙酸杆菌（*P. acnes*），可因外伤、手术引起皮肤软组织感染，与皮肤的慢性感染如痤疮和酒渣鼻相关。

（4）真杆菌属（*Eubacterium*）：为革兰氏阳性杆菌，单个或呈 V、Y 型，无芽孢。真杆菌是肠道正常菌群，部分菌种与感染有关，但都出现在混合感染中，最常见的为迟钝真杆菌（*E. lentum*）。

**4. 革兰氏阳性厌氧球菌** 消化链球菌属（*Peptostreptococcus*）为革兰氏阳性球菌，常成对或短链状排列，无芽孢，无鞭毛，是人体口腔、上呼吸道、肠道和女性生殖道的正常菌群，在临床厌氧菌分离菌株中仅次于脆弱拟杆菌，常引起女性生殖道感染。

## 二、致病性

无芽孢厌氧菌大多数为人体正常菌群的组成部分，广泛分布于人体皮肤和与外界相通的腔道中，致病力不强，为机会致病菌，常引起内源性感染。

**1. 致病条件** 无芽孢厌氧菌引起感染可能与以下因素有关：①寄居部位发生改变，如手术、拔牙和穿孔等使细菌侵入非正常寄居的部位；②菌群失调，长期使用抗生素使体内厌氧菌得到优势增长；③机体免疫力降低，如使用激素、免疫抑制剂、X 线及恶性肿瘤、糖尿病和大面积烧伤等可导致免疫力下降；④局部形成厌氧微环境，如局部组织由于坏死组织多、供血障碍等原因，造成厌氧微环境，有助于厌氧菌生长繁殖。

**2. 致病物质** 无芽胞厌氧菌的毒力因素主要有：①通过荚膜、菌毛等表面结构吸附和侵入上皮细胞和各种组织；②产生多种毒素、胞外酶和可溶性代谢产物，如脆弱拟杆菌的某些菌株可以产生肠毒素、纤溶酶、蛋白酶、胶原酶等；③改变细菌对氧的耐受性，有些厌氧菌能产生超氧化物歧化酶（SOD），增强其对局部微环境中氧的耐受性，有利于细菌在局部致病。

**3. 感染特点** 无芽胞厌氧菌引起的感染有如下特征：①内源性感染为主要感染形式，多为化脓性感染，呈慢性过程，形成局部脓肿或组织坏死，也可侵入血流引起败血症；②感染部位接近黏膜表面，如发生在口腔、鼻窦、鼻咽部、胸腔和肛门会阴附近的炎症、脓肿及其他深部脓肿；③分泌物（脓汁）黏稠，多为血性或黑色，并有恶臭；④分泌物直接涂片镜检可见到细菌，而一般培养则无细菌生长；⑤使用氨基糖苷类抗生素治疗无效，如链霉素、卡那霉素、新霉素、庆大霉素等。

**4. 所致疾病**

（1）败血症：由于抗厌氧菌抗生素的广泛运用，临床败血症标本中厌氧菌培养阳性率只有5%左右，多为脆弱拟杆菌引起，其次为消化链球菌。原发病灶多见于肠道和女性生殖道，病死率为15%~35%。

（2）女性生殖道和盆腔感染：由于手术或其他并发症引起女性生殖系统的感染，如盆腔脓肿、输卵管卵巢脓肿、子宫内膜炎等。最常见的厌氧菌为消化链球菌属、普雷沃菌属和卟啉单胞菌等。

（3）腹部感染：主要由脆弱拟杆菌引起。

（4）口腔感染：常见于牙齿及牙龈感染，如牙周炎、坏死性溃疡性牙龈炎（奋森咽峡炎）、下颌骨髓炎，主要由消化链球菌、产黑色素杆菌、具核梭杆菌等引起。

（5）呼吸道感染：无芽胞厌氧菌可感染上、下呼吸道的任何部位，引起扁桃体周围蜂窝织炎、吸入性肺炎、坏死性肺炎、肺脓肿和脓胸等。无芽胞厌氧菌引起的肺部感染发生率仅次于肺炎链球菌性肺炎。最常见的为普雷沃菌属、坏死梭杆菌、具核梭杆菌、消化链球菌和脆弱拟杆菌等。

（6）颅内感染：常见的有脑脓肿、硬膜外和硬膜下脓肿、脑膜炎等，主要继发于中耳炎、乳突炎、鼻窦炎等邻近感染，亦可经直接扩散和转移而形成，以革兰氏阴性厌氧杆菌常见。

## 三、微生物学检查法

**1. 标本的采集** 采集标本时要尽量避免正常菌群污染而干扰培养结果。应选择确定的病变部位采集标本，严格无菌操作采集感染深部的渗出液或脓汁。由于无芽胞厌氧菌对氧敏感，标本采集后应立即放入厌氧标本瓶中，迅速送检。

**2. 直接涂片镜检** 脓汁和穿刺液可直接做涂片染色镜检，观察细菌的形态特征、染色性和细菌数量。

**3. 分离培养与鉴定** 是证实无芽胞厌氧菌感染的方法。标本应立即接种到营养丰富、含有还原剂的培养基中，最常用的是牛心浸液血平板。标本接种后置于37℃厌氧环境（如厌氧培养箱或厌氧罐）培养2~3天，挑选生长的菌落接种两个血平板，分别置于有氧和无氧环境中培养48小时。只有在厌氧环境中生长而有氧环境中不生长才是专性厌氧菌。获得纯培养后，再进行生化反应鉴定。此外，可用核酸杂交、PCR等分子生物学方法进行特异性诊断，也可利用气液相色谱检测细菌代谢终末产物进行鉴定。

## 四、防治原则

目前对无芽孢厌氧菌的感染缺乏特异性的预防方法。彻底清洗创面,去除坏死组织和异物,保持局部良好的血液循环,预防局部出现厌氧微环境是防止厌氧菌感染的主要措施。当直接涂片镜检发现细菌,但正常培养无细菌生长时,应考虑厌氧菌感染的可能。依据药敏试验结果选择药物治疗。

### 思 考 题

1. 厌氧芽孢梭菌的主要病原菌有哪些?这些病原菌可引起哪些疾病?
2. 破伤风梭菌的感染条件有哪些?如何预防和治疗破伤风?
3. 产气荚膜梭菌可以引起哪些疾病?
4. 无芽孢厌氧菌引起的感染有哪些特点?

(张　昆)

# 第十九章 动物源性细菌

第十九章数字资源

动物源性细菌（zoonotic bacteria）是指以动物为传染源，能引起人类和动物发生人兽共患病（zoonosis）的病原菌。动物源性细菌通常以动物（家畜或野生动物）作为储存宿主，人类因直接或间接接触病畜及其污染物等途径感染而致病，主要包括芽孢杆菌属、布鲁氏菌属、耶尔森菌属、柯克斯体属、巴尔通体属、弗朗西丝菌属和巴斯德菌属等。

## 第一节 芽孢杆菌属

芽孢杆菌属（*Bacillus*）是一大群需氧或兼性厌氧、革兰氏阳性大杆菌。由于在有氧条件下可形成芽孢，故本属细菌常以芽孢的形式广泛存在于土壤、水、空气尘埃中。该属细菌中致病菌主要有炭疽芽孢杆菌、蜡样芽孢杆菌等，分别引起炭疽病和食物中毒，其余多数为腐生菌，偶尔引起人类疾病，如在机体免疫力低下时，枯草芽孢杆菌可引起败血症及虹膜炎等。此外，因芽孢的抵抗力强，这些腐生菌也常是实验室及药品生产车间的污染菌。

### 一、炭疽芽孢杆菌

炭疽芽孢杆菌（*Bacillus anthracis*）俗称炭疽杆菌，是引起动物和人类炭疽病的病原菌，是人类历史上第一个被发现的病原菌。炭疽病（anthrax）为人兽共患的急性传染病，常在牧区暴发流行。牛、羊等草食动物发病率最高，疾病有明显的职业性和地区性。

#### （一）生物学性状

**1. 形态与染色** 炭疽芽孢杆菌是致病菌中最大的革兰氏阳性杆菌，大小为 1～1.2 μm×3～6 μm，两端平切。取自患者或病畜的新鲜标本直接涂片检查时，细菌常散在存在或呈短链，经培养后则形成长链，由于两端平切，故似竹节状长链（图 19-1）。该菌在有氧条件下形成椭圆形芽孢，位于菌体中央，不膨出。有毒菌株在人或动物体内或含血清的培养基中可形成荚膜。

**2. 培养特性** 该菌适宜生长温度为 30～35 ℃，在普通培养基上培养 24 小时，可形成直径 2～4 mm、灰白色、无光泽、不透明、扁平、边缘不整齐的粗糙型菌落；在低倍镜下观察菌落边缘呈卷发状（图 19-2）；在血琼脂平板上不溶血；有毒菌株在含 $NaHCO_3$ 的血琼脂平板上，5% $CO_2$ 环境中培养 48 小时后，可因产生荚膜而形成黏液型菌落，而无毒株的菌落则为粗糙状；在肉汤培养基中由于形成长链而呈絮状沉淀生长；在明胶培养基中经 37 ℃培养 24 小时后，表面液化成漏斗状，细菌沿穿刺线向四周扩散呈倒置的松树状。

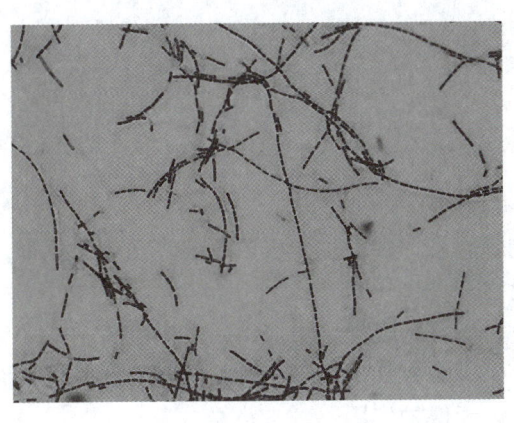

图 19-1 炭疽芽孢杆菌
（革兰氏染色，×1000）

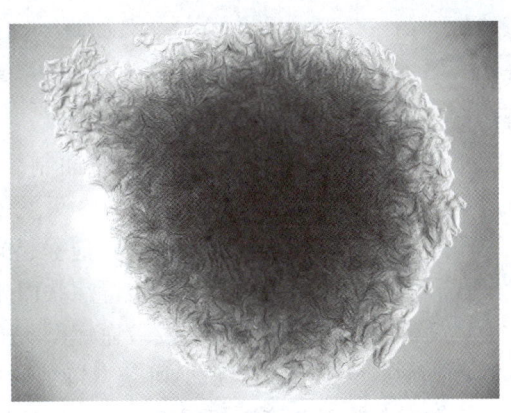

图 19-2 光镜下炭疽芽孢杆菌菌落特征
（培养 24 小时，×100）

**3. 抗原构造** 炭疽杆菌抗原可分为两部分：①结构抗原，包括荚膜、菌体和芽孢等抗原成分。荚膜多肽抗原由高分子 D-谷氨酸多肽构成，具有抗吞噬作用，与细菌毒力有关。菌体多糖抗原由 N-乙酰葡糖胺和 D-半乳糖组成，耐热，与毒力无关。菌体多糖抗原能与特异性抗体结合发生沉淀反应，称为环状沉淀（Ascoli）试验，可用于炭疽芽孢杆菌的流行病学调查。芽孢抗原是由芽孢外膜、皮质等组成的特异性抗原，可与相应抗血清产生抗原-抗体反应。②炭疽毒素复合物，是该菌重要的毒力因子，又具有免疫原性，用其免疫实验动物，可产生针对炭疽芽孢杆菌感染的保护作用。

**4. 抵抗力** 炭疽芽孢杆菌繁殖体抵抗力与一般细菌相同，可被大多数消毒方法杀死；而芽孢抵抗力强，在干燥的室温环境中可存活数十年，在皮毛中可存活数年。牧场一旦被污染，传染性可持续数十年。芽孢对氧化剂、烷化剂较敏感，但对其他化学消毒剂的抵抗力很强，1∶2500 碘液 10 分钟、0.5% 过氧乙酸 10 分钟可破坏芽孢。高压蒸汽灭菌 15 分钟或 140℃干烤 3 小时是消灭芽孢的可靠方法。该菌对青霉素、红霉素、氯霉素等均敏感。

### （二）致病性与免疫性

**1. 致病物质** 炭疽芽孢杆菌有毒菌株产生荚膜及炭疽毒素，是其主要致病物质。荚膜由 pOX2 质粒编码，炭疽毒素由 pOX1 质粒编码，菌体如丢失两种质粒则失去形成荚膜和产生毒素的能力，成为弱毒或无毒株。荚膜具有抗吞噬作用，有利于细菌在机体组织中繁殖扩散，是重要的侵袭因子。炭疽毒素由保护性抗原（protective antigen，PA）、水肿因子（edema factor，EF）和致死因子（lethal factor，LF）三种蛋白组成。PA 是结合亚单位 B，介导毒素与靶细胞表面受体结合，且有穿膜作用；EF 和 LF 为具有酶活性的 A 亚单位，两者竞争性与 PA 结合。EF 与 PA 结合构成完全水肿毒素（edema toxin，ET）LF 与 PA 结合构成完全致死毒素（lethal toxin，LT）。PA、EF 和 LF 的单一组分均不能发挥毒性作用。如将三者混合注射实验动物，可出现炭疽的典型中毒症状，导致微血管内皮细胞损伤，血管壁通透性增强，组织水肿，有效循环血量下降，血液呈高凝状态，迅速发生休克、弥散性血管内凝血（DIC）甚至死亡。

**2. 所致疾病** 炭疽芽孢杆菌主要为草食动物（如牛、羊、马等）炭疽病的病原菌，可经多种方式传播给人类。人-人传播非常少见。目前炭疽病在世界各地呈散发流行，主要发生在发展中国家，尤以非洲最为严重。由于动物疫苗的接种和卫生条件的改善，人类炭疽病的发病率明显下降，据 WHO 统计，全球每年有 2 万~10 万炭疽病例发生。人类炭疽病是典型的动物源性疾病。由于感染途径不同，表现为不同的临床类型。

（1）皮肤炭疽：最常见。人在接触病畜或污染的皮毛等物品时，病菌或芽孢通过皮肤微小伤口侵入，12～36小时后，局部出现丘疹，并迅速变为水疱、脓疮，进而发展成无痛性、周围水肿、中央呈黑色坏死的焦痂，故名炭疽。患者常伴有发热、寒战等全身症状，轻症2～3周可治愈。

（2）肠炭疽：因食入未煮熟的病畜肉制品或奶制品引起。患者有连续性呕吐、血便、腹痛、腹泻等，全身症状严重，可于2～3天发展为毒血症而死亡。

（3）肺炭疽：因吸入炭疽杆菌的芽孢引起的肺感染，多发生于皮革工人。病初似感冒，以后发展成严重的支气管肺炎及全身中毒症状而死亡。

上述三种感染类型，均可并发败血症型炭疽，偶发脑膜炎型炭疽，死亡率极高。

**3. 免疫性** 人体感染炭疽后可获得持久的免疫力，针对炭疽毒素PA抗原的抗体具有保护作用，而针对荚膜多肽抗原和菌体多糖抗原的抗体无保护作用。

### 案例 19-1

患者，男，45岁，牧民，自述10天前多只羊不明原因死亡，他在剥羊皮时不慎被刀割破左手示指，左手肿胀、疼痛、焦痂样改变，自行抗感染治疗肿痛减轻。5天后患者左腕部出现散在淡黄色水疱，肿痛明显，伴发热寒战；2天前左前臂肿痛进行性加剧，并伴恶心、呕吐。查体发现体温38.5℃，左手腕水疱中央有黑色焦痂。取病变渗出液涂片镜检，可见呈竹节状排列的革兰氏阳性粗大杆菌。

问题：该患者最可能感染什么病原体？如何防止类似病情？

### （三）微生物学检查法

炭疽病是一种死亡率较高的烈性传染病，其检测需要在生物安全三级实验室进行，在采集标本、送检及检验过程中，要注意个人和环境的保护。

**1. 标本采集** 所有疑似病例，都可采集血液标本；皮肤炭疽患者，早期取水疱液，溃疡期从皮损处涂抹取样，焦痂期从焦痂处反复涂抹取样。表现消化道症状的疑似病例取粪便、呕吐物、腹水或可疑畜肉；肺炭疽则取鼻（咽）拭子、痰液、胸腔渗出液；表现脑膜刺激症状时，可采取脑脊液。炭疽动物尸体严禁剖检，必要时可割取耳朵或舌尖组织送检。

**2. 直接镜检** 渗出液、血液可直接涂片，新鲜组织做印片，先用1:1000汞液固定5分钟以杀死芽孢，而后做革兰氏染色，若发现呈竹节状排列的革兰氏阳性大杆菌，结合临床症状可做初步诊断。涂片也可用特异性荧光抗体染色法或荚膜膨胀试验进行检查。

**3. 分离培养与鉴定** 将待检样品接种于血平板或营养琼脂平板，37℃孵育8～24小时后，根据炭疽杆菌的菌落特征，挑取可疑菌落用炭疽噬菌体诊断，并做青霉素药敏检测，在滴噬菌体处有透明噬菌斑，青霉素药敏纸片周围有明显的抑菌环，可判定为炭疽芽孢杆菌。炭疽芽孢杆菌与其他需氧芽孢杆菌的鉴别见表19-1。

**4. 血清学检测** 可以采用酶联免疫吸附试验（ELISA）、免疫层析法或其他免疫学方法进行炭疽特异性抗体检测，如炭疽芽孢杆菌保护性抗原的抗体。采集患者急性期和恢复期双份血清进行检测，恢复期血清中特异性抗体较急性期血清升高4倍以上，可做出本病的确切诊断。

**5. PCR检测** 采用PCR、实时荧光定量PCR检测炭疽芽孢杆菌特异基因检测炭疽芽孢杆菌的特异基因片段，如毒素基因和荚膜合成相关基因，扩增阳性可做出明确诊断。

表 19-1　炭疽芽孢杆菌与其他需氧芽孢杆菌的鉴别

| 性状 | 炭疽芽孢杆菌 | 其他需氧芽孢杆菌 |
|---|---|---|
| 荚膜 | + | - |
| 动力 | - | + |
| 肉汤培养物 | 沉淀 | 菌膜 |
| 血琼脂平板 | 不溶血或微溶血 | 迅速而明显溶血 |
| 串珠试验 | + | - |
| $NaHCO_3$ 琼脂培养基 | 黏液型菌落 | 粗糙型菌落 |
| 噬菌体裂解试验 | + | - |
| 动物致病力试验 | + | - |

## （四）防治原则

预防人类炭疽病的根本措施是加强病畜的管制。对疫区及常发地区牲畜进行疫苗接种，控制畜间炭疽传播。病畜必须焚烧或加大量生石灰深埋于 2 m 以下，严禁对死畜剥皮或煮食，严禁出售病畜制成的食品、骨粉、皮毛等产品。

对疫区牧民、兽医、牲畜屠宰人员、皮革毛纺工人等高危人群，应使用炭疽减毒活疫苗进行特异性预防接种，接种半月后产生免疫力，可维持 1 年左右。与牲畜经常接触者应每年接种 1 次。对发生暴露人员及时给予口服的抗菌药物紧急预防。所有类型的炭疽患者，尤其肺炭疽患者，需要在隔离状态下进行治疗。治疗时首选青霉素，过敏者可选用其他抗菌药，如氨基糖苷类、四环素类、喹诺酮类。重症者根据药敏结果联合使用抗菌药，如林可霉素、亚胺培南、克拉霉素、阿奇霉素、万古霉素、替考拉宁、多黏菌素 B 等。皮肤炭疽患者可口服给药，其他型炭疽患者开始须静脉滴注，病情控制后可口服给药。抗菌治疗同时，积极对症治疗可提高存活率。

## 二、蜡样芽孢杆菌

蜡样芽孢杆菌（*Bacillus cereus*）为革兰氏阳性大杆菌，培养 6 小时后即可形成芽孢，芽孢位于菌体中央，椭圆形，不膨出；形态与炭疽芽孢杆菌相似，不同的是蜡样芽孢杆菌有周鞭毛，具有动力；在普通琼脂培养基中生长旺盛，形成较大、灰白色、表面粗糙似融蜡状菌落，因而得名；广泛分布于空气、土壤、水、淀粉或乳制品食品中，可引起食源性疾病和机会性感染。

该菌引起的食物中毒以夏、秋季多见。摄入污染了大量蜡样芽孢杆菌的食物（食物含菌量 $> 10^6/g$）可导致发病。食物中毒分两种类型：①腹泻型，由不耐热肠毒素引起，进食后 6～15 小时发病，临床表现为腹痛、腹泻和里急后重，偶有呕吐或发热；②呕吐型，由耐热的肠毒素引起，于进餐后 0.5～6 小时发病，主要症状有恶心、呕吐、仅部分有腹泻，平均病程不超过 10 小时，类似于葡萄球菌的食物中毒。此外，蜡样芽孢杆菌也是外伤后眼部感染的常见病原菌，引起的全眼炎常需进行眼球摘除。免疫功能低下或使用免疫抑制剂的人感染该菌后，可引起心内膜炎、败血症和脑膜炎等。该菌对红霉素、氯霉素和庆大霉素敏感，对青霉素及磺胺类药物耐药。

## 第二节 布鲁氏菌属

布鲁氏菌属（Brucella）是一群革兰氏阴性短小杆菌，现有33种，主要的储存宿主是羊、牛、猪，引起人类、家畜和其他动物的布鲁氏菌病（brucellosis）。该菌在1887年由英国医生布鲁斯（David Bruce）在马耳他岛从发热病死者脾脏中首次发现。

引起人类疾病的有羊布鲁氏菌（B. melitensis）、牛布鲁氏菌（B. abortus）、猪布鲁氏菌（B. suis）和犬布鲁氏菌（B. canis）等。布鲁氏菌在全世界范围内广泛分布，在我国流行的以羊布鲁氏菌为主，其次为牛布鲁氏菌。目前全世界每年新增病例超过50万。我国内蒙古、黑龙江、山西等省2000年以来累计新发患者数均已逾万。

## 一、生物学性状

**1. 形态与染色** 布鲁氏菌为革兰氏阴性短小杆菌，大小为 $0.4 \sim 0.8\ \mu m \times 0.5 \sim 1.5\ \mu m$；常分散存在，少数聚集成小团状排列；无鞭毛，不形成芽孢；光滑型菌株有微荚膜。

**2. 培养特性** 布鲁氏菌专性需氧，营养要求高，在普通培养基上生长缓慢，若加入血液、血清、肝浸液等可促进其生长。牛布鲁氏菌在初次分离时需 $5\% \sim 10\%\ CO_2$，最适生长温度为 $35 \sim 37℃$，最适pH为 $6.6 \sim 6.8$；新分离的初代菌需培养1周左右才出现微小、无色透明、中央稍凸起的光滑型（S）菌落；传代培养48小时可形成菌落，多次传代后菌落可转变成粗糙型（R）菌落。在血琼脂平板上不溶血；液体培养物轻度浑浊并有沉淀。

**3. 生化反应** 大多数布鲁氏菌能分解尿素和产生 $H_2S$。根据产生 $H_2S$ 的多少和在含有碱性染料培养基中的生长情况，可鉴别羊、牛、猪三种布鲁氏菌。

**4. 抗原构造与分型** 布鲁氏菌抗原结构复杂，重要的有牛布鲁氏菌菌体抗原（B. abortus antigen，A抗原）和羊布鲁氏菌菌体抗原（B. melitensis antigen，M抗原），两种抗原在不同的布鲁氏菌中含量不同，根据两种抗原量的比例不同，可对菌种进行区别，如羊布鲁氏菌A:M为1:20；牛布鲁氏菌A:M为20:1；猪布鲁氏菌A:M为2:1。用相应的A与M因子血清进行凝集试验，可以鉴别三种布鲁氏菌（表19-2）。

表19-2 三种布鲁氏菌的主要生物学特性与鉴别

| 菌种 | $CO_2$ 需要 | 尿酶试验 | $H_2S$ 产生 | 含染料培养基中生长 | | 凝集试验 | |
| --- | --- | --- | --- | --- | --- | --- | --- |
| | | | | 复红（1:50 000） | 硫堇（1:20 000） | 抗A因子 | 抗M因子 |
| 羊布鲁氏菌 | − | 不定 | − | + | + | − | + |
| 牛布鲁氏菌 | +/− | + | + | − | + | + | − |
| 猪布鲁氏菌 | − | + | +/− | − | + | + | + |

**5. 抵抗力** 布鲁氏菌在自然界中抵抗力较强，如在干燥的土壤、病畜的脏器和分泌物、皮毛、肉和乳制品中能存活数周至数月；对低温的抵抗力强，但对湿热和紫外线敏感，在湿热60℃或紫外线直接照射20分钟即可死亡；对常用消毒剂均较敏感，如用3%来苏尔、0.1%新洁尔灭作用数分钟可杀死布鲁氏菌；对利福平、多西环素、链霉素、四环素等广谱抗菌药敏感。牛奶中的布鲁氏菌可用巴氏消毒法灭菌。

## 二、致病性与免疫性

**1. 致病物质** 布鲁氏菌通过多种机制使其能够在吞噬细胞内生存并增殖。构成布鲁氏菌的主要致病物质有内毒素、荚膜与侵袭性酶（透明质酸酶、过氧化氢酶等）。内毒素对机体有致热作用，可激活补体和引起局部及全身的 Shwartzman 现象。内毒素还与病菌在吞噬细胞内寄生、抵抗杀菌作用及刺激机体产生免疫应答有关。布鲁氏菌侵袭力强与其形成微荚膜和产生侵袭性酶有关，可通过完整的皮肤、黏膜进入宿主体内，并在脏器中大量繁殖，快速扩散入血。与其毒力相关的因素还有过氧化氢酶和超氧化物歧化酶等，前者可保护细菌抵抗代谢形成的过氧化氢，并使细菌周围的氧张力维持在一定水平，有利于细菌的生长繁殖；后者可催化有毒超氧基团的歧化作用，使细菌在有氧环境中生存。此外，机体针对该菌的迟发型超敏反应在致病过程中也起重要作用。

**2. 所致疾病** 布鲁氏菌的动物宿主广泛。全年均有病例，但以家畜分娩季节为多，流行区在发病高峰季节（春末夏初）可呈点状暴发流行。病菌常局限于动物的腺体组织和生殖器官，这些组织中富含的赤藓醇（erythritol）是布鲁氏菌的生长因子，尤其是孕期动物的胎盘、绒毛膜和羊水中赤藓醇含量很高，可促进布鲁氏菌大量繁殖，引起母畜流产。病畜还可表现为睾丸炎、附睾炎、乳腺炎、子宫炎等。

人类对布鲁氏菌普遍易感，病畜的分泌物、排泄物、流产物及乳汁中含有大量病菌，是最危险的传染源。患者也可以从粪、尿、乳汁向外界排菌，但人传人的实例很少见。因此，布鲁氏菌主要通过接触病畜及其分泌物或被污染的畜产品，经创伤、皮肤或黏膜、呼吸道、消化道多种途径感染。人类患病与职业有密切关系，畜牧兽医工作人员、屠宰工人、皮毛工等明显高于一般人群，发病年龄以青壮年为主。

布鲁氏菌侵入机体有 1~3 周的潜伏期，在此期间细菌被巨噬细胞和中性粒细胞吞噬，随淋巴到达局部淋巴结继续繁殖，形成感染灶。当病菌繁殖到一定数量，侵入血流，引起菌血症，并释放内毒素引起发热、寒战等。随后细菌进入肝、脾、骨髓、淋巴结等脏器细胞，发热也渐消退。细菌在脏器细胞内繁殖到一定程度可再度入血，又出现菌血症而致体温升高。如此反复形成的菌血症，使典型病例表现为波状热，故布鲁氏菌病又称波状热（undulant fever）。病程一般持续数周至数月。感染可在全身各处引起迁徙性病变，患者常表现全身多器官受累，约 50% 患者出现急性症状，如乏力、出汗、肌痛、体重减轻、关节疼痛；约 70% 患者相继出现肝脾大体征和胃肠道症状；20%~60% 患者出现骨质溶解，关节融合；20% 患者有呼吸道症状；约 7% 患者可出现中枢神经系统受累，少数患者尚可出现心血管症状等。布鲁氏菌病潜伏期相对较长，易转为慢性，常反复发作。因人的胎盘组织中不含赤藓醇，人类布鲁氏菌病并不表现为流产。

**3. 免疫性** 人类对布鲁氏菌普遍易感，病后可获得一定免疫力，不同菌种和生物型之间可出现交叉免疫，再次感染发病者仅占 2%~7%。疫区居民可因隐性感染而获免疫。布鲁氏菌具有胞内寄生性，机体感染后产生的免疫力以细胞免疫为主，巨噬细胞在杀菌过程中起重要作用；体液免疫反应很强，但保护效果较差，产生的相应抗体 IgG、IgM 主要通过调理作用促进吞噬功能。过去认为当机体内有布鲁氏菌存在时，对再次感染才有较强的免疫力，近年研究显示随着病程的延续和机体免疫力的增强，体内的布鲁氏菌不断被杀灭，可变为无菌免疫。针对布鲁氏菌的细胞免疫保护作用与多种类型超敏反应引起的免疫损伤作用可同时存在。

## 三、微生物学检查法

**1. 标本采集** 常用血液标本,急性期血培养阳性率可达70%。可取亚急性期、慢性期患者的骨髓、淋巴结作为分离培养的标本。病畜的子宫分泌物、羊水,流产动物的肝、脾、骨髓等也可作为分离培养的标本。

**2. 分离培养与鉴定** 将患者的血液、骨髓和其他病理标本直接接种或研磨后接种于双相肝浸液培养基或血平板,置37℃ 5%~10% $CO_2$ 孵箱中培养,在1~4周形成菌落,如培养4周仍未见菌生长可报告为阴性。如有菌生长,取培养物进行布鲁氏菌鉴定试验,根据菌落特征、涂片染色镜检、血清凝集试验、噬菌体裂解试验、$H_2S$ 产生量测定、生化反应及核酸检测等结果确定菌种型别。

**3. 血清学试验** 常用以下方法检测患者血清中特异性的抗体。实验室初筛常用虎红平板凝集试验、胶体金免疫层析试验、ELISA、培养物涂片革兰氏染色镜检;实验室确诊常做分离病菌、试管凝集试验、补体结合试验、抗人免疫球蛋白试验。

(1)凝集试验:试管凝集试验检测特异性抗体,滴度为1:100及以上或病程1年以上滴度1:50及以上。如半年内有布鲁氏菌疫苗接种史,滴度达1:100及以上者为阳性。虎红平板凝集试验出现肉眼可见的凝集反应判为阳性,未见到凝集反应判为阴性。

(2)补体结合试验:所检测的补体结合抗体主要是IgG类抗体,出现较晚,效价以1:10为阳性,特异性较高。此类抗体一般在急性期3周开始升高,6~8周达高峰,在慢性过程中仍可保持高效价,对诊断慢性布鲁氏菌病意义较大。

(3)酶联免疫吸附试验:细菌细胞质蛋白作为抗原,可检测IgM、IgG等免疫球蛋白。此方法操作简便,比其他方法特异性和敏感性更强。

(4)抗人免疫球蛋白试验(Coombs test):用于检测封闭抗体(IgA不完全抗体),它可干扰IgG和IgM的凝集反应,并使血清学试验在血清低稀释度时为阴性(前带现象),但在血清较高稀释度时为阳性反应。这类抗体在感染的亚急性期出现,并可持续多年,与疾病的活动性无关,对布鲁氏菌病的晚期诊断和回顾性调查有意义。凝集程度等同于试管凝集试验,1:400及以上为试验阳性。但常用的血清学试验检测不到犬布鲁氏菌,必须用犬布鲁氏菌特异性抗原进行血清学试验检测。

**4. 核酸检测** 有多种PCR检测方法用于临床检测。例如,BCSP31-PCR检测的是布鲁氏菌表达蛋白BCSP31编码基因;AMOS-PCR利用多对引物同时检测牛(A)、羊(M)、绵羊(O)和猪(S)布鲁氏菌。

## 四、防治原则

**1. 预防措施** 控制和消灭家畜布鲁氏菌病、切断传播途径和预防接种是三项主要措施。对病畜污染的圈舍、运动场、饲槽等用5%来苏尔、10%石灰乳或2%氢氧化钠等消毒。尽量消灭感染动物,预防接种疫苗以畜群为主,人类接种对象主要是疫区人群、屠宰场工作人员、兽医以及与传染源密切接触的布鲁氏菌素皮试阴性者。我国采用接种减毒活疫苗,有效期约1年,但其免疫保护效果并不理想。随着基因测序的完成,新型疫苗包括对现有活疫苗的改造、新弱毒疫苗菌株的筛选、亚单位疫苗、基因缺失疫苗的制备等正在研究中。布鲁氏菌的气溶胶可在实验室播散,极易引起实验室感染,操作时要倍加小心,应在具备生物安全条件的实验室进行。

**2. 药物治疗**　布鲁氏菌病治疗原则为早期、联合、足量、足疗程用药，必要时延长疗程，以防止复发及慢性化。急性期和亚急性期患者以抗生素治疗，治疗药物首选利福平与多西环素联合使用，或利福平与四环素联合使用，同时应采用支持疗法和对症处理。对慢性期患者，抗生素治疗仍然有效，同时应辅以免疫增强剂并配合综合治疗措施。慢性期急性发作病例治疗多采用四环素类、利福霉素等药物。

## 第三节　耶尔森菌属

耶尔森菌属（*Yersinia*）是一类革兰氏阴性小杆菌，属于肠杆菌目耶尔森菌科（*Yersiniaceae*），现有 26 个种。动物是其主要自然宿主，对人有致病作用的包括鼠疫耶尔森菌、小肠结肠炎耶尔森菌和假结核耶尔森菌。该属细菌通常先引起啮齿动物、家畜和鸟类等动物感染，人类通过接触已感染的动物、食入污染食物或节肢动物叮咬等途径而被感染。

### 一、鼠疫耶尔森菌

鼠疫耶尔森菌（*Y. pestis*）俗称鼠疫杆菌，是鼠疫的病原菌。鼠疫是一种人兽共患的自然疫源性烈性传染病，因其传染性强、病死率高而被列为甲类传染病。鼠疫流行历史久远，有记载的世界性大流行就有三次，分别发生于公元 6—8 世纪、14—17 世纪、19 世纪末—20 世纪初，死亡人数过亿。每次大流行的菌种代谢特点不同，据此又分别命名为古典型、中世纪型和东方型三种生物型。

#### （一）生物学性状

**1. 形态与染色**　该菌革兰氏染色阴性，用 Wright-Giemsa 染色典型形态为两端钝圆，两极浓染的卵圆形短小杆菌，大小为 $0.5 \sim 1\ \mu m \times 1 \sim 2\ \mu m$，有荚膜，无鞭毛，不形成芽孢；在不同的检材标本或培养标本中，表现出不同形态，采用死于鼠疫的尸体或动物新鲜内脏制备的印片或涂片，形态典型，但生长在腐败材料、陈旧培养基或含高盐（30 g/L NaCl）的培养基上则呈多形态性，可见菌体膨大呈球状、球杆状或哑铃状等，或仅见到着色极浅的细菌轮廓，称菌影（ghost）。

**2. 培养特性**　该菌兼性厌氧；最适生长温度为 27～30 ℃，最适 pH 为 6.9～7.2；在普通培养基上可生长，但生长缓慢；在含血液或组织液的营养培养基中生长良好，经 24～48 小时可形成细小、无色半透明，中央厚而致密，边缘薄而不规则，黏稠的粗糙型菌落；在肉汤培养基底部开始出现絮状沉淀物，48 小时肉汤表面形成菌膜，稍加摇动菌膜呈"钟乳石"状下沉，此特征有一定鉴别意义。

**3. 抗原构造**　鼠疫耶尔森菌抗原结构复杂，至少有 18 种抗原。除染色体基因可编码部分抗原以外，有些与毒力有关的重要抗原则由鼠疫耶尔森菌携带的几种质粒所编码（图 19-3），如由 pMT1 质粒编码的 T 抗原和 F1 抗原，pCD1 质粒编码的 V/W 抗原和外膜蛋白均与毒力有关。

（1）F1 抗原（fraction 1 antigen）：由 110 kb 的质粒 pMT1 编码，是鼠疫耶尔森菌的不耐热糖蛋白组成的荚膜抗原，100 ℃ 15 分钟即失去活性。F1 抗原具有抗吞噬作用，是该菌重要的毒力成分，其合成受温度影响，37 ℃ 培养时 F1 抗原合成明显增加，28 ℃ 培养则合成减少。在蚤体内（<30 ℃）鼠疫耶尔森菌缺乏此结构，当传播给哺乳动物宿主后，则表达荚膜结构，并表现出明显的抗吞噬作用。F1 抗原特异性高，免疫原性强，其相应抗体具有免疫保护作用。

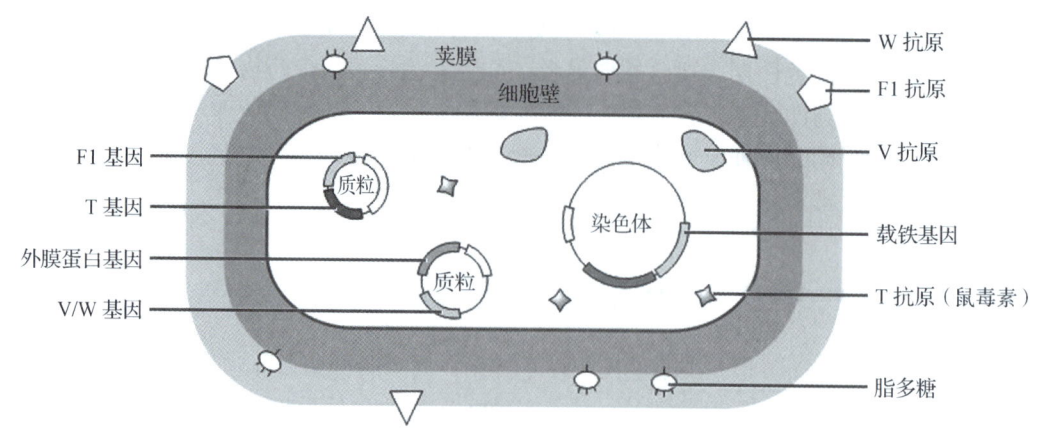

图 19-3 鼠疫耶尔森菌毒力有关抗原的编码基因

（2）V/W 抗原：由 70～75 kb 的质粒 pCD1 编码。V 抗原为可溶性蛋白，存在于细胞质中，在 37℃及含钙的条件下可产生。W 抗原为脂蛋白，位于菌体表面；两种抗原总是同时出现。V/W 抗原具有抗吞噬、形成局部肉芽肿以及促使细菌在宿主细胞内存活等作用，也是重要的毒力成分。V 抗原可相对抑制 IFN-γ 和 TNF 的产生，从而抑制免疫作用。

（3）外膜蛋白（Yersinia outer membrane protein，Yop）：Yop 基因由质粒 pCD1 携带，通常在 37℃宿主体内选择性合成 Yop。Yop 能够促进细菌在宿主体内扩散，抵抗吞噬作用，也具有抑制血小板的聚集作用，在致病过程中起重要的作用。

（4）鼠毒素（murine toxin，MT）：由质粒 pMT1 编码，为可溶性蛋白，具有外毒素性质，对鼠类具有剧烈毒性，1 μg 即可使鼠致死，主要作用于心血管系统，引起毒血症、休克。MT 只有在细菌自溶或用胆盐溶解、超声波破碎菌体后才能释放出来，其抗原性强，用甲醛处理可制成类毒素，用于免疫动物制备抗毒素。

（5）内毒素：主要成分是 LPS，可致机体发热，产生休克和 DIC 等。

此外，由细菌染色体 DNA 编码的一种表面蛋白（菌毛结构），称为 pH6 抗原，存在于哺乳动物体内（35～37℃），局部酸化（pH6.0）的微环境中，如在巨噬细胞溶酶体或脓肿中可存在。pH6 抗原对热不稳定，56℃ 30 分钟丧失活性。pH6 抗原具有介导黏附和抑制吞噬等作用。

**4. 抵抗力** 鼠疫耶尔森菌对理化因素抵抗力较弱，环境条件极度改变时，可导致代谢障碍、生长抑制甚至死亡。对紫外线、高温、干燥及一般消毒剂均敏感，湿热 70～80℃ 10 分钟或 100℃ 1 分钟死亡，干热 160℃ 1 分钟死亡。5% 来苏尔或苯酚、0.2% 氯化汞可在 20 分钟内杀死痰液中的病菌。但在阴湿、低温的自然环境中生存时间较长，在痰液中能存活 36 天，在蚤粪、土壤中能存活一年左右。

**5. 变异性** 鼠疫耶尔森菌通过自发和诱发性基因突变及基因转移等机制发生变异，除形态易发生变异外，其生化反应特性、毒力、抗原结构和耐药性等均可出现变异。与多数肠道杆菌光滑型（S）菌落致病性强的特征不同，鼠疫耶尔森菌野生菌株的菌落呈粗糙型（R）菌落，毒力强。经人工传代培养后逐渐转变为 S 型，毒力也随之减弱。

### （二）致病性与免疫性

**1. 致病物质** 鼠疫耶尔森菌的致病物质主要包括 F1 抗原、V/W 抗原、外膜蛋白、内毒素、凝固酶和纤溶酶等毒力因子，毒力强，少数几个细菌即可使人致病。由于 F1 抗原、V 抗原、外膜蛋白和凝固酶等毒力因子的存在，即使被吞噬细胞吞噬后也不被杀死，反而会诱导吞噬细胞凋亡、细菌释放并增殖。因此，在疾病过程的早期鼠疫耶尔森菌为细胞内寄生菌，而在晚期则为细胞外寄生菌。鼠毒素具有阻断动物β肾上腺素能神经的作用，引起全身外周血管及淋巴管内皮细胞损伤，出现炎症、坏死、出血，导致血液浓缩和致死性休克，以及肝、肾、心肌纤维损害等。

**2. 所致疾病**　鼠疫是自然疫源性传染病，鼠疫耶尔森菌可侵犯200多种啮齿类动物，传播媒介以鼠蚤为主。一般先有鼠类的发病和流行，当大批病鼠死亡后，失去宿主的鼠蚤转向人群，可引起人间鼠疫。人一般无带菌现象，人类鼠疫多由鼠蚤叮咬而受染。鼠疫流行通常具有以下特点：①人对鼠疫耶尔森菌普遍易感；②以腺鼠疫为主；③呈明显的地方性，且多发生在蚤类繁殖活动最盛的季节；④因鼠疫耶尔森菌的主要宿主、媒介、自然环境等条件的不同，在不同地区鼠疫流行可分别呈连续型、间歇型和偶然型；⑤由于接触宿主机会不同，从事狩猎、剥皮、割草等职业的人群发病率较高。人患鼠疫后，尚可通过蚤或呼吸道途径在人群间传播。鼠疫的潜伏期一般为2~5天，原发性肺鼠疫为1~3天，最短仅数小时。临床常见有腺鼠疫、肺鼠疫和败血症型鼠疫。

（1）腺鼠疫：最常见，多发生于流行初期，以急性淋巴结炎为特点。鼠疫耶尔森菌通过鼠蚤叮咬的伤口进入人体后，能在吞噬细胞内生长繁殖，并沿淋巴管到达局部淋巴结，多在腹股沟和腋下引起严重的淋巴结炎，局部肿胀、化脓和坏死。

（2）肺鼠疫：吸入带菌尘埃飞沫可引起原发性肺鼠疫，或由腺鼠疫、败血症型鼠疫蔓延而致继发性肺鼠疫。此型多见于流行高峰期，患者高热寒战、咳嗽、胸痛和咯血，可在2~3天内死于呼吸困难或心力衰竭等。死者皮肤常呈黑紫色，故有"黑死病"（black plaque）之称。

（3）败血症型鼠疫：可原发或继发。前者常因机体抵抗力弱，病原菌毒力强，侵入体内菌量多所致；后者多继发于重症腺鼠疫和肺鼠疫，患者体内的病原菌侵入血流所致。此型病情凶险，发病初期体温高达39~40℃，发生休克和DIC，皮肤黏膜出现出血点及瘀斑，出现严重的全身中毒、中枢神经系统症状，死亡率高。

**3. 免疫性**　感染鼠疫耶尔森菌后能获得牢固持久免疫力，再次感染者罕见。病原菌的消灭主要依靠吞噬细胞的吞噬作用及机体产生针对F1抗原、V/W抗原的抗体的调理吞噬、凝集细菌和中和毒素等作用。持久的免疫则主要依靠细胞免疫作用。

## （三）微生物学检查法

**1. 标本采集**　鼠疫为法定甲类传染病，传染性极强，标本采集、运送和分离培养时必须注意严格防护和无菌操作。对疑似鼠疫的患者，应在服用抗菌药物前，按不同症状或体征分别采取淋巴结穿刺液、水疱、咽部或眼分泌物、血液和痰液等；人或动物尸体可取脏器、管状骨骺段骨髓标本等；腐败尸体取骨髓。标本采集后应送到有严格防护措施的生物安全实验室检测。

**2. 直接镜检**　镜检除血液标本外，一般均需涂片或印片，革兰氏染色或亚甲蓝染色后镜检。在不同材料中，菌体大小、形态有很大差异，除典型形态外，往往可见菌体呈多形态性，需加以注意。免疫荧光试验可用于快速诊断。

**3. 分离培养与鉴定**　血液标本需先置肉汤中进行增菌培养。分离培养一般选用血琼脂平板或0.025%亚硫酸钠琼脂平板，28℃ 24小时后，可见较小的露滴状菌落，继续培养则菌落增大至1~2 mm，中央厚而致密，周边逐渐变薄。取可疑菌落进行涂片染色镜检、生化试验、血清凝集试验和特异荧光抗体染色等进一步鉴定。采用噬菌体裂解试验、毒力因子、菌体脂肪酸成分分析等方法，可对菌株分型鉴定。

**4. 血清学试验**　常采用ELISA、反相血凝试验检测、胶体金纸上色谱方法检测抗原。采用间接血凝试验、胶体金纸上色谱方法检测鼠疫抗体。当使用ELISA、反相血凝试验检测鼠疫患者急性期与恢复期的血清时，F1抗原的滴度会呈4倍以上增长。

**5. 检测核酸** 用 DNA 探针杂交方法或 PCR 技术检测鼠疫耶尔森菌特异性基因，如 *caf1* 及 *pla* 基因，具有快速、敏感的特点，可用于鼠疫紧急情况下的检测和流行病学调查。

### （四）防治原则

鼠疫耶尔森菌是可能用于制造生物恐怖袭击的生物之一，要随时提高警惕。我国人间鼠疫监测和救治实行首诊医师负责制。凡发现可能感染鼠疫的患者，应及时上报。预防人类鼠疫的关键是有效控制动物鼠疫。故要加强疫区的动物间和人间的鼠疫检测工作，密切注意动物鼠疫的流行动态，防止人间鼠疫的发生。灭鼠、灭蚤是消灭鼠疫疫源、切断传播途径的根本措施。一旦发现患者应尽快隔离，以阻止鼠疫在人与人之间播散。对疫区人群及从事有关研究的人员进行预防接种。我国目前采用 EV 无毒株活菌苗，多用皮下、皮内接种和皮上划痕法接种，免疫力维持 8～10 个月。

鼠疫患者如治疗不及时，极易死亡。早期诊断并足量使用抗菌药物治疗是降低病死率的关键，采用氨基糖苷类抗生素及磺胺类等药物均有效。

> **知识拓展**
>
> **鼠疫耶尔森菌疫苗现状**
>
> 目前国内外已上市的鼠疫疫苗有鼠疫全菌灭活疫苗和鼠疫减毒活疫苗。我国主要为 EV 减毒活疫苗，来源于 1929 年从马达加斯加一名鼠疫患者体内分离得到的菌株，经 5 年 16～20℃ 传代培养，成为 EV 减毒株，至今已有 70 多年的应用历史。出于安全性考虑，EV 减毒活疫苗仅在部分国家和地区使用，未被广泛接受。

## 二、小肠结肠炎耶尔森菌

小肠结肠炎耶尔森菌（*Y. enterocolitica*）是引起人类急性胃肠炎、小肠结肠炎和败血症的病原菌。本菌感染鼠、猪、兔等多种动物，通过污染的牛奶、肉类和水等食物，经粪 - 口途径或接触带菌动物而感染。

小肠结肠炎耶尔森菌为革兰氏阴性小杆菌，偶见两端浓染。大小为 0.5～1 μm×1～2 μm，有毒株多呈球杆状。无荚膜、无芽孢。在 25℃ 培养时有周身鞭毛，37℃ 培养时很少或无鞭毛。营养要求不高，需氧或兼性厌氧，在 4℃ 下能够生长，但最适生长温度为 20～28℃，最适 pH 为 7～8，在普通培养基上能够生长，在肠道菌选择培养基上，较其他肠杆菌生长缓慢，48 小时可形成无色、半透明、扁平的小菌落。人工传代后可由 S 型转变为 R 型菌落，部分型别的菌株有溶血现象。已知的 O 抗原有 34 种，H 抗原有 20 种，根据 O 抗原和 H 抗原的不同，分为 17 个血清群，50 多个血清型。致病型别各地区不同，我国主要为 O9、O8、O5 和 O3，有毒菌株多具有 V/W 抗原、外膜蛋白、肠毒素等。

作为肠道致病菌，有毒菌株通过黏附作用黏附于宿主细胞，侵袭因子介导病菌与细胞表面受体结合并被细胞摄入。V/W 抗原和外膜蛋白与鼠疫耶尔森菌相似，具有抵抗吞噬和体液中杀菌物质的作用，在吞噬细胞中能够生长繁殖。一些菌株产生肠毒素，与大肠埃希菌 ST 相似，耐热，121℃ 30 分钟不被破坏，pH 1～11 不失活。产生肠毒素的血清型主要为 O3、O8、O9 等。某些菌株的 O 抗原与人体组织有共同抗原，刺激机体产生的自身抗体与自身免疫病的形成有关。

小肠结肠炎耶尔森菌可从牛、马、羊、猪、犬、鸡及鼠类等多种动物体内分离，健康人或患者的粪便中也可分离出。人可通过食入被粪便、尿液污染的食物、水等经消化道途径感染，或与感染动物接触受染。经 3～7 天潜伏期后，根据病变部位及发病机制不同，引起的临床疾病有：①急性胃肠炎或小肠结肠炎，为常见病型，以腹痛、腹泻和发热为主要表现，多见于 3 岁以下婴幼儿，病程 3～4 天，常呈自限性；②回肠末端炎、阑尾炎和肠系膜淋巴结炎，临床表现为急腹症，多发生于儿童和青年；③结节性红斑、关节炎，关节疼痛但不肿胀，为自身免疫病，多见于成年人；④败血症，非常少见，多见于糖尿病、艾滋病或肿瘤患者等。

引起的肠道感染常呈自限性，也可选用氨基糖苷类、喹诺酮类及广谱的头孢菌素治疗，有较好的疗效。

## 三、假结核耶尔森菌

假结核耶尔森菌（*Y. pseudotuberculosis*）存在于多种动物的肠道中，对啮齿类动物、豚鼠、家兔等有很强的致病性，因在感染动物的脏器中可形成多发性粟粒状结核结节病灶而得此名。人类感染该菌者较少，主要通过食用患病动物污染的食物而感染。

假结核耶尔森菌呈球形或短杆状多形态杆菌。革兰氏染色阴性，无荚膜、无芽孢；28℃培养时有 1～6 根鞭毛，37℃培养则无动力；需氧或兼性厌氧；在普通培养基上生长良好，最适生长温度为 28℃，最适 pH 为 6～7；菌落基本为 S 型；生化反应较为活跃，甲基红试验阳性，V-P 试验阴性，迅速分解尿素；根据 O 抗原分为 6 个血清型，对人致病的主要为 O1 血清型；有毒菌株多数具有 V/W 抗原。

人类感染假结核耶尔森多为胃肠炎、肠系膜淋巴结炎回肠末端炎，后者症状似急性、亚急性阑尾炎，多见于 5～15 岁学龄儿童，易发展为败血症；少数患者以高热、紫癜并伴有肝脾大为主要表现，类似肠伤寒症状；也可发生结节性红斑等自身免疫病。

临床可取粪便、血液等标本，接种于肠道菌选择鉴别培养基上进行分离培养，28℃培养 48 小时后，用生化反应及血清学试验进行鉴定。多数感染者无症状，且可自愈。对有明显症状的患者，可采用广谱抗生素治疗。

## 第四节　柯克斯体属

柯克斯体属（*Coxiella*）原归属于立克次体目的立克次体科，现归属于军团菌目中的柯克斯体科（*Coxiellaceae*），包含 3 个种，致病的是贝纳柯克斯体（*C. burnetii*），又称 Q 热柯克斯体。

贝纳柯克斯体革兰氏染色阴性，呈短杆状或球状，大小为 0.4～1 μm×0.2～0.4 μm；专性细胞内寄生，经吞噬细胞吞噬后，保留在吞噬溶酶体内繁殖，常用吉姆萨染色，呈紫色或蓝色，Gimenez 染色呈鲜红色；在鸡胚卵黄囊中，多种原代、传代细胞中均可生长繁殖。贝纳柯克斯体对大多数理化因素的抵抗力强于一般无芽孢细菌，苯酚溶液或甲醛溶液处理 24～48 小时可杀死；较耐热，100℃下至少 10 分钟才可杀死；干燥蜱粪中可存活约一年半。

贝纳柯克斯体的脂多糖成分易发生变异，动物或蜱组织中新分离的贝纳柯克斯体为 I 相，毒力强，胞壁内含大量的脂多糖；经鸡胚、组织细胞传代培养后会变异为 II 相，脂多糖减少至 I 相的 1/10，毒力也随之下降；而 II 相菌再感染动物后可又变异为 I 相菌。

贝纳柯克斯体是 Q 热（query fever）的病原体。Q 热，即疑问热，是不明原因的发热。蜱是 Q 热主要的传播媒介，在蜱体内其不但可长期存活，还可经卵传代。牲畜、家畜、鱼类和啮齿动物都可感染贝纳柯克斯体。野生动物和家畜间经蜱叮咬传播。被感染的动物多无症状，作为主要传染源，可长期通过尿、粪便和乳向外界排出病菌。人主要经消化道途径接触含病菌的病畜排泄物而感染，或经呼吸道气溶胶感染。患者也可能传染给正常人群，但不是主要传染源。

脂多糖是该菌主要致病物质，其作用与革兰氏阴性菌内毒素一致。另外，由于贝纳柯克斯体的某些抗原与其相应抗体可形成免疫复合物沉积于机体组织表面，而造成Ⅲ型超敏反应，这也是 Q 热发病的机制之一。

Q 热分急性和慢性。急性人类 Q 热的潜伏期一般 14～28 天，发病突然，高热寒战，常有剧烈头痛、肌肉疼痛、食欲减退等症状，类似流感或原发型非典型肺炎症状，少见皮疹。部分严重患者可并发心包炎、心内膜炎及精神与神经等症状。近年慢性 Q 热发病率不断升高，心内膜炎为常见病变。贝纳柯克斯体感染后还可引起肉芽肿性肝炎。贝纳柯克斯体患者的临床表现取决于菌的毒力和患者的易感性（包括年龄、性别、怀孕等因素）。患者病后可获得一定的免疫力，因该菌为细胞内寄生菌，故抗感染以细胞免疫为主，体液免疫也有一定的作用。

该病在早期症状似流感，不易确诊。一般没用抗生素前在发热期间取外周血及其血清标本。因豚鼠对贝纳柯克斯体易感，可采患者血液接种于豚鼠腹腔，发热后取肝、脾涂片吉姆萨染色镜检，以及用直接免疫荧光法等进行鉴定。PCR 或核酸探针可检测其 DNA。目前早期诊断多用敏感性和特异性较高的间接免疫荧光试验和 ELISA 检测。接种疫苗可有效预防该病，治疗首选四环素类抗生素。

## 第五节　巴尔通体属

巴尔通体属（*Bartonella*）归属于根瘤菌目巴尔通体科，其中引起人类疾病且流行病学清楚的主要有三种：引起猫抓病（cat scratch disease，CSD）的汉塞巴尔通体（*B. henselae*），为主要病原体；引起五日热的五日热巴尔通体（*B. quintana*）；引起巴尔通体病的杆菌样巴尔通体（*B. bacilliformis*）。巴尔通体病以前又称卡里翁病（Carrion's disease），通过被感染的白蛉叮咬传播。

### 一、汉塞巴尔通体

汉塞巴尔通体为革兰氏阴性菌，形态多样，主要为杆状，大小为 1 μm×0.5 μm 左右；吉姆萨染色呈紫蓝色，镀银染色呈棕黄色；可在无生命培养基中生长繁殖；从标本中新分离的菌株有菌毛，经传代后鞭毛丧失。

近些年随着饲养宠物猫、犬的人群日益庞大，猫抓病的发病率逐年升高。猫和犬是该病的主要传染源，特别幼猫，其口咽部所带病原体可污染自身皮毛和爪，患病猫通过咬、抓人或舔人的开放性伤口传染。患者大多有被猫或犬抓伤、咬伤或接触史，主要引起 15 岁以下儿童、青少年感染。"猫抓病"潜伏期约 14 天，患者伤口部位会出现丘疹或脓疱，低热、淋巴结肿大、触痛、厌食、肌痛、脾大等临床综合征，常会合并帕里诺（Parinaud）眼淋巴结综合征，即结膜炎伴耳前淋巴结肿大，此为猫抓病重要特征之一。汉赛巴尔通体还可引起像晚期 HIV 感染者等免疫功能低下的患者所患疾病，即以皮肤损害和内脏小血管壁增生为主要表现的杆菌性血管瘤（bacillary angiomatosis）和杆菌性紫癜（bacillary peliosis）。在任何内脏组织均可发生杆菌性血管瘤，杆菌性紫癜多发生于肝、脾。

猫抓病的预防目前尚无疫苗。应定期对宠物检疫，接触过宠物后及时洗手，被宠物咬伤或抓伤后局部用碘酒消毒。临床治疗选用阿奇霉素、环丙沙星、红霉素和利福平等药物。

## 二、五日热巴尔通体

五日热巴尔通体是引起五日热（又名战壕热）的病原体，可在细胞外生长，生长速度缓慢，在体虱肠腔中可繁殖，被感染的体虱可长期通过粪便向外排出病菌。五日热是一种春冬季高发的急性传染病，虱是传播媒介，人是唯一传染源。临床表现主要有周期性发热、严重肌肉疼痛、骨痛（主要在胫骨、颈部和背部）、眼球痛、复发倾向及持久的菌血症。少数患者会出现心内膜炎、杆菌性血管瘤等。无症状菌血症可持续数月至 2 年甚至更久。

补体结试验等血清学试验有助于实验室确诊。对于培养阴性心内膜炎病例和疑似菌血症的患者可进行 PCR 等分子检测。也可用患者血液喂虱后，在其肠道中检查病原体，但注意与流行性斑疹伤寒、回归热、伤寒等相鉴别。

多种抗生素对治疗五日热巴尔通体感染有效，包括四环素类、氨基糖苷类和大环内酯类。通常使用一种以上的抗生素，治疗疗程宜较长，一般预后良好。

## 第六节　弗朗西丝菌属

弗朗西丝菌属（*Francisella*）的细菌是形态呈多形性的革兰氏阴性小杆菌，有土拉弗朗西丝菌（*F. tularensis*）、蜃楼弗朗西丝菌（*F. philomiragia*）等 14 个种。土拉弗朗西丝菌包括 4 个亚种，其中土拉弗朗西丝菌土拉亚种为土拉菌病（tularemia）的病原体，可感染家畜及野兔、鼠类等多种野生动物，特别多见于野兔中，故俗称兔热病（rabbit fever），人类常因为接触病畜或野生动物而引起土拉菌病。蜃楼弗朗西丝菌多发现于水环境，仅对免疫功能低下者致病。

土拉弗朗西丝菌为球杆状小杆菌，大小为 0.2 ~ 0.3 μm × 0.3 ~ 0.7 μm，无芽孢、无鞭毛，在动物组织内生长形成荚膜，经人工培养后形态呈显著多形性；专性需氧，营养要求高，在普通培养基上不易生长，常用胱氨酸血琼脂培养基或卵黄培养基中经培养后形成灰白色、光滑、略带黏性的细小菌落。该菌在 4℃湿土或水中可存活 4 个月，在 0℃以下可存活 9 个月；但对热敏感，56℃ 5 ~ 10 分钟即死亡；对一般化学消毒剂敏感。

土拉弗朗西丝菌在动物之间主要通过蜱、蚊、蚤、虱等吸血节肢动物传播，人类也可通过多种途径被感染，如呼吸道感染、节肢动物叮咬、食入污染食物、直接接触患病的动物或被动物咬伤感染。致病物质主要是荚膜和内毒素。另外，菌体多糖抗原可引起Ⅰ型超敏反应，蛋白抗原可引起Ⅳ型超敏反应。该菌侵袭力强，可穿过完整的皮肤和黏膜，人感染后潜伏期一般为 2 ~ 10 天，起病急，临床表现为发热、关节痛、剧烈头痛等，重者可出现衰竭与休克。因感染途径不同，该病有溃疡腺型、胃肠型、肺型和伤寒中毒型等多样化临床类型。患者病后 2 ~ 3 周体内出现 IgM 和 IgG 抗体，抗体在体内可持续存在多年，但无保护作用。因土拉弗朗西丝菌为细胞内寄生菌，抗感染以细胞免疫为主。

血清学试验是土拉菌病诊断最常用的方法，取双份血清，恢复期较急性期的血清凝集效价呈 4 倍或以上增长或单份血清效价达 1 ∶ 160 有诊断意义。标本革兰氏染色镜检的价值不大。该病可用减毒活疫苗经皮上划痕接种进行预防，选用链霉素、庆大霉素进行治疗。

## 第七节　巴斯德菌属

巴斯德菌属（*Pasteurella*）为革兰氏阴性球杆菌，常呈两极浓染，无鞭毛，无芽孢，有荚膜；营养要求高，需在含血的培养基上生长，在血平板上形成白色、不溶血的半透明小菌落。

巴斯德菌寄生于鸟类和哺乳动物上呼吸道和肠道黏膜，对人类致病的主要是多杀巴斯德菌（*P. multocida*）。致病物质是荚膜与内毒素，可引起动物的败血症和鸡霍乱，人通过接触带菌动物而感染，所致疾病有伤口感染、脓肿、脑膜炎、腹膜炎、关节炎和肺部感染等。

实验室检查可采取患者血液、痰液、脑脊液或脓液等直接涂片染色镜检，并可接种于血平板做分离培养，根据菌落特征和形态染色的结果，再做生化反应和血清学试验进行鉴定。感染者可选择青霉素 G、四环素类或喹诺酮类等药物治疗。

### 思 考 题

1. 针对炭疽，主要采取哪些预防措施？
2. 试述人类布鲁氏菌病的感染途径及致病特点。
3. 简述鼠疫传播及感染过程。

（包丽丽）

# 第二十章 其他致病细菌

除前述细菌外，还有一些细菌可引起严重疾病，包括军团菌属、假单胞菌属、鲍特菌属、沙雷菌属、嗜血杆菌属、不动杆菌属、莫拉菌属、气单胞菌属、窄食单胞菌属、李斯特菌属等。

## 第一节 军团菌属

军团菌属（*Legionella*）的细菌是一群革兰氏阴性杆菌，有 71 个菌种；广泛分布于自然界，温暖潮湿地带的天然水源及人工输水管道系统是其主要储存场所，31～36℃的水温及水中丰富的有机物质的存在，可使之长期存活和定居；主要致病菌是嗜肺军团菌（*L. pneumophila*）。

1976 年 7 月在美国费城召开的退伍军人大会期间，突然暴发流行一种原因不明的肺炎，导致 34 人死亡，由于大多数死者是退伍军人，因此称为军团病（legionnaires disease，legionellosis）。此后从死亡者肺组织中分离出一种革兰氏阴性杆菌，命名为军团菌，1984 年单列为军团菌科军团菌属。我国首个军团病病例于 1982 年报道。

### 一、生物学性状

**1. 形态结构** 嗜肺军团菌为革兰氏阴性杆菌，大小为 0.5～1 μm×2～50 μm，不易着色，菌体常呈空泡样；常用吉姆萨染色（菌体呈红色）或 Dieterle 镀银染色（菌体呈黑褐色）；菌体形态易变异，在组织标本中呈短杆状，在人工培养基上呈长丝状或多形性；有 1 至数根端鞭毛或侧鞭毛，有菌毛和微荚膜，不形成芽孢。

**2. 培养特性** 嗜肺军团菌专性需氧，2.5%～5% $CO_2$ 可促进其生长，最适生长温度为 35℃；兼性胞内寄生，L-半胱氨酸、甲硫氨酸等为其必需氨基酸，铁、钙、镁、锰、锌和钼等元素可促进其生长；常用培养基为 BCYE 琼脂（buffer-carbo-yeast extract agar），3～5 天形成 1～2 mm 灰白色圆形凸起有光泽的菌落；若在 BCYE 琼脂培养基中加入 0.1 g/L 溴甲酚紫，则菌落呈浅绿色。培养物有特殊臭味。

**3. 生化反应** 嗜肺军团菌可水解淀粉，液化明胶，氧化酶试验阳性，脲酶试验阴性，硝酸盐还原试验阴性；不发酵葡萄糖和其他糖类。

**4. 抗原构造与分型** 嗜肺军团菌主要有菌体（O）抗原和鞭毛（H）抗原。根据 O 抗原将嗜肺军团菌分为 16 个血清型，我国分离到的菌株主要是 1 型和 6 型。分子量为 29 kDa 的外膜蛋白具有良好的免疫原性，是刺激机体产生免疫应答的主要菌体成分。

**5. 抵抗力** 嗜肺军团菌在适宜的环境中可长期存活，例如，在相对湿度 80% 的环境下相当稳定，36~70℃热水中能够存活；能与一些常见原虫、微生物形成共生关系，与蓝绿藻伴随生长，可利用藻的代谢产物作为碳源和能源，还可被阿米巴吞噬并在其体内繁殖，同时能保持致病活力；在下水道污染水中和自来水龙头上可以存活1年，如果存在供水系统处理不当等因素，就可能以气溶胶方式传播感染人群。该菌对常用化学消毒剂、干燥、紫外线敏感；对酸有一定抵抗力，在pH2.0的HCl中可存活30分钟，利用这一特点处理标本，可去除杂菌，提高本菌检出率。

## 二、致病性与免疫性

**1. 致病物质** 主要是多种酶类和毒素物质，如磷酸酶、核酸酶和细胞毒素，这些物质可抑制吞噬体与溶酶体融合，这与细菌在吞噬细胞内生长繁殖、破坏细胞的作用有关。菌毛的黏附作用、微荚膜的抗吞噬作用及内毒素毒性作用也参与疾病发展过程。

**2. 所致疾病** 嗜肺军团菌感染多流行于夏秋季节，主要经飞沫传播，带菌飞沫、气溶胶被直接吸入下呼吸道造成感染，有流感样型、肺炎型和肺外感染型三种临床类型。流感样型又称庞地亚克热（Pontiac fever），为轻症感染，表现为发热、寒战、头痛、肌肉酸痛等症状，延续3~5天，X线无肺炎征象，预后良好。肺炎型即军团病，起病急骤，以肺炎症状为主，伴有多器官损害，患者出现高热寒战、头痛肌痛剧烈，咳嗽由干咳转为有脓痰、咯血，还可伴有中枢神经系统和消化道症状，治疗不当，死亡率可达15%~20%。肺外感染型为继发性感染，患者出现脑、肠、肾、肝、脾等多脏器感染症状。

嗜肺军团菌也是医院内感染的病原菌之一，医院中央空调冷却塔污染的循环水气溶胶是该菌的主要传染来源。

**3. 免疫性** 嗜肺军团菌为胞内寄生菌，细胞免疫在抗菌感染过程中起重要作用。由细胞因子活化的单核细胞可抑制细胞内细菌的生长繁殖，抗体及补体则促进中性粒细胞对细胞外细菌的吞噬杀灭。

## 三、微生物学检查法

取下呼吸道分泌物、肺活检组织或胸腔积液等标本，用直接荧光抗体染色法检测细菌，或用DNA探针、PCR法检测细菌核酸做快速诊断。细菌分离培养后，根据培养特性、菌落特征、生化反应做出鉴定，并进行血清学分型。取患者双份血清，采用间接荧光抗体法检测特异性IgG，可做回顾性诊断。

## 四、防治原则

加强水源的管理及人工输水管道和设施的消毒处理是积极的预防措施。治疗军团病首选红霉素，必要时可联合使用利福平或其他药物。

## 第二节 假单胞菌属

**案例 20-1**

患者，女，19岁。烧伤，入院后2天出现寒战、高热，体温40～41℃，呈弛张热，创面渗出绿色脓液伴生姜味。实验室检查发现白细胞总数 $31.8×10^9/L$ [正常值 $(4～10)×10^9/L$ ]。

问题：为明确感染的病原菌，应做何微生物学检查？如何治疗？

假单胞菌属（*Pseudomonas*）是一群革兰氏阴性需氧小杆菌，现有336个菌种，广泛分布于土壤、水和空气中。某些菌种对人和动物致病，其中与临床关系密切的有铜绿假单胞菌（*P. aeruginosa*）、鼻疽假单胞菌（*P. mallei*）、类鼻疽假单胞菌（*P. pseudomallei*）和荧光假单胞菌（*P. fluorescens*）等。

## 一、铜绿假单胞菌

铜绿假单胞菌广泛分布于自然界及医院内的潮湿环境，如厕所、水槽、透析装置、各种导管和内镜等处，是一种常见的机会致病菌，在免疫力低下者及住院患者中检出率高。由于其生长时可产生绿色水溶性色素，感染时脓汁呈绿色，故俗称绿脓杆菌。

### （一）生物学性状

**1. 形态结构** 铜绿假单胞菌为革兰氏染色阴性、直或稍弯、两端钝圆的杆菌，大小为 $0.6\ \mu m × 2\ \mu m$（图20-1）。单端有1～3根鞭毛，运动活泼。临床分离的菌株常有菌毛和微荚膜，不形成芽孢。

**2. 培养特性** 该菌专性需氧；最适生长温度为35℃，最适产毒温度为26℃；在普通培养基上生长良好，菌落扁平，大小不一，直径2～3 mm，边缘不整齐，且常呈相互融合状态；由于产生绿色水溶性色素，使菌落和培养基呈绿色；在血琼脂平板上菌落较大，有金属光泽和生姜气味，菌落周围形成透明溶血环；在肉汤中形成菌膜，肉汤澄清或微浑浊，菌液上层呈绿色；培养在pH8.0的碱性环境中，有自溶现象。

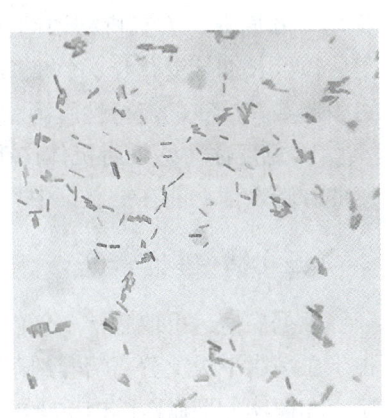

图20-1 铜绿假单胞菌
（革兰氏染色，×1000）

**3. 生化反应** 该菌分解蛋白质能力强，能氧化分解葡萄糖、核糖、葡萄糖酸盐等，不分解乳糖、蔗糖、麦芽糖和甘露醇；利用枸橼酸盐，液化明胶，分解尿素，不产生吲哚；细胞色素氧化酶试验阳性；可产生多种水溶性色素，如绿脓色素（pyocyanin）、荧光嗜铁素（pyoverdine）、脓红色素（pyorubin）等，此特征可用于该菌的鉴别和分型。

**4. 抗原构造** 铜绿假单胞菌有菌体（O）抗原和鞭毛（H）抗原。O抗原包括两部分：①脂多糖，有致热作用，具有特异性，是血清学分型的主要依据；②原内毒素蛋白（original endotoxin protein，OEP），OEP 是一种高分子量、低毒性物质，免疫原性强，广泛存在于其他假单胞菌及大肠埃希菌、肺炎克雷伯菌等菌体中，其抗体具有交叉保护作用。

**5. 抵抗力** 该菌对理化因素的抵抗力较其他革兰氏阴性菌强；在潮湿环境中能存活较长时间；对某些化学消毒剂（或抗生素）具有抵抗力（耐药性）。

### （二）致病性与免疫性

**1. 致病物质** 主要是菌体成分、毒素和胞外酶等（表20-1）。

表 20-1 铜绿假单胞菌的主要致病物质

| 类型 | 致病物质 | 生物学活性 |
| --- | --- | --- |
| 菌体成分 | 菌毛 | 对宿主细胞具有黏附作用 |
|  | 鞭毛 | 使菌体活跃运动，促进细菌扩散 |
|  | 微荚膜 | 抗吞噬作用，增强细菌侵袭力 |
| 毒素 | 内毒素 | 致发热、休克、DIC 等 |
|  | 外毒素 A | 具有腺苷二磷酸核糖基转移酶活性，抑制蛋白质合成 |
|  | 细胞溶解毒素 | 杀白细胞素、溶血素、磷脂酶 C 等，能损伤血细胞、组织 |
| 胞外酶 | 蛋白分解酶 | 具有蛋白分解作用，损伤多种细胞和组织 |
|  | 胞外酶 S | 抑制蛋白质合成，是该菌致人类肺部感染的重要因子 |
|  | 弹性蛋白酶 | 降解弹性蛋白，引起肺实质损伤和出血 |
|  | 碱性蛋白酶 | 损伤组织、抗补体、灭活 IgG、抑制中性粒细胞功能 |
|  | 磷酸酯酶 C | 组织损伤 |

**2. 所致疾病** 铜绿假单胞菌为机会致病菌，是医院内感染的主要细菌之一。当机体局部或全身免疫功能下降及进行介入性诊断和治疗时可引起感染，常见于烧伤感染、创伤感染，气管切开和插管、人工机械辅助通气、内镜检查等引发的下呼吸道感染，留置导尿的尿路感染等，以及长期接受化疗、免疫抑制剂治疗、继发性免疫缺陷病患者的组织器官或全身感染，也可引起婴儿严重的流行性腹泻。

**3. 免疫性** 感染后机体产生特异性抗体，sIgA 在黏膜局部起一定抗感染作用。中性粒细胞的吞噬杀菌功能在抗感染中具有重要作用。

### （三）微生物学检查法

根据病情，可取脓汁、创面渗出液、痰、尿、血液等标本，或在可疑物品器械上取材，接种于血琼脂平板上分离培养细菌。根据菌落特点、色素、生化反应等进行鉴定，或用血清学试验、噬菌体分型做医院内感染的追踪调查。

### （四）防治原则

已经研制出多种铜绿假单胞菌疫苗，其中 OEP 疫苗毒性低，保护范围广。在提高机体免疫力的同时，应预防医院内感染，如加强病房、检查室、诊疗器械的消毒，避免医务人员与患者之间的交叉感染。

该菌对一些抗生素有抵抗力，应合理选择有效抗菌药物，如哌拉西林、头孢他啶、头孢吡肟、碳青霉烯类、阿米卡星、环丙沙星等。

## 二、鼻疽假单胞菌

该菌革兰氏染色阴性，球杆状、丝状或分枝状，两端浓染，无鞭毛；最适生长温度为37℃，在41℃不能生长；在不同培养基上菌落形态特征各异，例如，在麦康凯琼脂平板、SS琼脂平板上为淡黄色、中等大小、凸起、湿润的菌落，而在血平板上呈棕色不透明菌落；生化反应不活泼，分解葡萄糖，产酸不产气，不分解其他糖类，氧化酶试验弱阳性。

鼻疽假单胞菌是单蹄类动物的重要病原菌，对马、驴、骡传染性极强，主要引起鼻疽病。人被感染者较少，偶见因创伤后与病畜直接接触或经呼吸道而感染。急性患者潜伏期短，有高热、衰竭等全身症状，死亡率高。慢性患者潜伏期较长，开始全身症状不明显，继而有多发性淋巴结肿大和溃疡，病变累及骨髓、肺、胸膜等多种脏器，病程迁延数年后死亡。

取渗出物、脓液、血液等，接种于血琼脂平板进行分离培养。根据菌落特点、菌体形态特征、生化反应等进行鉴定。

对多种抗生素耐药，治疗过程中，应根据药敏试验结果选择有效抗菌药，如卡那霉素、磺胺甲噁唑和甲氧苄啶。

## 三、类鼻疽假单胞菌

该菌革兰氏染色阴性，短杆状或球杆状，呈单端丛鞭毛，最适生长温度为37℃，在41℃能够生长；生化反应活泼，对糖类氧化分解，氧化酶试验阳性，可借此与鼻疽假单胞菌进行鉴别。

类鼻疽假单胞菌为啮齿类动物的病原菌，引起类鼻疽病。人类可经擦伤的皮肤及呼吸道感染，人和动物感染后的症状类似鼻疽病。

取渗出物、脓液等，接种于血琼脂平板上分离培养细菌。根据菌落特点、菌体形态特征、生化反应等进行鉴定，或用血清凝集反应进行鉴定。

该菌对常用抗菌药耐药，应根据药敏试验结果选择抗菌药，如替卡西林、阿莫西林等效果较好。

# 第三节　鲍特菌属

鲍特菌属（Bordetella）的细菌是一群革兰氏阴性小球杆菌，常寄居于人和动物的上呼吸道，主要包括百日咳鲍特菌（B. pertussis）、副百日咳鲍特菌（B. parapertussis）、支气管败血鲍特菌（B. bronchiseptica）和鸟鲍特菌（B. avium）。前两种菌为致病菌，后两种菌主要感染动物。百日咳鲍特菌俗称百日咳杆菌，是人类百日咳（pertussis）的病原体。

## 一、生物学性状

**1. 形态结构**　百日咳鲍特菌革兰氏染色阴性，短杆状，两端着色较深，大小为0.5～1.5 μm×0.2～0.5 μm；多次传代后形态呈多形性；无鞭毛，不形成芽孢；有毒菌株有荚膜和菌毛。

**2. 培养特性**　百日咳鲍特菌专性需氧；最适生长温度为35～36℃，最适pH为6.8～7.0；营养要求高，生长缓慢；常用含甘油、马铃薯、血液的鲍-金培养基（Bordet-Gengou medium）

进行培养，3～5天后形成细小、光滑、表面隆起、灰白色、不透明的珍珠样菌落，有不清晰的溶血环。

**3. 生化反应** 百日咳鲍特菌的生化反应不活泼，一般不发酵糖类，但分解蔗糖和乳糖，产酸不产气；不产生 $H_2S$ 和吲哚，氧化酶及过氧化氢酶试验阳性。

**4. 抗原构造与分型** O抗原为鲍特菌属的共同抗原。K抗原又称凝集因子，是百日咳鲍特菌的表面成分，包括凝集因子1～6。凝集因子1为Ⅰ相菌共同抗原，是种特异性抗原。根据凝集因子的不同，百日咳鲍特菌可分为4个血清型。了解当地百日咳鲍特菌血清型，对疫苗制备具有重要意义。

**5. 变异性** 百日咳鲍特菌常发生菌落由S型至R型变异。新分离菌株为S型，称Ⅰ相菌，有荚膜，毒力强，Ⅱ相、Ⅲ相菌为过渡相菌，逐渐变为R型的Ⅳ相菌。从Ⅰ到Ⅳ相的变异，伴随着形态、菌落、溶血性、抗原构造、致病力等的变异。Ⅳ相菌无荚膜，毒力丧失。制备疫苗应选用Ⅰ相菌。

**6. 抵抗力** 百日咳鲍特菌抵抗力较弱，日光直射1小时或56℃加热30分钟可致其死亡；干燥尘埃中能存活3天。

## 二、致病性与免疫性

**1. 致病物质** 主要包括荚膜、菌毛、毒素及多种生物活性物质。①百日咳毒素（pertussis toxin, PT）：是百日咳鲍特菌的主要毒力因子，为典型的A-B结构外毒素，B寡聚体介导毒素与呼吸道纤毛上皮细胞结合，A亚单位是ADP转移酶，有多种生物活性，与阵发性咳嗽发生有关，相应抗体对机体有保护作用；②腺苷酸环化酶毒素：进入吞噬细胞后，可迅速提高细胞内cAMP水平，抑制吞噬杀伤作用，并能促进呼吸道黏膜杯状细胞分泌黏液，加重对呼吸道的致病作用；③丝状红细胞凝集毒素：为菌体表面结构，介导细菌与纤毛上皮细胞黏附；④气管细胞毒素：对气管纤毛上皮细胞有特殊亲和力，使纤毛摆动淤滞甚至细胞坏死脱落；⑤皮肤坏死毒素：又称不耐热毒素，可使血管平滑肌强烈收缩，造成局部供血不足，缺血、水肿和白细胞渗出。百日咳鲍特菌不侵入组织和血液，主要造成局部组织损伤。

**2. 所致疾病** 百日咳的传染源为带菌者和患者，尤其是轻症非典型患者。通过飞沫传播，细菌首先附着于纤毛上皮细胞，在局部繁殖，产生毒素，引起局部炎症、坏死，上皮细胞纤毛运动受抑制或破坏，黏稠分泌物增多而不能及时排出，导致剧烈咳嗽。潜伏期（7～14天）后出现以下临床症状。①卡他期：类似普通感冒，有低热、打喷嚏、轻度咳嗽，呼吸道分泌物传染性很强，持续1～2周；②痉咳期：出现阵发性痉挛性咳嗽，常伴有呕吐、呼吸困难、发绀等症状，由于气管痉挛，咳时常伴吸气吼声（鸡鸣样吼声），持续1～6周；③恢复期：阵咳减轻，完全恢复需数周至数月不等。由于整个病程较长，故称百日咳。5岁以下儿童易感。1%～10%患者发生肺炎链球菌、金黄色葡萄球菌、溶血性链球菌继发感染及中枢神经系统症状。

**3. 免疫性** 感染后机体出现多种特异性抗体。黏膜局部sIgA具有抑制病菌黏附气管黏膜细胞的作用。病后免疫力较持久，再次感染少见。新生儿对百日咳鲍特菌也易感，提示母体血清IgG未能提供保护作用。

## 三、微生物学检查法

取鼻咽拭子或鼻腔洗液接种于鲍-金培养基进行分离培养，根据菌落特征挑取可疑菌落，与百日咳鲍特菌 I 相免疫血清进行凝集试验做出鉴定。荧光抗体法可快速诊断。

## 四、防治原则

隔离患者，隔离期自发病起 7 周。目前，我国采用 I 相百日咳鲍特菌灭活疫苗与白喉、破伤风类毒素制成百白破（DTaP）三联疫苗进行人工主动免疫，取得了良好的预防效果。百日咳治疗首选红霉素、氨苄西林等，百日咳鲍特菌对青霉素不敏感。

## 第四节 沙雷菌属

沙雷菌属（Serratia）曾归类于肠杆菌科，现归类于耶尔森菌科。沙雷菌广泛分布于环境和多种动物的消化道中，但不是人类粪便中的常见菌。在成年住院患者中，沙雷菌主要定居于呼吸道和泌尿道，而不是胃肠道。

沙雷菌为革兰氏阴性小杆菌，周身鞭毛，不形成芽孢，一般不形成荚膜，但在通气好、低氮低磷培养基上可形成荚膜。黏质沙雷菌（S. marcescens）能产生一种色素，称为灵菌红素（prodigiosin），可使菌落呈现血红色，随培养时间延长可逐渐褪色至浅粉色。灵菌红素的衍生物具有免疫抑制和抗肿瘤等活性。黏质沙雷菌是细菌中最小的，可用于检查除菌滤器的除菌效果。

沙雷菌主要引起院内感染，以黏质沙雷菌最常见，可引起败血症、肺炎、泌尿道感染、伤口感染、皮肤和软组织感染、脑膜炎、心内膜炎、骨髓炎、化脓性关节炎等。沙雷菌属中多重耐药菌株常见。

## 第五节 嗜血杆菌属

嗜血杆菌属（Haemophilus）的细菌是一群革兰氏阴性短小杆菌，常呈多形态性；无鞭毛，不形成芽孢。在人工培养时，必须为其提供新鲜血液成分（主要是 X 因子和 V 因子）才能生长。该菌属有 21 个菌种，是呼吸道常见菌，也可在肠道、阴道中分离到，对人有致病作用的主要是流感嗜血杆菌（H. influenzae）、杜克嗜血杆菌（H. ducreyi）、埃及嗜血杆菌（H. aegyptius），其余菌种多为机会致病菌。主要嗜血杆菌的生物学特性见表 20-2。

表 20-2 主要嗜血杆菌的生物学特性

| 菌种 | 生长需要 | | | 溶血 | 致病性 |
| --- | --- | --- | --- | --- | --- |
| | X 因子 | V 因子 | $CO_2$ | | |
| 流感嗜血杆菌 | + | + | − | − | 原发性化脓感染或继发感染 |
| 副流感嗜血杆菌 | − | + | − | − | 口腔、咽部、阴道正常菌群，偶引起心内膜炎、尿道炎 |
| 溶血性嗜血杆菌 | + | + | − | + | 鼻咽部正常菌群，很少致病 |
| 副溶血嗜血杆菌 | − | + | − | + | 口咽部正常菌群，偶引起咽炎、口腔炎、心内膜炎 |
| 嗜沫嗜血杆菌 | − | + | + | − | 口腔、咽部正常菌群，龈缘菌斑中常见，偶引起脑脓肿、心内膜炎 |
| 副嗜沫嗜血杆菌 | − | + | + | − | 口腔、咽部、阴道正常菌群，偶引起脑脓肿、甲沟炎 |

续表

| 菌种 | 生长需要 | | | 溶血 | 致病性 |
|---|---|---|---|---|---|
| | X 因子 | V 因子 | $CO_2$ | | |
| 杜克嗜血杆菌 | + | – | + | – | 软性下疳 |
| 埃及嗜血杆菌 | + | + | – | – | 急性、慢性结膜炎，儿童巴西紫癜热 |

流感嗜血杆菌俗称流感杆菌。1892 年从流感患者鼻咽部分离到一种革兰氏阴性小杆菌，当时认为这是流感的病原体。直至 1933 年分离到流感病毒，才明确了流感的真正病原体是流感病毒。流感嗜血杆菌是流感时继发感染的常见细菌。

## 一、生物学性状

**1. 形态结构** 流感嗜血杆菌为革兰氏阴性短小杆菌，大小为 0.3～0.4 μm×1.0～1.5 μm。在新鲜的感染病灶标本中，形态呈短小杆状；在恢复期病灶标本或长期人工培养物中呈明显多形态性。无鞭毛，不形成芽孢。多数菌株有菌毛。有毒菌株有明显荚膜，但在陈旧培养物中往往丧失荚膜。

**2. 培养特性** 流感嗜血杆菌需氧或兼性厌氧，最适生长温度为 35～37℃，最适 pH 为 7.6～7.8，生长需要 X 因子和 V 因子。X 因子是细菌合成过氧化氢酶、过氧化物酶、细胞色素氧化酶等呼吸酶的辅基，耐热，120℃ 30 分钟不被破坏。V 因子是辅酶 I（NAD）和辅酶 II（NADP），在细菌呼吸中起递氢体作用，耐热性较 X 因子稍差，120℃ 15 分钟即被破坏。新鲜血液中 V 因子常处于被抑制状态，可经 80～90℃加热 10 分钟，破坏红细胞膜上不耐热的抑制物，将 V 因子释放出来，故流感嗜血杆菌在巧克力色血平板上生长良好。该菌在培养 24 小时后，可形成无色透明、露滴状小菌落；48 小时后菌落增大，呈灰白色，光滑型，无溶血；继续培养，因产生自溶酶的作用，菌落中心凹陷；荚膜消失后，菌落变为粗糙型；在液体培养基中，有荚膜菌株呈均匀浑浊生长，无荚膜粗糙型菌株则呈沉淀生长。

如将流感嗜血杆菌与金黄色葡萄球菌共同培养于血琼脂平板，由于金黄色葡萄球菌能合成较多的 V 因子，可促进流感嗜血杆菌生长，因此，在金黄色葡萄球菌菌落附近的流感嗜血杆菌菌落较大，随距离增大，菌落逐渐变小，此现象称为卫星现象（satellite phenomenon），这有助于流感嗜血杆菌的鉴定。

**3. 生化反应** 流感嗜血杆菌对糖发酵不稳定，一般黏液型菌株对糖发酵能力较差，而粗糙型菌株则较强；分解葡萄糖、蔗糖，不发酵乳糖、甘露醇。

**4. 抗原构造与分型** 根据荚膜多糖抗原性不同，将流感嗜血杆菌分为 a—f 型共 6 个血清型，其中 b 型致病力最强。肺炎链球菌荚膜多糖与该菌有部分共同成分，两者之间有交叉反应。

**5. 抵抗力** 流感嗜血杆菌抵抗力较弱，对热、干燥、常用消毒剂敏感，56℃加热 30 分钟可被杀死；在干燥痰中 48 小时内死亡；对氨苄西林和氯霉素的耐药性由 R 质粒控制。

## 二、致病性与免疫性

**1. 致病物质** 主要致病物质有：①菌毛，使细菌黏附于口咽部细胞，起定植作用；②荚膜，具有抗吞噬作用，是本菌的主要毒力因子，无荚膜菌株则成为上呼吸道正常菌群成员，一般不致病；③ IgA 蛋白酶，水解 sIgA，降低黏膜局部抗感染能力；④脂寡糖（lipooligosaccharide，

LOS），致病作用尚未确定。

**2. 所致疾病**　流感嗜血杆菌所致疾病包括原发感染和继发感染。①原发感染（外源性感染）：多为有荚膜的 b 型菌株引起，表现为急性化脓性感染，如化脓性脑膜炎、鼻咽炎、咽喉会厌炎、化脓性关节炎、心包炎等，以小儿多见，其中急性咽喉会厌炎是一种进行性咽喉和会厌的蜂窝织炎，常因气道阻塞而有生命危险；②继发感染（内源性感染）：常继发于流感、麻疹、百日咳、结核病等，多由呼吸道寄居的无荚膜菌株引起，如慢性支气管炎、鼻窦炎、中耳炎等，以成人多见。

**3. 免疫性**　流感嗜血杆菌为胞外感染菌，体液免疫在抗感染中发挥重要作用。荚膜多糖特异性抗体对机体具有保护作用，可促进吞噬细胞的吞噬作用，激活补体发挥溶菌作用。

## 三、微生物学检查法

**1. 直接镜检**　根据临床病型采取相应标本，如脑脊液、鼻咽分泌物、痰、脓汁及血液等。直接涂片镜检对脑膜炎、关节炎、下呼吸道感染有快速诊断价值。

**2. 抗原检测**　乳胶凝集试验、免疫荧光及荚膜膨胀试验检测荚膜抗原有助于脑膜炎的快速诊断。

**3. 分离培养**　血液等标本可接种于巧克力色琼脂或含脑心浸液的血琼脂上进行分离培养，根据培养特性、菌落形态、卫星现象、生化反应、荚膜膨胀试验等做出鉴定。

**4. 分子生物学技术**　PCR 和 DNA 杂交技术可用于鉴定临床标本中的流感嗜血杆菌，也可用于分离株的鉴定。

## 四、防治原则

b 型流感嗜血杆菌荚膜多糖疫苗对 18 个月以上儿童免疫效果较好，一年保护率为 90% 以上。纯化多糖与蛋白载体偶联制备的疫苗，可对 6 周龄婴儿进行预防接种，可产生保护性抗体，能有效降低儿童化脓性脑膜炎发病率。

流感嗜血杆菌对新的头孢菌素类抗生素敏感，特异性免疫血清与磺胺类药物合用，疗效较好。快速诊断和抗菌治疗可降低神经和智能缺陷。晚期脑膜炎的突出表现是硬脑膜下积液，需要外科引流。

## 第六节　不动杆菌属

不动杆菌属（*Acinetobacter*）是一群需氧、革兰氏阴性球杆菌，无鞭毛，无芽孢；广泛分布于水体和土壤等外界环境中，易在潮湿环境中生存，如浴盆、肥皂盒等处，也存在于健康人皮肤、咽部、结膜、唾液、胃肠道及阴道分泌物中；有 110 个菌种，其中鲍曼不动杆菌（*A. baumanii*）在临床较多见，醋酸钙不动杆菌（*A. calcoaceticus*）、鲁菲不动杆菌（*A. lwoffii*）、溶血不动杆菌（*A. haemolyticus*）、琼氏不动杆菌（*A. junii*）、约翰逊不动杆菌（*A. johnsonii*）和抗辐射不动杆菌（*A. radioresistens*）及其他不动杆菌也偶尔可以检出。该类菌黏附力极强，易在各类医用材料上黏附，是引起医院内感染的重要机会致病菌之一。

不动杆菌可引起肺部感染、菌血症、泌尿生殖系统感染、中枢神经系统感染、心内膜炎、腹腔感染、伤口感染、皮肤软组织感染等。感染源既可为患者自身（内源性感染），亦可为不动杆菌感染者或带菌者。传播途径主要有接触传播和空气传播。在医院中，污染的医疗器械及工作人员的手是重要的传播媒介，尤其是双手带菌的医务人员。易感者为老年患者、早产儿和新生儿。手术创伤、严重烧伤、气管切开或插管、使用人工呼吸机、行静脉导管和腹膜透析者，广谱抗菌药物或免疫抑制剂使用者也易感染。

微生物学检查取痰、伤口分泌物、烧伤分泌物、脓液、尿液、血液等接种7%家兔血液营养琼脂或利兹不动杆菌培养基（Leeds Acinetobacter medium）进行分离培养，根据菌落特征和生化反应进行鉴定；也可获得纯培养物后用全自动微生物鉴定/药敏系统进行鉴定和药敏分析。

不动杆菌耐药率较高，甚至存在多重耐药鲍曼不动杆菌（multidrug resistant Acinetobacter baumanii，MDRAB）。治疗时，在经验用药阶段可用头孢哌酮-舒巴坦、亚胺培南-西司他丁、替甲环素、米诺环素；对病情较重者，建议β-内酰胺类与氨基糖苷类（或氟喹诺酮类，或利福平）联合应用。

## 第七节　莫拉菌属

莫拉菌属（Moraxella）与不动杆菌属同属莫拉菌科，为革兰氏阴性小杆菌、球菌或球杆菌，专性需氧，不发酵糖类，氧化酶和DNA酶阳性；抵抗力较强，在干燥痰中可存活27天，65℃时可存活30分钟；有26个菌种，多数为上呼吸道正常菌群中的成员，属机会致病菌，感染多发生于肿瘤患者及放、化疗等免疫功能低下的患者；其中卡他莫拉菌（M. catarrhalis）为主要致病菌，是儿童社区获得性肺炎、上颌窦炎、中耳炎以及成年人慢性下呼吸道感染的病原菌，也是医院内患者上呼吸道感染的常见病原菌。卡他莫拉菌的β-酰胺酶产生率较高，导致其对青霉素类抗生素普遍耐药，临床治疗此菌感染时可用头孢曲松、头孢噻肟等，但应注意根据药敏结果选用药物。

## 第八节　气单胞菌属

气单胞菌属（Aeromonas）是一群革兰氏阴性杆菌，兼性厌氧有单鞭毛，有荚膜；发酵D-葡萄糖及其他许多糖类产酸或产酸产气，吲哚试验、氧化酶和触酶阳性；有39个种，其中嗜水气单胞菌嗜水亚种（A. hydrophila subsp. hydrophila）、豚鼠气单胞菌（A. caviae）和温和气单胞菌（A. sobria）为主要致病菌。

气单胞菌相关性腹泻是气单胞菌感染最常见的疾病，儿童和旅游者是易感者，大多表现为水样腹泻，少数为严重的痢疾样腹泻，主要由嗜水气单胞菌、豚鼠气单胞菌和温和气单胞菌引起。致腹泻的气单胞菌可产生肠毒素，肠毒素分为细胞溶解性、细胞毒性和细胞兴奋性三种。前两种能溶解兔红细胞，后者可用中国仓鼠卵巢（CHO）细胞毒性试验检出。细胞溶解性和细胞兴奋性肠毒素的基因与霍乱毒素的基因具有同源性。气单胞菌引起的皮肤伤口和软组织感染常发生于烧伤、创伤部位，主要由嗜水气单胞菌和维隆气单胞菌引起。气单胞菌引起的败血症也较常见，多发生于肝炎、胆囊炎、恶性肿瘤的患者，主要由嗜水气单胞菌和温和气单胞菌引起。气单胞菌引起的其他感染包括呼吸道感染、腹膜炎、脑膜炎、骨髓炎及泌尿道感染等。

根据不同疾病分别采集粪便、肛拭、血液、脓汁、脑脊液、尿液等标本进行微生物学检查。用血平板和选择性培养基同时进行分离培养，对可疑菌落做氧化酶试验、吲哚试验、单糖发酵试验等进行鉴定，并注意与弧菌属和邻单胞菌属的鉴别。气单胞菌的耐药性较普遍，治疗可选用氨基糖苷类、氯霉素和喹诺酮类抗菌药物。

## 第九节　窄食单胞菌属

窄食单胞菌属（Stenotrophomonas）属于黄单胞菌科，有6个菌种，其中嗜麦芽窄食单胞菌（S. maltophilia）是最先发现的一个菌种，也是该属中唯一对人致病的细菌。

嗜麦芽窄食单胞菌是一种严格的非发酵型需氧的革兰氏阴性杆菌，丛生鞭毛，无芽孢，无荚膜；菌落在血平板上有强烈氨味，呈β溶血；在营养琼脂平板上为灰黄色或无色、直径0.5～1 mm的针尖状菌落；生化反应不活泼，营养谱有限，对葡萄糖只能缓慢利用，但能快速分解麦芽糖产酸；可还原硝酸盐为亚硝酸盐，氧化酶阴性，DNA酶阳性，水解明胶和七叶苷，赖氨酸脱羧酶阳性。

嗜麦芽窄食单胞菌广泛存在于水、牛奶、冷冻食品、植物根系、人和动物的体表及消化道中。医院环境和医务人员皮肤的嗜麦芽窄食单胞菌分离率较高，其临床分离率仅次于铜绿假单胞菌和鲍曼不动杆菌，居非发酵菌第三位，是重要的机会致病菌和医院感染菌。本菌的致病性可能与其产生的弹性蛋白酶、脂酶、黏多糖酶、透明质酸酶、DNA酶、溶血素等有关。慢性呼吸道疾病、免疫功能低下、重度营养不良、低蛋白血症、肿瘤化疗、重症监护病房入住时间长、气管插管或气管切开、留置中心静脉导管、长期接受广谱抗菌药物尤其是碳青霉烯类抗生素治疗是嗜麦芽窄食单胞菌感染的易患因素。

嗜麦芽窄食单胞菌感染常发生于免疫力低下、病情危重的患者，可引起肺部感染、血流感染、皮肤软组织感染、腹腔感染、颅内感染、泌尿系感染、眼部感染、骨关节感染、心内膜炎等，感染后死亡率可高达43%。引起如此高死亡率的主要原因是该菌对多种抗菌药物固有耐药，对目前使用的大多数抗菌药物不敏感，即便是最初敏感的抗菌药物在治疗过程中很快产生耐药而导致治疗失败，引起死亡。该菌感染的大部分患者表现为发热、寒战、腹胀、乏力、淡漠等，同时伴有中性粒细胞数量减少，病情危重，并发症可出现休克、DIC、多器官衰竭综合征等。临床治疗首选复方磺胺甲噁唑。

嗜麦芽窄食单胞菌还是人、畜、水产品和水稻等植物共同的病原菌，对猪、山羊、鳄鱼、鲶鱼等动物及水稻等植物具有致病作用。

## 第十节　李斯特菌属

李斯特菌属（Listeria）是一群革兰氏阳性无芽孢的兼性厌氧杆菌，有10个菌种，其中仅单核细胞增生李斯特菌（L. monocytogenes）对人致病，引起李斯特菌病，该菌广泛分布于水、土壤、人和动物粪便中，常伴随人类疱疹病毒引起传染性单核细胞增多症。

单核细胞增生李斯特菌为短小杆菌，常成双排列有鞭毛，无芽孢；一般不形成荚膜，在含血清的葡萄糖蛋白胨水中能形成黏多糖荚膜；营养要求不高，最适生长温度30～37℃，由于其在4℃能生长，故可进行冷增菌；在普通琼脂平板上形成细小（0.2～0.4 mm）、半透明、微带珠光的露水样菌落，在斜射光下，菌落呈典型的蓝绿色光泽；在血平板上，菌落呈β溶血；在18～20℃动力活泼，但在37℃动力缓慢，此特征可作为初步鉴定的依据。

单核细胞增生李斯特菌的致病物质主要是李斯特菌溶血素O（Listeriolysin O，LLO）、磷脂酶C、过氧化物歧化酶、铁化合物、过氧化氢酶。LLO必须在细菌被吞噬后释放，这与李斯特菌能在巨噬细胞和上皮细胞内生长及在细胞间的传播有关。该菌感染主要引起脑膜炎和败血症，易感者为新生儿、孕妇、40岁以上的成人和免疫功能缺陷者。所致新生儿疾病有早发和晚发两型。早发型为宫内感染，常致婴儿败血症，病死率极高。晚发型在出生后2～3天引起脑膜炎、脑膜脑炎和败血症等。亦有食用单核细胞增生李斯特菌污染的食品而致肠道感染的报道。

微生物学检查可取血液、脑脊液，也可采集宫颈、阴道、鼻咽分泌物，新生儿脐带残端、羊水等，肠道感染者可取可疑食物、粪便和血液等。根据培养特性、细菌形态学特征及生化反应做出鉴定。李斯特菌分离培养时易被认为是污染的杂菌，此菌幼龄培养呈革兰氏阳性，48小时后多为革兰氏阴性，故当遇到25℃培养有动力的杆菌，而按照革兰氏阴性杆菌鉴定不符时，应考虑是否为李斯特菌。近年来也采用分子生物学方法、免疫学方法、全自动微生物分析系统等进行实验室检查。常采用氨苄西林与庆大霉素联合应用治疗李斯特菌病，复方磺胺甲噁唑、万古霉素、红霉素也用于李斯特菌菌血症和孕妇李斯特菌病的治疗。

## 思 考 题

1. 简述流感嗜血杆菌的致病特点。
2. 比较铜绿假单胞菌、嗜肺军团菌的感染特点。

（李波清）

# 第二十一章

# 放线菌属与诺卡菌属

第二十一章数字资源

放线菌属（*Actinomyces*）和诺卡菌属（*Nocardia*）都是丝状、呈分枝生长的革兰氏阳性原核细胞型微生物。二者同属放线菌纲（*Actinomycetes*）。由于放线菌属不含分枝菌酸，而诺卡菌属含分枝菌酸，因此，放线菌属归类于放线菌目（*Actinomycetales*）放线菌科，而诺卡菌属则归类于分枝杆菌目（*Mycobacteriales*）诺卡菌科。在分类学上，诺卡菌属与分枝杆菌属、棒状杆菌属更近，而与放线菌属距离更远。

放线菌具有菌丝与孢子，因其菌丝呈放射状排列，故名，"actino-"源于希腊语 aktin（射线）。放线菌形态及培养特征与真菌相似，故传统认为放线菌是细菌和真菌之间的过渡形式，但实际是放线菌在菌体结构、化学组成、药物敏感性等更符合原核细胞型微生物特性：①无核膜与核仁，胞质内无线粒体、内质网等细胞器，核糖体为70S；②细胞壁主要成分为肽聚糖与磷壁酸构成，并含二氨基庚二酸；③对溶菌酶与抗生素敏感，而对抗真菌药物不敏感。

放线菌广泛分布于自然界，尤其是富含有机质的土壤中。该菌以分裂方式繁殖，易于人工培养，是抗生素的主要生产菌，目前广泛使用的抗生素70%~80%来源于放线菌，如红霉素、链霉素、卡那霉素。此外，放线菌还可生产氨基酸、维生素、酶制剂等药物。放线菌为人体正常菌群，可引起放线菌病（actinomycosis），为内源性感染。

诺卡菌（nocardia）为腐物寄生菌，存在于土壤中，可引起诺卡菌病（nocardiosis）、足分枝菌病（mycetoma）等，为外源性感染。放线菌属与诺卡菌属主要特征的比较见表（表21-1）。

表21-1 放线菌属与诺卡菌属主要特征的比较

| 特征 | 放线菌属 | 诺卡菌属 |
| --- | --- | --- |
| 代表菌种 | 衣氏放线菌、牛型放线菌 | 星形诺卡菌、巴西诺卡菌 |
| 菌丝 | 末端膨大呈棒状，无气生菌丝 | 末端不膨大，产生气生菌丝 |
| 分枝菌酸 | 无 | 有 |
| 培养特性 | 营养要求较高，厌氧或微需氧，20~25℃不生长 | 营养要求不高，专性需氧，20~25℃生长 |
| 分布 | 自然环境、人体正常菌群 | 土壤等自然环境 |
| 感染性 | 内源性感染 | 外源性感染 |
| 病灶中菌落颜色 | 黄色 | 黄、红、黑等颜色 |

# 第一节 放线菌属

放线菌属在自然界中广泛分布，正常寄居在人与动物口腔、上呼吸道、胃肠道和泌尿生殖道等与外界相通的腔道中增。对人类致病放线菌的主要有以下5种：衣氏放线菌（A. israelii）、牛型放线菌（A. bovis）、内氏放线菌（A. naeslundii）、龋齿放线菌（A. odontolyticus）与黏液放线菌（A. viscous）。其中致病性较强的为衣氏放线菌，也是引起感染最常见的致病株。牛型放线菌主要引起牛（或猪）的放线菌病。放线菌主要引起内源性感染，一般不在人-人之间及人-动物间传播。

## 一、生物学性状

放线菌为革兰氏阳性非抗酸性丝状菌，菌丝细长无隔，常形成分枝，直径0.5~0.8 μm，末端膨大，可断裂成链球或链杆状，形态与类白喉杆菌相似；无气生菌丝；无芽孢、无鞭毛、无菌毛。

放线菌培养较困难，生长缓慢，厌氧或微需氧，最适生长温度35~37℃，初次分离时加5% $CO_2$ 可促进其生长；在血琼脂平板上培养4~6天可长出灰白或淡黄色、粗糙的小圆形菌落（<1 mm），不溶血，显微镜下可见菌落呈蛛网状；在葡萄糖肉汤中培养3~6天，培养基底部可见灰白色球形小颗粒状沉淀物；在脑心浸液琼脂平板上培养4~6天可见白色、表面粗糙的"白齿状"大菌落；在患者病灶组织和瘘管流出的脓汁中，可找到肉眼可见的黄色硫磺样小颗粒，称为硫磺样颗粒（sulfur granule），是放线菌在感染组织中形成的菌落。将硫磺样颗粒制成压片或组织切片，在显微镜下可见核心部分由分枝的菌丝交织组成，周围部分菌丝排列成放射状，菌丝末端膨大成棒状，形似菊花状（图21-1）。放线菌经革兰氏染色，中央部位的菌丝为阳性，四周菌丝末端膨大部分为阴性；经苏木精伊红染色，中央部为紫色，末端膨大呈红色。放线菌发酵葡萄糖、乳糖、蔗糖与甘露醇，产酸不产气；吲哚试验与过氧化氢酶试验阴性。衣氏放线菌能还原硝酸盐，分解木糖，不水解淀粉，借此与牛型放线菌相区别。

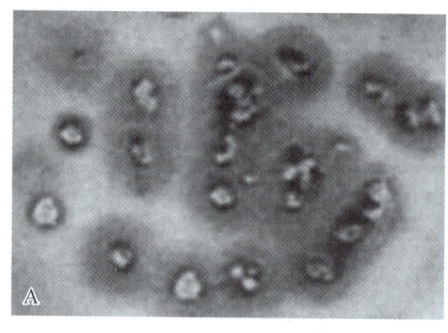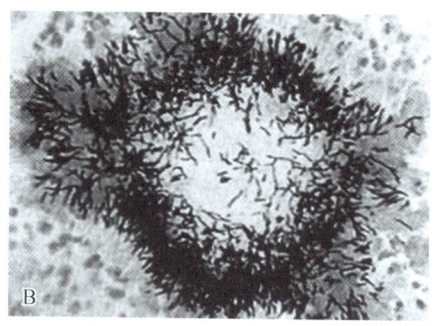

图21-1 硫磺样颗粒压片镜检（革兰氏染色，×1000）

## 二、致病性与免疫性

放线菌是人体正常菌群，一般情况下不致病，但当机体抵抗力降低、口腔卫生不良、拔牙或外伤时，尤其同时伴有需氧菌感染而利于厌氧性放线菌生长时，该菌可引起内源性感染，导致软组织化脓性炎症。放线菌病的基本病变是慢性化脓性炎症，无痛，病理特征为多发性脓肿、瘘管形成、肉芽组织增生与纤维性变。病原菌入侵后，在组织内最先引起白细胞浸润，形成多发性小脓肿，互相融合，部分脓肿间形成窦道，在脓液与窦道分泌物中可见到硫磺样颗粒。病变晚期，慢性肉芽组织增生，病变邻近组织纤维性变，脓肿周围为急性或慢性炎性肉芽组织，部分纤维化形成瘢痕。放线菌可分泌蛋白酶溶解、破坏邻近组织，因此病灶类似恶性肿瘤呈局部蔓延性生长，且不受解剖学屏障限制。放线菌病可发生在任何年龄，但以中年发病较多，男性多于女性。此病起病隐匿，可累及多器官，临床表现复杂多样，症状缺乏特异性，极易误诊。放线菌病按受累部位可分为以下临床类型：面颈型、腹盆型、胸型、皮肤型、脑型与其他组织型放线菌病。

（1）面颈型放线菌病：约占60%病例，为最常见的放线菌病。患者大多近期有口腔炎、拔牙史或下颌骨骨折史。该病临床表现与恶性肿瘤、肉芽肿性疾病十分相似，患者后颈、面部肿胀，不断长出新结节，多发性脓肿和瘘管形成。放线菌可沿导管进入唾液腺与泪腺，或直接蔓延至眼眶与其他部位。若累及颅骨可引起脑膜炎与脑脓肿。

（2）腹盆型放线菌病：约占20%病例，患者常由吞咽含放线菌的唾液或腹壁外伤或阑尾穿孔引起。病程进展缓慢，最常见临床表现为腹部肿块、腹痛、腹泻、便血与排便困难。此型易被误诊为恶性肿瘤如结肠癌，术前很难确诊，术后切面可见多个散在硫磺样颗粒。盆腔感染多继发于腹部感染。

（3）胸型放线菌病：约占15%病例，患者常有吸入史。病原菌多侵犯肺门或肺底，呈急性或慢性感染。临床表现以咳嗽、脓痰、咯血、胸痛及发热多见。此型易被误诊为肺结核、肺肿瘤或肺部真菌感染。病原菌累及胸膜可致胸膜炎，也可波及心包致心包炎等。

（4）原发性皮肤型放线菌病：常由外伤或昆虫叮咬引起，先出现皮下结节，结节软化破溃形成窦道，可向四周扩展，呈卫星状；破溃后形成瘘管，脓液中可见硫磺样颗粒；亦可侵入深部组织，局部可纤维化、瘢痕形成。

（5）脑型放线菌病：常继发于其他病灶，通常分为局限型与弥漫型两类。局限型表现为厚壁脓肿及肉芽肿等，引起颅压升高。弥漫型表现为单纯脑膜炎或脑脓肿，也可呈现硬膜外脓肿等。

放线菌还和龋齿与牙周炎有关，内氏放线菌与黏液放线菌能产生一种黏性很强的多糖物质6-去氧太洛糖，使口腔中的放线菌与其他细菌黏附在牙釉质上形成菌斑。由于细菌对食物中糖类的分解产酸腐蚀釉质，形成龋齿，其他细菌可进一步引起齿龈炎与牙周炎。

放线菌病患者血清中可检测到多种抗体，但抗体无免疫保护作用，也无诊断价值。机体对放线菌的免疫以细胞免疫为主。

## 三、微生物学检查法

放线菌最主要与简单的微生物学检查方法是从脓汁或痰液中寻找硫磺样颗粒。将可疑颗粒制成压片，革兰氏染色，在显微镜下检查是否有放射状排列的菊花状菌丝；也可取颗粒进行苏木精伊红染色。必要时将标本接种于不含抗生素的沙氏（Sabouraud）培养基及血平板上做厌氧培养。放线菌生长缓慢，常需观察2周以上。定期检查菌落生长情况并涂片染色观察。

## 四、防治原则

放线菌病无特异预防方法。应注意口腔卫生、及时治疗牙病与牙周病。患者的脓肿与瘘管应进行外科清创处理。放线菌对多种抗生素敏感，其中以青霉素为首选。此外，克林达霉素、红霉素与林可霉素等均可用于治疗放线菌病。

## 第二节 诺卡菌属

诺卡菌属广泛分布于土壤，不属于人体正常菌群，可引起外源性感染。对人类致病的诺卡菌主要有以下5种：星形诺卡菌（*N. asteroides*）、巴西诺卡菌（*N. brasiliensis*）、豚鼠诺卡菌（*N. caviae*）、鼻疽诺卡菌（*N. farcinica*）与南非诺卡菌（*N. transvalensis*），其中星形诺卡菌致病力最强，在我国最为常见。

### 一、生物学性状

诺卡菌形态与放线菌相似，革兰氏阳性，但菌丝末端不膨大。部分诺卡菌抗酸染色阳性，但仅用1%盐酸酒精，延长脱色时间则变为阴性，据此可与结核分枝杆菌相区别。诺卡菌属为严格需氧菌，能形成气生菌丝。营养要求不高，在普通培养基上于室温或37℃均可生长，但繁殖速度慢，一般需1周以上始见菌落。菌落可呈干燥或蜡样，颜色黄、白不等。诺卡菌在液体培养基中形成菌膜，浮于液面，液体澄清。

### 二、致病性与免疫性

诺卡菌病不常见，但分布于世界各地，各年龄组均可发病，但以中年以后为多见，男性约为女性的2倍，特别易发生于细胞免疫缺陷患者（如白血病或艾滋病患者）及器官移植应用免疫抑制剂治疗的患者。诺卡菌寄生于土壤腐物中，可在空气中形成菌丝体，人吸入菌丝片段是主要感染途径，亦可经破损皮肤或消化道进入人体引起感染。诺卡菌可侵袭皮肤与内脏，发生局部与全身化脓感染，引起多种临床表现，肺是最常见的受侵犯器官，肺诺卡菌病与系统性诺卡菌病约占全部诺卡菌病的85%。

（1）肺部感染：星形诺卡菌常侵入肺部，主要引起肺部的化脓性炎症与坏死。表现为小叶性或大叶性肺炎，以后趋向于慢性病程，可类似肺结核。开始表现为干咳、无痰，继而产生黏脓性痰，也可在痰中带血；若有空洞形成，可有大量咯血；常伴有发热、盗汗、胸痛、消瘦、全身不适，体温为38～40℃。病变累及胸膜时可发生胸膜增厚、胸腔积液或脓胸，窦道可以穿透胸壁，也可以伸展到整个腹腔内脏，继而引起血源播散。胸部X线表现多种多样，无特异性，如肺段或肺叶浸润性病变、厚壁空洞、坏死性肺炎、大叶性肺炎、单发或多发性肺脓肿、孤立性或多发性结节、胸腔积液、支气管胸膜瘘，亦可表现为肺内粟粒性阴影，但较少见。

（2）脑部感染：1/3患者中枢神经系统可受侵袭，多由肺部病灶迁徙而来，少数亦可为原发性。病菌可侵袭脑膜引起脑膜炎，侵袭脑实质形成多发性脓肿，亦可以相互融合成大的脓肿。患者出现脑膜刺激症状或脑占位性病变，可有头痛、头晕、恶心、呕吐、不规则发热、乏力、抽搐、麻木、偏瘫、颈项强直、视力障碍、神志不清、瘀血、外周血白细胞计数增高等表现。

（3）播散性感染：播散性诺卡菌病常由肺部病变开始血行播散到全身。脑、肾是常见受累部位，同时可发生心内膜炎、心肌炎与心包炎。肝、脾、胃肠、淋巴结及肋骨、股骨、椎骨、骨盆与关节亦可受累。

（4）皮肤感染：皮肤诺卡菌病常由植物损伤皮肤后引起病原菌侵入而发病，亦可由肺部病变扩展而来。可呈链状排列的皮下结节群出现于臂部，表现为孢子丝菌病样诺卡菌病，也可表现为脓肿及慢性瘘管或疣状损害，类似皮肤结核，部分患者可发生广泛的水疱性皮疹、坏疽性皮肤诺卡菌病，表现开始为疼痛的皮下结节，表面皮肤潮红，以后迅速扩展并溃破，溃疡边缘不规则，并向内陷入，溃疡表面有黏滞的黄白色脓液。巴西诺卡菌可侵入皮下组织引起慢性化脓性肉芽肿，很少播散，表现为肿胀、脓肿与多发性瘘管，好发于足和腿部，称为足分枝菌病。

机体对诺卡菌的免疫以细胞免疫为主。

## 三、微生物学检查法

采集诺卡菌病患者脓液、痰液标本，做脓液、痰液涂片与压片检查，可见革兰氏阳性与部分抗酸性分枝菌丝。若见散在的抗酸性杆菌，应与结核分枝杆菌相区别。因星形诺卡菌在45℃时生长，故温度有初步鉴别意义。分离培养可用沙保培养基或脑心浸液琼脂平板。分离菌株进一步做生化反应鉴定。需注意诺卡菌入侵肺部后由于在巨噬细胞等作用下可使之变为L型，在常规培养阴性时，应做L型细菌培养。

## 四、防治原则

诺卡菌感染无特异预防方法。局部脓肿和瘘管治疗主要为手术清创，切除坏死组织。治疗药物可用磺胺类、四环素类或阿米卡星，一般治疗时间不少于6周。

### 思 考 题

1. 放线菌属有哪些致病特点？
2. 放线菌病有哪些主要临床类型和临床表现？
3. 放线菌属和诺卡菌属的主要生物学特性有何异同点？
4. 患者，男，46岁，HIV感染者，出现咳嗽、胸痛、低热1个多月，体重减轻，咳脓痰。取痰液标本培养查见黑色颗粒状菌落，抗酸染色呈弱阳性，胸部X线见肺叶呈浸润性病变，厚壁空洞，胸腔有少量积液。引起该病的病原体是什么？诊断时需注意与哪种疾病相鉴别？

（佘俊萍）

# 第二十二章 支原体

支原体（mycoplasma）是一类缺乏细胞壁，呈高度多形性，可通过除菌滤器，能在无生命的培养基中生长繁殖的最小原核细胞型微生物，由于能形成有分枝的长丝而得名。

支原体在自然界中广泛分布，种类繁多，在原核生物界下独立为支原体门（Mycoplasmatota），与医学关系密切的是其下柔膜体纲支原体目支原体科（Mycoplasmataceae）的支原体属（Mycoplasma）和脲原体属（Ureaplasma）。致病性支原体主要有肺炎支原体（M. pneumoniae）、人型支原体（M. hominis）、生殖支原体（M. genitalium）、嗜精子支原体（M. spermatophilum），机会致病性支原体主要有穿透支原体（M. penetrans）、发酵支原体（M. fermentans）、梨支原体（M. pirum）。致病性脲原体主要有解脲脲原体（U. urealyticum）和微小脲原体（U. parvum）等（表22-1）。

表22-1 人类主要致病性支原体的异同点

| 支原体 | 感染途径 | 所致疾病 | 生化反应 | | |
|---|---|---|---|---|---|
| | | | 葡萄糖 | 尿素 | 精氨酸 |
| 肺炎支原体 | 呼吸道 | 上呼吸道感染、原发性非典型性肺炎、支气管肺炎、肺外症状（皮疹、心血管、神经系统症状） | + | − | − |
| 人型支原体 | 呼吸道、泌尿生殖道 | 男性：附睾炎<br>女性：盆腔炎、慢性羊膜炎、产褥热<br>新生儿：肺炎、脑炎、脑脓肿 | − | − | + |
| 生殖支原体 | 泌尿生殖道 | 男性：不育、生殖器炎症<br>女性：尿道炎、宫颈炎、子宫内膜炎、盆腔炎 | + | − | − |
| 穿透支原体 | 泌尿生殖道 | 协同HIV致病 | + | − | + |
| 发酵支原体 | 呼吸道、泌尿生殖道 | 呼吸道疾病、关节炎、泌尿生殖道感染 | + | − | + |
| 解脲脲原体 | 泌尿生殖道 | 泌尿生殖道感染、尿路结石 | − | + | − |

**1. 形态与结构** 支原体没有细胞壁，高度多形性，主要为球形、双球形和丝状，也可呈环状、星状和哑铃状等（图22-1）；大小一般在0.3～0.5 μm，加压下可通过一般除菌滤器；革兰氏染色阴性，但不易着色，吉姆萨染色呈淡紫色。支原体细胞膜中胆固醇含量较多，约占总脂质的36%，凡能作用于胆固醇的物质，如皂素、两性霉素B等均能破坏支原体的细胞膜而导致其死亡。支原体的基因组为环状双链DNA，大小为600～2200 kb。有些支原体具有特殊的顶端结构，有助于黏附到宿主细胞表面，与其致病性有关。

**2. 培养特性**　支原体对营养要求较高，培养基一般添加 10% ~ 20% 的动物血清（提供胆固醇和长链脂肪酸）及 10% 新鲜酵母菌浸液、组织浸液、核酸提取物、辅酶等物质才能生长。支原体对 pH 要求较严格，多数支原体最适宜的 pH 为 7.6 ~ 8.0，但解脲脲原体的最适 pH 为 5.5 ~ 6.5。大多数支原体兼性厌氧，在 37℃ 5% $CO_2$ 的微氧环境下生长最佳。

支原体繁殖方式多样，包括二分裂、出芽或分枝等。支原体生长较缓慢，3 ~ 4 小时繁殖一代，在固体培养基上培养 2 ~ 10 天后形成特殊的油煎蛋样菌落，直径 10 ~ 600 μm，中心较厚，向下深入培养基，菌落周边为一层较薄而透明的颗粒区（图 22-2）。

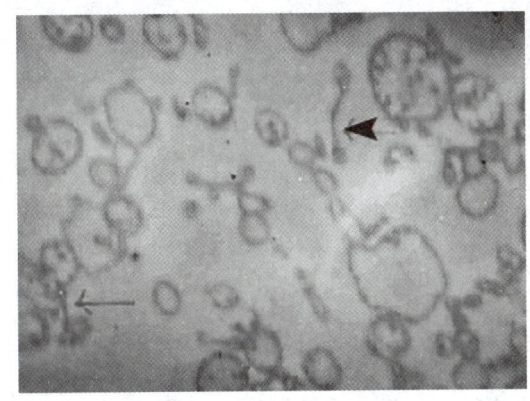
图 22-1　支原体的多形态性

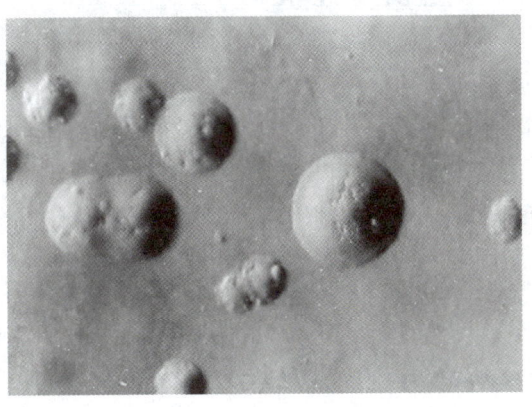
图 22-2　支原体的油煎蛋样菌落

**3. 抗原结构**　支原体细胞膜糖脂和蛋白质组成了特有的抗原结构，菌种之间交叉较少，在鉴定支原体时有重要意义。用补体结合试验可检测糖脂类抗原，用 ELISA 试验可检测蛋白质类抗原，还可通过用血清抗体所建立的生长抑制试验（growth inhibition test，GIT）和代谢抑制试验（metabolic inhibition test，MIT）来鉴定支原体。GIT 的操作与药敏试验的纸片扩散法相似，将含有定量特异性抗血清的滤纸片贴在已接种了支原体的琼脂平板表面，如果滤纸片周围形成抑菌圈，则两者相对应。MIT 是在含抗血清和酚红的葡萄糖培养基上接种支原体，若支原体与抗体相对应，则支原体的生长和代谢受到抑制，酚红不改变颜色。GIT 和 MIT 还可用于支原体分型。

**4. 抵抗力**　抵抗力比细菌弱，对加热及一般的化学消毒剂敏感。支原体对干扰蛋白质合成的多西环素等四环素类、阿奇霉素等大环内酯类和作用于 DNA 回旋酶的左氧氟沙星等喹诺酮类药物敏感，而对干扰细胞壁合成的青霉素、头孢菌素等 β-内酰胺类药物不敏感。

**5. 支原体与 L 型细菌的区别**　支原体和 L 型细菌均无肽聚糖，两者在生物学性状、致病性等方面具有某些共同特征，但也有一些差异。其主要的差别在于 L 型细菌除去相关诱导因素后，可以回复为原来的细菌，而支原体是一类独立的微生物，其细胞壁结构特点与环境因素的诱导无关，故须将两者严格区别（表 22-2）。

表 22-2　支原体与 L 型细菌比较

| 性状 | 支原体 | L 型细菌 |
| --- | --- | --- |
| 细胞壁 | 无 | 无 |
| 通过滤菌器 | 能 | 能 |
| 青霉素的敏感性 | 不敏感 | 不敏感 |
| 来源 | 自然界、人与动植物体内 | 细菌在一定理化生物因素诱导下形成 |
| 遗传性差异 | 无编码细胞壁的基因 | 与原菌相同，除诱导因素，可能回复为原菌 |
| 培养条件 | 含胆固醇培养基 | 需高渗加血清培养 |

## 第一节 支原体属

支原体属有 75 个菌种，其中在人体中分离到的支原体至少有 16 种，对人致病的主要有肺炎支原体、人型支原体、生殖支原体、穿透支原体、发酵支原体等。

### 一、生物学性状

肺炎支原体大小为 0.2～0.3 μm，呈球形、球杆状、棒状、丝状或颗粒状等多种形态；二分裂方式繁殖，生长缓慢，3～4 小时分裂一代，绝对需氧（其他支原体为兼性厌氧菌），在含血清、胆固醇及酵母菌浸膏的培养基上培养 10 天左右形成"油煎蛋"样菌落；抵抗力较细菌弱，对常用消毒剂敏感，但对醋酸铊、结晶紫的抵抗力较细菌强，对干扰蛋白质合成及作用于胆固醇的抗菌药敏感。

### 二、致病性与免疫性

肺炎支原体的致病不仅与其黏附、代谢产物和酶类的直接毒性作用有关，也与引起迟发型超敏反应有关。肺炎支原体顶端的表面黏附蛋白，包括 P1 表面蛋白（170 kDa）和 P30 蛋白（32 kDa），能助其牢固地黏附于呼吸道上皮细胞表面的神经氨酸酶受体上。定植的肺炎支原体可释放出过氧化氢、核酸酶等代谢产物，溶解红细胞，使上皮细胞肿胀、坏死、脱落，微绒毛结构变形、运动变慢、停止摆动乃至脱落消失，同时出现淋巴细胞、单核细胞的浸润，脓性黏液渗出，细支气管壁肥厚、管腔变小等，影响肺组织的清除功能，造成长期持久咳嗽。肺炎支原体的脂质、多糖抗原与人体组织细胞膜有共同抗原，可引起肺内和肺外多种病变。肺炎支原体具有超抗原成分，可刺激炎症细胞在感染局部释放大量 TNF-α、IL-1 和 IL-6 等细胞因子，引起组织损伤。

肺炎支原体主要经飞沫传播，传染源为患者或带菌者，是急性呼吸道感染的常见病原体之一，引起的支原体肺炎（mycoplasma pneumonia）占非细菌性肺炎的 50% 左右。支原体肺炎的病理变化以间质性肺炎为主，故又称为原发性非典型肺炎（primary atypical pneumonia）。与肺炎链球菌引起的大叶性肺炎不同，支原体肺炎的临床表现和胸部 X 线所见与病毒性肺炎类似。肺炎支原体感染在世界各地均有发生，常在密集人群中小规模流行；一年中都有散发流行，大多数发生于秋冬季；发病以 5～15 岁的儿童及青少年多见；潜伏期为 2～3 周，首先引起上呼吸道感染，然后下行引起气管炎、支气管炎、毛细支气管炎和肺炎，感染后症状轻重不一，可表现为头痛、发热、咳嗽、咽喉痛等呼吸道症状，可同时或相继引起肺外器官或组织病变，如心血管症状（心肌炎、心包炎）、神经症状（脑膜炎、脑炎）、消化道症状（食欲不佳、恶心、呕吐等）和皮疹等。支原体肺炎起病缓和，咳嗽剧烈而持久，病程长（肺部 X 线改变一般持续 4～6 周）。患者不用抗生素大多可自愈，但使用多西环素、红霉素等抗生素后可缩短病程，减少并发症的发生。

机体感染肺炎支原体后，血清中可检出多种抗肺炎支原体的特异性抗体，呼吸道 sIgA 对再感染有较强的保护作用，但仍可再感染；体液免疫保护作用不完全。肺炎支原体感染后会引发 IgE 介导的 I 型超敏反应，可导致哮喘急性发作。

## 三、微生物学检查法

**1. 分离培养**　取可疑患者的痰或咽拭子，接种至含有血清和酵母菌浸膏的培养基中，加青霉素、醋酸铊抑制杂菌生长。初分离培养时生长缓慢，需要观察较长时间。长出的菌落无明显边缘。多次传代后生长加快，菌落成典型"油煎蛋样"。可经形态染色、免疫荧光技术、血细胞吸附试验、生化反应及 GIT 和 MIT 进行鉴定。由于肺炎支原体培养需要特殊条件且生长缓慢，难用于临床诊断。

**2. 血清学检查**　某些患者血清中可诱发一种非特异冷凝集素，临床上常用于辅助诊断支原体感染，称为冷凝集试验，即用患者血清与人 O 型红细胞或自身红细胞混合，4℃过夜可发生凝集现象，37℃时凝集又分开，为冷凝集试验阳性。仅 50% 左右的患者出现阳性。此反应为非特异性，呼吸道合胞病毒、腮腺炎病毒、流感病毒等感染患者也可出现冷凝集现象。

**3. 快速诊断**　①检查蛋白抗原：早期诊断有赖于寻找抗原。应用单克隆抗体通过 ELISA 试验从患者痰、鼻洗液或支气管洗液中检测 P30 或 P1 表面蛋白。②检查核酸：通过 PCR 技术从患者痰中检测肺炎支原体 16S rRNA 或 P1 表面蛋白基因。

## 四、防治原则

肺炎支原体灭活或减毒活疫苗的应用效果不理想，尚无商品化的疫苗。肺炎支原体无细胞壁，对青霉素类、头孢菌素类抗生素不敏感，对新型四环素类、大环内酯类和喹诺酮类药物敏感。

## 第二节　脲原体属

脲原体属有 10 个菌种，其中解脲脲原体与人类泌尿生殖道感染有密切关系。1954 年首次从非淋菌性尿道炎患者的尿道分泌物中分离到 T 株支原体（tiny colony mycoplasma），或称微小株支原体。1974 年根据其有脲酶，能分解尿素的特性，而命名为解脲脲原体，又称溶脲脲原体，是人类泌尿生殖道的常见寄生菌之一，在特定环境下可致病。近年来，解脲脲原体所致泌尿生殖道感染日益受到重视，现已被列为性传播疾病（STD）的病原体。

## 一、生物学性状

解脲脲原体呈球形或球杆状，直径 0.05～0.3 μm，单个或成双排列；因菌株、菌龄和检查方法不同可呈各种形态，吉姆萨染色呈淡紫色；无动力、微需氧；营养要求较高，人工培养需提供胆固醇和酵母菌浸液，37℃生长良好，最适 pH 为 5.5～6.5；在固体培养基上，置含 95% $N_2$ 和 5% $CO_2$ 气体环境下培养 2 天，可形成直径为 15～30 μm 呈颗粒状或具有较窄周边的微小油煎蛋状菌落；能分解尿素产氨，使培养基 pH 升高，引起培养基颜色变红，但培养基不出现浑浊；不分解糖类和精氨酸，对多西环素、红霉素等敏感；对热抵抗力差，低温或冷冻干燥可长期保存。

解脲脲原体有 14 个血清型，在所致疾病中以第 4 型最为常见。根据解脲脲原体膜蛋白抗原的特点及其与血清型的关系，又把解脲脲原体分为 A 和 B 两个生物型。A 型包括 2、4、5、7、8、9、10、11、12 和 13 血清型，均含有 17 kDa 及 16 kDa 多肽。B 型包括 1、3、6 和 14 血清型，仅含有 17 kDa 多肽。

## 二、致病性与免疫性

解脲脲原体的致病机制目前尚不十分清楚，可能与其侵袭性酶和毒性产物有关。①磷脂酶：解脲脲原体可产生磷脂酶分解细胞膜中的卵磷脂，从细胞膜获得脂质和胆固醇作为养料，影响宿主细胞生物合成，引起细胞的损伤；②尿素酶：解脲脲原体在宿主细胞胞质中能分解尿素产生氨，对细胞有毒性作用；③ IgA 蛋白酶：各种血清型解脲脲原体都能产生 IgA 蛋白酶，破坏泌尿生殖道黏膜表面的 sIgA，有利于其黏附于泌尿生殖道黏膜表面而致病。解脲脲原体有黏附精子作用，阻碍精子的运动；产生的神经氨酸酶样物质可干扰精子和卵子的结合，且与人精子膜蛋白有共同抗原，对精子可造成免疫损伤而致不育。

解脲脲原体为机会致病菌，传染源为患者或带菌者，主要经性接触传播。解脲脲原体感染机体后大多不侵入血液，表现为泌尿生殖道的表面感染，引起非淋菌性尿道炎（nongonococcal urethritis，NGU）、前列腺炎、附睾炎、阴道炎、盆腔炎等；亦可经胎盘感染胎儿或分娩时经产道感染新生儿，引起流产、早产、死产和新生儿呼吸道感染。

解脲脲原体感染后，机体产生 IgM、IgG 和 sIgA，其中 sIgA 对防止再次感染有重要作用。

  临床联系

**解脲脲原体感染与新生儿疾病**

解脲脲原体属于机会性致病菌，广泛定植于育龄期女性生殖道，可通过垂直传播造成胎儿感染。新生儿解脲脲原体感染后可引起多系统损害，如肺炎、支气管肺发育不良、坏死性小肠结肠炎、颅内出血、脑膜炎及早产儿视网膜病。

## 三、微生物学检查法

解脲脲原体的实验室诊断主要包括分离培养、抗原或核酸成分的检测。应注意采集新鲜标本（包括精液、前列腺液、阴道分泌物、尿液等）并立即接种；若不能立即接种，应将标本放于 4℃冰箱保存，并在 12 小时内接种。

分离培养可用含尿素、酚红的血清支原体肉汤培养基，加青霉素以抑制杂菌生长。因解脲脲原体可分解尿素产氨，使酚红由橘黄色变为红色，而培养液仍然澄清，则为阳性。在固体培养基上用低倍镜观察，可见微小的油煎蛋样或颗粒样菌落生长。免疫斑点试验或 ELISA 法可用于检测解脲脲原体抗原或鉴定其培养物。还可采用 PCR 检测待检标本中的尿素酶基因或 16S rRNA 基因等。

### 四、防治原则

目前尚无针对解脲脲原体的预防性疫苗。应加强宣传教育，预防性传播疾病。患者可选用红霉素、多西环素等治疗，但有耐药菌株。

---

**思 考 题**

1. 简述支原体与 L 型细菌有哪些相似的生物学特性？有哪些主要区别？
2. 对人致病的支原体种类有哪些？试述其致病性。
3. 某患者被检测出解脲脲原体阳性，其配偶是否需要检查？为什么？

（程红兵）

# 第二十三章 立克次体

立克次体（rickettsia）是一类以节肢动物为传播媒介、专性活细胞内寄生的原核细胞型微生物，是引起斑疹伤寒、恙虫病等传染病的病原体。1907年美国病理学家立克次（Howard Taylor Ricketts）首次从斑点热患者中发现了一种独特的病原体，1910年他在研究时因感染而去世，故将这类微生物命名为立克次体。

立克次体有以下共同特点：①革兰氏染色阴性，形态多样，多为球杆状或球形（图23-1）；②含有DNA和RNA两类核酸；③专性活细胞内寄生，以二分裂方式繁殖；④吸血节肢动物为传播媒介，或同时为储存宿主；⑤大多是人兽共患病的病原体；⑥对多种抗生素敏感。

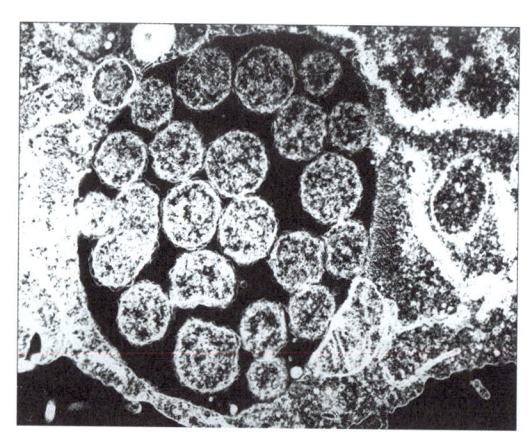

图23-1 立克次体的形态
在吞噬细胞胞质空泡内的鼠埃里希体
（×16 000）

对人类致病的立克次体主要是：①立克次体科（Rickettsiaceae）的立克次体属（Rickettsia）、东方体属（Orientia）；②无形体科（Anaplasmataceae）的无形体属（Anaplasma）、埃里希体属（Ehrlichia）、新立克次体属（Neorickettsia）。根据系统发育的特点和脂多糖抗原的不同，可将立克次体属分为斑疹伤寒群（typhus group）、斑点热群（spotted fever group）和贝氏立克次体群（belli group）。常见立克次体的分类、所致疾病和流行环节见表23-1。

表23-1 常见立克次体的分类、所致疾病和流行环节

| 属 | 群 | 种 | 所致疾病 | 传播媒介 | 储存宿主 |
| --- | --- | --- | --- | --- | --- |
| 立克次体属 | 斑疹伤寒群 | 普氏立克次体 | 流行性斑疹伤寒 | 人虱 | 人 |
| | | 斑疹伤寒立克次体 | 地方性斑疹伤寒 | 鼠蚤、鼠虱 | 啮齿类 |
| | 斑点热群 | 立氏立克次体 | 落矶山斑点热 | 蜱 | 啮齿类、犬 |
| | | 澳大利亚立克次体 | 昆士兰蜱热 | 蜱 | 啮齿类 |
| | | 康诺尔立克次体 | 地中海斑点热 | 蜱 | 啮齿类、犬 |
| 东方体属 | | 恙虫病东方体 | 恙虫病 | 恙螨 | 啮齿类 |
| 无形体属 | | 嗜吞噬细胞无形体 | 人粒细胞无形体病 | 蜱 | 啮齿类、鹿、牛、羊 |
| 埃里希体属 | | 查菲埃里希体 | 人单核细胞埃里希体病 | 蜱 | 啮齿类、犬、鹿 |

## 第一节 立克次体属

立克次体属主要包括引起流行性斑疹伤寒（epidemic typhus）的普氏立克次体（*R. prowazekii*）、引起地方性斑疹伤寒（endemic typhus）的斑疹伤寒立克次体（*R. typhi*）及引起斑点热的立氏立克次体（*R. rickettsii*）等。斑疹伤寒立克次体也被称为莫氏立克次体（*R. mooseri*）。

### 一、生物学性状

**1. 形态与染色** 立克次体为多形性球杆菌，细胞大小为 0.3～0.5 μm×1.0～2.0 μm；革兰氏染色阴性，但着色不明显；常用吉姆萨染色或 Gimenez 染色。

**2. 结构与组成** 立克次体的结构与革兰氏阴性菌相似，细胞壁包括脂多糖、肽聚糖和表面蛋白，脂多糖有内毒素样作用。细胞膜为脂质双分子层，含大量磷脂和多种蛋白。细胞质内有由 30S 和 50S 亚单位组成的核糖体；核质为双链 DNA，基因组大小为 1100～1500 kb，无核仁和核膜。

**3. 培养特性** 立克次体为专性活细胞内寄生，以二分裂方式繁殖，繁殖一代需要 6～10 小时。立克次体的培养方法有动物接种、鸡胚接种和细胞培养。其中，细胞培养是目前最常用的方法。我国学者在 1934 年首先应用鸡胚成功培养出立克次体。立克次体在感染的宿主细胞内排列不规则，在细胞内分布的位置因种而异，例如，普氏立克次体在细胞质内分散存在，立氏立克次体在细胞质内和核内均有分布。

**4. 抗原结构** 立克次体有两类抗原：一类为耐热的群特异性脂多糖抗原；另一类为种特异性抗原，主要由外膜蛋白构成，不耐热。立克次体属和东方体属与变形杆菌一些菌株有共同抗原成分，由于变形杆菌抗原易于制备，因此临床微生物学检查中用变形杆菌 $OX_{19}$、$OX_2$ 和 $OX_k$ 菌株的菌体抗原代替立克次体抗原，与患者血清进行定量凝集反应，检测患者血清中相应抗体，此交叉凝集试验称为外 - 斐试验（Weil-Felix test），可辅助诊断斑疹伤寒和恙虫病（表 23-2）。

表 23-2 主要立克次体与变形杆菌菌株抗原交叉现象

| 立克次体 | 变形杆菌菌株 | | |
|---|---|---|---|
|  | $OX_{19}$ | $OX_2$ | $OX_K$ |
| 普氏立克次体 | +++ | + | - |
| 斑疹伤寒立克次体 | +++ | + | - |
| 恙虫病东方体 | - | - | +++ |

注：+ 为凝集反应阳性；- 为凝集反应阴性

### 二、致病性与免疫性

**1. 流行环节** 立克次体主要通过节肢动物如人虱、鼠蚤、蜱或螨等的叮咬而传播。普氏立克次体是流行性斑疹伤寒（又称虱传斑疹伤寒）的病原体，患者是唯一传染源，人虱是传播媒介，以体虱为主，头虱次之，传播方式为虱 - 人 - 虱（图 23-2A）。虱叮咬患者后，立克次体进入虱肠管上皮细胞内繁殖。当受染虱叮咬健康人时，立克次体随粪便排泄于皮肤上，进而可从搔抓的皮肤破损处侵入人体内。立克次体在干虱粪中能保持感染性达 2 个月左右，偶可随尘埃经呼吸道、口腔或眼结膜侵入人体。

斑疹伤寒立克次体是地方性斑疹伤寒（又称鼠型斑疹伤寒）的病原体，鼠是主要储存宿主，传播媒介主要为鼠蚤或鼠虱，感染的自然周期是鼠-蚤-鼠。鼠蚤叮咬人血时，可将立克次体传染给人（图 23-2B）。带有立克次体的干燥蚤粪亦可能经口、鼻、眼结膜进入人体而致病。

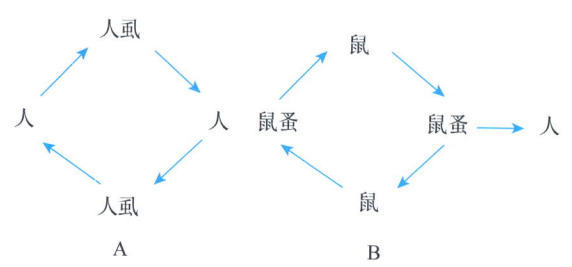

图 23-2　斑疹伤寒的传播方式
A. 流行性斑疹伤寒的传播方式；B. 地方性斑疹伤寒的传播方式

**2. 致病机制**　立克次体的致病物质主要为脂多糖和磷脂酶 A。脂多糖可刺激单核吞噬细胞产生 IL-1 和 TNF-α，导致机体发热，损伤血管内皮细胞，致微循环障碍和中毒性休克。磷脂酶 A 能溶解宿主细胞膜或细胞内吞噬体膜，利于立克次体穿入宿主细胞并在其中生长繁殖。立克次体的微荚膜黏液层有助于其黏附到宿主细胞表面并具有抗吞噬作用，增强其对易感细胞的侵袭力。

立克次体侵入机体后，先在局部淋巴组织或小血管内皮细胞中增殖，引起细胞破裂，立克次体入血引起立克次体血症，侵袭全身小血管内皮细胞，引起内皮细胞肿胀、血管壁坏死和血管通透性增高，导致血浆渗出，血容量降低以及凝血机制障碍等。病原体死亡后，释放大量毒素可引起全身中毒症状。基本病理改变为血管内皮细胞增生、血管壁坏死以及血栓形成等。严重者伴有全身实质性脏器的血管周围广泛性病变，常见于皮肤、心脏、肺和脑。

机体感染立克次体后，体内可形成抗原抗体复合物，进而加重病理变化及临床症状，严重者可因心、肾衰竭而死亡。

**3. 所致疾病**　由立克次体引起的疾病统称为立克次体病，但不同的立克次体所引起的疾病各不相同（表 23-1）。普氏立克次体感染人体引起流行性斑疹伤寒，潜伏期为 2 周左右，发病急，主要症状为高热、头痛、皮疹，有的伴有神经系统、心血管系统或其他脏器损害，是一类危及生命的立克次体病。

斑疹伤寒立克次体引起地方性斑疹伤寒，临床症状与流行性斑疹伤寒相似，但发病缓慢、病情较轻，很少累及中枢神经系统、心肌等。

立氏立克次体引起的疾病为斑点热，主要表现为持续高热、严重关节和肌肉疼痛及出血性皮疹。

**4. 免疫性**　立克次体是专性活细胞内寄生的病原体，机体的抗感染免疫以细胞免疫为主，体液免疫为辅。机体感染立克次体后产生的抗体可促进巨噬细胞吞噬病原体并中和毒性物质。患者病后可获得特异性免疫力。

## 三、微生物学检查法

立克次体属于高致病性微生物，可疑样本的处理、病原体分离培养和鉴定必须在生物安全三级实验室进行。

**1. 标本的采集**　　主要采集患者的血液和皮肤病变活检组织进行病原体分离。流行病学调查时,尚需采集野生小动物和家畜的器官及节肢动物等。一般应在发病初期或急性期和应用抗生素前采集样本,否则很难获得阳性分离结果。血清学试验需采集急性期与恢复期双份血清,以观察抗体效价是否增长。

**2. 直接检测**　　由于检材中立克次体含量较低,直接镜检意义不大。感染组织活检标本可用分子和免疫组织化学方法进行快速检测。

**3. 分离培养和鉴定**　　立克次体的分离培养主要采用细胞培养方法,常用 Vero、L929、HEL 和 MRC5 等细胞进行分离,以分子生物学方法进行鉴定,如属特异性基因 PCR 扩增。

**4. 血清学试验**　　间接免疫荧光试验（immunofluorescence assay,IFA）是目前常用的诊断立克次体感染的方法；也可采用外 - 斐试验,血清 $OX_{19}$ 菌株凝集效价大于 1∶160,并且随病程增长其血清凝集效价升高 4 倍或 4 倍以上,对斑疹伤寒现症感染有诊断价值；但该试验是一种非特异性方法,特异性和敏感度均差,须结合流行病学和临床症状辅助诊断。

## 四、防治原则

立克次体病的一般性预防重点是改善居住条件,控制和消灭中间宿主及储存宿主,如灭鼠、杀灭媒介节肢动物,加强自身防护。目前没有立克次体疫苗,重组的立克次体变异性外膜蛋白是候选的亚单位疫苗,还在研究阶段。治疗措施主要为早期的对症及抗菌治疗。四环素类抗生素如多西环素为首选的抗菌药物。磺胺类药物不能抑制立克次体生长,反而有促进其繁殖的作用,所以立克次体病禁用磺胺类药物。病原体的彻底清除和患者的康复主要依赖于人体的免疫功能,特别是细胞免疫功能状况。

## 第二节　东方体属

恙虫病东方体（*Orientia tsutsugamushi*）曾称为恙虫病立克次体,现归类为东方体属。

## 一、生物学性状

恙虫病东方体外形为椭圆形,0.5 ~ 0.8 μm × 1.2 ~ 3.0 μm；细胞壁缺乏肽聚糖和脂多糖；抗原成分与立克次体属不同。

## 二、致病性与免疫性

恙虫病为自然疫源性疾病,主要流行于亚洲太平洋地区,尤以东南亚多见,在我国多个省和自治区也有发生,以东南沿海地区为多发。

恙虫病东方体寄生在恙螨体内,可经卵传代,恙螨幼虫需吸取一次动物或人的组织液才能发育成稚虫,多通过幼虫叮咬在鼠间传播。恙螨既是传播媒介,又是储存宿主,通过叮咬人使东方体感染人体。野鼠和家鼠感染恙虫病东方体后多无症状,但体内长期携带病原体,为主要传染源。此外,兔类、鸟类等也能感染恙虫病东方体而成为传染源。

恙虫病东方体主要在小血管内皮细胞内繁殖，多在细胞质近核处成堆排列，通过出芽方式释放，经淋巴系统入血循环，引起菌血症，病原体释放毒素样物质。临床症状和体征包括高热、剧烈头痛、斑丘疹、焦痂、间质性肺炎、淋巴结病并累及中枢神经系统，是一类危及生命的疾病。病后可产生持久免疫力，以细胞免疫为主。

**自然疫源性疾病**

自然疫源性疾病是指病原体在野生动物间传播，人类通过媒介节肢动物叮咬或与宿主野生动物接触等而受到病原体感染所致的疾病，如恙虫病、鼠疫、布鲁氏菌病、蜱传性脑炎、肾综合征出血热等。此类疾病的病原体不需要人类参与也可在动物间循环，人的感染和疾病的流行对病原体长期在自然界中保存并不是必需的。

## 三、微生物学检查法

恙虫病东方体的样本采集、实验室诊断方法与立克次体属相似，包括恙虫病东方体的分离和培养、血清学试验及分子生物学检测（如 PCR）。恙虫病东方体的分离须在生物安全三级实验室进行，常通过接种小鼠腹腔分离，也可采用鸡胚卵黄囊接种和细胞培养法。

## 四、防治原则

目前尚无针对恙虫病的有效疫苗，预防该病应采取综合措施，包括个体防护、灭恙螨、灭鼠等。恙虫病治疗原则与斑疹伤寒的治疗相似，抗菌治疗首选四环素类抗生素，如多西环素，禁用磺胺类药物。

## 第三节　埃里希体属和无形体属

埃里希体和无形体是重要的人兽共患病病原体，归类于立克次体目无形体科，是革兰氏阴性的专性胞内细菌，存在于骨髓来源细胞，如粒细胞、单核细胞、红细胞和血小板，通过蜱叮咬传播。查菲埃里希体（*Ehrlichia chaffeensis*）和嗜吞噬细胞无形体（*Anaplasma phagocytophilum*）分别是埃里希体属和无形体属中引起人类感染的主要病原体之一。

### 一、查菲埃里希体

查菲埃里希体具有单核细胞趋向性，可引起人单核细胞埃里克体病（human monocytic ehrlichiosis，HME）。1986 年首次在美国一位被蜱叮咬后高热的患者体中分离得到。近年发现 HME 也存在于欧洲和亚洲地区。我国新疆、内蒙古、福建等地均检测到该病原体的存在。HME 是一种自然疫源性疾病。多种哺乳动物，包括鹿、犬、鼠类等为其储存宿主和传染源，蜱是主要传播媒介，蜱叮咬为主要传播途径。临床表现无特异性，常为高热、全身不适、头痛、肌痛、恶心，一般没有局部表现，部分患者有胃肠道（呕吐和腹泻）、呼吸道（咳嗽、咽痛等）或骨关节（关节痛）症状。少部分患者出现严重并发症，包括脑膜炎和毒性休克综合征伴多器官衰竭和急性呼吸窘迫综合征。

实验室诊断查菲埃里希体感染的方法包括直接检查、分离培养和血清学试验。直接检查包括吉姆萨或瑞氏（Wright）染色，镜下观察白细胞内"桑葚状"包涵体；或以免疫组化法检测骨髓、肝和脾组织中的特异性抗原；还可通过定量逆转录 PCR（RT-PCR）检测核酸。

## 二、嗜吞噬细胞无形体

嗜吞噬细胞无形体是无形体属中对人致病的主要病原体，可引起人粒细胞无形体病（human granulocytic anaplasmosis，HGA）。HGA 首次诊断的病例是 1990 年美国的 1 例蜱叮咬患者。近年来美国、欧洲和亚洲均有病例报道。我国部分地区也有病例报道，为我国新发传染病。

嗜吞噬细胞无形体的储存宿主是哺乳动物，包括白尾鹿、红鹿及牛、山羊等多种家畜和啮齿动物。蜱是该菌的主要传播媒介。高危人群主要为接触蜱等传播媒介的人群，如疫源地（主要为森林、丘陵地区）的居民、劳动者及旅游者等。

HGA 大多急性起病，临床表现主要为高热、全身不适、头痛、肌痛，部分患者有胃肠道、呼吸道、骨骼和中枢神经系统受累表现，严重并发症包括毒性休克伴多器官衰竭、呼吸窘迫综合征和机会性感染。

嗜吞噬细胞无形体的实验室确诊方法与埃里希体相似，包括直接检测、分离培养和鉴定，以及间接免疫荧光试验检测血清中特异性 IgM 或 IgG 抗体。临床上高度怀疑无形体病时，经验用药是关键，以四环素类抗生素为首选药物。

无形体和埃里希体尚无特异性疫苗，避免蜱叮咬是降低感染风险的主要措施。出现暴发疫情时，应采取灭杀蜱、鼠和环境消杀等措施。

### 思 考 题

1. 何谓立克次体？简述立克次体的共同特点。
2. 简述普氏立克次体的主要致病物质及其致病机制。
3. 阐述普氏立克次体、斑疹伤寒立克次体和恙虫病东方体的流行环节和所致疾病。

（陈峥宏）

# 第二十四章 螺旋体

第二十四章数字资源

螺旋体（spirochete）是一类细长、柔软、弯曲呈螺旋状、运动活泼的原核细胞型微生物，其生物学地位介于细菌与原虫之间；具有与细菌相似的细胞壁，有核质；以二分裂形式繁殖；对抗生素敏感；与原虫相似之处是胞壁与胞膜间有轴丝结构，借助它的收缩与弯曲能自由活泼的运动。螺旋体在分类学上归属于广义的细菌学范畴。螺旋体在自然界和动物体内广泛存在，种类繁多。仅少数螺旋体可引起人类疾病，分布在 4 个属中（表 24-1）。

表 24-1 对人致病的螺旋体属

| 科 | 属 | 螺旋体 | 所致疾病 | 传播或媒介 |
| --- | --- | --- | --- | --- |
| 密螺旋体科 | 密螺旋体属 | 梅毒螺旋体 | 梅毒 | 性传播 |
|  |  | 奋森螺旋体 | 咽峡炎、牙龈炎 | 内源性感染 |
| 疏螺旋体科 | 疏螺旋体属 | 回归热螺旋体 | 流行性回归热 | 体虱 |
|  |  | 赫姆斯螺旋体 | 地方性回归热 | 软蜱 |
|  | Borreliella 属 | 伯氏疏螺旋体 | 莱姆病 | 硬蜱 |
| 钩端螺旋体科 | 钩端螺旋体属 | 问号钩端螺旋体 | 钩端螺旋体病 | 接触疫水 |

（1）钩端螺旋体属（Leptospira）：螺旋数目较多且更细密而规则，菌体一端或两端弯曲呈钩状。分类学上属于钩端螺旋体目（Leptospirales）钩端螺旋体科（Leptospiraceae）。其中主要对人和动物致病的是问号钩端螺旋体（L. interrogans）。

（2）密螺旋体属（Treponema）：有 8～14 个细密而规则的螺旋，两端尖细，分类学上属于螺旋体目（Spirochaetales）密螺旋体科（Treponemataceae）。对人致病的有梅毒螺旋体（T. pallidum）。寄生于口腔的螺旋体都分类在密螺旋体属，如奋森螺旋体（T. vincentii）。

（3）疏螺旋体属（Borrelia）：有 3～10 个稀疏而不规则的螺旋，呈波纹状，分类学上属于螺旋体目疏螺旋体科（Borreliaceae）。对人有致病性的是回归热螺旋体（B. recurrentis）。

（4）Borreliella 属：2015 年从疏螺旋体属独立出来，分类学上同属疏螺旋体科。对人有致病性的是伯氏疏螺旋体（Borreliella burgdorferi）。

## 第一节 钩端螺旋体

钩端螺旋体属中有致病性的主要是问号钩端螺旋体，能引起人畜共患的钩端螺旋体病（leptospirosis）。钩端螺旋体病是全球性分布的自然疫源性疾病，我国除新疆、西藏、青海、宁夏和甘肃尚未肯定有钩端螺旋体病流行外，其余地区均有钩端螺旋体病的流行，因而这是我国重点监控和防治的传染病之一。

## 一、生物学性状

**1. 形态结构**　菌体呈圆柱形但纤细，大小为 6～12 μm×0.1～0.2 μm。螺旋细密而规则，菌体一端或两端弯曲呈钩状，整个菌体呈C、S形。钩端螺旋体的最外层为外膜，其内为螺旋状的肽聚糖层和胞膜包绕的细胞质，在外膜与肽聚糖层之间有两根轴丝（内鞭毛），各由一端伸至菌体的中央。钩端螺旋体革兰氏染色阴性，但不易着色，常用Fontana银染色法，菌体被染成棕褐色，且因菌体折光性强，故常用暗视野显微镜观察。

钩端螺旋体基因组较大，约为4.7 Mb，由大小两个环状染色体组成，其编码rRNA、tRNA的基因数很少，可能是其生长缓慢的重要原因。部分钩端螺旋体有1～3个50～80 kb质粒。质粒中有与侵袭、黏附、运动和毒性等致病因素相关的基因。

**2. 培养特性**　钩端螺旋体需氧或微需氧；营养要求较高，常用柯氏培养基（Korthof's medium）（含10%兔血清或牛血清）培养，最适温度为28～30℃，生长缓慢，在液体培养基中分裂一次约需8小时，28℃培养1周后呈半透明云雾状生长，但菌数仅为普通细菌的1/10～1/100；在固体培养基中，28℃培养2周后可形成半透明、不规则、直径1～2 mm的扁平菌落。

**3. 抗原构造与分类**　钩端螺旋体主要有属特异性蛋白抗原（genus specific protein antigen）、群特异性抗原（serogroup specific antigen）和型特异性抗原（serovar specific antigen）。属特异性蛋白抗原为钩端螺旋体外膜上的糖蛋白或脂蛋白，群特异性抗原为钩端螺旋体的内部类脂多糖复合物，型特异性抗原为钩端螺旋体的表面抗原，是多糖与蛋白质复合物。应用显微镜凝集试验（microscopy agglutination test，MAT）和凝集吸收试验（agglutination absorption test，AAT），可对钩端螺旋体进行血清学分类。目前问号状钩端螺旋体已发现30个血清群和300个血清型，我国常见的问号钩端螺旋体菌株有19个血清群、75个血清型。

**4. 抵抗力**　钩端螺旋体对理化及一些生物因素抵抗力弱，加热60℃ 1分钟可被杀死，0.2%甲酚皂、1%苯酚、1%漂白粉等处理10～30分钟即被杀灭；对青霉素、多西环素等抗菌药物敏感；在中性水或湿土中可存活数月至1年，该特性在钩端螺旋体病的传播上有重要意义。

## 二、致病性与免疫性

致病性钩端螺旋体有较强的侵袭力，能通过健康或破损的皮肤及黏膜侵入机体，也可由污染水与食品经口感染。

**1. 致病物质**　钩端螺旋体除了具有黏附和侵袭宿主细胞的能力外，能产生毒素样物质，起到主要致病作用。

（1）黏附素：钩端螺旋体能以菌体一端或两端黏附并侵入细胞。

（2）溶血素：不耐热，对氧稳定，有类似磷脂酶的作用；体外可溶解人、牛、羊和豚鼠红细胞，注入体内能引起贫血、出血、肝大、黄疸和血尿。

（3）细胞毒因子（cytotoxicity factor，CTF）：存在于钩端螺旋体病患者和感染动物的血浆中，注入小鼠脑内1～2小时后引起肌肉痉挛、呼吸困难，最后致死。钩端螺旋体无毒株不产生CTF。

（4）内毒素样物质（endotoxin-like substance，ELS）：是钩端螺旋体的主要致病物质，其结构不同于典型的内毒素，毒性较弱，可使动物发热，出现炎症与组织坏死。

（5）致细胞病变作用物质：对胰蛋白酶敏感，56℃ 30分钟被灭活，能引起细胞退行性病变。

**2. 所致疾病**　钩端螺旋体病为一种典型的自然疫源性人兽共患病，在野生动物和家畜中广泛流行。我国已从 50 余种动物体内检出致病性钩端螺旋体，其中以鼠类与猪为主要传染源和储存宿主。动物感染后，大多为隐性或慢性感染，钩端螺旋体在其肾小管中长期生长繁殖，并不断随尿排出体外，污染周围的水源与土壤，人接触这些污染物而感染。

患者主要是务农人群和临时进入疫区工作或旅行的人。致病性钩端螺旋体能穿透完整的黏膜或经皮肤破损处侵入人体，在局部迅速繁殖，1～2 周潜伏期后，经淋巴系统或直接进入血流引起钩端螺旋体血症。患者出现如发热、乏力、头痛、全身酸痛、结膜充血、腓肠肌剧痛、淋巴结肿大等中毒症状；继而扩散至肝、肾、肺、心、淋巴结和中枢神经系统等组织器官，引起相关脏器和组织的损害和体征。由于感染钩端螺旋体型别、毒力和数目的差异，机体免疫状态的不同，临床表现轻重相差甚大。临床常见的有黄疸出血型、流感伤寒型、肺出血型、脑膜脑炎型、肾衰竭型等。部分患者退热后，发生眼血管膜炎、视网膜炎、脑膜炎、脑动脉炎等并发症，可能为超敏反应所致。

**3. 免疫性**　抗感染主要依赖特异性体液免疫，特异性的细胞免疫也有一定的保护作用。隐性感染或病后可获得对同型钩端螺旋体较持久的免疫力，但不同血清群和血清型之间无明显的交叉保护作用。发病后 1～2 周血清中出现的特异性抗体，具有凝集溶解钩端螺旋体及调理吞噬作用，能迅速清除血液中的钩端螺旋体，但对肾内的钩端螺旋体作用不大。

## 三、微生物学检查法

**1. 病原体的检测**　标本的采集，在发病 1 周内取血液，第 2 周取尿，有脑膜刺激症状取脑脊液，其检出率较高。

（1）直接镜检：将标本用差速离心集菌后进行暗视野镜检，或用 Fontana 镀银染色镜检，也可用直接免疫荧光法或免疫酶染色法检查。

（2）分离培养与鉴定：将标本接种在柯氏培养基中，28℃培养 2～4 周，如有生长则培养基变浑浊，再用暗视野显微镜检查有无钩端螺旋体的存在，如有钩端螺旋体再用血清学方法鉴定其群和型。

（3）动物接种：适用于有杂菌污染的标本。方法是将标本接种于幼龄地鼠腹腔，1 周后用暗视野查腹腔液，可取心血检查并进行分离培养。

（4）核酸检测：用 PCR 和核酸杂交均可快速诊断。限制性内切酶指纹图谱也可用于钩端螺旋体的菌株鉴定和分型。

**2. 血清学诊断**　取发病初期、晚期患者的双份血清，一般在发病初和第 3～4 周各采集一次。有脑膜刺激症状者采取脑脊液检测特异抗体。

（1）显微镜凝集试验：又称凝溶试验，是最为经典和常用的方法。用钩端螺旋体标准株或当地流行菌株的活体作为抗原，与患者不同稀释度的血清混合，在 37℃ 作用 2 小时后用暗视野显微镜观察。若待检血清中有同型抗体的存在，则可见钩端螺旋体被凝集成团，形如小蜘蛛样。血清凝集效价在 1∶400 以上或双份血清效价增长 4 倍以上者有辅助诊断的价值，特异性和敏感性均较高。

（2）TR/patoc I 属特异性抗原凝集试验：双曲钩端螺旋体 Patoc I 株经 80℃加热 10 分钟后可作为属特异性抗原，能与所有感染问号钩端螺旋体不同血清群、型致病性钩端螺旋体患者血清 IgM 抗体发生凝集反应，常用的方法为玻片凝集试验（slide agglutination test，SAT），可用于早期诊断。

## 四、防治原则

做好防鼠、灭鼠工作,加强带菌家畜的管理;夏秋是钩端螺旋体病流行季节,应注意保护水源,尽量避免与疫水或疫土接触;易感人群接种含有当地流行血清型的多价全细胞死疫苗,该疫苗接种量大、次数多及副作用较大。我国钩端螺旋体外膜疫苗正在研制中。

治疗首选青霉素,青霉素过敏者可用庆大霉素或多西环素。部分患者青霉素注射后出现寒战、高热及低血压,有的甚至出现抽搐、休克、呼吸及心搏骤停,称为赫氏反应,可能与钩端螺旋体被青霉素杀灭后所释放的大量毒性物质有关。

## 第二节 梅毒螺旋体

梅毒螺旋体是密螺旋体属的苍白密螺旋体苍白亚种(T. pallidum subsp. pallidum),引起人类梅毒,是人类性传播疾病(sexual transmitted disease,STD)中危害性较严重的一种。

## 一、生物学性状

**1. 形态结构** 梅毒螺旋体大小为 6~15 μm×0.1~0.2 μm,有 8~14 个致密而规则的螺旋,两端尖直,运动活泼。菌体表面有荚膜样物质,其化学组成为脂多糖。电镜观察其结构有细胞壁和细胞膜,细胞壁外有外膜,细胞膜内为含有细胞质和核质的原生质圆柱体(图 24-1)。圆柱体表面绕有 3~4 根轴丝,也称内鞭毛(endoflagella),与运动有关。梅毒螺旋体革兰氏染色阴性,但不易着色,常采用 Fontana 镀银染色法将其染成棕褐色,菌体变粗,在光镜下易于查见;采集新鲜病变标本后,可直接在暗视野显微镜下观察其形态与运动方式。

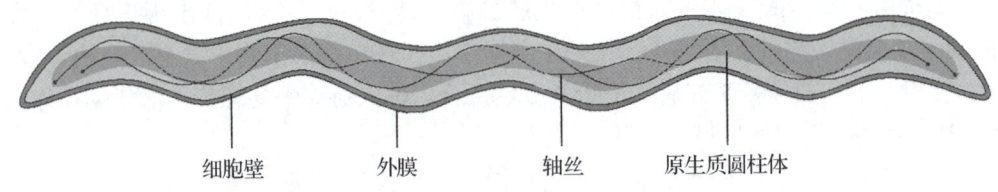

图 24-1 梅毒螺旋体的结构

**2. 培养特性** 梅毒螺旋体在无生命的培养基不能生长繁殖。在家兔睾丸或眼前房内接种获得传代有毒力的 Nichols 株,生长缓慢,分裂一代约需 30 小时。目前此方法多用于保存菌种。若将其转种于含有多种氨基酸的兔睾丸组织碎片中,在厌氧条件下培养,则失去其致病力,称为 Reiter 株。Nichols 株和 Reiter 株被广泛用作多种梅毒血清学诊断的抗原。

**3. 抗原结构** 主要有分子量分别为 15、17、34、44、47 kDa 的外膜蛋白,其中 47 kDa 外膜蛋白(TpN47)含量最高且抗原性较强,其次为 TpN15 和 TpN17。鞭毛蛋白主要由 33 kDa、33.5 kDa 核心蛋白亚单位和 37 kDa 鞘膜蛋白亚单位组成,其中 37 kDa 鞘膜蛋白亚单位含量高且抗原性强。

**4. 基因组特征** 基因组为环状 DNA,共有 1041 个 ORF,其中 577 个(55%)具有生物学功能。梅毒螺旋体不含质粒。

**5. 抵抗力** 梅毒螺旋体抵抗力极弱,对冷、热及干燥均特别敏感,血液中的螺旋体 4℃放置3天后可死亡,故血库冷藏3天以上的血液无传染梅毒的风险;加热50℃5分钟死亡;离体后干燥1~2小时死亡;对常用化学消毒剂敏感,1%~2%苯酚中数分钟死亡;对青霉素、四环素、红霉素及砷制剂敏感。

## 二、致病性与免疫性

**1. 致病因素** 梅毒螺旋体具有较强的侵袭力,但目前尚未发现梅毒螺旋体有内毒素和外毒素。

(1)荚膜样物质:为菌体表面的黏多糖和唾液酸,可阻止抗体等大分子物质与菌体结合,抑制补体激活及补体溶解作用,干扰单核吞噬细胞吞噬作用,从而有利于梅毒螺旋体在宿主体内存活和扩散。梅毒患者长期出现免疫抑制现象可能与荚膜样物质有关。

(2)黏附因子:梅毒螺旋体的外膜蛋白是黏附因子,其受体主要靶细胞外基质(ECM)中的纤维连接蛋白(FN)和层粘连蛋白(LN)。

(3)透明质酸酶:该酶能分解组织、细胞基质、血管基底膜中的透明质酸,有利于梅毒螺旋体的扩散,同时也可介导梅毒螺旋体黏附宿主细胞表面。

此外,病理性免疫反应参与了梅毒螺旋体的致病过程,梅毒患者体内常出现多种自身抗体。

**2. 所致疾病** 梅毒螺旋体引起人类梅毒(syphilis)。自然情况下,梅毒螺旋体只感染人,人是梅毒的唯一传染源。根据感染方式不同,可将梅毒分为先天梅毒与后天梅毒。

先天梅毒是梅毒螺旋体从母体通过胎盘引起胎儿的全身感染,可造成流产、早产和死胎,新生儿可表现为锯齿形牙、间质性角膜炎、神经性耳聋等先天畸形。

后天梅毒又称获得性梅毒,95%经性接触感染,故梅毒为一种重要的性传播疾病。梅毒螺旋体还可通过输血(血制品)、组织移植、吸毒注射等方式传播。后天梅毒临床表现可分为三期,呈现发作、潜伏和再发交替的特点。

第Ⅰ期梅毒:梅毒螺旋体侵入机体的皮肤黏膜3周后,在侵入局部出现无痛性、直径约1cm的硬结及溃疡,称硬性下疳。多见外生殖器感染,在溃疡渗出物中含有大量梅毒螺旋体,此时传染性极强。一般4~8周后,下疳常自然愈合。进入血液中的螺旋体潜伏期在体内,经2~3个月的无症状潜伏期后进入第Ⅱ期。

第Ⅱ期梅毒:全身皮肤黏膜出现梅毒疹,主要见于躯干及四肢。周身淋巴结肿大,有时累及骨、关节、眼及中枢神经系统。在梅毒疹内和淋巴结中有大量螺旋体存在,传染性极强。部分患者梅毒疹可反复出现数次。不经治疗一般在1~3个月后症状自然消退而痊愈,多数患者发展成Ⅲ期梅毒。从出现硬性下疳至梅毒疹消失后1年的Ⅰ、Ⅱ期梅毒,又称早期梅毒。早期梅毒传染性强,但组织破坏性小。

第Ⅲ期梅毒:又称晚期梅毒,发生于初次感染2年后,亦可见于潜伏期长达10~15年的患者。病变不仅出现皮肤黏膜溃疡性坏死病灶,并可侵犯内脏器官或组织,出现慢性肉芽肿的病变,重症患者引起心血管及中枢神经系统的病变,出现梅毒瘤、动脉瘤、脊髓瘤等。肝、脾及骨骼常被累及。该期病灶中不易查到螺旋体,故传染性小,但由于侵害多种脏器破坏性大,可危及生命。

**3. 免疫性** 梅毒的免疫力特点是当体内持续有螺旋体存在时,对再感染有免疫力,一旦螺旋体被杀灭,其免疫力亦随之消失。梅毒螺旋体侵入机体后,首先可被中性粒细胞和巨噬细胞吞噬,但不一定被杀死,只有特异性抗体在补体协同下,吞噬细胞可杀灭螺旋体。之后感染机体可产生特异性细胞免疫和体液免疫,其中以迟发型超敏反应为主的细胞免疫抗梅毒螺旋体感染作用大。

梅毒患者的血清中可出现两类抗体。①特异性制动抗体：在厌氧的条件下和有补体存在时，能抑制活动的梅毒螺旋体运动，并能将其杀死或溶解。②反应素（reagin）：是非特异性抗体，能与生物组织中的类脂抗原（如牛心肌）发生非特异性结合反应，对机体无保护作用，仅供血清学诊断用。未经治疗的梅毒患者，其血清中的反应素可长期存在。

此外，梅毒患者体内常发现有多种自身抗体，如抗淋巴细胞抗体、类风湿因子、冷凝集素等，提示可能存在自身免疫反应。

## 三、微生物学检查法

**1. 检查螺旋体** Ⅰ期梅毒取硬性下疳的渗出液，Ⅱ期梅毒取梅毒疹的渗出物或局部淋巴结的抽取液。直接在暗视野显微镜下检查或直接染色镜检。亦可用直接免疫荧光或 ELISA 法检查。组织切片标本可用镀银染色后镜检。

**2. 血清学试验** 梅毒血清学试验有非特异性试验和特异性试验两种。

（1）非螺旋体抗原试验：采用正常牛心肌脂质（cardiolipin）作为抗原，测定患者血清中的反应素（抗脂质抗体）。性病研究实验室试验（Venereal Disease Research Laboratory test，VDRL 试验）对诊断神经性梅毒具有重要价值，可用于梅毒初筛，目前国内已很少使用。国内较常用快速血浆反应素试验（rapid plasma reagin test，RPR 试验）和甲苯胺红不加热血清试验（toluidine red unheated serum test，TRUST），均用于梅毒初筛。由于上述试验均采用非特异性抗原，某些疾病（红斑狼疮、类风湿关节炎、疟疾、麻风等）也可测出相应抗体而出现生物性假阳性反应。因此，在结果分析和判断时，须结合临床资料进行判断和分析。

（2）螺旋体抗原试验：采用 Nichols 株梅毒螺旋体作为抗原，测定患者血清中特异性抗体，特异性较强，可辅助诊断梅毒，常用的方法有间接荧光抗体检测法、间接血凝试验和梅毒螺旋体制动试验等。

**3. 核酸检测** 用 PCR 检测梅毒螺旋体 DNA 特异性片段，其敏感性与特异性均优于血清学试验。

由于新生儿先天性梅毒易受过继免疫的抗体干扰，部分患儿不产生特异性 IgM，故诊断较为困难。当脐血梅毒螺旋体抗体效价明显高于母体时，应疑为婴儿感染，若效价恒定上升，则提示新生儿感染了梅毒。

## 四、防治原则

梅毒是一种性传播的疾病，预防的根本措施是加强性卫生的宣传教育和严格社会管理，目前尚无梅毒疫苗。对患者应早期确诊并彻底治疗。目前多采用青霉素类抗菌药物治疗 3 个月至 1 年，以血清抗体转阴为治愈指标。

## 第三节　伯氏疏螺旋体

伯氏疏螺旋体（*Borreliella burgdorferi*）是莱姆病（Lyme disease）的病原体，2015 年根据基因进化关系和分子标志差异，将疏螺旋体属分割为两属：疏螺旋体属（*Borrelia*）和 *Borreliella* 属。伯氏疏螺旋体划分在 *Borreliella* 属。

莱姆病以蜱（tick）为媒介进行传播，人和多种动物均可感染，1977年在美国康涅狄格州莱姆镇（Lyme）首次被发现，1982年由Willy Burgdorfer自硬蜱（*Ixodes scapularis*）体内分离得到。世界上许多国家有莱姆病流行。我国1985年在黑龙江林区首次发现，迄今已有20余个省、市、区有病例发生。

## 一、生物学性状

**1. 形态结构** 伯氏疏螺旋体大小为 10～40 μm×0.1～0.3 μm，螺旋稀疏而两端稍尖；在暗视野显微镜下，运动活泼，有扭曲、翻转及抖动等多种形式；革兰氏染色阴性，但不易着色；吉姆萨染色呈淡紫色，也可用瑞氏（Wright）染色法。伯氏疏螺旋体B31株染色体是一个910 kb 环状DNA。

**2. 培养特性** 伯氏疏螺旋体营养要求较高，常用BSK培养基（Barbour Stoenner-Kelly medium），该培养基含有长链饱和与不饱和脂肪酸、氨基酸、牛血清白蛋白及热灭活兔血清等丰富的营养物质；微需氧，5%～10% $CO_2$ 促进生长；最适的生长温度为32～34℃，最适pH为7.5；生长缓慢，一般2～3周生长出小菌落。

**3. 抗原构造** 伯氏疏螺旋体有多种蛋白抗原。外膜蛋白（outer superficial protein，Osp）A～F具有种的特异性，能刺激机体产生保护性抗体。41 kDa鞭毛蛋白是优势抗原，可诱导体液和细胞免疫。

**4. 抵抗力** 伯氏疏螺旋体抵抗力弱，60℃ 1～3分钟即死亡，0.2%甲酚皂或1%碳酸溶液处理5～10分钟即被杀灭；对青霉素、红霉素、头孢菌素等敏感。

## 二、致病性与免疫性

**1. 传播媒介** 莱姆病是一种自然疫源性传染病。储存宿主众多，以野鼠和鹿较重要。主要传播媒介是硬蜱。伯氏疏螺旋体主要在蜱的中肠生长繁殖，当蜱叮咬宿主时，可通过染有病原体的肠内容物反流、唾液或粪便而使宿主感染。我国莱姆病的高发地区主要在东北和内蒙古林区。莱姆病有明显的季节性，初发于4月末，6月达高峰，8月份以后仅见散在病例。

**2. 致病物质** 伯氏疏螺旋体的致病机制目前尚无定论，可能是某些致病物质和病理性免疫反应等多因素综合作用的结果。

（1）侵袭力：伯氏疏螺旋体可黏附、侵入成纤维细胞及人脐静脉内皮细胞，并在细胞质中生存。此黏附可被多价抗血清或外膜蛋白OspB的单克隆抗体所抑制，表明伯氏疏螺旋体表面存在黏附和侵袭因子。伯氏疏螺旋体黏附的受体是靶细胞胞外基质中的纤维连接蛋白（FN）和核心多糖（decorin，DEN）。

（2）抗吞噬作用：伯氏疏螺旋体的临床分离株对小鼠毒力较强，在人工培养基中传代多次后毒力明显下降，易被小鼠吞噬细胞所吞噬。外膜蛋白OspA随培养逐渐消失，推测OspA与抗吞噬有关。

（3）内毒素样物质（ELS）：伯氏疏螺旋体细胞壁中的LPS具有类似细菌内毒素的生物学活性。

**3. 所致疾病** 伯氏疏螺旋体引起人和动物的莱姆病，是一种慢性全身传染性疾病。人被感染伯氏疏螺旋体的蜱叮咬后，经3～30天的潜伏期，叮咬部位出现一个或数个慢性游走性红斑（erythema chronicum migrans，ECM），伴有头痛、发热、肌肉及关节疼痛、局部淋巴结肿大等症状。开始表现为红色斑疹或丘疹，继而扩大为圆形皮损，直径可达 5～50 cm，外缘鲜红，中央呈退行性变，故似一红环；也可在皮损内形成几圈新的环状红圈，似枪靶形。病原体可通过血液或淋巴扩散至全身许多器官。不经治疗的患者，约 80% 可发展为晚期，主要表现为慢性关节炎、周围神经炎和慢性萎缩性肢皮炎。

伯氏疏螺旋体感染后可产生特异性抗体，该抗体有促进吞噬细胞的吞噬作用。由于伯氏疏螺旋体的抗原性比较稳定，故体液免疫在清除体内螺旋体时起主要的作用。特异性细胞免疫的保护作用尚有争议。

## 三、微生物学检查法

由于伯氏疏螺旋体在整个病程中数量较少，直接镜检和分离培养阳性率低，主要通过血清学试验和分子生物学技术检测其特异性抗体和 DNA。

**1. 血清学检查**　常用 ELISA 和免疫荧光法。ELISA 方法简便，特异性和敏感性较高，为多数实验室所采用。IgM 的特异性抗体多在 ECM 发生后 2～4 周产生，6～8 周达高峰，一般 4～6 个月恢复正常。在持续性感染患者，IgM 保持高水平。特异性 IgG 抗体出现较迟，通常在发病 6～8 周出现，4～6 个月达高峰，并持续至病程的晚期。若脑脊液中检出特异性抗体，表示中枢神经系统已被累及。

**2. 病原学检查**　采用 PCR 检测标本中伯氏疏螺旋体 DNA。

## 四、防治原则

莱姆病以预防为主，疫区人员加强个人防护，避免硬蜱的叮咬。

根据患者不同的临床表现及病程采用不同的抗生素及给药方式。早期莱姆病可口服多西环素、阿莫西林或红霉素等。晚期莱姆病时存在多种深部组织损害，一般用青霉素联合头孢曲松等静脉滴注。目前尚无疫苗。

## 第四节　回归热螺旋体

回归热螺旋体（*Borrelia recurrentis*）是引起回归热（recurrent fever）的病原体。回归热是一种以急起急退的高热、周期性反复发作为特征的急性传染病。其传播媒介为节肢动物。根据传播媒介的不同，回归热可分为两类：①虱传回归热，又称流行性回归热，其病原体为回归热螺旋体；②蜱传回归热，又称地方性回归热，其病原体多至 15 种，如赫姆斯螺旋体（*B. hermsii*）等。我国流行的主要是虱传回归热。

## 一、生物学性状

回归热螺旋体大小为 10～30 μm×0.3 μm，有 3～10 个不规则的螺旋，运动活泼，革兰氏染色阴性，吉姆萨染色呈紫红色，Wright 染色呈棕红色；微需氧，最适生长温度 28～30℃，在含血液、血清或动物蛋白的液体培养基上能生长，但分裂繁殖一代约需 18 小时，在体外传数代后，其致病性丧失。

回归热螺旋体含有类属抗原和特异性抗原，但抗原性极易变异。在病程中从同一个患者体内可分离出几种抗原结构不同的变异株。

## 二、致病性与免疫性

回归热螺旋体储存宿主是啮齿类动物，虱或软蜱叮咬动物宿主后被感染，其体腔、唾液、粪便中均可含有回归热螺旋体。虱或软蜱叮咬人后，回归热螺旋体经伤口侵入机体。经 3～10 天的潜伏期后突然出现高热、头痛、肌肉及关节疼、肝脾大。持续 1 周后发热骤退，血中螺旋体消失，但隐匿在组织中发生变异的突变株可逃逸初次感染产生的特异抗体，而大量繁殖起来，间隔 1 周左右，又会出现高热，血中再次出现螺旋体，如此发作与缓解反复出现（3～9 次），故称回归热。

感染后机体可产生特异性免疫，主要是体液免疫，但免疫力不持久。

## 三、微生物学检查法

回归热的实验室诊断主要是在发热期间取外周血在暗视野显微镜下观察，或直接涂片行吉姆萨或瑞氏染色，在光学显微镜下观察。

## 四、防治原则

进入疫区人员应避免虱或蜱的叮咬。治疗选用青霉素、四环素、红霉素。目前尚无有效疫苗。

### 思 考 题

1. 引起人类疾病的螺旋体有哪些？分别引起哪些疾病？
2. 简述钩端螺旋体的传播方式及致病特点。
3. 试述后天梅毒的临床分期及各期特点。
4. 钩端螺旋体与梅毒螺旋体的生物学性状有哪些异同点？

（姚淑娟）

# 第二十五章 衣原体

衣原体（chlamydiae）是一类严格真核细胞内寄生、具有独特发育周期、能通过细菌滤器的原核细胞型微生物，广泛寄生于人类、禽类和哺乳动物，仅少数衣原体能引起人类沙眼、泌尿生殖道和呼吸道感染等疾病。

衣原体明显区别于其他细菌种类，在分类学上独立形成衣原体门（*Chlamydiota*），其中的衣原体科有 11 种衣原体对人或动物致病，对人致病的主要是衣原体属（*Chlamydia*）的 3 个菌种，即沙眼衣原体（*Chlamydia trachomatis*）、肺炎衣原体（*Chlamydia pneumoniae*）和鹦鹉热衣原体（*Chlamydia psittaci*）（表 25-1）。

表 25-1　对人致病的衣原体生物学性状

| 区别要点 | 沙眼衣原体 | 肺炎衣原体 | 鹦鹉热衣原体 |
| --- | --- | --- | --- |
| 始体形态 | 圆形，大而疏松 | 圆形，小而致密 | 大，形态多样，致密 |
| 包涵体中的糖蛋白 | + | - | - |
| 原体形态 | 圆形和椭圆形 | 梨形 | 圆形 |
| 对磺胺类的敏感性 | 敏感 | 不敏感 | 不敏感 |
| 质粒 | + | -（N16 株除外） | + |
| 血清型 | 15 | 1 | ≥ 4 |
| 自然宿主 | 人 | 人、动物 | 鸟类 |
| 传播方式 | 人-人，母婴传播 | 空气飞沫，人-人 | 鸟排泄物，传播至人 |
| 主要疾病 | 沙眼、性病淋巴肉芽肿、婴幼儿肺炎 | 肺炎、气管炎、咽炎、鼻窦炎 | 鹦鹉热、肺炎等 |

## 第一节　概　述

衣原体有以下共同的特征：①圆形或椭圆形，有细胞壁，革兰氏染色阴性；②有 DNA 和 RNA 两种核酸，具有细胞壁；③有核糖体；④有独特的发育周期，以二分裂方式繁殖；⑤严格真核细胞内寄生，具有独立酶系统，但不能产生代谢所需的能量，必须利用宿主细胞的三磷酸盐和中间代谢产物作为能量来源；⑥对多种抗生素敏感。

## 生物学性状

**1. 基因组** 衣原体基因组为环状闭合的双链 DNA，大小为 1.0~1.24 Mb，含有约 7.5 kb 大小的质粒，为环状闭合的双链 DNA，由 8 个可读框（ORF）组成并编码 8 种蛋白。衣原体质粒不通过接合传递，不编码耐药基因，无整合功能，但能适应不同的宿主。

**2. 发育周期与形态染色** 衣原体必须在宿主活细胞内才能生长繁殖，具有独特的发育周期（图 25-1）。在此周期中可观察到两种不同形态的颗粒结构：原体和始体（表 25-2）。

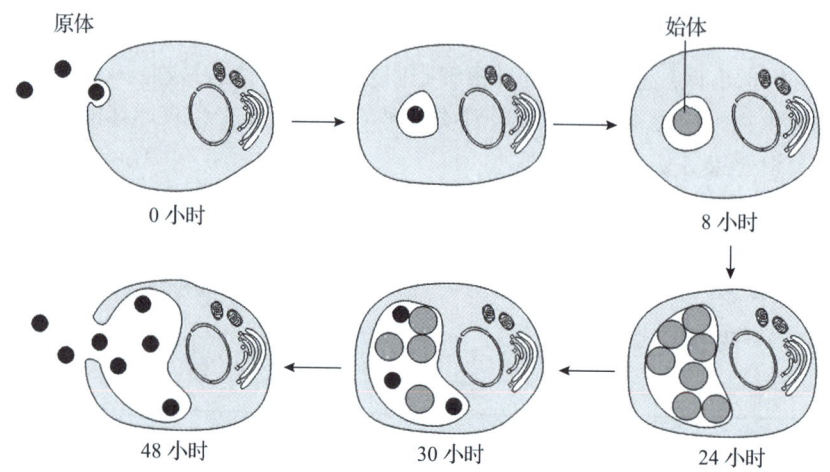

图 25-1 衣原体的发育周期

表 25-2 原体和始体的性状比较

| 性状 | 原体 | 始体 |
| --- | --- | --- |
| 直径（μm） | 0.2~0.4 | 0.5~1 |
| 细胞壁 | + | - |
| 代谢活性 | - | ++ |
| 胞外稳定性 | + | - |
| 感染性 | + | - |
| 繁殖能力 | - | + |
| RNA：DNA | 1：1 | 3：1 |

（1）原体（elementary body，EB）：小而致密，呈球形、椭圆形或梨形，直径 0.2~0.4 μm，普通光学显微镜下勉强可见，电镜下中央有致密的类核结构，有细胞壁，是发育成熟的衣原体；吉姆萨染色呈紫色，麦氏（Macchiavello）染色呈红色。原体对宿主细胞具有高度感染性，在宿主细胞外较为稳定，但无繁殖能力。

（2）始体（initial body）：又称网状体（reticulate body，RB），大而疏松，呈圆形或椭圆形，直径 0.5~1.0 μm，电子致密度较低，无细胞壁，代谢活跃，以二分裂方式繁殖，是衣原体发育周期中的繁殖型，不具感染性，麦氏染色呈蓝色。

当原体进入宿主细胞后，细胞膜位于原体外形成包涵体空泡，原体在空泡中逐渐发育、增大成为始体。始体在宿主细胞内进行二分裂繁殖，在空泡内发育成大量子代原体。成熟的子代原体从破坏的感染细胞中释出，再感染其他易感细胞，开始新的发育周期，每个发育周期为 24~72 小时。

包涵体（inclusion body）是衣原体在易感细胞内含繁殖的始体和子代原体的空泡。由于发育时期不同，包涵体的形态和大小都有差别，发育周期晚期的包涵体含有大量的原体。

**3. 培养特性** 衣原体专性活细胞内寄生，绝大多数衣原体能在 6~8 天龄鸡胚或鸭胚卵黄囊中生长繁殖，并可在卵黄囊膜内找到包涵体、原体和始体颗粒。某些衣原体可在小鼠体内繁殖，如鹦鹉热衣原体可接种于小鼠腹腔，性病淋巴肉芽肿衣原体可接种至小鼠脑内。

衣原体可接种在某些原代或传代细胞株中生长，如 HeLa、BHK-21、McCoy 或 HL 细胞株，比鸡胚培养更敏感。为提高分离培养阳性率，将接种了标本的细胞离心，可以促进衣原体进入细胞；或先用 X 线照射细胞使其处于非分裂状态，或加入二乙氨乙基葡聚糖（DEAE-dextran）和细胞松弛素 B，均可提高细胞对衣原体的易感性。

**4. 抗原结构** 根据细胞壁的不同成分，可将衣原体抗原分为属、种、型特异抗原。

（1）属特异抗原：该抗原位于胞壁，成分为脂多糖，类似革兰氏阴性菌的脂蛋白 - 脂多糖复合物，可用补体结合试验检测。

（2）种特异抗原：大多数衣原体的种特异抗原位于主要外膜蛋白（major outer membrane protein，MOMP）上，可用补体结合试验和中和试验进行检测，借此可鉴别不同种的衣原体。

（3）型特异抗原：是由主要外膜蛋白的氨基酸可变区的顺序变化决定的，据此抗原可将每种衣原体分为不同血清型或生物型（biovar）。常用的检测方法是单克隆抗体微量免疫荧光试验。

**5. 抵抗力** 衣原体对热和常用消毒剂敏感，在 60℃仅能存活 5~10 分钟；用 75% 乙醇 1 分钟可杀死衣原体；在 −70℃可保存数年，冷冻干燥可保存 30 年以上仍有活性。红霉素、多西环素和氯霉素等均有抑制衣原体繁殖的作用。

## 第二节　沙眼衣原体

沙眼衣原体除引起人类沙眼外，还可引起泌尿生殖道感染。

### 一、生物学性状

沙眼衣原体形态呈圆形或椭圆形，在不同发育阶段，其大小和染色反应不一。原体直径约 0.3 μm，中央有致密核质，吉姆萨染色呈紫红色。始体直径 0.5~1.0 μm，核质分散，吉姆萨染色为深蓝或暗紫色。原体能合成糖原并参与沙眼包涵体的基质组成，故被碘溶液染成棕褐色。

根据对人具有致病性的沙眼衣原体的侵袭力和感染部位的不同，将其分为三个生物型，即沙眼生物型（trachoma biovar）、生殖生物型（genital biovar）和性病淋巴肉芽肿生物型（lymphogranuloma venereum biovar，LGV 生物型）。根据 MOMP 表位氨基酸序列差异，将沙眼衣原体分为 19 个血清型（serovar），其中沙眼生物型包括 A、B、Ba、C 血清型；生殖生物型包括 D、Da、E、F、G、H、I、Ia、J、Ja 和 K 血清型；LGV 生物型包括 L1、L2、$L2_a$ 和 L3 血清型，但与 E 型和 C 型有交叉抗原存在。

> **知识拓展**
>
> **沙眼衣原体的发现**
>
> 我国学者汤飞凡（1897—1958）在1955年采用鸡胚卵黄囊接种并加链霉素抑菌的方法，首次分离培养出沙眼衣原体，开创了沙眼衣原体的实验研究工作，为沙眼的预防与治疗做出重大贡献。

## 二、致病性与免疫性

**1. 沙眼生物型和生殖生物型**　沙眼衣原体主要寄生在人类，无动物储存宿主。沙眼生物型和生殖生物型的衣原体通过微小创面侵入机体后，原体吸附于易感的柱状或杯状黏膜上皮细胞并在其中繁殖，也能进入单核吞噬细胞繁殖。细胞质膜围绕原体内陷形成空泡，原体在空泡内发育成始体，完成其繁殖过程。

衣原体能产生类似革兰氏阴性细菌的内毒素毒性物质，抑制宿主细胞代谢，直接破坏宿主细胞。此外，衣原体主要MOMP能阻止吞噬体和溶酶体的融合，从而有利于衣原体在吞噬体内繁殖并破坏宿主细胞。MOMP表位变异可以逃避特异性抗体的中和作用。在宿主体内抗衣原体的免疫应答过程中，一方面可以使病情得以缓解，另一方面T细胞与感染细胞的相互作用也会导致免疫病理损伤，产生Ⅳ型超敏反应。组织损伤的范围和程度与沙眼衣原体反复感染有关。另外，衣原体的热休克蛋白（heat shock protein，HSP）能刺激机体巨噬细胞产生TNF-α、IL-1和IL-6等炎症性细胞因子，从而介导炎症发生和瘢痕形成，直接损伤宿主细胞，引起相关疾病的发生。

沙眼衣原体亚种主要引起以下疾病。

（1）沙眼：由沙眼生物型A、B、Ba和C血清型引起，主要通过眼-眼或眼-手-眼的途径直接或间接接触传播。沙眼衣原体在眼结膜上皮细胞繁殖并形成包涵体，引起局部炎症。沙眼的早期症状是流泪、有黏液或脓性分泌物、结膜充血及滤泡增生；后期出现结膜瘢痕、眼睑内翻、倒睫和角膜血管翳，引起的角膜损害，影响视力或致盲，是发展中国家致盲的第一位病因。

（2）包涵体结膜炎：由沙眼生物型B、Ba和生殖生物型D、Da、E、F、G、H、I、Ia、J、及K血清型引起，包括婴儿结膜炎及成人结膜炎两种。前者是婴儿通过产道时导致的感染，引起急性化脓性结膜炎，不侵犯角膜，能自愈。后者可经两性接触、经手至眼或污染的游泳池水感染，引起滤泡性结膜炎。病变类似沙眼，但不出现角膜血管翳、结膜瘢痕，一般经数周或数月痊愈，无后遗症。

（3）泌尿生殖道感染：由生殖生物型D~K血清型引起，经性接触传播引起非淋菌性泌尿生殖道感染，该疾病中有50%~60%是由沙眼衣原体所致。

1）男性尿道炎：沙眼衣原体感染是男性尿道炎最常见的病因，尿道炎常伴有排尿困难和稀薄的脓性尿道分泌物，未经治疗者多数转变成慢性，周期性加重，或可合并附睾炎、前列腺炎、直肠炎等。

2）子宫颈炎和子宫内膜炎：女性最早的感染部位是宫颈管，可引起宫颈管炎、尿道炎、输卵管炎、盆腔炎等，引起不孕症和宫外孕。衣原体常与淋病奈瑟菌混合感染，淋病奈瑟菌对衣原体繁殖起着激活和促进作用。因此，在合并淋病奈瑟菌感染者中，沙眼衣原体分离的阳性率增高。

D~K血清型除可引起泌尿生殖道感染外，还可引起肺炎，以婴幼儿患者多见。

**2. 性病淋巴肉芽肿生物型** 是性病淋巴肉芽肿（LGV）的病原体，包括L1、L2、L2a和L3四个血清型。人是其自然宿主，主要通过性接触在人类传播。此型主要侵犯淋巴组织，在男性侵犯腹股沟淋巴结，引起化脓性淋巴结炎和慢性淋巴肉芽肿，常形成瘘管；在女性可侵犯会阴、肛门和直肠，形成肠皮肤瘘管，也可引起会阴-肛门-直肠狭窄或梗阻；也能引起伴有耳前、颌下及颈部淋巴结肿大的结膜炎。

感染衣原体后机体能产生特异性的细胞免疫和体液免疫。由MOMP活化的$CD4^+$ T细胞分泌细胞因子，抑制衣原体包涵体的发展。特异性中和抗体可以抑制衣原体吸附到宿主细胞，参与抗衣原体感染的中和作用。但这种免疫力不强，抗体持续时间短暂，因此易造成持续感染和反复感染。

## 三、微生物学检查法

对急性期沙眼或包涵体结膜炎患者，以临床诊断为主。实验室检查可取眼结膜刮片或眼穹窿部及眼结膜分泌物做涂片。对泌尿生殖道感染者，由于临床症状不一定典型，因而实验室检查很重要。可采用泌尿生殖道拭子或宫颈刮片，少数患者可取精液或其他病灶部分活检标本，也可以用初段尿离心后涂片。

**1. 直接涂片镜检** 采用Giemsa、碘液或荧光抗体染色镜检，检查上皮细胞内有无包涵体，其阳性结果可作为辅助诊断的指标。

**2. 分离培养** 若要做衣原体培养，应注意标本的保存并及时接种到培养细胞中，2小时内接种可提高阳性率。衣原体标本的运送常用含抗生素的二磷酸蔗糖培养基。采集感染组织的刮取物或分泌物，接种鸡胚卵黄囊或培养的传代细胞。衣原体培养较常用的是经放线菌酮处理的单层McCoy、HeLa或BHK21细胞，35℃培养48~72小时，再用IFA和ELISA检测培养物中的衣原体。该法能检测出标本中是否有活衣原体。

**3. 衣原体及其抗原检测** 用直接免疫荧光法、酶联免疫法可检测标本中的衣原体。

**4. 核酸检测** 采用PCR和核酸探针分子杂交等技术，可实现早期、快速诊断。采用的PCR-RFLP和PCR-SSCP方法检测 *Omp I* 编码基因，可鉴定沙眼衣原体的基因型和基因变异株。

LGV的微生物学检查是采集淋巴结脓肿、脓液、生殖器溃疡或直肠组织标本待检。LGV标本的保存、运送及检测方法与沙眼亚种相同。LGV衣原体容易在传代细胞培养，一般不需要特殊的技术处理。检测血清中抗衣原体抗体的血清学诊断试验，在常规临床诊断中价值不大，因为多为慢性感染，不易获得感染急性期和恢复期双份血清标本进行抗体效价比较。

## 四、防治原则

沙眼的预防重在注意个人卫生，避免直接或间接的接触传染，目前尚无特异的预防方法。对泌尿生殖道衣原体感染的预防，应广泛开展性病知识宣传，加强健康教育。对高危人群开展普查和监控，防止沙眼衣原体泌尿生殖道感染的扩散。治疗药物可选用多西环素、红霉素、加替沙星等抗生素。

目前尚无有效的沙眼衣原体疫苗。MOMP 占沙眼衣原体外膜蛋白的 60% 以上，是中和抗体作用的主要靶点，因此 MOMP 也是沙眼疫苗的主要候选抗原。由于 MOMP 的多型性，其疫苗不易对各型沙眼衣原体都有保护性，增加了 MOMP 作为疫苗的难度。

## 第三节　肺炎衣原体

肺炎衣原体（*C. pneumoniae*）只有一个血清型，即 TWAR 衣原体。这是根据最初分离的两株病原体，即 1965 年自台湾一名小学生眼结膜分离的一株衣原体（Taiwan-183，TW-183），1983 年自西雅图一位急性呼吸道感染患者咽部分离的另一株衣原体（acute respiratory-39，AR-39），因这两株衣原体的抗原性相同，以这两株的字头合并后统称作 TWAR 衣原体。

### 一、生物学性状

肺炎衣原体结构、DNA 序列、培养特性、血清学分析及致病性与其他衣原体均有所不同：① TWAR 衣原体原体直径为 0.38 μm，呈梨形，在电镜下可见清晰的周质间隙，原体中无质粒 DNA，吉姆萨染色呈紫红色；② TWAR 衣原体与鹦鹉热衣原体、沙眼衣原体的 DNA 同源性 < 10%，而不同来源的 TWAR 株都具有 94% 以上的 DNA 同源性，其限制性内切酶的图谱亦相同；③ TWAR 衣原体只有一个血清型，有共同的外膜蛋白序列，98 kDa 蛋白为特异性抗原，针对它的单克隆抗体与沙眼衣原体及鹦鹉热衣原体无交叉反应；④ TWAR 衣原体用 HEp-2 和 HL 细胞系较易分离和传代，但在第一代细胞内很少能形成包涵体。

### 二、致病性与免疫性

肺炎衣原体的热休克蛋白 60（Cp-HSP60）主要存在于始体中，Cp-HSP60 能够模拟宿主细胞的热休克蛋白并激活宿主细胞内的信号转导途径，可引起上皮细胞、巨噬细胞、树突状细胞正常功能的损伤和紊乱。

肺炎衣原体寄生于人类，无动物储存宿主。TWAR 衣原体感染在人与人之间主要经飞沫或呼吸道分泌物传播，也可在家庭或医院等集体场所相互传染，约有 50% 的成人受到过肺炎衣原体感染，多数为隐性感染。其扩散较为缓慢，潜伏期平均 30 天左右。TWAR 衣原体感染具有散发和流行交替出现的特点，在感染人群中流行可持续 6 个月左右。

TWAR 衣原体是呼吸道疾病的重要病原体，主要引起青少年急性呼吸道感染，可引起肺炎、支气管炎、咽炎和鼻窦炎等。其起病缓慢，临床常表现有咽痛、声音嘶哑等症状，还可引起心包炎、心肌炎和心内膜炎。近年来还发现 TWAR 衣原体与冠状动脉硬化和心脏病的发生有关。

机体感染肺炎衣原体后，产生以细胞免疫为主，体液免疫为辅的免疫力。但免疫力不持久，可反复感染。

### 三、微生物学检查法

**1. 病原学检查**　取痰液和咽拭子，涂片后再以免疫酶法或直接免疫荧光法检测肺炎衣原体。若进行病原体分离培养，通常取咽拭标本或支气管肺泡灌洗液经过滤除去杂菌，不加抗生素处理进行细胞培养。用 HL 和 HEp-2 细胞培养肺炎衣原体较易生长。培养后再通过 Giemsa 染色观察原体或网状体。

**2. 抗体测定**　　目前诊断 TWAR 衣原体感染较敏感的方法是用微量免疫荧光试验（MIF）检测血清中的抗体，分别检测 TWAR 衣原体的特异性 IgM 和 IgG 抗体，有助于区别近期感染和既往感染。凡早、晚期双份血清抗体效价增高 4 倍或以上，或单份血清 IgM 抗体效价 ≥ 1：16 或 IgG 抗体效价 ≥ 1：512，可确定为急性感染，IgG 抗体效价 ≥ 1：16 表示为既往感染。

**3. 特异性核酸片段检测**　　采用限制性内切酶 *Pst* I 对 TWAR DNA 进行酶切后，可以获得一个 474 bp 的特异核酸片段。此外，可根据 16S rRNA 或 MOMP 基因的保守序列，用 PCR 技术也可以进行 TWAR 衣原体特异性核酸片段的检测。

## 第四节　鹦鹉热衣原体

鹦鹉热衣原体（*C. psittaci*）首先是从鹦鹉体内分离出来的，后来才在鸽、鸡、鸭、鹅等家禽中发现，主要是引起鸟、禽类的腹泻或隐性感染。近年来，人类因接触感染有鹦鹉热衣原体的鸟和禽类后，引起呼吸道感染者日益增多，称为鹦鹉热，是一种自然疫源性疾病。

### 一、生物学性状

鹦鹉热衣原体的基本形态、发育周期等生物学特点与其他衣原体相同，但包涵体不含糖原，碘染色呈阴性。其培养方法可采用鸡胚、小鼠腹腔注射及体外细胞培养等。由脂多糖组成的属特异性抗原，可以抵抗蛋白裂解酶的作用。若采用脱氧胆酸和胰酶处理鹦鹉热衣原体，可以除去其外层的共同抗原成分，暴露出细胞壁内由蛋白质组成的种特异性抗原。由种特异性抗原所诱导产生的抗体，可以中和鹦鹉热衣原体的毒性及其感染性。依据血清学分类方法，鹦鹉热衣原体至少可以分为 8 个血清型。

### 二、致病性与免疫性

鹦鹉热衣原体经呼吸道途径进入人体。在感染有鹦鹉热衣原体的鸟类、禽类组织及粪便中均含有鹦鹉热衣原体。若吸入病鸟粪便、分泌物和羽毛等，均会感染鹦鹉热衣原体。与病鸟、病禽密切接触后的人群，如果出现流感样症状或非细菌性肺炎，应疑为鹦鹉热。鹦鹉热的潜伏期为 5～21 天，临床表现多为非典型性肺炎，患者有发热、头痛、干咳、咽痛、肌痛等间质性肺炎的表现，胸部 X 线显示为片状、云絮状、结节状阴影。病重者可发展为支气管肺炎或败血症，肝、脾、肾充血或增大。老年感染者或未经治疗的感染者的病死率较高。临床表现和病理损害类似于某些病毒或支原体引起的肺炎，应注意加以区别。

人或动物感染鹦鹉热衣原体后，获得的免疫力以细胞免疫为主，但免疫力不完全。患者血清中补体结合抗体效价升高，且在体内可维持较长时间，但患者康复后仍然可以较长时间持续携带衣原体，痰液中仍然可以检测出衣原体。

## 三、微生物学检查法

**1. 体外细胞培养** 可采用患者血液、痰标本，经组织细胞培养，或接种到鸡胚或小鼠腹腔内培养。必要时可采取连续传代培养的方法，菌体的数量经大量繁殖后，有利于进一步分离和鉴定鹦鹉热衣原体。

**2. 涂片检查** 采取鸟类、禽类的肺、肝、脾等组织，以及患者血液、痰标本，涂片或做病理切片，采用吉姆萨染色，直接免疫荧光染色或免疫组化技术进行确认。

**3. 血清学诊断** 采用补体结合试验或微量免疫荧光法，检测血清中的抗体效价。若患者恢复期血清抗体效价比发病初期的抗体效价增高4倍或4倍以上，或微量免疫荧光法IgM ≥ 1∶16，均有诊断意义。

**4. 核酸检测** 可采用PCR技术，检测感染组织、血清或培养标本中的鹦鹉热衣原体DNA。

## 四、防治原则

对鹦鹉热衣原体肺炎的预防，应该注意减少鸟类、禽类的鹦鹉热衣原体感染，加强对病鸟、病禽的检查与管理，以及控制人体与病鸟、病禽的密切接触等。至今尚无商品化疫苗。鹦鹉热衣原体肺炎的治疗首选四环素。但要注意在治疗过程中可能会推迟抗体的产生，有些患者还可能转变成为鹦鹉热衣原体的携带者。

### 思 考 题

1. 请问沙眼衣原体的生物型有哪些？所致疾病有哪些？
2. 请简述衣原体的发育周期。
3. 患者，男，4月龄，断续咳嗽2周伴流涕、鼻塞，无发热或呼吸增快，肺部有湿啰音。入院后发现有包涵体性结膜炎，痰标本未检出革兰氏阳性双球菌。该患者最可能是什么病原体感染？

（高 翔）

# 第二十六章 呼吸道病毒

第二十六章数字资源

呼吸道病毒是指主要以呼吸道为侵入途径,首先在呼吸道黏膜上皮细胞中增殖,引起呼吸道局部感染或呼吸道以外组织器官病变的病毒。急性呼吸道感染主要由病毒引起,其传染源主要是患者及病毒携带者,经飞沫传播,传播速度快,传染性强,所致疾病潜伏期短,患者多为幼儿。病毒可侵犯上、下呼吸道黏膜并在其中增殖,使局部纤毛上皮破坏,纤毛运动停止,产生各种呼吸道症状,且易继发细菌感染。

呼吸道病毒主要包括正黏病毒科(*Orthomyxoviridae*)、副黏病毒科(*Paramyxoviridae*)、肺病毒科(*Pneumoviridae*)、冠状病毒科(*Coronaviridae*)等(表26-1)。腺病毒、呼肠病毒、风疹病毒、疱疹病毒1型等也可引起呼吸道感染。

表 26-1　常见呼吸道病毒及其引起的主要疾病

| 科 | 种 | 引起的主要疾病 |
| --- | --- | --- |
| 正黏病毒 | 甲、乙、丙型流感病毒 | 流行性感冒 |
| 副黏病毒 | 麻疹病毒 | 麻疹、亚急性硬化性全脑炎(SSPE) |
|  | 腮腺炎病毒 | 流行性腮腺炎 |
|  | 副流感病毒1—5型 | 普通感冒、支气管炎等 |
|  | 亨德拉病毒 | 呼吸道感染、肺炎、脑炎 |
|  | 尼帕病毒 | 呼吸道感染、肺炎、脑炎 |
| 肺病毒 | 呼吸道合胞病毒 | 婴儿支气管炎、支气管肺炎 |
|  | 人偏肺病毒 | 呼吸道感染 |
| 冠状病毒 | 229E、OC43、NL63、HKU1 | 普通感冒、急性上呼吸道感染 |
|  | SARS-CoV | 严重急性呼吸综合征(SARS) |
|  | MERS-CoV | 中东呼吸综合征(MERS) |
|  | SARS-CoV-2 | 2019冠状病毒病(COVID-19) |
| 风疹病毒 | 风疹病毒 | 风疹、胎儿畸形或先天性风疹综合征 |
| 小RNA病毒 | 鼻病毒 | 急性上呼吸道感染、普通感冒 |
|  | 肠道病毒-D68 | 上呼吸道感染、肺炎及神经系统并发症 |
| 腺病毒 | 腺病毒 | 小儿肺炎 |

## 第一节　正黏病毒

流行性感冒病毒(influenza virus)简称流感病毒,属于正黏病毒科流感病毒属(*Influenzavirus*)。

正黏病毒是一类对人和动物细胞表面黏蛋白有亲和性的病毒。流感病毒分为甲（A）、乙（B）、丙（C）、丁（D）四型，是引起人或动物（包括猪、马、禽类等）流行性感冒（influenza，简称流感）的病原体。其中甲型流感病毒抗原最易发生变异，引起多次世界性大流行，例如1918—1919年的大流行约有2 000万人死于流感。乙型流感病毒抗原也可发生变异并引起流行，致病性较低。丙型流感病毒抗原稳定，只引起人类不明显的或轻微的上呼吸道感染，很少造成流行。D 型流感病毒感染动物，尚未发现感染人类。

## 一、生物学性状

**1. 形态与结构** 流感病毒多为球形，直径为 80～120 nm，初次从患者体内分离出的病毒有时呈丝状或杆状等多形性（图 26-1）。病毒体的结构从内向外分为三个部分，即核衣壳、包膜和刺突（图 26-2）。

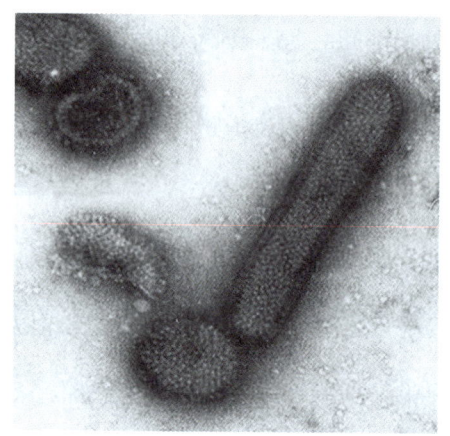

图 26-1　流行性感冒病毒
负染色透射电镜 ×175 000

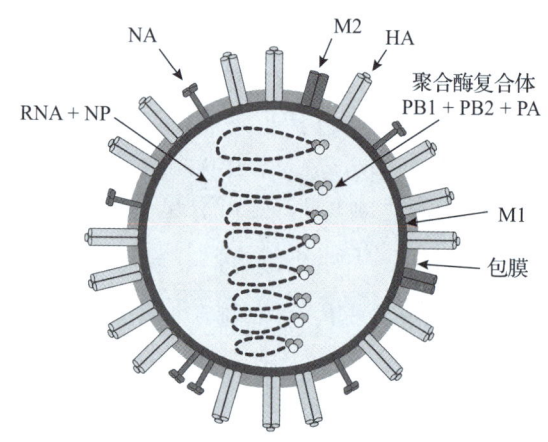

图 26-2　流感病毒结构模式图
HA：血凝素；NA：神经氨酸酶；M1：基质蛋白；M2：膜蛋白；NP：核蛋白；PB1、PB2、PA：聚合酶蛋白；RNA：核糖核酸

（1）核衣壳：位于病毒体最内层，由分节段的单负链 RNA 核酸、核蛋白（nucleoprotein，NP）及 RNA 聚合酶复合体（PB1、PB2、PA）组成。甲型和乙型流感病毒含有 8 个核酸节段、丙型含有 7 个节段，各节段长度为 0.89～2.34 kb。病毒进入细胞后，在细胞核内分别转录各核酸片段，病毒成熟时再重新装配于子代病毒体中，所以病毒在复制过程中容易发生基因重配，导致新病毒株的出现，这是流感病毒易变异而导致暴发流行的主要原因。

每个基因节段分别编码不同的蛋白质并具有相应的生物学功能，第 1 至第 6 节段分别编码 PB2、PB1、PA、HA、NP 和 NA 蛋白，第 7 节段编码 M1 和 M2 两种蛋白，第 8 节段编码 NS1 和 NS2 两种蛋白。NP 是主要的结构蛋白，与病毒的 RNA 一起形成核糖核蛋白（ribonucleoprotein，RNP），呈螺旋对称排列构成病毒衣壳。每条 RNP 都联有 3 种大蛋白（PB1、PB2、PA）组成的 RNA 聚合酶复合体，负责病毒的转录和复制。NP 的抗原结构稳定，很少发生变异，与 M 蛋白一起决定病毒的型特异性，其抗体没有中和病毒的能力。

（2）包膜：流感病毒的包膜由两层组成，内层为基质蛋白（matrix protein）M1，对维持病毒形态具有重要作用，基质蛋白不仅增加了包膜的坚韧度，而且自身抗原结构较稳定，具有型特异性，但其抗体不能中和病毒。包膜外层是来源于宿主细胞膜的脂质双层膜。膜蛋白

（membrane protein）M2 镶嵌于包膜中，其在每个病毒颗粒中只有几个拷贝，形成的膜离子通道有利于病毒脱壳。

（3）刺突：包膜上镶嵌有两种刺突，即血凝素和神经氨酸酶，均以疏水末端插入脂质双层中。血凝素和神经氨酸酶数量的比例为 4:1~5:1。

1）血凝素（hemagglutinin，HA）：成分是糖蛋白，占病毒蛋白的 25%。HA 抗原结构易发生改变，是划分甲型流感病毒亚型的主要依据。HA 为三聚体，每条单体前体（HA0）经细胞蛋白酶裂解形成二硫键连接的 HA1 和 HA2，病毒才有感染性。HA1 是病毒与红细胞、宿主细胞受体（唾液酸）结合的部位，因而与感染性有关。HA2 具有膜融合活性，低 pH 激发病毒构象改变，促使病毒包膜与病毒内吞后形成的内体膜融合并释放核衣壳。切割 HA 的细胞蛋白酶通常局限于呼吸道，而一些毒性更强的流感病毒能使用更普遍存在的酶（如纤溶酶）切割 HA，促进病毒感染。

HA 的主要功能：①凝集红细胞。HA 能与多种动物或人的红细胞表面的受体结合，使红细胞发生凝集。血凝现象可以被特异性抗体所抑制，称为血凝抑制（hemagglutination inhibition，HI）。②吸附宿主细胞。病毒颗粒可借助于 HA 与细胞表面受体结合而吸附到宿主细胞上，这是病毒进入宿主细胞的先决条件。③具有抗原性。HA 可刺激机体产生 HA 抗体，能抑制血凝现象并可中和病毒，为保护性抗体。

2）神经氨酸酶（neuraminidase，NA）：成分是糖蛋白，占病毒蛋白的 5%，为四聚体结构，由嵌于包膜的脂质膜中细长的茎部和扁球形的头部构成。NA 的抗原性很不稳定，易发生变异，它与 HA 是划分病毒亚型的主要依据。

NA 的主要功能：①参与病毒释放。NA 可水解受感染细胞表面糖蛋白末端的唾液酸，也被称为 N-乙酰神经氨酸，使成熟病毒体自细胞膜出芽释放。②促进病毒扩散。NA 可破坏细胞膜上病毒特异的受体，液化细胞表面的黏液，使病毒从细胞受体上解离，防止病毒聚集、有利于病毒的扩散。③具有抗原性。其抗体不能中和病毒，但能抑制病毒的释放与扩散。

**2. 分型与变异** 根据 NP 和 MP 的差异，流感病毒分为四型。甲型流感病毒根据其表面 HA 和 NA 抗原性的不同，又分为若干亚型，目前已经鉴定出 18 种 HA（H1~H18）、11 种 NA（N1~N11）抗原。感染人的流感病毒由 H1、H2、H3、H5、H7、H9 和 N1、N2 几种抗原构成，其他亚型主要在禽类及其他哺乳动物中流行。乙型、丙型流感病毒未发现亚型。甲型流感病毒除感染人类以外，还可以感染禽类、猪、马等哺乳动物。乙型流感病毒只感染人类，丙型流感病毒在人和猪中都有流行。

流感病毒抗原极易变异，变异集中于 HA 和 NA。变异有两种形式：①抗原性漂移（antigenic drift），即基因点突变所致的抗原变异，变异幅度小，属于量变，即亚型内变异，每 2~5 年出现一个新的变异株，引起甲型和乙型流感局部地区小规模流行。这种变异与人群免疫力选择有关。②抗原性转变（antigenic shift），即由于基因重配所致的病毒一种或两种抗原发生变异，变异幅度大，属于质变，形成新亚型，如 H1N1 变为 H2N2。由于人群完全缺少对新亚型变异病毒株的免疫力，从而引起流感大流行。甲、乙、丙三型均可发生抗原性漂移，只有甲型流感病毒发生抗原性转变，未见不同型之间的基因重配，可能是由于乙、丙型流感病毒感染主要限制在人群中，而甲型流感病毒的感染还循环在动物和禽类中。

近一个世纪以来，甲型流感病毒抗原性转变引起数次世界大流行（表 26-2）。1977 年 H1N1 再度出现并一直流行，至今尚没有完全取代 H3N2，目前上述两种甲型和乙型流感病毒共同流行。2009 年在墨西哥首先发现了新的甲型流感病毒 H1N1 感染的病例，继而在北美、欧洲和亚洲等世界各地区发生流行。经鉴定该病毒株为猪、禽、人流感病毒重组后产生。

表 26-2　甲型流感病毒抗原变异及人间大流行情况

| 流行年代 | 亚型* | 代表病毒株** |
|---|---|---|
| 1930～1946 | H0N1（原甲型，A0） | A/PR/8/34（H0N1） |
| 1946～1957 | H1N1（亚甲型，A1） | A/FM/1/47/（H1N1） |
| 1957～1968 | H2N2（亚洲甲型，A2） | A/Singapore/1/57（H2N2） |
| 1968～1977 | H3N2（香港甲型） | A/Hongkong/1/68（H3N2） |
| 1977～ | H3N2、H1N1（香港甲型与新甲型） | A/USSR/90/77（H1N1） |
| 2009～ | H1N1（新甲型） | A/California/7/2009（H1N1） |

注：*括号内为旧命名；**代表病毒株命名法：型别/宿主（为人时省略）/分离地点/毒株序号/分离年代（HA 与 NA 亚型）。

**3. 培养特性**　流感病毒可在鸡胚羊膜腔和尿囊腔中增殖，增殖的病毒存在于羊水或尿囊液中；也可用人羊膜、猴肾或犬肾细胞培养流感病毒。病毒在鸡胚和细胞中增殖不引起明显的 CPE，用红细胞凝集试验和红细胞吸附试验可判定有无病毒增殖。

**4. 抵抗力**　流感病毒抵抗力较弱，56℃ 30 分钟即可被灭活；室温下传染性很快丧失，但在 0～4℃能存活数周；对干燥、日光、紫外线、乙醚、甲醛等很敏感。

## 二、致病性和免疫性

**1. 致病性**　流感的传染源主要是患者和隐性感染者，被感染的动物也可能是传染源。病毒主要经飞沫传播，也可通过接触病毒污染的手或物体表面感染。

人群普遍易感。病毒进入人体后，如果不被咳嗽反射清除，或未被黏膜表面分泌的非特异性抑制因子灭活，且逃逸了机体 sIgA 的中和作用，病毒便可进入呼吸道上皮细胞增殖，引起细胞空泡变性，纤毛丧失，坏死脱落。产生的子代病毒扩散至邻近细胞，再重复病毒感染，最终导致呼吸道黏膜屏障功能丧失。病毒的 NA 可降低呼吸道黏液层的黏度，不仅使细胞表面受体暴露，有利于病毒吸附，还促进病毒扩散至下呼吸道，因此，严重感染可致病毒性肺炎。流感病毒一般只引起表面感染，不引起病毒血症。全身症状与感染刺激机体产生的干扰素及免疫细胞释放细胞因子相关。

流感的潜伏期一般为 1～4 天。患者出现畏寒、头痛、发热、浑身酸痛、乏力、鼻塞、流涕、咽痛、咳嗽及恶心等症状，严重者可出现高热惊厥。在症状出现的 1～2 天内，随分泌物排出的病毒量较多，以后则迅速减少。无并发症患者发病后第 3～4 天即开始恢复；老年人和身体虚弱的人可发生病毒性肺炎。流感的特点是发病率高，病死率低，死亡通常由并发细菌性感染所致，常见的细菌有肺炎链球菌、金黄色葡萄球菌、流感嗜血杆菌等。并发症多见于婴幼儿、老人和慢性病（心血管疾病、慢性气管炎和糖尿病等）患者。儿童及青少年偶发急性脑病，称为瑞氏（Reye）综合征，死亡率为 10%～40%，可能与水杨酸类药物的使用有关。

**2. 免疫性**　人体在感染流感病毒后或疫苗接种后可产生特异性的细胞免疫和体液免疫，对流感病毒的免疫力可长期存在，且具有亚型特异性。血清抗 HA 抗体（IgM、IgG）和呼吸道黏膜 sIgA 抗体与保护作用有关，是防止感染和发病的最重要因素。抗 NA 抗体可减轻病情并阻止病毒传播。各型别的流感病毒不能诱导抗体的交叉保护。当一种型别的病毒发生抗原性漂移时，对该病毒株具有高抗体滴度的人对新毒株可表现轻症或无症状。血清抗体可持续数月至数年，而分泌性抗体存留短暂，一般只有数月。

$CD8^+$ T 细胞能溶解流感病毒感染细胞，减少病灶内的病毒量，有助于疾病的恢复。值得注意的是，$CD8^+$ T 细胞反应有交叉反应性，不具有株特异性。

## 三、微生物学检查法

在流行期结合临床症状诊断流感并不困难,实验室检查主要用于分型和监测,对了解新变异株出现、预测流行趋势并对疫苗预防提出建议有重要意义。

**1. 病毒分离与鉴定** 通常采取发病3天内患者的咽洗液或咽拭子,经抗生素处理后接种于9~11日龄鸡胚羊膜腔和尿囊腔中,于33~35℃孵育3~4天后,收集羊水和尿囊液进行血凝试验。如血凝试验阳性,再用已知免疫血清进行血凝抑制试验鉴定型别。若血凝试验阴性,则用鸡胚再盲目传代3次,仍不出现血凝则判断病毒分离为阴性。也可用细胞培养分离病毒,判定有无病毒增殖可用红细胞吸附方法或荧光抗体方法。

**2. 血清学诊断** 采取患者急性期和恢复期双份血清,常用HI试验或中和试验检测抗HA抗体。抗体效价升高4倍及以上即可做出诊断。正常人血清中常含有非特异性黏蛋白抑制物,因此检测前应用胰蛋白酶等处理血清,以免影响试验结果。

**3. 快速诊断** 采用直接或间接免疫荧光法检测鼻甲黏膜印片或呼吸道脱落上皮细胞涂片中流感病毒抗原,或用ELISA检查患者咽漱液中的病毒抗原。RT-PCR及序列分析用于检测流感病毒核酸或进行分型。

## 四、防治原则

流感流行期间避免人群聚集,公共场所进行必要的空气消毒,使用肥皂和含有乙醇的洗手液可以明显减少手上的病毒数量。接种疫苗可明显降低发病率和减轻症状。流感疫苗主要有灭活疫苗和减毒活疫苗两种。灭活疫苗经皮下注射接种;减毒活疫苗采用鼻咽腔喷雾法接种,可产生局部sIgA。HA和NA亚单位疫苗也在应用。无论何种类型疫苗,都应根据流行病学监测和预测结果,选择与当前流行毒株型别相似疫苗株。

流感治疗药物包括扎纳米韦(zanamivir)、奥司他韦(oseltamivir)和帕拉米韦(peramivir)等NA抑制剂,早期应用效果好,对甲、乙两型流感病毒均有效。金刚烷胺及其衍生物为M2离子通道抑制剂,抑制病毒穿入和脱壳,但近年来由于耐药病毒株常见,该药应用减少,其对乙型和丙型流感病毒无效。RNA聚合酶催化亚基(PB1)抑制剂法匹拉韦(favipiravir)及RdRp帽依赖性核酸内切酶(PA)抑制剂玛巴洛沙韦可抑制流感病毒复制,应用于流感病毒治疗。

## 五、禽流感病毒

甲型流感病毒宿主范围广泛,感染禽类引起禽流感(avian flu)。所有已经鉴定的毒株均可在禽类动物检出,只有部分传播至人(H1—H3、H5—H7、H9和H10,N1—N4、N6—N10)。因此,禽类是甲型流感病毒最主要的储存宿主,也是其基因储存库。根据病毒基因进化研究推论,所有哺乳动物中的流感病毒均来源于禽类,猪作为病毒重配的混合池在病毒新亚型的出现中起关键作用。

禽流感病毒(avian influenza virus)分为高致病性、低致病性以及非致病性三类。高致病性禽流感(highly pathogenic avian influenza,HPAI)病毒如H5和H7亚型毒株(以H5N1和H7N7为代表)可导致禽类严重疾病,如鸡瘟,死亡率高。

**1. 流行病学**　已经发现的能感染人的禽流感病毒亚型为 H5N1、H9N2、H7N7、H7N9 等，其中感染 H5N1 的患者病情重，散发，疫情主要分布在中国、南亚、中东、非洲等国家和地区，病死率高达 52.6%。H7N9 感染病例于 2013 年在中国报道，死亡率约为 39.2%。

高致病性禽流感病毒的传播途径主要是由禽传染人，多数病例有病死禽类接触史或活禽经营市场暴露史，目前不能排除有限的人际传播。

**2. 致病性**　禽流感病毒通过禽类的眼、鼻、口腔分泌物及粪便排出体外。当病毒通过飞沫吸入或间接接触途径进入人的眼、鼻、口腔时就会发生禽流感病毒的人类感染。

已知禽流感病毒和人流感病毒所识别的受体糖蛋白的唾液酸类型不同，因此，人类具有抵御禽流感病毒感染的种属屏障，禽流感病毒很难感染人类。但是，在长期进化过程中，禽流感病毒可能通过变异逐渐适应人类呼吸道，产生与人类受体结合能力强的毒株，并在人体内进化增强复制能力，在人群中还可能因变异衍生出更容易在人体内生存的病毒。因此，监测禽流感病毒的人类感染和人际传播对公共卫生极为重要。

**3. 监测及控制**　高致病性禽流感被世界动物卫生组织定为 A 类传染病，我国规定为一类动物传染病。禽流感疫情报告、疫情控制应按国家法规执行。全球流感监测和响应系统（Global Influenza Surveillance & Response System，GISRS）是流感和其他呼吸道病毒疾病监测机构。通过 GISRS，各国可共享临床标本和病毒样本进行基因分析，以了解呼吸道病毒循环模式，识别和表征新型流感病毒及其他新现的呼吸道病毒，并为季节性流感疫苗成分提供基础数据。病原学诊断须在国家设立的禽流感参考实验室和区域性（省级）禽流感专业实验室进行（均为生物安全三级实验室）。目前，我国率先应用禽流感病毒疫苗预防家禽感染，既保护了养殖业，又防止了人禽流感的发生。

## 第二节　副黏病毒

副黏病毒（paramyxovirus）在分类上属于副黏病毒科（Paramyxoviridae），包括麻疹病毒属、正腮腺炎病毒属、呼吸道病毒属和亨尼帕病毒属等。副黏病毒与正黏病毒的形态及血凝作用相似，但抗原性、免疫性及致病性不同。副黏病毒呈球形，直径为 125～250 nm；核酸为单负链 RNA，不分节段，大小约 15 kb。大多数副黏病毒含有 6 种结构蛋白，其中 3 种蛋白质与病毒 RNA 形成复合物，核衣壳蛋白（N）呈螺旋对称排列，直径约 18 nm，其他两种蛋白为具有病毒聚合酶活性的大蛋白质（P 和 L），参与 RNA 复制和转录。另外 3 种蛋白质参与病毒包膜的形成，包括基质蛋白 M 和刺突糖蛋白 G、N、HN，以及介导膜融合和溶解红细胞的 F 蛋白。病毒在细胞质内复制。

### 一、麻疹病毒

麻疹病毒属（Morbillivirus）的麻疹病毒（measles virus）是麻疹的病原体。麻疹（measles）是儿童常见的急性传染病，传染性很强，以皮肤丘疹、发热及呼吸道症状为特征，若无并发症，预后良好。我国自 20 世纪 60 年代应用麻疹减毒活疫苗以来，麻疹发病率显著下降，但在发展中国家麻疹仍是儿童死亡的一个主要原因。在天花灭绝后，WHO 已将麻疹列为计划消灭的传染病之一。

**1. 生物学性状**　麻疹病毒为球形或丝形，直径 120～250 nm，核心为单负链 RNA，不分节段，基因组全长约 16 kb，基因组有 N、P、M、F、H、L 等基因，分别编码 6 个结构和功能蛋白：核蛋白、磷酸化蛋白、M 蛋白、融合蛋白、血凝素蛋白和依赖 RNA 的 RNA 聚合酶。

核衣壳呈螺旋对称，外有包膜，表面有两种刺突，即 H 蛋白和 F 蛋白。H 蛋白可吸附于宿主细胞受体 CD46、CD150 及上皮细胞结合素 4（nectin-4）。F 蛋白具有溶血和使细胞融合形成多核巨细胞的作用。H 蛋白和 F 蛋白均有抗原性，可刺激机体产生保护性抗体。麻疹病毒包膜上无神经氨酸酶。

麻疹病毒可在许多原代或传代细胞中增殖，如人胚肾、人羊膜、Vero 和 HeLa 细胞，产生融合、多核巨细胞病变。在细胞质及胞核内均可见嗜酸性包涵体。

麻疹病毒抗原性较稳定，只有 1 个血清型。麻疹病毒抗原也有小的变异。根据核苷酸序列不同，分为 8 个不同的基因群，24 个基因型，中国主要流行 H 型。

麻疹病毒抵抗力较弱，加热 56℃ 30 分钟和一般消毒剂都能使其灭活，对日光及紫外线敏感。

**2. 致病性** 麻疹病毒的唯一自然储存宿主是人。急性期患者是传染源，患者在出疹前 6 天至出疹后 3 天有传染性。病毒通过飞沫传播，也可经用具、玩具或密切接触传播。麻疹病毒传染性极强，易感者接触后几乎全部发病。发病的潜伏期为 9～12 天。经呼吸道进入的病毒首先与呼吸道上皮细胞受体结合并在其中增殖，继而侵入淋巴结增殖，然后入血形成第一次病毒血症。病毒到达全身淋巴组织在单核吞噬细胞大量增殖再次入血，形成第二次病毒血症。此时开始发热，继之由于病毒在结膜、鼻咽黏膜和呼吸道黏膜等处增殖而出现上呼吸道卡他症状。病毒也在真皮层内增殖，口腔两颊内侧黏膜出现中心灰白、周围红色的科氏斑，3 天后出现特征性皮疹，皮疹形成的原因主要是局部产生超敏反应。一般患儿皮疹出齐 24 小时后，体温开始下降，呼吸道症状 1 周左右消退，皮疹变暗，有色素沉着。有些年幼体弱的患儿，易并发细菌性感染，如继发性支气管炎、中耳炎，尤其易患细菌性肺炎，这是麻疹患儿死亡的主要原因。

大约有 0.1% 的患者发生脑脊髓炎，为一种迟发型超敏反应性疾病，常于病愈 1 周后发生，呈典型的脱髓鞘病理学改变及明显的淋巴细胞浸润，常留有永久性后遗症，病死率为 15%。免疫缺陷儿童感染麻疹病毒，常无皮疹，但可发生严重致死性麻疹巨细胞肺炎。0.01‰～0.1‰ 麻疹患者在其恢复后 5～15 年，出现亚急性硬化性全脑炎（subacute sclerosing panencephalitis，SSPE）。SSPE 是急性感染后的迟发并发症，表现为渐进性大脑衰退，1～2 年内死亡。SSPE 患者脑脊液和血清中麻疹抗体滴度高，脑细胞中存在麻疹缺陷病毒，大量麻疹病毒抗原在感染的脑细胞的包涵体内。这是由于在脑细胞内病毒 M 基因变异而缺乏合成麻疹病毒 M 蛋白的能力，从而影响病毒的装配、出芽及释放。因此，将 SSPE 尸检脑组织细胞与对麻疹病毒敏感细胞（如 HeLa、Vero 等）共同培养，可分离出麻疹病毒。随着麻疹疫苗的广泛使用，SSPE 已不常见。

**3. 免疫性** 麻疹病后人体可获得终生免疫力，主要包括体液免疫和细胞免疫，细胞免疫起主要作用。感染后产生的抗 H 抗体和 F 抗体，均有中和病毒的作用，而且 F 抗体还能阻止病毒在细胞间扩散。如免疫球蛋白缺陷的人患麻疹能够痊愈，并且抵抗再感染，而细胞免疫缺陷的人感染麻疹则极其严重，表明细胞免疫在机体恢复中起主导作用。在出疹初期末梢血中可检出特异的杀伤性 T 细胞。6 个月内的婴儿因从母体获得 IgG 抗体，不易感染，故麻疹多见于 6 个月至 5 岁的婴幼儿。

**4. 微生物学检查法** 典型麻疹病例无须实验室检查，根据临床症状即可诊断。对轻症和不典型病例则需通过微生物学检查来确诊。由于病毒分离鉴定方法复杂而且费时，至少需 2～3 周，因此多用抗原与核酸检测及血清学诊断。

（1）病毒分离：取患者发病早期的血液、咽洗液或咽拭子、结膜拭子、呼吸道分泌液及尿液经抗生素处理后，接种于人胚肾、猴肾或人羊膜细胞中培养。病毒增殖缓慢，经 7～10 天可出现典型 CPE，即有多核巨细胞、胞质内和核内有嗜酸性包涵体，再以免疫荧光技术确认接种培养物中的麻疹病毒抗原及核酸。

（2）血清学诊断：取患者急性期和恢复期双份血清，进行 HI 试验、ELISA 或中和试验检测特异性抗体，当抗体滴度增高 4 倍或以上可辅助临床诊断。除此之外，也可用间接荧光抗体法或 ELISA 检测 IgM 抗体。

（3）快速诊断：用荧光标记抗体检查患者卡他期咽漱液中的黏膜细胞有无麻疹病毒抗原；用核酸分子杂交技术和 RT-PCR 技术检测病毒的核酸。

**5. 防治原则**　预防麻疹的主要措施是隔离患者，对儿童进行人工主动免疫，提高机体的免疫力。我国自 2008 年起，已将麻疹病毒、腮腺炎病毒和风疹病毒的减毒活疫苗组成的三联疫苗（MMR）纳入国家免疫规划项目。初次免疫为 8 月龄，1 年后及学龄前再加强免疫。疫苗皮下注射，阳转率可达 90% 以上，副作用小，免疫力可持续 10 年或更长时间。对未注射过疫苗又与麻疹患儿接触的易感儿童，可在接触后的 5 天内肌注健康成人全血、麻疹恢复期人血清或丙种球蛋白都有一定的预防效果。

## 二、腮腺炎病毒

腮腺炎病毒（mumps virus）属于正腮腺炎病毒属（*Orthorubulavirus*），引起流行性腮腺炎。病毒呈球形，核酸为单负链 RNA。核衣壳为螺旋对称，包膜表面有小刺突，含 HN 蛋白（具有 HA 和 NA 活性）和 F 蛋白。病毒可在鸡胚羊膜腔内增殖，在猴肾等细胞培养中增殖使细胞融合，出现多核巨细胞。腮腺炎病毒只有一个血清型。人是唯一易感宿主。

病毒主要通过飞沫传播。至少三分之一的腮腺炎是亚临床感染。病毒最初于鼻或呼吸道上皮细胞中增殖，随后发生病毒血症，扩散至唾液腺及其他器官，有些患者的其他腺体如胰腺、睾丸或卵巢也可发炎，严重者可并发无菌性脑膜炎、脑炎，病毒常感染肾脏并可在尿中鉴定出来。

腮腺炎的潜伏期 2~4 周，平均约 18 天。排毒期为发病前 6 天到发病后 1 周。患者表现为软弱无力及食欲减退等。前驱期过后，出现腮腺肿大，并伴有疼痛及低热。整个病程大约持续 14 天。病后人体可获得持久免疫力，被动免疫可从母体获得，因此 6 个月以内婴儿患腮腺炎者罕见。

对典型病例很容易做出诊断，但不典型病例需做病毒分离或血清学诊断，也可采用 RT-PCR 或核酸序列测定方法进行实验室诊断。

腮腺炎特异性预防使用减毒活疫苗。麻疹病毒、腮腺炎病毒和风疹病毒三联减毒活疫苗（MMR）已列入我国规划免疫项目。目前尚无有效药物治疗，可试用中药普济消毒饮和连翘败毒散进行治疗。

## 三、副流感病毒

副流感病毒（parainfluenza virus）属于副黏病毒科，根据抗原构造不同分为 5 型，其中 1 型和 3 型属于呼吸道病毒属（*Respirovirus*），2 型、4 型和 5 型属于正腮腺炎病毒属。副流感病毒具有副黏病毒典型特征，病毒包膜上有两种刺突，即 HN 蛋白和 F 蛋白。

病毒通过人与人直接接触或飞沫传播，进入人体于呼吸道上皮细胞中增殖，病毒血症罕见。它可引起所有年龄组的人上呼吸道感染，在婴幼儿可引起严重呼吸道疾病，如小儿哮喘、细支气管炎和肺炎等，以副流感病毒 1 型、2 型、3 型多见；在成人则引起轻型上呼吸道感染，4 型多见。超过一半的副流感病毒 1 型、2 型或 3 型初次感染引起发热性疾病，4 型通常不引起严重疾病。副流感病毒感染最常见的并发症是中耳炎。副流感病毒各型之间缺乏显著的交叉中和作用。所有婴儿可自母体被动获得副流感病毒抗体，然而该抗体没有保护作用。自然感染产生的 sIgA 对再感染有保护作用，但数月内即消失，因此再感染常见。

实验室诊断可用细胞培养分离鉴定病毒，免疫荧光检查鼻咽脱落细胞中的病毒抗原及 RT-PCR 法快速鉴定病毒的核酸。疫苗仍在研制中。

## 四、亨德拉病毒和尼帕病毒

亨德拉病毒（Hendra virus，HeV）和尼帕病毒（Nipah virus，NiV）是 1990 年代发现的两种人兽共患病毒，属于副黏病毒科亨尼帕病毒属（*Henipavirus*），为单负链 RNA、有包膜病毒，基因组约为 18 kb，主要包括 N、P、M、F、G、L 基因，分别编码核蛋白、磷蛋白、基质蛋白、融合蛋白、吸附蛋白、RNA 聚合酶，其中 P 基因经过 RNA 编辑还可以合成 V 和 W 蛋白，其功能涉及破坏宿主的抗病毒免疫功能。

亨德拉病毒在澳大利亚发生多次马感染的疫情，人感染较少，但对人致死率高，约为 57%。尼帕病毒在马来西亚引起猪的感染，疾病症状较轻，但同时引起近 300 人感染，对人类具有高的致死率，约为 35%，少量幸存者会出现永久的神经功能受损。我国在 2022 年也分离出一种新型亨尼帕病毒。

亨德拉病毒和尼帕病毒通过密切接触在动物之间及动物和人之间传播，尼帕病毒还有人传人的报道，果蝠（fruit bat）是其自然宿主。病毒感染主要表现为流感样呼吸道症状和神经系统症状，严重者可发生脑炎。通过采集患者血清、脑脊液和咽拭子，ELISA 检测抗体（IgM 和 IgG）、RT-PCR 检测病毒核酸进行实验室诊断。用亨德拉病毒 G 蛋白制备的亚单位疫苗已在澳大利亚应用，免疫马后可以产生对 HeV 和 NiV 的交叉保护抗体。目前没有应用于人的疫苗和特异性治疗方法。

## 第三节 肺病毒

肺病毒科（*Pneumoviridae*）的呼吸道合胞病毒和人偏肺病毒引起人呼吸道感染，其生物学性状与副黏病毒科相似，根据其更小的核衣壳蛋白直径（约 13 nm）、基因组中更多的可读框（ORF）及其编码蛋白的结构和功能与副黏病毒科区分。肺病毒科病毒有较大的表面糖蛋白（G 蛋白），但无血凝素和神经氨酸酶活性。呼吸道合胞病毒的 F 蛋白具有膜融合活性，但无溶血素活性。副黏病毒、正黏病毒与肺病毒的比较见表 26-3。

表 26-3 正黏病毒、副黏病毒与肺病毒的比较

| 特性 | 正黏病毒 | 副黏病毒 | 肺病毒 |
| --- | --- | --- | --- |
| 代表株及其引起的疾病 | 流感病毒——流感 | 副流感病毒——轻型流感<br>麻疹病毒——麻疹<br>腮腺炎病毒——腮腺炎<br>亨尼帕病毒——呼吸道感染、神经系统症状（脑炎） | 呼吸道合胞病毒——肺炎或上、下呼吸道感染<br>人偏肺病毒——上、下呼吸道感染 |
| 病毒形态 | 有包膜，球形（80～120 nm），或丝状 | 有包膜，球形（150～300 nm） | 有包膜，球形（150～300 nm） |

续表

| 特性 | 正黏病毒 | 副黏病毒 | 肺病毒 |
|---|---|---|---|
| 基因特征 | 单负链 RNA，分 8 或 7 个节段 | 单负链 RNA，不分节段 | 单负链 RNA，不分节段 |
| 抗原变异 | 高频率 | 低频率 | 低频率 |
| 包膜表面蛋白 | HA 和 NA | F 蛋白<br>HN 蛋白（副流感病毒和腮腺炎病毒）<br>HA（麻疹病毒） | F 蛋白<br>G 蛋白<br>无 HA 和 NA |

## 一、呼吸道合胞病毒

呼吸道合胞病毒（respiratory syncytial virus，RSV）简称合胞病毒，属于肺病毒科正肺病毒属（*Orthopneumovirus*），引起 6 个月以下婴儿细支气管炎和肺炎等下呼吸道感染，引起较大儿童和成人鼻炎、普通感冒等上呼吸道感染。

病毒为球形，直径为 120～200 nm，核酸为不分节段的单负链 RNA，核衣壳为螺旋对称，有包膜，包膜上有 F 和 G 两种糖蛋白刺突，无 HA、NA。病毒在鸡胚中不生长，但可在多种细胞培养中缓慢增殖，2～3 周出现细胞病变。病变特点是多个细胞融合成为合胞体，内含多个细胞核，胞质内有嗜酸性包涵体。RSV 有两个血清型。

病毒抵抗力较弱，对热、酸及胆汁敏感；对冻融也很敏感，因此进行病毒分离时标本宜直接接种至培养细胞。

RSV 感染流行于冬季和早春，传染性较强，也是医院内交叉感染主要病原之一。RSV 经飞沫传播，也可经污染的手和物体表面传播。病毒开始于鼻咽上皮细胞中增殖，进而扩散至下呼吸道，但不形成病毒血症。潜伏期 4～5 天，排毒可持续 1～5 周。RSV 对呼吸道纤毛上皮细胞的破坏轻微，但在婴幼儿，特别是 2～6 个月的婴儿却能引起严重呼吸道疾病，如细支气管炎和肺炎，其原因主要是免疫病理损伤。RSV 也可引起中耳炎。感染后人体获得的免疫力不强，自然感染产生的免疫不能预防再感染，但再感染的症状减轻。

RSV 所致疾病在临床上与其他病毒和细菌所致类似疾病难以区别，因此可进行病毒分离、抗原检测和核酸检测。RSV 无血凝素，不能用 HI 检测。快速诊断常用免疫荧光法检查鼻咽脱落细胞内 RSV 抗原，RT-PCR 用于辅助诊断。

针对 RSV 的治疗药物和有效的预防疫苗已经上市。

## 二、人偏肺病毒

人偏肺病毒（human metapneumovirus）属于肺病毒科偏肺病毒属（*Metapneumovirus*），是 2001 年首次报道的人呼吸道病原体，从患呼吸道疾病的儿童的临床样本中用 RT-PCR 方法鉴定。该病毒在青年和成人中广泛传播，成人 100% 具有抗体。人偏肺病毒能引起包括轻型上呼吸道感染综合征至重症下呼吸道疾病在内的广泛呼吸道病症，临床表现与呼吸道合胞病毒感染相似，再感染常见。

## 第四节 冠状病毒

冠状病毒（coronavirus，CoV）属于冠状病毒科（Coronaviridae）正冠状病毒亚科（Orthocoronavirinae），包括α、β、γ和δ四个属。该病毒由于包膜上有向四周伸出的突起、形如花冠而得名（图26-3）。目前，已发现感染人的冠状病毒共7种，包括引起人普通感冒的α冠状病毒属的HCoV-229E、HCoV-NL63和β冠状病毒属的HCoV-OC43、HCoV-HKU1，以及β冠状病毒属引起严重急性呼吸综合征（severe acute respiratory syndrome，SARS）的SARS-CoV、引起中东呼吸综合征（Middle East respiratory syndrome coronavirus，MERS）的MERS-CoV及引起2019冠状病毒病（Coronavirus disease 2019，COVID-19）的SARS-CoV-2。

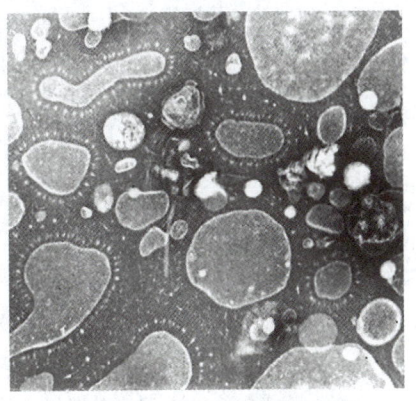

图26-3 冠状病毒形态
负染，透射电镜 ×72 500

## 一、生物学性状

冠状病毒呈多形性，直径80～160 nm，基因组是长26～30 kb的单正链RNA，有感染性，不分节段。病毒有包膜，包膜表面花瓣状有突起。核衣壳呈螺旋对称，病毒结构蛋白包括核衣壳蛋白（nucleocapsid protein，N蛋白）、膜蛋白（membrane glycoprotein，M蛋白）、包膜蛋白（envelope glycoprotein，E蛋白）和刺突糖蛋白（spike protein，S蛋白）（图26-4）。HCoV-OC43还含有HE蛋白，具有血凝和乙酰酯酶活性。N蛋白为多功能磷酸化蛋白，包裹病毒RNA，形成核糖核蛋白（RNP）复合体。M蛋白在病毒颗粒的组装中起主要作用。E蛋白在包膜双分子层中聚合成五聚体，形成病毒孔蛋白的离子通道，在病毒组装、出芽释放、病毒颗粒稳定性和致病等方面发挥多种作用。S蛋白可被裂解为2个亚单位：S1、S2亚单位。S1亚单位的受体结合区（receptor binding domain，RBD）与细胞表面受体相结合；S2亚单位介导病毒包膜与宿主细胞膜或内体膜融合。S蛋白也是预防性疫苗设计的靶蛋白。

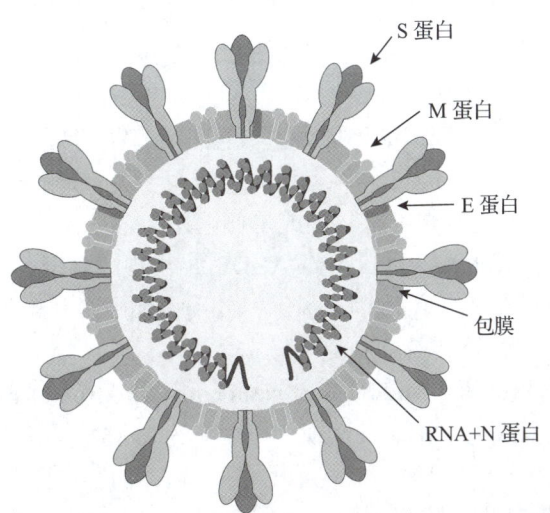

图26-4 SARS-CoV-2病毒体的模式图

冠状病毒可在人胚肾、肠、肺的原代细胞中生长，受染细胞开始 CPE 不明显，经盲目传代可增强病毒的致病变作用。SARS-CoV 和 SARS-CoV-2 可在非洲绿猴肾细胞系 Vero E6 等多种细胞中复制，引起细胞变圆、脱落和变性等较明显的细胞病变。SARS-CoV 和 SARS-CoV-2 均以血管紧张素转化酶 Ⅱ（angiotensin converting enzyme 2，ACE2）为受体。病毒 S 蛋白首先与细胞表面 ACE2 结合，附着在运动的纤毛上，再穿过黏液层，通过病毒包膜与细胞膜的直接融合，或通过内吞（endocytosis）后病毒包膜与内体膜融合，病毒核衣壳进入细胞。病毒基因组 RNA 由 ORF1a、ORF1b 翻译成多聚蛋白 pp1a 和 pp1ab，被细胞或病毒自身的蛋白酶水解产生 16 个非结构蛋白（NSP1—NSP16），其中，NSP12 是其 RNA 依赖性 RNA 聚合酶（RNA-dependent RNA polymerase，RdRp）。冠状病毒的 RdRp 保守性差，每一轮复制中都会高频产生突变，因此毒株变异迅速。子代病毒通过出芽方式释放到细胞外。子代病毒在感染后 24 小时附着在气道微绒毛上，触发微绒毛顶端延伸和高度分支形成，促进病毒在整个气道组织中扩散。

冠状病毒对理化因素的耐受力较差。56℃ 30 分钟可灭活病毒，对乙醚、75% 乙醇、含氯消毒剂、过氧乙酸等消毒剂及紫外线敏感。

## 二、致病性与免疫性

冠状病毒具有高度种属特异性，种类不同，引起的临床表现差异极大。

**1. 普通冠状病毒** 包括 229E、NL63、OC43 和 HKU1。病毒经飞沫传播，主要感染成人或较大儿童，感染一般局限于上呼吸道，引起普通感冒和咽喉炎，下呼吸道感染少见，通常无发热。疾病的潜伏期平均 3 天，病程一般 6～7 天，以鼻炎和乏力为主要表现。某些冠状病毒株还可引起成人腹泻，临床表现类似轮状病毒腹泻。病后特异性免疫力不强，再感染常见。

**2. SARS 冠状病毒（SARS coronavirus，SARS-CoV）** 是引起 SARS 的病原体。SARS-CoV 流行于 2002 年底至 2003 年，引起严重急性呼吸综合征，又称传染性非典型肺炎，死亡率约为 10%。

SARS-CoV 与普通冠状病毒形态结构及基因组成相似，基因组全长约 29.7 kb，编码 20 多个蛋白。与普通冠状病毒相比，SARS-CoV 核酸序列及氨基酸序列变化很大，因此，在感染宿主、抗原性及致病性等方面明显不同。

SARS-CoV 通过 S 蛋白吸附至上呼吸道上皮细胞糖蛋白受体 ACE2，感染细胞可死亡或通过与其他细胞融合形成合胞体，破坏细胞。SARS-CoV 在果子狸和中华菊头蝠中检出，因此认为病毒的储存宿主是蝙蝠、中间宿主是果子狸。人类对 SARS-CoV 无天然免疫力，人群普遍易感。人与人之间的感染以近距离飞沫传播为主。感染后潜伏期为 2～10 天，一般 4～5 天。临床首发症状为发热，体温高于 38℃，伴有头痛、乏力、关节痛，继而出现干咳、胸闷、气短等肺部感染症状。胸部 X 线检查可有双侧或单侧阴影。部分患者可迅速发展为急性呼吸窘迫综合征（acute respiratory distress syndrome，ARDS），出现呼吸困难、低氧血症、休克、DIC 等症状，死亡率高。致病机制涉及细胞因子风暴，外周循环中多种趋化因子和细胞因子水平升高。感染后机体可产生特异性抗体及细胞免疫反应。

**3. 中东呼吸综合征冠状病毒（Middle East respiratory syndrome coronavirus，MERS-CoV）** 2012 年 MERS-CoV 感染首次在中东地区发现，死亡率约为 36%，所有患者都直接或间接和中东地区有关联。

MERS-CoV 的受体是二肽基肽酶 4（DPP4），也称为 CD26，储存宿主是蝙蝠，中间宿主是单峰骆驼。MERS 是人兽共患病，通过直接或间接接触单峰骆驼传给人群，人与人之间的传播通过密切接触传播。MERS-CoV 感染病例多数为男性，约 20% 的病例没有症状或症状轻微，48% 的病例病情严重或死亡。潜伏期为 2～13 天，MERS-CoV 感染可在儿童和成人中引起轻度至重度呼吸道疾病，可引起一些并发症，包括急性肾衰竭、多脏器衰竭、急性呼吸窘迫综合征、消耗性凝血障碍及腹泻等胃肠道症状。70% 以上的中东呼吸综合征死亡病例至少有其中一种潜在疾病，如糖尿病、高血压、心脏病、慢性肾衰竭或肺部疾病。少数患者伴有其他病原体的共同感染，如流感病毒、副流感病毒、单纯疱疹病毒及肺炎链球菌等。

**4. SARS 冠状病毒 2（SARS-CoV-2）** 2019 年末从不明原因肺炎病例中分离鉴定出一种新的冠状病毒，由该病毒引起的疾病称为 2019 冠状病毒病（COVID-19）。至 2024 年 6 月末全球超过 7.7 亿人感染了该病毒，超过 698 万死亡病例，超过 135 亿剂次预防性疫苗被接种。自 SARS-CoV-2 出现，已造成自 1918 年流感大流行以来至今规模最大、最严重的全球大流行。

SARS-CoV-2 的源头尚未确定。SARS-CoV-2 与 SARS-CoV 的核苷酸序列仅 79.6% 同源，而与蝙蝠冠状病毒 BtCoV/RaTG13 株有约 96% 的同源性，在穿山甲中发现了同源性大于 90% 的冠状病毒株，尤其 S 蛋白 RBD 区与 SARS-CoV-2 的同源性高于 BtCoV/RaTG13，与 ACE2 结合的所有 6 个关键氨基酸残基均保守，但穿山甲是中间宿主还是偶然感染不清楚。由于 RdRp 缺乏校对活性，SARS-CoV-2 变异速度快。截至 2022 年末，病毒从野生型先后变异为 α、β、γ、δ 和 o（Omicron）等主要变异株，还有一些未引起广泛传播的变种，如 ε、η、ι、κ、ζ 和 μ 等。

（1）致病特点：SARS-CoV-2 主要通过飞沫和密切接触传播，潜伏期为 2～7 天。感染早期患者出现发热、干咳、疲劳、头痛、咽喉痛、关节肌肉痛、恶心、呕吐、腹泻等症状，重症患者多在发病 5～7 天后出现呼吸困难、低氧血症。少数感染者在感染后期出现全身过度炎症。SARS-CoV-2 引起的肺炎与 SARS-CoV 相似，表现为弥漫性肺泡损伤、组织性肺炎、Ⅱ型肺泡上皮细胞反应性增生、慢性间质性肺炎、弥漫性肺水肿和透明膜形成，有慢性基础性疾病会加重病情。少数感染者出现广泛的肺外并发症，包括败血症、感染性休克和多器官功能衰竭，最终导致重症甚至死亡。儿童感染后临床表现与成人相似，高热多见，部分病例症状不典型，极少数患儿可出现严重呼吸窘迫、多系统炎症和神经系统并发症。

（2）致病机制与免疫机制：ACE2 表达于人肺、小肠上皮及血管内皮等器官和组织，因此，SARS-CoV-2 感染后可引起全身多系统的病理变化。

SARS-CoV-2 感染后，单核细胞和巨噬细胞在感染早期迅速募集到肺部，导致肺部促炎细胞因子和趋化因子增加。随后免疫细胞募集到受影响的部位，T 细胞渗入肺部，启动了特异性反应清除病毒。在大多数感染的个体中，免疫细胞的募集可成功清除 SARS-CoV-2。但是，部分感染者 IL-6、IL-2、G-CSF、IL-7、IL-10、IP-10、MCP1、IFN-γ、MIP1α 和 TNF-α 水平升高，并进展到过度炎症状态，称为细胞因子风暴（cytokine storm），由过度激活和失调的免疫反应引起的一系列临床表现，可表现为器官功能障碍。

SARS-CoV-2 感染引起的重症肺炎的机制尚不十分清楚。SARS-CoV-2 导致重症肺炎的患者，除细胞因子风暴外，还有凝血功能异常，血栓事件发生率较高。因此，过度炎症反应和高凝，引起的急性呼吸窘迫综合征和广泛的弥散性血管内凝血（DIC）发生关系密切。

SARS-CoV-2 可以通过多种机制逃逸宿主的免疫反应：①SARS-CoV-2 可抑制早期 Ⅰ 型和 Ⅲ 型干扰素反应，导致病毒早期控制失败；②在 SARS-CoV-2 复制过程中，病毒核酸包裹在内质网双层囊泡中，防止被免疫系统识别；③病毒蛋白直接拮抗免疫信号分子反应。此外，病毒通过 S 蛋白变异，逃逸宿主已产生的中和抗体。

SARS-CoV-2 可引起适应性免疫应答的激活。活化的 T 细胞是免疫保护的关键因素，老年人对严重 COVID-19 易感性增加的原因与胸腺退化有关，而儿童 T 细胞库丰富，对严重疾病有抵抗力。

## 三、微生物学检查法

**1. 标本采集** 采集鼻咽拭子、痰、气管-肺泡灌洗液、血液、粪便及尿液等进行病原学或血清学检查。对于 SARS-CoV、SARS-CoV-2 和 MERS-CoV 的感染性标本需在生物安全三级实验室进行检测,已灭活标本可在生物安全二级实验室检测。

**2. 抗原和核酸的检测** 鼻咽拭子检测最为常用,免疫荧光法和胶体金法可快速检测病毒抗原。RT-qPCR 法检测冠状病毒核酸的载量,RT-PCR 扩增冠状病毒核酸后测序鉴定。此外,可通过电子显微镜检查粪便样本中的冠状病毒颗粒。

**3. 病毒的分离和鉴定** 用猴肾细胞 Vero 培养呼吸道标本或粪便标本中的冠状病毒,并进一步鉴定其核酸和抗原。

**4. 血清学诊断** 对急性期和恢复期血清进行血清学诊断,如恢复期 IgG 抗体水平为急性期 4 倍或以上升高有诊断意义。ELISA 和间接免疫荧光法可检测感染者的抗体滴度,但体内一些干扰物质可能导致假阳性的产生,因此,血清学诊断不作为单独诊断的依据。血凝试验可以对 HCoV-229E 的感染进行血清学诊断。可采用中和试验检测血清中和抗体的滴度。

## 四、防治原则

SARS 和 COVID-19 为我国法定乙类传染病。

**1. 疫苗研发和应用** 预防 SARS-CoV-2 的疫苗主要包括:灭活疫苗、mRNA 疫苗、腺病毒载体疫苗、亚单位蛋白疫苗及流感病毒为载体的减毒活疫苗等。除灭活疫苗外,其他四种疫苗设计均集中在 S 蛋白或 RBD 区。这些种类疫苗均可诱导中和抗体产生,除灭活疫苗外,其他四种疫苗均可诱导特异性 T 细胞免疫反应。不同 SARS-CoV-2 流行株制备的疫苗诱导对不同毒株的交叉保护有限。即使接种疫苗,突破性感染也常见。

**2. 药物研发和应用** SARS-CoV-2 出现后,促进了老药新用及新药研发,目前治疗 COVID-19 主要应用的药物如下:①抗病毒药物,如奈玛特韦/利托那韦联合药物。奈玛特韦为蛋白酶抑制剂,主要靶向 3CLpro(NSP5),抑制多聚蛋白前体切割,阻止病毒复制,利托那韦是蛋白酶抑制剂和细胞色素酶 P450 3A(CYP3A)抑制剂,可以抑制奈玛特韦代谢,升高血药浓度,在出现症状 5 天内口服可预防重症发生。靶向 RdRp 的瑞德西韦(remdesivir)、莫诺拉韦(molnupiravir)及阿兹夫定(也抑制 HIV 蛋白 Vif 的合成)也应用于治疗。此外,一些针对不同毒株的单克隆抗体药物可中和病毒感染,用于临床治疗,但不同毒株对中和抗体的敏感性不同,病毒变异可导致中和抗体失效。康复者恢复期血浆及 COVID-19 人免疫球蛋白也可应用于重症患者。②免疫治疗药物,如糖皮质激素药物、IL-6 受体阻断剂及酪氨酸激酶 JAK Ⅰ 和 Ⅱ 抑制剂,通常对于疾病进展快、细胞因子风暴引起的重症肺炎患者的治疗选择上述一种药物和激素一起应用。

# 第五节 其他呼吸道病毒

## 一、腺病毒

腺病毒（adenovirus）属于腺病毒科（*Adenoviridae*），包括哺乳动物腺病毒属（*Mastadenovirus*）、禽腺病毒属（*Aviadenovirus*）等5个属，每个属的所有病毒均有共同群特异性抗原。人腺病毒可根据遗传、物理、化学和生物学特性分为A—G共7个种。腺病毒在自然界分布广泛，目前发现包括血清型和基因型在内的超过100个型别的腺病毒，其中超过50个型别可感染人类。腺病毒可在眼、呼吸道、胃肠道和尿道等部位增殖，多引起隐性感染。感染的腺病毒在宿主体内可持续存在数月。少数腺病毒可引起培养细胞转化和实验动物肿瘤。

**1. 生物学性状**

（1）形态与结构：腺病毒为20面体立体对称，直径为70～90 nm，无包膜。基因组为线状双链DNA，大小为26～45 kb，末端蛋白（terminal protein，TP）共价结合于每条链的5′端。衣壳由252个壳粒组成：12个五邻体，240个六邻体；每一个五邻体上各伸出一条长度为10～30 nm的纤突（fiber），其末端膨大呈小球状（图26-5、图26-6）。

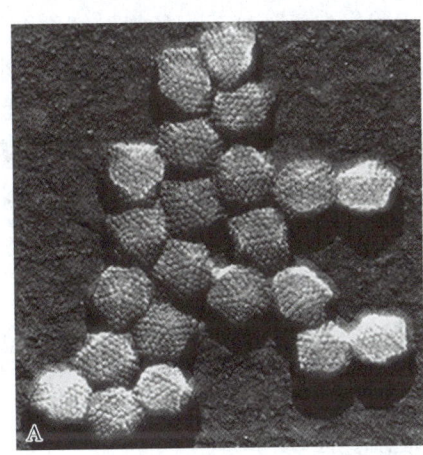 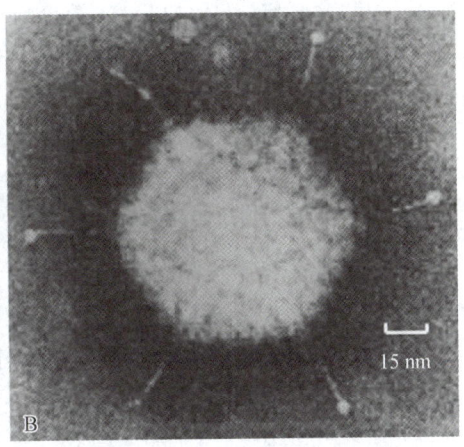

图26-5 腺病毒电镜照片
A. 扫描电镜；B. 透射电镜

腺病毒有11种结构蛋白（图25-6），五邻体、六邻体和纤突是病毒体表面的主要蛋白。六邻体和纤突都具有群和型特异性表位，所有腺病毒均具有六邻体的共同抗原性。五邻体具有群特异性抗原和毒素样活性，可导致培养的细胞出现CPE。纤突还具有血凝活性，因此可用血凝抑制试验对腺病毒进行分型。

（2）病毒复制：腺病毒通过纤突与细胞表面的受体结合，某些血清型的腺病毒的受体是柯萨奇病毒-腺病毒受体（Coxsackievirus-adenovirus receptor，CAR）。病毒吸附于细胞表面后，五邻体与细胞表面整合素相互作用，使吸附的病毒被内吞进入内体中。内体中的病毒体在酸性pH的触发下快速移至细胞质内，在细胞内微管的辅助下被转运到细胞核。病毒在胞质中开始脱壳，至胞核时释放病毒DNA并开始生物合成过程。

以病毒DNA开始复制为分界线，按转录时间的先后，将腺病毒基因大致区分为早期（E1—E4）和晚期转录单位（L1—L5）。早期转录可表达20多种早期蛋白，多为非结构蛋白，

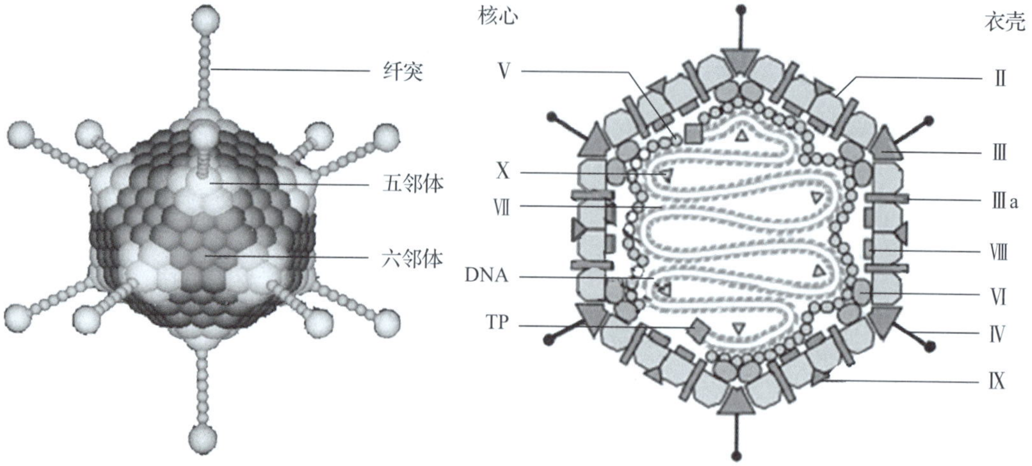

图 26-6 腺病毒结构模式图

主要作用是调节细胞代谢，使病毒 DNA 更易于在细胞中复制。晚期转录伴随着病毒 DNA 合成的开始而启动，所表达的晚期蛋白多为结构蛋白，在胞质中合成后转运至细胞核中组装，组装完成后破胞释放。

（3）细胞转化作用及致瘤性：人腺病毒只能在人源的组织细胞中增殖并引起细胞病变，尤其是原代人胚肾细胞和上皮细胞来源的传代细胞系，如 293 细胞、Hep-2 细胞、HeLa 细胞和 KB 细胞等，可引起细胞肿胀、变圆、聚集成葡萄串状等典型病变，但病变的细胞不裂解。

几乎所有的人腺病毒均能使体外培养的啮齿类动物细胞发生转化，但仅有少数型别，尤其是 12、18 和 31 型，可以在新生仓鼠体内诱发肿瘤。人腺病毒的转化基因局限于早期转录单位内，主要位于 E1A 和 E1B 基因区。这些转化基因产物可与细胞内的抑癌基因产物如 pRB、p53 等相互作用，影响正常的细胞周期，阻止细胞凋亡，使细胞永生化。但迄今为止尚未发现腺病毒与人类肿瘤有关。

（4）抵抗力：腺病毒对理化因素的抵抗力较强，对脂溶剂等不敏感，对酸和温度耐受范围较大，56℃ 30 分钟可被灭活。

**2. 致病性与免疫性** 腺病毒可感染呼吸道、眼、胃肠道、膀胱的上皮细胞和肝脏，并通常局限于局部引流淋巴结。C 组腺病毒感染后可随粪便排出数月，并可在腺样组织和扁桃体中潜伏存在多年。腺病毒约 1/3 的已知血清型与人类疾病相关，一种血清型可引起多种临床疾病，同一种临床疾病也可由不同血清型引起（表 26-4）。

表 26-4 人腺病毒相关疾病

| 所致疾病 | 易感人群 | 腺病毒血清型 |
|---|---|---|
| 急性发热性咽炎 | 婴幼儿 | 1，2，5，6 |
| 咽结膜热 | 较大的学龄儿童 | 3，7 |
| 急性呼吸道疾病 | 军队新兵 | 4，7，3，14，21 |
| 肺炎 | 婴儿 | 1，2，3，7，21 |
|  | 接受器官移植的患者 | 1～7 |
| 流行性角膜结膜炎 | 成人 | 8，19，37，53，54 |
| 出血性膀胱炎 | 婴幼儿 | 11，21 |
| 腹泻和呕吐 | 婴幼儿 | 40，41，52 |
| 肠套叠 | 婴儿 | 1，2，5 |
| 肝炎、心肌感染、胃肠炎等 | 免疫功能低下者，如 AIDS 患者、接受肝脏或心脏移植的儿童等 | 5，34，35，43～47 |

（1）呼吸道感染：包括 4 种不同的综合征。①急性发热性咽炎（acute febrile pharyngitis）：多发于婴幼儿，多为轻微的上呼吸道感染，包括咳嗽、鼻塞、发热和咽痛。②咽结膜热（pharyngoconjunctival fever）：症状与急性发热性咽炎类似，但同时发生结膜炎为其主要特点，多发生于较大的学龄儿童，并倾向于暴发流行，如儿童夏令营的"游泳池结膜炎"。眼部表现为滤泡性结膜炎，与沙眼衣原体引起的类似，但后者不伴随呼吸道感染症状。结膜炎可持续 1~2 周，预后良好，一般无后遗症。③急性呼吸道疾病：多在部队新兵中流行，压力、环境拥挤和高强度训练所导致的疲劳为主要诱因，主要表现为发热、咽痛、鼻塞、咳嗽和乏力，有时可导致肺炎。④病毒性肺炎：腺病毒尤其是 3 型、7 型和 21 型所导致的肺炎约占儿童期肺炎的 10%，婴幼儿腺病毒肺炎的病死率可达 8%~10%。

（2）眼部感染：腺病毒可引起轻微眼部感染，常伴随呼吸道症状出现，如咽结膜热。腺病毒 8、19、37 型，尤其是 8 型可导致更为严重的流行性角膜结膜炎（epidemic keratoconjunctivitis），多发于成人，表现为急性结膜炎，继而出现角膜炎，通常 2 周内炎症消退，但可遗留角膜上皮下浑浊长达 2 年，较少有全身症状。该病传染性极强，主要通过污染的洗脸池、毛巾等传播。

（3）胃肠道疾病：许多腺病毒都可在肠道细胞中复制并随粪便排出，但大多血清型与胃肠道疾病无关。然而，腺病毒 40 型和 41 型可引起婴幼儿胃肠炎，表现为腹痛和腹泻。C 群腺病毒能引起婴儿肠套叠。

（4）其他疾病：免疫功能低下人群可发生各种严重的腺病毒感染。器官移植患者最常见的腺病毒呼吸道感染，可进展为严重肺炎并致死。肝移植儿童可形成腺病毒肝炎，心脏移植的儿童可形成心脏腺病毒感染并使移植失败的风险增大。AIDS 患者可遭受多种腺病毒感染，尤其是胃肠道感染，临床发现艾滋病患者病毒性腹泻 37% 是由腺病毒引起。腺病毒 11 型和 21 型可引起儿童尤其是男孩的急性出血性膀胱炎，表现为肉眼血尿，尿中可分离出腺病毒。

腺病毒感染后，机体可获得对同型腺病毒的持久免疫力，主要依赖型特异性中和抗体。健康成人体内存在针对多种型别的腺病毒的抗体。来自母体的中和抗体可保护婴儿抵抗严重的腺病毒呼吸道感染。

**3. 微生物学检查法**
（1）形态学检查：对怀疑为腺病毒腹泻的患者，可取粪便标本经电子显微镜或免疫电镜观察腺病毒颗粒进行诊断。

（2）病毒分离与鉴定：根据感染部位不同采集不同标本，如呼吸道分泌物、结膜分泌物、尿液、粪便等，加抗生素处理后接种敏感细胞，37℃孵育后观察细胞病变，进而通过免疫荧光技术或免疫酶标技术检测六邻体抗原鉴定腺病毒，还可通过血凝抑制试验或中和试验检测型特异性抗原鉴定腺病毒的血清型。

（3）病毒成分的检测：包括检测病毒抗原和病毒核酸。采取患者鼻黏膜上皮脱落细胞进行酶标抗体或荧光抗体染色可直接检测腺病毒抗原。用 PCR、DNA 杂交或内切酶酶切电泳等方法检测腺病毒 DNA，可用于腺病毒感染的快速诊断。还可进一步通过 PCR 产物测序来鉴定腺病毒血清型。

（4）血清学诊断：目前血清学诊断主要用于流行病学调查。可用补体结合试验检测群特异性抗体作为腺病毒感染的诊断。如需进一步鉴定腺病毒血清型，可使用血凝抑制试验或中和试验来检测相应抗体。无论采用以上何种血清学诊断方法，都要采取患者急性期和恢复期双份血清进行检测，若恢复期血清抗体滴度比急性期增长 4 倍或 4 倍以上，才有诊断意义。

**4. 防治原则** 洗手是预防腺病毒感染的最简单途径，环境消毒和不共用毛巾也很关键。加强游泳池和浴池水的消毒，可降低水传播性结膜炎暴发的危险性。眼部检查时应严格无菌操作，防止发生流行性角膜结膜炎。美国制备了含有腺病毒 4 型和 7 型的口服腺病毒活疫苗，在肠道中复制并诱导中和抗体产生，免疫效果良好。至今仍无特异性抗腺病毒药物用于治疗。

腺病毒作为基因治疗的工具载体，因为其重组、复制缺陷的病毒在很多种类的细胞中能够高效转导并短时间高水平表达，因此被广泛应用。但腺病毒载体仍有缺点，包括载体具有免疫原性、人群中预存的对于 C 群腺病毒的免疫力、细胞表面受体的限制性。

## 二、风疹病毒

风疹病毒（rubella virus）属于风疹病毒科（*Matonaviridae*）风疹病毒属（*Rubivirus*），引起风疹。风疹又称德国麻疹（Germany measles），是以急性发热、皮疹和淋巴结肿大为特征，主要影响儿童和青壮年的疾病，但如感染怀孕早期的女性可引起胎儿畸形等先天性风疹综合征。

风疹病毒为不规则球形，直径为 50~70 nm，核心为单正链 RNA，编码 2 种非结构蛋白（NSP）和 3 种结构蛋白（C、E2、E1）。核衣壳呈 20 面体立体对称。衣壳外有包膜，包膜上有 6 nm 的微小刺突，刺突具有血凝和溶血活性。该病毒在多种细胞内增殖，但不出现 CPE。风疹病毒只有一个血清型。人是病毒的唯一自然宿主。

风疹病毒通过气溶胶在人群中传播，主要易感者是儿童，引起风疹。潜伏期 10~21 天，表现症状为发热、麻疹样皮疹，并伴耳后和枕下淋巴结肿大。成人感染则症状较重，除出疹外，还有关节炎和疼痛、血小板减少、疹后脑炎等，但疾病大多预后良好。20%~50% 的原发感染为隐性感染。

如风疹病毒感染妊娠早期的孕妇，病毒可通过胎盘感染胎儿，引起胎儿畸形、死亡、流产或产后死亡，即先天性风疹综合征（congenital rubella syndrome，CRS）。畸形主要表现为先天性心脏病、白内障和耳聋三大主症。如孕妇感染风疹病毒在怀孕头 3 个月，CRS 出现的概率为 85%，在怀孕 4~6 个月，CRS 出现的概率为 16%，在怀孕 20 周后，婴儿很少发生出生缺陷。为保证优生优育，育龄妇女和学龄儿童应接种风疹疫苗，特别是学龄女童接种更有意义。风疹病毒自然感染和疫苗接种后可获得持久免疫力。我国的国家免疫规划中，应用麻疹病毒、腮腺炎病毒和风疹病毒组成的三联疫苗预防风疹病毒感染。

怀疑有风疹病毒感染的孕妇早期确诊十分必要，可以减少畸形儿的出生。常用的诊断方法有：①用血清学方法检测孕妇或胎儿血中风疹病毒的特异性 IgM，阳性可认为是近期感染；②检测胎儿绒毛膜中有无风疹病毒的特异性抗原；③取羊水或绒毛膜进行病毒分离鉴定；④取羊水或绒毛尿囊膜做核酸分子杂交或 PCR 检测有无风疹病毒核酸。风疹减毒活疫苗免疫保护持续时间一般为 7~10 年，为避免胎儿发生畸形，应在妊娠之前接种。由于显性和隐性感染，正常人群中 95% 以上风疹病毒抗体阳性，大多数人已得到保护。

## 三、鼻病毒和肠道病毒 D68 型

鼻病毒（rhinovirus）和肠道病毒 D68 型（EV-D68）属于小 RNA 病毒科肠道病毒属。

### （一）鼻病毒

目前已知的鼻病毒超过 160 个型别，与肠道病毒许多特点一致，但对酸性环境敏感，pH 5.0~6.0 时不稳定，pH 3.0 时被完全灭活，可以此区别鼻病毒和肠道病毒。鼻病毒对热稳定，在环境物体的表面可存活数小时；最适生长温度为 33℃，类似于人的鼻咽部温度。

鼻病毒主要引起上呼吸道感染、普通感冒和大约 50% 的哮喘发作，占我国各年龄段病毒性呼吸道感染病原体谱的第二位。病毒通常寄居在上呼吸道，在成人引起普通感冒和上呼吸道感染；在儿童不仅引起上呼吸道感染，而且容易合并细菌感染引起中耳炎、鼻窦炎、支气管炎和肺炎。潜伏期为 2～4 天，通常持续 1 周左右不治自愈，但咳嗽可持续 2～3 周。鼻腔分泌物中的分泌型中和抗体 sIgA 和血清中和抗体平行出现，但疾病的恢复不依赖于抗体，抗体可清除病毒。由于鼻病毒型别多，再感染常见。

鼻病毒的微生物学检查对临床诊断意义不大，较少开展。在疫苗的研制中也遇到困难，如体外培养很难获得高滴度的鼻病毒、免疫力不持久和血清型别多，疫苗接种后的保护作用有限。许多抗病毒药物在体外实验有效，但临床治疗没有效果。使用干扰素对鼻病毒所致疾病的恢复有一定效果。

### （二）肠道病毒 -D68

2014 年肠道病毒 -D68（EV-D68）引起全球儿童严重呼吸道疾病暴发。儿童及青少年易感染。EV-D68 主要通过呼吸道传播，也可经间接接触传播，引起轻微的上呼吸道感染及严重的下呼吸道疾病，如普通感冒、喘息性肺炎、呼吸困难，偶发死亡，也可引起多种中枢神经系统并发症，如颅神经功能障碍、脑炎、脑膜脑炎和无菌性脑膜炎，急性弛缓性脊髓炎（acute flaccid myelitis，AFM）最常见。AFM 是一种罕见、严重的神经系统疾病，表现为头痛、背部和颈部或患肢僵硬或疼痛，随后反射减弱或消失，严重可致瘫痪。EV-D68 感染相关的呼吸道外并发症也有报道，如心肌炎、心包炎、急性心力衰竭和相关急性胃肠炎等。

可采取鼻咽拭子、血液、脑脊液及粪便标本，RT-PCR 及测序法可检测病毒核酸，也可在人肺上皮细胞系 A549 等多种细胞系分离培养鉴定病毒。目前无特异性预防及治疗 EV-D68 感染的方法。

## 四、呼肠病毒

呼肠病毒（reovirus）属于棘突呼肠病毒科（Spinareoviridae）正呼肠病毒属（Orthoreovirus），与平滑呼肠病毒科（Sedoreoviridae）同属于呼肠病毒目（Reovirales）。该目的 2 个科共包含 15 个属，其中 4 个属可感染人，包括正呼肠病毒属、环状病毒属（Orbivirus）、轮状病毒属（Rotavirus）和科罗拉多蜱传热病毒属（Coltivirus）。病毒体呈球形，直径 60～80 nm，无包膜，双衣壳结构均为 20 面体立体对称。核酸为双链 RNA、分 10 个节段，因此易发生基因重配。呼肠病毒含有血凝素，可凝集人 O 型红细胞和牛红细胞。呼肠病毒在自然界广泛存在，宿主范围广。隐性感染常见，多数儿童时期已被感染并可检测出存在血清抗体。显性感染主要表现为呼吸道疾病、胃肠道疾病及神经系统疾病。病毒可以从轻微发热性疾病、肠炎或轻度上呼吸道感染的儿童分离出来，但粪便标本比鼻咽部标本更易分离出病毒。

### 思 考 题

1. 甲型流感病毒为什么容易引起世界范围内大流行？
2. 简述流感病毒的微生物学检查法。
3. 如何证明亚急性硬化性全脑炎是由麻疹病毒感染引起的迟发并发症？
4. 阐述 SARS-CoV-2 的致病特点。

（庄 敏）

# 第二十七章 胃肠道感染病毒

第二十七章数字资源

胃肠道感染病毒不是分类学名称，而是指在一群经消化道传播并引起胃肠道和肠道外感染的病毒，主要包括肠道病毒（enterovirus）和多种引起急性胃肠炎（acute gastroenteritis）的病毒（表 27-1）。引起人类感染的肠道病毒主要是脊髓灰质炎病毒、柯萨奇病毒、埃可病毒及肠道病毒 D68、D70 和 A71 等型别。引起人类急性胃肠炎的病毒主要有轮状病毒、诺如病毒、星状病毒和肠道腺病毒。

表 27-1 主要胃肠道感染病毒及其所致疾病

| 病毒科 | 主要种类 | 核酸类型 | 引起的人类疾病 |
| --- | --- | --- | --- |
| 小 RNA 病毒科 | 脊髓灰质炎病毒 | 线状、单正链 RNA | 脊髓灰质炎 |
|  | 柯萨奇病毒 |  | 神经系统、呼吸系统、消化道、心脏感染 |
|  | 埃可病毒 |  | 神经系统、呼吸系统、消化道感染 |
|  | 肠道病毒 A71 |  | 神经系统感染，手足口病 |
| 平滑呼肠病毒科 | 轮状病毒 | 分节段、线状、双链 RNA | 婴幼儿腹泻、成人腹泻 |
| 腺病毒科 | 腺病毒 40、41 型 | 线状、双链 DNA | 婴儿腹泻 |
| 杯状病毒科 | 诺如病毒 | 线状、单正链 RNA | 腹泻 |
| 星状病毒科 | 星状病毒 | 线状、单正链 RNA | 婴幼儿腹泻 |

## 第一节 肠道病毒属

肠道病毒属属于小 RNA 病毒科（*Picornaviridae*）。小 RNA 病毒科是一组形态微小的无包膜球形病毒，基因组为单正链 RNA（positive single-stranded RNA，+ssRNA），故名小 RNA 病毒。小 RNA 病毒科目前分为 68 属，其中对人类致病的有 6 属，即肠道病毒属（*Enterovirus*）、副肠孤病毒属（*Parechovirus*）、心病毒属（*Cardiovirus*）、肝病毒属（*Hepatovirus*）、嵴病毒属（*Kobuvirus*）和新发现的 2 个属（*Cosavirus* 和 *Salivirus*）。

**1. 分类** 肠道病毒过去依据生物学性状和致病性特点，分为脊髓灰质炎病毒（poliovirus，PV）、柯萨奇病毒 A 组（Coxsackievirus A，CVA）和 B 组（Coxsackievirus B，CVB）、埃可病毒（ECHO virus）。从 1968 年起，将新发现的肠道病毒依次按发现顺序命名，如肠道病毒 68、69、70、71 等。2005 年根据生物学特性和衣壳蛋白 VP1 编码区序列相似性，将鼻病毒并入肠道病毒属。近年，根据 VP1 编码区序列相似性，将肠道病毒属分为 15 个种（species）

175个血清型（serotype），包括肠道病毒12种和鼻病毒3种，感染人类的肠道病毒有4种（A—D）（表27-2）。

表 27-2　人肠道病毒种与血清型别

| 种（species） | 血清型数 | 病毒 | 型别* |
|---|---|---|---|
| A | 25 | A组柯萨奇病毒<br>肠道病毒 | CVA2—8、10、12、14、16<br>EV-A71、76、89—92、114、119—125** |
| B | 63 | A组柯萨奇病毒<br>B组柯萨奇病毒<br>埃可病毒<br>肠道病毒 | CVA9<br>CVB1—6<br>E1—7、9、11、21、24—27、29—33<br>EV-B69、73—75、77、88、93、97、98、100、101、106、107、110—114* |
| C | 23 | 脊髓灰质炎病毒<br>A组柯萨奇病毒<br>肠道病毒 | PV1—3<br>CVA1、11、13、17、19—22、24<br>EV-C95、96、99、102、104、105、109、113、116—118 |
| D | 5 | 肠道病毒 | EV-D68、70、94、111、120 |

＊CVA：A组柯萨奇病毒；CVB：B组柯萨奇病毒；E：埃可病毒；EV：肠道病毒；PV：脊髓灰质炎病毒。＊＊部分型别是灵长类动物病毒

**2. 病毒基因组与编码蛋白**　肠道病毒直径约27 nm，无包膜，衣壳呈20面体立体对称，每面由60个亚单位构成。肠道病毒基因组高度相似，为一条长约7.4 kb的+ssRNA，仅有1可读框，编码1个约2200个氨基酸的前体蛋白。该前体蛋白含2个蛋白酶（2A$^{pro}$和3C$^{pro}$），2A$^{pro}$先将前体蛋白切割成两段，随后3C$^{pro}$对前体蛋白进一步切割，最终形成成熟的结构蛋白和功能蛋白（图27-1）。病毒基因组的5'-非编码区（5'-non-coding region，5'-NCR）含有内部核糖体进入位点（internal ribosome entry site，IRES），介导病毒RNA与核糖体40S亚基结合，启动病毒的蛋白翻译过程。3'-非编码区（3'-NCR）具有多聚腺苷酸尾序列[poly（A）]。因此，肠道病毒基因组类似mRNA，在细胞中可直接指导蛋白翻译，故具有感染性，将纯化病毒RNA导入细胞即可引起感染并产生子代病毒。

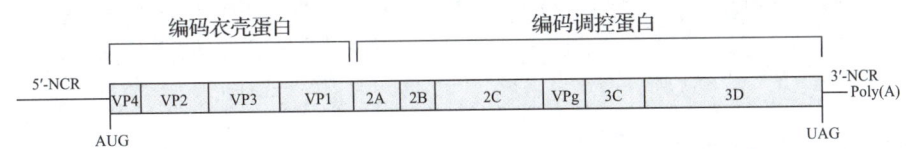

图 27-1　柯萨奇病毒基因组结构

病毒基因组为长约7.4 kb的+ssRNA，单一可读框编码前体蛋白，经自身的2A$^{pro}$、3C$^{pro}$蛋白酶逐级切割，形成成熟的结构蛋白和功能蛋白。图中AUG、UAG分别是起始密码子、终止密码子

肠道病毒有4个结构蛋白（VP1—VP4），组成衣壳蛋白。VP1、VP2和VP3暴露于衣壳表面，与病毒吸附宿主细胞有关，是病毒的中和抗原。VP4在衣壳内部与RNA相连接，与病毒基因组穿入脱壳有关。肠道病毒有7个非结构蛋白（2A$^{pro}$、2B、2C、3A、3B、3C$^{pro}$和3D$^{pol}$），参与病毒的生物合成、装配、释放过程。3D$^{pol}$是RNA聚合酶，负责子代病毒基因组RNA的复制。3B可共价键结合于病毒基因组RNA的5'端，也称为VPg，充当病毒RNA转录的引物。2A$^{pro}$、3C$^{pro}$均为半胱氨酸蛋白酶（cysteine protease），不仅能切割病毒前体蛋白，也能切割宿主细胞的蛋白，因而是肠道病毒致病的重要因素。

**3. 病毒复制**　肠道病毒在细胞质中完成复制。首先病毒与细胞膜表面特异性受体结合，

触发病毒体构型改变,释放病毒 RNA 进入细胞质。在细胞质中病毒 RNA 与核糖体结合,翻译成前体蛋白,前体蛋白在 $2A^{pro}$ 和 $3C^{pro}$ 的作用下裂解为成熟病毒蛋白,其后功能蛋白继续介导子代病毒 RNA 合成,整个复制周期需 5~10 小时。

细胞 mRNA 具有 5′ 帽结构(Cap)和 3′ 端 poly(A)尾,通过帽结构将 mRNA 募集至核糖体并翻译蛋白,称为帽依赖翻译(cap-dependent translation)。肠道病毒感染时,$2A^{pro}$、$3C^{pro}$ 通过切割蛋白翻译起始因子 eIF4G 和 poly(A)结合蛋白 PABP,选择性关闭宿主细胞的蛋白翻译。肠道病毒 RNA 依靠 5′-NCR 的 IRES 序列募集核糖体,称为 IRES 依赖翻译(IRES-dependent translation)。IRES 依赖翻译不需要完整的 eIF4G 和 PABP,因此破坏 eIF4G、PABP 不影响病毒复制。这种选择性关闭宿主细胞的蛋白翻译也是肠道病毒的生存竞争策略和造成宿主细胞损伤的重要分子机制之一。

**4. 致病性** 肠道病毒主要经粪-口途径传播。肠道病毒没有包膜,对环境理化因素的抵抗力较强,对破坏包膜的乙醚和去污剂不敏感,在胃肠道能耐受胃酸、蛋白酶、胆汁的作用。肠道病毒隐性感染常见,仅少数表现临床症状。肠道病毒的靶器官多以神经系统、肌肉等肠外器官和组织为主,主要引起肠外器官疾病,如脊髓灰质炎、无菌性脑膜炎、脑炎、心肌炎、心周炎和手足口病等。肠道病毒型别众多,一种型别病毒可引起多种疾病,而一种疾病又可由不同型别病毒引起。

### 案例 27-1

患者,男,27 岁,低烧、颈部僵硬、背部和腹部轻微疼痛、便秘,5 天后出现一侧下肢无力,来院就诊,住院治疗期间下肢无力症状加重,2 周后出院转至康复中心。住院期间采集鼻咽拭子和脑脊液,RT-PCR 检测肠道病毒、呼吸道病原、脑炎病毒均阴性;从患者采集粪便标本,RT-PCR 检测到 2 型脊髓灰质炎病毒。

问题:
1. 患者没有国际旅行史,所在国已经多年没有脊髓灰质炎病例,其感染毒株可能的来源是什么?
2. 如何从流行病学调查和分子生物学两个维度进一步确定传染源?
3. 如何防止此类感染发生?

## 一、脊髓灰质炎病毒

脊髓灰质炎病毒(poliovirus)是引起脊髓灰质炎(poliomyelitis)的病原体。公元前约 1500 年的一块埃及浮雕中的脊髓灰质炎患者画面,是关于人类病毒性疾病的最早记录。1840 年德国 Jacob von Heine 首次描述该病,认为与脊髓受累有关,故称为小儿脊髓麻痹(infantile spinal paralysis)。1909 年奥地利 Karl Landsteiner 和 Erwin Popper 首次确认脊髓灰质炎病毒是导致脊髓灰质炎的病原体。

**1. 生物学性状** 脊髓灰质炎病毒具有典型的肠道病毒形态和结构(图 27-2)。中和试验将脊髓

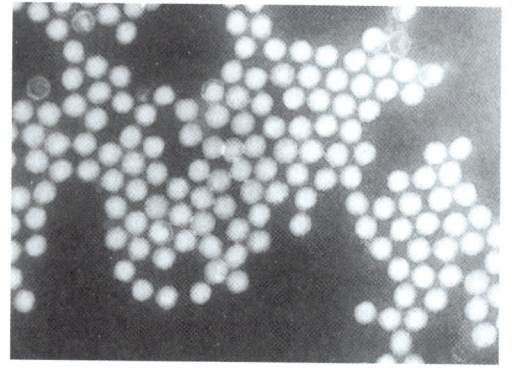

图 27-2 脊髓灰质炎病毒颗粒
负染电子显微镜照片(×100 000)

灰质炎病毒分为3个血清型，各型间无交叉反应。病毒受体为细胞黏附分子CD155，只在脊髓前角细胞、背根神经节细胞、运动神经元、骨骼肌细胞和淋巴细胞等分布。

脊髓灰质炎病毒抵抗力强，耐受胃酸、蛋白酶和胆汁；pH3～9时稳定，在污水、粪便可存活数月；不耐热，56℃ 30分钟灭活。

**2. 致病性与免疫性**　　脊髓灰质炎病毒是脊髓灰质炎的病原体，其中85%由1型脊髓灰质炎病毒所致。传染源是患者、无症状病毒携带者。病毒经粪-口途径侵入，潜伏期1～2周。病毒首先在口咽、消化道局部黏膜和扁桃体、咽壁淋巴组织以及肠道集合淋巴结中增殖，病毒释放入血形成病毒血症。超过90%的感染者表现为隐性感染，约5%感染者仅出现发热、头痛、乏力、咽痛和呕吐等症状，但有1%～2%感染者，病毒突破血脑屏障侵犯中枢神经系统，引起脊髓灰质炎或无菌性脑膜炎（aseptic meningitis），出现颈背强直、肌痉挛等症状，其中有0.1%患者发生暂时或永久弛缓性肢体麻痹等严重损伤，尤以下肢麻痹多见，极少数患者可发生延髓麻痹导致死亡。

感染后机体可获得牢固的型特异性免疫，以体液中和抗体为主，黏膜sIgA可阻止病毒的吸附和侵入。血清IgG、IgM中和抗体可阻止病毒向靶组织扩散。

**3. 微生物学检查**　　主要采用血清学诊断和基因检测方法进行临床诊断，病毒分离有助于疫情追踪和控制。

（1）血清学诊断：可用发病早期和恢复期双份血清进行中和试验，若血清抗体有4倍或以上增长则有诊断意义，也可通过检测其IgM型抗体进行快速诊断。

（2）病毒基因检测：采用PCR、核酸杂交等技术检测病毒基因组进行快速诊断。

（3）病毒分离和鉴定：采集患者血液、咽拭和粪便标本，用病毒敏感的猴肾原代和传代细胞及人胚肾、人胚肺、人羊膜细胞进行病毒分离，病毒在细胞质中增殖，产生细胞病变。用病毒特异性组合血清和单价血清做中和试验进行鉴定。

**4. 防治原则**　　上世纪50年代灭活脊髓灰质炎疫苗（inactivated polio vaccine，IPV）和减毒脊髓灰质炎活疫苗（live oral polio vaccine，OPV）开始广泛应用。1988年WHO发起全球根除脊髓灰质炎行动（Global Polio Eradication Initiative，GPEI），当时125个国家有共计35万病例，至2021年全球仅报告6例。2001年我国进入WHO消灭脊髓灰质炎第二批国家名单。2015年2型脊髓灰质炎病毒被消灭，2019年3型脊髓灰质炎病毒被消灭，目前仅仅在阿富汗和巴基斯坦有1型野毒株流行报道。

目前，因接种OPV引发的疫苗相关麻痹型脊髓灰质炎（vaccine-associated paralytic poliomyelitis，VAPP）受到关注，据WHO资料，2016—2021年期间全球共报告1818例VAPP病例。引起VAPP的毒株称为疫苗衍生脊髓灰质炎病毒（vaccine-derived poliovirus，VDPV）。先接种IPV再接种OPV的免疫程序可减低VAPP发生的风险。我国的2021版国家免疫规划疫苗儿童免疫程序是先两次接种IPV，后两次接种双价减毒疫苗（bOPV）。

对脊髓灰质炎流行期间与患者有过密切接触的易感者，可给予0.3～0.5 mg/kg 10%丙种球蛋白注射作为紧急预防。

## 二、柯萨奇病毒、埃可病毒

柯萨奇病毒、埃可病毒是典型的小RNA病毒，其形态、结构、基因组和理化性状与脊髓灰质炎病毒高度相似，但病毒在宿主细胞的受体不同，致病性也不同。

**1. 生物学性状**　　柯萨奇病毒根据其对乳鼠的致病特点及细胞敏感性的不同可分为A和B两组。A组柯萨奇病毒（CVA）感染乳鼠可以引起广泛性骨骼肌炎，导致弛缓性麻痹（flaccid paralysis）；而B组柯萨奇病毒（CVB）感染乳鼠可以引起局灶性肌炎，导致痉挛性麻痹

（spastic paralysis），并常伴有心肌炎、脑炎和棕色脂肪坏死等。

埃可病毒（echovirus）是肠道致细胞病变人孤儿病毒（enteric cytopathogenic human orphan virus）的缩写，最初因其致病性不明而得名，目前分类为 A 种肠道病毒（HEV-A）（表 26-2）。

**2. 致病性和免疫性** 柯萨奇病毒和埃可病毒型别多，分布广泛。患者与无症状携带者是传染源，主要通过粪 - 口途径传播，也可以通过呼吸道或眼部黏膜感染。柯萨奇病毒和埃可病毒可引起心、肺、胰、皮肤、黏膜及中枢神经系统等多种组织器官的感染。

柯萨奇病毒和埃可病毒致病的显著特点是：①病毒原发感染是肠道，但主要危害却是引起肠道外疾病，如神经系统、心脏、胰腺等脏器的感染；②不同型别病毒可引起相同的临床综合征，如散发性类脊髓灰质炎麻痹症、脑炎、发热、皮疹和轻型上呼吸道感染；③同一型病毒也可引起多种疾病。

（1）心肌炎与扩张型心肌病：B 组柯萨奇病毒是病毒性心肌炎（viral myocarditis）最重要的病因，其引起儿童及成人的原发性心肌病，约占心脏病的 5%。B 组柯萨奇病毒可以在心肌组织中持续感染，最终导致扩张型心肌病（dilated cardiomyopathy）。B 组柯萨奇病毒也感染胰腺，可能与 1 型糖尿病的发生有关。埃可病毒也可引起心肌感染。

（2）手足口病：是儿童常见病，典型表现是手、足、唇和口腔黏膜出现皮疹，故称为手足口病（hand-foot-and-mouth disease，HFMD），少数患者出现无菌性脑膜炎、脑干脑炎、急性弛缓性麻痹和心肌炎甚至死亡。手足口病是全球性传染病，无明显地域分布，可由 20 多型肠道病毒引起，主要是 A 组柯萨奇病毒（2 型、4—8 型、10 型、16 型）、肠道病毒 A71 型（enterovirus A71，EV-A71）、和 B 组柯萨奇病毒（1—3 型、5 型）和埃可病毒部分血清型等，以 CVA16 和 EV-A71 常见，重症及死亡病例多由 EV-A71 所致。近年 CVA6、CVA10 有增多趋势。2008 年我国将手足口病纳入法定报告的丙类传染病。

（3）无菌性脑膜炎：由 B 组柯萨奇病毒和 A 组柯萨奇病毒 7 型、9 型及埃可病毒引起。临床早期症状为发热、头痛、全身不适、呕吐和腹痛、轻度麻痹，1～2 天后出现颈强直、脑膜刺激症状等。

（4）疱疹性咽峡炎（herpangina）：由 A 组柯萨奇病毒 2—6 型、8 型、10 型引起。典型症状是在软腭、悬雍垂周围出现水泡性溃疡损伤。

（5）婴儿全身感染性疾病：是一种非常严重、多器官感染性疾病，包括心、肝和脑。由 B 组柯萨奇病毒经胎盘感染胎儿或护理不当造成接触性感染引起，埃可病毒某些型别也能引起此病。婴儿感染后常有嗜睡、吸乳困难和呕吐，伴有或不伴有发热等症状，进一步发展为心肌炎或心包炎，甚至死亡。

此外，柯萨奇病毒、埃可病毒还可引起呼吸道感染、胃肠道疾病、胸肌痛等疾病。

柯萨奇病毒和埃可病毒感染可以刺激机体产生特异性抗体，并形成针对同型病毒的持久免疫力。

**3. 微生物学检查与防治原则** 由于柯萨奇病毒和埃可病毒型别多，临床表现多样，微生物学检查对确定病因尤为重要。通常采集咽拭、粪便和脑脊液等标本，通过接种猴肾细胞或乳鼠进行病毒分离，再用病毒特异性组合和单价血清做中和试验进行病毒型别鉴定。也可用 ELISA 法检测病毒抗体或 RT-PCR 法检测病毒核酸等辅助诊断病毒感染。针对柯萨奇病毒和埃可病毒目前尚无有效的治疗药物和预防疫苗。

## 三、肠道病毒 A71 型

新型肠道病毒是指 1968 年后分离并鉴定的肠道病毒，这些病毒具有与其他肠道病毒相似的形态、结构、基因组与理化特性，但抗原性不同，也是经粪-口途径传播，如引起肺炎的肠道病毒 D68 型（EV-D68）、引起人类急性出血性结膜炎（俗称"红眼病"）和脑炎的肠道病毒 D70 型（EV-D70）、引起手足口病的肠道病毒 A71 型（EV-A71）等（表 27-2）。

EV-A71 于 1969 年首次在美国加利福尼亚州的病毒性脑炎患儿中发现，此后在世界范围内出现多次 EV-A71 感染为主的不同规模手足口病流行。我国内地于 1981 年首次报道此病，1995 年分离到 EV-A71。

**1. 生物学性状** EV-A71 为典型的小 RNA 病毒，基因组结构与肠道病毒一致。EV-A71 根据病毒衣壳蛋白 VP1 编码序列的差异，可分为 A、B、C 三个基因型，各型之间至少存在 15% 核苷酸序列的差异。A 型仅有模式株 BrCr，B、C 型又可进一步分为 B1—B5 及 C1—C5 亚型。

> **知识拓展**
>
> **肠道病毒 A71 型（EV-A71）**
>
> 目前明确的 EV-A71 的细胞受体有 3 个：P-选择素糖蛋白配体 -1（P-selectin glycoprotein ligand-1，PSGL-1）、B 类清道夫受体 2（scavenger receptor class B member 2，SCARB2）和膜联蛋白（annexin）Ⅱ。辅助受体有硫酸乙酰肝素（heparan sulfate）和波形蛋白（vimentin）。EV-A71 只感染 1 周龄左右的乳鼠，成年鼠对其不敏感，可能与小鼠不表达 hSCARB2 等有关，利用转基因技术表达 hSCARB2 的小鼠可感染 EV-A71 并出现典型症状。SCARB2 和 PSGL-1 也是 CVA16 的受体，CVA16 也是手足口病主要病原体之一。

**2. 致病性和免疫性** EV-A71 可引起手足口病、疱疹性咽峡炎。病毒经粪-口途径、呼吸道飞沫或直接接触传播，患者和无症状带毒者为传染源，隐性感染多，有症状者多为 6 个月至 5 岁以下的婴幼儿，临床表现先为发热，1~2 天后出现手足口病或疱疹性咽峡炎症状。少数患者可并发无菌性脑膜炎、脑干脑炎、急性弛缓性麻痹和心肌炎等，可出现一过性或终生后遗症。重症患儿病情进展快，可因心肺功能衰竭及急性呼吸道水肿而死亡，神经源性肺水肿（neurogenic pulmonary edema，NPE）是 EV-A71 感染致死的主要原因。

EV-A71 可诱导良好的体液免疫和细胞免疫。小于 6 个月的婴儿因携带有从母亲体内获得的 IgG 抗体，对 EV-A71 感染有一定免疫力。

**3. 微生物学检查与防治原则**

（1）病毒核酸检测：采用 RT-PCR 等技术检测病毒基因组，可快速诊断。

（2）血清学诊断：检测 IgM 抗体进行快速诊断。IgG 抗体需取发病早期和恢复期双份血清进行中和试验，若血清抗体有 4 倍或以上增长，则有诊断意义，常用于流行病学调查。

（3）病毒分离和鉴定：采集患者粪便或者疱疹液标本，EV-A71 通常用横纹肌肉瘤细胞 RD 和非洲绿猴肾细胞 Vero 分离和传代。

全球首个 EV-A71 灭活疫苗由我国 2016 年投入使用，用于预防手足口病。

## 第二节 急性胃肠炎病毒

引起急性胃肠炎的病毒主要包括平滑呼肠病毒科（*Sedoreoviridae*）的轮状病毒（rotavirus）、

杯状病毒科（*Caliciviridae*）的诺如病毒（norovirus）、星状病毒科（*Astroviridae*）的星状病毒（astrovirus）和腺病毒科（*Adenoviridae*）F亚属40型、41型。

> **临床联系**
>
> **食源性病原体**
>
> 　　食源性疾病（foodborne disease）指的是通过摄取食物和饮水而获得有毒物质或病原体而导致的疾病，包括食物中毒和食源性感染，食源性疾病的发病率居各类疾病的第二位。引起食源性感染的病原体称为食源性病原体（foodborne pathogen），有31种细菌、病毒和寄生虫被认定为食源性病原体，其中诺如病毒、轮状病毒、甲型肝炎病毒是最主要的病毒性食源性病原体。

## 一、轮状病毒

　　轮状病毒是引起婴幼儿及动物胃肠炎最重要的病原体。全世界每年有1.14亿婴幼儿患轮状病毒腹泻，死亡约50万人。1973年Ruth Bishop等首次从澳大利亚墨尔本一位急性腹泻患儿十二指肠黏膜超薄切片中发现该病毒，因形似车轮，故名轮状病毒。1983年我国发现成人腹泻轮状病毒（adult diarrhea rotavirus, ADRV）。

　　**1. 生物学性状**　　病毒颗粒呈球形，双衣壳，无包膜。电镜下观察患者粪便标本常有3种类型的病毒颗粒（图27-3）：①光滑型颗粒，结构完整，直径75 nm，具有感染性；②粗糙型颗粒，直径50 nm，为丢失外壳的病毒颗粒，暴露出车轮状辐条，没有感染性；③单层颗粒，直径37 nm，缺少基因组RNA，没有感染性。

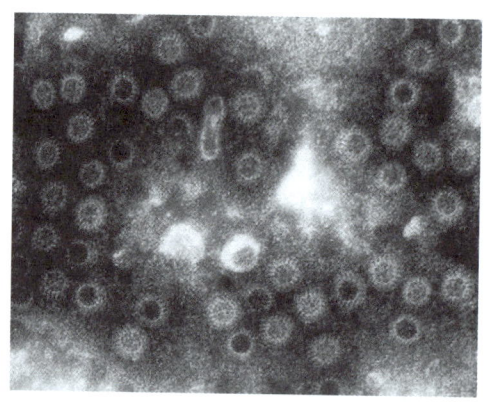

图27-3　轮状病毒颗粒
负染电镜照片（×100 000）

　　轮状病毒基因组为线状、分节段的双链RNA（dsRNA），含大小0.66~3.30 kb的11个片段。根据基因组RNA在聚丙烯酰胺凝胶电泳（polyacrylamide gel electrophoresis, PAGE）的迁移率，将11个片段分为4组，基因片段在电泳凝胶的排列方式可以做初步分型鉴定，如A组轮状病毒的基因电泳图形分布从上到下均呈4-2-3-2模式（图27-4）。每个基因片段编码一种病毒蛋白，包括6个结构蛋白（VP1—VP4、VP6、VP7）和5个非结构蛋白（NSP1—NSP5）。VP1—VP3是病毒内部的核心蛋白，VP1是RNA依赖的RNA聚合酶（RdRp），在病毒 RNA 复制中发挥关键作用。VP6 是内衣壳蛋白，是组和亚组特异性抗原。VP4 和 VP7 是外衣壳蛋白，是病毒的中和抗原，决定病毒的血清型。VP4 经胰酶消化为 VP5 和 VP8 后，病毒穿入细胞的能力显著提升，感染性增强。基因片段 5、7、8、10 和 11 分别编码非结构蛋白 NSP1—NSP5，其中 NSP3 可阻断宿主细胞的蛋白质合成，NSP4 是一种肠毒素，可引起腹泻症状（图 27-4）。

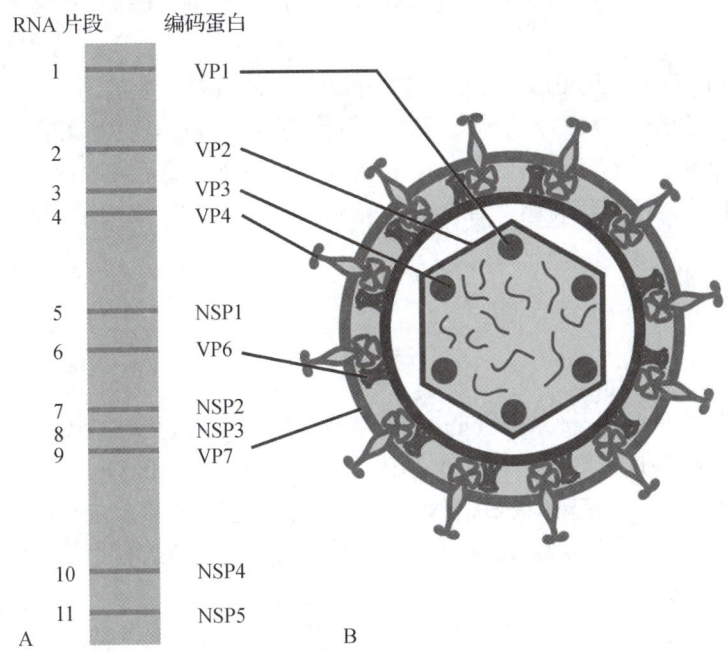

图 27-4 轮状病毒基因编码的产物及其定位
A：经聚丙烯酰胺凝胶电泳显示的轮状病毒 RNA 的 11 个片段的模式图；B：轮状病毒结构，其中 VP4 和 VP7 是中和抗原，VP6 是亚组特异性抗原。VP：病毒蛋白；NSP：非结构蛋白

轮状病毒的抗原成分较为复杂。根据组特异性抗原 VP6 将轮状病毒分为 A—G 七个组。其中 A、B 和 C 组与人腹泻有关，其他组与哺乳动物及脊椎动物腹泻有关。A 组轮状病毒根据型特异性抗原 VP7 分成 14 个 G 血清型（VP7 为糖蛋白），VP4 特异性至少又分为 20 个 P 血清型（VP4 为蛋白酶敏感蛋白）。

轮状病毒体外培养常用恒河猴胚肾细胞 MA-104，标本在接种细胞前应加胰蛋白酶处理，培养时也要在培养液中加入胰酶，使 VP4 裂解成 VP5 和 VP8，提升病毒穿入细胞的能力。感染不引起明显的细胞病变。

**2. 致病性和免疫性** 轮状病毒主要通过粪 - 口途径传播。A 组轮状病毒是婴幼儿急性腹泻的最重要的病原体，潜伏期 1～4 天，临床显性感染多见于 6 个月至 2 岁儿童，以秋冬为流行季节，典型症状为腹泻、发热、腹痛、呕吐，最终导致脱水。其致病机制是轮状病毒在小肠黏膜绒毛细胞的胞质中增殖，并损伤其转运机制；轮状病毒的 NSP4 是一种肠毒素，可引起腹泻；损伤的细胞脱落至肠腔，释放大量病毒。

B 组轮状病毒是引起成人腹泻的病原体，主要感染 15～45 岁的青壮年。潜伏期为 2 天左右，病程 2.5～6 天，临床症状为黄水样腹泻、腹胀、恶心、呕吐，常为自限性，可完全恢复。C 组轮状病毒在儿童腹泻中常为散发，偶见暴发流行，发病率低。

90% 的 3 岁儿童有抗一种或多种血清型轮状病毒的抗体，对同型病毒感染有保护作用。局部免疫因素如 IgA 或 IFN 在抗轮状病毒感染中起重要作用。但是机体虽有抗体存在，仍可感染其他型别。

**3. 微生物学检查法**　实验室可用 MA-104 细胞分离病毒,但因操作复杂且费时间,故很少采用,常用以下方法进行微生物学检查。

（1）电子显微镜检查：轮状病毒因其特殊形态及粪便中含病毒颗粒数量大的特点,可用电子显微镜检查,尤其是用免疫电镜检查。

（2）病毒基因组检测：聚丙烯酰胺凝胶电泳常用于轮状病毒分子流行病学调查,可以根据 RNA 基因组中 11 个基因片段分布图进行诊断或分辨流行组别。RT-PCR 也可用于轮状病毒的诊断。

（3）ELISA：临床可应用 ELISA 试验检测轮状病毒的抗原,方法简便、灵敏、快速。

**4. 防治原则**　预防主要靠控制传染源,切断传播途径。儿童受轮状病毒感染后常因腹泻和呕吐造成脱水和电解质紊乱,因此,治疗主要是及时补液,纠正酸中毒,以减少死亡率。目前尚无特异抗轮状病毒的药物。已有单价、三价和五价减毒活疫苗应用于临床。

## 二、诺如病毒

1968 年美国俄亥俄州诺瓦克镇（Norwalk）一所小学发生流行性胃肠炎,在患者粪便中电镜观察到直径 27 nm 的病毒颗粒,当时称为诺瓦克病毒（Norwalk virus）。此后陆续发现类似病毒,电镜下这些病毒表面呈杯状凹陷形态,1990 年将这些球形无包膜的 +ssRNA 病毒称为杯状病毒（calicivirus）,由拉丁语 calyx（杯子）衍生而来。2002 年将诺瓦克病毒命名为诺如病毒（norovirus,NoV）。

杯状病毒科（Caliciviridae）有 11 个属,由于有严格的种属特异性,仅诺如病毒属（Norovirus）、札如病毒属（Sapovirus）能引起成人和儿童的急性胃肠炎,是除轮状病毒外最常引起腹泻的病毒。

**1. 生物学性状**　诺如病毒直径 27 nm,20 面体立体对称,无包膜,病毒衣壳表面有杯状凹陷。基因组是长约 7.5 kb 的 +ssRNA,由 5′- 非编码区（5′-NCR）、3 个可读框（ORF）和 3′- 非编码区（3′-NCR）组成（图 27-5）,其中 ORF2 编码主要衣壳蛋白 VP1,ORF3 编码次要衣壳蛋白 VP2。ORF1 编码 6 个非结构蛋白。ORF1 先表达一个前体蛋白,经自身蛋白酶的反式切割,成熟为 6 个功能蛋白,在病毒的生物合成和装配释放中发挥调控作用。诺如病毒在细胞质中进行生物合成和复制。

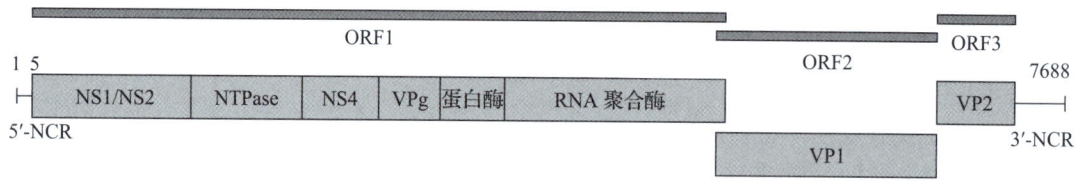

图 27-5　诺如病毒的基因组结构

目前尚不能用细胞分离和培养诺如病毒。近期有报道用干细胞诱导分化的肠细胞培养诺如病毒,胆汁有利其感染。

诺如病毒的分型主要采用基因分型方法,ORF2 区序列差异是分型依据。目前诺如病毒分为 10 个基因群（gene group）。同一基因群的病毒可再分为不同的基因型（genotype）,如基因群 II 毒株可分为 27 个基因型。同一基因群的毒株序列差异小于 45%,同一基因型的毒株序列差异小于 15%。II 群 4 型（GII.4）是人类感染最主要的型别。诺如病毒仅能感染人和黑猩猩,其他动物如鸡、鼠、兔、狒狒、猴等动物均不感染。

诺如病毒对氯化物和普通消毒剂（如乙醇）有很强的抵抗力。室温 pH2.7 环境下 3 小时、20% 乙醚、60℃ 0.5 小时均不能灭活诺如病毒。被污染的物体可用去污剂与次氯酸钠配合进行消毒。

**2. 致病性与免疫性** 诺如病毒具有极强传染性，通过粪 - 口途径传播，传染源是污染的水和烹制不当的食品（如海鲜、冷饮、凉菜等）。污染的海产食品如贝类和牡蛎是旅行者腹泻的最常见病因之一。诺如病毒也可能通过空气或接触传播，患者呕吐产生的带毒飞沫可能导致经空气播散。

诺如病毒是急性胃肠炎的最常见病因，可感染各年龄段，大于 5 岁人群的病毒性胃肠炎最常见的就是诺如病毒感染。通常发生于家庭、社区、医院和学校，表现为暴发流行。潜伏期 1～2 天，临床症状主要是呕吐和水样腹泻，一般症状轻微，症状通常持续 1～3 天，呈自限性。感染后人体有相应抗体，抗体仅有一定保护性，虽然不能避免再次感染同种病毒，但再次感染通常无症状。

光镜下可见空肠活检组织有损伤，小肠近端的绒毛变宽、变平，淋巴细胞和中性粒细胞增多。电子显微镜下显示，上皮细胞仍完整，但微绒毛排列不规则，变短。

**3. 微生物学检查与防治原则** 诺如病毒不能用常规方法分离培养。检测主要靠电镜观察和检测核酸、抗原和抗体。RT-PCR 是主要检测方法，ORF1-ORF2 连接区高度保守，通常针对这个区域设计引物。

目前尚无疫苗和特异药物治疗诺如病毒感染，提高个人卫生和食品安全是主要预防措施。注意食品卫生如贝壳类的烹调方法，不生食海鲜和食物，可减少诺如病毒的感染。但诺如病毒的传染性极强，即便采取了积极的预防措施，仍不能完全有效地预防诺如病毒的传播，必要时应隔离患者。患者一般不需要住院治疗，可口服补液防止脱水，重症者需静脉输液和对症治疗。

## 三、星状病毒

星状病毒科（Astroviridae）包括哺乳动物星状病毒属（Mamastrovirus）和禽星状病毒属（Avastrovirus），主要引起哺乳动物和鸟类腹泻。星状病毒（astrovirus，AstV）球形无包膜，直径 28～30 nm，电镜下可见特征性星状结构，即略微内凹的外壳和 5～6 个星状结构突起。病毒基因组为 +ssRNA，长 6.17～7.72 kb，编码 3 个结构蛋白（VP25、VP27、VP35）和 4 个非结构蛋白（p20、p20、p26、p57）。

人星状病毒（human astrovirus，HAstV）有 8 个血清型，借助食物和饮水传播，主要引起儿童和老年人腹泻，临床表现为持续性的呕吐、腹泻、发热和腹痛，病程 1～4 天，呈自限性。HAstV 感染呈世界性分布，全年散发。用电镜和酶免疫实验直接检查粪便标本中病毒，可以辅助诊断 HAstV 引起的急性胃肠炎。针对人星状病毒，尚无疫苗和特异抗病毒药物。

## 四、肠道腺病毒

肠道腺病毒（enteric adenovirus，EAdv）是直径为 70～75 nm 的 20 面体、无包膜的双链 DNA 病毒，归属于人类腺病毒 F 亚属，包括 40 和 41 血清型，是引起婴幼儿腹泻的重要病原体之一，其中以 41 血清型流行最为多见。临床表现以水样便为主要症状，并伴有发热。病程可持续 1～2 周。EAdv 引起的急性胃肠炎患者粪便在电镜下可检出病毒，基因检测可区分型别。

## 思 考 题

1. 简述肠道病毒的共同生物学特性。
2. 为什么停用三价脊髓灰质炎减毒活疫苗而改用接种灭活疫苗和二价减毒活疫苗？
3. 肠道病毒为什么能引起多个组织和器官的疾病？
4. 轮状病毒和诺如病毒是人类腹泻的主要病原体，二者致病有何差异？

（钟照华）

# 第二十八章 肝炎病毒

肝炎病毒（hepatitis virus）是指一组以侵害肝脏为主并引起肝炎的病毒，肝细胞为其感染和复制的主要靶细胞，有明显的嗜肝特性。目前公认的肝炎病毒共有 5 种，即甲型肝炎病毒（hepatitis A virus，HAV）、乙型肝炎病毒（hepatitis B virus，HBV）、丙型肝炎病毒（hepatitis C virus，HCV）、丁型肝炎病毒（hepatitis D virus，HDV）和戊型肝炎病毒（hepatitis E virus，HEV）。其中 HAV 和 HEV 主要经粪 - 口途径传播，而 HBV、HCV 和 HDV 则以血液传播为主，主要经输血、性接触和不安全注射等途径传播。除甲、乙、丙、丁和戊型肝炎病毒外，其他一些病毒如黄热病毒、巨细胞病毒、EB 病毒、风疹病毒等也可引起肝脏炎症，但由于这些病毒并不具有嗜肝细胞特性，也不以肝脏为主要靶器官，故不属于肝炎病毒范畴。

HBV、HCV 等肝炎病毒的慢性感染是病毒性肝炎及肝硬化、肝衰竭、肝癌等终末期肝病的重要致病因素。我国 HBV 感染曾广泛流行，严重威胁国人健康。随着新生儿普种乙肝疫苗，新发感染已得到有效的控制，但既往获得感染的慢性 HBV 感染者依然众多。本章重点介绍各型肝炎病毒的生物学特性、致病性、流行病学特征和实验室诊断等（表 28-1）。

表 28-1 各型肝炎病毒的比较

| 病毒 | 甲型肝炎病毒 | 乙型肝炎病毒 | 丙型肝炎病毒 | 丁型肝炎病毒 | 戊型肝炎病毒 |
| --- | --- | --- | --- | --- | --- |
| 分类 | 小 RNA 病毒科嗜肝病毒属 | 嗜肝 DNA 病毒科正嗜肝 DNA 病毒属 | 黄病毒科丙型肝炎病毒属 | 三角病毒科 δ 病毒属 | 戊型肝炎病毒科 |
| 大小 | 27 nm | 42 nm | 55～65 nm | 35 nm | 32～34 nm |
| 包膜 | 无 | 有 | 有 | 有 | 无 |
| 基因组 | +ssRNA | dsDNA | +ssRNA | −ssRNA | +ssRNA |
| 传播途径 | 粪 - 口 | 母婴/血液/性 | 血液/母婴/性 | 同 HBV | 粪 - 口 |
| 慢性化 | − | + | + | + | +/−** |
| 致癌性 | 否 | 是 | 是 | 是 | 否 |
| 免疫性 | 持久 | 持久 | 可再感染 | 可再感染* | 可再感染 |
| 疫苗 | 减毒活疫苗灭活疫苗 | 基因工程疫苗 | 无 | HBV 疫苗 | 基因工程疫苗 |

\* 在慢性 HBV 感染的基础上可再感染丁型肝炎病毒；**HEV 在免疫抑制或缺陷等情况下可以建立慢性感染

## 第一节 甲型肝炎病毒

甲型肝炎病毒（HAV）为单正链 RNA 病毒，是引起甲型肝炎的病原体。1973 年 Stephen Feinstone 应用免疫电镜技术在急性期肝炎患者的粪便中首次发现 HAV 颗粒。由于其理化性状与肠道病毒相似，1982 年将其分类为小 RNA 病毒科（Picornaviridae）肠道病毒属 72 型。但由于 HAV 的某些特性异于肠道病毒，如 HAV 在细胞内增殖迟缓、不引起 CPE 等，故 1993 年被单列为小 RNA 病毒科肝病毒属（Hepatovirus）。HAV 主要经过粪 - 口途径传播，可造成暴发或散发流行。HAV 感染后可引起急性肝炎，潜伏期短，发病急，但预后良好，一般不转为慢性，亦无慢性携带者。

## 一、生物学性状

**1. 形态与结构** HAV 为球形颗粒，直径 27 nm，无包膜。衣壳呈 20 面体立体对称（图 28-1）。HAV 的核酸为单正链 RNA（+ssRNA），长约 7.5 kb。基因组分为 5'- 非编码区（5'-NCR）、编码区和 3'- 非编码区（3'-NCR）。位于基因组最上游的 5'-NCR 是基因组中最保守的序列。3'-NCR 与病毒的 RNA 合成及调控有关，变异较大，各株差异性可达 20%。HAV 基因组编码区只有一个可读框（ORF），分为 P1、P2 和 P3 三个功能区，编码含 2200 个氨基酸的 HAV 前体

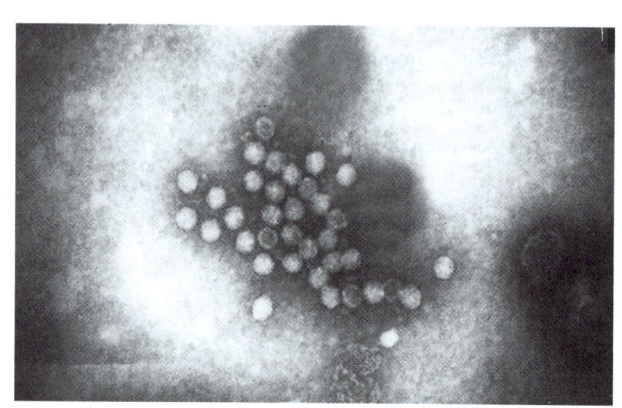

图 28-1　甲型肝炎病毒形态
粪便标本负染 ×200 000

蛋白。其中，P1 区编码衣壳蛋白，该蛋白由 VP1、VP2、VP3 和 VP4 多肽组成，其中前三种具有 HAV 抗原性，可诱导产生中和抗体，而 VP4 可以介导病毒颗粒穿膜进入宿主细胞并释放病毒核酸，在 HAV 感染过程中发挥重要作用。P2 和 P3 基因区编码非结构蛋白。根据核苷酸序列差异，可将 HAV 分为 7 个基因型（Ⅰ—Ⅶ），大多数 HAV 毒株归为Ⅰ型，我国分离的毒株多为Ⅰ A 亚型。HAV 只有一个血清型，且与其他肝炎病毒无交叉反应。

**2. 易感动物和细胞培养** 甲型肝炎病毒的自然宿主主要为人类，但黑猩猩、南美洲狨猴及猕猴属中的红面猴、恒河猴等灵长类动物对 HAV 也易感。人工接种 HAV 后，这些动物在临床、生化和组织学上均可出现急性肝炎的表现，粪便内可检出 HAV 病毒颗粒，恢复期血清中可检出 HAV 相应抗体等。近期发现Ⅰ型干扰素受体敲除小鼠可感染 HAV。人和动物的多种细胞株也可分离培养 HAV，但培养细胞中 HAV 复制缓慢且不引起细胞病变。

**3. 抵抗力** HAV 抵抗力较强，对乙醚、酸和热均稳定，在 pH1.0 的条件下作用 2 小时，或 60℃ 1 小时，或 70℃ 10 分钟均不能灭活 HAV，在 -20℃储存数年仍可保持感染性。经高压蒸汽灭菌、煮沸、干烤、紫外线照射、甲醛、氯及次氯酸盐等处理可灭活 HAV。鉴于 HAV 抵抗力强，在处理甲型肝炎患者的排泄物时应特别小心。

## 二、致病性与免疫性

**1. 传染源与传播途径** 主要传染源为甲型肝炎患者和隐性感染者。潜伏末期及急性期甲型肝炎患者的粪便具有传染性。由于病毒血症持续短暂，HAV 经输血或注射传播的可能性极小。HAV 主要经粪 - 口途径传播，通常经粪便排出体外，并通过污染食物、水源、水产品（如毛蚶等）及食具等传播而引起暴发或散发性流行。1988 年上海曾发生因食用 HAV 污

染的毛蚶而引起的甲型肝炎暴发流行，患者数多达 30 余万例。甲型肝炎的潜伏期平均为 30 天（15～50 天），发病急，多出现黄疸、发热和肝部肿痛等症状，并伴有血清谷丙转氨酶（GPT）、谷草转氨酶（GOT）升高。发病 2 周后血清和肠道中常出现抗 -HAV（IgM 和 IgG），随后患者粪便中的 HAV 逐渐消失。

**2. 致病机制** HAV 主要侵犯儿童和青年，多为隐性感染。显性与隐性感染均可使机体产生抗 -HAV（IgM 和 IgG）。在实施儿童甲肝疫苗普种前，我国成人血清中抗 -HAV 阳性率可达 70%～90%。HAV 首先在口咽部或唾液腺中增殖，然后在小肠淋巴结内增殖，继而入血，形成病毒血症，再到达并侵犯肝脏，在肝细胞内增殖而致病。由于 HAV 在细胞内增殖非常缓慢，并不直接造成明显的肝细胞损害。当黄疸出现时，血液和粪便中的 HAV 载量已经明显减少，体内开始出现抗体，说明机体的免疫应答参与了肝脏的损伤。CTL 及其产生的细胞因子选择性杀伤病毒感染的肝细胞，以及巨噬细胞和 NK 细胞的非特异性杀伤病毒感染的肝细胞，引起患者肝脏损害。甲型肝炎为自限性疾病，预后良好，一般不转为慢性肝炎。

**3. 免疫性** 机体感染 HAV 后可对其产生持久免疫力。感染早期血清中出现抗 -HAV IgM，感染 4～6 周达高峰，3 个月后降至检测水平以下；在 IgM 出现的同时，粪便中可检出抗 -HAV sIgA。恢复期出现抗 -HAV IgG，并可持续多年。在恢复期还可出现抗 -HAV 的特异性细胞免疫应答。

## 三、微生物学检查

**1. 血清学检查** 甲型肝炎的实验室诊断主要以血清学检查为主。抗 -HAV 的检测可用酶联免疫（EIA）法或化学发光法等。抗 -HAV IgM 可作为 HAV 早期感染的指标，有助于早期诊断；抗 -HAV IgG 有助于流行病学调查。

**2. 病毒及其抗原、核酸的检测** 在潜伏末期和急性期早期，可将肛拭子或粪便上清液接种于敏感细胞进行病毒的分离培养和鉴定，可用 ELISA 法检测培养细胞或粪便中的 HAV 抗原，或采用免疫电镜检测粪便中的 HAV 颗粒。逆转录 -PCR（RT-PCR）技术检测肛拭子或粪便上清液标本中的 HAV RNA 最为特异和灵敏，但要注意检测的时机。甲型肝炎时 HAV 和抗 -HAV 的消长情况见图 28-2。

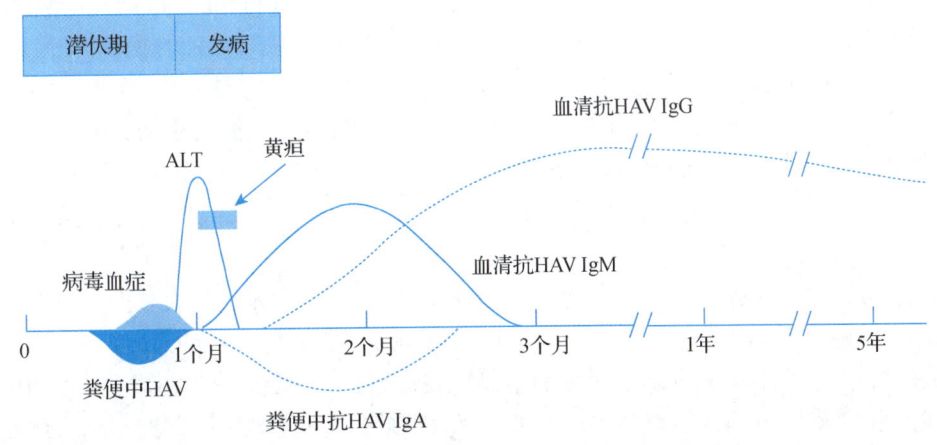

图 28-2 甲型肝炎的临床经过与病毒标志

## 四、防治原则

**1. 一般预防措施**　预防甲型肝炎主要通过控制传染源、切断其粪-口传播途径。具体措施包括改善饮食及饮水卫生，对患者排泄物、食具、床单和衣物等进行严格消毒处理。

**2. 甲肝疫苗预防接种**　接种甲肝疫苗是控制 HAV 感染最为有效的措施。我国已于 2008 年将甲肝疫苗接种纳入国家免疫规划。甲肝疫苗包括减毒活疫苗和灭活疫苗两种，减毒活疫苗是 HAV 经人胚肺 2 倍体细胞连续传代减毒而制成的，接种 1 剂次，于儿童 18 月龄接种；灭活疫苗是 HAV 经人 2 倍体细胞传代培养、纯化后，经甲醛灭活制成的，接种 2 剂次，分别于 18 月龄和 24~30 月龄接种。

## 第二节　乙型肝炎病毒

### 案例 28-1

患者，男，37 岁，半个月前出现上腹不适、反酸，伴乏力、食欲缺乏、恶心、厌油，无呕吐及腹泻。入院前 6 天出现眼黄、尿黄。辅助检查：血清谷草转氨酶（GOT）水平为 1195 U/L，血清谷丙转氨酶（GPT）水平为 213 U/L，血清总胆红素（TBIL）水平为 74.1 μmol/L，直接胆红素（DBIL）水平为 52.6 μmol/L；乙型肝炎表面抗原（HBsAg）阳性，乙型肝炎 e 抗原（HBeAg）阴性，乙型肝炎核心抗体（抗-HBc）阳性；抗-HCV 阴性；HBV DNA 水平为 $4.53 \times 10^8$ IU/ml；腹部 CT 平扫未见明显异常。

问题：该病例最可能是哪种疾病？该病原体的主要传播途径有哪些？

乙型肝炎病毒（HBV）属嗜肝 DNA 病毒科（*Hepadnaviridae*）正嗜肝 DNA 病毒属（*Orthohepadnavirus*），是引起乙型肝炎的病原体，可引起急性和慢性感染，其中慢性 HBV 感染是我国肝硬化和肝癌的主要致病因素。除 HBV 外，嗜肝 DNA 病毒科的病毒还有土拨鼠肝炎病毒（woodchuck hepatitis virus，WHV）、地松鼠肝炎病毒（ground squirrel hepatitis virus，GSHV）及鸭乙型肝炎病毒（duck hepatitis B virus，DHBV）等。HBV 的发现源于 1963 年布隆伯格（Baruch Blumberg）在澳大利亚土著人血清中发现的一种新抗原，称为澳大利亚抗原（简称"澳抗"）；直至 1968 年这种抗原才被确定与经血传播的乙型肝炎密切相关，后称为乙型肝炎表面抗原（hepatitis B surface antigen，HBsAg）；1970 年 David S. Dane 在肝炎患者血清中发现了具有传染性的完整病毒颗粒，即 Dane 颗粒（Dane's particle），其核衣壳内的 HBV 基因组为不完全双链松弛环状 DNA（relaxed circular DNA，rcDNA）。

HBV 感染呈世界性流行，但不同地区 HBV 感染的流行强度差异很大。据 WHO 报道，全球约 20 亿人曾感染过 HBV，其中慢性 HBV 感染者近 3 亿人，且每年约有 100 万人死于 HBV 感染所致的肝硬化、肝衰竭和原发性肝细胞癌。我国曾经是 HBV 感染高发区，自 1992 年实施新生儿乙肝疫苗普种后，新发感染已经得到有效控制。但我国现仍有近 8000 万慢性 HBV 感染者，仍是一个严重的公共卫生问题。

## 一、生物学性状

**1. 形态与结构**　HBV 感染者血清中主要有 3 种病毒相关颗粒，即小球形颗粒、管形颗粒和大球形颗粒，三者比例约为 1000∶100∶1（图 28-3）。其中大球形颗粒直径为 42 nm，呈球形，外层为病毒包膜，包裹着病毒的核衣壳。包膜由脂质双层与蛋白质组成，表面含有 HBsAg、前 S1（PreS1）和前 S2（PreS2）抗原。核衣壳的直径为 27 nm，呈 20 面体立体对称形，由乙型肝炎核心抗原（hepatitis B core antigen，HBcAg）组成。由于包裹在病毒外膜之内，一般在血清中检测不到 HBcAg。根据核衣壳内的核酸不同，大球形颗粒分为含有 rcDNA 的 Dane 颗粒、含有 HBV 前基因组 RNA（pregenomic RNA，pgRNA）的 RNA 病毒样颗粒，以及不含

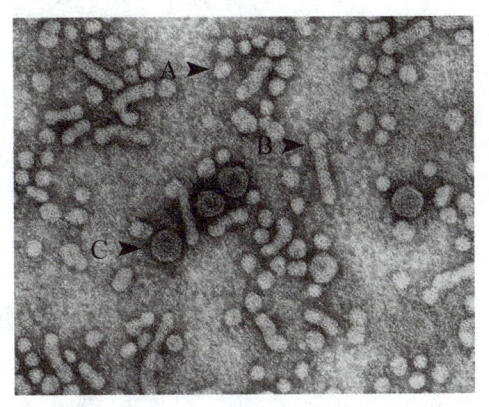

图 28-3　HBV 形态电镜图
A. 小球形颗粒；B. 管形颗粒；
C. Dane 颗粒，×80000

病毒核酸成分的空心颗粒。前两者均含 P 蛋白，为病毒 DNA 聚合酶。其中 Dane 颗粒被认为是完整病毒颗粒，具有感染性。小球形颗粒直径 22 nm，管形颗粒直径也为 22 nm、长度为 50～500 nm。小球形和管形颗粒均由 HBsAg 构成，不含病毒核酸，因此不是完整的 HBV 颗粒，无感染性，但二者可能参与对宿主的免疫抑制，利于 HBV 慢性感染建立和维持。

**2. 基因结构**　HBV 基因组是由负链（长）和正链（短）组成的不完全环状双链 DNA，全长约 3.2 kb，是目前已知的感染人类的最小 DNA 病毒基因组（图 28-4）。负链 DNA 由约 3200 个核苷酸组成，其长度随不同基因型略有变化。正链的长度可变，约为负链的 50%～80%。负链和正链 DNA 的 5′ 端固定，两者间有 250～300 个碱基互补，称为黏性末端。黏性末端的两侧还各有 11 个核苷酸构成的直接重复序列（direct repeat sequences，DRs）。DR1 在负链 5′ 端，DR2 在正链 5′ 端，是病毒 DNA 成环与复制的关键序列。

HBV 基因组含有 4 个部分相互重叠的可读框（P、C、S、X）及多个启动子和增强子。基因结构紧密，其中 P 区与 C 区 3′ 端、整个 S 区和 X 区 5′ 端叠盖（图 28-4）。①S 区包括 PreS1、PreS2 和 S 基因，三者共用 1 个可读框，框内含有 3 个翻译起始密码子（AUG）和 1 个共用的终止密码子，分别编码大蛋白（L-HBs，包括 PreS1、PreS2、S 蛋白）、中蛋白（M-HBs，包括 PreS2、S 蛋白）和小蛋白（S-HBs，仅有 S 蛋白）。其中 PreS1 基因编码 108～119 个氨基酸序列，在不同 HBV 基因型间存在一定差异。PreS2 基因编码 55 个氨基酸。S 基因编码 226 个氨基酸，为大、中、小蛋白所共有，含有 1 个 α 抗原决定簇，能够诱导机体产生中和抗体。②C 区包括前 C 基因（PreC）和 C 基因，分别编码乙型肝炎 e 抗原（HBeAg）的前体（PreC）蛋白和核心抗原（HBcAg）。二者有各自的 AUG，但共用一个终止密码子。自第一个 AUG 开始编码的 PreC 蛋白在内质网中被切去含 19 个氨基酸的信号肽，及羧基端富含精氨酸的 34～36 个氨基酸组成的疏水多肽，成为可溶性的 HBeAg（159 个氨基酸组成）。自第 2 个 AUG 开始编码含 183～185 个氨基酸的 HBcAg，是构成病毒核衣壳的病毒结构蛋白。③P 区基因最长，编码产物为含 832～845 个氨基酸的 P 蛋白。P 蛋白是一个含有多个功能区的碱性蛋白，从氨基末端向羧基末端依次为末端蛋白、间隔区、有逆转录酶活性的 DNA 聚合酶及 RNA 酶 H（RNase H）。④X 区是 4 个可读框中最小的一个，编码 X 蛋白（HBxAg），由

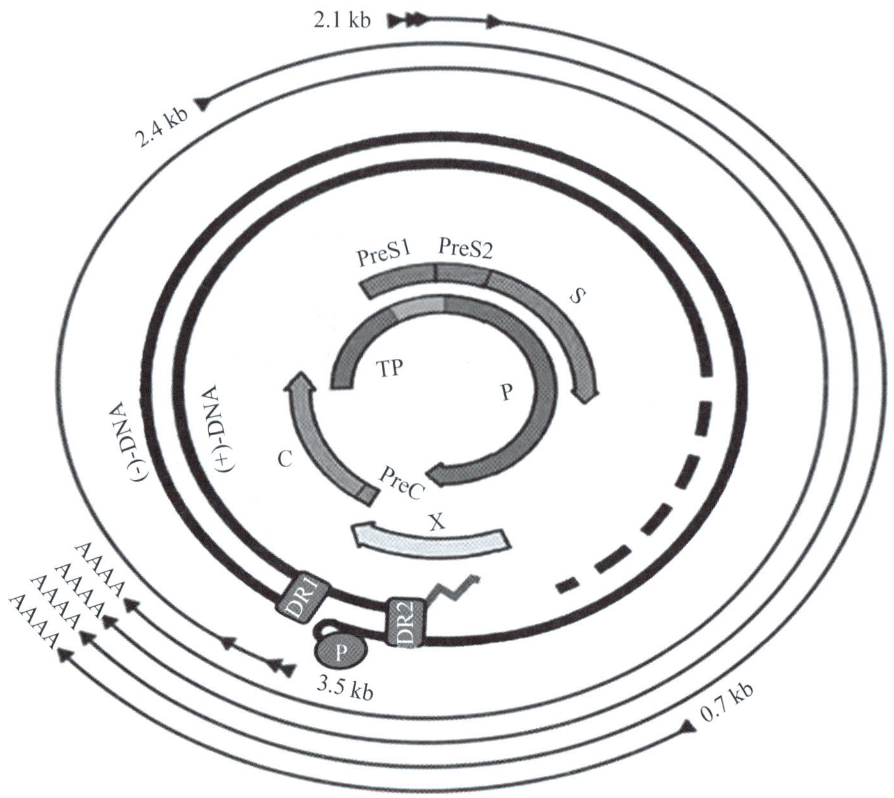

图 28-4　HBV 基因结构及其转录

145～154 个氨基酸组成。X 蛋白具有转录调控功能，但无 DNA 结合活性，需要通过影响一些转录因子来发挥反式调控作用，增强 HBV 基因的转录和表达；也可反式激活细胞的某些癌基因，与肝癌的发生发展有关。

HBV 的启动子包括 S 区的启动子 Ⅰ（SP Ⅰ）和启动子 Ⅱ（SP Ⅱ），分别启动 2.4 kb 和 2.1 kb mRNA 的转录；C 区启动子（CP）分为基本核心启动子（basal core promoter，BCP）和核心上游调节序列（core upstream regulatory sequence，CURS），启动 3.5 kb 的 pgRNA 和前 C mRNA 的转录。CURS 对 BCP 具有强烈的激活作用；X 区启动子（XP）可以启动 0.7 kb mRNA 的转录。上述启动子活性分别受增强子 Ⅰ（Enh Ⅰ）和增强子 Ⅱ（Enh Ⅱ）调控。Enh Ⅰ能够增强 CP/BCP 和 XP 的活性，Enh Ⅱ 主要增强 CP、SP Ⅰ、SP Ⅱ 的活性。

**3. DNA 变异及基因分型**　根据基因组核苷酸序列的差异性（≥ 8%），HBV 可分为至少 10 个基因型（A～J）。不同地区和不同人群流行的基因型不同，我国主要流行株是 B 型和 C 型，在西藏及新疆地区也可见 D 型流行株。亚洲的主要流行株也是 B 型和 C 型，而美国和西欧则主要是 A 型。B 型和 C 型 HBV 感染者的预后较差，母婴垂直传播率高。

由于 HBV 复制存在逆转录过程，且逆转录酶缺乏自我校正功能，故易发生变异，特别是前 S 或 S 区基因较易突变。HBV 基因的某些变异可导致病毒抗原变异、耐药及免疫逃逸等。例如，当 S 基因发生 G145A 点突变时，会引起 HBsAg α 抗原的改变，导致病毒的免疫逃逸及疫苗接种失败；当 BCP 区变异或 PreC 基因突变时，HBeAg 表达下调甚至消失；在用拉米夫定等核苷（酸）类似物进行抗病毒治疗时，可诱发 P 基因的 RT 区发生酪氨酸 - 蛋氨酸 - 天冬氨酸 - 天冬氨酸基因序列变异（YMDD 变异），导致 HBV 对拉米夫定耐药。在同一个慢性 HBV 感染者体内，由于病毒自身变异，存在微小差别的不同病毒株，即准种（quasispecies）。

**4. 病毒复制**　HBV 感染及其在肝细胞内的复制过程大致如下（图 28-5）。①吸附与穿入：位于病毒外膜的包膜蛋白可通过与细胞表面的硫酸肝素糖蛋白（heparan sulfate proteoglycan，

HSPG）结合，附着到肝细胞表面。随后，L-HBs 通过其 PreS1 氨基端序列与肝细胞膜表面的钠离子-牛磺胆酸共转运多肽（NTCP）结合，使病毒核衣壳进入细胞内。由于 NTCP 为肝细胞膜所特有，被认为是介导 HBV 进入肝细胞的功能性受体，与 HBV 特异性感染人肝细胞有关。②进入细胞后，HBV 核衣壳在核膜核孔处或进入胞核后脱去衣壳，释放 rcDNA，并在细胞 DNA 聚合酶等的作用下修复形成完整的共价闭合环状 DNA（covalently closed circular DNA，cccDNA），cccDNA 与组蛋白和非组蛋白等因子组装成微小染色体，结构稳定且难以被清除。③在细胞 RNA 聚合酶作用下，以 cccDNA 负链为模板转录形成长度为 0.7 kb、2.1 kb、2.4 kb 和 3.5 kb 的病毒 mRNA。④mRNA 进入细胞质内翻译病毒蛋白，其中 0.7 kb mRNA 翻译合成 X 蛋白，2.1 kb mRNA 翻译合成 M-HBs 和 S-HBs，2.4 kb mRNA 翻译合成 L-HBs。3.5 kb 的 PreC mRNA 翻译合成 HBeAg 前体蛋白，而另一 3.5 kb 的 pgRNA 则翻译合成 HBcAg 和 P 蛋白。⑤新翻译产生的 P 蛋白可以识别并结合 pgRNA，启动 HBcAg 组装形成核衣壳。在核衣壳内 P 蛋白以 pgRNA 为模板，通过其逆转录酶活性逆转录出全长病毒负链 DNA，因此 pgRNA 也是病毒逆转录合成负链 DNA 的模板。在负链合成的同时，pgRNA 在 P 蛋白 RNA 酶 H 作用下被降解，进而 P 蛋白以新合成的负链 DNA 为模板，以其 DNA 聚合酶活性再启动互补正链 DNA 的合成。⑥核衣壳被运转到细胞多囊泡小体处获得带有 HBsAg 的包膜，装配成完整子代病毒颗粒释放至肝细胞外，并启动新一轮的感染和病毒复制。需要注意的是，近年研究发现，病毒在复制过程中也会产生大量的核衣壳内不含病毒核酸成分的空心颗粒，和包含 pgRNA 或其剪接变异体的 RNA 病毒样颗粒。特别是在核苷（酸）类抗病毒药物作用下，由于病毒 DNA 合成过程受到抑制，RNA 病毒样颗粒会相应增加。

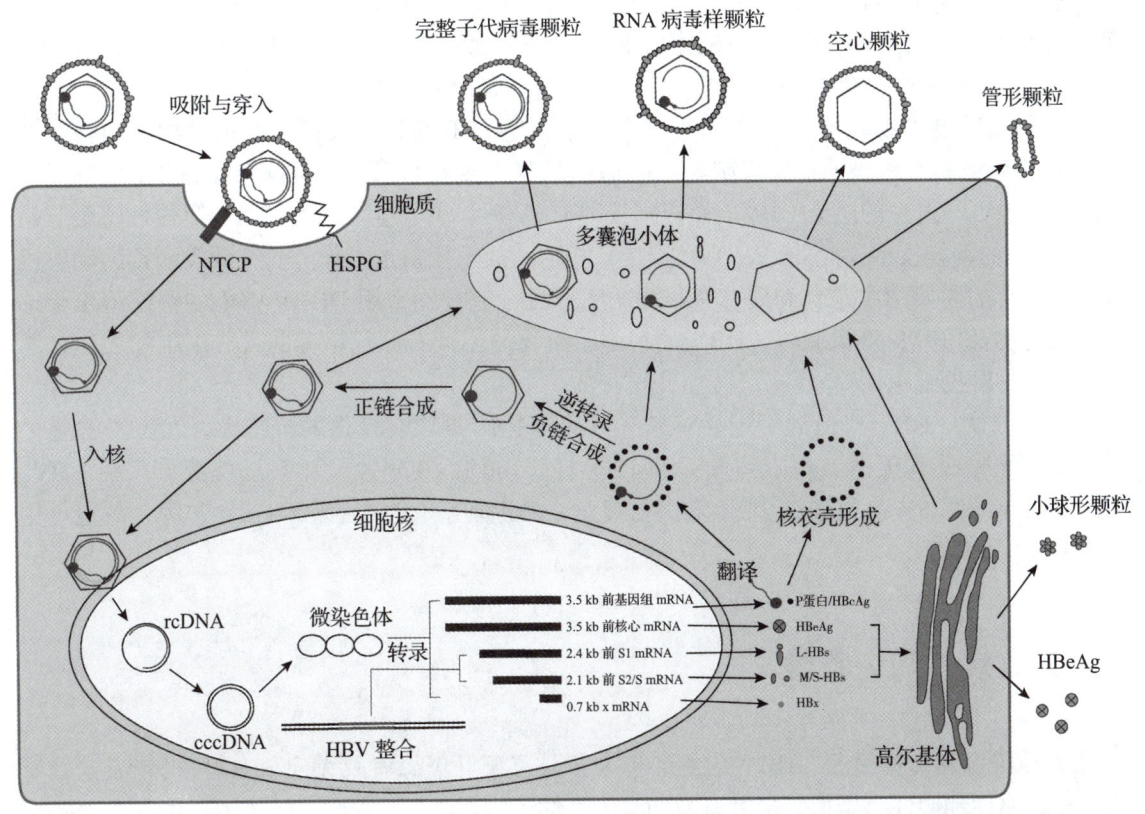

图 28-5　HBV 复制过程示意图

**5. 抗原组成** HBV 主要有下述抗原。

（1）乙型肝炎表面抗原（HBsAg）：存在于 3 种病毒颗粒表面，是机体受 HBV 感染的主要标志之一。HBV 表面抗原有 3 种形式：①小蛋白或主蛋白（HBsAg），由 S 基因编码的 226 个氨基酸组成，其中第 124～147 位氨基酸组成了抗原性很强的序列，即 α 抗原决定簇；②中蛋白（或 PreS2 抗原），由 S 基因编码的 226 个氨基酸前面加上 PreS2 基因编码的 53～55 个氨基酸构成中蛋白（M-HBs）；③大蛋白（或 PreS1 抗原），由中蛋白的 279～281 个氨基酸前面再加上 PreS1 基因编码的 119 个氨基酸组成的蛋白，即大蛋白（L-HBs）。3 种蛋白在不同颗粒表面存在情况不同。Dane 颗粒与管形颗粒的表面抗原组成基本相同，含有主蛋白（HBsAg）、中蛋白和大蛋白；小球形颗粒的表面抗原几乎全部由主蛋白 HBsAg 构成，中蛋白和大蛋白含量少或无。

HBsAg 具有抗原性，特别是其 α 抗原决定簇抗原性很强，能刺激机体产生具有中和作用的抗-HBs 抗体。除了共用的 α 抗原决定簇外，HBsAg 还有 d 和 y、r 和 w 相互排斥的抗原表位，可据此将 HBV 可分为 adr、adw、ayr 和 ayw 4 种血清型。血清型与基因型有一定的对应关系。

HBsAg 的 α 抗原决定簇和 PreS1 的氨基端序列在病毒吸附于细胞表面和进入细胞中具有重要作用，抗-HBs 和抗-PreS1 抗体能够通过阻断 HBV 与肝细胞的结合起到抗病毒作用。利用这一特性，乙型肝炎免疫球蛋白（HBIG）被普遍用于 HBV 暴露后的被动预防。

（2）乙型肝炎核心抗原（HBcAg）：构成 HBV 核衣壳的病毒蛋白。HBcAg 抗原性很强，能刺激机体产生抗-HBc，但无中和作用。由于大球形颗粒的核衣壳外面包裹有病毒外膜，甚少游离于血液循环中，加之患者血清中有抗-HBc 存在，以致血清中的 HBcAg 难以被检出。HBcAg 可在肝细胞的膜表面表达，是宿主 CTL 作用的主要靶抗原。

（3）乙型肝炎 e 抗原（HBeAg）：由 PreC 蛋白经过加工而成的可溶性抗原，具有抗原性，能刺激机体产生抗-HBe 抗体。当机体出现 HBeAg 消失和抗-HBe 产生时，称为血清学转换，提示 HBV 复制减弱，传染性下降。

**6. 易感动物和细胞培养** 由于 HBV 细胞受体 NTCP 的氨基酸序列在不同种属间存在差异，HBV 感染具有明显的种属限制。HBV 仅可感染人类和黑猩猩。树鼩作为一种低级的灵长类动物，也可一过性的感染 HBV。黑猩猩接种 HBV 后，可发生与人类相似的急慢性感染，是研究 HBV 的动物模型。此外，WHV 与 HBV 相似，故土拨鼠也可作为研究此类病毒的动物模型。DHBV 的主要宿主是鸭和鹅，有很强的嗜肝性，故我国常用 DHBV 感染的鸭模型来筛选抗病毒药物及研究免疫机制等。HBV 的细胞感染复制模型有原代培养的人肝细胞和表达外源人 NTCP 的肝癌细胞株等。

**7. 抵抗力** HBV 对低温、干燥和紫外线等理化因素均有较强的抵抗力，70% 乙醇等一般消毒剂不能使其灭活。高压蒸气灭菌 15 分钟、100℃ 10 分钟及环氧乙烷等可灭活 HBV。0.5% 过氧乙酸、5% 次氯酸钠、3% 漂白粉液及 0.2% 苯扎溴铵等可破坏 HBV 包膜，故也可用于对 HBV 的消毒。

## 二、致病性与免疫性

**1. 传染源和传播途径** HBV 的主要传染源是乙型肝炎患者及无症状 HBV 携带者。处于潜伏期、急性和慢性感染期的患者血液均有传染性。

HBV 主要经输血、母婴和性接触途径传播。凡含有 HBV 的血液或体液（精液、阴道分泌物等）直接入血或通过破损的皮肤、黏膜进入体内皆可造成传播。

（1）血液、血制品传播：输血液、血浆及各种血制品（包括丙种球蛋白等）均可传播

HBV。随着对献血员实施严格的 HBsAg 和 HBV 病毒核酸的筛查，经输血或血液制品引起的 HBV 感染已较少发生。

（2）医源性传播：未经严格消毒的侵入性操作如注射、手术、内镜检查等均可传播 HBV。

（3）母婴垂直传播：主要是围生期传播，即分娩时产道母血中的 HBV 通过微小伤口感染新生儿。影响母婴垂直传播的因素包括母亲高病毒载量（$>10^7$ IU/ml）和 HBeAg 阳性，对高病毒载量孕晚期患者进行抗病毒治疗可显著降低母婴垂直传播风险。HBV 宫内感染的发生率很低，及时对 HBsAg 阳性母亲所生新生儿进行乙型肝炎免疫球蛋白和乙型肝炎疫苗的主动-被动联合免疫，可明显降低新生儿感染率。

（4）接触传播：包括性接触传播和生活密切接触传播。异性或同性性行为均可传播 HBV，因此，有些国家将乙型肝炎列为性传播疾病（sexually transmitted disease，STD）之一。日常生活密切接触，特别是共用牙刷和剃须刀等也可引起 HBV 感染。

HBV 不经呼吸道和消化道传播，因此日常学习、工作或生活接触，如握手、同一办公室工作、同住一宿舍、同一餐厅用餐和共用厕所等无血液暴露的接触，一般不会传染 HBV。流行病学和实验研究尚未发现 HBV 能经吸血昆虫（蚊、臭虫等）传播。

**2. 致病与免疫机制** HBV 的致病机制较复杂。一般认为，HBV 不具有直接损害肝细胞的致细胞病变作用。HBV 的复制过程可在肝细胞内产生大量病毒颗粒和多种抗原，如 HBsAg、HBcAg 和 HBeAg。这些病毒抗原可诱导机体产生细胞和体液免疫应答。机体的免疫应答及其与病毒相互作用引起的免疫病理损伤是造成肝脏损害的主要因素。其中，细胞免疫介导的免疫病理损伤主要以 CTL 为主，通过杀伤破坏 HBV 感染的肝细胞来清除 HBV，但同时又造成肝细胞损伤，临床上表现为肝炎症状并伴有血清转氨酶增高。此外，机体感染 HBV 后可产生一系列抗体，如抗-HBs、抗-PreS、抗-HBe 和抗-HBc 等，体液免疫也参与了免疫介导的肝脏免疫病理损伤。

**3. HBV 感染的自然转归** 病毒与宿主的相互作用可导致不同的临床转归。在 HBV 感染高发区，HBV 暴露多发生于围生期和婴幼儿期的母婴垂直传播，被感染者机体免疫力尚不健全，慢性化率可达 80%～90%。而成人感染 HBV 后，仅约 5% 的感染者发生慢性化。HBV 感染引起的免疫应答具有双重效应，既有免疫防御作用，清除 HBV 的同时也可造成免疫病理损伤。因此，成人可表现为急性感染，而婴幼儿和儿童感染多无临床症状，表现为慢性感染。

典型的慢性 HBV 感染自然进程可分为免疫耐受期（immunotolerance phase）、免疫活动期（immunoactive phase）、免疫抑制或低病毒复制期（low-replicative phase）及再活动期（reactivation phase）。免疫耐受期以病毒高复制为特征，感染者肝脏炎症反应轻微，经母婴垂直传播或儿童早期暴露感染所致的慢性 HBV 感染者，多有典型的免疫耐受状态；在免疫活动期，机体免疫系统在通过免疫应答清除 HBV 的同时，造成肝组织有不同程度的炎性损伤；免疫控制期以血清 HBeAg 消失和病毒低复制为特征，机体免疫系统有效地控制了病毒感染，病毒载量处于低水平，同时肝脏的炎症反应明显减轻，但自发清除病毒少见；有些患者由于自身免疫状态的改变或使用免疫抑制剂等原因，病毒可重新活跃复制，进入再活动期。相应地，临床将处于上述四个时期的 HBV 感染者分别定义为 HBeAg 阳性 HBV 感染、HBeAg 阳性慢性乙肝、HBeAg 阴性 HBV 感染、HBeAg 阴性慢性乙肝。

**4. HBV 与原发性肝细胞癌** HBV 感染与原发性肝细胞癌（hepatocellular carcinoma，HCC）的发生密切相关。流行病学调查表明，乙型肝炎患者及 HBV 携带者的 HCC 发病率明显高于未感染人群。我国 90% 以上的 HCC 患者感染过 HBV。慢性 HBV 感染引起的肝组织持续的炎症反应，造成肝组织反复损伤、肝细胞再生和肝细胞基因突变的不断积累，最终导致恶性转化。因此，持续的炎症反应被认为是 HBV 致癌的主要机制。此外，HBV DNA 整合所致细胞基因的突变和功能异常，也被认为是 HBV 致癌的重要机制，且整合来源的 HBsAg 与慢性乙肝难以治愈密切相关。HBV 病毒 x 蛋白（HBx）、突变 HBsAg 也有一定的直接致癌作用。

## 三、微生物学检查法

**1. HBV 抗原和抗体的检测** 目前，血清中 HBV 抗原和抗体最常用的检测方法有酶联免疫吸附法（ELISA）和基于磁颗粒的化学发光法，主要检测血清 HBsAg、抗 -HBs、HBeAg、抗 -HBe 和抗 -HBc（俗称"两对半"），必要时可检测 PreS1 和 PreS2 抗原和相应的抗体。HBcAg 在血清中难以检出，故不作为常规检测项目。HBV 抗原和抗体在感染者体内的消长情况与临床表现相关（图 28-6）。综合分析 HBV 抗原和抗体的检测结果有助于临床诊断（表 28-2）。

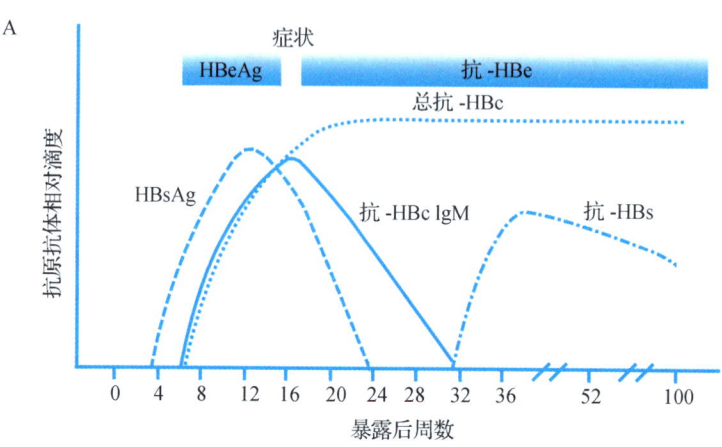

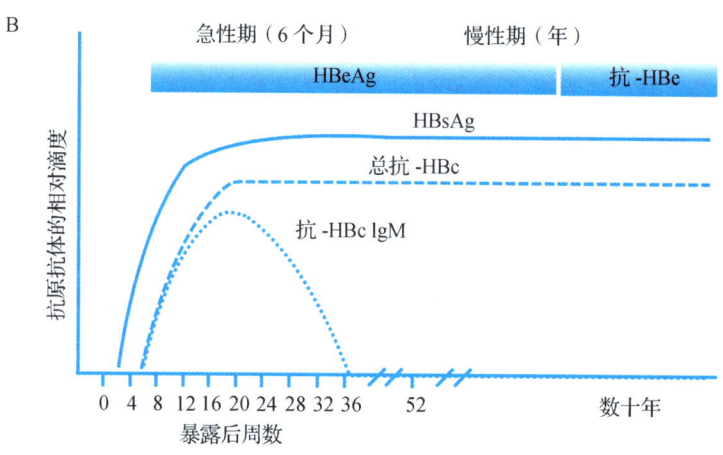

图 28-6　乙型肝炎的典型血清学动态变化
A. 急性乙型肝炎；B. 慢性乙型肝炎

表 28-2　HBV 血清学标志物的检测结果分析

| HBsAg | HBeAg | 抗 -HBc IgM | 抗 -HBc IgG | 抗 -HBe | 抗 -HBs | 结果解释 |
|---|---|---|---|---|---|---|
| − | − | − | − | − | + | 接种过乙肝疫苗，有免疫力 |
| + | + | + | − | − | − | 乙型肝炎急性期 |
| + | + | − | + | − | − | HBeAg 阳性慢性 HBV 感染或慢性乙型肝炎*，传染性强 |
| + | − | − | + | + | − | HBeAg 阴性慢性 HBV 感染或慢性乙型肝炎*，病毒低复制 |
| − | − | − | + | +/− | +/− | 乙型肝炎恢复期，或既往感染过 HBV |

\* 根据肝脏是否有活动性炎症损伤，分别诊断为感染者或慢性乙肝患者。

（1）HBsAg 和抗 -HBs：HBsAg 阳性提示机体感染了 HBV。血清 HBsAg 阳性见于：①急性乙型肝炎的潜伏期和急性期；②慢性乙型肝炎和 HBV 所致的肝硬化及 HCC；③无症状携带者。急性乙型肝炎恢复后，HBsAg 可在 1～4 个月内消失，若持续 6 个月以上则认为转为慢性乙型肝炎。HBsAg 持续阳性但无临床症状者为 HBV 携带者。抗 -HBs 阳性表示机体已获得针对 HBV 的免疫力，见于乙型肝炎恢复期及乙肝疫苗接种者。此外，PreS1 和 PreS2 可和 HBsAg 一样作为 HBV 感染的标志，但临床上不做常规检测。

（2）抗 -HBc：包括抗 -HBc IgM 和抗 -HBc IgG。抗 -HBc IgM 出现于 HBV 感染早期或慢性乙型肝炎急性发作期。抗 -HBc IgG 比抗 -HBc IgM 出现晚，但持续时间长，血清抗 -HBc IgG 单阳性往往表示既往 HBV 感染。

（3）HBeAg 和抗 -HBe：HBeAg 阳性是体内 HBV 复制活跃和血液传染性强的标志。HBeAg 在急性乙型肝炎患者的血清中呈短暂阳性，若持续阳性则表示转为慢性乙型肝炎。值得注意的是，Pre-C/C 区的某些突变可使 HBeAg 呈阴性，但 DNA 仍活跃复制。抗 -HBe 见于急性乙型肝炎的恢复期，也可见于无症状携带者和慢性乙型肝炎患者。此时，血清 HBeAg 消失，表示机体已产生一定免疫力，血液传染性降低。

**2. 血清 HBV DNA 检测**　　血清 HBV DNA 阳性是 HBV 在体内复制和血清具有传染性的直接标志。临床上，已采用定量 PCR 技术定量检测患者血清中的 HBV DNA 水平，用于辅助诊断和药物疗效监测。对于使用核苷（酸）类似物抗病毒治疗的慢性乙肝患者，除血清 HBV DNA 检测外，加血清 HBV RNA 检测有助于了解肝组织 cccDNA 的活跃性。

## 四、防治原则

**1. 一般预防措施**　　采取切断传播途径为主的综合性措施可以减少 HBV 水平传播的风险。对乙型肝炎患者及 HBV 携带者的血液、分泌物和用具等要严格消毒；严格筛选献血员，防止血液传播；严格使用一次性注射器及输液器；对手术过程中使用的医疗器械等必须严格消毒，防止医源性感染发生；服务行业用于理发、刮脸、修脚、穿刺和文身等的器具也应严格消毒。注意个人卫生，不和任何人共用剃须刀和牙具等用品。进行正确的性教育，预防乙型肝炎及其他性传播疾病。对高危人群要采取人工主动免疫和人工被动免疫的预防措施。

**2. 主动免疫**　　接种乙肝疫苗是预防 HBV 感染的最有效方法。乙肝疫苗的成分是基因工程表达纯化的 HBsAg，具有良好的免疫原性和安全性。乙肝疫苗的接种对象主要是新生儿，其次为成人高危人群。我国已于 1992 年将乙肝疫苗接种纳入免疫规划，出生即接种。乙肝疫苗全程需接种 3 次，按照 0、1、6 个月程序，即接种第 1 针疫苗后，间隔 1 个月及 6 个月注射第 2 及第 3 针疫苗。新生儿接种乙肝疫苗要求在出生后 24 小时内接种，越早越好。若母亲为 HBsAg 阳性，联合应用乙型肝炎疫苗和 HBIG 来阻断 HBV 母婴传播，效果良好。

**3. 被动免疫**　　HBIG 是从含有高效价抗 -HBs 的人血清中提纯而成，可用于 HBV 暴露后的紧急预防。主要用于以下情况：①被 HBV 感染者的血液污染伤口者；②母亲为 HBsAg 阳性的新生儿；③误用 HBsAg 阳性的血液或血制品者。

**4. 治疗**　　慢性乙型肝炎治疗的总体目标是通过抗病毒治疗最大限度地长期抑制 HBV 复制，延缓和阻断疾病进展和减少终末期肝病的发生。目前，临床上常用的抗病毒药物有 α 干扰素和核苷（酸）类似物等，均有一定疗效，但尚不能完全清除 HBV，实现临床治愈。尚需研发新的抗病毒药物并建立有效的治疗策略以实现临床治愈。

## 第三节　丙型肝炎病毒

丙型肝炎病毒（hepatitis C virus，HCV）是引起丙型肝炎的病原体。1978 年 HCV 曾被命名为输血后非甲非乙型肝炎病毒（post-transfusion hepatitis non-A non-B virus，PT-HNANBV），1989 年利用基因工程技术分离到该病毒的基因，因此正式命名为丙型肝炎病毒。由于 HCV 生物学性状及基因结构与黄病毒相似，1991 年将其归于黄病毒科（*Flaviviridae*）丙型肝炎病毒属（*Hepacivirus*）。丙型肝炎的临床和流行病学特点与乙型肝炎类似，但症状较轻，起病隐匿，易发展为慢性肝炎，部分患者可发展为肝硬化或肝癌。HCV 主要经血或血制品传播。我国的丙型肝炎感染流行率约为 0.28%。

> **知识拓展**
>
> **丙型肝炎病毒的发现**
>
> 20 世纪 60 年代发现 HBV 之后，美国病毒学家哈维·阿尔特（Harvey J. Alter）及其团队发现，还有部分输血后肝炎病例不同于甲肝和乙肝，其感染源能传染给黑猩猩，因此称之为"输血后非甲非乙型肝炎（PT-NANB）"。1989 年，英国生物化学家迈克尔·霍顿（Michael Houghton）从感染 PT-NANB 的黑猩猩血液中提取核酸，利用噬菌体展示（phage display）技术分离到引起 PT-NANB 的病毒基因，该病毒从此正式命名为丙型肝炎病毒（HCV）。随后，美国病毒学家查尔斯·赖斯（Charles M. Rice）将 HCV 病毒的 RNA 注射到黑猩猩体内，证实 HCV 可导致肝炎，并建立用细胞培养 HCV 的技术。三位科学家的发现使得 HCV 检测与抗病毒治疗迅速发展，目前丙型肝炎已成为可治愈疾病，他们因为"发现丙型肝炎病毒"获得 2020 年诺贝尔生理学或医学奖。

## 一、生物学性状

**1. 形态结构**　HCV 有脂蛋白包膜，呈球形，其直径为 55～65 nm。

**2. 基因组结构**　HCV 基因组为线状单正链 RNA，长约 9.5 kb，仅有一个可读框，由 10 个基因区组成（图 28-7）。自 5′ 端开始依次为 5′- 非编码区（5′-NCR）、C 区（核心蛋白）、E1 区（包膜蛋白）、E2 区（包膜蛋白）、p7、NS2、NS3、NS4a、NS4b、NS5a、NS5b 及 3′- 非编

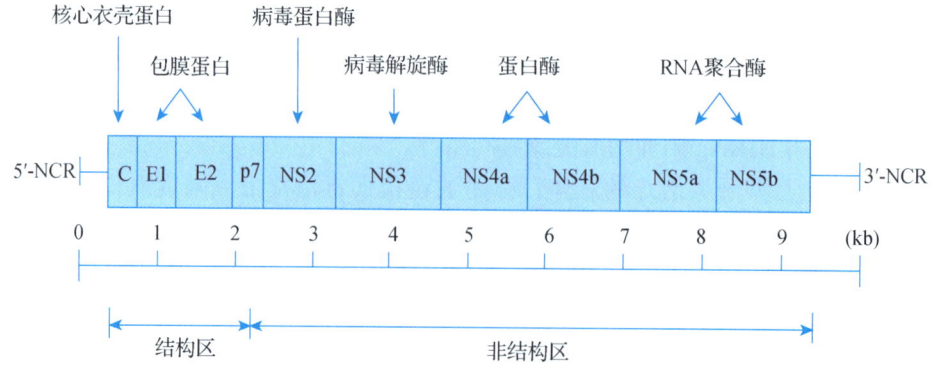

图 28-7　HCV 基因结构

码区（3'-NCR）。C、E1 和 E2 为结构蛋白编码区，分别编码病毒的衣壳和包膜蛋白。NS2—NS5b 为非结构蛋白编码区，编码非结构蛋白，如 NS3 基因编码病毒蛋白酶和解旋酶，NS5b 基因编码病毒 RNA 依赖的 RNA 聚合酶（RNA-dependent RNA polymerase，RdRp）等。HCV 基因组编码一条由 3010～3033 个氨基酸组成的多聚蛋白前体，该前体蛋白在病毒蛋白酶及宿主蛋白酶作用下，裂解为病毒的结构蛋白及非结构蛋白。5'-NCR 对病毒复制及病毒蛋白翻译有重要的调节作用，其基因序列最为保守，毒株间差异小，可用于 HCV 感染的基因诊断。3'-NCR 含终止密码子及多聚尿嘧啶核苷［poly（U）］序列，与 HCV 负链 RNA 的合成有关。

**3. 病毒复制周期**　HCV 包膜上的脂蛋白可与肝细胞膜上的 CD81、SRB1、CLDN1、Occludin 等共同受体相互作用，介导病毒的内吞作用。进入细胞后，HCV 病毒完成脱壳，释放病毒 RNA。病毒 RNA 与内质网上核糖体结合，翻译出病毒多肽。后者在自身蛋白酶的作用下，切割形成 Core、E1、E2 等 3 个结构蛋白和 p7、NS2、NS3、NS4A、NS4B、NS5A、NS5B 等 7 个非结构蛋白。非结构蛋白 NS3、NS4A、NS4B、NS5A、NS5B 在源自内质网的"膜网结构"上形成一个复制复合体。在复制复合体中 HCV 正链 RNA 先转录出与其互补的负链 RNA，然后再以负链 RNA 为模板复制出更多的正链 RNA。随后在脂滴和内质网上，HCV 正链 RNA 与病毒的结构蛋白组装成为有感染性的病毒颗粒，自肝细胞释放。部分 HCV 病毒可直接在相邻的肝细胞间进行胞间传播（图 28-8）。

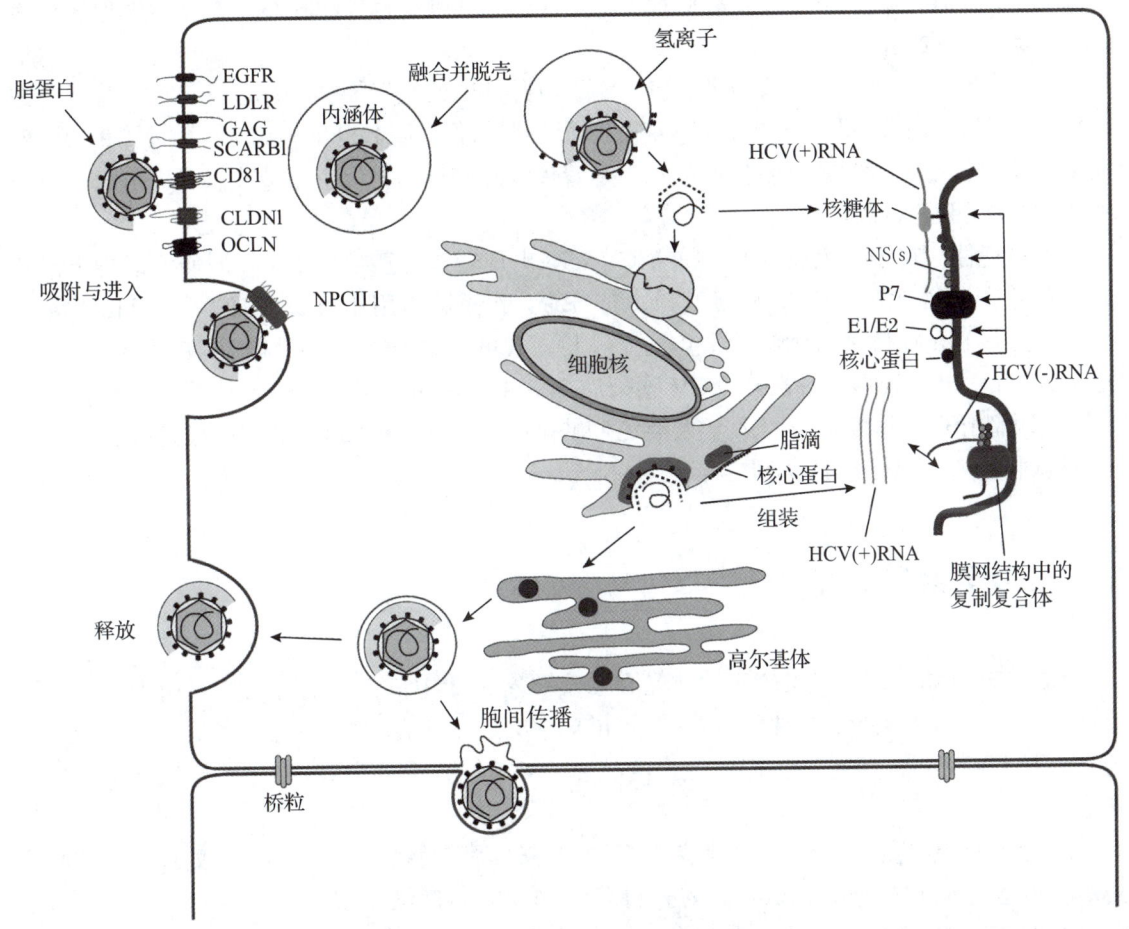

图 28-8　HCV 的感染复制周期

**4. 基因分型**　HCV 基因组呈现高度异质性，根据 HCV 基因组核苷酸序列的差异程度，可将 HCV 分为不同的基因型（30%～35%）、基因亚型（20%～25%）、分离株（5%～9%）

和准种（1%～5%）。目前 HCV 共分为 8 个基因型及不同亚型，根据 2005 年达成的 HCV 基因型命名规则共识，以阿拉伯数字表示 HCV 基因型，以小写的英文字母表示基因亚型（1a、2b 和 3c 等）。HCV 基因型及亚型的分布存在人种及地理差异，我国以 1b 和 2a 型较为常见，其中以 1b 型为主。不同基因型对抗病毒治疗的应答存在差异。

**5. 易感动物及抵抗力** HCV 可感染黑猩猩，并可在其体内连续传代。2a 型 HCV 的 JFH1 毒株在体外细胞培养中获得成功，是第一个 HCV 细胞感染模型，其他基因型 HCV 感染模型陆续取得成功。HCV 对氯仿和乙醚等有机溶剂敏感，紫外线照射、煮沸、20% 次氯酸、甲醛溶液（1∶1000）均可使 HCV 失活。

## 二、致病性和免疫性

**1. 传染源及传播途径** 传染源包括慢性丙型肝炎患者和无症状 HCV 感染者。HCV 主要经输血或血制品传播，也可经性接触和母婴垂直传播，引起急性或慢性丙型肝炎。

**2. 致病机制** 潜伏期为 2～17 周，平均为 10 周，但由输血或血制品引起的丙型肝炎潜伏期较短，大多数患者不出现症状或症状较轻。急性丙型肝炎与其他型的急性肝炎相似，有恶心、呕吐、黄疸和血清 GPT 升高等症状。大多数患者可演变为慢性肝炎，约 20% 的患者可逐渐发展为肝硬化或肝癌。

目前认为，HCV 的主要致病机制包括病毒对肝细胞的直接损害和病理性免疫应答对肝细胞的间接损伤。病毒在肝细胞内大量复制造成肝细胞损伤，引起肝细胞病变，致使 GPT 升高。HCV 感染过程中，CTL 在细胞免疫应答中起着免疫防御作用，但也是造成患者肝组织免疫病理损伤的主要致病机制。

**3. 免疫性** 在体液免疫方面，抗-HCV IgM 出现较早，感染后 1～4 周便可以检出，其检出率可达 85%。由于 HCV 易于变异，抗-HCV 的保护作用不强，对 HCV 变异株更无保护作用。由于 IgM 持续时间短（平均为 18 周），故可作为 HCV 感染早期诊断的指标之一。抗-HCV IgG 出现较迟，一般在 HCV 感染后 2～4 个月才呈阳性，由于持续时间长，可作为慢性丙型肝炎的诊断标志。由于人类免疫缺陷病毒（HIV）和 HCV 的感染途径相似，二者可同时感染，常导致疾病加重。

## 三、微生物学检查法

**1. HCV 抗体检测** 抗-HCV 检测是目前实验室诊断中最常用的方法，可用于献血员筛查和丙型肝炎初步诊断。需要注意的是，HCV 感染后，约有 20% 的感染者能够自发清除病毒，但抗-HCV 可持续阳性。因此，血清抗-HCV 阳性并不一定表示 HCV 现症感染，应予注意。

**2. 核心抗原检测** HCV 病毒颗粒的核心抗原被病毒包膜所包裹，通过预处理释放核心抗原后，可通过 ELISA 或化学发光方法进行检测，作为病毒感染的标志。

**3. HCV RNA 检测** 采用 RT-PCR 技术检测肝组织或血清中的 HCV RNA，以确定慢性 HCV 感染者和丙型肝炎患者。HCV RNA 定量检测还可对临床抗病毒治疗效果进行评价和预测。

## 四、防治原则

丙型肝炎的预防措施主要是严格筛选献血员和加强血制品的管理。我国的义务献血法规定对献血员及血制品进行抗-HCV检测，以最大限度降低输血后肝炎（乙型肝炎和丙型肝炎）的发生，并防止不安全注射或其他侵入性操作带来的医源性感染。

丙型肝炎最首要的治疗就是抗病毒治疗，同时对于慢性感染引起的肝脏并发症进行对症支持治疗。所有HCV RNA阳性或者HCV核心抗原阳性的患者，均应进行抗病毒治疗。丙型肝炎的治疗已经进入直接抗病毒药物（direct antiviral agents，DAA）时代，DAA分为三大类，包括NS3/4A蛋白酶抑制剂、NS5A抑制剂和NS5B聚合酶抑制剂，两类或者三类DAA组合在一起形成抗病毒治疗方案。DAA总体治愈率可达95%以上，安全性良好。因此，早发现、早诊断和早治疗能明显减少丙型肝炎终末期肝病的发生。

由于HCV的高度变异性给疫苗制备带来困难，至今尚无预防HCV感染的疫苗。

## 第四节 丁型肝炎病毒

丁型肝炎病毒（hepatitis D virus，HDV）是引起丁型肝炎的病原体。1977年意大利学者Rizzetto用免疫荧光法检测乙型肝炎患者肝组织切片时，发现肝细胞内除了HBsAg外，还有一种新抗原，称其为δ抗原。通过黑猩猩感染实验证明它具有传染性，故称为δ因子。后来证实该因子是一种缺陷病毒，必须在HBV辅助下才能复制。1984年将其正式命名为丁型肝炎病毒。2020年将HDV分类为三角病毒科（*Kolmioviridae*）δ病毒属（*Deltavirus*）。

## 一、生物学性状

HDV病毒颗粒呈球形，直径35~37 nm，外有包膜，包膜表面蛋白为来自HBV的HBsAg，核衣壳由核心RNA和HDAg组成。HDV基因组是一个共价闭合环状单负链RNA，全长为1.7 kb。HDAg以与RNA相结合的形式存在于核心内。来自HBsAg的包膜可保护HDV RNA免受水解酶水解，在HDV致病中起重要作用。HDV包膜形成依赖于HBV，因此HDV不能独立复制，必须在HBV辅助下才能增殖。HDV RNA的复制依赖于感染肝细胞内的DNA依赖的RNA聚合酶Ⅱ（PolⅡ）。由HDV基因编码的HDAg构成衣壳蛋白，其分子量约为68 kDa，由p24和p27两个多肽组成。p24又称小δ抗原（24 kDa），它对HDV复制具有反式抑制作用；p27称为大δ抗原（27 kDa），对HDV复制具有反式激活作用。在HDV包装时大约60个HDAg与1个HDV基因组RNA结合，形成20面体立体对称的核衣壳，主要存在于肝细胞核内。

HDV只有1个血清型，HDAg出现早、消失快，不易在血清中检测到，但血清中往往可检测到HDAg刺激机体后产生的抗-HDV抗体。

HDV敏感动物是黑猩猩、土拨鼠、北京鸭和美洲旱獭等。

## 二、致病性和免疫性

HDV 的传染源为 HBV 和 HDV 共感染者。其传播方式与 HBV 基本相同，主要经输血或注射传播。HDV 也可经性传播，而母婴垂直传播少见。

由于 HDV 是缺陷病毒，必须依赖 HBV 提供病毒包膜，故其感染形式有两种。①联合感染（coinfection）：即 HDV 与 HBV 同时感染，患者同时发生急性乙型肝炎和急性丁型肝炎，临床表现为急性过程，可恢复，但有时表现为重症肝炎，病情严重或短期内转为肝硬化；②重叠感染（superinfection）：在慢性乙型肝炎或 HBV 携带者的基础上再感染 HDV。HDV 感染常导致 HBV 感染者的症状加重与病情恶化，特别在重叠感染时可导致急性重型肝炎。

HDV 感染 2 周后可产生特异性抗 -HDV IgM，约 1 个月后达高峰，随后逐渐下降。抗 -HDV IgG 产生较晚，一般在恢复期出现。丁型肝炎发展为慢性时，抗 -HDV IgG 常呈持续高效价，可作为慢性丁型肝炎的诊断指标。

## 三、微生物学检查法

血清学方法包括检测血清中的 HBsAg 和抗 -HDV。检出抗 -HDV IgM，可用于 HDV 感染的早期诊断。丁型肝炎转为慢性后，HDV IgG 抗体水平持续增高。HDV RNA 的存在标志着 HDV 复制及血清具有传染性，故临床上多用 RT-PCR 方法检测 HDV RNA，用于诊断 HDV 感染。

## 四、防治原则

丁型肝炎的预防原则与乙型肝炎相同，主要是严格筛选献血员和血制品，防止注射或其他操作的医源性传染，开展卫生宣传教育，避免性传播。注射乙型肝炎疫苗可预防 HDV 感染。

治疗上，靶向干扰 PreS1 与 NTCP 结合的进入抑制剂 myrcludex B 在欧洲被有条件批准用于丁型肝炎的治疗。

# 第五节　戊型肝炎病毒

戊型肝炎病毒（hepatitis E virus，HEV）是引起戊型肝炎的病原体，曾被称为肠道传播的非甲非乙型肝炎病毒（enterically transmitted non-A，non-B hepatitis virus）。1989 年美国 Gregory Reyes 等应用分子克隆技术获得 HEV 的病毒基因序列。HEV 曾被归入杯状病毒科，后因其基因组的结构和序列与杯状病毒明显不同，被归为戊型肝炎病毒科（*Hepeviridae*）。世界首次记载的戊型肝炎流行发生在 1955 年 12 月至 1956 年 1 月，在印度新德里因自来水被粪便污染而引起戊型肝炎流行。1986 年我国新疆南部地区发生了一次戊型肝炎大流行，发患者数约 12 万例，死亡 700 余例。HEV 是五种已知的人类肝炎病毒中唯一的还可引起动物患病的病原体。

## 一、生物学性状

**1. 形态与结构** HEV 呈圆球状,直径平均为 32～34 nm。粪便中的病毒颗粒不含包膜,但戊型肝炎患者血清以及培养细胞上清中的病毒颗粒有包膜,称为"准包膜 HEV"(quasi-enveloped HEV,eHEV)。电镜下观察,粪便中 HEV 有空心和实心两种颗粒,实心颗粒内部致密,为完整的 HEV 颗粒;空心颗粒内部含电荷透亮区,可能为含不完整 HEV 核酸的病毒颗粒(图 28-9)。

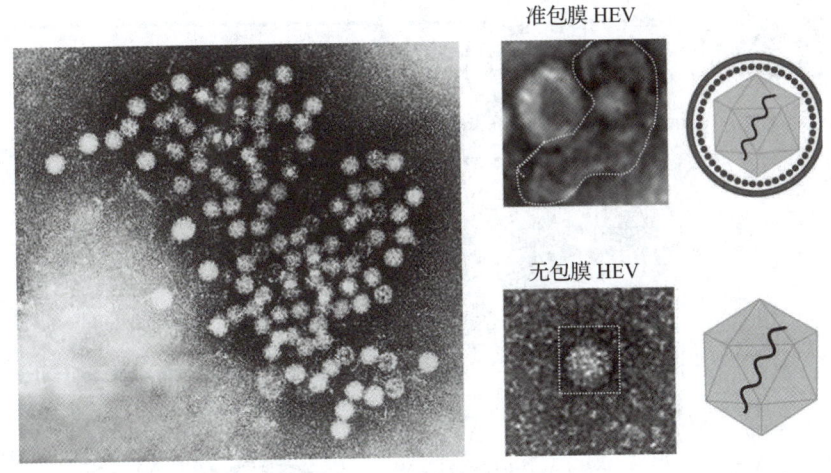

图 28-9 戊型肝炎病毒
负染,透射电镜

**2. 基因组** HEV 基因组为单股正链 RNA,全长约 7.2 kb,由编码区和非编码区两部分组成(图 28-10)。编码区一般有 3 个 ORF。ORF1 最长,约 5 kb,位于 5′端,编码病毒的非结构蛋白,如 RdRp 和 RNA 解链酶等;ORF2 长约 2 kb,编码病毒的衣壳蛋白和一种分泌型蛋白,衣壳蛋白组装形成 20 面体立体对称形衣壳,包绕 HEV RNA,并参与病毒与细胞的黏附、介导病毒进入细胞。ORF3 只有 300 多个核苷酸,与 ORF2 部分重叠,其编码蛋白与病毒释放有关。HEV 的非编码区(NCR)较短,位于编码区的两端,分别称为 5′-NCR 和 3′-NCR。3′-NCR 末端有 poly(A)尾。

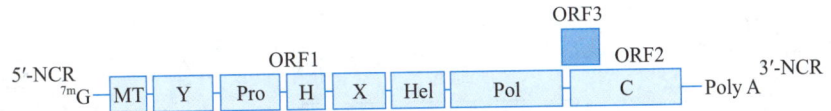

图 28-10 戊型肝炎病毒基因结构及编码蛋白示意图
MT:甲基转移酶;Y:Y 区;Pro:蛋白酶;H:超变区;X:X 区;Hel:RNA 解旋酶;
Pol:RNA 依赖的 RNA 聚合酶;C:衣壳蛋白

根据 HEV 核苷酸和氨基酸序列的差异,可将其分为多个基因型。其中引起人类感染的 HEV 主要有 4 个基因型(HEV1—HEV4)。自然条件下,HEV1 和 HEV2 仅感染人类;HEV3 和 HEV4 为人兽共患型,除感染人类以外,还可感染猪、野猪、鹿和兔子等不同动物。目前,我国主要的流行株已从以往的 HEV1 转变为 HEV4,同时 HEV3 也有报道。

**3. 病毒复制周期** HEV 进入肝细胞的受体目前尚不明确。在肝细胞的细胞质中,单正链的 HEV RNA 先翻译出 ORF1 蛋白,其内含 RdRp。随后,RdRp 以 RNA 正链为模板,合成与其互补的 HEV RNA 负链，再以负链 RNA 为模板，转录出更多的全长正链 RNA 和较短的亚基因组 RNA（subgenomic RNA，sgRNA）。sgRNA 翻译产生衣壳蛋白，即 ORF2 蛋白（protein ORF2，pORF2），以及病毒释放所必需的 ORF3 蛋白（protein ORF3，pORF3）。病毒 RNA 正链被 pORF2 包装后形成子代病毒颗粒，并在反面高尔基体网（trans-Golgi network）中获得脂质包膜，形成 eHEV。eHEV 颗粒释放进入胆管后，包膜被破坏降解，并最终以无包膜的 HEV 颗粒进入肠道。另一部分 eHEV 颗粒未进入胆管而直接进入血循环，包膜得以保留（图 28-11）。

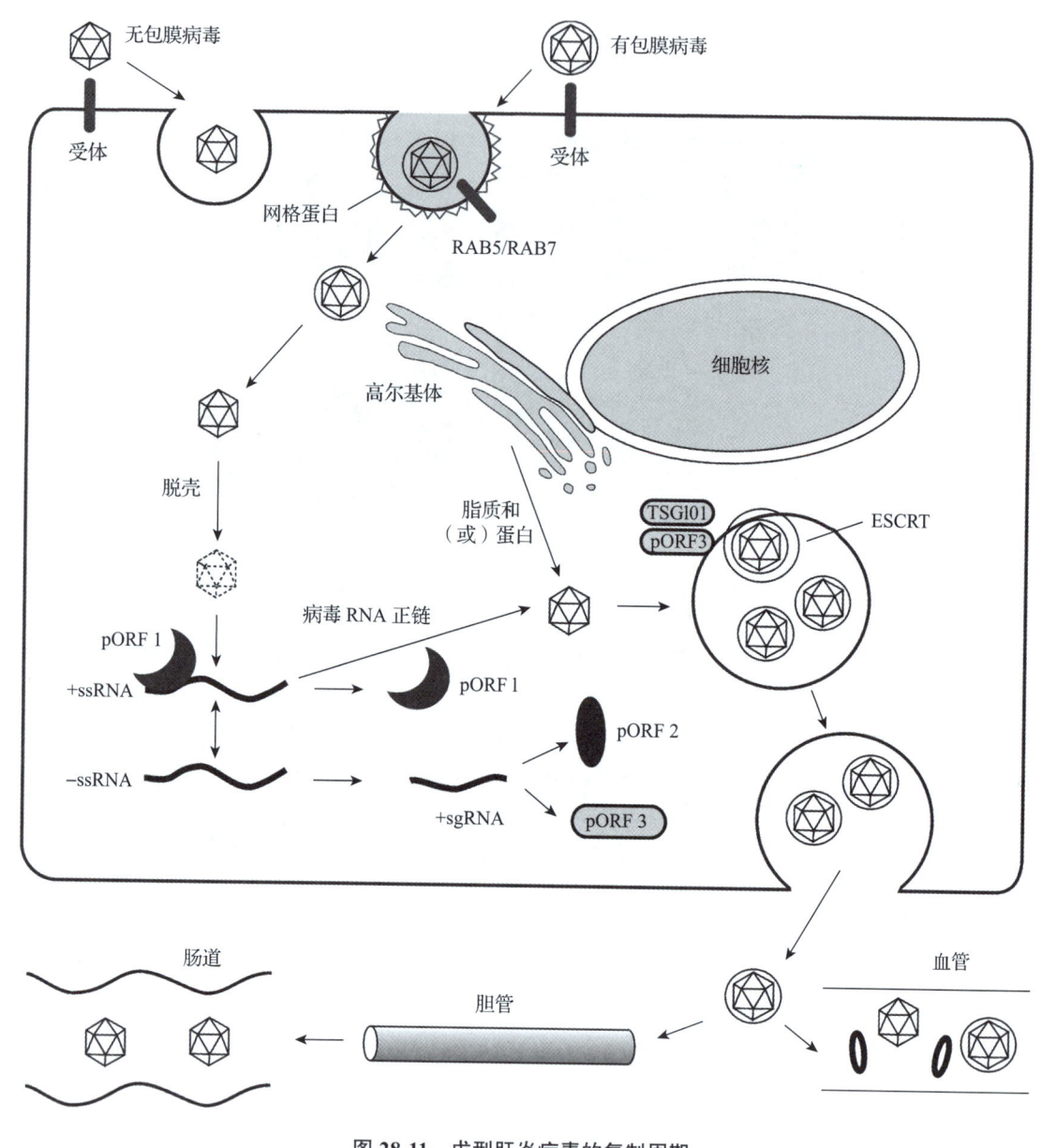

图 28-11　戊型肝炎病毒的复制周期

HEV 感染研究可用的动物模型有人源化肝脏小鼠、猪、非人灵长类动物、长爪沙鼠和兔。HEV 的细胞培养一直很困难，目前常用的是一个细胞适应性毒株，但尚不能高效且大量培养，方法有待进一步完善。

**4. 抵抗力**　HEV 不稳定，对高盐、氯化铯和氯仿均敏感，但对乙醇类消毒剂有较高抵抗力。病毒于 -80℃ 下保存不稳定，反复冻融可导致活性下降，但在液氮中可长期保存。

## 二、致病性与免疫性

戊型肝炎的传染源主要是戊型肝炎患者和被感染的动物，处于潜伏末期和急性期早期的患者传染性最强。HEV 主要经粪 - 口途径传播，在卫生条件较差的发展中国家以水源性流行较为多见，主要因水源被粪便污染所致。人类也可以因食用被感染的动物的内脏或肉类而引起感染。我国和发达国家以经食物和日常生活接触传播较为多见，主要为散发病例。

人感染 HEV 后，潜伏期为 10～60 天，平均为 40 天。病毒经胃肠道进入血液，在肝内复制后释放到血液和胆汁中，并随粪便排出体外，污染水源、食物和周围环境而发生传播。

人感染 HEV 后，由于病毒的免疫病理作用，引起肝细胞的炎症或坏死。儿童则以亚临床感染为主，成人感染后以急性感染多见，表现为急性黄疸型或无黄疸型肝炎，也可表现为重症肝炎及胆汁淤积性肝炎。多数患者于病后 6 周即好转痊愈，一般不发展为慢性肝炎。戊肝的病死率较高，一般为 1%～2%，最高达 12%。孕妇感染后临床表现严重，常发生流产或死胎，病死率高达 10%～20%。此外，慢性乙型肝炎患者重叠感染 HEV 后，可使病情加重。在免疫抑制或免疫缺陷者中，如器官移植受者、艾滋病患者和接受化疗的肿瘤患者，HEV 可引起慢性感染，并可引起肝纤维化和肝硬化。

人感染 HEV 后可获得一定免疫力，HEV 的衣壳蛋白可诱导机体产生保护性中和抗体，但中和抗体在体内持续存在的时间尚不明确，也有再感染病例的报道。

## 三、微生物学诊断

**1. 抗体检测**　目前 HEV 感染的常规诊断方法是采用 ELISA 法检测患者血清中的抗 -HEV IgM 和 IgG 抗体。抗 -HEV IgM 出现时间比抗 -HEV IgG 早，但其持续时间较短，可作为急性 HEV 感染的诊断指标。抗 -HEV IgG 出现时间也相对较早，持续时间长。临床上一般以抗 -HEV IgM 和 IgG 同时阳性，或初次检测抗 -HEV IgM 阳性且 IgG 随后发生阳转，诊断 HEV 感染。

**2. 病毒成分检测**　通过 ELISA 法检测患者血清和尿液中的 HEV 抗原，可作为辅助诊断 HEV 感染的依据；也可用 RT-PCR 法检测患者血清和粪便中的 HEV RNA，检查结果阳性者表示体内有 HEV 感染和复制。

## 四、防治原则

因为 HEV 主要经消化道传播，故主要采取以切断传播途径为主的综合性预防措施，包括保证安全用水、防止水源被粪便污染、加强食品卫生管理和教育、讲究个人卫生和提高环境卫生水平。

我国采用基因工程技术首先研制成功戊肝疫苗，可有效预防戊肝。目前尚无有效的针对 HEV 的直接抗病毒药物。急性 HEV 感染一般无需抗病毒治疗。慢性 HEV 感染者，可使用广谱抗病毒药物利巴韦林治疗。

## 思 考 题

1. 简述 HBV 感染的主要传播途径和预防方法。
2. 比较 HBV 和 HCV 致病性的异同点。
3. 比较 HIV 和 HBV 复制的异同点。
4. 简述 HEV 感染的致病性特点及防治原则。

(鲁凤民)

# 第二十九章 逆转录病毒

逆转录病毒（retrovirus）包括一组含逆转录酶（reverse transcriptase，RT）的 RNA 病毒，为逆转录病毒科（Retroviridae）成员。逆转录病毒科包含正逆转录病毒亚科（Orthoretrovinae）和泡沫逆转录病毒亚科（Spumaretrovirinae）。正逆转录病毒亚科的很多成员为 RNA 肿瘤病毒，主要引起网状内皮组织、造血系统及结缔组织肿瘤，如白血病、淋巴瘤、肉瘤（表 29-1）。对人致病的主要是人类免疫缺陷病毒（human immunodeficiency virus，HIV）和人类嗜 T 细胞病毒（human T-lymphotropic virus，HTLV）。泡沫病毒的致病性尚不清楚。此外，人及某些哺乳动物基因组中整合有逆转录病毒基因，这些基因稳定存在于细胞内，称为内源性逆转录病毒（endogenous retrovirus，ERV），其功能不完全清楚。

表 29-1 正逆转录病毒亚科的分类

| 病毒属 | 代表病毒 |
| --- | --- |
| α 逆转录病毒属（Alpharetrovirus） | Rous 肉瘤病毒（Rous sarcoma virus，RSV） |
| β 逆转录病毒属（Betaretrovirus） | 鼠乳腺肿瘤病毒（mouse mammary tumor virus，MMTV） |
| γ 逆转录病毒属（Gammaretrovirus） | 鼠白血病病毒（murine leukemia virus，MLV）、Moloney 鼠肉瘤病毒（Moloney murine sarcoma virus，mo-MSV） |
| δ 逆转录病毒属（Deltaretrovirus） | 人类嗜 T 淋巴细胞病毒（HTLV）、牛白血病病毒（bovine leukemia virus，BLV） |
| ε 逆转录病毒属（Epsilonretrovirus） | 大眼狮鲈皮肤肉瘤病毒（Walleye dermal sarcoma virus，WDSW） |
| 慢病毒属（Lentivirus） | 人类免疫缺陷病毒（HIV）、猴免疫缺陷病毒（simian immunodeficiency virus，SIV）、马传染性贫血病毒（equine infectious anemia virus，EIAV） |

## 第一节 逆转录病毒的生物学特性

多数逆转录病毒仅感染单一种属动物，少数可以跨种属自然感染。逆转录病毒的重要生物学特性见表 29-2。

表 29-2　逆转录病毒的重要生物学特性

| 性状 | 特点 |
|---|---|
| 病毒颗粒 | 球形，直径约 100 nm，核蛋白螺旋排列，衣壳呈 20 面体立体对称 |
| 化学组成 | RNA（2%），蛋白（约 60%），脂类（约 35%），糖类（约 3%） |
| 基因组 | +ssRNA，长约 7～13 kb，二倍体。有些是缺陷病毒，有些携带癌基因 |
| 蛋白（酶） | 病毒体内有逆转录酶 |
| 包膜 | 有 |
| 复制 | 逆转录酶以病毒 RNA 基因组为模板复制 DNA，DNA 整合进细胞染色体，构成前病毒，前病毒成为子代病毒复制的模板，成熟的病毒从细胞膜出芽释放 |
| 感染特性 | ①不杀死感染细胞，慢病毒除外；②前病毒持续潜伏在细胞内，通常不表达；③可激活细胞基因的表达，包括细胞癌基因；④许多是肿瘤病毒 |

## 一、病毒的形态、结构及组成

**1. 形态、结构及组成**　逆转录病毒呈球形，直径约 100 nm，有包膜，表面有糖蛋白刺突。包膜内为 20 面体立体对称的衣壳蛋白，核心为螺旋对称的核糖核蛋白，包含两条相同的单正链 RNA。每条 RNA 长 7～13 kb，在 5′ 端通过部分碱基互补联结，构成线性二倍体。

**2. 基因组结构及功能**　各种逆转录病毒基因组组成相似，α、β、γ 逆转录病毒属基因组简单，仅有结构基因；而 δ 和 ε 逆转录病毒、慢病毒和泡沫病毒属除结构基因外，还有数量不等的辅助基因，编码一些非结构蛋白，调控病毒的基因转录和表达。

逆转录病毒的结构基因包括 gag、pro、pol 和 env 基因。其中，gag 编码核心蛋白；pro 编码蛋白酶；pol 编码逆转录酶等；env 编码包膜糖蛋白（envelope glycoprotein）。所有逆转录病毒的基因顺序都是 5′-gag-pro-pol-env-3′。逆转录病毒的辅助基因编码非结构蛋白，影响其他基因的转录或翻译效率，如反式激活调节基因 tax 或 tat。

有些逆转录病毒携带癌基因（oncogene），能使细胞发生转化，如 RNA 肿瘤病毒中的 Rous 肉瘤病毒含 sre，Moloney 鼠肉瘤病毒含 mos。病毒癌基因来源于宿主细胞，在漫长的生物进化过程中，病毒以某种方式俘获了细胞的原癌基因并整合到病毒的基因组中。除极少数例外（如 Rous 肉瘤病毒），细胞来源的 DNA 加入会导致部分病毒基因缺失。如肉瘤病毒是复制缺陷的，只有在辅助病毒存在下才产生子代病毒。辅助病毒通常是其他逆转录病毒（如白血病病毒）。这些有转化能力的缺陷逆转录病毒是许多已知细胞癌基因的来源。

## 二、宿主范围

细胞表面相应受体是决定逆转录病毒宿主范围的主要因素。病毒感染由其包膜糖蛋白与受体之间的相互作用启动。逆转录病毒感染可见于几乎所有脊椎动物。根据宿主范围不同可将逆转录病毒分为三类：亲嗜性（ecotropic）病毒，只能感染自然宿主动物来源的细胞并在其中复制；兼嗜性（amphotropic）病毒，识别的受体分布广，因而有广泛宿主范围；异嗜性（xenotropic）病毒，只能在一些非自然感染宿主动物来源的细胞中复制。许多内源性病毒为异嗜性病毒，仅以前病毒（provirus）形式存在。

## 三、病毒复制特点

逆转录病毒的复制（图4-4）要经过一个独特且复杂的逆转录过程。

一些具有完整基因组结构的逆转录病毒能独立复制，如HIV和HTLV。这类病毒基因组不含癌基因。病毒吸附并进入宿主细胞后，以病毒RNA为模板，在逆转录酶作用下合成病毒DNA，构成RNA:DNA中间体，再形成双链DNA完成逆转录过程。逆转录酶有以RNA为模板合成DNA的聚合酶活性、RNA酶H和DNA聚合酶活性，但该酶无3′→5′外切酶活性，缺乏校正功能，因此，合成的DNA错误率较高。在逆转录过程中，病毒RNA两末端的U5和U3交换连接到DNA分子的另一末端，在病毒DNA两端形成长末端重复序列（long terminal repeats，LTR）（图29-1）。LTR序列仅存在于病毒DNA中。新形成的病毒DNA进入细胞核并整合于宿主细胞的染色体上，成为前病毒。前病毒整合位点可以不同，整合的方向由两个LTR的末端特定序列精确控制。前病毒结构稳定，如同细胞的一组基因，受细胞调控，部分表达或完全被抑制。

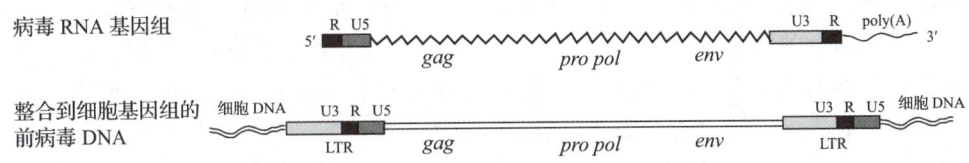

图29-1 逆转录病毒RNA和前病毒DNA组成

前病毒基因能否被激活，主要取决于整合位置以及有无合适的细胞转录因子存在。借助于细胞RNA聚合酶Ⅱ，子代病毒基因组转录自前病毒DNA。加帽及加poly（A）的完整的全长转录本作为病毒基因组装配到子代病毒中；另一些转录本经剪切后作为mRNA用于翻译前体蛋白；前体蛋白经病毒蛋白酶切割及修饰后才能形成成熟蛋白产物。病毒颗粒装配并以出芽方式从感染细胞释放，最终形成有感染性的子代病毒，进行下轮感染。病毒DNA的LTR U3序列含有启动子和增强子，可帮助实现病毒基因表达的组织特异性。

在逆转录病毒中，只有慢病毒属为杀细胞性病毒，病毒复制后感染细胞死亡。非杀细胞性的致病逆转录病毒主要引起肿瘤。

携带癌基因的逆转录病毒，其癌基因在病毒复制中不起作用，这与DNA肿瘤病毒有明显区别。DNA肿瘤病毒的转化基因同时也是病毒复制的重要基因。

## 四、感染与致癌

逆转录病毒既能水平传播也能通过生殖细胞垂直传播。

携带癌基因的逆转录病毒在合适的宿主动物体内具有很强的致癌性。这些癌基因有时被称为"急性转化"因子，在体内引起肿瘤的潜伏期很短，在体外也能迅速引起细胞形态转化。逆转录病毒所致细胞转化是细胞基因（通常维持低水平表达）被活化并持续表达的结果。在急性转化病毒存在的情况下，细胞基因被重组入病毒基因组，并作为病毒基因在病毒启动子的控制下表达。而不携带癌基因的病毒不诱导培养细胞转化，致癌的可能性要低得多，但在体内可能具有转化血液干细胞的能力。

## 第二节 人类免疫缺陷病毒

HIV 是获得性免疫缺陷综合征（acquired immunodeficiency syndrome，AIDS）即艾滋病的病原体。HIV 包括 HIV-1 和 HIV-2 两个型别，世界范围流行的 AIDS 多由 HIV-1 引起；HIV-2 只在西非及少数地区呈地域性流行。1981 年 AIDS 被首次报道；1983 年法国巴斯德研究院巴尔 - 西诺西（Francoise Barre-Sinouss）和蒙塔尼（Luc Montagnier）分离到 HIV-1 并获得 2008 年诺贝尔生理学或医学奖。据 WHO 统计，到 2023 年底，全世界约 3990 万人携带 HIV，2023 年新感染者约 130 万人。AIDS 依然是 21 世纪严重的世界性公共卫生问题之一。抗逆转录病毒治疗（antiretroviral therapy，ART）能有效抑制 HIV 复制并预防 AIDS 进展，使该病成为可控的慢性病，是目前 AIDS 防治领域最重要的成就。

### 一、生物学性状

**1. 形态结构**　HIV 是逆转录病毒科慢病毒属（*Lentivirus*）成员，其独特形态特征是成熟病毒颗粒内有一致密的圆柱状核心（图 29-2A）。HIV 为直径约 100 nm 的球形颗粒。病毒核心颗粒由两条相同单股 RNA、逆转录酶等病毒复制酶及其外的衣壳蛋白（p24）组成，构成病毒核衣壳。病毒核衣壳外有两层膜结构，内层是内膜蛋白（p17），外层是脂质双层包膜，表面有由包膜糖蛋白 gp120 和 gp41 构成的刺突（图 29-2B）。

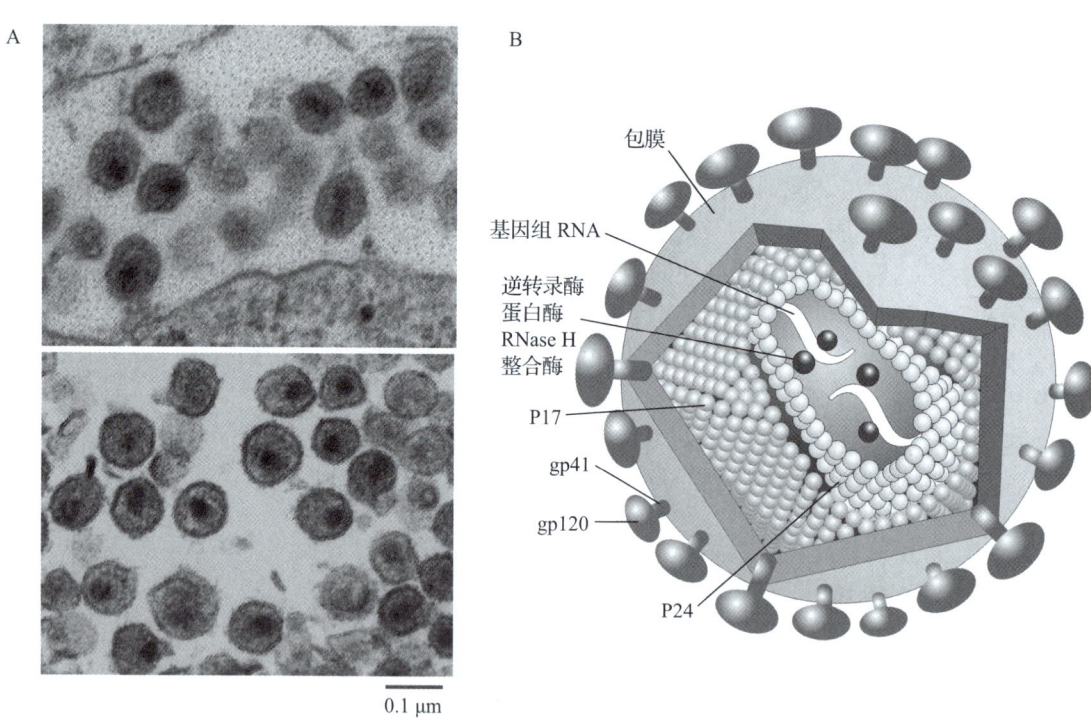

图 29-2　人类免疫缺陷病毒的形态与结构

**2. 病毒基因组及功能**　慢病毒基因组比有转化能力的逆转录病毒的基因组更复杂。HIV 基因组全长 9～10 kb，包含结构基因 *gag*、*pol* 和 *env*，以及 *tat* 等 6 个辅助基因（图 29-3）。HIV-1 和 HIV-2 两型病毒的核苷序列相差超过 40%。

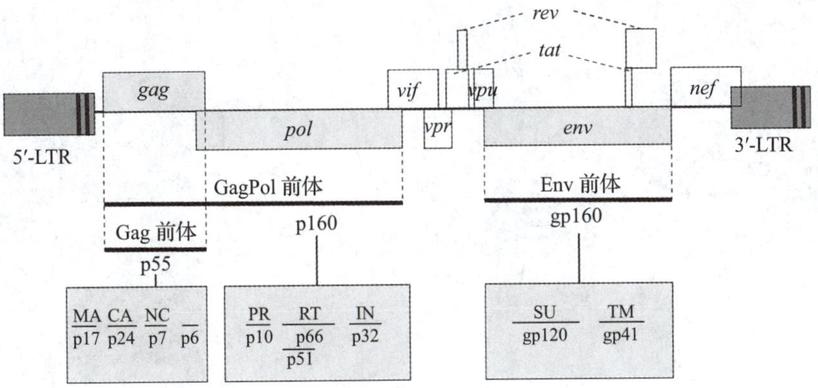

图 29-3 人类免疫缺陷病毒的基因组结构及基因产物

（1）*gag* 基因：编码前体蛋白 p55。p55 经蛋白酶水解最终形成 p24、p17、p7 和 p6 四个蛋白，p24 是衣壳蛋白（capsid protein，CA），p17 是内膜蛋白（matrix protein，MA），p7 是核蛋白（nucleic protein，NC）。

（2）*pol* 基因：*gag-pol* 基因编码前体蛋白 P160，经病毒蛋白酶切割形成蛋白酶（protease，PR）、逆转录酶（RT）和整合酶（protease，IN）。蛋白酶负责切割病毒蛋白前体；整合酶帮助病毒 DNA 插入细胞染色体。

（3）*env* 基因：编码病毒包膜糖蛋白，包括跨膜糖蛋白（TM）gp41 及表面糖蛋白（SU）gp120。包膜糖蛋白与病毒侵入靶细胞相关。

（4）辅助基因：HIV 共有 6 个辅助基因，其中 *tat*、*rev* 和 *nef* 三个基因最重要，其表达产物负责对 HIV 蛋白表达的正、负调节，维持 HIV 在细胞中复制的平衡。

*tat* 基因编码产物（Tat）是复制早期产生的反式激活转录因子，与 LTR 结合后能促进病毒其他基因转录，并增强病毒 mRNA 翻译。*rev* 基因编码产物（Rev）有助于未剪接的病毒 mRNA 从细胞核释放，增加结构蛋白的翻译，是病毒结构基因表达所必需的。*nef* 基因编码的 Nef 蛋白增加病毒感染性，促进静息 T 细胞活化，下调 CD4 和 MHC Ⅰ类分子表达。此外，慢病毒还有 *vif*、*vpu* 及 *vpr* 等调节基因。其中，*vif* 基因产物能促进宿主细胞限制因子如载脂蛋白编辑酶催化亚基 3（APOBEC3）的降解，从而增强病毒感染性；*vpr* 增加病毒前整合前复合体转运进入细胞核，并将细胞阻滞于 G2 期；而 *vpu* 基因产物能降解 CD4 分子。

**3. 病毒复制** HIV 复制过程见第四章。

所有灵长类慢病毒都以 CD4 分子作为受体。CD4 在单核-巨噬细胞和 T 细胞膜上表达。趋化因子受体 CCR5 和 CXCR4 是 HIV 的主要辅助受体（coreceptor），分别表达于单核-巨噬细胞和 T 淋巴细胞表面。以 CCR5 为辅助受体的 HIV 为嗜巨噬细胞（M-tropic）毒株，以 CXCR4 作为辅助受体的 HIV 为嗜 T 细胞（T-tropic）毒株。CCR5 纯合缺失或突变者可免受 HIV-1 感染；其基因启动子突变能延缓疾病进展。此外，胸腺细胞、结肠和宫颈细胞及神经元细胞也存在相应的辅助受体。

HIV 侵入靶细胞时，病毒首先通过包膜糖蛋白 gp120 与 CD4 分子结合，继而与辅助受体结合使病毒吸附到细胞表面；同时，gp120 构象改变，导致 gp41 疏水性 N 末端融合肽（fusion peptide）暴露并插入靶细胞膜，病毒包膜与细胞膜融合（fusion），病毒颗粒内容物进入靶细胞，复制周期开始（图 29-4）。

HIV 的复制过程与其他逆转录病毒相似，病毒吸附、穿入后，发生逆转录及整合。当一些刺激前病毒活化的因素存在时，前病毒被激活进行自身转录，继而完成子代病毒基因组 RNA 及蛋白的合成、装配，子代病毒以出芽方式释放到细胞外（见本章第一节）。病毒复制过程提供了抗病毒药物的多个靶点。

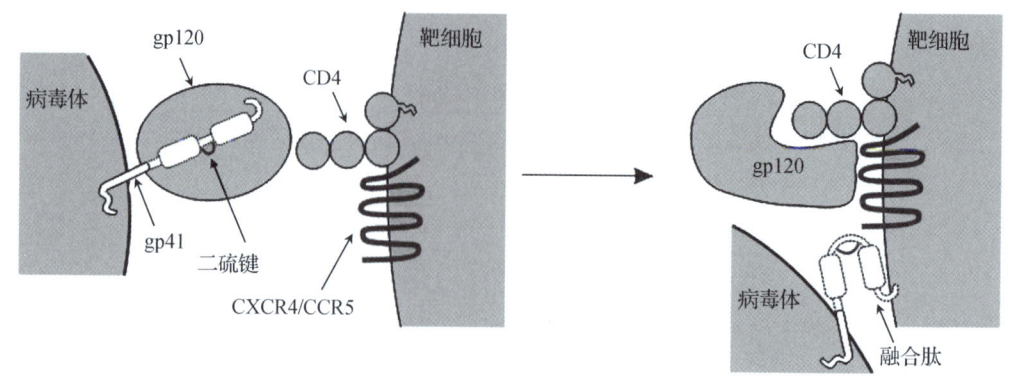

图29-4 HIV与靶细胞膜融合示意图

**4. 病毒的变异性** HIV基因组易发生变异，变异最常见于 *env* 和 *nef* 基因。病毒高频复制、逆转录酶引起较高的错配率且缺乏校正功能导致了HIV-1的高度变异。因基因组的高度变异性，从同一感染者可以分离到序列不完全相同的毒株，即病毒准种（quasispecies）。基因变异使相应蛋白的抗原性改变，导致免疫逃逸；同时，因包膜糖蛋白是诱导中和抗体的最主要抗原，其高度变异使疫苗研制面临很大困难。

根据 *env* 基因序列的差异可将目前全球流行的HIV-1分为M（main）、O（outlier）、N（non-M，non-O）以及P四个组。其中，M组包括了全球99%以上的分离株，目前分为A—D、F—H、J、K共9个亚型和数十个循环重组型（circulating recombinant forms，CRF）。HIV各亚型的分布因地区、流行时间及传播情况不同而异。我国流行的主要亚型是B、B'（泰国B亚型）、CRF_B/C重组型和CRF_A/E重组型。

**5. 培养特性** HIV感染宿主和细胞范围窄，仅感染表面有CD4分子的细胞。实验室常用健康人外周血T细胞或患者T细胞经植物血凝素（PHA）刺激后培养2～4周分离病毒，也可用成人淋巴细胞白血病患者的T细胞分离培养病毒。

目前还缺乏能准确反映人类AIDS的动物模型。HIV只能感染黑猩猩，且只产生病毒血症和抗体，无免疫缺陷表现。某些SIV毒株感染亚洲猕猴（rhesus macaque）产生持续高水平病毒复制，并诱发类AIDS样症状，该模型被用于HIV感染等相关研究。

**6. 抵抗力** HIV在外界环境中的生存能力较弱，对理化因素抵抗力较弱。一般消毒剂，如碘酊、过氧乙酸、戊二醛、次氯酸钠等对HIV有良好的灭活作用。70%的乙醇也可灭活HIV，但紫外线或γ射线不能灭活HIV。HIV对热敏感，对低温的耐受性强于高温。56℃处理30 min可使HIV在体外对人T淋巴细胞失去感染性，但不能完全灭活血清中的HIV。100℃处理20 min可将HIV完全灭活。干燥蛋白性材料可保护病毒，因此，冻干血制品需要68℃处理72小时以确保可能污染的HIV的灭活。

## 二、致病性与免疫性

**1. 传染源** 传染源为HIV感染者和AIDS患者。病毒主要存在于感染者的血液、精液、阴道分泌物、羊水、乳汁、胸腔积液、腹水、脑脊液中，血液和精液中病毒含量最高。

**2. 传播途径** 主要包括经性接触、血液及血制品和母婴传播。高风险人群主要有男男性行为者（men who have sex with men，MSM）、静脉注射毒品者（injective drug users，IDU）、与HIV感染者或艾滋病患者有性接触者、多性伴者、性传播感染（STI）者。至今尚未发现蚊子叮咬及一般偶然接触传播的证据。

（1）性传播：是 HIV 的主要传播方式。因此，AIDS 是重要的性传播疾病（STD）之一。合并梅毒、淋病、单纯疱疹病毒等感染后，局部炎症有助于 HIV 穿过黏膜屏障，增加 HIV 性传播的风险。

（2）血液传播：输入含有 HIV 的血液或血液制品可有效传播 AIDS；此外，器官或骨髓移植、人工授精及使用受 HIV 污染的注射器和针头也可传播。静脉注射吸毒者共用 HIV 污染的针具也是重要传播途径。

（3）垂直传播：包括经胎盘、产道或哺乳等方式；母体血中高病毒载量（viral load）使垂直传播的风险增加。

### 临床联系

#### 艾滋病母婴传播

HIV 母婴传播率为 13%～40%，见于未经治疗的女性感染者。婴儿可能在子宫内、分娩过程中或通过母乳喂养感染。在非母乳喂养的情况下，约 30% 的感染发生于子宫内，70% 发生在分娩期间。产妇高病毒载量是传播的危险因素。尽早使用 ART 干预、安全助产及产后喂养指导是阻断母婴传播的有效措施，例如，抗病毒药物齐多夫定用于怀孕期间及分娩过程中的母亲、出生后婴儿的治疗方案将围生期传播风险降低了 65%～75%。

**2. 疾病分期与临床表现** HIV 侵入人体后，能选择性地侵犯表达 CD4 分子的细胞，使这些细胞数量减少及功能障碍，最终导致严重免疫缺陷，引起各种严重机会感染及少见的肿瘤。未经治疗的感染一般经过原发感染、病毒扩散至淋巴器官、无症状潜伏期、临床疾病等典型过程，历经 8～10 年，并在典型 AIDS 症状出现后 2 年内死亡（图 29-5）。但是，抗逆转录病毒治疗的广泛应用已经显著延长了感染者的平均寿命。

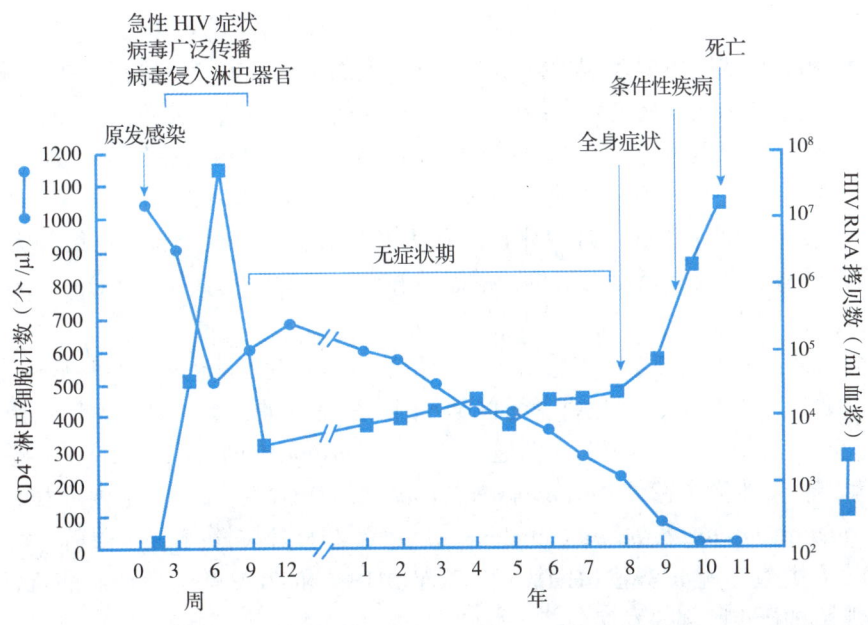

图 29-5　未经治疗的 HIV 感染的典型过程

根据临床表现，HIV感染的全过程可分三期，即急性期、无症状期和艾滋病期，每期的持续时间因患者而异，变化较大。

（1）急性期：即原发感染（primary infection）。急性期一般为感染后6个月内。经黏膜感染的病毒复制后进入血流（此期为4至11天）引起病毒血症，并进一步复制扩散至全身，在淋巴器官中种植。感染后数周血浆病毒载量达到峰值；外周血 $CD4^+$ T 细胞数一过性减少。原发感染1周到3个月后机体产生抗病毒免疫，血浆病毒载量下降，一般于感染后2~3个月降至稳定水平；$CD4^+$ T 细胞数回升。然而，免疫反应不能完全清除病毒，感染细胞持续存在于淋巴结中。

原发感染2~4周，部分感染者出现因HIV病毒血症和免疫系统急性损伤所产生的临床症状，最常见为发热，可伴有疲劳、头痛、咽痛、关节痛、肌痛、盗汗、恶心、呕吐、腹泻、体重减轻等非特异性症状；约70%的病例发生皮疹；常见全身性淋巴结肿大。无菌性脑膜脑炎是原发感染最常见的神经系统表现。大多数感染者临床症状轻微，持续1~3周后缓解。症状持续超过8~12周，伴有 $CD4^+$ T 细胞数严重减少和高病毒滴度，可能预示疾病进展更快。

（2）无症状期（asymptomatic infection）：在原发感染消退后，会出现较长时间的无症状慢性感染。此期HIV前病毒在细胞染色体中持续存在；病毒在细胞中持续高水平复制，感染的 $CD4^+$ T 细胞很快死亡（半衰期约为1.6天），外周血病毒载量一般稳定在一个较低水平。血中 $CD4^+$ T 细胞数可以在快速下降之前保持稳定数年，但因 $CD4^+$ T 细胞数逐渐减少，免疫系统持续受损。

此期持续时间一般为6~8年，时间长短与感染病毒的数量、病毒型别、感染途径、机体免疫状态、营养和卫生条件及生活习惯等因素有关。病毒载量高者发生艾滋病较早、对治疗反应较差。小部分患者（<1%）在1~2年内进展至艾滋病期。

此期临床无症状，也有些患者出现无痛性淋巴结肿大或间断出现临床症状，如口腔和阴道念珠菌病、带状疱疹和各种其他皮肤病。随着疾病进展，盗汗和体重减轻变得更加普遍。

（3）艾滋病期：此期血浆病毒载量明显升高，病毒毒性和致细胞病变作用较感染早期更强；优势毒株由嗜巨噬细胞毒株转变为嗜T细胞毒株。$CD4^+$ T 细胞进行性破坏，数量明显减少（一般<200个/ml），免疫抑制严重，最终导致艾滋病相关症状、各种机会感染及肿瘤。

1）AIDS相关症状：主要表现为持续1个月以上的发热、盗汗、腹泻，体重减轻10%以上；可出现口腔念珠菌病；从食管到结肠的胃肠道损伤是衰弱的主要原因。40%~90%的患者会出现不同程度的中枢神经系统疾病，包括AIDS脑病及AIDS痴呆综合征等，表现为记忆力减退、精神淡漠、性格改变、头痛、癫痫及痴呆等。AIDS痴呆综合征出现于25%~65%的患者，严重痴呆者通常于6个月内死亡。有些患者出现持续性全身淋巴结肿大，特点为：①除腹股沟以外有2个或2个以上部位的淋巴结肿大；②淋巴结直径≥1 cm，无压痛，无粘连；③持续时间3个月以上。

2）机会感染：由于免疫功能严重低下，一些不引起免疫正常机体严重疾病的病原体会造成AIDS患者严重机会感染，这是患者的首要死因。最常见的机会感染病原体包括：①原虫，如刚地弓形虫（Toxoplasma gondii）、隐孢子虫（Cryptosporidium species）等；②真菌，如白假丝酵母菌、耶氏肺孢子菌（Pneumocystis jiroveci）；③细菌，如鸟-胞内分枝杆菌复合群（Mycobacterium avium-intracellulare complex，MAC）、结核分枝杆菌等；④病毒，如巨细胞病毒（CMV）、人类疱疹病毒8型（HHV-8）、EBV、HBV和HCV等。巨细胞病毒性视网膜炎是AIDS最常见的严重眼部并发症。

$CD4^+$ T 细胞数高于500个/ml的感染者机会感染和恶性肿瘤很少见；一旦 $CD4^+$ T 细胞数降至200个/ml以下，发生危及生命的并发症的风险会大大增加，如耶氏肺孢子菌肺炎、念珠菌食管炎、播散性组织胞浆菌病和其他全身性真菌感染、弓形虫脑炎和隐球菌性脑膜炎。当 $CD4^+T$ 细胞计数低于 50 个 /ml 时，细胞免疫缺陷严重，可发生巨细胞病毒感染、隐孢子虫病和微孢子虫病，以及由 JC 病毒引起的进行性多灶性脑白质病。

3）恶性肿瘤：AIDS 相关恶性肿瘤包括卡波西肉瘤（Kaposi sarcoma）、非霍奇金淋巴瘤（non-Hodgkin's lymphoma）、伯基特淋巴瘤、肛门癌及宫颈癌等。AIDS 相关恶性肿瘤的发生与病毒感染相关，如大多数伯基特淋巴瘤和中枢神经系统 B 细胞恶性肿瘤中 EBV 阳性；卡波西肉瘤与 HHV-8 感染相关；肛门癌及宫颈癌与高危 HPV 感染相关。有效 ART 显著减少卡波西肉瘤的发生，但对非霍奇金淋巴瘤的发病率影响较小。

随着 ART 的广泛应用，AIDS 患者存活时间延长，发生其他恶性肿瘤的概率也较非 HIV 感染人群高，如头颈部癌、肺癌、霍奇金淋巴瘤、肝癌、黑色素瘤和口腔癌等。

4）非艾滋病相关并发症（non-AIDS complications）：HIV-1 感染者发生非艾滋病并发症，包括心血管疾病、非艾滋病相关恶性肿瘤和 HIV 相关肾病（HIV associated nephropathy）的风险增加。

**3. 致病机制** HIV 侵害的靶细胞主要是表面表达 CD4 分子的细胞，即 T 细胞、单核和巨噬细胞。HIV 感染的最主要特征是，病毒复制直接损伤细胞、因间接损伤导致未感染细胞死亡，使 $CD4^+$ T 细胞减少及其辅助功能丧失。在 HIV 感染早期，体内主要是嗜巨噬细胞病毒株，由于病毒包膜高度变异，随着疾病进展，嗜 T 细胞毒株逐渐增多，最后以嗜 T 细胞病毒株为主。结果，大量 $CD4^+$ T 细胞被破坏，巨噬细胞活化障碍，最终导致免疫功能全面受损，发生 AIDS。

（1）$CD4^+$ T 细胞损伤：①感染细胞表面 gp120 与周围非感染细胞 CD4 分子结合，导致细胞融合形成多核巨细胞，引起细胞死亡；②感染细胞膜上的 HIV 糖蛋白抗原可激活 CTL 的直接杀伤作用；抗原也可与特异性抗体结合，通过 ADCC 作用使细胞死亡；③病毒复制后期，包膜糖蛋白插入细胞膜或病毒从胞膜出芽释放，导致胞膜通透性增加最终死亡；④病毒复制时，染色体外病毒 DNA 对细胞正常生物合成产生干扰作用；⑤HIV 感染诱导细胞凋亡；⑥自身免疫的产生致使 T 细胞损伤，如 gp41 与细胞膜 MHC Ⅱ 类分子有同源性，会诱导与细胞发生交叉反应的自身抗体。

（2）单核细胞及巨噬细胞损伤：单核细胞和巨噬细胞表达 CD4 和 CCR5，是 HIV 的重要靶细胞。在 HIV 感染早期，体内以嗜巨噬细胞毒株为主。与 $CD4^+$ T 细胞不同，单核细胞对 HIV 的致细胞病变作用相对抵抗，因此，病毒不仅能在细胞中存活、增殖，且能随其迁移播散到其他部位。脑组织中 HIV 的主要靶细胞是单核细胞和巨噬细胞，这可能是 AIDS 神经精神症状的主要基础。

（3）淋巴器官损伤：由于全身约 98% 的淋巴细胞位于淋巴器官，而且，不经 ART 治疗的感染过程中 HIV 在淋巴组织活跃复制；同时，淋巴结中免疫细胞释放的细胞因子能激活大量的 $CD4^+$ T 细胞，活化的细胞对 HIV 非常敏感，因此，淋巴结有 HIV 感染及扩散的理想微环境。到疾病进展的晚期，淋巴结的结构破坏严重，难以恢复。

（4）病毒潜伏库的持续存在：HIV 潜伏储存库（latent reservoir）即含完整 HIV 基因组 DNA 的细胞库。在 HIV 感染期间，有少部分感染细胞得以存活并回复到静息的记忆状态，成为长寿命记忆细胞，不表达病毒蛋白，且衰减缓慢，成为长期稳定的病毒潜伏储存库。当细胞暴露于抗原或停止药物治疗时，记忆细胞被激活并释放感染性病毒。

**4. 机体对 HIV 感染的免疫应答** HIV 感染后机体产生体液和细胞免疫，但病毒不能被彻底清除，一经感染便终生携带。

（1）体液免疫：机体在 HIV 原发感染后，一般 1～3 个月即可检出抗体，但多为非中和抗体；多数感染者能产生针对病毒包膜的中和抗体（图 29-6），但水平较低。中和抗体仅能减少急性期血中的病毒量，但不能彻底清除游离病毒及感染细胞内的病毒。而且，因病毒包膜的高度变异性，体内已有抗体也难以中和变异的包膜抗原，由此产生了 HIV 的"中和逃逸"。有 5%～25% 的 HIV-1 感染者产生广谱中和抗体。

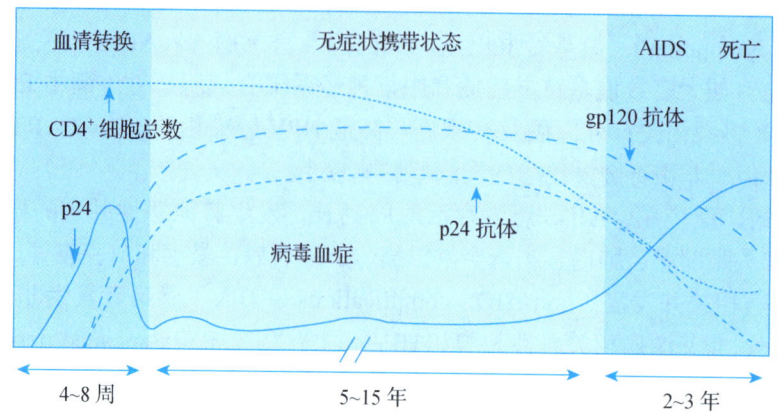

图 29-6　HIV 感染过程中病毒抗原、抗体及 CD4$^+$ 细胞的变化

（2）细胞免疫：感染细胞内的病毒主要依靠细胞免疫反应清除，包括 CTL 反应，也包括抗 gp120、抗 gp41 抗体介导的 ADCC 作用。特异性 CTL 识别 Env、Pol、Gag 和 Nef 蛋白，对杀伤感染细胞及阻止病毒扩散有重要作用，但不能清除 HIV 潜伏感染的细胞。主要原因是 HIV 能通过改变表面抗原决定簇诱导 CTL 的无反应性、改变病毒蛋白结构而使抗原决定簇被掩盖，或通过减少细胞 MHC 表达等逃避 CTL 的杀伤作用。

## 三、微生物学检查法

HIV 感染的病原学检查包括检测血中抗体、病毒 p24 抗原或核酸（DNA 或 RNA）及病毒分离鉴定。监测病情进展、药物治疗效果及判断预后进行外周血 CD4$^+$ T 细胞计数和病毒载量测定。监测 HIV 耐药性可指导 ART 方案的选择。

**1. 检测抗体**　包括筛查试验和补充试验。筛查试验常用 ELISA 方法、化学发光或免疫荧光试验、快速试验（斑点 ELISA 和斑点免疫胶体金）等；补充试验为抗体确证试验，包括免疫印迹法（Western blot）、条带/线性免疫试验和快速试验等。免疫印迹实验最常用，检出 p24、gp41 或 gp120（或 gp160）的任何两条带为阳性，可确定诊断。如疑似窗口期，建议进一步做核酸检测或 2～4 周后再测抗体。HIV 感染后血清抗体阳转（seroconversion）平均时间为 3～4 周，大多数人 6～12 周都可检测到抗体，所有感染者在感染 6 个月内抗体均呈阳性。

**2. 检测病毒抗原**　常用 ELISA 法、酶联荧光分析法、电化学发光法等检测血中 p24 抗原。此抗原通常出现于病毒感染的急性期，无症状常为阴性，但典型艾滋病期又可重新被检出（图 29-6）。

**3. 检测核酸**　包括定性和定量实验。应用 PCR 法检测 HIV 的前病毒 DNA，可确定细胞中（如外周血白细胞）HIV 潜伏感染情况；也可用 RT-PCR 法检测标本中病毒 RNA。常用实时荧光定量 PCR 扩增技术检测血浆或血清中病毒 RNA 拷贝数以代表病毒载量。病毒载量与疾病进展速率和预后高度相关，比 CD4$^+$ T 细胞计数更能有效反映抗病毒治疗效果。核酸检测能进一步缩短检测窗口期，常用于疑似急性 HIV 感染者诊断的补充实验。小于 18 个月龄婴幼儿感染的诊断应采用核酸检测。

**4. 病毒分离及鉴定**　因费时且昂贵、分离成功困难，故不用于HIV感染的临床诊断。采用正常人淋巴细胞或用传代T细胞系，用PHA刺激并培养3~4天后，接种感染者外周血单个核细胞、骨髓细胞、血浆或脑脊液等。培养2~4周后，如出现不同程度CPE，尤其见到多核细胞，说明有病毒增殖。检测培养上清中P24抗原或逆转录酶活性进行鉴定，也可用电镜检测HIV颗粒进行鉴定。

**5. 耐药性测定**　耐药检测可为制订及调整ART方案提供参考。检测方法包括基因型和表型检测，基因型检测常用。测定逆转录酶和蛋白酶基因序列的突变，判断HIV对逆转录酶和蛋白酶抑制剂的耐药性。检测整合酶和融合抑制剂抗性的方法也已经建立。应在启动ART前、治疗后病毒载量下降不理想或需改变治疗方案时进行耐药基因型检测。

## 四、防治原则

**1. 治疗**　ART是目前广泛应用的有效方法。治疗目标是最大限度抑制病毒复制，使病毒载量降低至检测下限并减少病毒变异，重建免疫功能。1996年开始将核苷类和（或）非核苷类逆转录酶抑制剂与蛋白酶抑制剂组合用于抗HIV病毒治疗，即高效抗逆转录病毒治疗（highly active antiretroviral therapy，HAART），俗称鸡尾酒疗法。目前的ART即为联合使用不同类别抗病毒药物的策略。ART针对HIV复制周期的关键环节，能有效抑制HIV复制使血中病毒水平快速下降至难以检出，也能降低淋巴器官中病毒含量。

成人及青少年一旦确诊HIV感染，无论CD4$^+$ T细胞数高低，均建议立即开始治疗。出现下列情况者需加快启动治疗：妊娠、诊断为AIDS、急性机会感染、CD4$^+$ T细胞计数< 200个/ml、HIV相关肾脏疾病、急性期感染、合并活动HBV或丙型肝炎病毒感染。如感染者存在严重机会感染，应控制感染后开始ART治疗。启动ART后需终身治疗。儿童HIV感染应尽早开始ART，如未及时进行ART，AIDS相关病死率在出生后第一年可达20%~30%，第二年可超过50%。

目前国际上共有六大类30多种药物（表29-3）。①核苷类逆转录酶抑制剂（nucleotide reverse transcriptase inhibitor，NRTI），能干扰HIV的DNA合成；②非核苷类逆转录酶抑制剂（nonnucleoside reverse transcriptase inhibitor，NNRTI）；③蛋白酶抑制剂（protease inhibitor，PI），能抑制HIV的蛋白酶，使病毒的大分子多肽不能被切割裂解而影响病毒的成熟与装配；④整合酶抑制剂（integrase strand transfer inhibitor，INSTI），干扰病毒整合酶功能，抑制病毒整合至细胞染色体；⑤病毒包膜融合抑制剂（fusion inhibitor，FI），能抑制病毒进入靶细胞；⑥CCR5抑制剂。已经研制出由不同类别药物组合而成的新型复合制剂。我国目前使用的抗逆转录病毒药物有NRTI、NNRTI、PI、INSTI及FI五大类（含复合制剂）。

ART过程中应定期评价治疗效果，及时发现不良反应和耐药性，保证ART成功。

表29-3　常用抗HIV药物

| 作用机制 | 常用药物 |
| --- | --- |
| 核苷类逆转录酶抑制剂 | 齐多夫定（zidovudine，AZT）、拉米夫定（lamivudine）、司他夫定（stavudine）、恩曲他滨（emtricitabine）、替诺福韦（tenofovir） |
| 非核苷类逆转录酶抑制剂 | 奈韦拉平（nevirapine）、依非韦仑（efavirenz） |

续表

| 作用机制 | 常用药物 |
|---|---|
| 蛋白酶抑制剂 | 奈非那韦（nelfinavir）、利托那韦（ritonavir） |
| 融合抑制剂 | 恩夫韦肽（enfuvirtide） |
| CCR5（进入）抑制剂 | 尼非韦罗（nifeviroc） |
| 整合酶抑制剂 | 拉替拉韦（raltegravir）、埃替拉韦（elvitegravir）、多替拉韦（dolutegravir） |
| 复方制剂 | 埃替拉韦/考比司他/恩曲他滨/替诺福韦酯富马酸复方片 |

有个别艾滋病病例因同时患白血病移植了CCR5缺失突变供体的骨髓，在停止ART后体内没有检测到HIV病毒，达到治愈。

**2. 预防** 尚无有效预防性疫苗，药物也不能彻底清除病毒，因此，目前遏制HIV传播的唯一有效方式是通过控制传播环节减少可能的感染机会。

（1）管理传染源：艾滋病是乙类传染病。发现HIV感染者应尽快向当地疾病预防控制中心（CDC）报告。高危人群筛查HIV感染有助于发现传染源。治疗患者，随访无症状感染者。

（2）切断传播途径：①正确使用安全套，采取安全性行为。②不吸毒，不共用针具；不共用牙刷、剃刀和其他可能被血液污染的器具。③推行无偿献血，对献血人群进行HIV筛查；感染者或高危人群应避免捐献血液、血浆、身体器官或精子。④控制母婴传播，妇女一旦发生暴露行为，应在怀孕前进行抗体检查，阳性者应考虑避免怀孕；一旦怀孕应积极进行抗病毒治疗，实现母婴阻断；HIV阳性的母亲应尽量避免母乳喂养。⑤加强医院感控管理，严格执行消毒制度，控制医院交叉感染，预防职业暴露与感染。⑥咨询与检测：对HIV感染者的配偶和性伴、与HIV感染者共用注射器的静脉吸毒者及HIV感染者所生的子女进行HIV相关检测，并提供相应咨询服务。⑦药物预防：对HIV感染的高风险人群，在知情同意及高依从性前提下提供抗病毒药物以进行相应的暴露前预防（pre-exposure prophylaxis，PrEP）和暴露后预防（post-exposure prophylaxis，PEP）。

暴露前预防是指当人面临HIV感染高风险时，通过服用药物以降低感染概率的生物学预防方法。暴露后预防，指尚未感染HIV的人群在暴露于高感染风险后（如与HIV感染者或感染状态不明者发生明确的体液交换行为），尽早（不超过72h）服用特定抗HIV药物。这是降低HIV感染风险的生物学方法。

HIV疫苗研制遇到了巨大的挑战，包膜糖蛋白能诱生中和抗体，能诱导良好细胞免疫，但在临床试验中均未显示良好保护效果。疫苗研发的主要困难为HIV变异迅速、病毒潜伏库持续存在、有效免疫保护机制不完全清楚及缺乏合适的动物模型。

## 第三节　人类嗜T细胞病毒

1978年，美国和日本学者从T淋巴细胞白血病患者的淋巴结和外周血淋巴细胞中分离到一种新病毒，证明与T淋巴细胞白血病有关，命名为人类嗜T细胞病毒（human T-lymphotropic virus，HTLV）或人类T细胞白血病病毒（human T cell leukemia virus，HTLV）。1982年，Gallo等从一例毛细胞白血病患者的外周血中又分离到一种嗜T细胞病毒，命名为HTLV-2型，最初发现的病毒被命名为HTLV-1型。两型基因组同源性约为65%。

## 一、生物学性状

HTLV 属于 δ 逆转录病毒属。HTLV 呈球形,病毒颗粒直径约 100 nm,中心有一高密度圆形类核,即病毒的核衣壳,呈 20 面体立体对称。病毒核心为 RNA 及逆转录酶;衣壳含有 p24、p19 和 p15 三种蛋白;表面有包膜及糖蛋白刺突(gp46 和 gp21),与病毒感染、侵入靶细胞有关。

病毒基因组为两条单链 RNA,长约 9.0 kb。基因组结构与 HIV 相似,两端均为 LTR,中间从 5′端至 3′端依次为 *gag*、*pro*、*pol* 和 *env* 四个结构基因,以及 *tax* 和 *rex* 两个调节基因。*gag* 基因编码多聚蛋白前体,前体蛋白被酶解为 p19、p24 和 p15 蛋白,组成病毒的衣壳或核衣壳;三种蛋白均有抗原性,在感染者血清中可出现相应抗体。*pol* 基因编码逆转录酶、RNase H 和整合酶。*env* 基因编码糖蛋白前体,经酶解为 gp46 和 gp21。gp46 可分布于感染细胞表面,在感染者血清中可查到抗 gp46 抗体;gp21 为跨膜蛋白。*tax* 基因编码的 p40 为反式激活蛋白,分布于感染细胞核内,可活化 LTR,反式激活 HTLV 前病毒 DNA 转录,还可诱导细胞 NF-κB 表达,进一步刺激 IL-2 受体、IL-2 及原癌基因等表达。*rex* 基因编码 p27,为磷酸化蛋白,分布于感染细胞核内,可促进病毒 mRNA 从胞核转运到胞质,促进病毒蛋白合成,与病毒复制密切相关。

HTLV 仅感染 $CD4^+$ T 细胞,复制与其他逆转病毒类似。

## 二、致病性和免疫性

HTLV 感染的传染源是 HTLV 感染者,可引起人类肿瘤。

HTLV-1 是成人 T 细胞白血病(adult T-cell leukemia,ATL)的病原体。HTLV-1 的感染主要通过输血、注射和性接触等方式水平传播;也可通过胎盘、产道和哺乳等途径垂直传播。HTLV-1 的流行具有明显的地区性,日本九州、非洲某些地区和加勒比海岛屿血清抗体阳性率很高,而其他地区阳性率极低。我国仅在福建省沿海某些县市发现少数 HTLV-1 感染病例,感染者多有旅日经历。

ATL 多见于 40 岁以上成人。HTLV-1 感染潜伏期长,感染者多无临床症状,约有 5% 感染者发生急性或慢性成人 T 细胞白血病。急性 ATL 主要表现为白细胞增多并出现异形淋巴细胞,淋巴结及肝、脾大,并可出现皮肤红斑、皮疹等皮肤及神经系统损伤相关症状;而且血中乳酸脱氢酶、血钙、胆红素升高,预后不良。慢性 ATL 除白细胞数增多并出现异形淋巴细胞和皮肤症状外,仅少数病例有淋巴结及肝、脾大,但血钙、胆红素不高。此外,临床还分隐匿型和淋巴瘤型。HTLV-1 除能引起 ATL 外,也可引起 HTLV-1 相关脊髓病(HTLV-1 associated myelopathy,HAM)及热带痉挛性下肢轻瘫(tropical spastic paraparesis,TSP),两者总称 HAM/TSP。HAM 以女性居多,主要症状为慢性进行性步行障碍与排尿困难,有时伴有感觉障碍。

HTLV-2 能引起毛细胞白血病和慢性 $CD4^+$ T 细胞淋巴瘤。

HTLV 诱发白血病的机制尚未完全清楚。与急性 RNA 肿瘤病毒(如 Rous 鸡肉瘤病毒)不同,HTLV 不含病毒癌基因(V-onc)。HTLV 所致 T 细胞白血病是一个复杂的过程:①当 HTLV 感染 $CD4^+$ T 细胞时,Tax 蛋白可激活 NF-κB,进而激活 IL-2 受体基因,使细胞膜上表达 IL-2 受体;Tax 蛋白在启动前病毒转录的同时,使 IL-2 过量表达。IL-2 与感染的细胞膜上的 IL-2 受体结合，导致 CD4⁺ T 细胞大量增殖。② Tax 蛋白还能反式激活病毒转录，促进病毒蛋白表达；能激活细胞生长因子基因，促进生长刺激蛋白表达；也能激活细胞原癌基因，促进转化蛋白表达。这些均可促进细胞转化和增殖。③ HTLV 前病毒 DNA 整合在细胞染色体上，并使细胞转化成不同克隆，当这些细胞继续增殖时，如克隆中个别细胞染色体突变，就会演变为白血病细胞。

机体被 HTLV-1 感染后，血清中可出现抗 HTLV-1 抗体，如抗 p24、p21 和 gp46 抗体等，但抗体出现后，病毒抗原表达量减少，影响细胞免疫清除感染的靶细胞。

## 三、微生物学检查法

**1. 病毒分离与鉴定**　采取患者新鲜外周血分离淋巴细胞，经 PHA 处理后，加入含有 IL-2 的营养液培养 3～6 周，然后用电镜观察细胞中含高密度圆形类核的病毒颗粒，并检测细胞培养上清中的逆转录酶活性，同时用抗 HTLV 免疫血清或单克隆抗体进行病毒鉴定。

**2. 病毒核酸检测**　用 PCR 法可检测外周血单个核细胞或培养细胞中前病毒 DNA，并可用于 HTLV 的型别鉴定，是最敏感的方法，对无症状 HTLV 感染者也可提高检出率。

**3. 抗体检测**　检测 HTLV 特异性抗体是实验室诊断的主要方法。

（1）ELISA 法：用 HTLV-1 病毒裂解物或裂解物加重组包膜 gp21 蛋白作抗原，与患者血清反应检测 HTLV-1/2 抗体。最近用型特异性合成肽抗原检测相应抗体，可区别 HTLV-1 和 HTLV-2 型感染。

（2）间接免疫荧光法：以 HTLV-1/2 感染的 T 细胞株作靶细胞抗原制成细胞涂片，加患者血清反应后再加荧光素标记的抗人 IgG，荧光显微镜下观察荧光阳性细胞，判定患者血清中有无特异性 HTLV-1/2 的抗体。

（3）蛋白印迹法：HTLV-1、HTLV-2 和 HIV 有交叉反应，因此，蛋白印迹法常用于 ELISA 初筛后进行确证试验，可测定患者血清中病毒结构蛋白的特异性抗体。

## 四、防治原则

目前对 HTLV 感染尚无特效的防治措施，可采用 IFN-α 和逆转录酶抑制剂等药物进行治疗。ATL 对治疗反应不佳，5 年生存率不到 5%。

## 第四节　内源性逆转录病毒

人类基因组测序结果显示，人的基因组序列中含有大约 98 000 个 ERV 元件，占人类基因组的 5%～8%。这些 ERV 基因组结构与外源性逆转录病毒相似，属于转座子（transposon）元件，是外源性逆转录病毒整合至生殖细胞或胚胎干细胞，并以孟德尔方式遗传给子代，经过百万年的突变和进化而形成的。哺乳动物的基因组中均存在 ERV 序列。

人内源性逆转录病毒（human endogenous retrovirus，HERV）最早发现于 1981 年。可通过以下三种方法发现 HERV：①用动物逆转录病毒的探针直接杂交，筛选人类基因组文库；②利用特定的转运 RNA（tRNA）引物和 HERV 的引物结合位点（primer binding sites，PBS）互补，再利用杂交技术识别 HERV；③分析人基因位点时发现 HERV。

采用 *pol* 基因和 *env* 基因的系统发育树分析，可将 HERV 分成至少 50 个组（或家族）。根据传统外源性逆转录病毒的分类方法，这些 HERV 家族分为三个大家族。①Ⅰ类（Class Ⅰ）：γ 逆转录病毒相似元件，包括 HERV-T、HERV-I、HERV-H、HERV-W、ERV-9 和 HERV-R 等，该家族主要与自身免疫病和神经系统疾病相关；②Ⅱ类（Class Ⅱ）：β 逆转录病毒相似元件，又称 HERV-K 超家族，其中包括 HML-1、2、3、4、5、6、8 和 10 等，这一类 HERV 主要与肿瘤的发生发展相关；③Ⅲ类（Class Ⅲ）：泡沫病毒相似元件，包括 HERV-L、HERV-S 和 HERV-U 等，主要分布在皮肤及甲状腺和生殖系统（表 29-4）。此外，还有一些未分类的 HERV。

表 29-4 HERV 的分类

| 分类 | 特点 | 举例 | 可能相关的疾病 |
| --- | --- | --- | --- |
| Ⅰ类 | γ 逆转录病毒相似元件 | HERV-T、HERV-I、HERV-H、HERV-W、ENV9、HERV-R 等 | 可能与自身免疫病和神经系统疾病相关 |
| Ⅱ类 | β 逆转录病毒相似元件，又称 HERV-K 超家族 | HML-1、2、3、4、5、6、8、10 等 | 可能与肿瘤的发生发展相关 |
| Ⅲ类 | 泡沫病毒相似元件 | HERV-L、HERV-S、HERV-U 等 | 分布在皮肤及甲状腺和生殖系统 |

由于在漫长的进化过程中积累的基因突变和缺失，大多数 ERV 基因组不完整，不能作为模板复制出有感染性的完整逆转录病毒，但有些 ERV 的基因仍保留完整的可读框架，可编码有功能的蛋白，有些 HERV 在辅助病毒存在条件下可以形成类病毒颗粒。HERV 曾被认为是人体内无用的垃圾 DNA，但现有研究发现，HERV 在胚胎发育、神经元发育、机体固有免疫等方面发挥着重要的生物学功能。例如 HERV-W 家族 *env* 基因编码的蛋白，也称为合胞素 1（syncytin-1），可使胚胎的滋养细胞融合，形成胎盘滋养层。合胞素 1 还具有免疫抑制作用，可以协助胎儿抵御母体的免疫排斥作用。HERV 在人类基因组的进化及演变过程中也起着十分重要的作用，如 HERV-K 被认为是整合最晚的一类 HERV，HERV-K113 和 HERV-K115 是全长前病毒，只存在于一部分人的基因组中。

受表观遗传调控，正常细胞中的 HERV 一般呈沉默状态，病毒感染、射线照射、药物刺激以及基因突变等因素均可引起 HERV 的激活。有研究显示，有些 HERV 家族的病毒基因的转录或翻译产物在多发性硬化症、系统性红斑狼疮、精神分裂症、乳腺癌、睾丸癌和膀胱癌等多种疾病中异常表达，并可能与这些疾病的发生、发展密切相关。HERV 可能通过以下三种途径导致疾病发生：① HERV 可通过表达自身蛋白并导致宿主细胞信号通路异常；②插入宿主细胞编码蛋白基因的附近，通过改变宿主基因的表达状态导致细胞功能异常；③通过辅助病毒形成病毒样颗粒，导致疾病的发生。因此，HERV 被认为可能是一类新的致病因子，但 HERV 与疾病的关系的研究近年来才受到关注。猪器官曾被认为是人体异种器官移植中最合适的供体。然而，虽然猪体内的猪内源性逆转录病毒（porcine endogenous retrovirus，PERV）对猪不致病，但当猪器官被移植到人体中时，PERV 可能感染人体细胞，导致新的感染性疾病。因此，PERV 成为利用猪器官进行器官移植的重大风险。

## 思 考 题

1. 简述逆转录病毒的主要生物学及致病特征。

2. 对人致病的逆转录病毒主要有哪些？从传播途径、所致疾病、主要机制及疾病特征等方面阐述其异同。

3. 根据HIV的复制周期总结抗逆转录病毒治疗药物靶点及分类。

4. 从ART合理应用及控制病毒传播环节阐述终止艾滋病流行的可行性。

（凌　虹）

# 第三十章 虫媒病毒

虫媒病毒（arbovirus，源自 arthropod-borne virus）是指可通过吸血节肢动物传播的一组病毒，可引起人和动物脑炎、出血热等多种疾病，主要包括黄病毒科（*Flaviviridae*）、披膜病毒科（*Togaviridae*）、周布尼亚病毒科（*Peribunyaviridae*）、内罗病毒科（*Nairoviridae*）、白蛉纤细病毒科（*Phenuiviridae*）等，我国流行的主要有流行性乙型脑炎病毒、登革病毒和森林脑炎病毒等（表 30-1）。

表 30-1 主要虫媒病毒的传播媒介及其所致疾病

| 病毒科 | 病毒属 | 病毒 | 传播媒介 | 所致疾病 | 分布 |
| --- | --- | --- | --- | --- | --- |
| 黄病毒科 | 黄病毒属 | 流行性乙型脑炎病毒 | 蚊 | 脑炎 | 东北亚、东南亚、南亚等 |
| | | 登革病毒 | 蚊 | 登革热 | 南亚、东南亚、太平洋群岛等 |
| | | 森林脑炎病毒 | 蜱 | 脑炎 | 俄罗斯、中国、日本、美国、印度等 |
| | | 寨卡病毒 | 蚊 | 寨卡病毒病 | 非洲、美洲、太平洋群岛、东南亚等 |
| | | 黄热病毒 | 蚊 | 黄热病 | 中南美、非洲 |
| | | 西尼罗病毒 | 蚊 | 西尼罗热，西尼罗脑炎 | 中东、欧洲、中亚、美国等 |
| | | 圣路易斯脑炎病毒 | 蚊 | 脑炎 | 美国、巴拿马等 |
| 披膜病毒科 | 甲病毒属 | 东方马脑炎病毒 | 蚊 | 脑炎 | 美国、加拿大 |
| | | 西方马脑炎病毒 | 蚊 | 脑炎 | 美国西部、巴西 |
| | | 委内瑞拉马脑炎病毒 | 蚊 | 脑炎 | 委内瑞拉 |
| | | 基孔肯雅病毒 | 蚊 | 基孔肯雅热 | 东非、南非、东南亚、中国 |
| 周布尼亚病毒科 | 正布尼亚病毒属 | 加利福尼亚脑炎病毒 | 蚊 | 脑炎 | 美国、南非、非洲、马来西亚、印度 |
| 内罗病毒科 | 正内罗病毒属 | 克里米亚-刚果出血热病毒 | 蜱 | 克里米亚-刚果出血热 | 非洲、巴尔干地区、中东和亚洲北纬 50° 以南的国家 |
| 白蛉纤细病毒科 | 班达病毒属 | 大别班达病毒 | 蜱 | 发热伴血小板减少综合征 | 中国 |

虫媒病毒多为有包膜、20 面体立体对称的 RNA 病毒，能在蚊、蜱等吸血节肢动物体内增殖，对节肢动物不致病，但可以通过叮咬传染给脊椎动物或人，因此引起的疾病多数属于人畜

共患的自然疫源性疾病。人感染后的临床表现多样，主要包括脑炎、脑脊髓炎及出血热等疾病。由于节肢动物的分布受地理环境与气候的影响，因此虫媒病毒所致疾病均有明显的季节性和地域性。

### 案例 30-1

患者，男，32岁，在东南亚某国旅游时出现发热、头痛等症状，体温最高达39℃。患者在当地就诊2天未好转，遂乘机回国就诊，入院时患者全身肌肉痛和骨关节酸痛，淋巴结肿大，腿脚部出现皮疹伴有出血点。

问题：患者最可能的诊断是什么？如何进行微生物学检查确诊。

## 第一节　流行性乙型脑炎病毒

流行性乙型脑炎病毒（epidemic type B encephalitis virus）简称乙脑病毒，属于黄病毒科黄病毒属（*Flavivirus*），1935年首先由日本学者从脑炎死亡患者的脑组织中分离获得，因此也称为日本脑炎病毒（Japanese encephalitis virus，JEV）。其所致脑炎不同于甲型（昏睡型）脑炎，故名流行性乙型脑炎（简称乙脑）。

乙脑曾是我国夏秋季节流行的主要传染病之一，经库蚊叮咬传播，感染后重症病死率可达10%～40%，幸存者中5%～20%留有各种神经系统后遗症。本病好发于儿童，20世纪70年代在我国每年报告病例高达十多万例，是威胁儿童健康的主要传染病之一。2007年，我国自行研制的乙脑减毒活疫苗SA14-14-2被列入国家免疫规划，此后国内病例数显著减少，但目前每年仍有数百例散发病例。

### 一、生物学性状

**1. 形态与结构**　病毒颗粒呈球形，直径约50 nm，外被脂质包膜（图30-1）。包膜表面有包膜糖蛋白E和M。病毒核心为20面体对称的核衣壳，直径约24 nm，由单正链RNA（+ssRNA）和衣壳蛋白C组成。病毒RNA本身具有感染性。

**2. 基因与蛋白质**　病毒基因组RNA长约11 kb，5'末端含一个Ⅰ型甲基化帽子结构，但3'末端没有poly（A）尾。基因组有唯一的可读框（ORF）。在病毒复制过程中，ORF先翻译成一个由3432个氨基酸组成的多肽前体，然后再经细胞或病毒蛋白酶切割，形成3种结构蛋白和7种非结构蛋白（图30-2）。

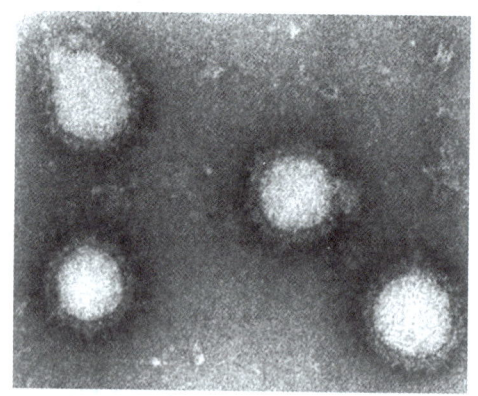

图30-1　流行性乙型脑炎病毒颗粒

3种结构蛋白分别是衣壳蛋白（capsid protein，C蛋白）、前膜蛋白（precursor membrane protein，prM蛋白）和包膜蛋白（envelope protein，E蛋白）。C蛋白与RNA基因组共同组成核衣壳。prM蛋白在病毒成熟过程中，经酶切形成M蛋白，是构成病毒包膜的组分之一。E蛋白是锚定在病毒包膜上的糖蛋白，是病毒的吸附蛋白，含中和抗原和型特异性抗原表位，且具有血凝活性，能凝集雏鸡、鸽和鹅的红细胞，并能刺激机体产生中和抗体和血凝抑制抗体。乙脑病毒

E 蛋白与其他黄病毒成员如圣路易脑炎病毒（St. Louis encephalitis virus）和西尼罗病毒（West Nile virus）有交叉抗原性。

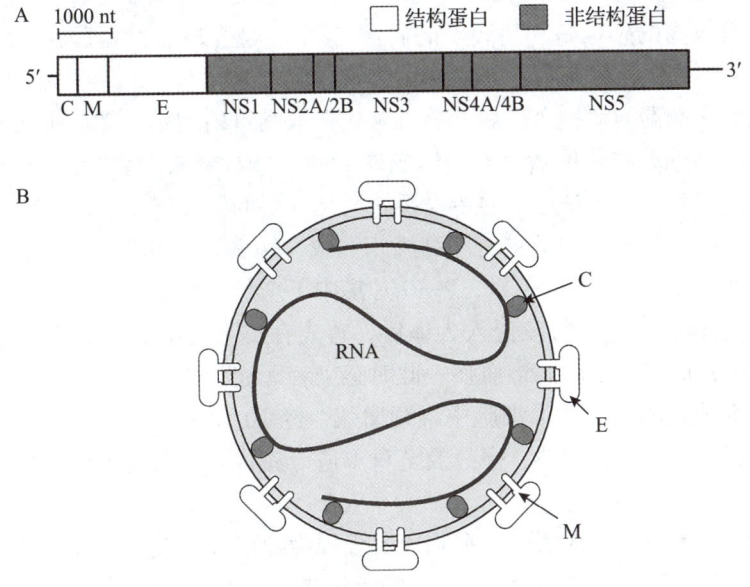

图 30-2 流行性乙型脑炎病毒基因组和病毒结构示意图

在非结构蛋白中，NS1 是一种分泌型糖蛋白，存在于感染细胞表面和细胞培养上清，能诱导机体产生一定的保护性免疫，但不能诱导产生中和抗体。NS2a 参与病毒组装。NS2b 是膜蛋白，能够与 NS3 形成复合体而将其锚定在膜表面。NS3 具有蛋白酶活性，参与多肽前体的切割。NS3 还具有解旋酶和 RNA 三磷酸酯酶活性。NS4a 和 NS4b 可能参与膜相关复制复合物的形成。NS5 是病毒的 RNA 依赖的 RNA 聚合酶。此外，NS5 还有甲基转移酶活性，与子代病毒 RNA 的加帽有关，可以起到稳定病毒 RNA 的作用，避免病毒 RNA 被降解。

**3. 培养特性** 乳鼠是最易感的动物，鼠龄越大对病毒的易感性越低。乳鼠脑内接种病毒后，经 3 天左右潜伏期，乳鼠出现拒乳、离群、肢体痉挛等神经系统兴奋性增高等症状，随后转入麻痹期而死亡。受感染的鼠脑组织中含有大量病毒。病毒可在多种细胞系上增殖，如C6/36（白纹伊蚊）、BHK21（地鼠肾）、Vero（非洲绿猴肾）等细胞，可出现明显细胞病变效应。病毒在培养细胞连续传代后，毒力会下降，我国研制成功的减毒活疫苗株 SA14-14-2 就是在体外连续传代后选育出来的。

**4. 抗原性与变异** 抗原性稳定，较少发生变异。不同分离株间无明显抗原性差异，只有 1 个血清型，因此疫苗预防效果较好。包膜蛋白 E 是病毒的主要保护性抗原，可以刺激机体产生中和抗体。

**5. 抵抗力** 乙脑病毒抵抗力弱，对热敏感，56℃ 30 分钟或 100℃ 2 分钟可灭活，在低温中能较长时间保存感染活性，-20℃可以存活数月，在 -70℃可保存数年；对乙醚、丙酮等脂溶剂敏感，短时间内可被 3%～5% 苯酚液等消毒剂灭活。

## 二、致病性与免疫性

**1. 传染源与传播媒介** 传播媒介主要是库蚊，在我国以三带喙库蚊（*Culex tritaeniorhynchus*）为主。病毒可在蚊体内越冬，或经卵传代。

多种哺乳动物及野生禽鸟可感染乙脑病毒，如马、猪、鸭及野鸟等，感染后一般无明显临床症状，偶发马脑炎、猪睾丸炎、猪流产或死产等，但感染期间可出现病毒血症，成为传染源。在我国，幼猪是最重要的传染源和扩增宿主，因为猪的生活周期短，特别是当年新生仔猪缺乏免疫力，具有较高的感染率和高滴度的病毒血症。人感染病毒后仅发生短暂的病毒血症，且血液中病毒滴度不高，所以患者不是主要的传染源。

三带喙库蚊吸入带毒的动物血液后，病毒首先在蚊肠道内增殖，然后进入血液并移行至唾液腺，再通过叮咬易感动物而传播病毒，构成蚊-动物-蚊循环，期间带毒蚊若叮咬人类，则可引起人类感染。因此，蚊既是重要的传播媒介又是重要的储存宿主。

乙脑的流行高峰与各地区的蚊虫密度高峰相一致，病例以散发为主，流行季节南方为6—7月，华北为7—8月，东北为8—9月，7—9月集中了全年90%以上的病例。

**2. 致病性** 乙脑病毒随蚊叮咬侵入人体后，首先在皮下毛细血管内皮细胞和局部淋巴结增殖，并释放入血，形成第1次病毒血症，此时感染者无症状或症状极其轻微。随后，病毒随血流播散到肝、脾等处的单核吞噬细胞中继续增殖，经10天左右的潜伏期，大量病毒再次入血形成第2次病毒血症，引起发热、寒战及全身不适等症状。如病情不再继续发展即形成顿挫感染，患者经数日后自愈。

人感染后绝大多数属于上述情况，在临床上表现为隐性感染或仅出现轻微症状。但是，约0.1%患者体内的病毒可突破血脑屏障，进入脑组织进行增殖，造成脑实质及脑膜病变。临床表现为突然高热、头痛、呕吐或惊厥、昏迷等脑膜刺激症状及脑炎症状，死亡率较高。部分患者痊愈后仍可残留精神障碍、运动障碍等严重后遗症。

乙脑的发病机制不仅与病毒的直接损伤有关，也与免疫病理反应有关。近年的研究表明，感染早期，病毒可诱导单核吞噬细胞分泌某些细胞因子，导致血脑屏障通透性增加，使病毒易于侵入中枢神经系统；病毒感染还可使脑组织巨噬细胞、神经胶质细胞和T淋巴细胞释放多种促炎细胞因子，引起炎症反应和细胞损伤；急性期患者血循环中的免疫复合物检出率高，补体含量降低，提示免疫复合物可能参与病毒的致病过程。此外，病毒感染诱导的细胞凋亡也可能在致病过程中起一定作用。

**3. 免疫性** 无论是隐性感染还是显性感染，乙脑病毒均可刺激机体产生持久的免疫力。此外，完整的血脑屏障和细胞免疫也有防御病毒感染作用。机体感染后，首先出现IgM抗体，抗体滴度在感染后2周达高峰；其次是IgG中和抗体，抗体滴度在病后1周内出现，可持续5年以上；补体结合抗体一般于病后2周出现，4个月内消失，无保护作用。

乙脑好发于儿童，但在广泛接种疫苗后儿童和青少年发病显著减少，成人和老年人的发病率相对增高。

## 三、微生物学检查法

一般情况下，根据临床表现和流行病学资料即可进行临床诊断。确诊需要进行血清学诊断、病毒抗原或核酸的检测以及病毒分离等。

**1. 血清学诊断** 由于血凝抑制（HI）抗体、中和（NT）抗体和补体结合（CF）抗体的出现和消失时间不同，各种抗体的检测结果意义不同（图30-3）。

（1）ELISA试验：用于检测患者血液或脑脊液中有无特异性IgM，敏感性和特异性高，阳性率可达90%以上，可用于早期快速诊断。特异性IgG抗体检测通常需检测急性期和恢复期双份血清，当恢复期血清抗体效价比急性期升高4倍或4倍以上时，具有诊断价值。大规模流行病学调查一般也采用ELISA试验。

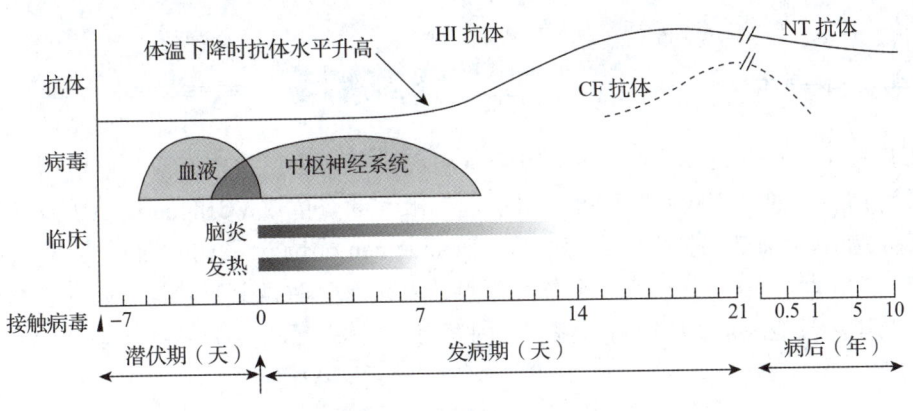

图 30-3　流行性乙型脑炎的临床症状与特异性抗体的应答规律

（2）血凝抑制试验（hemagglutination inhibition，HI）：HI 抗体（特别是 IgM 型 HI 抗体）可于发病后 5 天出现，2～3 周达到高峰，所以 HI 试验也可用于早期诊断。大多数患者病后 4～8 天可查出特异性 IgM，急性期患者约 75% 为阳性。

（3）补体结合试验（complement fixation，CF）：CF 抗体常于病后第 2 周出现，第 3～5 周达高峰，一般只持续 2～4 个月。当 CF 试验在恢复期血清中抗体滴度比早期升高 4 倍以上时，可辅助诊断新近感染。

（4）中和试验（neutralization test，NT）：具有较高的特异性和敏感性，常用于流行病学调查。由于 NT 抗体产生后在体内持续时间较长，故不宜用于常规临床检测。

**2. 病毒抗原或核酸检测**　用免疫荧光、ELISA 和反向间接血凝试验等可以对发病初期的患者血清、血液或脑脊液中的病毒抗原进行特异性检测，获得阳性结果具有诊断意义。用 RT-PCR 法检测乙脑病毒特异性 RNA 片段，敏感性和特异性较高，适合对尚未产生抗体的患者进行早期诊断。需要注意，由于乙脑病毒感染人体后形成病毒血症的持续时间短暂，病毒滴度低，因此病毒抗原或核酸检测阴性率较高。

**3. 病毒分离**　可取死者脑组织制成悬液进行小鼠脑内接种。同时，可经鼻腔穿通颅底骨取下丘脑黑质部进行病毒分离，或用荧光抗体法检查病毒特异抗原。

## 四、防治原则

防蚊、灭蚊和易感人群的预防接种是预防本病的关键。通过清除蚊虫孳生场所，改善环境卫生条件，可以控制蚊子数量。由于病毒传播主要是在蚊 - 猪 - 蚊循环中进行，人是偶发感染宿主，所以在流行季节开始前，对新生仔猪等家畜进行疫苗接种，中止病毒传播的自然循环，可有效降低人群发病率。

预防乙脑有灭活疫苗、减毒活疫苗等多种疫苗可供使用。目前我国预防接种主要使用的是地鼠肾细胞培养的 SA14-14-2 减毒活疫苗，重点接种对象是 8 月龄以上健康儿童及由非疫区进入疫区的儿童和成人，接种方式是三角肌下缘皮下注射。8 月龄儿童首次注射，2 岁强化注射 1 次，抗体阳性率可达到 95% 以上，抗体持续时间较长。

目前尚无有效的特异治疗乙脑的方法，一般采取中西医结合的综合对症处理。

## 第二节　登革病毒

登革病毒（dengue virus，DENV）属于黄病毒科黄病毒属，共有4个血清型，各型间有交叉抗原性，主要通过伊蚊叮咬传播，可引起自限性的登革热（dengue fever）及发病率和死亡率较高的登革出血热/登革休克综合征（dengue hemorrhagic fever/dengue shock syndrome，DHF/DSS）。20世纪70年代以来，全球登革热的发病率呈明显上升趋势。亚洲、非洲和南美洲的热带及亚热带地区是主要流行区域。我国海南、广东、云南、广西、福建和台湾等地也有流行。

### 一、生物学性状

**1. 形态与结构**　病毒形态、结构及基因组均与乙脑病毒相似。

**2. 培养特性**　登革病毒可在多种昆虫和哺乳动物细胞培养中增殖并引起明显细胞病变效应。其中白纹伊蚊细胞C6/36对登革病毒最敏感，常用于病毒分离、培养；幼地鼠肾细胞BHK21、原代犬肾细胞PDK等用于病毒滴度测定。

乳鼠是登革病毒感染常用的实验动物，颅内接种可用于分离或培养病毒。Ⅰ/Ⅱ型干扰素受体双敲除小鼠（如AG129）对登革病毒较易感，且感染后可表现出严重的症状，甚至死亡，因此近年来已用于登革病毒致病机制的研究。大猩猩、猕猴和长臂猿等灵长类动物亦对登革病毒易感，并可产生特异性免疫反应，可作为疫苗研究的动物模型。

**3. 抗原性**　根据包膜糖蛋白E的抗原性，登革病毒分为4个血清型（DENV1～DENV4），各型之间抗原性有交叉。E蛋白的抗原决定簇既可诱导宿主产生保护性的中和抗体和血凝抑制抗体，还可能参与DHF/DSS的发生。非结构蛋白NS1和NS3均具有免疫原性，可以针对同型病毒诱导小鼠产生保护性免疫。NS1具有登革病毒的型特异性抗原决定簇，可以诱导补体结合抗体。

**4. 抗原变异**　登革病毒易发生变异。核苷酸序列分析结果表明，相同血清型病毒的不同分离株间的核苷酸差异为10%，而不同血清型病毒间的核苷酸差异可达30%。根据病毒寡核苷酸指纹图谱的同源程度，可将相同血清型病毒的不同毒株分为不同的拓扑型。登革病毒变异后形成的新毒株常可引起地区性登革热的暴发流行。

**5. 抵抗力**　登革病毒对热敏感，56℃ 30分钟可被灭活。氯仿、丙酮等脂溶剂、脂酶或去氧胆酸钠等可以破坏病毒包膜从而灭活登革病毒。病毒经去垢剂处理后释放出的病毒核酸可被环境中的核酸酶迅速降解。病毒对胃酸、胆汁、蛋白酶、紫外线及γ射线敏感。乙醇、碘酊、戊二醛、过氧化氢、甲醛等消毒剂均可灭活登革病毒。

### 二、致病性与免疫性

**1. 传染源与传播媒介**　登革病毒感染的自然宿主包括人、灵长类动物和蚊。伊蚊是登革病毒的传播媒介，主要包括埃及伊蚊（*Aedes aegypti*）和白纹伊蚊（*Aedes albopictus*）。蚊吸血感染后，登革病毒可以在蚊唾液腺细胞中增殖，并随着再次叮咬吸血而传播。感染病毒的伊蚊可终生保持传播登革病毒的能力，并可经卵传代。伊蚊卵有很强的抗干燥能力，可在体外长期存活。

登革病毒流行有城市循环、丛林循环两种形式。①城市和郊区：患者和隐性感染者是主要传染源。感染者在发病前24小时到发病后3天左右，血液中含有大量病毒（病毒血症），在此期间会通过蚊叮咬而直接传播给他人，形成人-蚊-人循环，因此流行病学上呈现出家庭或社区聚集性，这与乙脑的散发性明显不同。②热带丛林地区：大猩猩、猕猴等灵长类动物感染登革病毒后出现亚临床感染及病毒血症，通过蚊叮咬而使病毒在自然界中循环，因此灵长类动物是丛林登革循环的主要传染源，人类若进入疫区，可被带毒蚊叮咬而感染。

**2. 致病机制**　登革病毒多引起无症状的隐性感染，少数感染者可以发生登革热及DHF/DSS。登革热为自限性疾病，病情较轻，以全身毛细血管内皮细胞的广泛性肿胀、通透性增加、皮肤轻微出血为主要病理变化，这与病毒感染的直接作用和免疫病理损伤作用密切相关。主要临床表现为发热、头痛，全身肌肉痛和骨、关节酸痛，淋巴结肿大，伴有皮疹或轻微的皮肤出血点，血小板轻度减少。DHF/DSS多发生于再次感染异型登革病毒的患者或母亲为登革病毒抗体阳性的婴儿，初期有典型的登革热症状，随后病情迅速发展，出现严重出血，表现为明显的皮肤出血（大片紫癜及瘀斑）和黏膜出血（如消化道出血）等，血小板减少，血液浓缩，进一步可发展为出血性休克、循环衰竭，死亡率高。

DHF/DSS的发病机制至今尚未完全清楚，可能与以下两个因素有关。①抗体依赖性增强（antibody dependent enhancement，ADE）作用：人感染某型登革病毒后，所产生的抗体能与其他型别的病毒起交叉反应，但无中和作用。这些异型抗体可与病毒颗粒结合形成病毒-抗体复合物，进而与单核吞噬细胞表面的Fc受体结合，从而使大量的病毒进入细胞增殖，并引起单核吞噬细胞感染。这些感染的细胞可以携带病毒播散，引起全身性感染。同时病毒-抗体复合物等刺激单核吞噬细胞释放大量促炎细胞因子，引起弥散性血管内凝血（DIC）、出血、休克等病理过程；②免疫病理作用：$CD8^+$ CTL具有不同血清型病毒的交叉反应性，能溶解所有4个血清型病毒刺激或感染的细胞，参与病毒再次感染期间的免疫病理损伤。病毒感染可以激活T细胞并释放细胞因子IL-2、组胺、补体（C3a和C5a等），从而加重感染、休克、循环衰竭和出血等表现。

**3. 免疫性**　登革病毒感染所产生的同型病毒特异性抗体可保持终生，但只对同型病毒的感染有保护性，同时获得的对其他血清型病毒的免疫能力（异型免疫）仅持续6~9个月。如其他3个血清型病毒再次感染机体时，有可能引起DHF/DSS。

## 三、微生物学检查法

根据发热、头痛、肌肉骨骼与关节痛、皮疹、出血、肝大、休克或血小板减少等症状，可以对多数登革热病例进行临床诊断。血清学诊断、病毒核酸检查和病毒分离是确切的微生物学诊断方法。

**1. 血清学诊断**　用胶体金免疫层析法检测血清中的登革病毒NS1抗原可用于早期快速诊断。用ELISA检测血清中病毒特异性IgM抗体常用于实验室早期诊断。在血凝抑制试验中，初次感染者HI抗体滴度在症状出现后4天内一般低于1:20，如果症状出现后1周至数周内血清效价增高4倍以上，也可确定诊断。如急性期血凝抗体滴度大于1:1280，可判定为近期感染。

**2. 病毒核酸检测**　利用通用引物，RT-PCR可扩增各血清型病毒的核酸，再经核酸杂交、酶切鉴定等方法确定病毒型别；或用型特异引物直接扩增检测标本中的单一型别病毒。另外，在DHF患者白细胞涂片或DSS死者胸腺切片中，用原位杂交技术可以检测不同血清型登革病毒的RNA。

**3. 病毒分离**　采集患者发病初期血清，接种 C6/36 细胞或乳鼠颅内可分离病毒。对于分离到的病毒，可利用登革病毒型特异性抗体或者基因测序予以分型。

## 四、防治原则

控制传播媒介，防蚊、灭蚊是控制登革病毒感染的重要措施。除使用杀虫剂消灭蚊虫外，还应通过清除蚊虫孳生场所、改善环境卫生条件等方式控制蚊虫数量。

目前针对登革病毒感染，尚无特效治疗方法。两种登革热四价减毒活疫苗已经用于 6 岁或 9 岁以上人群的预防。

## 第三节　森林脑炎病毒

森林脑炎病毒（forest encephalitis virus）又称蜱传脑炎病毒（tick-borne encephalitis virus）或俄罗斯春夏脑炎病毒（Russian spring-summer encephalitis virus），所引起的森林脑炎是一种中枢神经系统的急性传染病，属于自然疫源性疾病，蜱是主要传播媒介，多发生在春夏季（5～7月），感染者以林区人群、野外工作者为主，在欧洲、俄罗斯、我国东北和西北林区均有流行。

## 一、生物学性状

森林脑炎病毒属于黄病毒科黄病毒属，其形态、结构与乙脑病毒相似。森林脑炎病毒的宿主范围较广，小鼠易感性最高，可通过多种途径感染，脑内接种 4～5 天后即可发生脑炎。鸡胚、组织培养细胞均可用于病毒增殖。用猪肾细胞进行病毒培养，可以观察到明显的细胞病变效应。森林脑炎病毒的抗原性比较单一，但与羊跳跃病病毒（louping ill virus）有交叉反应。不同来源病毒株的毒力差异较大。病毒对外界的抵抗力不强，对乙醚、来苏尔等敏感，加热 60℃ 10 分钟即可以被灭活，加入 50% 甘油可长期保存。

## 二、致病性与免疫性

森林脑炎病毒的主要传播媒介是蜱（tick），包括全沟硬蜱、嗜群血蜱和森林革蜱等。病毒不仅能从蜱的一个发育阶段传至另一个发育阶段进行越期传播，也能从一个世代传至另一个世代进行经卵传播。病毒可以在蛰伏的蜱及刺猬、蝙蝠等脊椎动物体内越冬。在野外，病毒随蜱叮咬而传染给缟纹鼠、松鼠、刺猬和腮鼠等动物及红雀、金雀和金翅雀等鸟类，构成自然感染循环。携带病毒的蜱在春夏季大量繁殖，人进入林区被叮咬后可发生感染。此外，山羊被带毒的蜱叮咬后，在 2～10 天内可将病毒排于羊奶中，人若饮用含毒生羊奶也会受到感染。

人感染后潜伏期为 10～14 天，之后突然出现高热、头痛、恶心和呕吐，继之出现昏睡、外周型弛缓性麻痹等症状。病死率为 20%～30%，痊愈患者 30%～60% 会有后遗症。感染后无论是否发病均可获得持久的免疫力。

## 三、微生物学检查法

森林脑炎病毒微生物学检查法与乙脑病毒相似。病毒分离可用死亡患者脑组织为样本，实验室工作人员分离病毒时应特别注意防护。

## 四、防治原则

预防森林脑炎以灭蜱、防蜱叮咬为重点，林区工作者应当采取防护措施。目前，我国林区接种的疫苗是用组织培养病毒制备的灭活疫苗，每年加强免疫接种1次，有较好的预防效果。另外，早期注射高效价的免疫血清可减轻感染者的临床症状。

# 第四节　寨卡病毒

寨卡病毒（Zika virus，ZIKV）属于黄病毒科黄病毒属，由伊蚊传播，感染人后可引起发热、吉兰-巴雷综合征（Guillain-Barré syndrome，GBS）和新生儿小头畸形等症状和疾病，统称为寨卡病毒病（Zika virus disease）。1947年研究人员在乌干达寨卡丛林中一只发热的恒河猴体内分离到该病毒，故名寨卡病毒。

## 一、生物学性状

寨卡病毒的形态结构与乙脑病毒类似，按基因序列可分为非洲系和亚洲系，2007年以后的数次流行均由亚洲系引起。

灵长类动物可以感染寨卡病毒，表现出与人类相似的症状。啮齿类感染后症状不明显。动物实验常用Ⅰ型干扰素受体敲除小鼠或者Ⅰ/Ⅱ型干扰素受体双敲除小鼠模拟病毒感染。乳鼠腹腔或颅内注射也可以引起神经系统症状。昆虫细胞C6/36和哺乳细胞系Vero可以支持病毒复制，并表现细胞病变效应。

## 二、致病性与免疫性

**1. 传染源和传播媒介**　寨卡病毒主要通过蚊虫叮咬传播，埃及伊蚊、白纹伊蚊是主要传播媒介。自然宿主尚不明确，包括野生灵长类在内的多种哺乳动物都可能是自然宿主。在流行地区，急性期患者是主要传染源。除蚊媒传播外，寨卡病毒也可以通过垂直传播从孕妇传染给胎儿。此外，寨卡病毒可以在精液中存在，最长可达半年，并通过性途径在人与人之间传播。

**2. 致病机制**　寨卡病毒随蚊子唾液进入人体的表皮层及真皮层后，首先感染表皮角质细胞和皮肤成纤维细胞并在其中复制。皮肤内的树突细胞也是寨卡病毒的靶细胞，感染后的树突状细胞可以携带病毒，通过淋巴循环促进病毒扩散。

神经系统是寨卡病毒最重要的靶器官。在孕妇，病毒可以感染胎盘内的巨噬细胞，借此通过胎盘屏障进入胎儿血液循环，然后感染胎儿神经前体细胞并诱导凋亡，导致神经组织发育障碍，引起新生儿小头畸形。在成人，病毒可以感染外周神经细胞，导致神经细胞脱髓鞘病变，引起吉兰-巴雷综合征。在个别情况下，还可以引起脑炎症状。

人感染寨卡病毒后多为无明显症状的隐性感染，只有20%感染者有临床表现。潜伏期3~11天，典型症状包括斑丘疹、发热、关节痛或者关节炎、肌肉痛和头痛、非化脓性结膜炎，部分患者有眼眶痛、水肿及呕吐。急性期症状通常在1~2周内消除。

感染者中约0.02%出现吉兰-巴雷综合征，临床表现为进行性对称性麻痹、四肢软瘫和不同程度的感觉障碍，病死率为3%~10%，20%患者会有半年以上的活动障碍。其他神经系统症状还包括脑膜脑炎和脊髓炎。

孕妇感染后的临床表现与普通人群相似，但是胎儿发育可能会受到影响。在有临床症状的感染孕妇中，29%胎儿的发育出现异常。隐性感染孕妇的胎儿异常风险稍低。孕妇如在早孕期间被寨卡病毒感染，新生儿小头畸形发生率为1%。除小头畸形外，寨卡病毒感染也会引起其他胎儿发育异常，包括颅内钙化、脑室扩张、眼损伤、脑干发育不全、宫内生长受限和死胎，统称为先天性寨卡综合征（congenital Zika syndrome，CZS）。

男性生殖系统是寨卡病毒另一个重要靶器官，部分男性患者有少精、血精等症状。小鼠实验证明病毒可以感染睾丸曲精小管支持细胞（Sertoli cell）、生精细胞和间质内的巨噬细胞，并破坏血睾屏障。病毒在睾丸内的复制使得病毒可以在精液中长期存在并通过性途径传播。此外，病毒还可以感染肾脏，尿液中可以检出病毒RNA。个别感染者可以出现肝炎等症状。

**3. 免疫性** 寨卡病毒感染后，机体可以产生保护性抗体。长期保护效果尚不清楚。寨卡病毒和其他黄病毒之间存在一定的交叉反应。

## 三、微生物学检查法

寨卡病毒病临床表现与登革热类似，需要进行鉴别诊断。急性期患者的血液和尿液均可用于病毒核酸检测，病毒核酸在尿液中存在的时间长于血液，起病1~2周在尿液中都可以检测到病毒核酸。IgM平均在感染后第9天出现，可以用于早期诊断。

## 四、防治原则

目前尚无特异性抗寨卡病毒药物，以支持疗法和对症治疗为主。在排除登革病毒感染之前，应避免滥用非甾体抗炎药，否则会增加登革出血热的风险。

预防寨卡病毒感染以监控疫情和防蚊灭蚊为主。目前尚无安全有效疫苗用于预防，但包括减毒活疫苗和核酸疫苗等多种寨卡疫苗已处于临床试验阶段。

## 第五节 黄热病毒

黄热病毒（yellow fever virus，YFV）属于黄病毒科黄病毒属，由伊蚊传播，感染人后可引起以发热、黄疸、出血和多器官衰竭为特征的黄热病（yellow fever）。

## 一、生物学性状

黄热病毒的形态及结构与其他黄病毒相似。有 1 个血清型和 7 个基因型。恒河猴和猕猴对黄热病毒易感，感染后表现与人类似，出现包括黄疸等内脏损伤症状。啮齿类感染后无内脏损伤表现，不过乳鼠颅内接种可发生致死性脑炎，成年小鼠颅内接种也可有明显脑炎症状，可用于疫苗和药物研究。干扰素受体敲除小鼠感染后可以出现与人相似的临床症状。

## 二、致病性与免疫性

**1. 传染源和传播媒介** 黄热病毒通过蚊虫叮咬传播，伊蚊是传播媒介。蚊虫还可将病毒垂直传染给蚊卵，因此也是储存宿主。野生灵长类是本病的自然宿主。在非洲，黄热病毒存在猴-蚊-猴的丛林循环，非洲伊蚊是主要传播媒介。人进入丛林可能被感染，这是非洲目前人被感染的重要原因。当病毒发生人-蚊-人的城市循环时，埃及伊蚊是主要传播媒介。

**2. 致病机制** 黄热病毒随蚊虫叮咬进入人体皮肤，首先经淋巴管进入局部淋巴结并扩增，然后再进入肝脏、肾脏等重要脏器并造成损伤。损伤主因是病毒的直接破坏而非炎症反应。病毒在肝细胞内复制，引起肝细胞凋亡或变性、坏死，导致肝损伤及黄疸等症状。病毒在肾小管上皮细胞内复制，引起与肝脏相似的细胞病变，导致肾功能损伤甚至衰竭。肝损伤造成的凝血因子合成减少、弥散性血管内凝血及血小板减少三者共同作用，使得出血成为了黄热病的重要特征。

人感染黄热病毒后大部分为隐性感染或为轻度发热，少部分患者则表现为严重的内脏损伤。黄热病潜伏期 3～6 天，起病急，临床表现为发热、寒战、头痛、肌肉痛特别是背痛。急性期患者有病毒血症，是重要的传染源。多数患者发热 3 天后逐渐进入恢复期，约 15% 的患者则发生恶化，表现为发热等症状加重并伴有呕吐、上腹痛和黄疸，该病也因此得名。随着病程进展，患者可发展为以严重肝炎、肾衰竭、出血、休克和多器官衰竭为特征的出血热疾病。出血可发生在口、鼻、眼、呕吐物和排泄物中。重症患者病死率为 20%～50%。

感染后免疫力可以长期存在。

## 三、微生物学检查法

发病 3～4 天内的血液标本可用于病原核酸检测和病毒分离。病毒培养及动物感染性实验操作要求在生物安全三级实验室进行。

## 四、防治原则

加强宣传和监管，对来自疫区的入境人员、货物等应加强卫生检疫，严防疾病输入。赴疫区旅游或者工作的人群须接种疫苗。黄热病减毒疫苗 17D 自 1937 年研制成功以来，接种疫苗一直是预防黄热病最有效的方式。95% 接种者在 1 周内产生保护性免疫，保护效果长达 10 年甚至终身免疫。

## 第六节　西尼罗病毒

西尼罗病毒（West Nile virus，WNV）属于黄病毒科黄病毒属，由库蚊传播，感染人后可引起发热、病毒性脑炎和脊髓灰质炎样综合征等症状和疾病。

### 一、生物学性状

西尼罗病毒形态及结构与其他黄病毒相似，按照全基因组序列分为4个系。多种鸟类及马、人等哺乳动物对西尼罗病毒易感。恒河猴和狒狒感染后出现病毒血症但无神经系统损伤表现，颅内注射则可出现脑炎症状。小鼠对西尼罗病毒易感，可以表现出与人类似的神经系统受损症状。

### 二、致病性与免疫性

**1. 传染源和传播媒介**　西尼罗病毒主要通过蚊虫叮咬传播，库蚊是主要传播媒介，有些地区蜱也可以传播。在自然界，西尼罗病毒在鸟-蚊-鸟之间传播，感染的鸟类是主要传染源。人和马等脊椎动物被带毒蚊虫叮咬后会发病，不过病毒血症持续时间短、滴度低，属于终末宿主。个别情况下，西尼罗病毒也可以通过输血、器官移植和哺乳等途径在人与人之间传播。

**2. 致病性与免疫性**　西尼罗病毒可以通过血脑屏障，感染脑干、大脑皮质、海马、丘脑和小脑等多个部位的神经元细胞。病毒既可以通过复制直接造成神经元损伤，也可以激活小胶质细胞，吸引淋巴细胞和巨噬细胞浸润，通过免疫机制间接造成神经元损伤。病毒感染还可以导致脑膜部位炎症细胞浸润，引起脑膜炎症状；还可以破坏血管壁，引起局部脑出血。病毒也可以通过轴突运输从外周扩散到脊髓，感染前角运动神经元，引起脊髓灰质炎样的急性弛缓性麻痹。

人感染西尼罗病毒后80%无明显症状。有临床症状者多数表现为自限性发热，称为西尼罗热，只有1%表现出较严重的临床症状。西尼罗热的潜伏期2～14天，临床表现为发热，同时伴有肌肉痛、关节痛、头痛、乏力、消化道症状、斑丘疹或淋巴结肿大，病程平均5～6天。重症患者会发展为神经系统病变，出现脑膜炎或者脑炎，临床表现包括发热、头痛、抽搐、意识障碍和脑膜刺激征，统称为西尼罗病毒性脑炎。西尼罗病毒性脑炎的病死率为3%～15%，以老年人为多。患者恢复后可能有认知障碍、运动功能障碍甚至残疾等后遗症。年龄越大后遗症发生率越高。少数重症患者会出现急性迟缓性麻痹，临床表现为不对称的上肢肌无力、下肢无力甚至瘫痪，称为脊髓灰质炎样综合征。

感染后可以产生一定的免疫力。

### 三、微生物学检查法

诊断需结合临床表现和实验室检测结果。病毒分离需在生物安全三级实验室进行。病原核酸检测可以利用巢式RT-PCR提高灵敏度。血清学检查要注意西尼罗病毒抗体同乙脑病毒、圣路易斯脑炎病毒及莫雷山谷脑炎病毒存在交叉反应。

## 四、防治原则

防控以加强监测和防蚊灭蚊为主。目前灭活疫苗、重组疫苗、嵌合疫苗和核酸疫苗等有多种兽用疫苗获准使用。人用疫苗处于临床试验阶段。尚无特异性治疗西尼罗病毒感染的手段，以对症治疗为主。

## 第七节 大别班达病毒

大别班达病毒（Dabie bandavirus，DBV），又称发热伴血小板减少综合征病毒，属于白蛉纤细病毒科（Phenuiviridae）班达病毒属（Bandavirus），由蜱传播，感染人后可引起以严重发热伴血小板减少为主要特征的疾病。大别班达病毒由我国学者于2009年首次分离获得。目前我国20多省均有病例，日本、韩国和美国也有病例。

## 一、生物学性状

大别班达病毒颗粒呈球形，直径80～100 nm。病毒外层为脂质包膜，其上镶嵌包膜蛋白Gn和Gc组成的刺突。病毒基因组包含小（S）、中（M）、大（L）3条单负链RNA片段，在病毒颗粒内与核蛋白C结合在一起。小片段RNA长1744核苷酸，含有正反双向可读框，分别编码核蛋白C和非结构蛋白；中片段RNA长3378核苷酸，编码包膜蛋白的前体蛋白；大片段RNA长6368核苷酸，编码RNA依赖的RNA聚合酶。

大别班达病毒抵抗力较弱，不耐酸，易被热、乙醚、去氧胆酸钠和常用消毒剂及紫外线照射等迅速灭活。

## 二、致病性与免疫性

大别班达病毒主要经蜱叮咬传播，人群普遍易感。牛、羊、猫、犬等家畜和啮齿类动物可能为本病毒的自然宿主，感染的动物是主要传染源，接触急性期患者的血液或者其他分泌物也可被感染。

潜伏期5～14天。急性起病，主要临床表现为发热，体温多在38℃以上，伴乏力、食欲缺乏、恶心、呕吐，部分病例有头痛、肌肉酸痛、腹泻等。发热持续5～11天，之后逐渐自愈。重症患者可持续高热长达10天以上。少数病例病情危重，出现意识障碍、皮肤瘀斑、消化道出血、肺出血等，可因休克、呼吸衰竭、弥散性血管内凝血（DIC）等多脏器功能衰竭死亡。绝大多数患者预后良好，但出现精神神经症状、明显出血倾向、低钠血症者及既往有基础疾病者和老年患者预后较差。该病病死率约为10%，个别地区可达30%。

## 三、微生物学检查法

临床表现缺乏特异性，确诊主要依靠血清学诊断、病原核酸检查或者病原分离。病原核酸检测和病原分离需在起病 1～6 天内进行，此时患者血液病毒滴度较高。病原分离需要在生物安全三级实验室内进行。血清 IgM 在发病 1 周出现，4 个月内消失，IgG 可存在 5 年以上。

## 四、防治原则

目前针对大别班达病毒感染无有效药物，也无疫苗。对在疫区从事野外劳动的人员，以及赴疫区进行户外旅游的人员做好宣传防护工作。对患者的血液、分泌物、排泄物及被其污染的环境和物品做好消毒处理。医务人员及陪护人员应加强个人防护，避免与患者血液直接接触。做好环境清理，必要时采取灭杀蜱等措施，降低生产、生活环境中蜱等传播媒介的密度。

# 第八节 基孔肯雅病毒

基孔肯雅病毒（Chikungunya virus，CHIK）属于披膜病毒科（Togaviridae）甲病毒属（Alphavirus），感染人后引起以发热、关节痛和皮疹等为主要症状的基孔肯雅热。

## 一、生物学性状

基孔肯雅病毒颗粒呈球形，直径 42 nm。病毒外层为脂质包膜，其上镶嵌包膜蛋白（E1 和 E2 蛋白）。E2 蛋白含有受体结合位点和抗原中和表位。病毒内部为基因组和核心蛋白（C 蛋白）共同构成的核衣壳。病毒基因组为单股正链 RNA，长约 11 kb，包括 2 个可读框，各自编码一个多聚蛋白体，一个经酶切后形成 NSP1、NSP2、NSP3 和 NSP4 四种非结构蛋白，另一个经酶切后形成 C、E1 和 E2 三种结构蛋白。该病毒只有一种血清型。

基孔肯雅病毒的宿主范围比较广泛，多种灵长类、啮齿类和家畜都可被感染。C6/36、Vero、HeLa 等多种细胞系均可支持病毒复制。

## 二、致病性与免疫性

基孔肯雅病毒经蚊虫叮咬传播，伊蚊是主要传播媒介。蚊群可通过垂直传播而长期携带病毒。在非洲农村和丛林地区，病毒以非洲伊蚊为主要媒介，在人、野生灵长类和一些哺乳动物之间常年传播，野生动物是主要传染源。在城市流行期间，病毒的传播方式为人-蚊-人，埃及伊蚊和白纹伊蚊是主要传播媒介，急性期患者是主要传染源。

人群对基孔肯雅病毒普遍易感。皮肤和关节的成纤维细胞、肌肉的星形细胞及单核吞噬细胞是病毒的主要靶细胞，感染后可以释放大量干扰素，引起体温升高。潜伏期 3～12 天。起病急，无前驱症状，体温迅速上升到 39～40℃。关节痛出现突然，可伴有关节肿胀，全身关节均可受累。患者因活动受限，身体呈弯曲姿势。多数患者同时有头痛、结膜炎及消化道症状。起病 4～8 天后，80% 患者会出现斑丘疹，同时再次发热（双峰热）。皮疹主要分布于躯干及四肢背部，有瘙痒感，持续数天后消失。关节痛持续时间较长，一半患者会超过半年。少数患者（0.3%）症状较重，可出现肾炎、肝炎、脑膜脑炎、血小板减少或脑病。患者通常可自愈，病死率约 0.1%，多为围生期感染婴儿、有严重基础疾病者或者老年人。人感染后可以获得一定的免疫力。

## 三、微生物学检查法

基孔肯雅热病与登革热症状相似，流行区域重叠，需要进行鉴别诊断。病原核酸检测和病毒分离需要在皮疹出现前的发热阶段进行。IgM 出现较早，可用于早期诊断。

## 四、防治原则

目前对基孔肯雅热无特效治疗药物，以支持治疗和对症治疗为主。多种疫苗包括减毒活疫苗和灭活疫苗目前正处于临床试验阶段。

### 思 考 题

1. 流行性乙型脑炎病毒的传播方式是什么？如何控制人群感染？
2. 简述登革病毒感染所致疾病的类型及其主要的致病机制。
3. 森林脑炎是如何传播的？如何预防？怎样进行微生物学诊断？

（王培刚）

# 第三十一章 出血热病毒

第三十一章数字资源

病毒性出血热（viral hemorrhagic fever）是一类自然疫源性疾病的统称，临床以高热（hyperpyrexia）、低血压（hypotension）、出血（hemorrhage）及较高死亡率为特征，不同之处在于发热的程度或热型、出血的程度或部位及损害的脏器等。出血热病毒（hemorrhagic fever virus）是由节肢动物或啮齿类动物传播，引起病毒性出血热的一大类病毒的统称。出血热病毒通过带毒动物在自然界传播，人类在接触带毒动物时被感染。出血热病毒种类较多，分属于7个病毒科8个病毒属（表31-1）；不同出血热病毒的传播媒介和途径不同，引起不同类型的出血热。

表 31-1 人类出血热病毒及其所致疾病

| 科 | 属 | 病毒 | 所致疾病 | 传播媒介 | 储存宿主 | 主要流行地区 |
|---|---|---|---|---|---|---|
| 汉坦病毒科 | 正汉坦病毒属 | 汉滩病毒 | 肾综合征出血热 | 啮齿类动物 | 啮齿类动物 | 亚洲、非洲、欧洲 |
| | | 辛诺柏病毒 | 汉坦病毒肺综合征 | 啮齿类动物 | 啮齿类动物 | 美洲 |
| 内罗病毒科 | 正内罗病毒属 | 克里米亚-刚果出血热病毒 | 克里米亚-刚果出血热 | 蜱 | 啮齿类动物及食草动物 | 中亚、非洲、中国 |
| 白蛉纤细病毒科 | 白蛉病毒属 | 裂谷热病毒 | 裂谷热 | 蚊 | 啮齿类动物 | 非洲 |
| 丝状病毒科 | 埃博拉病毒属 | 埃博拉病毒 | 埃博拉病毒病 | 未确定 | 果蝇 | 非洲 |
| | 马尔堡病毒属 | 马尔堡病毒 | 马尔堡病毒病 | 未确定 | 猴 | 非洲 |
| 黄病毒科 | 黄病毒属 | 登革病毒 | 登革热、登革出血热/登革休克综合征 | 蚊 | 人（猴） | 东南亚、南美 |
| | | 黄热病毒 | 黄热病 | 蚊 | 猴、人 | 非洲、南美 |
| | | 鄂木斯克出血热病毒 | 鄂木斯克出血热 | 蜱 | 哺乳动物 | 西伯利亚 |
| | | 卡萨诺尔森林热病毒 | 卡萨诺尔森林热 | 蜱 | 猴、啮齿类动物 | 印度 |
| 沙粒病毒科 | 哺乳类沙粒病毒属 | Junin病毒 | 阿根廷出血热 | 啮齿类动物 | 啮齿类动物 | 南美 |
| | | Machupo病毒 | 玻利维亚出血热 | 啮齿类动物 | 啮齿类动物 | 南美 |
| | | Lassa病毒 | Lassa热 | 啮齿类动物 | 啮齿类动物 | 非洲 |
| 披膜病毒科 | 甲病毒属 | 基孔肯雅病毒 | 基孔肯雅热 | 蚊 | 狒狒、猕猴 | 亚洲、非洲 |

我国已发现的出血热病毒有汉坦病毒、克里米亚-刚果出血热病毒、卡萨诺尔森林热病毒、基孔肯雅病毒和登革病毒。近年来，在非洲流行的由埃博拉病毒或马尔堡病毒引起的出血热，因其发病迅速、病情严重、死亡率极高而受到广泛的关注。本章主要介绍汉坦病毒、克里米亚-刚果出血热病毒和埃博拉病毒。

## 第一节 汉坦病毒

汉坦病毒（hantavirus）属于汉坦病毒科（*Hantaviridae*）的正汉坦病毒属（*Orthohantavirus*）。汉坦病毒主要引起以发热、出血和严重肾衰竭等为主要症状的急性病毒性感染，曾称为朝鲜出血热（Korean hemorrhagic fever）、流行性出血热（epidemic hemorrhagic fever）等，1982年统称为肾综合征出血热（hemorrhagic fever with renal syndrome，HFRS），主要流行于欧亚大陆。

1976年韩国学者首次在韩国汉坦河附近肾综合征出血热疫区的黑线姬鼠肺组织中发现汉坦病毒抗原，随后用A549细胞和Vero-E6细胞分离到汉坦病毒属的原型株——汉滩病毒（Hantaan virus）。为避免混乱，"汉坦病毒"一般为泛指，表示正汉坦病毒属及各型病毒，而"汉滩病毒"特指正汉坦病毒属的"汉滩型"这个型别。

1993年美国发现一种引起成人呼吸窘迫综合征的新型汉坦病毒感染，临床以双侧肺弥漫性浸润、间质性水肿及呼吸窘迫、衰竭为特征，病死率高达60%以上，称为汉坦病毒肺综合征（hantavirus pulmonary syndrome，HPS），引起HPS的汉坦病毒与汉滩病毒的基因结构和抗原性差异显著，称为辛诺柏病毒（Sin Nombre virus）。HPS的传播方式和预防与HFRS相似，但目前尚无有效的疫苗。

目前汉坦病毒分为30多个型别，至少有20个型被证实可引起人类疾病，主要型别见表31-2。

表31-2 主要致病的汉坦病毒

| 病毒型别 | 所致疾病 | 主要宿主 | 主要分布 |
| --- | --- | --- | --- |
| 汉滩病毒（Hantaan virus） | HFRS | 黑线姬鼠 | 中国、俄罗斯、韩国、朝鲜、日本 |
| 汉城病毒（Seoul virus） | HFRS | 褐家鼠 | 全世界 |
| 辛诺柏病毒（Sin Nombre virus） | HPS | 鹿鼠 | 美洲、加拿大 |
| 普马拉病毒（Puumala virus） | HFRS | 棕背䶄 | 欧洲、俄罗斯、斯堪的纳维亚 |
| 多布拉伐-贝尔格莱德病毒（Dobrava-Belgrade virus） | HFRS | 黄喉姬鼠 | 巴尔干半岛 |
| 希望山病毒（Prospect Hill virus） | 不详 | 草原田鼠 | 美国、加拿大 |

我国流行的汉坦病毒以汉滩病毒（也称Ⅰ型或姬鼠型）和汉城病毒（Seoul virus，也称Ⅱ型或家鼠型）为主，主要通过黑线姬鼠和褐家鼠进行传播，并引起人类发生HFRS，流行地域主要集中在东北三省、长江中下游和黄河下游各省。我国是HFRS的高发地区之一，但未见HPS病例报道。本节主要介绍引起HFRS的汉坦病毒。

### 案例 31-1

患者，男，23岁，在林区居住。患者11月底无明显诱因体温骤升至39.3℃，面色潮红，头晕乏力，自行口服退热药2天体温不降，腰痛、头痛，眼周酸胀不适，体温升至41℃，入院后查体见眼睑充血肿胀，面色潮红，颈部胸部散在出血点，腰痛加剧，腹痛、呕吐。实验室检查发现尿蛋白+++，酮体+。

**问题**：该病例可能是什么疾病？如何进行实验室检查？如何预防？

## 一、生物学性状

**1. 形态结构**　汉坦病毒是分节段的单负链RNA病毒（-ssRNA），病毒呈球形或椭圆形，直径为75～210 nm（平均122 nm），有包膜，包膜表面有糖蛋白Gn和Gc组成的刺突，核衣壳由病毒核酸、核衣壳蛋白（nucleocapsid protein，N蛋白）和RNA聚合酶（L蛋白）组成，为疏松、带有粗颗粒、呈螺旋对称的丝状结构（图31-1）。

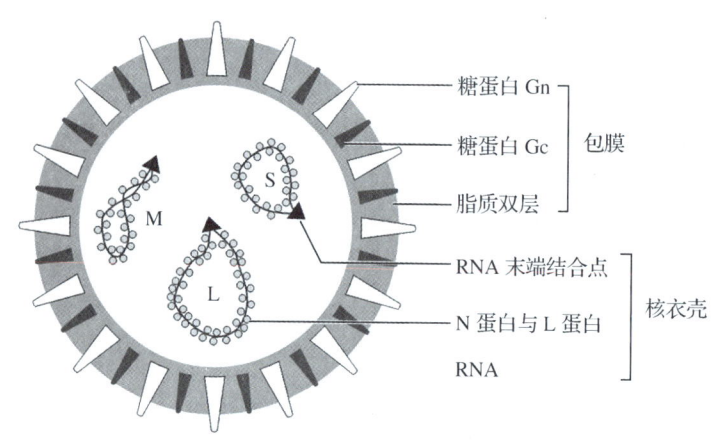

图31-1　汉坦病毒的形态结构

**2. 基因结构与病毒复制**　汉坦病毒基因组由L、M、S三个单负链RNA片段组成。L片段长6.3～6.5 kb，含1个可读框（ORF），编码的L蛋白大小约250 kDa，是其RNA依赖的RNA聚合酶（RdRp），是病毒基因组复制的关键酶。M片段长3.6～3.7 kb，含1个ORF，编码126 kDa的包膜糖蛋白前体，该前体蛋白在内质网处经初级糖基化后裂解成Gn、Gc包膜糖蛋白。Gn和Gc具有血凝活性，均可诱导机体产生特异性中和抗体，中和抗体具有较强的免疫保护作用。S片段长1.6～2.0 kb（多为1.7 kb），含1个ORF，编码N蛋白，可诱导机体产生非中和抗体和细胞免疫反应。

汉坦病毒的受体是细胞表面的β3整合素（β3 integrin），病毒吸附后经膜融合进入细胞，在细胞内酶的作用下完成脱壳和病毒核酸释放。病毒生物合成时，L、S片段可分别编码L蛋白和N蛋白；而M片段则首先编码合成前体蛋白，前体蛋白在内质网初级糖基化后，在膜性核蛋白体上分裂成Gn、Gc蛋白，并在高尔基体中完成糖基化。L蛋白以病毒RNA为模板转录互补RNA，再以互补RNA为模板转录合成子代病毒基因组。此后，病毒基因组、L蛋白及N蛋白包装成核衣壳，再以出芽方式通过高尔基体膜或细胞膜，获得含有Gn、Gc糖蛋白的病毒包膜，形成完整的病毒颗粒。

**3. 培养特性**　汉坦病毒可感染金黄地鼠肾细胞GHKC、非洲绿猴肾细胞Vero-E6、长爪沙鼠肾细胞MGKC及恒河猴肾细胞LLC-MK-2，增殖缓慢，一般不引起明显的细胞病变，偶见形态不一的病毒包涵体。常用免疫荧光抗体测定感染细胞内的病毒抗原作为病毒增殖的指标。黑线姬鼠对病毒敏感，经皮下、胸腔、鼻腔等途径接种均可感染，接种后10天左右可在鼠肺、肾、肝等脏器检测到大量病毒。病毒也可在大鼠、小鼠或裸鼠体内生长增殖。病毒经脑内接种乳鼠进行传代适应后，毒力逐渐增强，可导致初生小鼠发生严重的脑炎而死亡。

**4. 抗原性和变异性** 汉坦病毒不同型别抗原性不同，与其他出血热病毒无交叉性。汉坦病毒基因组易变异，可发生基因突变、基因片段间的重排或重组等，其中毒力变异最为常见。

**5. 抵抗力** 汉坦病毒对热、酸、紫外线和γ射线以及各种脂溶剂等敏感。病毒在60℃ 1小时可被灭活，在4～20℃较稳定，可长时间维持感染性。在鼠肺、肾内可存活150～200天。

## 二、致病性与免疫性

**1. 传染源与传播途径** 汉坦病毒的主要宿主和传染源是啮齿类动物。我国汉坦病毒的传染源主要是黑线姬鼠和褐家鼠。HFRS呈季节性流行，与鼠类的繁殖活动及与人接触的时间密切相关，黑线姬鼠传播的HFRS多在秋冬季（10月至次年1月），褐家鼠传播的HFRS主要发生在春季和夏初（3月至6月）。

动物源性传播、虫媒传播及垂直传播是汉坦病毒的可能传播途径。动物源性传播是其主要传播途径，病毒在鼠体内增殖后，可随唾液、尿、呼吸道分泌物及粪便等长期、大量排毒，污染周围环境，并经呼吸道、消化道或直接接触等途径传播给人。

**2. 致病机制** HFRS潜伏期一般为4～45天，多为7～14天。临床主要表现为发热、出血和肾损害三大特征。典型病例有5个过程，即先后出现发热期、低血压休克期、少尿期、多尿期和恢复期。发病初期，患者眼结膜、软腭及咽部等处充血，软腭、腋下及前胸等处有出血点，常伴有"三红"（面红、颈红及上胸部潮红）和"三痛"（头痛、腰痛及眼眶痛）。数天后病情加重，表现为休克、多脏器出血和肾衰竭。HFRS病死率为3%～20%，预后与病毒类型、病情轻重、治疗时间的早晚以及治疗措施是否得当等有关。

HFRS的主要病理基础是血管内皮屏障功能的破坏和血小板减少。HFRS以肾组织的病理改变最为突出，主要表现为肾小球血管充血、出血、上皮细胞变性和坏死以及肾间质水肿、出血和炎症细胞浸润等。

汉坦病毒的发病机制尚未完全清楚，β3整合素是汉坦病毒的主要受体，可能参与血管屏障功能的维持。表达β3整合素的树突状细胞（dendritic cell）对病毒在宿主体内的播散具有重要作用。汉坦病毒感染可能的致病机制包括：①病毒的直接作用。汉坦病毒可感染人体的多种细胞，直接在细胞内增殖，造成脏器和组织细胞的损伤，引起血管舒缩功能障碍、微循环障碍及血管通透性增高等。②免疫病理反应。汉坦病毒激发机体强烈的免疫应答，既有清除病毒、保护机体的有利作用，又引起免疫系统病理反应，造成组织的损伤。病毒感染机体后，可产生多种抗体，并激活补体途径、形成抗原-抗体复合物，参与免疫病理损伤，引起毛细血管通透性增加等病理改变。病毒感染中出现的病毒核蛋白特异性CTL及大量的细胞因子（如IFN、IL-2和TNF-α）也参与免疫病理反应。

**3. 免疫性** 人对汉坦病毒普遍易感，但多为隐性感染，少数发病。流行区的隐性感染率为3.5%～33%。病毒感染机体后，可引起患者细胞免疫功能低下、体液免疫亢进和补体水平下降。在HFRS患者血清中，IgM抗体在病后第2天即可测出，1周左右达高峰，2周后开始下降，因此IgM抗体检测可作为HFRS的早期辅助诊断；IgG抗体在病后第4天出现，2周左右达高峰，可持续多年甚至终生。最早出现的核蛋白抗体无中和作用，而随后出现的Gn和Gc抗体具有中和能力，在机体感染的恢复中起重要作用。恢复期患者血清中的中和抗体可用于病毒分型。HFRS病后可获对同型病毒的持久免疫力，再次感染发病者极少，但隐性感染产生的免疫力多不能持久。

## 三、微生物学检查法

典型的 HFRS 患者可根据症状进行临床诊断，但不典型患者需要用微生物学检查辅助诊断。

**1. 血清学诊断** 是最常用的检测方法，包括检测病毒特异性 IgM 和 IgG 抗体。目前常用的血清学诊断方法有 IgM 捕获 ELISA 法、IgM 捕获法胶体金标记试纸条快速检测法、间接 ELISA 法、免疫荧光试验、血凝抑制试验等。IgM 捕获法胶体金标记试纸条快速检测法检测时间短，一般加入待测血清约 5 分钟即可得出结果，适用于基层医疗单位和现场流行病学的调查。病毒特异性 IgG 抗体的检测需要早期及恢复期双份血清，主要用于流行病学调查。

**2. 特异性抗原检查** 用免疫荧光法或酶标抗体法，检测患者白细胞或尿沉淀细胞内的病毒特异抗原，有辅助诊断意义。另外，用 ELISA 法也可以检测患者尿中的病毒抗原。

**3. 病毒核酸检查** 血清汉坦病毒 RNA 检测具有重要的临床意义。HFRS 患者发病 1 周内血清汉坦病毒 RNA 的阳性检出率接近 100%。可采用病毒 S 或 M 基因节段的特异性探针，与待检标本进行核酸杂交试验，或者 RT-qPCR 法检测病毒 RNA。

**4. 病毒分离培养与鉴定** 取患者急性期血液、尸检材料或野鼠脏器悬液等，接种于 Vero-E6 单层细胞或乳鼠、黑线姬鼠等进行病毒分离，再用免疫荧光法测定单层细胞内或鼠肺组织片内的病毒特异性抗原并评价病毒增殖情况，然后根据病毒形态学、血清学及 PCR 方法鉴定病毒及其型别。

## 四、防治原则

HFRS 是乙类传染病，发现病例需逐级上报。采取有效措施防鼠、灭鼠，改善居住环境，注意野外工作人员和动物实验工作者的防护，避免与啮齿类动物及其排泄物、污染物等密切接触，加强实验动物的管理，可以减少汉坦病毒感染。

目前针对 HFRS 的疫苗包括细胞培养灭活疫苗、纯化乳鼠脑灭活疫苗和基因工程重组疫苗，我国均为灭活全病毒疫苗，包括沙鼠/地鼠肾原代细胞（Ⅰ型、Ⅱ型和双价）、Vero 细胞纯化疫苗。接种对象是流行区 16~60 岁人群，接种方法是 1、14 和 30 天分别接种 1 次，12 个月后加强免疫 1 次，可获得 95% 以上的免疫保护效果。

治疗原则为"三早一就"，即"早发现、早休息、早治疗及就近治疗"，以液体疗法和对症支持治疗为主，休克、少尿、出血和其他脏器损伤的防治是救治成功的关键。

## 第二节 克里米亚-刚果出血热病毒

克里米亚-刚果出血热病毒（Crimean-Congo hemorrhagic fever virus，CCHFV）属于内罗病毒科（*Nairoviridae*）的正内罗病毒属（*Orthonairovirus*），引起克里米亚-刚果出血热，临床以发热、出血、高病死率为主要特征，是一种人兽共患病。1965 年我国从新疆塔里木盆地出血热患者的血液、尸体脏器及当地的硬蜱中分离出一种病毒，因其引起的出血热与国内其他地区流行的出血热不同，故称为新疆出血热病毒（Xinjiang hemorrhagic fever virus）。后经血清学、基因测序等研究证实，新疆出血热病毒与已知的克里米亚-刚果出血热病毒相同。

CCHFV 在形态结构、培养特性及抵抗力方面与汉坦病毒相似，但在抗原性、传播方式、储存宿主方面却不同。

## 一、生物学性状

CCHFV 病毒颗粒呈圆形或椭圆形，直径为 90～120 nm，外被包膜，表面有空管样刺突。病毒基因组为分节段的单负链 RNA（-ssRNA），包括 L、M 及 S 三个节段，分别编码病毒的 RNA 聚合酶、包膜糖蛋白及核衣壳蛋白。

乳鼠易感 CCHFV，常用于病毒分离及传代。病毒接种于 Vero-E6 细胞培养时通常不产生 CPE，在感染细胞质内可形成嗜碱性包涵体，用免疫荧光法检测病毒的特异性抗原可证明病毒复制。

CCHFV 对氯仿、乙醚等溶剂及去污剂敏感，可被低浓度的甲醛灭活，56℃ 30 分钟或紫外线照射 3 分钟皆可使其丧失感染性。

## 二、致病性与免疫性

**1. 传染源与传播途径**　克里米亚-刚果出血热是一种自然疫源性疾病，主要发生于荒漠、牧场，有严格的地区性和明显的季节性。啮齿类动物、羊、牛、马、狐狸、骆驼、塔里木兔等动物是 CCHFV 的自然宿主和传染源；硬蜱特别是亚洲璃眼蜱（*Hyalomma asiaticum*）是其传播媒介。病毒可在蜱体内增殖，并经卵传给子代，故蜱也是该病毒的长期储存宿主。每年 4～6 月是蜱大量增殖的时期，也是人群发病的高峰。

CCHFV 可通过虫媒传播、动物源性传播及人-人传播三种途径传播。虫媒传播指经带毒硬蜱叮咬导致的病毒感染，是 CCHFV 最主要的传播方式；动物源性传播指直接接触带毒动物或间接接触带毒动物的排泄物、血液导致的病毒感染；人-人传播指通过接触患者血液、排泄物等引起的病毒感染。

**2. 致病性**　人群对 CCHFV 普遍易感。当病毒随带毒蜱叮咬或者病畜直接接触而侵入人体后，经过 2～14 天的潜伏期，突然发病，发病初期，患者出现高热、肌痛、头痛等症状，病后数日，患者的皮肤、黏膜等大面积出血，严重者可出现广泛弥散性血管内凝血而死亡。

CCHFV 的致病机制尚不清楚，可能与 HFRS 相似，即病毒直接的病理损害作用和免疫病理损伤引发细胞特别是血管内皮细胞结构和功能的损害。

**3. 免疫性**　人感染 CCHFV 后可以刺激机体产生中和（NT）抗体、补体结合（CF）抗体和血凝抑制（HI）抗体，其中 NT 抗体出现较早，维持较久。病后可获得持久免疫力。

## 三、微生物学检查法

克里米亚-刚果出血热病毒的分离培养、血清学检查及核酸检测方法与汉坦病毒的相关检测方法相似。根据病毒分离鉴定和患者双份血清中特异性抗体的检查也可确诊。

## 四、防治原则

针对 CCHFV 目前无可供使用的疫苗，也无特异性抗病毒治疗方法。防蜱灭蜱，加强医务人员的防护，严格患者隔离，对患者血液、分泌物、排出物消毒处理等方法，可降低病毒感染的风险。

# 第三节　埃博拉病毒

非洲出血热（Africa hemorrhagic fever）主要包括埃博拉出血热（Ebola hemorrhagic fever）和马尔堡出血热（Marburg hemorrhagic fever），分别由埃博拉病毒（Ebola virus）和马尔堡病毒（Marburg virus）感染所致，病死率极高。

埃博拉病毒是迄今发现的致死率高的病毒之一，高达 90%。1976 年首先在刚果（金）（旧称扎伊尔）境内的埃博拉河流域发生大流行而得名。最大规模的埃博拉疫情发生于 2014—2016 年的西非，波及欧洲和北美，病例和死亡数超过了此前疫情的总和。2018—2020 年刚果（金）再次暴发埃博拉疫情，世界卫生组织分别将 2014 年西非埃博拉疫情和 2019 年刚果（金）埃博拉疫情列为"国际关注的突发公共卫生事件"，两次将同一疾病列为"国际关注的突发公共卫生事件"在历史上尚属首次。埃博拉疫情仍在持续，2022 年刚果（金）和乌干达均暴发了新一轮埃博拉疫情。

## 一、生物学性状

**1. 形态结构**　埃博拉病毒属于丝状病毒科（*Filoviridae*）的正埃博拉病毒属（*Orthoebolavirus*）。病毒颗粒呈管状、丝状或索状等多形结构，直径 80 nm，长度 805 nm 至数千纳米（图 31-2），外被包膜，表面有 7 nm 长的刺突。

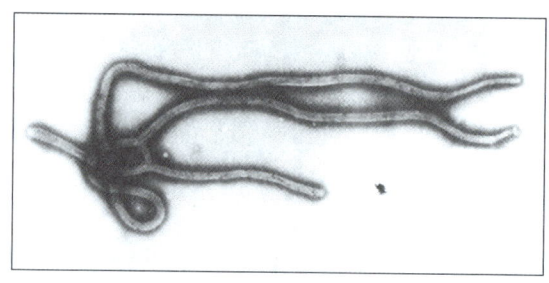

图 31-2　埃博拉病毒的形态
负染，×50 000

**2. 基因结构**　病毒核酸为单负链 RNA（−ssRNA），由 7 个 ORF 组成，编码 7 种蛋白，即 NP（核蛋白）、VP30（转录激活因子）、VP35（聚合酶辅助因子）、VP40（基质蛋白）、GP（糖蛋白）、VP24（RNP 复合物相关蛋白）、L 蛋白（RdRp）。病毒核衣壳呈螺旋对称，由病毒 RNA 与 NP、L 蛋白共同组成，以出芽方式获得病毒包膜形成完整病毒颗粒。

**3. 种类**　埃博拉病毒分 6 个种（species），包括扎伊尔型（*Orthoebolavirus zairense*）、苏丹型（*Orthoebolavirus sudanense*）、本迪布焦型（*Orthoebolavirus bundibugyoense*）、塔伊森林型（*Orthoebolavirus taiense*）、莱斯顿型（*Orthoebolavirus restonense*）和邦巴利型（*Orthoebolavirus* *bombaliense*)。其中扎伊尔型、苏丹型、本迪布焦型、塔伊森林型均可引起人类感染，扎伊尔型毒力最强且病死率最高。莱斯顿型仅在非人类灵长类中引起发病和死亡。邦巴利型目前仅在蝙蝠体内检测到，尚不清楚它是否会引起人类疾病。

**4. 培养特性** 非洲绿猴肾细胞 Vero、地鼠肾细胞 BHK、人胚肺成纤维细胞等均可用于培养埃博拉病毒。病毒感染细胞后 7 小时，培养物中可检测到病毒 RNA，18 小时达高峰，48 小时后可见到细胞病变，7 天后细胞变圆、皱缩，在细胞质内可见嗜酸性包涵体。

**5. 抵抗力** 埃博拉病毒对热有中度抵抗力，在 60℃ 30 分钟条件下方能破坏其感染性；紫外线照射 2 分钟可使之完全灭活；病毒对化学药品敏感，乙醚、去氧胆酸钠、β-丙内酯、甲醛、次氯酸钠等消毒剂可以完全灭活病毒感染性；$^{60}Co$ 和 γ 射线照射可使之灭活。

## 二、致病性与免疫性

**1. 传染源与传播途径** 埃博拉病毒的起源尚不清楚，果蝠（狐蝠科）是埃博拉病毒可能的宿主。埃博拉病毒感染多是人际传播造成，感染者是主要的传染源，直接接触是最主要的传播途径。人体通过接触患者的血液、体液、呕吐物、分泌物、排泄物等引发感染。患者自急性期至死亡前血液中均可维持很高的病毒含量，医护人员等可通过接触患者，特别是接触患者的体液而感染发病。医院内传播是导致埃博拉出血热暴发流行的重要因素。

**2. 致病性** 埃博拉出血热有 2~21 天的潜伏期，临床症状不一。典型病例为经过潜伏期后急性起病。早期出现咽喉痛、头痛、发热、肌肉疼痛、极度虚弱等临床症状。发病后 5~7 天出现严重出血，伴剧烈腹泻、呕吐和皮肤瘀斑，病情发展迅速，患者多在发病后 2 周内死于出血、多脏器功能障碍等，在过去的疫情中，病死率为 25%~90%。

埃博拉病毒可感染巨噬细胞、树突状细胞、间质成纤维细胞和内皮细胞。病毒在许多组织中呈现高滴度，包括肝、脾、肺、肾、血液及其他体液。其致病机制包括病毒复制对宿主细胞的直接损伤以及病毒感染所引起的免疫病理损伤。

**3. 免疫性** 埃博拉病毒感染后，机体免疫反应的差异可影响病毒的复制过程及患者的临床表现和预后。在病毒感染后的存活者体内，首先出现高滴度的针对埃博拉病毒核心蛋白的抗体，并伴有游离病毒的清除和 CTL 的激活等。但在病毒致死性感染者体内，部分病例可出现严重的免疫抑制，主要表现为严重的体液免疫反应受损，通常测不到病毒特异性 IgG 和 IgM 抗体，而且在患者死亡前数日内可出现严重的血管内皮细胞凋亡以及 $CD3^+$、$CD8^+$ 等 T 细胞的消失。

## 三、微生物学检查法

埃博拉病毒是高度危险的病原体，必须在生物安全四级实验室内进行病毒的分离与鉴定。在非洲疫区，主要通过检测埃博拉病毒的特异性 IgM 和 IgG 抗体及病毒抗原或核酸等进行诊断。

**1. 检测抗体** 在患者血液中，病毒特异性 IgM 抗体在发病后 2~9 天出现，并持续存在 1~6 个月时间。IgG 抗体在发病后 6~18 天出现，持续存在 2 年以上。用病毒核蛋白羧基端多肽为抗原建立的 ELISA 方法，检测埃博拉病毒 IgG 抗体的特异性和敏感性较高。但对于急性期血清中特异性抗体滴度很低的患者，应同时进行病毒抗原或核酸的检测。

**2. 检测抗原和核酸** 检测埃博拉病毒抗原与检测病毒核酸的一致性接近 100%，敏感度很高。用γ射线照射标本并灭活病毒后再检测病毒抗原或RNA，可增加实验安全性，且不影响实验结果。

## 四、防治原则

严格消毒患者的分泌物和排泄物，尸体应火化。加强对感染者的隔离及对实验室、医护人员的防护，采取洗手、避免接触确诊或疑似感染埃博拉病毒者的分泌物或体液、不接触确诊或疑似死于埃博拉病毒感染的患者尸体等方法进行自我保护，可降低被埃博拉病毒感染的风险。

目前尚无有效的治疗埃博拉病毒感染方法，采取维持肾功能及水电解质平衡、控制出血、休克等支持疗法，可增加患者存活的机会。其他利于患者存活的治疗方法有输血、血浆换置、肾透析疗法等。此外，在受到埃博拉病毒攻击后48小时内，使用高效价的埃博拉病毒特异性抗体有较高的保护作用，可用于发生意外感染人员的紧急预防。2020年，WHO发布了首份埃博拉病毒感染治疗指南，推荐使用两种单克隆抗体药物治疗由扎伊尔型埃博拉病毒引起的埃博拉病毒感染。

**知识拓展**

### 马尔堡病毒

属于丝状病毒科的马尔堡病毒（Marburg virus）在形态结构、基因组结构、致病性与埃博拉病毒极为相似。马尔堡病毒病主要在南非、肯尼亚、津巴布韦、刚果等地流行，病毒可从果蝠传给人，可人际传播，病死率较高。接触感染者的血液、组织和分泌物，或在葬礼上哀悼者直接接触死者尸体均可被感染。马尔堡出血热的潜伏期为2～21天，起病急，患者有高热、肌肉酸痛、剧烈头痛、严重水样腹泻、腹痛、恶心、呕吐等症状，大量患者因多部位失血和休克而死亡。目前尚无针对马尔堡病毒病的特异性疫苗或治疗方法。

### 思 考 题

1. 汉坦病毒的传染源和主要传播途径是什么？
2. 试述克里米亚-刚果出血热病毒的传播途径。
3. 埃博拉病毒的实验室检查方法有哪些？有何注意事项？
4. 出血热病毒引起的疾病的流行病学特征是什么？防治策略是什么？

（李晓霞）

# 第三十二章

# 疱疹病毒

第三十二章数字资源

疱疹病毒科（*Herpesviridae*）是一群中等大小、有包膜的双股 DNA 病毒，有 130 种以上。根据基因组、复制周期、宿主范围、受染细胞病变效应及潜伏感染等特点，可将疱疹病毒分为 α、β、γ 三个亚科（subfamily），可分别引起人和动物的多种疾病。人类疱疹病毒（human herpesvirus，HHV）主要侵犯外胚层来源的组织，包括皮肤、黏膜和神经组织。感染部位和引起的疾病多种多样，一般有潜伏感染现象。其中 α 疱疹病毒增殖速度快，能引起细胞病变。β 疱疹病毒生长周期长，受染细胞形成巨细胞，而 γ 疱疹病毒感染的靶细胞是淋巴样细胞，可引起淋巴增生。引起人类疾病的疱疹病毒种类及特点见表 32-1。

表 32-1　引起人类疾病的疱疹病毒种类及特点

| 病毒 | 常用名 | 病毒亚科 | 基因组大小（kb） | 重要生物学性状 | 所致疾病 |
|---|---|---|---|---|---|
| 人类疱疹病毒 1 型（HHV-1） | 单纯疱疹病毒 1 型（HSV-1） | α | 152 | 繁殖快、杀细胞性感染，三叉神经节中潜伏 | 唇疱疹、龈口炎、角膜结膜炎、脑炎等 |
| 人类疱疹病毒 2 型（HHV-2） | 单纯疱疹病毒 2 型（HSV-2） | α | 154 | 繁殖快、杀细胞性感染，骶神经节中潜伏 | 生殖器疱疹、新生儿疱疹 |
| 人类疱疹病毒 3 型（HHV-3） | 水痘-带状疱疹病毒（VZV） | α | 125 | 繁殖较快、杀细胞性感染脊髓后根神经节中潜伏 | 水痘、带状疱疹、脑炎 |
| 人类疱疹病毒 4 型（HHV-4） | Epstein-Barr 病毒（EBV） | γ | 173 | 淋巴细胞中繁殖与潜伏 | 传染性单核细胞增多症、伯基特淋巴瘤、鼻咽癌等 |
| 人类疱疹病毒 5 型（HHV-5） | 人类巨细胞病毒（CMV） | β | 240 | 繁殖慢、感染细胞易形成多核巨细胞，常在淋巴细胞、肾脏及分泌腺中潜伏 | 先天性巨细胞包涵体病、单核细胞增多症、间质性肺炎、先天性畸形、肝炎 |
| 人类疱疹病毒 6 型（HHV-6） | 人类疱疹病毒 6 型 | β | 160 | 主要感染 $CD4^+$ 细胞 | 婴幼儿急疹、间质性肺炎、骨髓抑制 |
| 人类疱疹病毒 7 型（HHV-7） | 人类疱疹病毒 7 型 | β | 150 | 主要感染 $CD4^+$ 细胞 | 未明确 |
| 人类疱疹病毒 8 型（HHV-8） | 人类疱疹病毒 8 型 | γ | 137 | 同 EB 病毒 | 卡波西肉瘤 |
| 猕猴疱疹病毒 1 | 猿（猴）疱疹病毒或疱疹 B 病毒 | α | 162 | 同 HSV 病毒 | 主要在恒河猴和猕猴间传播，可引起人脊髓炎、流行性脑炎 |

疱疹病毒的共同特点如下。

**1. 病毒结构** 球形、20面体立体对称，直径为150～200 nm。基因组为双股线性DNA，根据病毒基因转录的时序先后，可分为即刻早期基因、早期基因和晚期基因。核衣壳周围有一层由病毒结构蛋白无定形聚集而成的内膜或称皮质（tegument），最外层是包膜，有糖蛋白刺突（图32-1）。

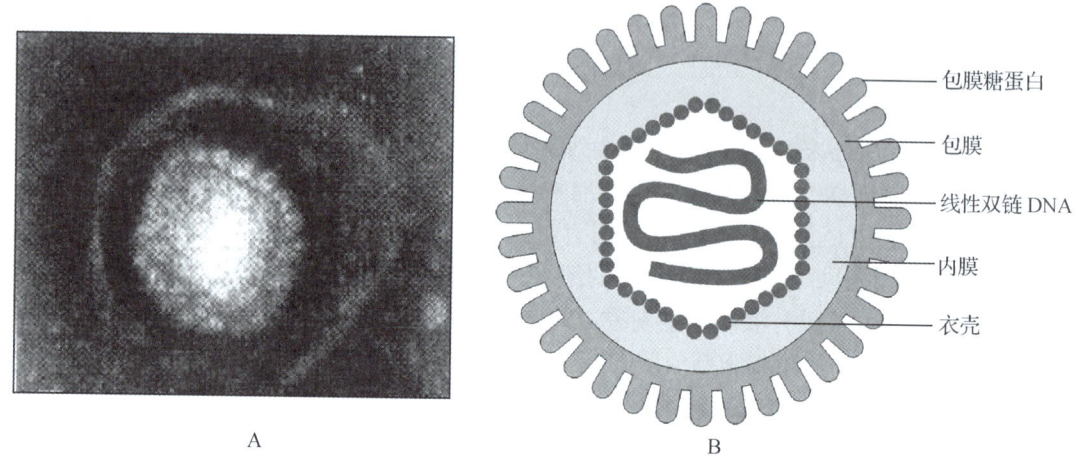

图32-1 HSV形态和结构
A. 电镜下HSV-1形态（×165 000）；B. 疱疹病毒结构

**2. 复制** 病毒通过包膜糖蛋白与易感细胞表面受体结合，病毒包膜与细胞膜融合，核衣壳穿越胞质进入核内；病毒基因的表达具有时序性，在核内进行DNA复制，在细胞质合成的蛋白质入核，在核内与病毒基因组装配核衣壳，经细胞内质网运至细胞表面获得包膜，随之释放出病毒颗粒。

**3. 体外培养** 除EBV、HHV-6、HHV-7嗜淋巴细胞外，人疱疹病毒均能感染人二倍体成纤维细胞，在核内复制，产生明显的CPE，并形成核内嗜酸性包涵体（inclusion body）。病毒可通过细胞间桥直接播散。感染细胞可与邻近未感染的细胞融合成多核巨细胞。

**4. 感染特点** 病毒感染宿主细胞，可有多种感染类型。

（1）显性感染：α亚科病毒HHV-1、HHV-2和HHV-3的重要感染形式。病毒大量增殖、释放，破坏细胞，出现口唇疱疹、生殖器疱疹、水痘及带状疱疹（症状期）等临床症状。在体外病毒培养时，很快引起明显的CPE，细胞破坏死亡，又称增殖性感染（proliferative infection）或杀细胞性感染（cytolytic infection）。

（2）潜伏感染（latent infection）：原发感染后，少数病毒不被清除，以非活化状态存留于机体内，病毒既不增殖，也不破坏细胞，与宿主处于平衡状态。机体不出现临床症状，感染细胞内可检测到病毒的基因组，但一般检测不到病毒颗粒。当机体受到不利因素刺激时，潜伏状态病毒被激活，可排出病毒，但无症状。若被激活的病毒大量复制，机体可产生明显的临床症状，称为复发感染（recurrence infection）。这些特点尤以α亚科中的HHV-1、HHV-2和HHV-3最为明显。

（3）先天感染（congenital infection）：病毒经胎盘感染胎儿，可引起先天畸形，如巨细胞病毒。

（4）整合感染（integration infection）：病毒部分基因组可与宿主细胞DNA整合，导致细胞转化，这与某些疱疹病毒如EBV的致癌机制有关。

# 第一节 单纯疱疹病毒

单纯疱疹病毒（herpes simplex virus，HSV）是疱疹病毒的典型代表，有 HSV-1 和 HSV-2 两个血清型。单纯疱疹病毒感染的宿主范围广、复制周期短、常破坏感染的细胞，易在神经细胞中建立潜伏感染。

## 一、生物学性状

**1. 形态结构** 病毒呈球形、有包膜，直径 150～200 nm（图 32-2）。包膜表面有 11 种包膜糖蛋白（gB—gE、gG—gM）。其中，gG 为型特异性抗原，是 HSV-1 和 HSV-2 血清型的分型依据。gB 和 gD 与病毒吸附和穿入有关。gD 诱导产生中和抗体的能力最强，可用于研制疫苗。gC 是补体 C3b 结合蛋白。gE 可与 IgG 的 Fc 端结合。gH 与病毒的释放有关。

**2. 基因结构** HSV-1 和 HSV-2 基因组有 50% 的同源性，为线性 DNA 分子，有长短两个片段，152～154 kb 不等，中间借共价键连接而成。HSV 基因按其转录的时间顺序可分为 α 基因（即刻早期基因）、β 基因（早期基因）和 γ 基因（晚期基因），分别产生即刻

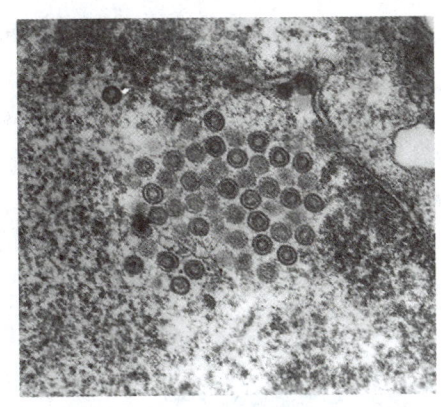

图 32-2　单纯疱疹病毒形态
透射电镜，×75 000 倍

早期蛋白（α）、早期蛋白（β）和晚期蛋白（γ）。即刻早期蛋白一般在病毒感染后 2 小时可检出，主要为调节蛋白，具有启动、指导 β 和 γ 基因的转录表达的作用，意味着 HSV 在细胞内增殖的开始。而早期蛋白主要为病毒基因复制有关的酶，如 UL30 蛋白、胸腺嘧啶激酶（thymidine kinase，TK）以及其他调节蛋白。晚期蛋白主要是病毒结构相关蛋白，如 HSV 包膜糖蛋白等。

**3. 培养特性** HSV 可感染的动物种类较多，常用实验动物为家兔、豚鼠及小鼠等。HSV 在多种细胞中能增殖，常用兔肾细胞、人胚肾细胞及地鼠肾细胞等分离培养病毒。感染后细胞很快出现病变，表现为细胞肿胀呈气球样变（balloon），或相互融合成多核巨细胞，并可出现核内嗜酸性包涵体，最终细胞脱落、溶解、死亡。

## 二、致病性和免疫性

**1. 致病性** 单纯疱疹病毒感染在人群中极为普遍，隐性感染占 80%～90%，少数为显性感染，其中复发感染者较多。患者和带毒者为传染源，可感染新生儿、儿童和成人，病毒通过皮肤、黏膜直接接触或性接触进入机体。

（1）原发感染：HSV-1 的原发感染多发生在 6 个月至 2 岁的婴幼儿和学龄前儿童中，大多数为隐性感染。原发感染常局限在口咽部，尤以龈口炎最为多见。临床表现为发热、咽喉痛、牙龈和咽颊部成群疱疹，破溃后形成溃疡。此外还可引起疱疹性角膜结膜炎、脑炎、皮肤疱疹性湿疹。成人可引起咽炎和扁桃体炎。HSV-2 的原发感染主要引起生殖器疱疹（genital herpes）。

（2）潜伏与复发感染：HSV 原发感染后，机体免疫系统清除大部分病毒而使症状缓解。但少部分病毒可长期潜伏在神经细胞内。HSV-1 潜伏于三叉神经节、颈上神经节；HSV-2 则潜伏于骶神经节。潜伏的病毒并不复制，对抗病毒药物不敏感。当宿主受到各种非特异性刺激，如发热、寒冷、日晒、月经、创伤和情绪紧张、细菌或病毒感染，或使用肾上腺皮质激素等，病毒可被激活并沿神经纤维轴突至末梢，进入神经支配的皮肤和黏膜，重新增殖，导致局部疱疹复发。由于机体的免疫记忆反应，复发感染病程短，感染更局限，损伤轻，也可无症状排毒。

（3）新生儿及先天性感染：HSV-1 可能经胎盘感染胎儿，造成早产、流产、死胎或先天性畸形。患生殖道疱疹的孕妇分娩时，婴儿可通过产道感染 HSV-2，导致新生儿疱疹，常发生在出生后第 6 天，表现为皮肤、眼和口腔局部损伤，严重者出现全身症状或脑炎，死亡率超过 50%，早期抗感染可减少死亡率。HSV-1 与 HSV-2 的感染途径可交叉重叠，均可经胎盘或产道垂直传播。

（4）与宫颈癌的关系：HSV-2 感染与宫颈癌的发生有密切关系。一般认为，HSV-2 在宫颈癌发病中主要起协同作用，HSV-2 感染可显著增加人乳头瘤病毒（HPV）引起宫颈癌的概率。

**2. 免疫性**　原发感染后 1 周左右，血中出现中和抗体，阻断病毒在细胞间的扩散和潜伏感染，减轻疾病的严重程度，但不能阻止重复感染或潜伏病毒的复发。HSV 感染第二周出现特异性 T 细胞，破坏受染的宿主细胞，清除病毒。干扰素和 NK 细胞能限制原发性感染的发展。

### 单纯疱疹病毒可用于基因治疗的载体

单纯疱疹病毒基因组为线性双链 DNA，由共价连接的长片段（UL）和短片段（US）组成，每一片段均含单一序列和反向重复序列，病毒感染宿主细胞后基因组会环化。HSV 基因组中近一半为非必需基因，遗传改造空间大，可将大片段外源基因或多个转基因同时引入病毒基因组，可作为基因治疗的载体。

## 三、微生物学检查法

**1. 病毒分离和鉴定**　病毒的分离培养是临床诊断单纯疱疹病毒感染的可靠依据。可采集皮肤、生殖器等病变部位的水疱液、脑脊液、角膜刮取物、唾液等标本，接种人二倍体成纤维细胞株 WI38 及其他传代细胞株如 Vero、BHK 等，24～48 小时后，细胞出现肿胀、变圆、细胞融合等病变。可用 HSV-1 和 HSV-2 的单克隆抗体进行免疫荧光染色来鉴定型别。

**2. 抗体检测**　急性感染诊断，应采取急性期和恢复期双份血清，同时检测血清中的 IgG 和 IgM。IgM 抗体阳性提示近期感染。流行病学调查可检测 HSV IgG 抗体。

**3. DNA 检测**　取病变组织或细胞，提取病毒 DNA，与标记的 HSV DNA 探针进行杂交，或应用 PCR 检测 HSV-1 或 HSV-2 的 gB 糖蛋白基因，判断是否是 HSV 的感染。此方法已用于疑为 HSV 脑炎患者的诊断。

**4. 快速诊断**　用特异性抗体作间接免疫荧光或免疫组化染色法检测病毒抗原；将水疱液标本进行电镜负染检查可迅速确诊。

## 四、防治原则

尚无特异性措施控制单纯疱疹病毒感染。亚单位疫苗、重组活疫苗、DNA 疫苗等新型疫苗正在研制。疫苗对阻止原发感染有作用,重组 HSV-2 糖蛋白疫苗虽能诱生高水平中和抗体,却不能防止再发感染。新生儿感染的危险性高,在某些情况下(如羊膜未破时)可采取剖宫产,以减少分娩过程中病毒的传播。分娩后给新生儿注射特异性抗体或丙种球蛋白也可作为紧急预防措施。

临床常用药物有阿昔洛韦(acyclovir,ACV)、丙氧鸟苷(ganciclovir,GCV)、阿糖腺苷(vidarabine)等。这些药物均能抑制病毒 DNA 合成,减轻临床症状,但不能清除潜伏病毒及防止潜伏感染再发。IFN 对疱疹性角膜炎也有效。

## 第二节　水痘 - 带状疱疹病毒

> **案例 32-1**
>
> 患者,男,50 岁,最近 1 周内出现乏力、低热的症状,腰部针刺样疼痛,随后右侧腰背部出现椭圆形红斑皮疹,丘疹簇状沿肋间分布,继而迅速变为水疱,水疱内液体清亮。患者儿童时期得过水痘。
> **问题**:该病例最可能的诊断是什么?为什么皮疹呈定向分布?如何预防和治疗?

水痘 - 带状疱疹病毒(varicella-zoster virus,VZV)在儿童初次感染时引起水痘,恢复后病毒潜伏在体内,在患者成年后病毒复发感染引起带状疱疹。

## 一、生物学性状

水痘 - 带状疱疹病毒与单纯疱疹病毒同属 α 疱疹病毒亚科,故生物学性状和致病特点相似:①形态上与 HSV 相同,对感觉神经细胞有亲嗜性,可形成潜伏感染;②引起皮肤水疱;③感染细胞形成嗜酸性包涵体和多核巨细胞;④表达胸腺激酶(TK),对抗病毒药物敏感;⑤细胞免疫在感染中起重要作用。VZV 仅有一个血清型,基因组在疱疹病毒中最短,为 120~130 kb,有 71 个基因,编码 67 个不同蛋白,包括 6 种糖蛋白(gB、gC、gE、gH、gI 和 gL)。在受感染的细胞和病毒的包膜中,糖蛋白 gB、gE 和 gH 含量较为丰富。

## 二、致病性和免疫性

**1. 致病性**　人是 VZV 的唯一自然宿主。与 HSV 相比,VZV 主要通过呼吸道传播,病毒复制较慢,病毒在局部淋巴组织中增生,通过感染全身而累及皮肤,皮肤是病毒的主要靶器官。VZV 原发感染表现为水痘(varicella),复发感染为带状疱疹(zoster)。

（1）水痘：是高度传染性的儿童疾病，多见于 2～6 岁孩童。传染源主要是患者，急性期患者水痘内容物及呼吸道分泌物内均含有病毒。病毒经呼吸道黏膜或结膜进入机体，经 2 次病毒血症，扩散至全身，特别是皮肤、黏膜组织，经 2 周左右的潜伏期，全身皮肤出现丘疹、水疱，有的因感染发展成脓疱疹。皮疹呈向心性分布，躯干比面部和四肢多。有免疫缺陷的儿童和新生儿感染水痘，病情凶险。健康儿童罕见脑炎和肺炎并发症。成人因细胞免疫强，细胞损伤更大，症状较严重，常并发肺炎，死亡率较高。如孕妇患水痘除病情严重外，并可导致胎儿畸形、流产或死亡。

（2）带状疱疹：多发生于成人、老年人、有免疫缺陷和应用免疫抑制剂的患者。水痘患者恢复后，少量病毒潜伏于脊髓后根神经节或颅神经的感觉神经节中。发热、受冷、机械压迫、使用免疫抑制剂、X 线照射、肿瘤等能激活潜伏病毒，活化的病毒沿感觉神经纤维轴突下行至所支配的皮肤，增殖后引起带状疱疹。初期局部皮肤有异常感，瘙痒、疼痛，进而出现红疹、疱疹，串连成带状，以躯干和面额部为多见，呈单侧分布，病程 3 周左右，少数可达数月之久，并发症有脑脊髓炎和眼结膜炎等。

**2. 免疫性**　糖蛋白 gB、gE、gH 诱生的抗体能中和病毒。体液免疫、细胞免疫、干扰素对限制 VZV 扩散及水痘和带状疱疹痊愈起主要作用，尤以特异性细胞免疫更为重要。水痘病后可获持久免疫，再患水痘者少有，但不能防止带状疱疹发生。

## 三、微生物学检查法

水痘或带状疱疹症状典型，一般不需要实验室诊断。症状不典型的患者，可刮取疱疹基底部细胞涂片，染色检查嗜酸性核内包涵体和多核巨细胞，或用免疫荧光或免疫酶染色检查细胞内抗原；也可用疱疹液做电镜快速检查；细胞培养方法可用于分离病毒；应用 PCR 可检测脑脊液中的病毒 DNA。

## 四、防治原则

**1. 主动免疫**　水痘减毒活疫苗已在我国和发达国家广泛应用，用于接种 1 岁以上未患过水痘的儿童和成人，产生的特异性抗体能维持 10 年之久，保护率较高。

**2. 被动免疫**　注射水痘 - 带状疱疹免疫球蛋白（varicella-zoster immunoglobulin，VZIG）或高效价 VZV 抗体制品，能在一定程度上预防新生儿或免疫低下接触者的感染，但没有治疗价值。

**3. 药物治疗**　免疫抑制儿童及成人患带状疱疹，可应用阿昔洛韦、阿糖腺苷等核苷类似物及 IFN-α 进行治疗。阿昔洛韦能减轻症状并阻止疾病的发展。

## 第三节　巨细胞病毒

巨细胞病毒（cytomegalovirus，CMV）属于 β 疱疹病毒亚科，因感染的细胞肿大并具有巨大的核内包涵体而得名。CMV 有严格的种属特异性，引起人类疾病的是人巨细胞病毒（human cytomegalovirus，HCMV），即人类疱疹病毒 5 型（HHV-5）。

## 一、生物学性状

巨细胞病毒的形态与基因结构和其他疱疹病毒相似。DNA 基因组大小约 240 kb，编码至少 30 种多肽。CMV 对宿主或培养细胞有严格的特异性，HCMV 只能感染人。尽管 HCMV 在体内可感染人唾液腺、肾脏、呼吸道上皮细胞、白细胞和精子细胞等，但体外培养只能在人二倍体成纤维细胞中增殖，且增殖速度缓慢，复制周期长。培养细胞在接种病毒 16 小时后，细胞核内才出现即刻早期蛋白 p72，2~6 周才出现 CPE，细胞肿胀、核变大，形成巨大细胞，核内出现晕轮包绕的大型嗜酸性包涵体，形似猫头鹰眼（owl's eye）。CMV 感染患者的尿液标本也能发现带包涵体的巨细胞。

CMV 易被脂溶剂、低 pH、热和紫外线照射等灭活，对冷冻和融化敏感，保存较困难，病毒在 4℃ 条件下仅能维持数天。

## 二、致病性和免疫性

**1. 致病性** 人群中 CMV 感染很普遍，多为隐性或潜伏感染。成人抗体的阳性率达 60%~70%，非洲有些地区达 100%。患者与无症状带毒者是主要传染源。病毒可经唾液、尿液、乳汁及宫颈分泌物排出，通过直接、间接及性接触等方式传播，也可发生垂直传播、输血和器官移植传播。原发感染常发生在 2 岁前，多呈隐性感染，之后成为潜伏感染。潜伏感染的部位主要是外周血单核细胞、T 细胞、血管内皮细胞、肾上皮细胞、唾液腺和乳腺细胞等。机体处于免疫抑制及放疗、化疗等可激活潜伏状态的病毒。

（1）接触感染：CMV 带毒者的体液，如唾液、乳汁、尿液、精液、宫颈分泌液等可通过口-口、手-口、哺乳及性途径传播。感染在各年龄阶段均可发生。免疫功能正常者多不出现临床症状，感染以自限性为主。

（2）先天性感染：孕妇发生 CMV 原发感染，病毒可通过胎盘感染胎儿，引起先天畸形、巨细胞包涵体病（cytomegalic inclusion disease）。患儿常有肝脾大、血小板减少性紫癜、溶血性贫血、脉络膜视网膜炎和肝炎等，部分新生儿可在数周或数月死亡。复发感染的孕妇虽可导致先天感染，但由于孕妇特异性抗体的被动转移，很少引起先天异常。

（3）围生期感染：一般多为慢性，且无明显临床症状，少数表现为肺炎、肝脾轻度大等。在妊娠后期，CMV 可被激活而从泌尿道和宫颈排出，分娩时新生儿可经产道分娩而感染。

（4）输血感染：输入大量含 CMV 的血液，可发生输血后单核细胞增多症和肝炎等病症，潜伏期为 4~8 周。多数免疫正常的人感染 CMV 后不表现临床症状，但能建立终生潜伏感染。

（5）免疫缺陷人群的感染：器官移植、骨髓移植、恶性肿瘤晚期、AIDS 或长期使用免疫抑制剂治疗的患者，体内潜伏状态的 CMV 易被激活，造成播散性感染如严重肺炎、肝炎，病死率较高。CMV 急性感染多见于这类患者，可以由医源性感染所致。CMV 是 AIDS 患者常见的机会感染病原之一。

**2. 免疫性** 人感染 CMV 后，机体产生特异性抗巨细胞病毒 IgG、IgM 和 IgA 抗体，但体液免疫不能有效阻止 CMV 感染，细胞免疫对限制 CMV 的扩散和防止潜伏病毒的激活起主要作用。

## 三、微生物学检查法

**1. 病毒分离**　取患者尿液、唾液、支气管肺泡灌洗液、生殖道分泌物等,接种人二倍体成纤维细胞,培养 2~4 周,观察细胞病变。

**2. 细胞学检查**　尿标本中的脱落细胞,经离心、涂片、染色做细胞学检查,如显微镜下观察到巨大细胞及核内包涵体,可初步诊断为 CMV 感染。

**3. 病毒抗原检测**　应用 CMV 特异单克隆抗体,检测活检组织切片及白细胞等标本中 CMV 蛋白,可用于早期快速诊断。

**4. 病毒 DNA 检测**　取可疑 CMV 感染的标本,利用 PCR 检测标本中的 CMV DNA,其敏感性高于其他方法,对潜伏感染者也能检出。

**5. 血清学诊断**　应用中和试验、ELISA、免疫荧光试验检测患者血清中的 IgM、IgG 抗体,辅助诊断 CMV 感染。如新生儿血清中检测到 CMV IgM 抗体,提示胎儿有宫内感染。

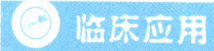

#### 孕前 TORCH 筛查

CMV 是导致新生儿畸形的主要病因之一。CMV 可通过胎盘、母体分泌物及乳汁传播给子代,是胎儿最常见的病毒感染之一。胎儿感染后可表现为无症状、轻微感染、严重后遗症甚至死亡,因此,在孕前 TORCH 检查中包含了巨细胞病毒抗体检测。TORCH 筛查包括弓形虫(Toxplasma)、风疹病毒(Rubella virus)、巨细胞病毒(Cytomegalovirus)、单纯疱疹病毒(Herpes simplex virus)及其他病毒(Others)。

## 四、防治原则

丙氧鸟苷是目前临床应用的抗巨细胞病毒药物,其机制是抑制病毒 DNA 合成,主要用于治疗 CMV 所致间质性肺炎、视网膜炎等。磷甲酸(foscarnet)是一种非核苷焦磷酸类似物,能抑制 CMV 的 DNA 聚合酶活性,临床应用表明能有效地减轻 AIDS 患者和移植受者 HCMV 感染的临床症状。目前 CMV 减毒活疫苗已问世,但尚未大范围使用。

## 第四节　EB 病毒

EB 病毒(Epstein-Barr virus,EBV)属于 γ 疱疹病毒亚科,是人类疱疹病毒 4 型(HHV-4),在自然界分布广泛,人群普遍易感。1964 年由英国学者 Anthony Epstein 和 Yvonne Barr 从伯基特淋巴瘤细胞株中发现,具有嗜 B 淋巴细胞的特点。EBV 是传染性单核细胞增多症的病原体,并且与 Burkitt 淋巴瘤及鼻咽癌等恶性肿瘤的发生有关,是一种人类肿瘤病毒。

## 一、生物学性状

**1. 形态结构与培养** EBV形态结构与其他疱疹病毒相似,但也有其特点(图32-3)。完整的病毒颗粒直径为180 nm,衣壳由162个壳粒组成,呈20面体对称。包膜表面有糖蛋白刺突。在衣壳与包膜之间有无定形物质组成的内膜(tegument)。EBV基因组为173 kb的线状双链DNA,但在感染细胞内病毒DNA以环状附加体形式存在。EBV的整个复制周期尚不清楚。

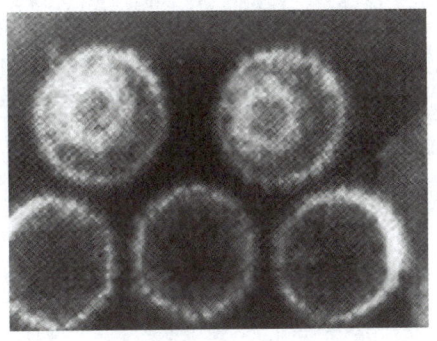

图32-3　EB病毒形态(负染,×100 000)

B淋巴细胞是EBV的靶细胞。目前尚不能用常规方法(即体外培养淋巴母细胞的方法)培养EBV。一般用人脐血淋巴细胞或用含EBV基因组的类淋巴母细胞培养。通常不产生CPE,也不形成其他疱疹病毒感染细胞后所形成的特征性核内包涵体。

依据病毒基因的多态性,EBV可分为两个亚型。在体外细胞培养中,1型(A型)病毒转化B细胞的能力强于2型(B型)病毒。我国以1型病毒流行为主。

**2. EB病毒的抗原系统**

(1)潜伏期抗原(latent phase antigen):包括核抗原、潜伏膜蛋白。

1)核抗原(EB nuclear antigen,EBNA):已知有6种不同的EBV核抗原,即EBNA-1—EBNA-6。EBNA1有抑制细胞处理和提呈抗原的功能,有利于EBV基因组以环状附加体(episome)形式存在于感染细胞内;EBNA-2与诱导B淋巴细胞转化和永生化过程密切相关。

2)潜伏膜蛋白(latent membrane proteins,LMP):表达于宿主细胞膜上,包括LMP-1、LMP-2A、LMP-2B三种。其中,LMP-1是具有癌基因功能的膜蛋白,具有转化细胞、抑制细胞凋亡等生物学活性,在鼻咽癌等上皮细胞源性肿瘤的形成中起重要作用。LMP-2A是细胞酪氨酸激酶的底物,可阻止潜伏病毒激活。

(2)病毒增殖性感染相关抗原:包括三种抗原。

1)即刻早期抗原(immediate early antigen,IEA):是非结构蛋白,已知有BZLF1和ERLF1两种,为转录激活因子。IEA表达是病毒复制开始的标志。

2)早期抗原(early antigen,EA):分为EA/R和EA/D两类,后者具有EBV特异的DNA聚合酶活性。EA出现是EBV活跃增殖、细胞进入裂解性周期的标志。

3)晚期抗原(late antigens,LA):病毒衣壳抗原(viral capsid antigen,VCA),为晚期合成的病毒结构蛋白,存在于胞质和核内。病毒膜抗原(membrane antigen,MA)存在于病毒包膜表面和感染细胞膜表面,其中糖蛋白gp350/220介导EBV吸附于易感细胞表面受体,并诱生中和抗体。gp350特异性CTL在控制EBV急性感染中可能有重要作用。因此gp350/220是EBV亚单位疫苗设计的候选抗原之一。

**3. 实验动物感染** EBV感染有严格的种属特异性。棉顶绒猴(cotton-top marmoset)接种EBV后,常发展成致死性淋巴瘤,其类淋巴母细胞(lymphoblastoid)含有高滴度的病毒衣壳抗原。

## 二、致病性和免疫性

**1. 致病性**　EBV 传染源是隐性感染者和患者，主要通过唾液传播，如接吻等，也可经性接触传播或输血传播。人群 EBV 普遍感染，尤以儿童多见，我国 3～5 岁儿童的 EBV 抗体阳性率达 90% 以上。幼儿初次感染后多数无明显症状，病毒潜伏于体内，甚至终身携带。青少年和成人初次感染，可表现为典型的传染性单核细胞增多症。EBV 感染宿主细胞后存在以下三种结局。

（1）增殖性感染：EBV 在口咽上皮细胞和少数的 B 淋巴细胞中，可表现为增殖性感染。此时，病毒基因组 DNA 由环状变为线性，在细胞内自主复制，随着子代病毒的形成和释放，宿主细胞溶解死亡。

（2）潜伏感染：EBV 感染 B 细胞后，病毒基因组处于潜伏状态，EBV 基因组以环状附加体形式，随细胞分裂而复制并分配到子代细胞中，此时病毒只表达潜伏期蛋白。潜伏的 EBV 基因被激活后可充分表达，转为增殖性感染。EBV 潜伏感染的不断激活，刺激宿主产生特异性 T 细胞，控制 EBV 感染在亚临床水平。

（3）恶性转化：EBV 表达多种与转化有关的基因产物（EBNA-2、LMP-l 等），诱导人类 B 淋巴细胞和上皮细胞转化、永生化，与淋巴瘤及鼻咽癌等恶性肿瘤的发生有关。LMP-l 具有癌基因的特征，在肿瘤形成与发展中起重要作用，但不是致癌的唯一因素。

**2. EBV 感染相关疾病**

（1）传染性单核细胞增多症（infectious mononucleosis）：多发生在青春期后，潜伏期 30～50 天。EBV 在口咽部和唾液腺上皮细胞中复制，低水平排毒数周至数月，而后病毒感染 B 淋巴细胞，一些受 EBV 感染的淋巴细胞可长期存在。典型症状为头痛、不适、咽喉痛、持续发热、淋巴结和脾大，部分患者伴有肝大、黄疸、皮疹等，外周血单核细胞和淋巴细胞显著增多，其中多为异形淋巴细胞。急性期后，患者低热、疲劳可持续数周或数月，少见并发症，免疫缺陷患者可出现死亡。

（2）伯基特淋巴瘤（Burkitt lymphoma，BL）：多发于非洲儿童的一种恶性淋巴瘤。常发生在非洲与赤道相邻地区。研究表明，EBV 与 BL 的发生关系密切，其依据是：①血清流行病学调查表明，所有 BL 患儿的 EBV 抗体均高于正常儿童；②从来自 BL 的细胞中分离出 EBV；③ 90% 以上 BL 组织中都可检出 EBV 的 DNA 及其表达的 EBNA-1 抗原；④ EBV 转化的 B 淋巴细胞可发生染色体异位，使 C-myc 原癌基因的表达失去调控，导致细胞恶性转化。

（3）鼻咽癌（nasopharyngeal carcinoma，NPC）：中老年患者多见。我国南方和东南亚地区为高发区。研究表明 EBV 与 NPC 密切相关，世界各地病例的癌组织中有 EBV 基因组存在并表达相应的 EBV 抗原（如 EBNA）。患者血清中有高效价的 EBV 特异性 VCA-IgA 或 EA-IgA，有些患者在鼻咽黏膜发生病变前已查出这些抗体。鼻咽癌的发生除 EBV 外，还与遗传因素、环境因素以及生活因素有关。

（4）淋巴增生性疾病（lymphoproliferative disease）：AIDS 等免疫缺陷患者易发生 EBV 感染诱发的淋巴增生性疾病，如弥漫性多克隆淋巴瘤、淋巴细胞间质性肺炎及舌多毛性黏膜白斑病。

（5）其他肿瘤：霍奇金病（Hodgkin disease）是一种恶性淋巴瘤，研究表明约 50% 的霍奇金病与 EBV 感染有关。此外，5%～10% 胃癌与 EBV 感染密切相关。

**3. 免疫性**　人感染 EBV 后能诱生 VCA 及 MA 抗体，而后出现 EA 抗体，细胞溶解后才出现 EBNA 抗体，建立细胞免疫。细胞免疫对病毒活化的"监视"和清除转化的 B 细胞起关键作用。体液免疫能阻止外源性病毒感染,却不能消灭病毒的潜伏感染。在体内潜伏的病毒与宿主保持相对平衡状态,少量的 EBV 在口咽部继续发生低滴度的增殖性感染,这种持续感染可保持终生。

## 三、微生物学检查法

**1. 病毒分离** 取可疑患者的唾液、外周血或淋巴样组织标本,接种于从脐带血分离的淋巴细胞中,培养观察 6~8 周。这种方法费时费力,一般临床实验室不采用。

**2. 血清学检测** 因 EBV 分离培养较困难,一般用血清学方法做辅助诊断。

(1) 嗜异性抗体检测:用于传染性单核细胞增多症的辅助诊断。感染者血清中有一种 IgM 抗体,能非特异性凝集绵羊红细胞,若抗体滴度超过 1∶80 则有辅助诊断意义,但要结合临床表现和其他实验室检查综合分析。

(2) 特异性抗体检测:是临床诊断最常用的方法,常用 ELISA 法或免疫荧光法检测 EBV 的 VCA-IgG 和 EA-IgA 抗体,抗体滴度≥1∶5~1∶10 或持续升高,对鼻咽癌有辅助诊断意义。

**3. 特异性蛋白及核酸检测** 应用间接免疫荧光法检测细胞中病毒核抗原 EBNA,采用单克隆抗体替代多价血清,敏感度会更高。应用核酸杂交和 PCR 检测病变组织中 EBV DNA,敏感性和特异性均高。

## 四、防治原则

EB 病毒预防性疫苗主要是病毒包膜糖蛋白,刺激机体产生抗体以阻止病毒感染。治疗性疫苗则以病毒复制感染过程中表达的核抗原(EBNA)和潜伏膜蛋白(LMP1、LMP2)为免疫治疗靶点,刺激机体产生特异性细胞免疫应答,增强细胞毒性 T 细胞杀伤肿瘤作用。国内外均已有疫苗进入针对鼻咽癌等肿瘤免疫治疗的临床试验。

目前对 EBV 感染尚缺乏疗效肯定的抗病毒药物。阿昔洛韦用药期间能减少 EBV 从咽部排毒,但不能改善传染性单核细胞增多症的症状,对免疫缺陷患者中的 EBV 淋巴瘤治疗也无效。

# 第五节 新发现的人类疱疹病毒

## 一、人类疱疹病毒 6 型

人类疱疹病毒 6 型(human herpes virus 6,HHV-6)是疱疹病毒科的新成员。1986 年首次从淋巴增生和 AIDS 患者外周血单个核细胞中分离到 HHV-6。HHV-6 对 $CD4^+$ T 细胞具有亲嗜性,是婴幼儿急疹的病原,在免疫低下人群中 HHV-6 可被激活导致再感染。此外,某些肿瘤、中枢神经系统疾病等与 HHV-6 感染有关。

**1. 生物学性状** HHV-6 属于 β 疱疹病毒亚科,具有疱疹病毒典型的形态特征。病毒直径 160~200 nm。基因组是 160 kb 的线性双链 DNA,衣壳由 162 个壳粒构成,20 面体立体对称。病毒有包膜，含刺突状结构，包膜和衣壳之间有较厚的内膜。HHV-6 有两个亚型（HHV-6A、HHV-6B），亚型间虽有 96% 以上的同源序列，但在生物学性状、抗原性、致病性等存在差异。B 亚型感染谱较 A 亚型广，在幼儿急疹和骨髓移植患者中主要为 B 亚型感染，健康儿童中 99% 的原发感染为 B 亚型，而在中枢神经系统感染、AIDS 及淋巴增生性疾病患者中，A 亚型检出率较高。

HHV-6 主要感染 CD4$^+$ T 细胞，但在 B 细胞、胶质细胞、类成纤维细胞及巨核细胞中也能复制。实验室常用脐血淋巴细胞或外周淋巴细胞分离病毒。

**2. 致病性和免疫性** HHV-6 广泛存在于自然界，人群普遍感染，1 岁以上儿童和成人的抗体阳性率为 60%～90%。HHV-6 主要经唾液传播，也可通过输血、器官移植、垂直传播途径传播。

HHV-6 引起的婴儿原发感染多数为隐性感染，少数可引起婴幼儿急疹（婴幼儿玫瑰疹）。常急性发病，表现为突发高热（40℃）和上呼吸道感染症状，退热后颈部和躯干出现淡红色斑丘疹。HHV-6 很少引起成人原发感染，但如发生，则可引起严重的临床症状。

HHV-6 与免疫抑制患者（特别是 AIDS 患者）关系密切。HHV-6 可与 HIV 共同感染 CD4$^+$ T 细胞，加速 T 细胞数减少，导致细胞免疫功能下降，因而 HHV-6 是 HIV 引起 AIDS 的协同因子。HHV-6 也可引起骨髓抑制患者间质性肺炎。

此外，HHV-6 与淋巴增生性疾病、多发性硬化症、卡波西肉瘤、传染性单核细胞增多症、慢性疲劳综合征、药物过敏综合征等有关。

**3. 微生物学检查与防治** 应用人脐血或外周血淋巴细胞分离病毒，将患者外周血淋巴细胞、唾液等标本接种于培养细胞，加入 PHA 刺激，经 2～4 天即出现细胞肿胀变圆、融合等细胞病变。可用原位杂交和 PCR 技术检测受感染细胞中的病毒 DNA，或用血清学方法测定病毒特异性 IgM 和 IgG 类抗体，以确定是否近期或既往感染 HHV-6。

HHV-6 在体外对丙氧鸟苷敏感，但与临床治疗效果不一致。目前尚无有效的特异性疫苗。

## 二、人类疱疹病毒 7 型

人类疱疹病毒 7 型（human herpesvirus 7，HHV-7）属于 β 疱疹病毒亚科。1990 年从 AIDS 患者外周血 CD4$^+$ T 细胞中分离得到。HHV-7 形态结构与 HHV-6 相似，但血清学及 DNA 同源性分析均显示与 HHV-6 不同，基因组同源性仅为 50%～60%。病毒颗粒直径 180～200 nm，由长约 150 kb 的线性双链 DNA 核心、衣壳、内膜和包膜构成。HHV-7 的宿主范围较窄，可在经 PHA 刺激后的人脐血淋巴细胞株中增殖，不能在其他 CD4$^+$ 细胞株中生长。HHV-7 与 HHV-6 之间存在共同抗原，也有各自的特异性抗原。

HHV-7 主要经唾液传播。人群 HHV-7 感染普遍存在，初次感染多发生在 1 岁左右，之后长期潜伏于人体，2～4 岁儿童的抗体阳性率达到 50%，75% 健康人唾液可检出此病毒。HHV-7 感染可能与幼儿急疹、玫瑰糠疹、神经损害和组织器官移植并发症有关系，但致病性有待进一步证实。

HHV-7 主要感染 CD4$^+$ T 淋巴细胞，已观察到 HHV-7 感染 CD4$^+$ T 淋巴细胞后可下调细胞表面 CD4 分子的表达，对 HIV 起竞争性抑制作用。HHV-7 与 HIV 感染细胞的拮抗关系，为 AIDS 治疗提供了新思路。

实验室诊断包括病毒分离、血清学试验以及 PCR 法。

## 三、人类疱疹病毒 8 型

人类疱疹病毒 8 型（human herpesvirus 8，HHV-8），也称为卡波西肉瘤相关疱疹病毒（Kaposi sarcoma-associated herpesvirus，KSHV），1994 年从 AIDS 患者卡波西肉瘤组织中发现。HHV-8 属 γ 疱疹病毒亚科。病毒直径 150～200 nm，基因组为线性双链 DNA，以附加体形式存在，除编码病毒结构蛋白和代谢相关蛋白外，尚能编码参与信号转导、细胞周期和细胞凋亡调控的细胞因子和趋化因子，与病毒的致癌机制有关。与其他疱疹病毒类似，HHV-8 能在激活和抑制宿主免疫反应之间建立平衡，以维持其潜伏感染。例如，尽管 HHV-8 感染后激活了多种宿主的先天免疫受体，但其编码的蛋白可抑制宿主先天免疫和适应性免疫，如 vIRFs（viral interferon regulatory factors）家族蛋白可抑制宿主 Ⅰ 型干扰素，以此达到长期潜伏感染的目的。

性接触是 HHV-8 的主要传播途径，也可通过唾液、器官移植及输血传播。HHV-8 可在 B 淋巴细胞内潜伏感染，HIV 可激活潜伏的 HHV-8。卡波西肉瘤是多发生于皮肤、消化道和内脏的血管性肿瘤，为 AIDS 的常见晚期并发症。此外，HHV-8 还与其他肿瘤相关：①多中心卡斯特莱曼病（multicentric Castleman disease，MCD）：为一种非典型的淋巴系统增生性病变，与 HIV、HHV-8 感染密切相关；②原发性渗出性淋巴瘤（primary effusion lymphoma，PEL）：是一种淋巴增生性病变，也与 HHV-8 感染有关；③HHV-8 还与多发性骨髓瘤的发生有关。此外，南非地区 HHV-8 儿童感染率较高，儿童感染后容易引起暴发性淋巴结病。

HHV-8 的诊断可用 PCR、DNA 杂交等方法检测病毒的核酸；也可用免疫荧光、ELISA、免疫印迹等方法检测血清抗原或相关抗体。针对的抗原主要有两种：一是 HHV-8 潜伏相关的核抗原（latency-associated nuclear antigen，LANA），二是 HHV-8 活动期表达的抗原（lytic phase antigens，LPA）。HHV-8 抗体水平可反映病毒在人群中的感染情况。

### 思 考 题

1. 简述人类疱疹病毒的种类。
2. 简述 HSV 的潜伏部位及其致病特点。
3. 简述各类人类疱疹病毒所致的疾病。
4. 患者，女，43 岁，因反复出现单侧持续性头痛、鼻塞、鼻涕带血、鼻出血、耳鸣等症状就诊，查体患者眼球突出，活动受限，有复视、视力障碍，鼻咽镜检查到鼻咽腔发现邻近鼻孔的肿物，CT 检查确定鼻咽肿物，EB 病毒血清学检测 VCA-IgG 滴度 ≥ 1∶40，EA-IgA 滴度 1∶5 以上。与该患者鼻咽肿物最相关的病因是什么？

（林　旭）

# 第三十三章 乳头瘤病毒

乳头瘤病毒科（*Papillomaviridae*）是一类无包膜的环状双链 DNA 病毒，共有 54 属 134 种，其中感染人的有 5 个属，称为人乳头瘤病毒（human papillomavirus，HPV），主要侵犯人类皮肤和黏膜组织，引起增生性病变，如寻常疣、尖锐湿疣和宫颈癌等。1983 年德国学者 Harald zur Hausen 从人宫颈癌组织中发现 HPV DNA，随后的研究证实 HPV 是宫颈癌的主要病因，因此获得 2008 年诺贝尔生理学或医学奖。

## 一、生物学特性

**1. 形态与结构** 乳头瘤病毒呈球形，无包膜，直径 55 nm，20 面体立体对称，衣壳由 72 个壳粒组成。基因组是约 8 kb 的环状双链 DNA，分为早期区（early region，E 区）、晚期区（late region，L 区）和非编码区（noncoding region，NCR）（图 33-1）。NCR 也称上游调节区（upstream regulatory region，URR），对病毒 DNA 的复制和基因表达起调控作用。

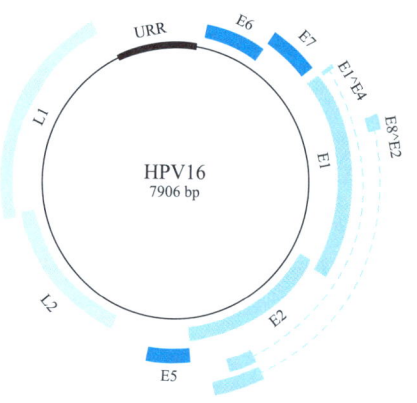

图 33-1　HPV 基因组结构
HPV 基因组是环状双链 DNA，所有编码基因位于一条链

　　E 区编码 6 个早期蛋白，E1、E2 蛋白在病毒 DNA 的转录和蛋白翻译发挥调控作用，E4 蛋白与病毒颗粒的成熟与释放有关。E5、E6、E7 编码转化蛋白，与致癌性相关。

　　L 区包括 2 个 ORF，分别编码主要衣壳蛋白 L1 和次要衣壳蛋白 L2。L1 蛋白单独或 L1 和 L2 蛋白共同均具有自我组装的特性，能组装成病毒样颗粒（virus-like particle，VLP），其抗原性与天然 HPV 颗粒相似，可诱发机体产生中和抗体，可作为疫苗预防 HPV 感染。

　　**2. 分型** HPV 根据 L1 基因的同源性划分基因型，型间至少有 10% 序列差异，已发现超过 200 个型。每个型别与体内特定感染部位和病变有关。根据侵犯的组织部位和危害不同，可分为皮肤低危型、皮肤高危型、黏膜低危型、黏膜高危型。

**3. 病毒的复制与培养** HPV 的复制增殖过程复杂，与上皮细胞的分化阶段相关。病毒 DNA 隐藏于基底层细胞，早期基因在棘层细胞开始表达，晚期基因的表达及病毒的装配则在颗粒层细胞进行，而完整的病毒体仅在终末分化的角质层细胞中可见，可能与病毒复制的过程中需依赖特殊阶段的上皮细胞因子有关。HPV 尚不能在体外用细胞培养。

**4. 抵抗力** HPV 抵抗力强，能耐受干燥并长期保存，加热或经甲醛处理可失活，高温消毒和 2% 戊二醛消毒可灭活。

## 二、致病性和免疫性

**1. 传染源与传播途径** HPV 具有宿主和组织特异性，人是 HPV 唯一的自然宿主，主要感染人体皮肤和黏膜上皮细胞。HPV 主要通过直接接触传播，也可通过与被污染物接触间接传播。皮肤受日光、紫外线等照射造成的微小损伤，以及其他理化因素造成的皮肤、黏膜损伤均可为 HPV 感染创造条件。HPV 引起的生殖道感染是性传播疾病之一，主要经性接触传播。母婴间垂直传播主要为生殖道感染的母亲在分娩过程中经产道感染新生儿。

**2. 致病性** HPV 感染局限于皮肤和黏膜，不引起病毒血症。由于型别及感染部位不同，所致疾病不尽相同，包括皮肤疣、黏膜湿疣和喉部乳头瘤等（表 33-1）。皮肤低危型如 1、2、3、4、7、10、12、15 等型别，引起皮肤表面的疣；皮肤高危型如 5、8、14、17、20、36、38 等型别，与皮肤恶性肿瘤的发生相关；黏膜低危型如 6、11、13、32、34、40、42、43、44、53、54 等型别，感染泌尿生殖道和消化道黏膜，引起黏膜湿疣；黏膜高危型如 16、18、30、31、33、35、39、52、58、66 等型别，与黏膜恶性肿瘤如宫颈癌的发生相关。

表 33-1　HPV 型别与所致疾病及其致癌性

| 型别 | 所致疾病 | 致癌性 |
| --- | --- | --- |
| 1、4 | 跖疣 | 良性 |
| 2、4、26、27、29 | 寻常疣 | 良性 |
| 3、10、28、41 | 扁平疣 | 极少恶性 |
| 7、40 | 肉贩手疣 | 良性 |
| 5、8、9、12、14、15、17、19～25、36、46、47 | 疣状表皮增生异常 | 30%恶性转化（如 HPV17、HPV20） |
| 3、7 | 角化棘皮瘤 | 良性 |
| 6、11 | 肛殖尖锐湿疣、喉乳头瘤、口腔乳头瘤 | 低 |
| 13、32 | 口腔局灶性上皮增生 | 有癌变可能 |
| 16、18、31、33、35、39、45、51、52、56、58、59、68 | 宫颈、外阴等上皮内瘤样变、宫颈癌、喉和食管癌 | 与宫颈癌、喉癌高度相关 |
| 75、77 | 器官移植患者的寻常疣 | 良性 |
| 37 | 角皮棘化瘤 | 良性 |

（1）皮肤疣（warts）：发生于皮肤的任何部位，包括寻常疣（verruca vulgaris）、扁平疣

（flat warts）和跖疣（plantar）等。寻常疣常由 2、4 和 26 型等引起，多见于少年和青春期，好发于手指、手背和足缘等处，初发期为针尖大的丘疹，以后渐渐增大呈乳头样，表面粗糙，角化明显。扁平疣常由 3、10 型等引起，多发于青少年颜面及手背、前臂等处，为扁平隆起的丘疹，表面光滑，颜色同皮肤色或浅褐色。跖疣则由 1、4 型引起，好发于足跟、跖骨头或胼胝的基底部。初起为一细小发亮的丘疹，后逐渐增大，因受压而形成胼胝样斑块或扁平丘疹，表面角化。

（2）尖锐湿疣（condyloma acuminatum）：是性传播疾病之一，主要由 6、11 型引起。女性感染部位主要是阴道、阴唇和宫颈，男性多见于外生殖器及肛周等部位。病变初起为细小柔软的淡红色丘疹，以后体积渐增大，数量增多，表面湿润，凹凸不平，可呈乳头样、菜花样和鸡冠状突起。

（3）宫颈癌（cervical cancer）：由 16、18 等高危型别感染，引起宫颈、外阴及阴茎等生殖道上皮内瘤样变，进而发展为恶性肿瘤。宫颈癌是女性第二常见的恶性肿瘤，每年约有 50 万新发病例，超过 30 万病人死亡。与宫颈癌发生最相关的是 HPV16 和 HPV18。根据分子流行病学调查，大部分宫颈癌可检出 HPV DNA，HPV16 检出率可高达 60%，其次是 HPV18，在我国检出率高的还有 52、58 等型别。这些型别还与肛门癌、口腔癌等恶性肿瘤发生有关。

（4）其他恶性肿瘤：HPV 的 57 型与鼻腔良性、恶性肿瘤有关，12 型和 32 型等与口腔癌有关。此外，6 型和 11 型常引起儿童咽喉乳头瘤，虽然属良性瘤，但严重者可因阻塞气道而危及生命。

**3. 致癌机制** 引起细胞增生是 HPV 的基本特征。病毒的早期基因直接或间接参与细胞的增生和转化过程。E6 和 E7 蛋白分别与抑癌蛋白 p53 和 pRB 结合，促使两种抑癌蛋白的降解或失活，并阻断 p53 和 pRB 对细胞周期的负调节作用，促使细胞异常增殖，而诱导细胞永生化（immortalization）。宿主基因 *p53* 和 *pRB* 突变可促进 HPV 诱导宫颈癌的发生。E5 蛋白可通过影响表皮生长因子受体（epidermal growth factor receptor，EGFR）的稳定性或激活血小板衍生的生长因子受体，刺激细胞的有丝分裂。HPV 基因组 DNA 与宿主细胞染色体整合，激活原癌基因（如 *C-myc*）表达，引起细胞永生化，也是其致癌的原因之一。HPV 还可通过抑制 IFN 作用等多种免疫逃逸机制，逃避机体的免疫反应，形成持续感染。

**4. 免疫性** HPV 感染 96 小时后可产生特异性免疫应答，但 HPV 可通过多种免疫逃逸机制逃避宿主免疫系统的监视与清除，如基因整合、抑制 IFN 作用等。

## 三、微生物学检查

HPV 感染有典型临床损害时，可根据临床表现做出诊断，但亚临床感染时则需进行组织细胞学、病毒核酸或蛋白的检测。

**1. 组织细胞学检查** 常用宫颈刮片脱落细胞涂片，或将疣状物制作切片，HE 染色后镜检，如见不典型增生或宫颈上皮内瘤变（cervical intraepithelial neoplasia，CIN），应进一步检测 HPV，如用 HPV 特异抗体检测宫颈脱落细胞的病毒蛋白。

**2. 核酸检测** 针对不同型的 HPV 特异序列设计引物，用实时荧光定量 PCR 方法确定型别并定量，用于 HPV 感染的快速诊断。也可用标记的 HPV 特异性探针进行斑点杂交和 Southern 印迹检测 HPV DNA。

## 四、防治原则

避免直接接触感染部位是预防皮肤黏膜感染的重要方法，间接接触亦有传播的可能，所以家庭成员之间有必要防范。加强性安全宣传教育和杜绝不洁性行为，是预防尖锐湿疣和宫颈癌的重要措施。

疫苗接种已经成为预防宫颈癌的常规方法。目前用于临床的基因工程疫苗有二价疫苗（16、18型）、四价疫苗（6、11、16、18型）和九价疫苗（6、11、16、18、31、33、45、52、58型）。

对寻常疣和尖锐湿疣可局部用抗病毒化疗药物治疗，或用冷冻、电灼、激光、手术等疗法去除，亦可用中药疗法局部用药治疗。

### 思 考 题

1. 为何人乳头瘤病毒感染人体不同的部位？
2. 人乳头瘤病毒引发宫颈癌的原因是什么？
3. 为何人乳头瘤病毒感染后难以彻底根治？

（赵英会）

# 第三十四章

# 其他病毒

## 第一节 狂犬病病毒

狂犬病病毒（rabies virus）是一种嗜神经性病毒，属于弹状病毒科（*Rhabdoviridae*）狂犬病病毒属（*Lyssavirus*），主要在野生动物和家畜中传播，如狼、豺、鼬、蝙蝠、犬和猫，带病毒的犬和猫是人类狂犬病的主要传染源，可通过咬伤、抓伤或密切接触等形式传播给人类而引起狂犬病（rabies）。狂犬病又称恐水症（hydrophobia），是一种人畜共患的急性中枢神经系统传染病，至今尚无有效的治疗方法，一旦发病，死亡率几乎100%。

### 一、生物学性状

**1. 形态与结构** 狂犬病病毒颗粒呈子弹状，一端钝圆，另一端扁平，平均大小约 75 nm × 180 nm，有包膜（图 34-1）。病毒核心为核蛋白（nuclear protein，N 蛋白）包裹病毒 RNA 基因组成的核糖核蛋白（ribonucleoprotein，RNP），与其表面的大蛋白（large protein，L 蛋白）和磷蛋白（phosphoprotein，P 蛋白）共用组成病毒核衣壳，呈螺旋对称排列。核衣壳外面为脂蛋白包膜，表面分布有长约 10 nm 的糖蛋白（glycoprotein，G 蛋白）刺突；在核衣壳和脂蛋白包膜之间是基质蛋白（matrix protein，M 蛋白）（图 34-2）。

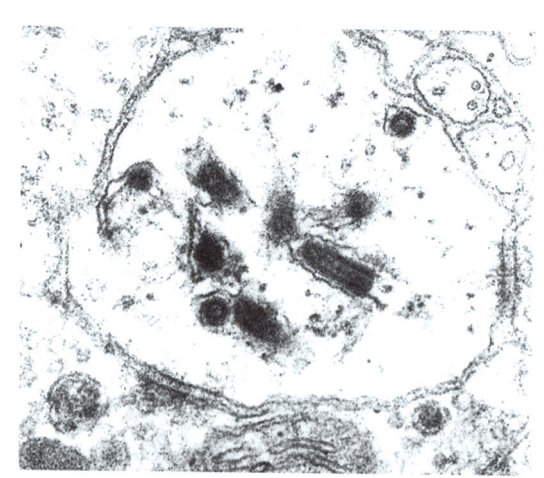

**图 34-1　狂犬病病毒的形态**
× 150 000

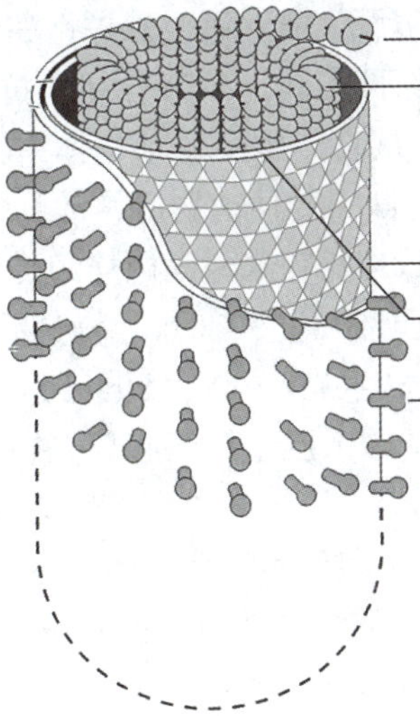

图 34-2 狂犬病病毒的结构

**2. 基因与蛋白** 病毒基因组为单负链 RNA（-ssRNA），长约 12 kb，从 3′ 到 5′ 端依次为约 50 个核苷酸的先导序列（leader-sequence，LDR），以及编码 N、P、M、G 和 L 蛋白的 5 个结构基因，各个基因间含有非编码序列（non-coding sequence，NC 序列）。病毒主要编码 5 种蛋白，其中 N 蛋白与基因组 RNA 组成核衣壳，具有保护 RNA 的功能；P 蛋白是一种磷酸化的蛋白，参与核衣壳的组成；M 蛋白位于病毒核衣壳和外膜之间，起着连接两者的作用；G 蛋白存在于病毒包膜，构成病毒的糖蛋白刺突，与病毒的感染性、血凝性和毒力相关；L 蛋白为病毒的依赖 RNA 的 RNA 聚合酶，存在于核衣壳中，参与病毒的转录和复制。

**3. 病毒复制** 研究发现，狂犬病病毒受体可能为乙酰胆碱受体、神经细胞黏附分子、神经营养因子 P75 受体等分子，广泛分布于肌细胞和神经细胞膜上。病毒通过包膜 G 蛋白与细胞表面的受体特异结合而吸附，引起吸附病毒处的细胞膜内陷并包裹病毒进入细胞，随后病毒包膜与细胞膜发生融合并脱壳，释放病毒基因组 -ssRNA 至细胞质中。病毒的复制主要在感染细胞的细胞质中进行，一方面病毒以 -ssRNA 为模板转录出 mRNA，进而合成 N、P、M、L 和 G 蛋白，另一方面以转录的正链 RNA 为模板，再复制子代病毒 -ssRNA，最后 -ssRNA 与 N、P 和 L 蛋白质装配成核衣壳，以出芽形式释放并获得包含 M 蛋白和 G 蛋白的病毒包膜，形成完整病毒颗粒。

**4. 培养特性** 多种细胞（如 BHK-21、Vero 和 2BS 等）可用于狂犬病病毒培养，在 Vero 细胞和 2BS 细胞中复制周期短，病毒产量高，已用于灭活疫苗生产。狂犬病病毒感染动物的范围广，主要在如狼、狐狸、臭鼬、浣熊、蝙蝠等野生动物及犬、猫等家畜中自然感染与传播。在易感动物或人脑组织，主要是大脑海马回锥体细胞中增殖时，可以在细胞质内形成一个或多个、圆形或椭圆形、直径为 20～30 nm 的嗜酸性包涵体，称为内氏小体（Negri body）（图 34-3）。通过检查动物或人脑组织标本中的内氏小体，可以辅助诊断狂犬病。

**5. 抗原性** G 蛋白和 N 蛋白是狂犬病病毒的主要抗原。其中 G 蛋白是病毒胞膜糖蛋白可刺激机体产生中和抗体、血凝抑制抗体和细胞免疫应答，属于病

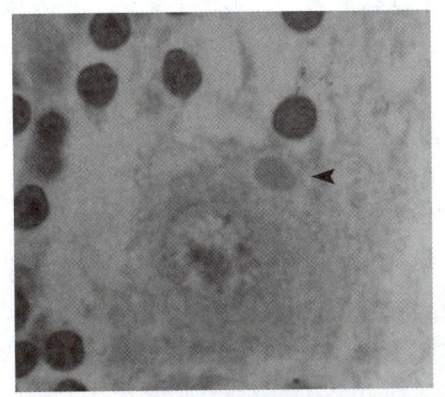

图 34-3 狂犬病病毒感染细胞中的内氏小体
HE 染色，×1000

毒的主要保护性抗原；N 蛋白是病毒属特异性抗原，能够诱生保护性的细胞免疫应答，但不能产生保护性抗体。此外，不同来源的毒株免疫原性不同，多为 G 蛋白抗原性的差异所致。

**6. 变异** 狂犬病病毒可以发生毒力变异。从自然感染的动物体内分离到的病毒称为野毒株（wild strain）或街毒株（street strain）。将街毒株接种动物后，动物发病的潜伏期长，但自脑外部位接种后容易侵入脑组织引起发病。将野毒株在家兔脑内连续传代后，病毒对家兔致病的潜伏期随传代次数的增加而逐渐缩短；传代至50代左右时，潜伏期可由原来的4周左右缩短为4~6天。这种变异的狂犬病病毒被称为固定毒株（fixed strain），其特点是对犬或人的致病性明显减弱；对犬进行脑外途径接种时，不能侵入脑组织引起狂犬病。用固定毒株制成灭活疫苗，可预防狂犬病的发生。

**7. 抵抗力** 狂犬病病毒对热、紫外线、日光和干燥敏感。病毒悬液经56℃ 30~60分钟或100℃ 2分钟作用即可被灭活，但在4℃条件下传染性可保持数周，在-70℃可保存数年，易被酸、碱、脂溶剂、去垢剂、肥皂水、胰蛋白酶等灭活。

## 二、致病性与免疫性

**1. 传染源与传播途径** 狂犬病病毒能自然感染多种家畜和野生动物。在发展中国家，病犬是狂犬病的主要传染源，80%~90%的狂犬病病例由病犬传播，其次是由猫、狼等传播。由于发达国家的狂犬病已经受到有效控制，蝙蝠、狐狸、臭鼬和浣熊等野生动物逐渐成为重要传染源。患病动物唾液中含有大量病毒，于发病前5天即具有传染性。近年发现，犬、猫等动物存在隐性感染，也可能有传染性。人对狂犬病病毒普遍易感，被感染动物咬伤、抓伤或与感染动物密切接触后，病毒可通过皮肤的伤口感染而引起狂犬病。黏膜也是病毒的重要侵入门户，如患病动物的唾液污染人眼结膜等，也可引起发病。此外病毒尚可通过呼吸道传染，已有岩洞工作者和实验室工作人员经气溶胶感染的报道。

**2. 发病机制与临床表现** 狂犬病病毒对神经组织有很强的亲和力。病毒在咬伤处横纹肌细胞内缓慢增殖4~6天后，可以侵入外周神经，由神经末梢沿神经轴索上行侵入中枢神经系统，大量扩增并扩散至全脑。其中，脑干是最先累及的部位。患者由于中枢受累，产生反射性兴奋性增高，可出现躁狂表现，而迷走神经核、舌咽神经核和舌下神经核受损则可导致呼吸肌和吞咽肌痉挛，出现恐水、呼吸困难、吞咽困难等症状。其中，尤为突出的是恐水症状，表现为在饮水、见到水或听到流水声甚至谈及饮水时，均可引起严重咽喉肌痉挛。3~5天后，患者转入麻痹、昏迷，最后呼吸循环衰竭而死。另外，当交感神经受刺激时，可出现唾液和汗腺分泌增多；当迷走神经节、交感神经节和心脏神经节受损时，可引起心血管功能紊乱或猝死。

人被病毒感染动物咬伤后，狂犬病发病率为30%~60%。潜伏期为3~8周，短者10天，长者可达数月或数年，主要取决于咬伤部位距头部距离、伤口深度、受伤者年龄、入侵病毒的数量与毒力以及宿主免疫力等。儿童、伤口在头颈部或伤势较重者，往往潜伏期短、发病率高。

**3. 免疫性** 狂犬病病毒感染机体后，可诱导机体产生体液免疫和细胞免疫应答。其中，中和抗体可中和游离状态的病毒，阻断病毒进入神经细胞内，有保护性作用。免疫细胞产生的细胞因子等亦可抑制病毒复制和抵抗病毒感染。

## 三、微生物学检查法

狂犬病症状典型，通常根据动物咬伤史和典型临床症状即可做出诊断。人被犬或其他动物咬伤或抓伤后，应对动物进行检查明确是否有狂犬病。

**1. 动物的观察**　在动物发病前5天，唾液中可出现病毒，若咬人1周后动物仍健康，可认为不是狂犬病或咬人时唾液中仍无狂犬病病毒。如动物发生狂犬病，可杀死动物制备脑组织切片或印片，检查病毒抗原或内氏小体；另外，对于无典型症状的可疑动物，用核酸杂交法或PCR法直接检测动物脑组织中的病毒RNA，可获得早期诊断结果。

**2. 病毒分离**　可疑动物的脑组织混悬液等材料，可在乳鼠脑内接种进行狂犬病病毒分离，接种后可引起乳鼠脑炎及死亡，可取发病鼠的脑组织进行内氏小体或病毒抗原的检查以确诊。也可将检材接种多种地鼠或小鼠细胞系进行病毒分离，但要求实验室达到一定的安全级别才能进行。

## 四、防治原则

捕杀野犬，严格管理家犬、家猫，减少与可疑动物的密切接触，进行及时的伤口处理和预防接种等，可有效控制狂犬病的发生，降低发病率。

**1. 伤口处理**　人被可疑动物咬伤后，应立即进行伤口处理。可用清水、3%～5%肥皂水或0.1%苯扎溴铵等充分清洗伤口；对于严重咬伤者的较深伤口，应对伤口深部进行灌注清洗，然后再用2%～3%碘酊或75%乙醇涂擦伤口，进行消毒。

**2. 预防接种**　人被可疑动物咬伤或抓伤后，应尽早接种狂犬病疫苗。常用地鼠肾细胞或人二倍体细胞培养制备的灭活疫苗，分别于伤后0、3、7、14和28天肌内注射进行全程免疫，免疫后7～10天可产生中和抗体，并保持免疫力1年。全程免疫后再次被动物致伤者，还需要再次接种疫苗。如伤口严重，应联合使用被动免疫制剂，用抗狂犬病马血清或人源免疫球蛋白在伤口周围浸润注射。对于兽医、动物管理员、野外工作者以及狂犬病病毒研究者等高危人群，也应接种狂犬病疫苗以预防感染。

## 第二节　细小病毒

细小病毒（parvovirus）又称细小DNA病毒，属于细小病毒科（*Parvoviridae*），是已知的最小的DNA病毒。目前发现对人致病的细小DNA病毒有细小病毒B19（parvovirus B19）和人类博卡病毒（human bocavirus，HBoV）。细小病毒B19可引起儿童传染性红斑（erythema infectiosum），成人感染可致多发性关节炎综合征（polyarthralgia-arthritis syndrome），原有溶血性损害的患者感染B19可引起再生障碍危象（aplastic crisis）。HBoV是2005年首次在儿童呼吸道分泌物中分离到的一种新的细小病毒，目前认为是婴幼儿急性下呼吸道感染的病原体之一。

## 一、生物学性状

细小病毒呈球形颗粒，直径 18～26 nm，衣壳呈 20 面立体对称，由 32 个壳粒组成，无包膜。基因组为线状单链 DNA（ssDNA），约 5.5 kb，编码衣壳蛋白 VP1 和 VP2 及非结构蛋白。VP2 为主要的衣壳蛋白，约占病毒体蛋白组成的 90%。病毒具有较强抵抗力，在 pH 3～9 的环境中均稳定，在 56℃可耐受 1 小时，但能被 40% 甲醛、β-丙内酯及氧化剂等灭活。

## 二、致病性与免疫性

B19 病毒主要经呼吸道传播，也可经消化道黏膜、血液和胎盘传播，病毒侵入上呼吸道后首先在上呼吸道局部增殖，然后经血循环进一步播散至骨髓和其他部位。B19 引起的疾病主要为传染性红斑、再生障碍危象。孕妇发生 B19 病毒感染后，病毒可通过胎盘侵袭胎儿，杀伤红细胞前体细胞，引起严重贫血及流产，尤其会对血清抗 B19 抗体阴性孕妇所怀胎儿造成严重威胁，导致胎儿充血性心力衰竭（胎儿水肿）和胎儿死亡。机体感染 B19 病毒后，可产生特异性的 IgM 和 IgG 抗体，前者可持续 2～3 个月，后者可持续多年。

B19 病毒对人类红细胞具有高亲嗜性。B19 的受体是血型 P 抗原，该抗原在成熟红细胞、红细胞前体细胞、巨核细胞、内皮细胞及胎盘、胎儿肝和心脏上均有表达。病毒的基因转录、DNA 复制及装配均在细胞核内完成，病毒在宿主细胞内复制的结果导致细胞溶解死亡，对细胞的直接杀伤作用及随后产生的免疫病理损害为其主要的致病机制。

HBoV 感染主要发生在冬、春季节，感染者以 6 个月到 3 岁的婴幼儿为主，感染率约为 5.6%，与呼吸道合胞病毒感染相似，主要引起肺炎和支气管肺炎等。

## 三、微生物学检查

细小病毒感染的诊断要结合患者临床表现，实验诊断技术包括特异性 IgM 抗体和病毒 DNA 检测。用 ELISA 法检测抗细小病毒 IgM 抗体，可作为新近感染的证据。DNA 检测可取血清作点杂交或用组织切片进行原位杂交，或用 PCR 扩增病毒特异性 DNA。

## 四、防治原则

目前尚无针对人细小病毒的疫苗和特异性治疗方法，对传染性红斑及再障危象等治疗仅为对症治疗。商品化免疫球蛋白中含有针对人细小病毒中和抗体，可用于治疗和改善免疫功能缺陷患者的持续性感染。

## 第三节 痘病毒

痘病毒（pox virus）是所有病毒中体积最大的病毒。对人类危害最严重的痘病毒为天花病毒（smallpox virus），历史上多次全球性的天花大流行给人类造成了严重的灾难。由于牛痘苗和痘苗病毒的广泛接种，WHO 于 1980 年宣布根除了天花。尽管天花已被消灭，但其他一些痘病毒，如牛痘病毒（cowpox virus）、猴痘病毒（monkeypox virus）、传染性软疣病毒（molluscum contagiosum virus，MCV）等亦能引起人类疾病；在恐怖主义、战争风险仍然存在的今天，天花卷土重来的危险依然存在。

痘苗病毒（vaccinia virus）作为表达系统已广泛用于构建重组疫苗或基因治疗的载体。

## 一、生物学性状

痘病毒病毒体呈卵圆或砖形，大小约为 400 nm × 230 nm，在光学显微镜下勉强可见。病毒外层有一脂蛋白包膜，包裹着病毒核心和蛋白质性质的侧体（lateral bodies）。病毒基因组为线状双链 DNA，130 ~ 375 kb，含有约 185 个可读框（ORF），指导 200 余种病毒蛋白的合成。其中一类是结构蛋白，占核心体重量的 70%；另一类是可溶性的功能蛋白，形成痘病毒独立、完整的复制、转录酶系统等。痘病毒可在鸡胚绒毛尿囊膜、人羊膜传代细胞、HeLa 细胞、Vero 细胞等组织细胞培养中增殖，复制过程全部在细胞质中完成，成熟的病毒体以出芽方式释放。病毒不耐热，60 ℃ 30 分钟可使之灭活，对一般消毒剂和紫外线敏感，但耐干燥和低温，在土壤、痂皮和衣被上可存活数月，在低温下可存活数年。

## 二、致病性与免疫性

痘病毒的传染源为感染的人和动物，通过呼吸道分泌物、直接接触等途径进行传播。人类痘病毒感染主要包括天花、传染性软疣、牛痘、人类猴痘等。

天花（smallpox）是由天花病毒引起的人类烈性传染病，曾经在世界各地广泛流行。人类对天花病毒普遍易感，患者是唯一的传染源。天花主要通过呼吸道传播，也可通过直接接触水疱液或污染物品的间接接触而传播，引起高热、面部及全身皮肤出现水泡或脓疱等症状，死亡率很高，部分患者痊愈后脓痂脱落可留下明显瘢痕。天花病后可获得牢固的免疫力。

传染性软疣（molluscum contagiosum）是由传染性软疣病毒引起的皮肤病损，主要见于儿童和青少年，主要通过直接接触传播，人是其唯一宿主，病损是慢性增生性的，表现为面、臂、背、臀部皮肤出现的乳头样突起，电镜观察可见疣体内充满大量成熟病毒颗粒。此病也可由性传播，致生殖器传染性软疣。软疣可自行消退，不留瘢痕。此病无特效疗法，可刺破瘤体涂碘酊，必要时可手术切除软疣。

人类猴痘（human monkeypox）由猴痘病毒引起，未接种过天花疫苗的人群对猴痘普遍易感，主要通过与媒介动物或猴痘患者的密切接触，经由破损皮肤、呼吸道和体表黏膜被感染，潜伏期通常为 7 ~ 14 天，最长可达 21 天，临床表现与天花相似，主要表现为皮肤出现类似天花的水疱或脓疱，并伴有发热、皮疹、淋巴结肿大等症状，病程 2 ~ 4 周，病死率为 1% ~ 11%。此病最早见于非洲，2003 年后在美国、英国、以色列、新加坡等地散发流行，2022 年猴痘疫情在全球暴发，被 WHO 列为"国际关注的突发公共卫生事件"。

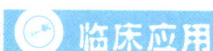

#### 猴 痘 病 毒

猴痘病毒与天花病毒、痘苗病毒同属于痘病毒科正痘病毒属。天花疫苗可对猴痘病毒提供85%的保护。但由于全球在消灭天花后停止了天花疫苗接种，导致未接种过天花疫苗的人群数量不断积累，猴痘易感性增加。已接种天花疫苗人群的特异性免疫力也可能随时间逐渐降低，其对猴痘交叉保护能力有待于评估。目前有预防天花和猴痘的疫苗批准上市，可用于高暴露风险成人群，包括AIDS或特应性皮炎患者等人群的免疫接种。

牛痘是由牛痘病毒感染牛后引起的一种良性疾病，仅侵犯母牛的乳头和乳房皮肤，挤奶工人因密切接触而被感染，在手、臂及脸部出现疱疹，一般不引起严重的全身感染。痊愈后可获得牢固的免疫力，其抗原性与天花病毒、痘苗病毒极为相似，故感染牛痘后可预防天花。

痘苗病毒是在实验室内经动物传代、鸡胚培养或细胞培养等方法获得的用于天花预防接种的变异毒株，在抗原性上与天花病毒相似，曾被用于天花的预防免疫，近年来作为基因治疗载体或重组疫苗的表达系统又重新受到了重视。

## 三、微生物学检查和防治原则

电子显微镜观察、病毒分离培养、抗原检测和PCR等均可用于痘病毒的微生物学检查，但有些病毒如猴痘病毒尚无培养方法可用。现已不再进行大规模接种痘苗病毒预防天花，但对人类猴痘病毒感染的高危人群进行痘苗病毒接种能在一定程度上预防人类猴痘的发生。

## 第四节 博尔纳病病毒

博尔纳病病毒（Borna disease virus，BDV）为单负链RNA病毒，属于博尔纳病病毒科（*Bornaviridae*）。19世纪末，德国Borna镇大批军马罹患脑病或瘫痪而大量死亡，被称作博尔纳病，20世纪初发现该病的病原是一种RNA病毒。

BDV颗粒呈球形，直径约100 nm，有包膜，包膜表面有长约7 nm的刺突，内部有一新月形核衣壳，呈螺旋对称排列。病毒基因组为线性、单股负链RNA，不分节段，长约8.9 kb，共有6个可读框，分别编码核蛋白（N蛋白）、磷蛋白（P蛋白）、基质蛋白（M蛋白）、包膜糖蛋白（G蛋白）、非糖基化的特殊蛋白（X蛋白）及RNA聚合酶（L蛋白）。和其他大多数单股负链RNA病毒不同，BDV基因转录和复制在细胞核内进行，并可能通过RNA拼接（RNA splicing）和转录过阅读（transcriptional read-through）等方式调节病毒基因表达。目前发现BDV仅有一个血清型，可刺激机体产生中和抗体，但滴度较低。病毒对脂溶剂（如乙醚、氯或丙酮等）、去污剂，紫外线和低pH敏感，加热56℃ 30分钟即可被灭活。

BDV主要通过密切接触传播，宿主范围广，可感染几乎所有温血动物，并在感染宿主细胞内呈低水平复制，且产生病毒量少，表现为持续性感染的过程。病毒具有高度嗜神经性，主要侵犯大脑边缘系统、海马等部位，引起动物行为异常，运动障碍并最终导致动物死亡。病毒本身无致细胞病变作用，发病机制与免疫病理损伤密切相关，其中细胞免疫应答发挥主要作用。近年的研究发现，部分神经精神疾病如精神分裂症、抑郁症、帕金森病、病毒性脑炎等患者的血清中可检出 BDV 抗体，或在患者外周血淋巴细胞及尸检脑组织中检测到病毒 RNA 或特异性抗原，提示 BDV 感染可能与人类的某些精神疾病密切相关，但其致病机制尚不明确。

微生物学检查主要依靠病毒抗体、抗原和基因组 RNA 的检测。尚无有效的疫苗可用。

## 思 考 题

1. 简述狂犬病病毒的致病机制。
2. 当人被狂犬病病犬咬伤后应采取哪些措施？
3. 2022 年猴痘疫情在全球暴发，采取何种措施可有效预防疫情传播？

（贾娴娴）

# 第三十五章

# 朊 粒

朊粒（prion）的名称来源于蛋白性感染颗粒（proteinaceous infectious particle）的英文缩写，引起人和动物传染性海绵状脑病（transmissible spongiform encephalopathy，TSE）。因无细胞结构，曾被称为朊病毒，但它不是任何形式的病毒、类病毒或卫星病毒。朊粒作为病原因子，其本质是正常宿主细胞自身基因编码的、构象异常的蛋白质，故也称为朊蛋白（prion protein，PrP）。1982 年美国学者 Stanley Prusiner 研究神经退行性疾病而发现朊粒，获得了 1997 年诺贝尔生理学或医学奖。

## 一、生物学性状

朊粒最早是从羊瘙痒病因子感染的仓鼠脑组织内分离到的一种蛋白，故又称羊瘙痒病朊蛋白（scrapie isoform of PrP，$PrP^{SC}$），分子量为 27～30 kDa，电镜下呈纤维状或杆状。正常人和动物的神经细胞编码一种与 $PrP^{SC}$ 相似的 PrP 前体蛋白，分子量为 35～36 kDa，称为细胞朊蛋白（cellular isoform of PrP，$PrP^{C}$）。$PrP^{C}$ 是一种正常的糖基化膜蛋白，对蛋白酶敏感，易溶于去污剂，没有致病性，在中枢神经系统的神经细胞及星形胶质细胞等均有表达。

$PrP^{C}$ 和 $PrP^{SC}$ 的一级结构完全相同，但其空间结构存在明显差异。$PrP^{C}$ 含有约 42% 的 α- 螺旋和 3% 的 β- 折叠结构，而 $PrP^{SC}$ 含有约 30% 的 α- 螺旋和 43% 的 β- 折叠。即 $PrP^{C}$ 富含 α- 螺旋，而 $PrP^{SC}$ 富含 β- 折叠。用磁共振技术对重组 $PrP^{C}$ 分子的三维结构研究结果显示，$PrP^{C}$ 有 3 个 α- 螺旋和 2 个 β- 折叠，而 $PrP^{SC}$ 则是由于 $PrP^{C}$ 发生错误折叠，部分 α- 螺旋变构为 β- 折叠，α- 螺旋减少而 β- 折叠增加，三维构象发生变化而产生的（图 35-1）。这种结构上从 α- 螺旋到 β- 折叠的转变可能是导致朊粒致病的基础条件。PrP 与目前已知的任何蛋白质都不具有同源性，可能是一个独立的蛋白家族。$PrP^{C}$ 和 $PrP^{SC}$ 的主要区别见表 35-1。

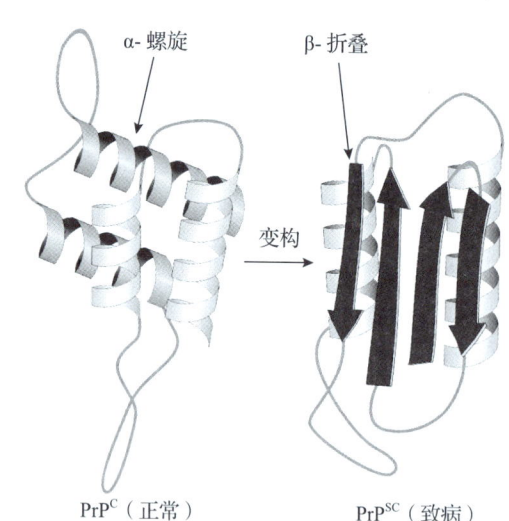

图 35-1 $PrP^{C}$ 和 $PrP^{SC}$ 的三维空间结构模式图

表 35-1　PrP$^C$ 和 PrP$^{SC}$ 的主要区别

| 区别要点 | PrP$^C$ | PrP$^{SC}$ |
| --- | --- | --- |
| 分子构型 | 42% α-螺旋和 3% β-折叠 | 30% α-螺旋和 43% β-折叠 |
| 存在特点 | 正常及感染动物 | 感染动物 |
| 存在形式 | 单体或二聚体 | 形成纤维或短杆状的聚合体 |
| 对蛋白酶 K 的抗性 | 敏感 | 抗性 |
| 在非变性去污剂中 | 可溶 | 不可溶 |
| 致病性 | 无 | 有 |
| 传染性 | 无 | 有 |

**知识拓展**

**朊粒的来源**

PrP$^C$ 是人和动物表达的蛋白。人类的 PrP 编码基因 PRNP 位于第 20 号染色体短臂，小鼠位于第 2 号染色体，二者同源性高达 90%。PrP$^C$ 转变为 PrP$^{SC}$ 的机制尚不清楚。一般认为 PrP$^{SC}$ 与 PrP$^C$ 接触后可改变 PrP$^C$ 的构象，使之变为 PrP$^{SC}$ 构象。但是，PrP 基因突变也可导致 PrP$^C$ 变构为 PrP$^{SC}$，例如在家族性朊粒病家系中均可见 PRNP 变异，多为重复片段的插入或点突变。突变 PRNP 的转基因动物会发生朊粒病。

朊粒对理化因素的抵抗力强，传统的消毒剂和消毒方法不能使之灭活。朊粒能抵抗蛋白酶 K 的消化，对戊二醛、甲醇、乙醇、丙醇、碘、非离子型或弱离子型去污剂等化学消毒剂也不敏感。对热有很强的抗性，标准的高压蒸汽灭菌法（121.3℃处理 20 分钟）不能使之失活。需要 134℃高压蒸汽灭菌法处理至少 2 小时以上，才能使其失去传染性。目前灭活朊粒的方法是室温 20℃情况下用 1 mol/L 氢氧化钠处理 1 小时后，再以 134℃高压蒸汽灭菌法处理至 2 小时以上。

近年已成功建立了猩猩、恒河猴、小鼠、地鼠、转基因鼠等动物感染模型，有助于朊粒病的研究。

## 二、致病性与免疫性

朊粒引起人和动物致死性中枢神经退行性疾病，共同特征是潜伏期长，可达数年至数十年之久，一旦发病即呈进行性发展，通常在 4 个月至 2 年内死亡。感染者可有痴呆、震颤、共济失调和精神异常等临床表现。朊粒病的病理学特征是朊粒蛋白大量堆积在神经组织中，形成淀粉样斑块，同时伴有神经元凋亡、弥漫性神经元缺失、星形胶质细胞增生、脑皮质疏松呈海绵状变性等。脑组织中无炎症反应，不能产生朊粒特异性的免疫应答。

已知人和动物朊粒病（prion disease）有十余种。常见的动物朊粒病有牛海绵状脑病（bovine spongiform encephalopathy，BSE，即疯牛病）、羊瘙痒病（sheep scrapie）、水貂传染性脑病（transmissible mink encephalopathy，TME）等。人朊粒病有不同形式的克雅病和库鲁病。

**1. 克雅病**　是克罗伊茨费尔特-雅各布病（Creutzfeldt-Jakob disease，CJD）的简称，是

最常见的传染性海绵状脑病。1920年和1921年由德国医生 Hans Creutzfeldt 和 Alfons Jakob 报道此病。根据病因不同，CJD 可分为散发型、家族型、获得型三种类型（表35-2）。

表35-2 克雅病的类型

| 型别 | 疾病 | 病因 | 占比 |
| --- | --- | --- | --- |
| 散发型 | 克雅病（CJD） | 感染来源未知 | 80%～90% |
| 家族型 | 格斯特曼综合征（GSS）<br>致死性家族性失眠症（FFI） | *PRNP* 基因特定位点突变 | 5%～10% |
| 获得型 | 变异型克雅病（vCJD） | 摄入疯牛病病牛肉 | <1% |

（1）散发型克雅病：CJD 通常指的就是此型，呈全球性分布，最为常见，约占85%。发病率1/100万～2/100万，好发于50～70岁，平均发病年龄为65岁。病因尚不明确，无明显环境诱因，也无明显传播。典型临床表现为进行性发展的痴呆、肌阵挛、小脑共济失调、运动性失语，并迅速发展为半瘫、癫痫，甚至昏迷，患者最终死于感染或自主神经功能衰竭，约90%的患者在1年内死亡。

（2）家族型克雅病：占5%～15%，是常染色体显性遗传性海绵状脑病。患者家族均有 PrP 编码基因 *PRNP* 的突变，已发现多个点突变和重复片段插入。

致死性家族性失眠症（fatal familial insomnia，FFI）临床表现为进行性加重的失眠、运动失调、精神异常和内分泌紊乱等，很少见痴呆。病因是 *PRNP* 第178位密码子突变，导致天冬氨酸突变为天冬酰胺（D178N）。

格斯特曼综合征（Gerstmann-Sträussler-Scheinker disease，GSS）临床表现为共济失调，伴缓慢进展的精神功能衰退。最初的症状是动作笨拙和步态不稳，随后出现语言困难、痴呆、眼球震颤。后期控制呼吸和咳嗽的肌肉受损，通常因肺炎而死亡。通常40多岁发病，存活期约5年。病因是 *PRNP* 发生点突变，导致 P102L、A117V、F198S 和 Q217R 等蛋白变异。

（3）获得型克雅病：少见，少于1%，主要是变异型克雅病（variant CJD，vCJD），也可通过医源性途径获得。

1986年英国发生牛海绵状脑病（疯牛病）疫情，原因是动物饲料污染了来源于患朊粒病（如羊瘙痒病）的动物材料。经过大规模宰杀病牛，严管饲料，疯牛病得到控制，但10年后欧洲出现了 vCJD 病例。1996年由英国 CJD 监测中心首次报道 vCJD，此后法国、德国、爱尔兰、俄罗斯等也发现了病例，截止2022年，英国共报道178例病人，全球其他国家55例。

vCJD 是由食入患疯牛病的病牛肉所致。临床表现是进行性神经精神障碍，如精神症状（抑郁、焦虑、痴呆等）、共济失调（肌阵挛、舞蹈症、肌张力紊乱）和周围神经感觉障碍（持续性疼痛）等。与 CJD 相比，vCJD 在发病年龄、临床特征、脑电图改变和病理变化等有明显差异。vCJD 发病年龄在42岁以下，中位年龄29岁，最小者仅15岁。

医源性 CJD 极少见，主要与医疗器械消毒不严格、脑深部电极、神经外科手术、角膜移植和硬脑膜移植有关，于术后15～20个月发病。使用人垂体制备的生长激素和促性腺激素也有传播此病的可能，也可通过输血和消化道等传播。尚无经胎盘传播的证据。

**2. 库鲁病（Kuru disease）** 是第一个被发现的人朊粒病，仅见于巴布亚新几内亚高原上的土著部落。Kuru 是当地方言，意为"颤抖"。库鲁病的潜伏期很长，可达4～30年，一旦发病，迅速进行性加重，临床表现为震颤、肌阵挛、共济失调、晚期出现痴呆，病程一般不超过1年，大多在6～9个月内死亡。库鲁病与当地有宗教性食尸习俗有关，因参加食尸者多为妇女和儿童，故妇女和儿童的发病率较高，而成年男子很少患病。20世纪50年代末随着此习俗被禁止，库鲁病也逐渐消失。

## 三、微生物学检查法

朊粒病的诊断主要根据临床表现、中枢神经系统特征性的组织病理学改变和病原学检查等。病原学检查可采取患者脑脊液和病变脑组织，通过免疫组化技术等方法检测 $PrP^{SC}$。检测朊粒需在生物安全三级实验室进行。

**1. 免疫组化** 是确诊朊粒病的方法之一。由于没有能区分 $PrP^C$、$PrP^{SC}$ 的抗体，通常将脑组织或淋巴组织的病理切片先用高温及甲酸处理破坏 $PrP^C$，然后再用 PrP 单克隆抗体染色，从而在组织切片中显示 $PrP^{SC}$。

**2. 免疫印迹** 是诊断朊粒病的常用方法。脑组织等样本经匀浆后，先用蛋白酶 K 处理破坏 $PrP^C$，电泳后转印到硝酸纤维膜上，再用 PrP 单克隆抗体检测 $PrP^{SC}$。

**3. ELISA** 该方法适用于大批量样品的筛查，但可疑样品要进一步通过免疫组织化学技术或免疫印迹技术确诊。

**4. 基因检测** 用于协助诊断家族性朊粒病。

## 四、防治原则

没有针对朊粒的疫苗用于预防，也没有特异性治疗方法，主要针对传播途径采取预防措施。禁止用牛、羊等动物的骨肉粉作为饲料添加剂喂养牛、羊等反刍动物，以防止致病因子进入食物链。进口活牛和胚胎必须严格检疫，防止输入性感染。

为预防医源性朊粒病发生，应对患者的血液、体液和医用器材彻底消毒。彻底销毁含致病因子的动物尸体和组织。器官移植应做好供体的筛检。医护人员在诊疗过程中应加强防范，注意保护。

### 思 考 题

1. 简述传染性海绵状脑病（TSE）的临床表现和病理学特征。
2. 患者，女，55 岁，近半年来，出现迅速进展的健忘、肌阵挛、运动性失语、失眠、体重下降、步态不稳。患者否认家族中有类似疾病的人员。该患者可能的诊断是什么？如何进行实验室检查以确诊？

（刘延菊）

# 第三十六章 真菌的基本性状

真菌（fungus）是一类具有富含几丁质和葡聚糖的细胞壁、没有光合色素、通过无性或有性孢子繁殖呈菌丝或酵母菌形态的异养真核生物。真菌在自然环境中分布广泛，种类繁多，已被确认和描述的真菌超过 14 万种。大部分真菌对人类有益，广泛应用于发酵、酿酒、生产抗生素等，少数真菌对人类有害，可引起人类及动植物疾病。真菌可导致不同类型的疾病，包括过敏和哮喘、表皮感染、肺炎、脑膜炎和真菌败血症等。

真菌学在传统上常被划归在植物学的范畴中，但根据分子系统发育分析，真菌与动物的亲缘更为接近，广义的真菌与动物（菌物总界与动物总界）共同构成称为后鞭毛生物的单系群。真菌界本身也是一个单系群，传统分类系统中真菌包括壶菌门（*Chytridiomycota*）、接合菌门（*Zygomycota*）、子囊菌门（*Ascomycota*）及担子菌门（*Basidiomycota*）。随着对真菌进化研究的深入，2007 年形成了一套新的真菌分类系统（图 36-1），其中子囊菌门与担子菌门构成双核亚界（*Dikarya*），是真菌中多样性最高的类群，壶菌门与接合菌门因被认为是并系群而有所调整，芽枝霉门（*Blastocladiomycota*）与新美鞭菌门（*Neocallimastigomycota*）从壶菌门中分出，接合菌门则被拆分成球囊菌门（*Glomeromycota*）与毛霉亚门（*Mucoromycotina*）、虫霉亚门（*Entomophthoromycotina*）、梳霉亚门（*Kickxellomycotina*）和捕虫霉亚门（*Zoopagomycotina*）等四个亚门。

与医学相关的真菌多属于子囊菌门、担子菌门和接合菌中的毛霉亚门。

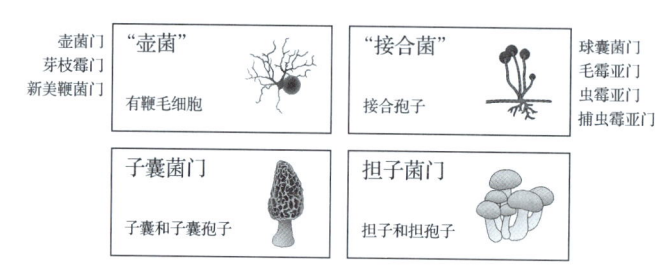

图 36-1 真菌分类

## 第一节 真菌的形态和结构

真菌营养生长阶段的结构称为营养体（vegetative body），当营养生活进行到一定时期时，真菌就开始转入繁殖阶段，形成各种繁殖体即子实体（fruiting body）。

## 一、营养体

大多数真菌的营养体是多细胞结构的丝状体,通常称作霉菌,还有一些单细胞类型的营养体。

**1. 多细胞真菌** 孢子生出的嫩芽,称为芽管。芽管逐渐延长,形成具有多细胞结构的丝状体。单个丝状体称为菌丝(hypha),是由硬壁包围的管状结构,内含可流动的原生质。菌丝的生长限于菌丝顶端,菌丝的顶端呈圆锥形,称为伸展区(extension zone),在菌丝快速生长时,这一部位是细胞壁生长的活跃区域。在这一区域之后,细胞壁逐渐加厚而不再生长。菌丝生长时可长出许多分枝,交织成团,称为菌丝体(mycelium)。伸入培养基内者称为营养菌丝(vegetative mycelium),露出培养基表面者称为气生菌丝(aerial mycelium),部分气生菌丝可产生不同形状、大小、颜色的孢子,称为生殖菌丝(reproductive mycelium)。

大多数真菌菌丝是透明的,有些菌能产生色素,而使菌丝呈暗褐色至黑色,或呈鲜艳的颜色,还有一些真菌可以分泌色素于菌丝体外,或分泌有机物呈结晶状附着于菌丝表面。

高等真菌的菌丝中具有典型的横壁(cross wall),称为隔膜(septum),而低等真菌的菌丝中不存在隔膜,因此菌丝可分为有隔菌丝(septate hypha)和无隔菌丝(aseptate hypha),据此将真菌分为低等真菌和高等真菌。绝大部分致病性丝状真菌为有隔菌丝,致病性接合菌多为无隔菌丝。

**2. 单细胞真菌** 包括酵母菌和类酵母菌,呈圆形或椭圆形,不产生菌丝。单细胞真菌以出芽或分裂的方式进行无性繁殖;有性繁殖形式多样,有的可以产生子囊孢子,有的可以产生担孢子,还有的缺少有性繁殖阶段。类酵母菌出芽繁殖后,芽细胞不脱落,延伸成藕节状较长的细胞链,称为假菌丝(pseudohypha)。菌落与细菌菌落相似,类酵母菌的菌落中可见由假菌丝联结形成的假菌丝体(pseudomycelium)。

## 二、孢子

孢子(spore)是由生殖菌丝产生的圆形或椭圆形结构,是真菌的繁殖体。孢子的发生、性状、颜色、大小、分隔等形态特征也是真菌鉴定和分类的依据。根据繁殖方式可将孢子分为无性孢子、有性孢子。

**1. 无性孢子(asexual spore)** 不通过性结合而产生的孢子是无性孢子,包括游动孢子(zoospore)、孢囊孢子(sporangiospore)、分生孢子(conidium)等,大多数为致病性或机会致病性真菌所具有。无性孢子有的产生在一定的结构里,如游动孢子梗(zoosporangium)、孢子囊(sporangium)、分生孢子器(pycnidium)等(图36-2)。

(1)游动孢子:产生于游动孢子囊内,具有鞭毛,多为水生真菌所有,与植物病原菌有关。

(2)分生孢子:真菌最常见的无性孢子,是一种不会移动的真菌孢子,由分生孢子器上的分生孢子梗(conidiophore)产生,其形状、大小、结构及着生方式多种多样,可作为真菌鉴定、分类的依据。

分生孢子可根据细胞数量分为多细胞性的大分生孢子(macroconidium)和单细胞性的小分生孢子(microconidium)。大分生孢子体积较大,呈纺锤形或棍棒状;小分生孢子体积小,外壁薄,有球形、梨形、棍棒状等不同形状(图36-2)。

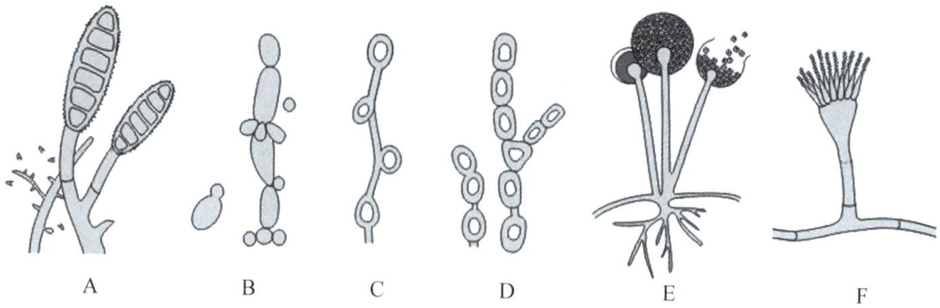

图 36-2 真菌无性孢子的形态
A. 大分生孢子；B. 芽生孢子和假菌丝（假丝酵母菌）；C. 厚垣孢子（假丝酵母菌）；
D. 关节孢子（球孢子菌）；E. 孢囊孢子；F. 小分生孢子（曲霉）

分生孢子也可根据个体发育形式分为芽殖型（blastic）和菌丝型（thallic）。芽殖型分生孢子是产孢细胞（酵母菌、菌丝或分生孢子梗）以"吹气球"的方式从吹出点长大形成，其过程与酵母菌芽殖过程相似，也称为芽生孢子（blastospore）。芽生孢子生长到一定大小即与母细胞脱离，若不脱离则形成假菌丝。菌丝型则是由已存在的菌丝细胞形成隔膜断裂，形成一个或一串分生孢子，可分为外生节孢子（holoarthric conidium）和内生节孢子（enteroarthric conidium）。在外生节孢子产生过程中，产孢菌丝中间个别细胞膨大，形成外壁较厚、抵抗力强的孢子类型，也称为厚垣孢子（chlamydospore）；在内生节孢子产生过程中，产孢菌丝外壁不参与新生孢子的壁，也称为关节孢子（arthrospore）。

（3）孢囊孢子：是接合菌产生的无性孢子，无鞭毛，不能游动，产生在菌丝末端形成的一种囊状结构，即孢子囊。通常由孢子囊中的原生质割裂成小块，再在周围形成壁产生。孢子囊形成在孢囊梗上，其形状在不同种属中有所不同，一般呈圆形、洋梨状或狭圆柱形。孢子成熟后破囊而出，释放孢子。如毛霉、根霉等接合菌可见孢囊孢子。

**2. 有性孢子（sexual spore）** 是由细胞间配合（核配和质配）后产生的孢子。不同类型真菌具有不同的有性孢子类型，包括壶菌和卵菌的卵孢子（oospore）、接合菌的接合孢子（zygospore）、子囊菌的子囊孢子（ascospore）及担子菌的担孢子（basidiospore），可依据有性孢子类型判断真菌种类。

多数与医学相关的真菌是以无性生殖方式繁殖。某些致病性和机会致病性真菌也具有有性生殖阶段，如荚膜组织胞浆菌、皮炎芽生菌、烟曲霉、构巢曲霉和串珠镰刀菌等。一些行有性生殖的真菌是重要的机会致病性真菌，如毛霉。

## 三、真菌的细胞结构

真菌细胞同其他真核生物细胞相似，主要包括细胞壁、细胞膜、细胞质及细胞核。但其细胞壁构成与其他生物有所不同，此外，还有一些与其他真核生物不同的特殊结构。

**1. 细胞壁** 是真菌细胞最外层的结构，集中了细胞约 30% 干物质，主要成分为己糖或氨基己糖构成的多糖链。

所有真菌的细胞壁是由微纤维成分的混合物构成骨架，镶嵌在无定形基质化合物中。微纤维骨架以几丁质和葡聚糖为主。几丁质是大多数真菌细胞壁的主要成分，是以 β-1,4-$N$-乙酰葡糖胺为单元的无支链多聚体，由于大量氢键的存在使之有很强的延展性和坚固性，从而使细胞具有一定的刚性。葡聚糖是由葡萄糖单元构成的直链或带有支链的多聚体，β-1,3-葡聚糖是真菌细胞壁的第二大微纤维成分，参与构成骨架，β-1,6-葡聚糖则将依赖糖基磷脂酰肌醇的细胞壁蛋白（CPI-CWP）连接到 β-1,3-葡聚糖骨架上。

无定形基质由多糖、蛋白质、脂质和无机盐构成。多糖种类较多，包含葡聚糖、葡糖胺、几丁质、半乳糖等，真菌细胞壁的不同生长发育阶段，其多糖组成明显不同，含量变化可直接影响真菌形态变化。蛋白质可单独或与多糖组成糖蛋白存在，糖蛋白以甘露聚糖蛋白为主，构成 CPI-CWP，被锚定在细胞壁的网络骨架上，成为主要抗原部位及细胞表面的受体分子，部分糖蛋白具有酶活性，以水解酶居多，可分解基质，有利于营养物质进入胞内。脂质由饱和脂肪酸组成，磷脂是较为普遍的组成成分，可保持水分不被蒸发。

丝状真菌的细胞壁约有四层，由外向内分别是最外层的无定形葡聚糖、埋在蛋白质基质中的由糖蛋白形成的粗糙网络结构、蛋白质层和最内层的放射状排列的几丁质微纤维。

真菌细胞壁保持了细胞的形状，作为真菌和周围环境的分界面，起保护细胞的作用。同时细胞壁还有一些酶，调节营养物质的吸收和代谢产物的分泌，起到分子筛的作用。细胞壁中含有的黏着蛋白，可以把菌丝结合到培养基质上。同时，细胞壁还具有抗原性，可以调节真菌与其他生物间的相互作用。

**2. 细胞膜**　真菌细胞膜不同于其他生物，麦角固醇是细胞膜的主要固醇，而非动物细胞的胆固醇，这使真菌对多烯烃抗生素和麦角固醇生物合成抑制剂更为敏感，该特征对于防治真菌疾病有重要意义。

**3. 细胞核**　真菌的细胞核比其他真核生物的细胞核小，一般直径为 2～3 μm。不同真菌的细胞核数目变化很大，如青霉属（*Penicillium*）细胞内可有 20～30 个核，占细胞总体积的 20%～25%，而担子菌的单核菌丝和双核菌丝，其细胞核只占菌丝细胞体积的 0.05%。真菌细胞核的结构特征相似于其他真核生物，但核仁和核膜在一些真菌的核分裂过程中一直存在，所以纺锤体完全在核内形成，与其他高等生物不同。

**4. 细胞质**　真菌细胞质与其他真核生物相似，内含线粒体、内质网、核蛋白体、溶酶体、液泡等多种细胞器。

真菌细胞中有两种核糖体，即细胞质核糖体、线粒体核糖体。细胞质核糖体 RNA（rRNA）根据沉降系数可分为 25/28S、16/18S、5.8S、5S rRNA，各种真菌的 25S rRNA 的分子量有较大区别，而 18S rRNA 变化不大。

各种核糖体序列是分析和鉴定真菌的重要方法。核糖体 DNA（rDNA）是真核生物核糖体 RNA 基因，在进化中相对保守，并具有种属特异性，rDNA 序列分析可极大缩短检验时间，有效弥补传统真菌学鉴定方法耗时长的问题。内部转录间隔区（internal transcribed spacer，ITS）是 18S rDNA 和 28S rDNA 转录间隔的序列区域，由于其是非转录区，承受的选择压力较小，变异较多，属于中度保守序列，可研究种及种以下的分类阶元，是临床上真菌鉴定最常用的测序目标区域。

**5. 其他特殊结构**

（1）隔膜：是由菌丝细胞壁向内作环状生长而形成的，其结构与细胞壁结构相似，其上有隔膜孔。它们发育很快，往往在几分钟内即可形成。各类真菌的隔膜是不同的，根据其隔膜孔数量和形状可分为单孔性（如子囊菌）、多孔型、桶孔型（如担子菌），以及全封闭隔膜。

（2）沃鲁宁体（Woronin body）：是一类较小的球状细胞器，由单层膜包围的电子密集的基质构成，与子囊菌和半知菌的隔膜孔相关联，具有塞子功能，当菌丝受伤后，可以堵塞隔膜孔而阻止原生质流失。

（3）壳质体（chitosome）：是一种具有膜状外壳近似球形的小颗粒，其中含有几丁质合成酶。壳质体与菌丝细胞壁合成有关，能运输几丁质合成酶到菌丝顶端细胞的表面，参与细胞壁合成。

（4）荚膜多糖：有些酵母菌细胞壁的外侧有一层低电子密度黏液，与真菌毒力和致病性密切相关。如新生隐球菌的荚膜，其化学组成为葡萄糖醛酸木糖甘露聚糖（GXM），与隐球菌致病性有关，当真菌侵入宿主后其肥厚的荚膜可保护菌体免受体内吞噬细胞的吞噬。

## 四、真菌的菌落或菌丝体

由真菌菌丝或孢子大量生长繁殖形成菌落（colony）。菌落一般指许多个体组成的聚合群体，在真菌中，单细胞酵母菌菌落符合这一定义，但丝状真菌形成的"菌落"是由一个菌丝构成的完整的网状结构，用"菌落"一词描述并不是很恰当，通常用菌丝体（mycelium）描述丝状真菌的"菌落"。在高等真菌菌丝体发育后期，菌丝之间相互接触，在菌丝接触点相近的壁局部降解而发生菌丝的网结现象（anastomosis），形成一个完整的网状结构，正常低等真菌中营养菌丝之间很少发生网结现象。

同一种真菌的菌落或菌丝体在不同成分的培养基上生长所形成的菌落也会不同。但真菌在固定的条件下，所呈现的大小、形状、颜色和纹饰等特征是不变的，可作为真菌鉴定的依据。

在沙氏葡萄糖琼脂（Sabouraud dextrose agar，SDA）培养基上，真菌可形成三种不同的菌落。①酵母型菌落（yeast type colony）：是单细胞真菌的菌落形式，与细菌菌落相似，柔软、致密、光滑、湿润，显微镜下可见芽生孢子，无菌丝，如新生隐球菌菌落；②类酵母型菌落（yeast-like type colony）：又称酵母样菌落，是单细胞真菌的菌落形式，外观上与酵母型菌落相似，但显微镜下可见藕节状细胞链的假菌丝深入培养基中，如白假丝酵母菌菌落；③菌丝体：又称丝状型菌落（filamentous type colony），是多细胞真菌的菌落形式，由菌丝和孢子构成，菌落较疏松，呈絮状、毡状、绒毛状或粉末状，可产色素，菌落正、背面可呈不同颜色，显微镜下可见有隔或无隔、分枝或不分枝菌丝及各种孢子，见于大多数丝状真菌。

## 第二节　真菌的生长、繁殖与培养

### 一、真菌的生活史

真菌的生活史是指真菌从孢子萌发开始，经过一定的生长发育阶段，最后又产生同一种孢子为止，其中所经历的过程就是它的生活史，又称为生活循环，包括有性繁殖世代和无性繁殖世代（图36-3）。

真菌的无性繁殖（asexual reproduction）是指不经过两性细胞的配合产生后代个体的方式。生长发育到一定时期后发生有性生殖（sexual reproduction），有性生殖是经过两个性细胞结合后细胞核通过减数分裂产生孢子的繁殖方式。多数真菌由菌丝分化产生性器官即配子囊（gametangium），通过雌、雄配子囊结合形成有性孢子，其产生过程包括三个不同时期：①质配（plasmogamy），是两个带核的原生质体相互融合为一个细胞。②核配（karyogamy），是由质配带入同一个细胞内的两个核相结合。在高等真菌中，质配之后形成一个包括两个不同性的细胞核的双核期（dikaryotic stage），一直持续到生活史的晚期才融合；而在低等真菌中，质配之后很快发生核配，双核期短而不明显。③减数分裂（meiosis），双核细胞最终发生核融合，进入二倍体时期（diploid stage），而后发生减数分裂，使染色体数目减为单倍，进而产生有性孢子。

虽然上述过程在真菌的生活史中普遍存在，但不同生物的这些步骤有很大差别，导致了真菌生活史的多样性，如很多致病性真菌的生活史中明显缺乏有性生殖过程，也可能某些真菌存在有性世代但尚未被观察到。

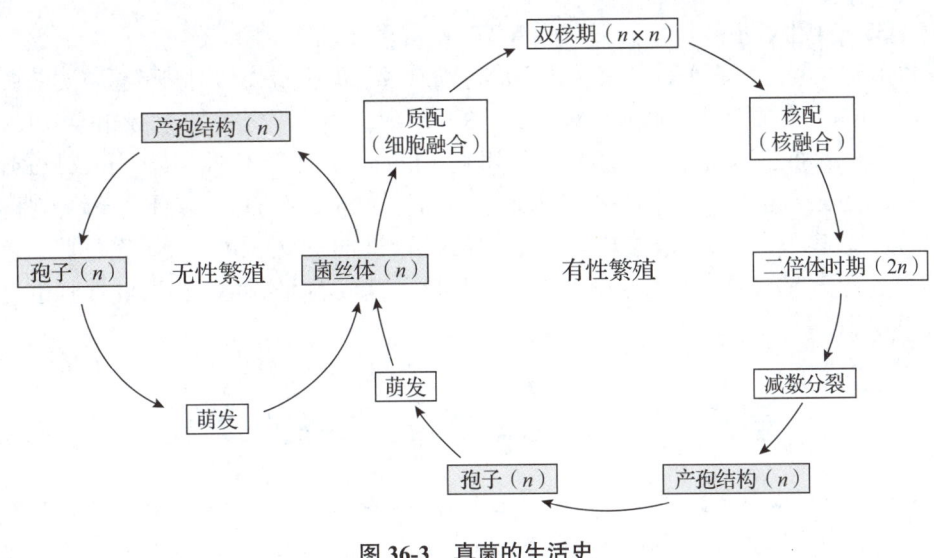

图 36-3 真菌的生活史

## 二、双相真菌

许多真菌具有依赖环境条件而改变其形态的能力，可以在菌丝相（mycelial phase，M 相）和酵母相（yeast phase，Y 相）两种形态之间进行相互转化，称为双相转化（dimorphic transition），这种真菌称为双相真菌（dimorphic fungi）。一般致病性的双相真菌在宿主体内或 37℃培养时呈酵母相，而在培养基上或 25℃培养时则呈菌丝相。不同真菌触发双相转化的环境因素不同。

**1. 温度** 例如马尔尼菲青霉（又称马尔尼菲篮状菌）和巴西副球孢子菌，在 37℃下生长呈酵母相，25℃下生长呈菌丝相。

**2. 温度和营养** 如荚膜组织胞浆菌，在 37℃下生长呈酵母相，25℃下生长呈菌丝相。但是当温度发生变化时菌体从菌丝相转化为酵母相或酵母相转化为菌丝相都不充分，需要其他因子，如半胱氨酸、胱氨酸或者细胞处于较低的氧化还原电势等的刺激。

**3. 营养** 如白假丝酵母菌，温度对其双相转化影响不大，主要由营养条件控制。在葡萄糖培养基上生长时，无论 25℃或是 37℃均呈酵母相，而将其转移至淀粉或糖原培养基上时便呈菌丝相。

## 三、真菌的培养

真菌对营养的要求不高，单糖、双糖、糊精或淀粉等都可作为真菌生长的碳源，且多数真菌都能利用无机氮源或有机氮源。多数真菌在一般细菌培养基都能生长，但在不同培养基中真菌菌落形态特征有较大差异，故检查时以 SDA 培养基上的培养结果为准。该培养基成分简单，主要含有 1% 蛋白胨、4% 葡萄糖和 2% 琼脂，pH 为 5.5。

多数病原性真菌生长缓慢，培养 1~4 周才出现典型菌落，故需要在培养基中加入抗生素，以抑制细菌生长。部分病原性真菌在抗生素条件下不能生长，则可先用血琼脂平板培养，见有生长后再移种至 SDA 培养基。

培养真菌最适宜的 pH 为 4.0~6.0，浅部感染真菌的最适温度为 22~28℃，但一些深部真菌一般在37℃中生长最好。培养真菌还需较高的湿度和氧气。

真菌对阳光、紫外线、干燥及多种化学消毒剂有较强的抵抗力，对热的抵抗力不强，菌丝与孢子60℃加热1小时即可被杀灭；对1%~3%苯酚、10%甲醛、2.5%碘酊及0.1%氯化汞均比较敏感；但对抗细菌抗生素不敏感。氟康唑（fluconazole）、伊曲康唑（itraconazole）、两性霉素B（amphotericin B）、卡泊芬净（caspofungin）等抗真菌药物对多种真菌均有抑制作用。

真菌易发生变异。在人工培养基中多次传代或培养时间过久，可出现菌落性状、色素、镜下形态结构及毒力等生理性状的改变。用不同的培养基或温度培养真菌，其性状也会发生改变，如双相真菌。

## 第三节　真菌的致病性与免疫性

自然界中存在的真菌种类繁多，目前发现可引起人类感染的致病性真菌和机会致病性真菌已超过400种，可引起免疫功能低下人群的感染性疾病，称为真菌病。真菌也可引起过敏性疾病和真菌毒素中毒。与其他感染性疾病相同，真菌感染是真菌及其产物的致病性与宿主免疫的对抗，对抗产生的损伤导致真菌病。

### 一、真菌的致病性

真菌引起的疾病包括感染、毒素中毒和超敏反应。

**1. 真菌感染**　真菌的毒力通常比细菌和病毒低。只有分节癣菌科（Arthrodermataceae）的皮肤癣菌（dermatophytes）经常侵犯正常人体组织。其他病原真菌主要侵犯免疫受损人群，其中荚膜组织胞浆菌、马尔尼菲青霉、粗球孢子菌、皮炎芽生菌等地方流行性真菌可引起原发性感染，属于外源性感染；而白假丝酵母菌、新生隐球菌、烟曲霉等多属于腐生性真菌或人体正常菌群中的真菌，多引起机会性致病，导致继发性感染。

真菌的致病过程包括黏附并侵入宿主、增殖、逃逸或破坏宿主的免疫系统、对宿主组织造成损害。一些细胞壁蛋白和糖蛋白可以帮助真菌黏附于宿主表面，如卡氏肺孢子菌（*Pneumocystis carinii*）表达的蛋白，与宿主细胞上的甘露糖受体、纤连蛋白及表面活性蛋白结合，黏附于肺组织引起感染。白假丝酵母菌细胞壁中的黏附素Hwp1可以通过谷氨酰胺转氨酶黏附于上皮细胞表面。白假丝酵母菌和烟曲霉细胞壁的糖蛋白具有内毒素样活性，可引起化脓性感染和休克。

真菌还可以将一些水解酶分泌到环境中，从而帮助真菌黏附、侵袭组织，如皮肤癣菌分泌多种蛋白酶从而损伤皮肤、毛发、指甲等角蛋白组织；白假丝酵母菌的蛋白水解酶、脂肪酶和磷脂酶均可帮助真菌黏附、侵袭和损伤组织。

另外一些表面结构可以逃逸宿主免疫系统的攻击。如新生隐球菌的荚膜多糖可以保护其免受白细胞吞噬，其分泌的过氧化氢酶也可以抵抗活性氧损伤；申克孢子丝菌（*Sporothrix schenckii*）产生的黑色素可以抵抗宿主氧化应激和抗菌肽的影响，在其侵袭性感染中也发挥重要作用。与细菌相似，白假丝酵母菌和烟曲霉可以形成生物膜，促进真菌的黏附和对宿主免疫系统的抵抗。此外，白假丝酵母菌、新生隐球菌、烟曲霉等可以通过与补体结合、与补体受体结合及分泌蛋白酶降解补体使补体失活。

温度对真菌的致病性至关重要，任何能引起人体深部组织感染的真菌都需要能够在体温或更高的温度下生长，不能在37℃下生长的真菌不会引起系统性感染，因此皮肤癣菌无法引起深部系统性感染，烟曲霉等耐热真菌比其他只在较低温度生长的曲霉更容易引起感染。

许多重要的病原真菌致病性与其形态变化有关，荚膜组织胞浆菌、马尔尼菲青霉、粗球孢子菌、皮炎芽生菌、巴西副球孢子菌等均为双相真菌，在25℃或更低的自然环境中以菌丝相生长，在人体37℃条件下转化为酵母相。

**2. 真菌毒素中毒** 许多真菌可产生有毒的次级代谢产物，即真菌毒素，人食入后可导致急性或慢性中毒，称为真菌中毒症。如黄曲霉（*Aspergillus flavus*）、镰刀菌（*Fusarium* spp.）、节菱孢菌（*Arthrinium* spp.）等污染农作物、食品或饲料后，在其生长繁殖过程中产生真菌毒素，可导致中毒，极易引起肝、肾、神经系统功能障碍及造血系统功能损伤。另外，一些真菌毒素与肿瘤的发生有关，如黄曲霉产生的黄曲霉素（aflatoxin）可诱发肝癌，镰刀菌产生的T-2毒素可诱发胃肠腺癌，展青霉（*Penicillium patulum*）等产生的展青霉素可诱发肉瘤，青霉产生的灰黄霉素可诱发肝癌和甲状腺癌等。

**3. 真菌性超敏反应** 通过接触真菌、感染真菌可引起超敏反应。吸入或食入真菌真丝、孢子或代谢产物可引起Ⅰ—Ⅳ型超敏反应，如支气管哮喘、过敏性鼻炎、消化道超敏反应等。皮肤感染真菌可引起过敏性皮炎、湿疹、荨麻疹、瘙痒症等超敏反应。

## 二、真菌的免疫性

真菌感染尤其是深部真菌感染不常见，说明机体免疫对真菌的防御有重要作用。机体固有免疫可以阻止真菌病的发生，适应性免疫的特异性细胞免疫可以帮助机体从真菌病康复。但通常真菌感染后，机体不能获得较牢固和持久的免疫力。

**1. 固有免疫** 皮肤黏膜屏障在防御真菌感染中发挥非常重要的作用。健康、完整的皮肤和黏膜具有屏障作用，可防止真菌侵入。皮肤皮脂腺分泌的饱和与不饱和脂肪酸均具有杀菌作用，儿童皮脂腺发育不完善，故易患头癣；成人手、足汗较多，而趾间和足底缺乏皮脂腺，故易促进真菌生长，以手足癣较多见。

口腔、消化道及阴道等部位的正常菌群具有拮抗作用，可抑制某些真菌的生长。但长期应用广谱抗生素、抗肿瘤药物、激素等会导致菌群失调，进而引起继发性白假丝酵母菌感染。

真菌进入机体后易被单核吞噬细胞及中性粒细胞吞噬。许多真菌细胞壁内所含的甘露聚糖可激发髓过氧化物酶（myeloperoxidase，MPO）介导的杀菌系统杀灭真菌。巨噬细胞因其缺乏MPO，故被吞噬的真菌孢子并不能被完全杀灭，可在细胞内增殖，刺激组织增生，逐渐形成肉芽肿；也可被带到深部组织器官（如脑或内脏器官）中增殖而引起病变。

宿主防御肽（host defense peptide，HDP），也称抗菌肽，是抗真菌固有免疫的关键因素。HDP分布于皮肤、黏膜表面、体液和吞噬细胞中，通过破坏细胞膜完整性、抑制DNA或RNA合成、与细胞内靶点相互作用来杀死微生物。已知的具有抗真菌活性的人类HDP包括β防御素（β-defensin）、富含组氨酸蛋白（histatins）、钙卫蛋白（calprotectin）和抑菌肽（cathelicidin）。

体液中存在的吞噬细胞促进因子（tuftsin），又称促吞噬肽，可结合到中性粒细胞外膜上，可提高其吞噬和杀菌活性，并有促趋化作用；血浆中的转铁蛋白（transferrin）可扩散至皮肤角质层，具有抑制真菌生长的作用。

**2. 特异性免疫** 真菌感染机体后可刺激免疫系统，诱发产生特异性免疫，包括体液免疫和细胞免疫，以细胞免疫为主，同时可诱发迟发型超敏反应。

真菌是完全抗原，可刺激机体产生相应的特异性抗体，具有一定的保护作用。抗体可通过调理作用，阻止真菌转为菌丝相，以提高吞噬细胞的吞噬率，及抑制真菌黏附宿主细胞。如抗白假丝酵母菌黏附素抗体，能够阻止白假丝酵母菌黏附于宿主细胞；抗新生隐球菌荚膜特异性

IgG 抗体有调理吞噬作用。而阴道白假丝酵母菌病患者的血液和分泌物中尽管 IgA 增高，却不能抑制感染，说明抗体无保护作用。但体液免疫产生的抗体可用于真菌感染的血清学诊断。

细胞免疫与真菌感染有较密切的关系，在抗感染中发挥非常重要的作用。恶性肿瘤、艾滋病、糖尿病患者及长期应用免疫抑制剂导致细胞免疫功能低下者，易发生真菌感染。真菌抗原刺激特异性 $CD4^+$ T 细胞可释放多种细胞因子，如 IFN-γ、IL-2 等，可激活淋巴细胞、巨噬细胞及 NK 细胞等，通过上调呼吸暴发作用，增强对真菌的杀伤力。

真菌菌丝、孢子或其他成分还可引起机体产生各类型的超敏反应，主要有曲霉（*Aspergillus* spp.）、青霉（*Penicillium* spp.）、着色真菌等，常引起哮喘、过敏性鼻炎、荨麻疹等疾病，按反应性质可分为：①接触性超敏反应，即吸入或食入真菌孢子或菌丝而引起的超敏反应；②感染性超敏反应，是在真菌感染的基础上发生的超敏反应，属Ⅳ型超敏反应。按发生部位分为：①皮肤超敏反应，主要表现有过敏性皮炎、湿疹、荨麻疹、瘙痒症等。②呼吸道超敏反应，主要是支气管哮喘及过敏性鼻炎。农民肺（farmer's lung）是由吸入含真菌孢子的霉草灰尘引起的，以呼吸困难、咳嗽、发热、发绀等为特征的一种综合病症。③消化道超敏反应，多由于食物中混入真菌所致。某些真菌感染后还可引起迟发型超敏反应，如临床上常见的癣菌疹。对真菌感染者进行皮肤试验，可用于诊断或流行病学调查。

## 第四节　真菌感染的微生物学检查法

近年来，由于免疫受损人群的增多，导致真菌感染发病率不断增高，且死亡率较高，遍布临床各个科室，已成为院内感染重要的原因之一。而其病情进展迅速，临床症状不典型，与细菌感染性疾病十分相似，因此，对实验室诊断也提出了更高的要求。目前，真菌感染的微生物学检查可分为常规方法和特殊方法两种。前者主要包括显微镜直接检查、真菌培养及组织病理学检查，后者主要包括血清学试验和核酸检测和蛋白检测等方法。

### 一、临床标本的采集

根据侵入组织的部位不同可将真菌病分为浅部真菌病和深部真菌病。不同类型的真菌病应采集不同的组织标本，以确保检查结果的可靠性。标本的采集、贮存及处理不当会导致误诊、漏诊。

采集和处理标本应注意，应在充足光线条件下，针对感染的临床特点和病理改变特征采集标本，有利于提高检出率；要采集足量标本，以满足重复检查或特殊检查的需要，如毛发、甲屑及皮损等浅部感染标本应尽量多留，深部感染标本血液、脑脊液或骨髓标本不可少于 2 ml，体腔液不可少于 20 ml。深部感染标本，如痰液、脓液、血液、脑脊液、体腔液、分泌物、排泄物等，应在无菌条件下采集，立即送检并在 2 小时内完成处理，如无条件立即送检或需要长时间运送标本，应取材后立即放入冰箱或冷藏运送，一般不超过 8 小时，以免变质污染、影响检查结果。

为确保选择适宜的检查方法，临床还需提供疑似真菌感染患者相关的流行病学资料，如职业、临床诊断、近期使用抗菌药物史、旅行史或国外居住史、动物接触史等。

### 二、病原真菌的检查与鉴定

**1. 直接镜检**　皮损、甲屑、毛发等致密而不透明的标本，应先用 10% KOH 微加温处理，溶解角质层和细胞基质，然后进行镜检。痰、脓、血等标本可直接涂片镜检，脑脊液、体腔液标本离心后取沉渣涂片镜检。可采用不染色的 KOH 湿片法或革兰氏染色、墨汁染色、乳酸酚棉蓝染色后观察，也可采用化学荧光染色法检查。若镜下观察到菌丝、孢子或假菌丝即可初步诊断为真菌感染。若怀疑新生隐球菌等有荚膜的真菌感染，根据所致疾病选取标本，经墨汁负染后镜检，见有芽生孢子，其外围绕着宽厚的荚膜即可做出诊断。

**2. 分离培养与鉴定**　为进一步提高病原菌检出的阳性率，并确定引起感染病原菌的种类，需要将采集的标本接种到人工培养基上，在一定温度和湿度条件下进行分离培养。

实验室常选择 SDA 培养基、马铃薯葡萄糖琼脂（PDA）培养基分离培养病原真菌。为防止细菌及腐生性真菌的污染，常加入放线菌酮、青霉素、链霉素或其他抑制性抗生素。如果是皮损、甲屑、毛发等标本，需经 70% 乙醇或 2% 苯酚浸泡 2～3 分钟杀死杂菌，再经无菌盐水洗净后接种于培养基上，在 25～28℃ 的条件下培养数日至数周，观察菌落特征。血液、脑脊液标本可先增菌培养后再接种于培养基上，其他深部感染标本可直接接种于培养基上，分别于室温和 37℃ 培养数日至数周，观察菌落特征。

根据不同的菌落特征，即酵母型菌落或丝状型菌落，进一步采取不同的鉴定方法。酵母菌常需采用形态学结合生化方法进行鉴定，如利用科玛嘉显色培养基分离和鉴定假丝酵母菌属的常见种。丝状真菌通常以形态学方法鉴定为主。酵母菌生长较快，2～3 天即可观察；某些丝状真菌生长缓慢，甚至需要培养 4～6 周方可见菌落。观察真菌菌落特征时应注意菌落的大小、形态、质地、菌体颜色、产生的色素、分泌物等。根据菌种的生物学特性、培养基、培养温度和时间不同，菌落颜色也可能不同。某些真菌可产生无色或带色的分泌物，还可产生各种颜色的水溶性色素使培养基着色，这些均有助于鉴别。酵母菌可用革兰氏染色观察芽生孢子或假菌丝等形态进行鉴定；丝状真菌可进行小琼脂块培养后，经乳酸酚棉蓝染色后观察菌丝、孢子的结构特征，结合菌落形态特征做出鉴定。

**3. 组织病理学检查**　真菌感染的组织病理学检查在临床常用，尤其是深部感染的诊断。由于真菌病缺乏特异的临床表现，常规影像学检查难以发现病因，易被误诊为其他疾病。组织病理学检查对于确定真菌在体内的播散范围、器官受损程度、鉴定病变是局限性还是系统性感染具有诊断意义。

一般浅部真菌病不需要进行病理检查。当怀疑是深部真菌病时，可通过手术、针吸活检或内镜等手段切取病理标本。经 HE 染色、嗜银染色（GMS）、过碘酸-希夫染色（PAS）等技术或免疫组织化学技术进行检查。通过特殊染色和适当的复染后，真菌的特殊形态可与组织呈现明显的反差。真菌病的组织病理反应在早期为炎性反应，晚期多为组织增生，呈肉芽肿样反应。若在组织中发现真菌菌丝、孢子或酵母菌细胞，则可诊断为真菌感染。免疫组化特异抗体染色可特异地诊断白假丝酵母菌、新生隐球菌及曲霉感染。

**4. 血清学检测**　近年来，检测真菌抗原、代谢产物及相关抗体的血清学检查已用于辅助诊断深部真菌感染。检测的真菌成分主要包括：①抗原，如 1,3-β-D-葡聚糖、半乳甘露聚糖、隐球菌荚膜多糖；②抗体，如甘露聚糖抗体、烯醇化酶抗体、马尔尼菲青霉抗体；③代谢产物，如 D-阿拉伯糖醇、烯醇化酶。

常用的方法有 ELISA 和乳胶凝集试验。如利用 ELISA 方法可检测血清中曲霉的半乳甘露聚糖抗原，即 GM 试验；利用乳胶凝集试验检测脑脊液中新生隐球菌的荚膜抗原，经有效治疗后，其抗原滴度可降低，但在 AIDS 患者合并新生隐球菌感染时，抗原滴度常会长期维持较高水平。

由于多数真菌细胞壁缺少有免疫原性的成分，抗体制备困难，且存在交叉反应等，限制了血清学检测在真菌病临床诊断的应用。

**5. 核酸检测**　核酸检测、核酸杂交技术已被用于深部感染真菌的特异性鉴定。该方法可在短时间内检测标本中微量的真菌核酸，灵敏度高，特异性强。由于缺乏明确的分子生物学诊断标准，多种方法正在被探讨用于真菌的鉴定，常用的有：① PCR 技术；② DNA 指纹技术，如限制性长度多态分析（RFLP）、变性梯度凝胶电泳（DGGE）、单链构象多态性技术（SSCP）等；③ DNA 测序，常用于特异序列分析，如鉴定的真菌基因有真菌内部转录间隔区（ITS）、核糖体大亚基（LSU）、线粒体细胞色素 b、翻译延伸因子（TEF）、细胞色素 C 氧化酶亚基、甘油醛 -3- 磷酸脱氢酶（GAPDH）等。这些方法常用于皮肤癣菌、假丝酵母菌、隐球菌、曲霉等常见真菌的分型、鉴定。这些方法有利于确定病原真菌的种类，指导临床治疗，改善预后。

**6. 蛋白检测**  微生物的核糖体蛋白有特异的指纹图谱，某些特征峰具有属、种和亚种的特异性。近年来，通过识别特征性蛋白指纹图谱，质谱技术已经常规用于临床实验室鉴定细菌和真菌，例如基质辅助激光解吸电离飞行时间质谱技术（MALDI-TOF-MS）。

## 第五节　真菌感染的防治原则

### 一、真菌感染的预防

目前尚无用于预防真菌感染的特异性疫苗，主要原因是真菌表面抗原的免疫原性弱，无法制备有效的预防性疫苗。真菌感染的预防常应注意以下方面。

**1. 预防皮肤癣菌感染**　注意皮肤的卫生清洁；保持鞋袜的洁净、干燥；避免直接或间接与患者及其污染物品接触。

**2. 预防深部真菌感染**　主要是除去各种诱发因素，提高机体的免疫力，特别是细胞免疫功能低下的人群或大量使用抗生素、免疫抑制剂的患者，应注意预防并发真菌感染。

**3. 预防真菌性食物中毒**　应严禁销售和食用发霉的食品或饲料，加强市场卫生监督、管理及宣传。

### 二、真菌感染的治疗药物

目前临床使用的抗真菌药物（antifungal drug）及其作用机制如下（表 36-1）。

**1. 多烯类**　两性霉素 B 及其衍生物纳他霉素（natamycin）、制霉菌素（nystatin）等，可以结合真菌细胞膜的麦角固醇，改变膜通透性。

**2. 吡咯类**　包括咪唑类的克霉唑（clotrimazole）、酮康唑（ketoconazole）、咪康唑（miconazole）、联苯苄唑（bifonazole）和三唑类的氟康唑、伊曲康唑、伏立康唑（voriconazole），作用于细胞色素 P450 固醇合成酶，抑制细胞膜麦角固醇的生物合成。

**3. 丙烯胺类**　特比萘芬（terbinafine），为角鲨烯环氧化酶，抑制细胞膜麦角固醇的生物合成。

**4. 棘白菌素类**　卡泊芬净、米卡芬净（micafungin）等，为真菌细胞壁葡聚糖合成酶抑制剂，可抑制细胞壁的合成。

**5. 嘧啶类**　氟胞嘧啶（flucytosine），主要是干扰和抑制真菌 DNA 的合成。

**6. 其他**　灰黄霉素（griseofulvin），抑制微管蛋白聚合和纺锤体形成，从而抑制真菌有丝分裂。

表 36-1　抗真菌药物的作用机制

| 靶点 | 作用机制 | 药物 |
| --- | --- | --- |
| 细胞壁 | 抑制 β-1,3-葡聚糖合成酶活性 | 卡泊芬净、米卡芬净 |
| | 抑制几丁质合成酶活性 | 尼可霉素 |
| 细胞膜 | 抑制麦角固醇的功能 | 两性霉素 B、制霉菌素 |
| | 抑制麦角固醇的生物合成 | 特比萘芬、咪康唑、益康唑、克霉唑、酮康唑、氟康唑、伊曲康唑、伏立康唑 |
| 基因组 | 抑制核酸合成 | 5-氟胞嘧啶 |

治疗皮肤和黏膜的浅表真菌感染，一般首选外用抗真菌药物，如吡咯类药物克霉唑、酮康唑、联苯苄唑、氟康唑及丙烯胺类的特比萘芬等。但头癣、甲真菌病首选内服药物，头癣可选择灰黄霉素，甲真菌病则选择伊曲康唑或特比萘芬。对于反复发作者建议加强用药，口服三唑类药物，并加用免疫调节剂。

深部真菌感染治疗时，根据侵犯不同的系统选择不同药物，如侵犯泌尿系统的假丝酵母菌感染可选用氟康唑、氟胞嘧啶；引起感染的菌种不同，选择的药物不同，如曲霉感染可选用伊曲康唑或两性霉素 B；严重感染者需要联合用药治疗；对于免疫功能低下的高危人群应采用药物预防性治疗。

氟康唑是临床上治疗真菌感染最常用的药物，特别是对白假丝酵母菌治疗效果较好。两性霉素 B 对假丝酵母菌、隐球菌、曲霉、孢子丝菌等均有较好疗效，但由于其副作用较大，限制了临床应用。棘白菌素类主要是用于对其他药物不耐受或产生耐药的真菌感染者，但对隐球菌、镰刀菌及接合菌无效。伊曲康唑和伏立康唑抗菌谱较广，毒性和副作用较小，对假丝酵母菌、曲霉、皮肤癣菌、双相真菌、镰刀菌、接合菌及暗色真菌等均有抗菌活性，特别是对氟康唑耐药的假丝酵母菌疗效较好，对隐球菌和曲霉具有杀菌作用，且优于棘白菌素类药物。

抗真菌药物种类较少，无法实现"药物轮休"。某些药物毒性和副作用较大，可引起肾等脏器损伤。抗真菌药物的研发速度相对滞后。近年发现一些真菌对药物敏感性降低，有些还出现多药耐药现象，对临床抗真菌治疗带来新的挑战。

## 思 考 题

1. 真菌病包括哪些类型？真菌的致病性有何特点？
2. 真菌病如何进行微生物学检查？
3. 抗真菌药物的作用靶点有哪些？

（杨恩策）

# 第三十七章 主要病原性真菌

自然界存在的众多真菌中,目前发现可引起人类感染的达400余种,临床常见的有50~100种。由于抗菌药和免疫抑制剂的大量应用,器官移植和介入诊疗技术等的广泛开展,肿瘤、艾滋病、糖尿病等患者增多,以及人口老龄化等原因,临床上真菌感染发病率逐年升高。

根据引起感染的部位不同,病原性真菌可分为皮肤感染真菌、皮下组织感染真菌及深部感染真菌。

## 第一节 皮肤感染真菌

皮肤感染真菌是指寄生或腐生于角蛋白组织(表皮角质层、毛发及甲板等)的真菌,可分为皮肤癣菌和角层癣菌两类,主要引起各种癣(tinea),包括体癣、股癣、手足癣、甲癣等,一般不侵犯皮下和内脏等深部组织,不引起全身性感染。

### 一、皮肤癣菌

皮肤癣菌(dermatophytes)是寄生于皮肤角蛋白组织的浅部真菌。具有嗜角质蛋白的特性,其侵犯部位局限于角化的表皮、毛发及甲板,引起的皮肤癣是世界上最普遍的真菌病,以手足癣最多见。皮肤癣菌包括3个菌属,即毛癣菌属(*Trichophyton*)、表皮癣菌属(*Epidermophyton*)及小孢子菌属(*Microsporum*)。

**1. 生物学性状**　皮肤癣菌是一群浅部寄生性丝状真菌,菌落呈绒毛状、棉絮状、粉末状等。光镜下可见有隔、分支、无色菌丝,分生孢子梗顶端膨大产生分生孢子。其菌落特征、大分生孢子的形态、小分生孢子的有无及排列形式等是鉴别该类真菌种类的重要依据。

(1)毛癣菌属:有20余种,其中13种对人有致病性,常见的有红色毛癣菌(*T. purpureatum*)、须癣毛癣菌(*T. mentagrophytes*)及断发毛癣菌(*T. tonsurans*)等。在SDA培养基上生长缓慢,菌落形态及色泽随菌种不同而异,可呈颗粒状、粉末状、绒毛状等形态,表面呈白色、黄色、红色、棕色、紫色等,背面呈苍白色、黄色、红色、褐色等。镜下可见大分生孢子壁薄、细长、圆柱状或棒状,常缺乏(图37-1);小分生孢子呈圆形、梨形或棒状,侧生、散在或呈葡萄状群生;有时可见关节孢子和厚垣孢子。

(2)表皮癣菌属:只有絮状表皮癣菌(*E. floccosum*)对人致病。该菌在SDA培养基上生长缓慢,其菌落最初呈蜡状,继而呈毡状至粉末状,表面呈黄白色到土黄色,背面呈褐色,中央有不规则褶皱或脑回状沟纹。镜下可见丰富的大分生孢子,壁薄、光滑、棍棒状,生于菌丝侧壁或顶端(图37-1);无小分生孢子;成熟菌落中可形成大量的厚垣孢子。

（3）小孢子菌属：有17个种，多数对人有致病性，常见的有犬小孢子菌（*M. canis*）、石膏样小孢子菌（*M. gypseum*）及铁锈色小孢子菌（*M. ferrugineum*）等。在SDA培养基上，菌落绒毛状或粉末状，表面呈白色、米黄色、灰色、橘红色、棕黄色等，背面呈苍白色、黄色、红色、褐色等。镜下可见大分生孢子呈梭形、厚壁、有棘状突起（图37-1）；小分生孢子呈卵圆形，生于菌丝侧枝末端。

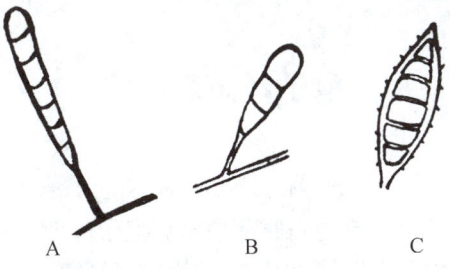

图37-1 皮肤癣菌大分生孢子结构示意图
A. 毛癣菌；B. 表皮癣菌；C. 小孢子菌

**2. 致病性与免疫性** 毛癣菌、表皮癣菌和小孢子菌均可侵犯皮肤，引起手足癣、股癣、体癣及叠瓦癣等。毛癣菌和表皮癣菌可侵犯甲板，引起甲癣（俗称灰指甲）。毛癣菌和小孢子菌可侵犯毛发，引起头癣、黄癣及须癣等。

**3. 微生物学检查** 用75%乙醇局部消毒后，取皮屑、甲屑或病发等标本，加10% KOH微加温处理后镜检。若观察到菌丝或孢子，可初步诊断为皮肤癣菌感染，但一般不能确定菌种。经SDA分离培养和小琼脂块培养，根据菌落特点及镜下菌丝和孢子的特征进行鉴定。

**4. 防治原则** 预防措施主要是注意清洁卫生，避免直接或间接与患者接触，足癣应保持鞋袜干燥、透气性好。可选用咪康唑、克霉唑、酮康唑、特比萘芬等进行局部治疗。对于耐药或广泛受累的病例需要全身性治疗，如口服伊曲康唑、克霉唑、氟胞嘧啶等。

## 二、角层癣菌

角层癣菌是指寄生于表皮角质层或毛干表面的一些浅部感染真菌，主要侵犯皮肤或毛干浅表，不引起组织炎症反应，主要包括糠秕马拉色菌（*Malassezia furfur*）、何德毛结节菌（*Piedraia hortae*）及白吉利毛孢子菌（*Trichosporon beigelii*）等。

**1. 糠秕马拉色菌** 也称糠秕孢子菌，是一种嗜脂性酵母样菌，可侵犯颈、胸、腹、背等部位皮肤角质层，引起花斑癣，皮肤表面出现黄褐色的汗斑。汗斑是一种慢性、无症状或症状轻微的浅部真菌病，一般只有碍美观，不影响健康。该菌还可引起毛囊炎，有研究认为脂溢性皮炎和银屑病与该菌有一定关系。将鳞屑接种于含橄榄油的SDA培养基中培养后可形成淡黄色、奶油状的酵母样菌落。患处标本直接镜检可见成簇分布的圆形或卵圆形的酵母菌细胞及腊肠样的菌丝。

**2. 何德毛结节菌** 可引起毛发感染，在毛干上形成硬的砂粒状黑色结节。镜检可见棕色的有隔菌丝和关节孢子，毛发结节内可见子囊及子囊孢子。

**3. 白吉利毛孢子菌** 可引起毛干感染，在毛干周围形成白色小结节。镜检可见芽生孢子、厚壁孢子和关节菌丝，关节菌丝易断裂生成关节孢子。

## 第二节 皮下组织感染真菌

引起皮下组织感染的真菌主要是孢子丝菌属和着色真菌，经皮肤伤口侵入皮下组织，一般只限于局部生长繁殖，但也可缓慢扩散至周围组织。前者多经淋巴管扩散；后者可经血行或淋巴管扩散。

## 一、孢子丝菌属

孢子丝菌（*Sporothrix* spp.）属为腐生性真菌，广泛分布于土壤、尘埃、腐木及植物表面，其中主要的病原菌是申克孢子丝菌（*Sporothrix schenckii*）。人因伤口接触染有该菌的腐木、植物及土壤等而感染，引起孢子丝菌病（sporotrichosis）。

申克孢子丝菌为双相型真菌，在组织内为酵母型，患者标本镜下可见圆形或梭形孢子，常位于中性粒细胞和单核细胞内，偶见菌丝和星状体；在 SDA 培养基上室温培养 3~5 天即长出点状、灰白色、黏稠的菌落，逐渐扩大成黑褐色、有皱褶的薄膜状菌落，镜下可见细长、分枝的有隔菌丝及成群的梨形小分生孢子（图 37-2）；在含半胱氨酸的血琼脂平板上 37℃ 培养，则以出芽方式繁殖，长出酵母型菌落。

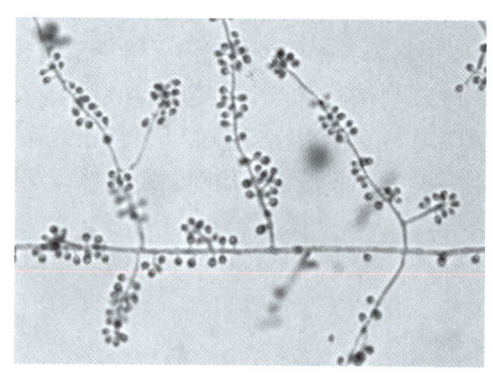

图 37-2 申克孢子丝菌菌丝和分生孢子形态
乳酸酚棉兰染色，×400

申克孢子丝菌经皮肤伤口侵入机体，可引起皮肤、皮下组织及其附近淋巴管的慢性炎症，皮肤局部形成亚急性或慢性肉芽肿，淋巴管出现链状硬结，称为孢子丝菌性下疳；也可通过呼吸道或消化道感染，经血行播散至其他器官引起损伤。

真菌学检查可取脓汁、痰液、组织块等进行直接涂片镜检和培养，根据菌落生长情况及形态，结合镜下菌丝、孢子形态，即可确诊。用申克孢子丝菌抗原与患者血清做凝集试验，效价≥1:320 有诊断意义。也可用申克孢子丝菌素做皮肤试验，24~48 小时局部出现直径 0.5~1 cm 的红色斑丘疹为阳性，可辅助临床诊断。

## 二、着色真菌

着色真菌（pigmented fungi）是一群在分类上接近、引起临床症状也相似的真菌的总称，广泛分布于土壤、腐木、杂草、农作物秆叶中。对人致病的主要有卡氏枝孢霉（*Cladosporium carrinii*）、裴氏丰萨卡菌（*Fonseaea pedrosoi*）、紧密着色真菌（*Fonseaea compacta*）及疣状瓶霉（*Phialophora verrucosa*）等。多数经外伤侵入人体，感染多发生在颜面、下肢及臀部等皮肤暴露部位，病损皮肤呈境界分明的暗红色或黑色区，故称着色真菌病（chromomycosis）。潜伏期长短不一，一般为半个月至 1 个月。早期皮肤伤处可见小丘疹，逐渐向周边扩散，形成斑块、结节，结节融合成疣状或菜花状。随病情进展，旧病灶结疤痊愈，新病灶又可在其周围形成，日久瘢痕广泛，影响淋巴回流，形成肢体象皮肿。机体免疫功能低下时着色真菌可经血行播散，侵犯中枢神经系统及内脏，危及患者生命。

这类真菌在 SDA 培养基上生长缓慢，菌落表面绒毛状或毡状，多呈棕褐色、灰黑色，背面呈暗棕色、黑褐色。镜检可见棕色、粗大有隔菌丝，菌丝的侧面或顶端形成分生孢子梗，梗上产生棕色的圆形或卵圆形分生孢子。分生孢子有树枝型、剑顶型和花瓶型等不同形状，卡氏枝孢霉为树枝型（图 37-3），疣状瓶霉为花瓶型，而裴氏着色真菌三型均有，其特点是鉴别该类真菌的重要依据。

取患者皮屑用 10% KOH 微加温处理后镜检，可见单个或成群的厚壁孢子；脑脊液离心，取沉淀直接镜检。镜检结合病史和典型临床表现可初步诊断，必要时加做真菌培养。

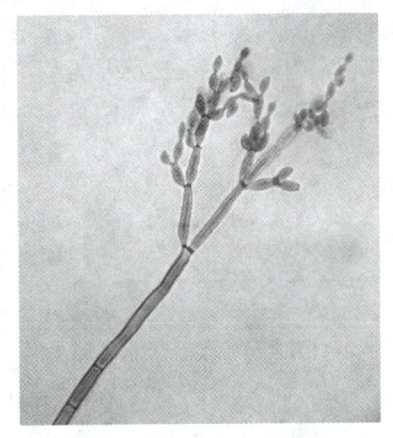

图 37-3　枝孢霉分生孢子梗和分生孢子形态
乳酸酚棉兰染色，×400

## 第三节　深部感染真菌

### 案例 37-1

患者，男，64 岁，有多年高血压及糖尿病史。患者 25 天前淋雨后发热、咳痰，静脉滴注氨苄西林、头孢菌素、左氧氟沙星等药物病情无好转，近 2 天咳嗽加重，咳黄白色黏痰，故来院就诊。查体：体温 38.1℃，舌面可见凝乳状白色斑块，痰涂片镜检见真菌菌丝，未见抗酸杆菌。接种 SDA 培养基，37℃培养 3 天可见类酵母型菌落，镜下可见假菌丝及成群的芽生孢子。在玉米粉培养基上可形成厚垣孢子。芽管形成试验可见较多芽管形成。

问题：该患者最可能感染的病原体是什么？舌面为何出现白色斑块？

深部感染真菌是指可引起深部组织和内脏器官感染的真菌，包括致病性真菌和机会致病性真菌两大类。

### 一、致病性真菌

致病性真菌致病性强，侵入机体后即可致病，其引起的感染为外源性感染，主要有荚膜组织胞浆菌（*Histoplasma capsulatum*）、粗球孢子菌（*Coccidioides immites*）、皮炎芽生菌（*Blastomyces dermatitides*）、巴西副球孢子菌（*Paracoccidiodes brasiliensis*）、马尔尼菲青霉（*Penicillium marneffei*）等。这些均为双相型真菌，对环境温度比较敏感，在宿主体内或 37℃培养时呈酵母相，在 25℃培养时为丝状相。它们存在于土壤、空气、水、植物、动物皮毛及粪便中，可经呼吸道、消化道、黏膜及伤口侵入宿主体内。机体感染后一般症状不明显，有自愈倾向，若经血行播散则可累及各组织、脏器引起系统性感染。

该类真菌引起的感染有较明显的地域性。荚膜组织胞浆菌引起组织胞浆菌病，该病在热带、亚热带及温带地区发病率较高，大多数发生在美国密西西比河和俄亥俄河流域。粗球孢子菌又称厌酷球孢子菌，引起的球孢子菌病是美国西南部的地方性流行病，南美洲也有发生。皮炎芽生菌引起的感染又称北美芽生菌病，主要流行于北美洲的美国和加拿大。巴西副球孢子菌引起的副球孢子菌病又称南美芽生菌病，主要在中南美洲散在流行，特别是多见于巴西、阿根廷、秘鲁及委内瑞拉。马尔尼菲青霉可引起马尔尼菲青霉病，该病主要流行于东南亚地区，我国广东、广西等地均有报道。主要的深部致病性真菌及其生物学特征见表 37-1。

表 37-1　主要的深部致病性真菌及其生物学特征

| 菌名 | 形态特征 | 培养特性 |
| --- | --- | --- |
| 荚膜组织胞浆菌 | 孢子圆形或卵圆形、壁厚、四周有齿轮状棘突、有荚膜，标本中常存在于单核和中性粒细胞内 | 生长缓慢，菌落由白色棉絮状逐渐变成黄色至褐色 |
| 粗球孢子菌 | 双壁、球形、较大的厚壁孢子，内含许多内生性孢子 | 生长迅速，菌落棉絮状，很快由白变为黄色 |
| 皮炎芽生菌 | 圆形、双壁的单芽生孢子 | 初为酵母样薄膜，后为乳白色丝状菌落 |
| 巴西副球孢子菌 | 圆形的单或多芽生厚垣孢子 | 生长缓慢，初为有皱褶、膜状菌落，后为绒毛状白色或棕色丝状菌落 |
| 马尔尼菲青霉 | 酵母型可见圆形或长方形关节孢子，菌丝型可见有隔菌丝及帚状分枝、双轮生、稍不对称的分生孢子梗 | 菌落初为淡黄白绒毛状，后变为棕红色、有皱褶 |

## 二、机会致病性真菌

机会致病性真菌多数是正常菌群，当宿主抵抗力降低或菌群失调时可引起疾病。近年来，由于抗肿瘤药物、激素、免疫抑制剂、介入性诊疗、器官移植的广泛应用以及人口老龄化、病毒感染、消耗性疾病等原因，导致免疫受损人群越来越多，使得机会致病性真菌引起的感染日益增多，已成为医院内导致危重病人死亡的重要原因之一。临床常见的机会致病性真菌有假丝酵母菌、隐球菌、曲霉、毛霉、肺孢子菌等。

**1. 假丝酵母菌属（Candida）** 假丝酵母菌也称为念珠菌。可侵犯皮肤、黏膜、内脏及中枢神经系统，引起急性、亚急性或慢性炎症，多数为继发性感染。假丝酵母菌属有近 300 个种，对人致病的仅有几种，主要有白假丝酵母菌（Candida albicans）、热带假丝酵母菌（C. tropicalis）、光滑假丝酵母菌（C. glabrata）、克柔假丝酵母菌（C. brusei）、近平滑假丝酵母菌（C.parapsilosis）、季也蒙假丝酵母菌（C. guilliermind）、都柏林假丝酵母菌（C. dubliniensis）等，其中以白假丝酵母菌最常见，致病力也最强。

（1）生物学性状：菌体呈球形或椭圆形，革兰氏染色阳性，着色不均。以芽生方式繁殖，芽管延长不与母细胞脱离，形成假菌丝。在组织内易形成芽生孢子和假菌丝，芽生孢子多集中在假菌丝的连接部位。芽生孢子在特定条件下转为菌丝后其致病力增强。若临床标本中除芽生孢子外，还有大量假菌丝，则提示该菌正处于致病状态。

该菌在普通琼脂、血琼脂及 SDA 培养基上均生长良好。在 SDA 培养基上 37℃培养 2～3 天，可形成灰白色或奶油色、蜡状、柔软、湿润、表面光滑、带有酵母菌气味的类酵母型菌落。培养较久后，菌落增大、颜色变深、质地变硬或有皱褶，并有大量向培养基内生长的假菌丝（图 37-4）。在血琼脂培养基上 37℃培养，形成中等大小、暗灰色的菌落。在玉米粉培养基上可形成丰富的假菌丝和厚垣孢子（图 37-5），也可产生真菌丝。

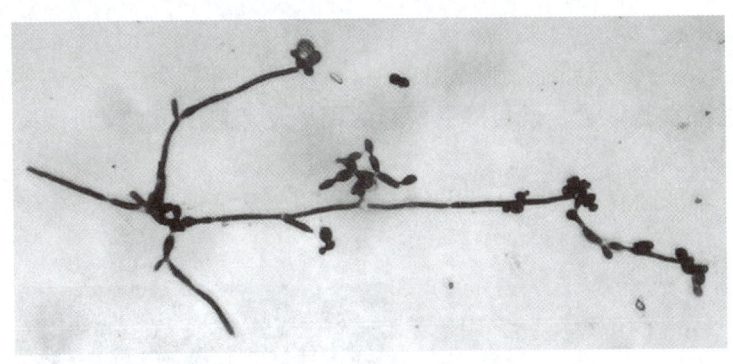

图 37-4　白假丝酵母菌假菌丝形态
革兰氏染色，×400

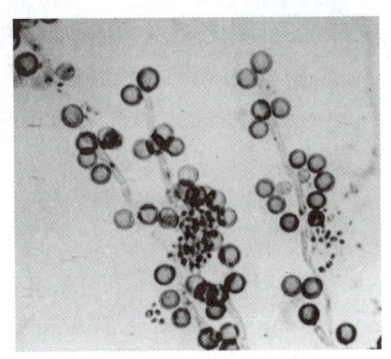

图 37-5　白假丝酵母菌厚膜孢子形态
革兰氏染色，×400

（2）致病性与免疫性：白假丝酵母菌常存在于皮肤、口腔、呼吸道、肠道、阴道黏膜等部位。机体抵抗力下降或菌群失调时可引起内源性感染。目前，白假丝酵母菌感染是一个重要问题，其血培养阳性率仅次于大肠埃希菌和金黄色葡萄球菌。

白假丝酵母菌致病与多种因素有关。细胞壁甘露糖蛋白是其主要的黏附因子，通过与宿主细胞的糖蛋白受体结合形成黏附。当孢子转为芽管或菌丝时，黏附上皮细胞的能力显著增强，并能抵抗中性粒细胞的吞噬杀死作用。其芽管或菌丝可直接插入细胞膜，进而侵入组织。白假丝酵母菌产生的一些酶类可损伤组织，如卵磷脂酶、天冬酰胺蛋白酶等。产生的假丝酵母菌毒素可抑制机体的细胞免疫功能，使感染加重。

白假丝酵母菌可引起多种组织器官的感染，常见的有以下几种。①皮肤、黏膜感染：白假丝酵母菌引起的皮肤感染好发于皮肤潮湿、皱褶处，如腋窝、腹股沟、乳房下、会阴、肛门周围及指（趾）间等部位，引起湿疹样皮肤白假丝酵母菌病、肛门周围瘙痒症和湿疹、指（趾）间糜烂症等，易与湿疹混淆，也可引起甲沟炎及甲床炎。常见的黏膜感染有鹅口疮、口角糜烂、外阴及阴道炎等，以鹅口疮最为常见。鹅口疮多发生于儿童、老年人、肿瘤患者等，发病较急、发展较快，如治疗不及时，可迅速扩散蔓延，引起深部病变。②内脏感染：常可引起肺炎、支气管炎、食管炎、肠炎、膀胱炎、肾盂肾炎、心内膜炎及心包炎等，偶可引起败血症。③中枢神经系统感染：可引起脑膜炎、脑膜脑炎和脑脓肿等，常由呼吸系统或消化系统的原发病灶播散而来。白假丝酵母菌及其代谢产物可引起超敏反应，皮肤超敏反应常表现为念珠菌疹，呼吸道可表现为过敏性鼻炎、哮喘等，消化道可表现为胃炎、肠炎等。

（3）微生物学检查

1）直接镜检：脓、痰、分泌物、脑脊液沉淀物等标本直接涂片，革兰氏染色镜检。皮屑或甲屑可用 10% KOH 消化后镜检。镜下若观察到球形或椭圆形的菌体、芽生孢子及假菌丝，可初步诊断为假丝酵母菌感染。若只见酵母菌细胞而无假菌丝，则可能为腐生性假丝酵母菌的污染。

2）分离培养：将标本接种于 SDA 培养基中，25℃或 37℃培养 2～3 天，形成类酵母型菌落，镜下可见假菌丝及成群的芽生孢子。

3）鉴定试验：假丝酵母菌种类繁多，常用的鉴别试验如下。①厚垣孢子形成试验：在含 1% 吐温-80 的玉米粉培养基上，25℃培养 24～48 小时，白假丝酵母菌可在菌丝顶端、侧缘或中间形成厚垣孢子。②芽管形成试验：接种在正常人血清或羊血清中，37℃培养 2～4 小时，白假丝酵母菌有芽管形成；热带假丝酵母菌培养 6 小时以上也可能形成芽管；其他假丝酵母菌通常不形成芽管。③科玛嘉显色培养，接种科玛嘉显色培养基，37℃培养 48 小时，菌落翠绿色、表面光滑、湿润者为白假丝酵母菌，铁蓝色、表面光滑、有乳光者为热带假丝酵母菌，紫色、表面光滑、湿润者为光滑假丝酵母菌，粉红色、表面粗糙、边缘有微毛者为克柔假丝酵母菌，白色者为其他假丝酵母菌。

（4）防治原则：皮肤黏膜感染的治疗以局部涂敷制霉菌素、甲紫和酮康唑等为主。深部感染常需联合用药，如氟康唑和两性霉素 B 联合，既可降低两药的用量及毒副作用，又可减缓耐药性的产生。目前尚无有效的预防措施。

**2. 隐球菌属（Cryptococcus）** 隐球菌属有 17 个种和 8 个变种，对人致病的主要是新生隐球菌（Cryptococcus neoformans）。

（1）生物学性状：菌体为圆形或椭圆形，直径为 4～20 μm。菌体外周有宽约 3～5 μm 的肥厚荚膜，用墨汁负染后镜检，可见黑色的背景中有圆形或卵圆形的透亮菌体，外包一层透明的荚膜，菌体内有一个或多个反光颗粒（图 37-6）。以出芽方式繁殖，多为单芽，偶有多芽，但不形成假菌丝。非致病性隐球菌无荚膜。

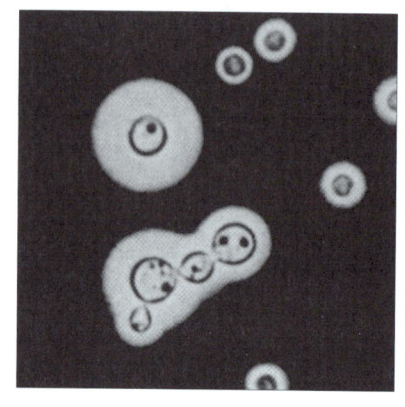

图 37-6　新生隐球菌荚膜形态
墨汁染色，×1000

在 SDA 培养基和血琼脂培养基上，新生隐球菌在 25℃ 和 37℃ 均生长良好，非致病性隐球菌在 37℃ 不能生长。培养 2～5 天可形成酵母型菌落，初为乳白色细小菌落，增大后表面黏稠、光滑，由乳白色渐变为橘黄色，最后变为棕褐色。在麦芽汁液体培养基中，25℃ 孵育 3 天后混浊生长，可有少量沉淀或菌膜。该菌能分解尿素，以此可与假丝酵母菌相区别。

根据荚膜多糖抗原性不同，可将新生隐球菌分为 A、B、C、D 四个血清型。临床分离菌株中 A、D 血清型较为多见，呈全球性分布；B、C 血清型较少见；在我国 A 型最多见，约占 70%。

（2）致病性与免疫性：新生隐球菌广泛分布于自然界，是环境中的腐生菌，在土壤和鸽粪中大量存在，也可存在于人体体表、口腔及粪便中。当机体抵抗力降低时，易侵入人体引起亚急性或慢性感染。隐球菌病是 AIDS 患者最常见的并发症之一，也是 AIDS 患者死亡的重要原因。

新生隐球菌荚膜多糖是其重要的致病物质。荚膜多糖能抑制中性粒细胞的吞噬作用，削弱 T 细胞对其产生免疫应答，从而抑制机体免疫功能，增加免疫耐受。无荚膜的突变株缺乏对小鼠的致病力，恢复产生荚膜能力后则可重获致病力。

新生隐球菌多引起外源性感染，也可引起内源性感染。主要的入侵途径是经呼吸道吸入。多数肺部感染者症状不明显，且能自愈。但病原菌可从肺部经血行播散至其他部位，皮肤、黏膜、淋巴结、骨、内脏等均可受累，引起慢性炎症和脓肿。最易侵犯的部位是中枢神经系统，引起脑膜的亚急性和慢性感染，预后不良，如不及时治疗，可导致死亡。

（3）微生物学检查

1）直接镜检：取痰、脓、离心沉淀后的脑脊液沉渣涂片，墨汁负染后镜检。若镜下见有出芽的圆形或卵圆形菌体，其外有肥厚透明的荚膜，即可做出诊断。

2）分离培养：将标本接种于 SDA 培养基，室温或 37℃ 培养 2～5 天后可形成典型的隐球菌菌落。结合形态学检查做出诊断。

3）血清学试验：主要是检测脑脊液或血清中的新生隐球菌荚膜多糖抗原。检查方法有乳胶凝集试验和 ELISA 等，其中乳胶凝集试验最常用。对抗原滴度的检测有助于判断预后，若抗原滴度持续升高，表示体内有新生隐球菌在繁殖，预后不良；若抗原滴度下降，预后良好。

4）动物试验：将菌悬液注入小鼠腹腔、脑内或静脉，5～30 天动物可死亡，解剖后作组织切片检查，各器官均可发现菌体，以脑和肺最多。

（4）防治原则：鸽粪是隐球菌病的主要传染源。减少鸽子数量或用碱处理鸽粪，可减少隐球菌病的发生。治疗肺部或皮肤隐球菌病，可选择 5-氟胞嘧啶、酮康唑、伊曲康唑；治疗中枢神经系统隐球菌病可选用两性霉素 B 或伊曲康唑，必要时加鞘内注射。

**3. 曲霉属（Aspergillus）** 曲霉是广泛分布于土壤和植物中的一类腐生性真菌。种类达 900 种以上，少数为机会致病性真菌，引起肺及全身性曲霉感染。对人致病的主要有烟曲霉（*Aspergillus fumigatus*）、黄曲霉（*Aspergillus flavus*）、构巢曲霉（*A. nidulans*）、土曲霉（*A. terreus*）、黑曲霉（*A. niger*）等，其中以烟曲霉最为常见。

（1）生物学性状：曲霉由多细胞性、分枝状、有隔菌丝和具有特征性的分生孢子头组成（图 37-7）。菌丝接触培养基的部分可特化形成厚壁、膨大的足细胞，并垂直向上长出直立的分生孢子梗；分生孢子梗顶部膨大形成烧瓶状、半球形或球形顶囊；顶囊表面生出一或二层放射状排列的杆状小梗；小梗顶端形成球形或卵圆形、呈链状排列的分生孢子；分生孢子表面光滑或具有不同纹饰，呈黄、绿、棕、黑等不同颜色（图 37-8）。分生孢子梗、顶囊、小梗及分生孢子共同形成菊花样结构，称为分生孢子头。依据分生孢子头的形态特征可鉴别不同种曲霉。

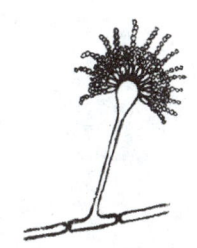

图 37-7 曲霉足细胞和分生孢子头结构示意图

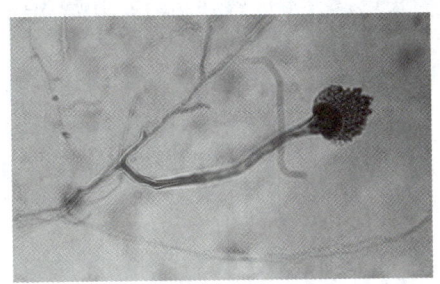

图 37-8 烟曲霉菌丝和分生孢子头形态
（乳酸酚棉兰染色，×400）

曲霉在 SDA、马铃薯葡萄糖琼脂（PDA）、察氏琼脂（CA）、麦芽汁琼脂（MEA）等多种培养基上生长良好。在 SDA 培养基上室温或 37～45℃培养，菌落初为白色、柔软有光泽，逐渐形成绒毛状、粉末状或棉絮状，因产生的分生孢子颜色不同而使菌落呈现烟绿、黄、棕褐、黑等不同颜色。菌落颜色是曲霉分类的重要特征之一。

（2）致病性与免疫性：曲霉可侵犯机体多种组织器官，引起曲霉病。空气中的曲霉孢子可由呼吸道侵入，引起支气管哮喘和肺部感染，也可经血行播散至各器官引起全身性感染，以肺曲霉病最常见。肺曲霉病有真菌球型肺曲霉病、肺炎型曲霉病和过敏性支气管肺曲霉病等 3 种类型。近年来，由于免疫力低下高危人群剧增导致曲霉病的发病率不断增加，在丝状真菌深部感染中居于第一位。

某些曲霉可引起食品霉变，并产生多种毒素，食入后可引起动物和人急、慢性中毒，损伤肝、肾、神经等组织器官。常见的真菌毒素有黄曲霉毒素（aflatoxin）、烟曲霉素、赭曲霉毒素、细胞松弛素等，主要由黄曲霉、赭曲霉、杂色曲霉、烟曲霉及寄生曲霉等产生。其中，由黄曲霉和寄生曲霉产生的黄曲霉毒素具有极强的毒性和致癌性，可引起真菌毒素中毒和恶性肿瘤。黄曲霉毒素中毒（aflatoxicosis）是肝癌的重要病因之一。我国制定了专项法规防止食品污染黄曲霉毒素。

（3）微生物学检查

1）直接镜检：取痰、支气管肺泡冲洗液或窦道穿刺标本等直接涂片镜检，若见曲霉菌丝和分生孢子，可做出初步诊断。

2）分离培养：将标本接种于 SDA 培养基，25℃培养 3～7 天后，可根据菌落形态、颜色、质地等特征及小琼脂块培养中菌丝和分生孢子头形态特点进行鉴定。

3）血清学检查：半乳甘露聚糖（galactomannan，GM）抗原是曲霉细胞壁上的一种多糖抗原，利用血清学试验检测患者血清、血浆、支气管肺泡冲洗液、脑脊液中的 GM 抗原（即 GM 试验）可用来诊断曲霉感染。

4）分子生物学诊断：可用 PCR 技术快速、特异性检测和鉴定曲霉。

（4）防治原则：目前无有效的预防、曲霉感染的措施。曲霉感染的治疗主要是使用抗真菌药物及外科手术切除局部病灶，并结合免疫调节剂辅助治疗。常用的抗真菌药物有伊曲康唑、伏立康唑、两性霉素 B、氟胞嘧啶、卡泊芬净等。近年来，由于耐药菌株增多，治疗时需采用多种药物联合，以降低病死率。

**4. 毛霉属（*Mucor*）** 毛霉属于接合菌亚门，是广泛分布于自然界的腐生菌，特别是多见于粮食和水果，常引起食物霉变。在机体抵抗力极度低下时可引起毛霉病。

毛霉菌丝一般粗大、无隔，且分枝呈直角。从菌丝上生成长短不等的孢囊梗，孢囊梗顶端生成圆形或椭圆形孢子囊，囊内充满圆形或卵圆形孢囊孢子（图 37-9、图 37-10）。在 SDA 培养基上生长迅速，形成丝状菌落，开始为白色羊毛状，逐渐转为灰黑色或黑色。

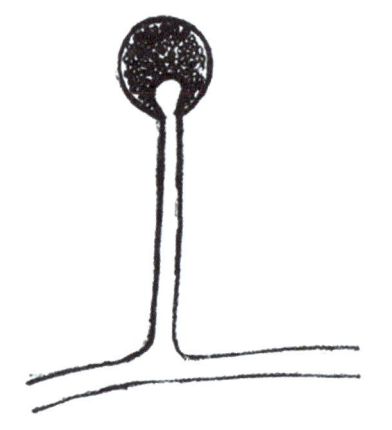

图 37-9　毛霉菌丝和孢子囊结构示意图

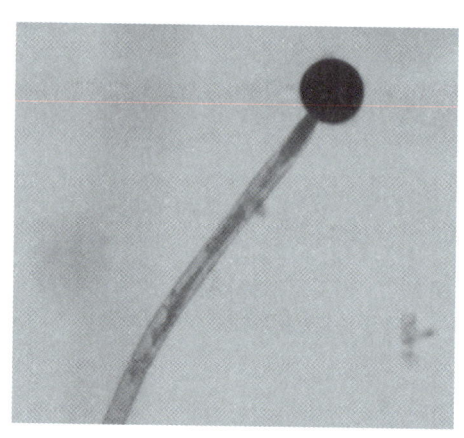

图 37-10　毛霉孢子囊显微镜下形态
乳酸酚棉兰染色，×400

在机体免疫力低下时，毛霉可经呼吸道、消化道、手术、介入治疗或经破损皮肤等多种途径侵入人体，其中呼吸道传播是最常见的感染途径。毛霉感染大多首先发生在鼻或耳部，经口腔唾液流入上颌窦和眼眶，形成坏死性炎症和肉芽肿。经血流进入脑部，可引起脑膜炎。亦可扩散至全身，病变可累及脑、肺及胃肠道等多个器官。病情发展较为迅速，死亡率较高，患者生前诊断困难。

取患者痰、活检或尸检标本，滴加 10% KOH 处理后镜检，可见粗大、不规则、分枝状无隔菌丝。该菌引起的疾病无特效治疗方法，治疗原则同其他深部感染真菌。

**5. 肺孢子菌属（*Pneumocystis*）** 肺孢子菌广泛分布于自然界，也可寄生于人和多种哺乳动物肺内，常见的有卡氏肺孢子菌（*Pneumocystis carinii*）和伊氏肺孢子菌（*Pneumocystis jiroveci*）。因其具有原生动物的生活史和虫体形态，过去很长一段时间内被归类为原虫。近年研究发现，其超微结构和染色体特征均类似于真菌，核苷酸序列和编码蛋白与真菌的同源性更高，因此归类为真菌。

肺孢子菌为单细胞真菌，有两种形态结构，即滋养体和孢子囊。经历小滋养体、大滋养体、囊前期、孢子囊等几个发育阶段。小滋养体为圆形，直径 1～2 mm，单核。大滋养体形态不规则，壁薄，单核，二分裂繁殖。囊前期近圆形或卵圆形，囊壁薄。发育成熟的孢子囊呈球形或椭圆形、壁厚、内含 8 个囊内小体，破裂后可释放出其中的孢子。其发育周期见图 37-11。

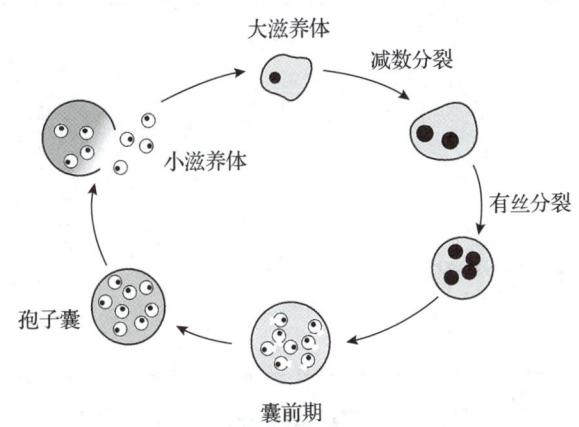

图 37-11　肺孢子菌发育周期示意图

卡氏肺孢子菌经呼吸道吸入肺内，可引起健康人的亚临床感染。当宿主抵抗力低下时，肺内的肺孢子菌得以大量繁殖，引起肺孢子菌肺炎（pneumocystis pneumonia，PCP）。AIDS 流行以来，卡氏肺孢子菌感染急剧增多，是 AIDS 患者最常见的并发症，死亡率高达 70%～100%。肺孢子菌也可引起中耳炎、肝炎、结肠炎等。

微生物学检查可采集痰液或支气管冲洗液，经亚甲胺蓝或革兰氏等染色镜检，若观察到滋养体或孢子囊可确诊。也可利用 ELISA、免疫荧光技术、补体结合试验等检测患者血清中的特异性抗体，进行辅助诊断。

针对肺孢子菌感染目前尚无可供预防使用的疫苗。及早治疗可有效降低死亡率。治疗时可选择复方新诺明、喷他脒、克林霉素、三甲曲沙等药物。

## 思 考 题

1. 白假丝酵母菌可引起哪些疾病？如何进行微生物学检查？
2. 新生隐球菌可引起哪些疾病？如何进行微生物学检查？
3. 近年真菌感染发病率有增高趋势，可能的原因有哪些？
4. 患者，男，28 岁，右足趾间瘙痒伴小丘疹、水泡，抓挠后患处溃烂，手部被感染后也出现类似症状，临床诊断为手足癣。引起该病的病原体主要有哪些？如何预防和治疗？

（张雄鹰）

# 附录

## 病原微生物的传播途径分类

### 一、机会致病病原微生物

| 病原体名称（种或属） | 所致主要疾病 | 生物学分类 |
|---|---|---|
| **原核细胞型微生物** | | |
| 大肠埃希菌 | 泌尿系统、肠道、呼吸系统感染，败血症等 | 埃希菌属 |
| 肺炎克雷伯菌 | 呼吸道、肠道、泌尿系统感染，脑膜炎、败血症等 | 克雷伯菌属 |
| 普通变形杆菌 | 肠道、泌尿系统感染，脑膜炎、败血症等 | 变形杆菌属 |
| 阴沟肠杆菌 | 泌尿系统、呼吸系统感染，脑膜炎、败血症等 | 肠杆菌属 |
| 铜绿假单胞菌 | 皮肤、呼吸系统、泌尿系统感染，心内膜炎、败血症等 | 假单胞菌属 |
| 鲍曼不动杆菌 | 皮肤、呼吸系统、泌尿系统感染，败血症等 | 不动杆菌属 |
| 表皮葡萄球菌 | 泌尿系统感染，人工瓣膜、导管、关节等相关感染 | 葡萄球菌属 |
| 肠球菌属 | 泌尿系统感染，腹腔、盆腔创伤感染，败血症等 | 肠球菌属 |
| 艰难拟梭菌 | 抗生素相关性腹泻，泌尿系统、腹腔感染 | 拟梭菌属 |
| 无芽孢厌氧菌 | 各种内源性感染 | * |
| **真核细胞型微生物** | | |
| 白假丝酵母菌 | 皮肤、黏膜、泌尿系统、呼吸系统、中枢神经系统感染 | 假丝酵母菌属 |
| 新生隐球菌 | 呼吸系统和中枢神经系统感染 | 隐球菌属 |
| 卡氏肺孢子菌 | 肺炎、中耳炎、肝炎、肠炎等 | 肺孢子菌属 |
| 曲霉 | 呼吸系统感染，败血症、毒素中毒和致癌 | 曲霉属 |
| 毛霉 | 上颌窦、眼眶感染，中枢神经系统感染 | 毛霉属 |

*无芽孢厌氧菌种类多，与人类疾病相关的主要有10个属，请参照相关章节。

## 二、常见经呼吸道感染病原微生物

| 病原体名称（种或属） | 所致主要疾病 | 生物学分类 |
| --- | --- | --- |
| **原核细胞型微生物** | | |
| 结核分枝杆菌 | 肺结核 | 分枝杆菌属 |
| 乙型溶血性链球菌 | 咽炎、气管、支气管炎、肺炎、猩红热 | 链球菌属 |
| 肺炎链球菌 | 肺炎、气管炎 | 链球菌属 |
| 脑膜炎奈瑟菌 | 流行性脑脊髓膜炎 | 奈瑟菌属 |
| 流感嗜血杆菌 | 气管、支气管炎、肺炎、脑膜炎 | 嗜血杆菌属 |
| 金黄色葡萄球菌 | 咽炎、气管、支气管炎、肺炎 | 葡萄球菌属 |
| 百日咳鲍特菌 | 百日咳 | 鲍特菌属 |
| 白喉棒状杆菌 | 白喉 | 棒状杆菌属 |
| 炭疽芽孢杆菌 | 肺炭疽 | 芽孢杆菌属 |
| 嗜肺军团菌 | 肺炎 | 军团菌属 |
| 鼠疫耶尔森菌 | 肺鼠疫 | 耶尔森菌属 |
| 肺炎支原体 | 原发性非典型性肺炎 | 支原体属 |
| 肺炎衣原体 | 肺炎、支气管炎、咽炎、鼻窦炎 | 衣原体属 |
| 鹦鹉热衣原体 | 鹦鹉热 | 衣原体属 |
| **非细胞型微生物** | | |
| 流感病毒 | 流感 | 正黏病毒科 |
| 副流感病毒 | 细支气管炎、肺炎、普通感冒 | 副黏病毒科 |
| 麻疹病毒 | 麻疹 | 副黏病毒科 |
| 腮腺炎病毒 | 流行性腮腺炎 | 副黏病毒科 |
| 呼吸道合胞病毒 | 婴儿支气管炎、支气管肺炎 | 副黏病毒科 |
| 风疹病毒 | 风疹、先天畸形 | 风疹病毒科 |
| 冠状病毒 | 急性上呼吸道感染、普通感冒 | 冠状病毒科 |
| SARS 冠状病毒 | 严重急性呼吸道综合征（SARS） | 冠状病毒科 |
| MERS 冠状病毒 | 中东呼吸综合征（MERS） | 冠状病毒科 |
| SARS-CoV-2 | 2019 冠状病毒病（COVID-19） | 冠状病毒科 |
| 腺病毒 | 支气管炎、肺炎 | 腺病毒科 |
| 鼻病毒 | 急性上呼吸道感染、普通感冒 | 小 RNA 病毒科 |
| **真核细胞型微生物** | | |
| 荚膜组织胞浆菌 | 组织胞浆菌病 | 组织胞浆菌属 |
| 粗球孢子菌 | 球孢子菌病 | 球孢子菌属 |
| 白假丝酵母菌 | 呼吸道感染 | 假丝酵母菌属 |
| 新生隐球菌 | 呼吸道感染 | 隐球菌属 |
| 卡氏肺孢子菌 | 肺部感染 | 肺孢子菌属 |
| 曲霉 | 呼吸道感染 | 曲霉属 |
| 毛霉 | 上颌窦、肺部感染 | 毛霉属 |
| 镰刀菌 | 肺部感染 | 镰刀菌属 |

## 三、经消化道途径感染的病原微生物

| 病原体名称（种或属） | 所致主要疾病 | 生物学分类 |
| --- | --- | --- |
| **原核细胞型微生物** | | |
| 致病性大肠埃希菌 | 腹泻、溶血性尿毒综合征等 | 埃希菌属 |
| 志贺菌属 | 细菌性痢疾 | 志贺菌属 |
| 沙门菌属 | 肠热症、急性胃肠炎、败血症 | 沙门菌属 |
| 霍乱弧菌 | 霍乱 | 弧菌属 |
| 副溶血性弧菌 | 急性胃肠炎 | 弧菌属 |
| 空肠弯曲菌 | 胃肠炎 | 弯曲菌属 |
| 幽门螺杆菌 | 消化性溃疡、胃炎、胃癌 | 螺杆菌属 |
| 布鲁氏菌属 | 布鲁氏菌病 | 布鲁氏菌属 |
| 炭疽芽孢杆菌 | 肠炭疽 | 芽孢杆菌属 |
| 蜡样芽孢杆菌 | 急性胃肠炎、机会性感染 | 芽孢杆菌属 |
| 小肠结肠炎耶尔森菌 | 小肠结肠炎 | 耶尔森菌属 |
| 肉毒梭菌 | 肉毒中毒、婴儿肉毒病 | 梭菌属 |
| 产气荚膜梭菌 | 急性胃肠炎、坏死性肠炎 | 梭菌属 |
| **非细胞型微生物** | | |
| 脊髓灰质炎病毒 | 脊髓灰质炎 | 小RNA病毒科 |
| 柯萨奇病毒 | 脑膜炎、心肌炎、疱疹性咽峡炎等 | 小RNA病毒科 |
| 埃可病毒 | 脑膜炎、心肌炎、麻痹症等 | 小RNA病毒科 |
| 肠道病毒A71 | 手足口病 | 小RNA病毒科 |
| 甲型肝炎病毒 | 甲型肝炎 | 小RNA病毒科 |
| 戊型肝炎病毒 | 戊型肝炎 | 戊肝病毒科 |
| 轮状病毒 | 婴儿和成人急性胃肠炎 | 平滑呼肠病毒科 |
| 肠道腺病毒 | 婴儿病毒性腹泻 | 腺病毒科 |
| 杯状病毒 | 急性胃肠炎 | 杯状病毒科 |
| 星状病毒 | 婴儿腹泻、医院感染 | 星状病毒科 |
| 朊粒 | 传染性海绵状脑病 | 待定 |

## 四、经创伤或输血传播的病原微生物

| 病原体名称（种或属） | 所致主要疾病 | 生物学分类 |
| --- | --- | --- |
| **原核细胞型微生物** | | |
| 金黄色葡萄球菌 | 化脓性感染 | 葡萄球菌属 |

续表

| 病原体名称（种或属） | 所致主要疾病 | 生物学分类 |
|---|---|---|
| 乙型溶血性链球菌 | 化脓性感染 | 链球菌属 |
| 铜绿假单胞菌 | 化脓性感染 | 假单胞菌属 |
| 破伤风梭菌 | 破伤风 | 梭菌属 |
| 产气荚膜梭菌 | 气性坏疽 | 梭菌属 |
| 放线菌属 | 化脓性感染 | 放线菌属 |
| 梅毒螺旋体 | 梅毒 | 密螺旋体属 |
| **非细胞型微生物** | | |
| 乙型肝炎病毒 | 乙型肝炎 | 嗜肝DNA病毒科 |
| 丙型肝炎病毒 | 丙型肝炎 | 黄病毒科 |
| 丁型肝炎病毒 | 丁型肝炎 | 三角病毒科 |
| 人类免疫缺陷病毒 | 获得性免疫缺陷综合征 | 逆转录病毒科 |
| 人类嗜T细胞病毒 | 白血病 | 逆转录病毒科 |
| 巨细胞病毒 | 巨细胞包涵体病、肝炎 | 疱疹病毒科 |
| EB病毒 | 传染性单核细胞增多症、伯基特淋巴瘤、鼻咽癌 | 疱疹病毒科 |
| 细小病毒B19 | 传染性红斑、自发性流产、死胎 | 细小病毒科 |
| 西尼罗病毒 | 西尼罗热和脑炎 | 黄病毒科 |

## 五、虫媒病原微生物

| 病原体名称（种或属） | 主要传播媒介 | 所致主要疾病 | 生物学分类 |
|---|---|---|---|
| **原核细胞型微生物** | | | |
| 鼠疫耶尔森菌 | 鼠蚤 | 鼠疫 | 耶尔森菌属 |
| 土拉弗朗西丝菌 | 蜱、革螨 | 土拉热 | 弗朗西丝菌属 |
| 普氏立克次体 | 人虱 | 流行性斑疹伤寒 | 立克次体属 |
| 斑疹伤寒立克次体 | 鼠蚤 | 地方性斑疹伤寒 | 立克次体属 |
| 恙虫病东方体 | 恙螨 | 恙虫病 | 东方体属 |
| 嗜吞噬细胞无形体 | 蜱 | 人粒细胞无形体病 | 无形体属 |
| 回归热螺旋体 | 人虱、软蜱 | 流行性回归热、地方性回归热 | 疏螺旋体属 |
| 伯氏疏螺旋体 | 硬蜱 | 莱姆病 | 疏螺旋体属 |
| **非细胞型微生物** | | | |
| 乙型脑炎病毒 | 蚊 | 流行性乙型脑炎 | 黄病毒科 |
| 登革病毒 | 蚊 | 登革热、登革出血热 | 黄病毒科 |
| 寨卡病毒 | 蚊 | 寨卡热 | 黄病毒科 |
| 森林脑炎病毒 | 硬蜱 | 森林脑炎 | 黄病毒科 |
| 汉坦病毒 | 革螨 | 肾综合征出血热 | 汉坦病毒科 |
| 克里米亚-刚果出血热病毒 | 硬蜱 | 克里米亚-刚果出血热 | 内罗病毒科 |
| 大别班达病毒 | 蜱 | 发热伴血小板减少综合征 | 白蛉纤细病毒科 |
| 西尼罗病毒 | 蚊 | 西尼罗热和脑炎 | 黄病毒科 |

## 六、性接触传播病原微生物

| 病原体名称（种或属） | 所致性传播疾病（STD） | 生物学分类 |
| --- | --- | --- |
| **原核细胞型微生物** | | |
| 淋病奈瑟菌 | 淋病 | 奈瑟菌属 |
| 梅毒螺旋体 | 梅毒 | 密螺旋体属 |
| 杜克嗜血杆菌 | 软下疳 | 嗜血杆菌属 |
| 阴道加特纳菌 | 阴道炎 | 加特纳菌属 |
| 肉芽肿荚膜杆菌 | 腹股沟肉芽肿 | 克雷伯菌属 |
| 沙眼衣原体性病淋巴肉芽肿亚种 | 性病淋巴肉芽肿 | 衣原体属 |
| 沙眼衣原体沙眼生物亚种 | 非淋菌性尿道炎 | 衣原体属 |
| 解脲脲原体 | 非淋菌性尿道炎 | 脲原体属 |
| 生殖支原体 | 非淋菌性尿道炎 | 支原体属 |
| 人型支原体 | 非淋菌性尿道炎 | 支原体属 |
| **非细胞型微生物** | | |
| 单纯疱疹病毒2型 | 生殖器疱疹 | 疱疹病毒科 |
| 人乳头瘤病毒 | 尖锐湿疣 | 乳头瘤病毒科 |
| 人类免疫缺陷病毒 | 获得性免疫缺陷综合征 | 逆转录病毒科 |
| 传染性软疣病毒 | 生殖器传染性软疣 | 痘病毒科 |
| 巨细胞病毒 | 生殖器CMV感染 | 疱疹病毒科 |
| **真核细胞型微生物** | | |
| 白假丝酵母菌 | 念珠菌阴道炎、外阴感染、龟头包皮炎 | 假丝酵母菌属 |

## 七、垂直传播病原微生物

| 病原体名称（种或属） | 所致主要疾病 | 生物学分类 |
| --- | --- | --- |
| **原核细胞型微生物** | | |
| 淋病奈瑟菌 | 淋菌性结膜炎 | 奈瑟菌属 |
| 梅毒螺旋体 | 流产、早产、死胎、梅毒儿 | 密螺旋体属 |
| 解脲脲原体 | 流产、先天缺陷、死胎 | 脲原体属 |
| 沙眼衣原体 | 新生儿包涵体结膜炎 | 衣原体属 |
| **非细胞型微生物** | | |
| 风疹病毒 | 先天性风疹综合征（先天性心脏病、白内障、耳聋等） | 风疹病毒科 |
| 人巨细胞病毒 | 死胎、巨细胞包涵体病 | 疱疹病毒科 |
| 单纯疱疹病毒 | 疱疹性脑炎、胎儿畸形、流产 | 疱疹病毒科 |

续表

| 病原体名称（种或属） | 所致主要疾病 | 生物学分类 |
| --- | --- | --- |
| 水痘-带状疱疹病毒 | 胎儿畸形、流产 | 疱疹病毒科 |
| 人类免疫缺陷病毒 | 获得性免疫缺陷综合征 | 逆转录病毒科 |
| 乙型肝炎病毒 | 乙型肝炎 | 嗜肝 DNA 病毒科 |
| 丙型肝炎病毒 | 丙型肝炎 | 黄病毒科 |
| 细小病毒 B19 | 胎儿贫血、流产、死胎 | 细小病毒科 |
| 人乳头瘤病毒 | 新生儿感染 | 乳头瘤病毒科 |
| 柯萨奇病毒 | 新生儿全身感染、心肌炎 | 小 RNA 病毒科 |
| 寨卡病毒 | 新生儿小头症 | 黄病毒科 |

## 八、动物源性病原微生物

| 病原体名称（种或属） | 所致主要疾病 | 生物学分类 |
| --- | --- | --- |
| **原核细胞型微生物** | | |
| 猪霍乱沙门菌 | 急性胃肠炎、败血症 | 沙门菌属 |
| 鼠伤寒沙门菌 | 急性胃肠炎、败血症 | 沙门菌属 |
| 鼠疫耶尔森菌 | 鼠疫 | 耶尔森菌属 |
| 炭疽芽孢杆菌 | 炭疽 | 芽孢杆菌属 |
| 布鲁氏菌 | 布鲁氏菌病 | 布鲁氏菌属 |
| 空肠弯曲菌 | 胃肠炎 | 弯曲菌属 |
| 贝纳柯克斯体 | Q 热 | 柯克斯体属 |
| 汉赛巴通体 | 猫抓病 | 巴通体属 |
| 土拉弗朗西丝菌 | 土拉热 | 弗朗西丝菌属 |
| 钩端螺旋体 | 钩体病 | 钩端螺旋体属 |
| 伯氏疏螺旋体 | 莱姆病 | *Borreliella* 属 |
| 回归热螺旋体 | 流行性回归热、地方性回归热 | 疏螺旋体属 |
| 斑疹伤寒立克次体 | 地方性斑疹伤寒 | 立克次体属 |
| 恙虫病东方体 | 恙虫病 | 东方体属 |
| **非细胞型微生物** | | |
| 汉坦病毒 | 肾综合征出血热、汉坦病毒肺综合征 | 汉坦病毒科 |
| 狂犬病病毒 | 狂犬病 | 弹状病毒科 |
| 朊粒 | 传染性海绵状脑病 | 待定 |
| 登革病毒 | 登革热、登革出血热 | 黄病毒科 |
| 乙型脑炎病毒 | 流行性乙型脑炎 | 黄病毒科 |
| 森林脑炎病毒 | 森林脑炎 | 黄病毒科 |
| 克里米亚-刚果出血热病毒 | 克里米亚-刚果出血热 | 内罗病毒科 |
| 流感病毒 | 流感 | 正黏病毒科 |

## 九、引起皮肤或经肤感染病原微生物

| 病原体名称（种或属） | 所致主要疾病 | 生物学分类 |
| --- | --- | --- |
| 原核细胞型微生物 | | |
| 　金黄色葡萄球菌 | 化脓性感染 | 葡萄球菌属 |
| 　乙型溶血性链球菌 | 化脓性感染 | 链球菌属 |
| 　铜绿假单胞菌 | 化脓性感染 | 假单胞菌属 |
| 　炭疽芽孢杆菌 | 皮肤炭疽 | 芽孢杆菌属 |
| 非细胞型微生物 | | |
| 　单纯疱疹病毒1型 | 单纯疱疹 | 疱疹病毒科 |
| 　水痘-带状疱疹病毒 | 水痘-带状疱疹 | 疱疹病毒科 |
| 　人乳头瘤病毒 | 皮肤疣 | 乳头瘤病毒科 |
| 　传染性软疣病毒 | 传染性软疣 | 痘病毒科 |
| 　猴痘病毒 | 猴痘 | 痘病毒科 |
| 真核细胞型微生物 | | |
| 　秕糠马拉色菌 | 花斑癣 | 马拉色菌属 |
| 　絮状表皮癣菌 | 皮肤癣 | 表皮癣菌属 |
| 　断发毛癣菌 | 皮肤癣 | 毛癣菌属 |
| 　石膏样小孢子菌 | 皮肤癣 | 小孢子菌属 |
| 　申克孢子丝菌 | 皮肤肉芽肿 | 孢子丝菌属 |

（韩　俭　钟照华）

# 主要参考文献

1. Flint J, Racaniello V R, Rall G F, et al. Principles of Virology. 5th ed. Washington DC: ASM Press, 2020.
2. Howley P M, Knipe D M, Damania B A, et al. Fields Virology: DNA Viruses. 7th ed. Philadelphia: Wolters Kluwer, 2022.
3. Howley P M, Knipe D M, Damania B A, et al. Fields Virology: RNA Viruses. 7th ed. Philadelphia: Wolters Kluwer, 2022.
4. Howley P M, Knipe D M, Enquist L W, et al. Fields Virology: Fundamentals. 7th ed. Philadelphia: Wolters Kluwer, 2023.
5. Howley P M, Knipe D M, Whelan S. Fields Virology: Emerging Viruses. 7th ed. Philadelphia: Wolters Kluwer, 2020.
6. Kibbler C C, Barton R, Gow N A R, et al. Oxford Textbook of Medical Mycology. Oxford: Oxford University Press, 2018.
7. Levinson W, Chin-Hong P, Joyce E A, et al. Review of Medical Microbiology and Immunology: A Guide to Clinical Infectious Diseases. 17th ed. New York: McGraw Hill, 2022.
8. Lostroh P. Molecular and Cellular Biology of Viruses. 2nd ed. Boca Raton: CRC Press, 2024.
9. Louten J. Essential Human Virology. 2nd ed. New York: Academic Press, 2022.
10. Morse S, Riedel S, Miller S, et al. Jawetz, Melnick & Adelberg's Medical Microbiology. 28th ed. New York: Lange Medical Books/McGraw-Hill, 2019.
11. Murray P R, Rosenthal K S, Pfaller M A. Medical Microbiology. 9th ed. Philadelphia: Elsevier Saunders, 2020.
12. Murray P R. Murray's Basic Medical Microbiology: Foundations and Clinical Cases. 2nd ed. Philadelphia: Elsevier, 2023.
13. Payne S. Viruses: From Understanding to Investigation. 2nd ed. New York: Academic Press, 2022.
14. Shine E E, Crawford J M. Molecules from the Microbiome. Annu Rev Biochem, 2021, 90: 789-815.
15. Yao H, Song Y, Chen Y, et al. Molecular Architecture of the SARS-CoV-2 Virus. Cell, 2020, 183(3): 730-738.e13.

16. 郭晓奎，潘卫.病原生物学.3版.北京：科学出版社，2021.
17. 李凡，徐志凯.医学微生物学.9版.北京：人民卫生出版社，2018.
18. 李兰娟，任红.传染病学.9版.北京：人民卫生出版社，2018.
19. 刘运德，楼永良.临床微生物学检验技术.北京：人民卫生出版社，2015.
20. 徐志凯，郭晓奎.医学微生物学.2版.北京：人民卫生出版社，2020.
21. 张凤民，肖纯凌，彭宜红.医学微生物学.4版.北京：北京大学医学出版社，2018.

# 中英文专业词汇索引

2019 冠状病毒病（Coronavirus disease 2019，COVID-19） 285
20 面体立体对称型（icosahedral symmetry） 52
50% 组织细胞感染量（50% tissue culture infectious dose，$TCID_{50}$） 122
5′- 非编码区（5′-non-coding region，5′-NCR） 295
ABC 转运体（ATP-binding cassette transporter） 24
A 群链球菌（group A streptococcus，GAS） 146
B 群链球菌（group B streptococcus，GBS） 152
B 组（coxsackievirus B，CVB） 294
CRISPR 相关的基因（CRISPR-associated gene，Cas） 29
C 群链球菌（group C streptococcus） 152
Dane 颗粒（Dane's particle） 308
D 群链球菌（group D streptococcus） 152
EB 病毒（Epstein-Barr virus，EBV） 372
El Tor 生物型（El Tor biotype） 178
F 质粒（fertility plasmid） 40
IRES 依赖翻译（IRES-dependent translation） 296
L 型（L-form） 15
mRNA 疫苗（mRNA vaccine） 128
N- 乙酰胞壁酸（N-acetylmuramic acid，MurNAc） 12
N- 乙酰葡糖胺（N-acetylglucosamine，GlcNAc） 12
NOD 样受体（NOD-like receptor，NLR） 98
Northern 印迹杂交（Northern blot） 115
Q 热（query fever） 225
RIG-I 样受体（RIG-I-like receptor，RLR） 97
R 质粒（resistance factor） 40
SARS 冠状病毒（SARS coronavirus，SARS-CoV） 286
SARS 冠状病毒 2（SARS-CoV-2） 287
Southern 印迹杂交（Southern blot） 115
SS 培养基（salmonella-shigella medium） 166
T 细胞受体（T cell receptor，TCR） 95
Toll 样受体（Toll-like receptor，TLR） 97
V-P 试验（Voges-Proskauer test） 25
β- 内酰胺酶（β-lactamase） 135
γ 干扰素释放试验（interferon-γ release assay，IGRA） 193

## A

埃博拉病毒（Ebola virus） 362
埃博拉出血热（Ebola hemorrhagic fever） 362
埃可病毒（ECHO virus） 294
埃里希体属（*Ehrlichia*） 252
埃希菌属（*Escherichia*） 160
癌基因（oncogene） 326
氨基糖苷类（aminoglycoside） 135
暗视野显微镜（dark field microscope） 113
奥普托欣试验（optochin test） 151
奥司他韦（oseltamivir） 138

## B

八叠球菌（sarcina coccus） 11
巴氏消毒法（pasteurization） 107
巴斯德菌属（*Pasteurella*） 228
巴西副球孢子菌（*Paracoccidiodes brasiliensis*） 409
巴西诺卡菌（*N. brasiliensis*） 244
白喉（diphtheria） 199
白喉棒状杆菌（*C. diphtheriae*） 199
白喉毒素（diphtheria toxin，DT） 200
白吉利毛孢子菌（*Trichosporon beigelii*） 407
白假丝酵母菌（*Candida albicans*） 410
白蛉纤细病毒科（*Phenuiviridae*） 341，353
百日咳（pertussis） 233
百日咳鲍特菌（*B. pertussis*） 233
败血症（septicemia） 84
班达病毒属（*Bandavirus*） 353
斑点杂交（dot blot） 115
斑疹伤寒立克次体（*R. typhi*） 253
半固体培养基（semi-solid medium） 34
半胱氨酸蛋白酶（cysteine protease） 295
半数感染量（median infective dose，$ID_{50}$） 69
半数致死量（median lethal dose，$LD_{50}$） 69

邦戈沙门菌（S. bongory） 169
棒酸（clavulanic acid） 135
棒状杆菌（corynebacterium） 11
棒状杆菌属（Corynebacterium） 199
包涵体（inclusion body） 79，269，366
包膜（envelope） 52
孢囊孢子（sporangiospore） 395
孢子（spore） 395
孢子丝菌病（sporotrichosis） 408
胞吞（endocytosis） 53
胞质膜（cytoplasmic membrane） 16
鲍曼不动杆菌（A. baumanii） 237
鲍氏志贺菌（S. boydii） 167
鲍特菌属（Bordetella） 233
暴发（outbreak） 126
杯状病毒（calicivirus） 302
杯状病毒科（Caliciviridae） 300，302
贝纳柯克斯体（C. burnetii） 225
被动免疫（passive immunization） 126
鼻病毒（rhinovirus） 292
鼻疽假单胞菌（P. mallei） 231
鼻疽诺卡菌（N. farcinica） 244
鼻咽癌（nasopharyngeal carcinoma，NPC） 374
鞭毛（flagellum） 18
变形杆菌属（Proteus） 175
变异（variation） 39
变异链球菌（S. mutans） 151
变异株（variant） 59
标准菌株（standard strain，reference strain） 37
表皮剥脱毒素（exfoliatin） 143
表皮葡萄球菌（S. epidermidis） 140
表皮溶解毒素（epidermolytic toxin） 143
表皮癣菌属（Epidermophyton） 406
表型（phenotype） 36
表型变异（phenotype variation） 39
表型混合（phenotypic mixing） 60
丙酸杆菌属（Propionibacterium） 211
丙型肝炎病毒（hepatitis C virus，HCV） 305，316
丙型肝炎病毒属（Hepacivirus） 316
丙型链球菌（γ-streptococcus） 146
并指树突状细胞（interdigitating DC，IDC） 94
病毒（virus） 49
病毒体（virion） 49
病毒携带者（viral carrier） 82
病毒性出血热（viral hemorrhagic fever） 356
病毒性心肌炎（viral myocarditis） 298
病毒样颗粒（virus-like particle，VLP） 378
病毒载量（viral load） 331
病毒组（virome） 65

病原体（pathogen） 69
病原体相关模式分子（pathogen-associated molecular patterns，PAMP） 95
病原微生物（pathogenic microorganism） 2，69
波普瑞韦（boceprevir） 138
伯基特淋巴瘤（Burkitt lymphoma，BL） 374
伯氏疏螺旋体（Borreliella burgdorferi） 258
博尔纳病病毒（Borna disease virus，BDV） 388
补体（complement） 88
哺乳动物腺病毒属（Mastadenovirus） 289
不动杆菌属（Acinetobacter） 237
不耐热肠毒素（heat labile enterotoxin，LT） 163
不相容性（incompatibility） 40
布鲁氏菌病（brucellosis） 218
布鲁氏菌属（Brucella） 218

## C

苍白密螺旋体苍白亚种（T. pallidum subsp. pallidum） 261
草绿色链球菌（Streptococcus viridans） 146
插入序列（insertion sequence，IS） 41
查菲埃里希体（Ehrlichia chaffeensis） 256
产气荚膜梭菌（C. perfringens） 205
产志贺毒素大肠埃希菌（Shiga toxin-producing E. coli，STEC） 163
肠产毒性大肠埃希菌（enterotoxigenic E. coli，ETEC） 163
肠出血性大肠埃希菌（enterohemorrhagic E. coli，EHEC） 163
肠道病毒（enterovirus） 294
肠道病毒属（Enterovirus） 294
肠道沙门菌（S. enterica） 169
肠道沙门菌肠道亚种（S. enterica subsp. enterica） 169
肠毒素（enterotoxin） 72，143
肠杆菌科（Enterobacteriaceae） 159
肠杆菌属（Enterobacter） 175
肠集聚性大肠埃希菌（enteroaggregative E. coli，EAEC） 164
肠侵袭性大肠埃希菌（enteroinvasive E. coli，EIEC） 164
肠球菌属（Enterococcus） 152
肠热症（enteric fever） 172
肠致病性大肠埃希菌（enteropathogenic E. coli，EPEC） 163
超广谱β-内酰胺酶（extended spectrum β-lactamase，ESBL） 135
超抗原（superantigen） 76，102
沉淀试验（precipitation test） 114

成簇规则间隔短回文重复序列（clustered regularly interspaced short palindromic repeats，CRISPR） 29
成人腹泻轮状病毒（adult diarrhea rotavirus，ADRV） 300
弛缓性麻痹（flaccid paralysis） 297
持留菌（persister） 27
持续性感染（persistent infection） 85
虫媒病毒（arbovirus） 341
重叠感染（superinfection） 320
重配（reassortment） 59
重组（recombination） 44
重组体（recombinant） 59
重组亚单位疫苗（recombinant subunit vaccine） 128
出血（hemorrhage） 356
出血热病毒（hemorrhagic fever virus） 356
穿入（penetration） 53
穿透支原体（*M. penetrans*） 246
传代细胞系（cell line） 121
传染性单核细胞增多症（infectious mononucleosis） 374
传染性海绵状脑病（transmissible spongiform encephalopathy，TSE） 390
传染性红斑（erythema infectiosum） 385
传染性软疣（molluscum contagiosum） 387
传染性软疣病毒（molluscum contagiosum virus，MCV） 387
垂直传播（vertical transmission） 82
纯蛋白衍生物（purified protein derivative，PPD） 193
纯培养（pure culture） 35
刺突（spike） 52
粗糙型菌落（rough colony，R 型菌落） 35
粗球孢子菌（*Coccidioides immites*） 409
脆弱拟杆菌（*B. fragilis*） 211

## D

大别班达病毒（Dabie bandavirus，DBV） 353
大肠埃希菌（*E. coli*） 160
大肠菌素（colicin） 27
大分生孢子（macroconidium） 395
大环内酯类（macrolide） 135
大荚膜（macrocapsule） 18
大流行（pandemic） 126
大叶性肺炎（lobar pneumonia） 150
代时（generation time） 32
带菌者（carrier） 82
带状疱疹（zoster） 369
担孢子（basidiospore） 396

担子菌门（*Basidiomycota*） 394
单层细胞培养（monolayer cell culture） 114
单纯疱疹病毒（herpes simplex virus，HSV） 367
单核细胞增生李斯特菌（*L. monocytogenes*） 239
弹状病毒科（*Rhabdoviridae*） 382
蛋白酶抑制剂（protease inhibitor，PI） 335
蛋白印迹（western blot） 124
登革病毒（dengue virus，DENV） 346
登革出血热/登革休克综合征（dengue hemorrhagic fever/dengue shock syndrome，DHF/DSS） 346
登革热（dengue fever） 346
低血压（hypotension） 356
地方性斑疹伤寒（endemic typhus） 253
地拉夫定（delavirdine） 138
电离辐射（radiation） 107
电子显微镜（electron microscope，EM） 113
丁型肝炎病毒（hepatitis D virus，HDV） 305，319
定居因子（colonization factor，CF） 161
定植（colonization） 70
定植因子（colonization factor） 70
东方体属（*Orientia*） 252
动物源性细菌（zoonotic bacteria） 214
痘病毒（pox virus） 386
痘苗病毒（vaccinia virus） 387
毒力（virulence） 69，76
毒力因子（toxic factor） 70
毒素-抗毒素（toxin-antitoxin，TA）系统 29
毒性噬菌体（virulent phage） 40
毒性休克综合征毒素-1（toxic shock syndrome toxin 1，TSST-1） 143
毒血症（toxemia） 84
杜克嗜血杆菌（*H. ducreyi*） 235
断发毛癣菌（*T. tonsurans*） 406
对数期（logarithmic phase） 32
顿挫感染（abortive infection） 58
多黏菌素（polymyxin） 27，135
多杀巴斯德菌（*P. multocida*） 228
多中心卡斯特莱曼病（multicentric Castleman disease，MCD） 377
多重耐药（multi drug resistance，MDR） 43，136
多重耐药鲍曼不动杆菌（multidrug resistant *Acinetobacter baumanii*，MDRAB） 238

## E

俄罗斯春夏脑炎病毒（Russian spring-summer encephalitis virus） 348
二氨基庚二酸（diaminopimelic acid，DAP） 12
二倍体细胞（diploid cell） 121
二分裂（binary fission） 32

## F

发酵（fermentation） 25
发酵支原体（M. fermentans） 246
繁殖体（vegetative form） 21
反向重复序列（inverted repeat，IR） 137
防腐（antisepsis） 106
防御素（defensin） 88
放线菌病（actinomycosis） 241
放线菌纲（Actinomycetes） 241
放线菌目（Actinomycetales） 241
放线菌属（Actinomyces） 241
非病原体（nonpathogen） 69
非病原微生物（nonpathogenic microorganism） 69
非典型分枝杆菌（atypical mycobacteria） 196
非核苷类逆转录酶抑制剂（nonnucleoside reverse transcriptase inhibitor，NNRTI） 335
非接合质粒（non-conjugative plasmid） 40
非结核分枝杆菌（non-tuberculosis mycobacteria，NTM） 196
非淋菌性尿道炎（nongonococcal urethritis，NGU） 250
非溶血性链球菌（nonhemolytic streptococcus） 146
非细胞型微生物（acellular microorganism） 1
非致病菌（nonpathogenic bacterium） 69
非洲出血热（Africa hemorrhagic fever） 362
非洲分枝杆菌（M. africanum） 188
肥达试验（Widal test） 173
肺孢子菌肺炎（pneumocystis pneumonia，PCP） 415
肺孢子菌属（Pneumocystis） 414
肺病毒科（Pneumoviridae） 275，283
肺结核（pulmonary tuberculosis） 191
肺炎克雷伯菌（K. pneumoniae） 174
肺炎链球菌（S. pneumoniae） 149
肺炎衣原体（Chlamydia pneumoniae） 267
肺炎支原体（M. pneumoniae） 246
分离（isolation） 114
分生孢子（conidium） 395
分枝杆菌（mycobacterium） 11
分枝杆菌目（Mycobacteriales） 241
分枝杆菌属（Mycobacterium） 188
分子诊断（molecular diagnosis） 114
奋森螺旋体（T. vincentii） 258
粪肠球菌（E. faecalis） 152
风湿热（rheumatic fever） 148
风疹病毒（rubella virus） 292
福氏志贺菌（S. flexneri） 167
辅助病毒（helper virus） 58
腐生菌（saprophyte） 23
腐生葡萄球菌（S. saprophyticus） 140
复发感染（recurrence infection） 366
复合对称型（complex symmetry） 52
复制（replication） 53
复制周期（replication cycle） 53
副流感病毒（parainfluenza virus） 282
副黏病毒（paramyxovirus） 280
副黏病毒科（Paramyxoviridae） 275
副溶血性弧菌（V. parahaemolyticus） 181
副伤寒（paratyphoid fever） 172

## G

干扰素（interferon，IFN） 58，88
干扰现象（interference） 58
干扰作用（interference） 122
甘露聚糖结合蛋白（mannan/mannose-binding protein，MBP） 96
甘露聚糖结合凝集素（mannose-binding lectin，MBL） 96
甘露糖抗性血凝（mannose-resistant hemagglutination，MRHA） 20
甘露糖敏感性血凝（mannose-sensitive hemagglutination，MSHA） 20
甘露糖受体（mannose receptor，MR） 96
杆菌（bacillus） 11
杆菌肽（bacitracin） 27
肝病毒属（Hepatovirus） 294
肝炎病毒（hepatitis virus） 305
感染（infection） 69
感受态（competence） 44
刚地弓形虫（Toxoplasma gondii） 332
高频重组菌株（high frequency recombinant，Hfr） 45
高热（hyperpyrexia） 356
高效抗逆转录病毒治疗（high active antiretroviral therapy，HAART） 138
高效抗逆转录病毒治疗（highly active antiretroviral therapy，HAART） 335
高压蒸汽灭菌法（autoclaving） 107
高致病性禽流感（highly pathogenic avian influenza，HPAI） 279
革兰氏染色（Gram staining） 12，113，116
格斯特曼综合征（Gerstmann-Sträussler-Scheinker disease） 392
隔离（isolation） 125
隔膜（septum） 395
宫颈癌（cervical cancer） 380
共价闭合环状 DNA（covalently closed circular DNA，cccDNA） 139，311

钩端螺旋体病（leptospirosis） 258
钩端螺旋体属（Leptospira） 258
枸橼酸杆菌属（Citrobacter） 176
枸橼酸盐利用试验（citrate utilization test） 25
古典生物型（classical biotype） 178
古菌（archaea） 1
固定毒株（fixed strain） 384
固体培养基（solid medium） 34
固有免疫（innate immunity） 87
关节孢子（arthrospore） 396
冠状病毒（coronavirus, CoV） 285
冠状病毒科（Coronaviridae） 275，285
光滑型菌落（smooth colony, S型菌落） 35
广谱（broad spectrum） 133

## H

汉滩病毒（Hantaan virus） 357
汉坦病毒（hantavirus） 357
汉坦病毒肺综合征（hantavirus pulmonary syndrome, HPS） 357
汉坦病毒科（Hantaviridae） 357
合成肽疫苗（synthetic peptide vaccine） 129
何德毛结节菌（Piedraia hortae） 407
核苷类逆转录酶抑制剂（nucleotide reverse transcriptase inhibitor, NRTI） 335
核苷类似物（nucleoside analogue） 138
核苷酸类似物（nucleotide analogue） 138
核酸疫苗（nucleic acid vaccine） 128
核酸杂交（hybridization） 115
核糖体（ribosome） 17
核心多糖（core polysaccharide） 14
核衣壳（nucleocapsid） 51
核质（nuclear material） 17
赫姆斯螺旋体（B. hermsii） 265
黑素瘤分化基因5（melanoma differentiation-associated gene 5, MDA-5） 98
亨德拉病毒（Hendra virus, HeV） 283
亨尼帕病毒属（Henipavirus） 283
恒定NKT细胞（invariant NKT, iNKT） 95
红色毛癣菌（T. purpureatum） 406
红外线（infrared） 107
红细胞凝集试验（hemagglutination） 122
红细胞吸附（hemadsorption） 122
红疹毒素（erythrogenic toxin） 147
宏基因组（metagenome） 36，65
猴痘病毒（monkeypox virus） 387
厚垣孢子（chlamydospore） 396
鲎试验（Limulus test） 119
呼肠病毒（reovirus） 293

呼吸道病毒属（Respirovirus） 282
呼吸道合胞病毒（respiratory syncytial virus, RSV） 284
弧菌（vibrio） 11
弧菌属（Vibrio） 177
壶菌门（Chytridiomycota） 394
互补作用（complementation） 60
化脓性链球菌（Streptococcus pyogenes） 146
化脓性球菌（pyogenic coccus） 140
环境分枝杆菌（environmental mycobacteria） 197
环鸟苷酸-腺苷酸合酶（cyclic GMP-AMP synthase, cGAS） 98
黄病毒科（Flaviviridae） 341
黄病毒属（Flavivirus） 342
黄曲霉（Aspergillus flavus） 401，413
黄曲霉毒素（aflatoxin） 413
黄曲霉毒素中毒（aflatoxicosis） 413
黄曲霉素（aflatoxin） 401
黄热病（yellow fever） 350
黄热病毒（yellow fever virus, YFV） 350
磺胺类（sulfonamide） 135
回复突变（reverse mutation） 44
回归热（recurrent fever） 265
回归热螺旋体（B. recurrentis） 258
回归热螺旋体（Borrelia recurrentis） 265
获得性免疫缺陷综合征（acquired immunodeficiency syndrome, AIDS） 328
霍乱毒素（cholera toxin） 179
霍乱弧菌（V. cholerae） 177
霍奇金病（Hodgkin disease） 374

## J

机会性感染（opportunistic infection） 68
机会致病菌（opportunistic pathogen） 2，68
鸡胚培养（chick embryo culture） 114
基础培养基（basic medium） 34
基孔肯雅病毒（Chikungunya virus, CHIK） 354
基因测序（sequencing） 115
基因工程疫苗（genetically engineered vaccine） 128
基因工程载体疫苗（vector vaccine） 128
基因缺失活疫苗（gene deleted live vaccine） 128
基因型变异（genotype variation） 39
基因疫苗（gene vaccine） 128
基因重组（recombination） 59
基因组（genome） 39
吉姆萨染色（Giemsa staining） 113
急性感染（acute infection） 84
急性呼吸窘迫综合征（acute respiratory distress syndrome, ARDS） 286

急性期蛋白（acute phase protein，APP） 88
急性肾小球肾炎（acute glomerulonephritis） 148
急性胃肠炎（acute gastroenteritis） 294
脊髓灰质炎（poliomyelitis） 296
脊髓灰质炎病毒（poliovirus） 296
脊髓灰质炎病毒（poliovirus，PV） 294
寄生菌（parasite） 23
荚膜（capsule） 17
荚膜多糖抗原（capsular polysaccharide antigen） 155
荚膜膨胀反应（quellung reaction） 18
荚膜膨胀试验（capsule quellung test） 151
荚膜组织胞浆菌（Histoplasma capsulatum） 409
甲病毒属（Alphavirus） 354
甲基红试验（methyl red test） 25
甲型肝炎病毒（hepatitis A virus，HAV） 305
甲型溶血性链球菌（α-hemolytic streptococcus） 146
甲氧苄啶（trimethoprim，TMP） 135
假单胞菌属（Pseudomonas） 231
假结核耶尔森菌（Y. pseudotuberculosis） 225
假菌丝（pseudohypha） 395
假菌丝体（pseudomycelium） 395
假膜（pseudomembrane） 200
假膜性结肠炎（pseudomembranous colitis） 210
假丝酵母菌属（Candida） 410
尖锐湿疣（condyloma acuminatum） 380
间歇蒸汽灭菌法（fractional sterilization） 107
间质性树突状细胞（interstitial DC） 94
艰难拟梭菌（Clostridioides difficile） 209
兼性厌氧菌（facultative anaerobe） 31
检疫（quarantine） 125
减毒活疫苗（attenuated live vaccine） 127
减毒脊髓灰质炎活疫苗（live oral polio vaccine，OPV） 297
鉴别培养基（differential medium） 34
浆细胞样DC（plasmacytoid DC，pDC） 94
交叉耐药（cross resistance） 135
酵母相（yeast phase） 399
接合（conjugation） 20，40
接合孢子（zygospore） 396
接合菌门（Zygomycota） 394
接合质粒（conjugative plasmid） 40
街毒株（street strain） 384
结肠弯曲菌（C. coli） 186
结核分枝杆菌（M. tuberculosis） 188
结核分枝杆菌复合群（M. tuberculosis complex，MTC） 188
结核菌素皮肤试验（tuberculin skin test，TST） 193
解脲脲原体（U. urealyticum） 246
金刚烷胺（amantadine） 138
金黄色葡萄球菌（S. aureus） 140
旧结核菌素（old tuberculin，OT） 193
局部感染（local infection） 84
局限性转导（restricted transduction） 46
巨胞饮（macropinocytosis） 53
巨细胞包涵体病（cytomegalic inclusion disease） 371
聚合酶链反应（polymerase chain reaction，PCR） 115
军团病（legionnaires disease，legionellosis） 229
军团菌属（Legionella） 229
菌落（colony） 35，117，398
菌落形成单位（colony forming unit，CFU） 35
菌毛（pilus，fimbriae） 19
菌群交替症（microbial selection and substitution） 68
菌群失调（dysbacteriosis） 68
菌丝（hypha） 395
菌丝体（mycelium） 395，398
菌丝相（mycelial phase） 399
菌体外多聚物（extracellular polymeric substance，EPS） 71
菌血症（bacteremia） 84
菌株（strain） 37

## K

卡波西肉瘤（Kaposi sarcoma） 333
卡波西肉瘤相关疱疹病毒（Kaposi sarcoma-associated herpesvirus，KSHV） 377
卡介苗（Bacillus Calmette-Guérin，BCG） 43，127
卡氏肺孢子菌（Pneumocystis carinii） 400，414
卡氏分枝杆菌（M. canettii） 188
卡氏枝孢霉（Cladosporium carrinii） 408
卡他莫拉菌（M. catarrhalis） 238
糠秕马拉色菌（Malassezia furfur） 407
抗毒素（antitoxin） 72，129
抗感染免疫（anti-infection immunity） 87
抗溶血素O抗体（antistreptolysin O，ASO） 148
抗生素（antibiotic） 27，133
抗生素相关性腹泻（antibiotic-associated diarrhea，AAD） 210
抗酸杆菌（acid-fast bacillus，AFB） 188
抗酸染色（acid-fast staining） 113，117
抗酸染色法（acid-fast stain） 189
抗体依赖性细胞介导的细胞毒效应（antibody dependent cell-mediated cytotoxicity，ADCC） 94
抗体依赖性增强（antibody dependent enhancement，ADE） 104，347
抗微生物药物（antimicrobial agent） 133
抗微生物药物治疗（antimicrobial chemotherapy） 133

抗原性漂移（antigenic drift） 277
抗原性转变（antigenic shift） 277
柯克斯体属（*Coxiella*） 225
柯萨奇病毒-腺病毒受体（Coxsackievirus-adenovirus receptor，CAR） 289
柯萨奇病毒 A 组（Coxsackievirus A，CVA） 294
科（family） 37，62
壳粒（capsomere） 51
克雷伯菌属（*Klebsiella*） 174
克里米亚-刚果出血热病毒（Crimean-Congo hemorrhagic fever virus，CCHFV） 360
克罗伊茨费尔特-雅各布病（Creutzfeldt-Jakob disease，CJD） 391
空斑（plaque） 122
空斑形成试验（plaque formation） 122
空肠弯曲菌（*C. jejuni*） 186
恐水症（hydrophobia） 382
库鲁病（Kuru disease） 392
狂犬病（rabies） 382
狂犬病病毒（rabies virus） 382
喹诺酮类（quinolone） 135
扩张型心肌病（dilated cardiomyopathy） 298

## L

拉米夫定（lamivudine） 138
蜡样芽孢杆菌（*Bacillus cereus*） 217
莱姆病（Lyme disease） 263
朗格汉斯细胞（Langerhans cell，LC） 94
类白喉棒状杆菌（diphtheroid bacilli） 201
类毒素（toxoid） 72，129
梨支原体（*M. pirum*） 246
李斯特菌属（*Listeria*） 239
立克次体（rickettsia） 252
立克次体科（*Rickettsiaceae*） 252
立克次体属（*Rickettsia*） 252
立氏立克次体（*R. rickettsii*） 253
利福平（rifampin） 135
痢疾杆菌（dysentery bacterium） 166
痢疾志贺菌（*S. dysenteriae*） 167
联合感染（coinfection） 320
链道酶（streptodornase，SD） 148
链杆菌（streptobacillus） 11
链激酶（streptokinase，SK） 148
链霉素依赖株（streptomycin-dependent strain，Sd） 169
链球菌（streptococcus） 10
链球菌毒性休克综合征（streptococcal toxic shock syndrome） 148
链球菌溶血素 O（streptolysin O，SLO） 147
链球菌溶血素 S（streptolysin S，SLS） 148
链球菌纤维蛋白溶酶（fibrinolysin） 148
链球菌属（*Streptococcus*） 146
林可霉素（lincomycin） 135
淋巴增生性疾病（lymphoproliferative disease） 374
淋病（gonorrhea） 157
淋病奈瑟菌（*N. gonorrhoeae*） 154
淋球菌（gonococcus） 156
磷壁酸（teichoic acid） 12
磷酸戊糖途径（pentose phosphate pathway） 25
流产感染（abortive infection，Abi）系统 29
流产转导（abortive transduction） 46
流感病毒属（*Influenzavirus*） 275
流感嗜血杆菌（*H. influenzae*） 235
流行性斑疹伤寒（epidemic typhus） 253
流行性出血热（epidemic hemorrhagic fever） 357
流行性感冒病毒（influenza virus） 275
流行性角膜结膜炎（epidemic keratoconjunctivitis） 291
流行性乙型脑炎病毒（epidemic type B encephalitis virus） 342
硫化氢试验（hydrogen sulfide test） 25
硫磺样颗粒（sulfur granule） 242
滤过除菌法（filtration） 108
滤泡相关上皮（follicle-associated epithelium，FAE） 99
滤泡样树突状细胞（follicular DC，FDC） 94
氯霉素（chloramphenicol） 135
卵孢子（oospore） 396
轮状病毒（rotavirus） 299
螺杆菌属（*Helicobacter*） 183
螺菌（spirillum） 11
螺形菌（spiral bacterium） 11
螺旋对称型（helical symmetry） 51
螺旋体（spirochete） 258
瘰疬分枝杆菌（*M. scrofulaceum*） 197

## M

麻风病（leprosy） 195
麻风分枝杆菌（*M. leprae*） 188
麻疹（measles） 280
麻疹病毒（measles virus） 280
麻疹病毒属（*Morbillivirus*） 280
马尔堡病毒（Marburg virus） 362
马尔堡出血热（Marburg hemorrhagic fever） 362
马尔尼菲青霉（*Penicillium marneffei*） 409
马链球菌（*S. equinus*） 152
麦康凯培养基（MacConkey medium） 173
慢病毒属（*Lentivirus*） 325

慢性感染（chronic infection） 84
猫头鹰眼（owl's eye） 371
毛霉亚门（Mucoromycotina） 394
毛霉属（Mucor） 414
毛癣菌属（Trichophyton） 406
梅毒（syphilis） 262
酶联免疫斑点试验（enzyme-linked immunospot assay） 193
酶联免疫吸附试验（enzyme linked immunosorbent assay，ELISA） 114
密螺旋体属（Treponema） 258
免疫规划（immunization programme） 125
免疫活动期（immunoactive phase） 313
免疫耐受期（immunotolerance phase） 313
免疫球蛋白（immunoglobulin） 129
免疫抑制或低病毒复制期（low-replicative phase） 313
灭活（inactivation） 61
灭活脊髓灰质炎疫苗（inactivated polio vaccine，IPV） 297
灭活疫苗（inactivated vaccine） 127
灭菌（sterilization） 106
模式菌株（type strain） 37
模式识别（pattern recognition） 95
模式识别受体（pattern recognition receptors，PRR） 96
膜菌群（membrane flora） 71
摩根菌属（Morganella） 176
莫拉菌属（Moraxella） 238
莫氏立克次体（R. mooseri） 253

## N

纳米（nanometer，nm） 50
奈瑟菌属（Neisseria） 154
奈韦拉平（nevirapine） 138
耐甲氧西林凝固酶阴性葡萄球菌（methicillin-resistant CNS，MRCNS） 145
耐热肠毒素（heat stable enterotoxin，ST） 163
耐热核酸酶（heat-stable nuclease） 143
耐药传递因子（resistance transfer factor，RTF） 46
耐药决定因子（resistance determinant，r-det） 46
耐药突变株（drug-resistant mutant） 59
耐药性（drug resistance） 133
耐药质粒（resistance plasmid，R 质粒） 136
南非诺卡菌（N. transvalensis） 244
脑膜炎奈瑟菌（N. meningitidis） 154
脑膜炎球菌（meningococcus） 154
内鞭毛（endoflagella） 261

内部核糖体进入位点（internal ribosome entry site，IRES） 295
内部转录间隔区（internal transcribed spacer，ITS） 397
内毒素（endotoxin） 14，27，73
内毒素血症（endotoxemia） 84
内罗病毒科（Nairoviridae） 341，360
内氏放线菌（A. naeslundii） 242
内氏小体（Negri body） 79，121，383
内源性感染（endogenous infection） 81
内源性逆转录病毒（endogenous retrovirus，ERV） 325，338
尼帕病毒（Nipah virus，NiV） 283
拟杆菌属（Bacteroides） 211
拟梭菌属（Clostridioides） 209
拟线粒体（chondroid） 17
逆转录病毒（retrovirus） 55，325
逆转录病毒科（Retroviridae） 325
逆转录酶（reverse transcriptase，RT） 55，325
黏附素（adhesin） 70，161
黏膜免疫系统（mucosal immune system，MIS） 99
黏膜相关淋巴组织（mucosa-associated lymphoid tissue，MALT） 99
黏肽（mucopeptide） 12
黏液层（slime layer） 18
黏液放线菌（A. viscous） 242
黏液型菌落（mucoid colony，M 型菌落） 35
黏质沙雷菌（S. marcescens） 235
鸟-胞内分枝杆菌（M. avium-intracellulare，MAI） 197
鸟分枝杆菌复合群（M. avium complex，MAC） 197
尿路致病性大肠埃希菌（uropathogenic E. coli，UPEC） 162
尿素酶试验（urease test） 25
凝固酶（coagulase） 142
凝固酶阴性葡萄球菌（coagulase-negative staphylococcus，CNS） 145
凝集试验（agglutination test） 114
凝集吸收试验（agglutination absorption test，AAT） 259
牛布鲁氏菌（B. abortus） 218
牛痘病毒（cowpox virus） 387
牛分枝杆菌（M. bovis） 188，195
牛海绵状脑病（bovine spongiform encephalopathy，BSE） 391
牛链球菌（S. bovis） 152
牛型放线菌（A. bovis） 242
脓毒血症（pyemia） 84
诺卡菌（nocardia） 241

诺卡菌病（nocardiosis）241
诺卡菌属（*Nocardia*）241
诺如病毒（norovirus）300
诺如病毒（norovirus，NoV）302
诺如病毒属（*Norovirus*）302
诺瓦克病毒（Norwalk virus）302

## P

派氏集合淋巴结（Peyer's patches）99
疱疹病毒科（*Herpesviridae*）365
疱疹性咽峡炎（herpangina）298
培养（culture）114
培养基（culture medium）34
培养基（medium）114
披膜病毒科（*Togaviridae*）341，354
皮肤癣菌（dermatophytes）400，406
皮肤疣（warts）379
皮炎芽生菌（*Blastomyces dermatitides*）409
皮质（tegument）366
蜱（tick）264，348
蜱传脑炎病毒（tick-borne encephalitis virus）348
偏肺病毒属（*Metapneumovirus*）284
平滑呼肠病毒科（*Sedoreoviridae*）299
破伤风（tetanus）203
破伤风混合疫苗（diphtheria，tetanus and pertussis combined vaccine，DTaP）205
破伤风痉挛毒素（tetanospasmin）204
破伤风类毒素疫苗（tetanus toxoid-containing vaccine，TTCV）205
破伤风梭菌（*C. tetani*）203
葡萄球菌（staphylococcus）10
葡萄球菌A蛋白（staphylococcal protein A，SPA）141
葡萄球菌溶素（staphylolysin）143
葡萄球菌烫伤样皮肤综合征（staphylococcal scalded skin symdrome，SSSS）143
葡萄球菌属（*Staphylococcus*）140
普遍性转导（generalized transduction）46
普雷沃菌属（*Prevotella*）211
普氏立克次体（*R. prowazekii*）253

## Q

齐多夫定（azidothymidine，AZT）138
气单胞菌属（*Aeromonas*）238
气生菌丝（aerial mycelium）395
气性坏疽（gas gangrene）207
前病毒（provirus）56，78，326
前噬菌体（prophage）41
潜伏感染（latent infection）83，103，366
潜伏结核感染（latent tuberculosis infection，LTBI）191
侵袭基因（invasive gene，*inv*）70
侵袭力（invasiveness）70
侵袭素（invasin）70
禽流感（avian flu）279
禽流感病毒（avian influenza virus）279
禽腺病毒属（*Aviadenovirus*）289
青霉素结合蛋白（penicillin-binding protein，PBP）16
清道夫受体（scavenger receptor，SR）96
琼脂（agar）34
球杆菌（coccobacillus）11
球菌（coccus）10，140
球囊菌门（*Glomeromycota*）394
曲霉属（*Aspergillus*）413
龋齿放线菌（*A. odontolyticus*）242
全身感染（generalized infection；systemic infection）84
犬小孢子菌（*M. canis*）407
缺陷病毒（defective virus）58
缺陷干扰颗粒（defective interfering particle，DIP）58
群体免疫（herd immunity）125

## R

热原质（pyrogen）27
人单核细胞埃里克体病（human monocytic ehrlichiosis，HME）256
人工被动免疫（artificial passive immunization）126
人工主动免疫（artificial active immunization）126
人巨细胞病毒（human cytomegalovirus，HCMV）370
人类T细胞白血病病毒（human T cell leukemia virus，HTLV）336
人类博卡病毒（human bocavirus，HBoV）385
人类猴痘（human monkeypox）387
人类免疫缺陷病毒（human immunodeficiencyvirus，HIV）325
人类疱疹病毒（human herpesvirus，HHV）365
人类疱疹病毒5型（HHV-5）370
人类疱疹病毒6型（human herpes virus 6，HHV-6）375
人类疱疹病毒7型（human herpesvirus 7，HHV-7）376
人类疱疹病毒8型（human herpesvirus 8，HHV-8）377
人类嗜T细胞病毒（human T-lymphotropic virus，HTLV）325
人类嗜T细胞病毒（human T-lymphotropicvirus，HTLV）336

人粒细胞无形体病（human granulocytic anaplasmosis，HGA） 257
人内源性逆转录病毒（human endogenous retrovirus，HERV） 338
人偏肺病毒（human metapneumovirus） 284
人乳头瘤病毒（human papilloma virus，HPV） 378
人兽共患病（zoonosis） 214
人体微生物群（human microbiota） 65
人体微生物组（human microbiome） 65
人型支原体（*M. hominis*） 246
日本脑炎病毒（Japanese encephalitis virus，JEV） 342
溶菌酶（lysozyme） 88
溶菌性周期（lytic cycle） 40
溶细胞型感染（cytolytic infection） 77
溶血性尿毒综合征（hemolytic uremic syndrome，HUS） 163
溶原性噬菌体（lysogenic phage） 41
溶原性细菌（lysogenic bacterium） 40
溶原性周期（lysogenic cycle） 41
溶原性转换（lysogenic conversion） 47
融合（fusion） 54
融合抑制剂（fusion inhibitor，FI） 335
肉毒毒素（botulinum toxin） 208
肉毒梭菌（*C. botulinum*） 208
肉毒中毒（botulism） 208
乳杆菌属（*Lactobacillus*） 211
乳头瘤病毒科（*Papillomaviridae*） 378
朊蛋白（prion protein，PrP） 390
朊粒（prion） 390

## S

腮腺炎病毒（mumps virus） 282
散发（sporadic） 126
扫描电子显微镜（scanning electron microscope，SEM） 113
色素（pigment） 27
森林脑炎病毒（forest encephalitis virus） 348
杀白细胞素（leukocidin） 143
杀菌药（bactericide） 133
杀细胞效应（cytocidal effect） 77
杀细胞性感染（cytolytic infection） 366
沙奎那韦（saquinavir） 138
沙雷菌属（*Serratia*） 175，235
沙门菌致病岛Ⅰ（*Salmonella* pathogenicity island Ⅰ，SPI-Ⅰ） 171
沙门菌属（*Salmonella*） 169
沙眼衣原体（*Chlamydia trachomatis*） 267
山梨醇麦康凯琼脂培养基（sorbitol MacConkey agar） 164

伤风抗毒素（tetanus antitoxin，TAT） 205
伤寒（typhoid fever） 172
社区获得性感染（community-acquired infection） 81
申克孢子丝菌（*Sporothrix schenckii*） 400，408
神经氨酸酶（neuraminidase，NA） 277
神经氨酸酶（neurominidase，NA） 52
神经毒素（neurotoxin） 72
神奈川现象（Kanagawa phenomenon，KP） 181
肾综合征出血热（hemorrhagic fever with renal syndrome，HFRS） 357
生长曲线（growth curve） 32
生化反应（biochemical reaction） 25
生物安全（biosafety） 110
生物安全等级（biosafety level，BSL） 111
生物安全实验室（biosafety laboratory） 110
生物合成（biosynthesis） 54
生物芯片（biochip） 115
生物型（biotype） 37
生殖菌丝（reproductive mycelium） 395
生殖器疱疹（genital herpes） 367
生殖支原体（*M. genitalium*） 246
圣路易脑炎病毒（St. Louis encephalitis virus） 343
失常式整合（aberration） 78
石膏样小孢子菌（*M. gypseum*） 407
实时定量 PCR（real-time quantitative PCR） 115
食源性病原体（foodborne pathogen） 300
食源性疾病（foodborne disease） 300
始体（initial body） 268
屎肠球菌（*E. faecium*） 152
世界卫生组织（World Health Organization，WHO） 125
视黄酸诱导基因Ⅰ（retinoic acid-inducible geneⅠ，RIG-Ⅰ） 98
适应性免疫（adaptive immunity） 87
释放（release） 56
嗜肺军团菌（*L. pneumophila*） 229
嗜精子支原体（*M. spermatophilum*） 246
嗜麦芽窄食单胞菌（*S. maltophilia*） 239
嗜吞噬细胞无形体（*Anaplasma phagocytophilum*） 256
嗜血杆菌属（*Haemophilus*） 235
噬菌体（bacteriophage） 50
噬菌体（bacteriophage，phage） 40
噬菌体型（phage-type） 37
手足口病（hand-foot-and-mouth disease，HFMD） 298
受体（receptor） 53
属（genus） 37，62
疏螺旋体属（*Borrelia*） 258
鼠疫耶尔森菌（*Y. pestis*） 221
树突状细胞（dendritic cell，DC） 94

双歧杆菌（bifidobacterium） 11
双歧杆菌属（*Bifidobacterium*） 211
双球菌（diplococcus） 10
双相真菌（dimorphic fungi） 399
水痘（varicella） 369
水痘 - 带状疱疹病毒（varicella-zoster virus, VZV） 369
水痘 - 带状疱疹免疫球蛋白（varicella-zoster immunoglobulin, VZIG） 370
水平传播（horizontal transmission） 82
丝状病毒科（*Filoviridae*） 362
四环素（tetracycline） 135
四联球菌（tetrad coccus） 10
四肽侧链（tetrapeptide side chain） 12
宋内志贺菌（*S. sonnei*） 167
宿主范围突变株（host-range mutant, hr） 59, 127
髓样 DC（myeloid DC, mDC） 94
梭杆菌属（*Fusobacterium*） 211
梭菌属（*Clostridium*） 203
索状因子（cord factor） 200

## T

肽聚糖（peptidoglycan） 12
炭疽病（anthrax） 214
炭疽芽孢杆菌（*Bacillus anthracis*） 214
糖萼（glycocalyx） 18
糖酵解（glycolysis） 25
特异多糖（specific polysaccharide） 14
体液免疫（humoral immune） 87
替拉瑞韦（telaprevir） 138
天花（smallpox） 387
天花病毒（smallpox virus） 386
田鼠分枝杆菌（*M. microti*） 188
条件致死性突变株（conditional-lethal mutant） 59
铁锈色小孢子菌（*M. ferrugineum*） 407
铜绿假单胞菌（*P. aeruginosa*） 231
头孢噻肟（cefotaxime） 135
透明质酸酶（hyaluronidase） 143
透射电子显微镜（transmission electron microscope, TEM） 113
突变（mutation） 43
突变株（mutant） 43, 59
土拉弗朗西丝菌（*F. tularensis*） 227
豚鼠诺卡菌（*N. caviae*） 244
脱壳（uncoating） 54

## W

外 - 斐试验（Weil-Felix test） 175, 253
外毒素（exotoxin） 27, 71
外膜（outer membrane） 13
外膜蛋白（outer membrane protein, OMP） 13
外膜蛋白抗原（outer membrane protein antigen） 155
外源性感染（exogenous infection） 81
弯曲菌属（*Campylobacter*） 186
网状体（reticulate body, RB） 268
微波（microwave） 108
微荚膜（microcapsule） 18
微菌落（microcolony） 71
微生态平衡（microeubiosis） 68
微生态失调（microdysbiosis） 68
微生物（microorganism, microbe） 1
微生物群（microbiota） 2, 65
微生物学（microbiology） 2
微生物组（microbiome） 65
微小脲原体（*U. parvum*） 246
微需氧菌（microaerophilic bacterium） 31
微皱褶细胞（microfold cell, M 细胞） 99
韦荣球菌属（*Veillonella*） 211
维生素（vitamin） 27
卫星现象（satellite phenomenon） 236
伪病毒体（pseudovirion） 58
温度敏感突变株（temperature sensitive mutant, ts） 127
温度敏感性突变株（temperature-sensitive mutant, ts 突变株） 59
温和噬菌体（temperate phage） 40
稳定状态感染（steady state infection） 78
无隔菌丝（aseptate hypha） 395
无环鸟苷（acyclovir） 138
无菌（asepsis） 106
无菌性脑膜炎（aseptic meningitis） 297
无乳链球菌（*S. agalactiae*） 152
无形体科（*Anaplasmataceae*） 252
无形体属（*Anaplasma*） 252
无性孢子（asexual spore） 395
无性繁殖（asexual reproduction） 398
无芽孢厌氧菌（non-spore-forming anaerobic bacteria） 210
五肽交联桥（peptide cross bridge） 12
戊型肝炎病毒（hepatitis E virus, HEV） 305, 320

## X

西咪匹韦（simeprevir） 138
西尼罗病毒（West Nile virus） 343
西尼罗病毒（West Nile virus, WNV） 352
吸附（attachment） 53
细胞壁（cell wall） 12
细胞病变效应（cytopathic effect, CPE） 77, 122
细胞凋亡（apoptosis） 78
细胞毒素（cytotoxin） 72

细胞焦亡（pyroptosis） 78
细胞膜（cell membrane） 16
细胞培养（cell culture） 114
细胞因子（cytokine） 129
细胞因子风暴（cytokine storm） 102，287
细胞因子风暴征（cytokine storm syndrome，CSS） 104
细胞转化（cell transformation） 79
细胞自噬（autophagy） 78
细菌（bacterium） 1，10
细菌毒素（bacterial toxin） 71
细菌分类学（bacterial taxonomy） 36
细菌分泌系统（bacterial secretion system） 28
细菌生物膜（bacterial biofilm，BF） 71
细菌素（bacteriocin） 27
细菌素型（bacteriocin-type） 37
细菌致病岛（pathogenicity island，PAI） 39
细菌组（bacteriome） 65
细小病毒（parvovirus） 385
细小病毒 B19（parvovirus B19） 385
细小病毒科（*Parvoviridae*） 385
先天感染（congenital infection） 366
先天性风疹综合征（congenital rubella syndrome，CRS） 292
先天性感染（congenital infection） 82
先天性寨卡综合征（congenital Zika syndrome，CZS） 350
纤突（fiber） 289
显微镜凝集试验（microscopy agglutination test，MAT） 259
显性感染（apparent infection） 84
限制性内切酶（restriction endonuclease） 29
限制修饰（restriction modification）系统 29
腺病毒（adenovirus） 289
腺病毒科（*Adenoviridae*） 289，300
腺相关病毒（adeno-associated virus） 58
相差显微镜（phase contrast microscope） 113
消毒（disinfection） 106
消化链球菌属（*Peptostreptococcus*） 211
小 RNA 病毒科（*Picornaviridae*） 294
小孢子菌属（*Microsporum*） 406
小肠结肠炎耶尔森菌（*Y. enterocolitica*） 224
小分生孢子（microconidium） 395
协同凝集试验（coagglutination） 141
辛诺柏病毒（Sin Nombre virus） 357
新陈代谢（metabolism） 24
新发感染病（emerging infectious disease） 2
新立克次体属（*Neorickettsia*） 252
新美鞭菌门（*Neocallimastigomycota*） 394
新生隐球菌（*Cryptococcus neoformans*） 412
星形诺卡菌（*N. asteroides*） 244

星状病毒（astrovirus） 300
星状病毒科（*Astroviridae*） 300
猩红热（scarlet fever） 148
猩红热毒素（scarlet fever toxin） 147
型（type） 37
性菌毛（sex pilus） 20
汹涌发酵（stormy fermentation） 206
胸腺非依赖性抗原（thymus independent antigen，TI-Ag） 99
胸腺嘧啶激酶（thymidine kinase，TK） 367
胸腺依赖性抗原（thymus dependent antigen，TD-Ag） 99
须癣毛癣菌（*T. mentagrophytes*） 406
需氧呼吸（aerobic respiration） 25
絮状表皮癣菌（*E. floccosum*） 406
选择培养基（selective medium） 34
血管紧张素转化酶Ⅱ（angiotensin converting enzyme 2，ACE2） 286
血凝素（hemagglutinin，HA） 52，122，277
血凝抑制（hemagglutination inhibition，HI） 277
血凝抑制试验（hemagglutination inhibition test，HI 试验） 124
血清型（serotype） 37
血清学诊断（serological diagnosis） 114

## Y

芽孢（spore） 20
芽生孢子（blastospore） 396
芽枝霉门（*Blastocladiomycota*） 394
亚单位疫苗（subunit vaccine） 127
亚急性细菌性心内膜炎（subacute bacterial endocarditis） 151
亚急性硬化性全脑炎（subacute sclerosing panencephalitis，SSPE） 281
烟曲霉（*Aspergillus fumigatus*） 413
严重急性呼吸综合征（severe acute respiratory syndrome，SARS） 285
厌氧呼吸（anaerobic respiration） 25
厌氧培养基（anaerobic medium） 34
厌氧性细菌（anaerobic bacteria） 203
羊布鲁氏菌（*B. melitensis*） 218
羊跳跃病病毒（louping ill virus） 348
恙虫病东方体（*Orientia tsutsugamushi*） 255
药物敏感试验（antimicrobial susceptibility test） 117
耶尔森菌属（*Yersinia*） 221
耶氏肺孢子菌（*Pneumocystis jiroveci*） 332
野毒株（wild strain） 384
野生型（wild type） 43
野生株（wild strain） 43

液体培养基（liquid medium） 34
伊氏肺孢子菌（Pneumocystis jiroveci） 414
衣壳（capsid） 51
衣氏放线菌（A. israelii） 242
衣原体（chlamydiae） 267
衣原体门（Chlamydiota） 267
衣原体属（Chlamydia） 267
医学病毒学（medical virology） 49
医学微生物学（medical microbiology） 2
医院感染（nosocomial infection） 130
医院获得性感染（hospital-acquired infection） 81
遗传（heredity） 39
乙型肝炎表面抗原（hepatitis B surface antigen，HBsAg） 308
乙型肝炎病毒（hepatitis B virus，HBV） 305
乙型肝炎核心抗原（hepatitis B core antigen，HBcAg） 309
乙型溶血性链球菌（β-hemolytic streptococcus） 146
异染颗粒（metachromatic granule） 17，199
异养菌（heterotroph） 23
抑菌（bacteriostasis） 106
抑菌药（bacteriostat） 133
抑制突变（suppressor mutation） 44
疫苗相关麻痹型脊髓灰质炎（vaccine-associated paralytic poliomyelitis，VAPP） 297
疫苗衍生脊髓灰质炎病毒（vaccine-derived poliovirus，VDPV） 297
吲哚试验（indole test） 25
隐球菌属（Cryptococcus） 412
隐性感染（inapparent infection） 83
鹦鹉热衣原体（C. psittaci） 273
鹦鹉热衣原体（Chlamydia psittaci） 267
荧光染色（fluorescence staining） 117
荧光显微镜（fluorescent microscope） 113
营养菌丝（vegetative mycelium） 395
营养琼脂（nutrient agar） 34
营养肉汤（nutrient broth） 34
营养体（vegetative body） 394
幽门螺杆菌（H. pylori） 183
游动孢子（zoospore） 395
有隔菌丝（septate hypha） 395
有性孢子（sexual spore） 396
有性生殖（sexual reproduction） 398
预防接种（prophylactic immunization） 125
原代细胞（primary cell） 121
原发复合征（primary complex） 191
原发性非典型肺炎（primary atypical pneumonia） 248

原发性肝细胞癌（hepatocellular carcinoma，HCC） 313
原发性渗出性淋巴瘤（primary effusion lymphoma，PEL） 377
原核生物（prokaryote） 10
原核细胞型微生物（prokaryotic microorganism） 1
原生质球（spheroplast） 15
原生质体（protoplast） 15
原生质体融合（protoplast fusion） 47
原体（elementary body，EB） 268
原位杂交（in situ hybridization） 115

## Z

再发感染病（reemerging infectious disease） 2
再活动期（reactivation phase） 313
增菌培养基（enrichment medium） 34
增殖性感染（proliferative infection） 366
扎那米韦（zanamivir） 138
札如病毒属（Sapovirus） 302
窄谱（narrow spectrum） 133
窄食单胞菌属（Stenotrophomonas） 239
寨卡病毒（Zika virus，ZIKV） 349
真杆菌属（Eubacterium） 211
真核细胞型微生物（eukaryotic microorganism） 1
真菌（fungus） 394
真细菌（eubacterium） 1
整合（integration） 60，78
整合感染（integration infection） 366
整合酶抑制剂（integrase strand transfer inhibitor，INSTI） 335
整合子（integron） 42
正埃博拉病毒属（Orthoebolavirus） 362
正常菌群（normal flora） 2，66
正肺病毒属（Orthopneumovirus） 284
正冠状病毒亚科（Orthocoronavirinae） 285
正汉坦病毒属（Orthohantavirus） 357
正内罗病毒属（Orthonairovirus） 360
正黏病毒科（Orthomyxoviridae） 275
正腮腺炎病毒属（Orthorubulavirus） 282
支原体（mycoplasma） 246
支原体肺炎（mycoplasma pneumonia） 248
脂多糖（lipopolysaccharide，LPS） 14，73
脂寡糖（lipooligosaccharide，LOS） 14，155
脂磷壁酸（lipotechoic acid，LTA） 147
脂酶（lipase） 143
脂质A（lipid A） 14
直接抗病毒药物（direct-acting antiviral agent，DAA） 138
指数生长期（exponential phase） 33

志贺菌属（*Shigella*） 166
质粒（plasmid） 17，40
质谱分析（mass spectrometry，MS） 115，119
致病岛（pathogenicity island，PAI） 39，75
致病菌（pathogenic bacterium） 69
致病性（pathogenicity） 69，76
致热外毒素（streptococcal pyrogenic exotoxin，SPE） 147
致死性家族性失眠症（fatal familial insomnia，FFI） 392
中东呼吸综合征（Middle East respiratory syndrome coronavirus，MERS） 285
中东呼吸综合征冠状病毒（Middle East respiratory syndrome coronavirus，MERS-CoV） 286
中和抗体（neutralizing antibody） 101
中和试验（neutralization test，NT） 122
中介体（mesosome） 16
种（species） 37，62
种系分类（phylogenetic classification） 36
周布尼亚病毒科（*Peribunyaviridae*） 341
周质间隙（periplasmic space） 14
猪布鲁氏菌（*B. suis*） 218
猪链球菌（*S. suis*） 152
主动免疫（active immunization） 126

专性需氧菌（obligate aerobe） 31
专性厌氧菌（obligate anaerobe） 31
转导（transduction） 46
转化（transformation） 44
转座子（transposon，Tn） 42，137
装配（assembly） 56
准种（quasispecies） 58，310，330
着色真菌病（chromomycosis） 408
子囊孢子（ascospore） 396
子囊菌门（*Ascomycota*） 394
子实体（fruiting body） 394
紫单胞菌属（*Porphyromonas*） 211
紫外线（ultraviolet，UV） 107
自然杀伤T细胞（natural killer T cell，NKT细胞） 95
自溶酶（autolysin） 149
自养菌（autotroph） 23
足分枝菌病（mycetoma） 241
组织亲嗜性（tropism） 79
最低药物浓度为最低杀菌浓度（minimum bactericidal concentration，MBC） 118
最低药物浓度为最低抑菌浓度（minimum inhibitory concentration，MIC） 118